世界癌症报告 2014
World Cancer Report 2014

伯纳德·W. 斯图尔特（Bernard W. Stewart）

主编

克里斯托弗·P. 威尔德（Christopher P. Wild）

张 振 许健健 马 艳 高 莉 徐 燕 译

社会科学文献出版社
SOCIAL SCIENCES ACADEMIC PRESS (CHINA)

世界癌症报告2014©社会科学文献出版社（2018）

本书根据国际癌症研究署（IARC）出版的 *World Cancer Report 2014* 译出，由国际癌症研究署（IARC）
授权社会科学文献出版社翻译出版。

主　　编　Bernard W. Stewart　　　　Christopher P. Wild

副　主　编　Freddie Bray　　　David Forman　　　Hiroko Ohgaki
　　　　　　Kurt Straif　　　Andreas Ullrich

执行主编　Nicolas Gaudin
英语主编　Karen Müller
项目经理　Sylvia Lesage
制作助理　Solène Quennehen
照片图像　Roland Dray
版面设计　www.messaggio.eu.com

国际癌症研究署感谢美国癌症研究协会（American Association for Cancer
Research）为《世界癌症报告2014》提供的慷慨帮助。

译者序

世界卫生组织（WHO）国际癌症研究署（IARC）于 1965 年 5 月 20 日成立，52 年来共出版过 2003 年、2008 年、2014 年三个英文版本的《世界癌症报告》，供各国政府、公共卫生工作者、科研人员在制定癌症预防与控制计划时参考。

合肥工业大学控释药物研究室于 1996 年 2 月成立，是专业从事抗肿瘤缓释植入剂新剂型药物的研发团队，也是中国临床医学区域性缓释化疗研究探索的铺路者。抗肿瘤植入剂不经过血液，直接在癌细胞外组织液中释放药物，能达到区域性药物浓度高、维持时间长、基本上无全身性毒副作用的效果，可在手术、放疗、经血液传递到全身的药物治疗（细胞毒类、激素类、分子靶向类、免疫类等）外，给临床医生探索更有效的癌症治疗提供新的手段，在未来可逐步产生一批癌症临床综合治疗新方法，达到患者获益（生存期延长、生活质量得到提高）的最终目标。

我们团队研发成功的氟尿嘧啶植入剂新药，2003 年全球首营上市，至今仍为国内外独家产品。该药临床使用患者已达 50 万以上，相关论文占全世界抗肿瘤非激素类植入剂论文的约 40%，使中国医生在胃癌、结直肠癌、肝癌术中区域性缓释化疗研究探索方面暂居世界领先水平。

因科研工作内部交流的需要，我们翻译了 2008 年和 2014 年《世界癌症报告》。现经过与国际癌症研究署的沟通交流，已获其授权正式出版中文版《世界癌症报告 2014》，供各级政府官员、公共卫生工作者和科研人员参考。

中国是世界上人口最多的发展中国家，食管癌、胃癌、肝癌、肺癌等常见肿瘤的年发病率高，且死亡率与发病率的比值目前也很高。中国近几十年经济发展速度快、体量大，未来全社会在癌症预防和控制、治疗和研发领域的资金和资源投入将会有很高的补偿性增长。如何合理地分配这些公共资源，提高资金的使用效率，是摆在中国政府、公共卫生专家和科研人员面前的一个新的问题和挑战。期望中文版《世界癌症报告 2014》能给大家带来一点裨益。

许健健
合肥工业大学

目 录　CONTENTS

序 言

对癌症和其他非传染性疾病（慢性非传染性疾病）构成的威胁，这个世界早已开始关注。在全世界的政界和民间社会，人们越来越认识到，这些疾病正在成为人类发展和福祉的主要障碍。

2011年9月，联合国全体成员国参加的关于预防和控制非传染性疾病的高级会议标志着一个转折点的出现：政治领导人和国际社会意识到，必须采取紧急行动，避免一场全球性危机。

在《世界癌症报告》这一版本中列举的全球癌症负担的新数据和前景预测全面展现出这些突出问题：癌症发病人数已经从2008年的1270万人增加到了2012年的1410万人，而且预计这一趋势还将继续增长，在未来的20年里，新发病例的人数预期将上升75%，每年罹患癌症的人数将接近2500万人。毫无疑问，中低等收入国家受到的影响和冲击最严重，面对癌症患者数量如此高速增长的状况，很多国家缺乏应对能力。

许多发展中国家发现，自己在两个截然不同的世界中均受到癌症的控制。一个是穷人的世界，这里与感染类的癌症密切相关；另一个是更普遍的富人的世界，由于工业化生活方式的影响，人们越来越多地使用烟草、消费酒精、食用各种深加工食品、缺乏体育活动，这也导致癌症患者越来越多。

在发展中国家，癌症和其他非传染性疾病不断增长的负担，给医疗保健系统带来巨大的压力。甚至在最富有的国家，人口的老龄化，外加癌症治疗费用的不断上升，迫使这些国家的医疗保健预算持续增加。因此，减少或扭转不断上升的癌症负担成为一个至关重要的问题。联合国会议通过的《联合国政治宣言》，把癌症预防放在一个核心角色的位置，认为癌症预防是全球应对癌症的基石。

这份《联合国政治宣言》给予世界卫生组织一项明确的任务，即按照《2013～2020年非传染性疾病预防和控制的全球行动计划（Global Action Plan for the Prevention and Control of NCDs 2013～2020）》的要求，协调针对癌症这一威胁的全球应对行动，在一些重要的规定时间内完成自己的责任。国际癌症研究署一直并将继续负责协助这一进程。独立完备的科学证据，是制定正确全面的公共卫生政策的基础。无论对于世界卫生组织制定的以证据为基础的指导方针和政策，还是各个国家的学术机构采取各种规范化的决策保护其人民的健康，国际癌症研究署从事的高质量的

研究都是非常重要的基础工作。

　　这个新版本的《世界癌症报告 2014》包括各种及时更新的最新知识，如癌症的统计数据、原因和机制，以及如何运用这些知识有效地调动适当的战略资源应用于癌症的预防和早期发现。我相信，像以前的版本一样，这本《世界癌症报告 2014》将成为一个重要的参考工具，在科学工作者、公共卫生工作者和政府中得到广泛的应用，以支持各个国家和地区癌症预防和控制计划的实施。

陈冯富珍博士
世界卫生组织总干事

前 言

癌症代价高昂。首先最突出的是人的代价，包括尚未确诊期间和癌症确诊之后，癌症给人们带来的各种痛苦煎熬。每一个新的癌症病例统计数字背后，是一个患者痛苦的面孔，以及患者的家庭成员和朋友由于这一重大变故而变得忧虑憔悴的面孔。在全球的每一个社区，每一天都在上演着癌症诊断伴随而来的痛苦经历，这在全世界都是相同的。

另外，除了每一个癌症患者相同的诊断经历之外，世界上每一个个体的经历各不相同。事实上，每一个癌症患者的未来，很大程度上取决于他生活在世界的什么地方。在经济不太发达的国家，即使癌症患者在患病的早期得到确诊，但是患者获得的有效治疗有限，或者采取某些姑息疗法，使癌症无法获得治疗。在经济高度发达的国家，在不同社区，患者获得的关爱程度也差异很大。癌症患者的个人经历，在很大程度上反映出全世界不平等最严峻的一面。

癌症也有社会成本。巨大的人的潜在能力丧失了，治疗和照顾数量越来越多的癌症患者对经济影响会越来越巨大。这也是一种全世界都相同的状况，但是在不同国家具体的细节差异很大。《世界癌症报告2014》中预计，在未来20年里，全世界的癌症负担增长将达到大约70%，但是在收入最低的国家，癌症的服务设施最不发达，受到的影响也将是最大的。目前的现状是，在某些常见癌症（如宫颈癌、肝癌）的早期，中低收入国家贫穷的癌症患者由于罹患癌症而需要终身背负着癌症带来的沉重负担，而在那些收入较高的国家，情况也类似。由于人口增长、老龄化以及风险因素的扩散（例如吸烟的蔓延），在未来的几十年中癌症患病情况还会持续恶化，这将会成为中低收入国家卫生系统最重大的挑战，各个癌症患者悲惨经历之间的差异也会越来越大。最悲观的预测是，某些患者将会被孤立。

现在是时候面对全球癌症患者数量急剧增长这一挑战了。分析预测表明，中低收入国家对于癌症增长负担将会特别沉重，这使得我们无法摆脱癌症的羁绊；即使是收入最高的国家，也将难以应对不断上涨的治疗和护理费用。因此，查清癌症的病源，制定有效的预防策略是控制癌症的重要组成部分，所以我们必须按照人口基数记录癌症，搜集整理出癌症发病的准确数据。这些方法将是有助于改善低成本有效癌症治疗的一种补充。

在进行病源调查和研究预防措施的同时，我们在其他方面也取得了显著的进展：

我们已经在分子和细胞水平上更详细地查明正常功能的细胞如何转变为恶性生长的细胞，直至杀死它们的宿主。基础科学领域中这些令人振奋的科研进展体现在了这本《世界癌症报告2014》中，尤其体现在癌症的分类上——这为寻找病源提供了新的线索，为癌症的尽早发现和预防提供了更多机会，为临床上的新疗法和靶向疗法的发展奠定了基础。前所未有的是，我们借此机会把跨学科的癌症专业知识集成在一起，使基础科学的进步，既转化为治疗效果的提高，又转化为更广泛的预防和早期发现。这种集成和互补的方式，既体现了照顾今天癌症患者的责任，也体现了关心下一代的责任，把尽可能多的人从这种疾病的威胁中解救出来。

肯尼亚高原的卡伦津人里曾经出现过世界最伟大的一批中跑和长跑运动员，卡伦津人有一种说法："我们要在火很小的时候，把火熄灭。"这是肯尼亚高原西部的藤维克教会医院（Tenwek Mission Hospital）欢迎患者的一段话（见照片）。我们可以借用这句话作为预防癌症的箴言。自20世纪中叶以来，癌症病因的识别取得巨大的进展，现有的知识已经可以预防50%以上癌症的发生。这些识别癌症病因的成果必须与最有效的行政干预措施互为补充，才能最大限度地贯彻到各种科学的卫生保健规划和实施中。总体上来看，这些知识为减轻癌症负担提供了巨大的潜力。人们很难想象，会有某一种新的癌症疗法可以治愈50%的病人，而这种方法是现实存在的。因此，如果我们准备粉碎统计数据的最悲观的预测，癌症的预防就必须纳入癌症控制计划。

国际癌症研究署将履行其预防和控制癌症的职责，尤其是致力于对中低收入国家的特殊承诺。国际癌症研究署在促进国际合作方面起主要作用，充当国际合作的催化剂，现在越来越多的事实证明，这些国际合作是至关重要的，因为某一个国家的问题必须通过国际性研究才能解答。国际癌症研究署采取的这种跨学科的途径已经硕果累累，尤其是致癌机理的研究成果为癌症的病源和预防带来新的曙光。

遭受癌症打击的个人绝不应该因为癌症带来的痛苦而远离人们正在与癌症进行

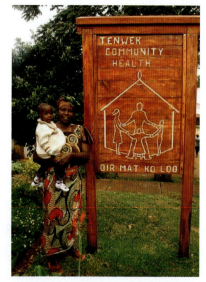

的斗争和努力。同时，所有学科的癌症专家都必须根据可靠的知识采取正确的行动，公共保健部门也要付出同样的努力宣传各种决策。在这份《世界癌症报告2014》中，我们阐述了最新的癌症发病情况、原因、癌症的机制以及癌症预防措施等。我希望这份报告是一个催化剂，为了人类的福祉，在尽可能广泛的全球范围帮助人们共同面对癌症的挑战。

克里斯托弗·P.威尔德
（Dr Christopher P. Wild）
国际癌症研究署主任

报告简介

减轻癌症负担所有措施的开发和实施,基础在于科学研究。上一版《世界癌症报告》发表以来的 5 年中,癌症研究各个方面的发展,使这一版的所有撰稿者都面临着一个问题:如何面对最相关发展的挑战。同时,5 年是一个合适的时间跨度,人们可以重新评估世界范围癌症发病的流行病学解读。在这一版《世界癌症报告 2014》正式发布前,我们把即将在几个星期后公布的"2012 年全球肿瘤流行病统计数据"(GLOBOCAN 2012)中的数据综合归纳进这一版的《世界癌症报告 2014》。为了更好地控制癌症,我们将癌症发病率与广泛的迅速增多的癌症知识结合起来了。

癌症的病因学和生物学

癌症发病率和死亡率数据以不同的程度向人们证实:对于所有国家来说,癌症控制事实上是一项最基础的工作。这些数据——尤其是关于具体肿瘤类型的数据——不仅对于制定减轻癌症负担的公众健康和临床服务规划具有重大影响,在很多情况下,社会和经济的差异还与癌症发病有重大关系。有关部门在考虑特定的癌症控制措施的时候,可以参照这些文献决定各项措施的先后次序和轻重缓急。

很多例证表明,不同国家癌症发病率存在差异,这说明此前流行几十年的"癌症是一种富裕导致的疾病"的观念已经过时了。这种看法是不全面的,已经被中国和其他亚洲国家烟草引发肺癌这一事实动摇了。近年来肥胖流行导致的癌症发病率的迅速攀升,同样也不仅仅局限于高收入国家。只有那些感染导致的癌症继续成为中低收入国家一项特别严峻的挑战。这些差异和演变表明:风险因素是根据人口统计学的显著变化而改变的,在人口老龄化国家、人口数量增长快的国家,癌症增加的比例也最为显著,尤其是世界上最为贫困的地区,癌症的负担最为沉重。这一版《世界癌症报告 2014》说明,癌症正在成为一个真正的全球性问题。

烟草、肥胖和感染的影响,仅仅是范围广泛的各种致癌媒介和风险因素的一部分,这些因素助长癌症的发展,共同导致癌症发病率地理分

布的不均衡。某些风险因素是不可避免的，例如种族和家族遗传背景，以及生殖和激素分泌史。针对暴露于致癌物质而发病的对策是，我们可以通过改变生活方式减少发病率，例如减少酒精消费、避免阳光暴晒等。最后，还有一类暴露于致癌物质的情况人们很难控制或者无法控制，例如暴露于致癌物的工作岗位，受到环境污染（周围的空气或水）的影响或者使用某些特定的食品、药物或消费品。这类情况的轻重缓急顺序中，应该优先回避引发风险的致癌因素。在所有的癌症中，找出发病的因果关系，查清环境中引发癌症的某一种特定的媒介或者环境——在不同的社区或国家，这种定量检测的差异可能非常大——有一个原则至高无上：如果已经知道某一种环境可能致癌，那么人类绝不应该在这种环境中继续工作和生活下去。

分析流行病学研究，往往采用分子和生物检测技术找出病因，例如首先采集血液和组织样本，然后通过实验研究逐渐找出最初引发癌症的那些关键生物过程。在过去的 5 年里，我们亲眼见证了每一种主要癌症的多个病例利用全基因组测序（whole-genome sequencing）技术寻找病源，这些研究还结合了多种"组学"（omics）科学的数据分析，包括基因组学（genomics）、转录组学（transcriptomics）、蛋白质组学（proteomics）以及代谢组学（metabolomics）等。这些数据都是国际合作的结果。基因组学数据和其他类似组学的数据，为正常组织细胞如何发展成癌细胞的本质提供了一个卓越的观察视野。这些数据提供了改善早期癌症检测的前景，但是还需要从病源流行病学（etiological epidemiology）和癌症发展的描述方面对其恶性程度进行更加精细的分子分类。这些研究还揭示出癌细胞中的干扰信号和其他改变，根据定义，这些成果至少属于所谓的靶向治疗的基础之一。这些成果，已经转化进入临床实践。关于癌细胞的生物变化的解读已经不再停留在细胞水平，把恶性肿瘤仅仅理解为"一团癌细胞"是不全面的，恶性肿瘤也有纤维组织，也会发炎，也有活跃的血管系统，还有免疫细胞群体。其中的任何一种或多种这类癌症的细胞群体在某一特定的时候会对肿瘤的发展产生关键作用，因此，这也为我们提供了癌症预防或治疗的方法。

降低癌症的发病率和死亡率

减轻癌症负担的公众意识，不可避免地聚焦在开发更有效的疗法上以增进癌症患者的利益，但是各种媒体报道往往是一些难以置信的"重大突破"。这类报道往往成为战胜癌症的阻力，因为我们虽然取得了循序渐进的进步，但是我们不能无视这种疾病持续发展的现实。面对这一挑战的重点应对措施就是设法预防癌症——虽然这是一种长时间才能奏效的好办法。例如，减少烟草消费会在整体人口水平上减少肺癌发病率，但需在20～30年后才能看到成效。防治癌症最有效的措施，除了戒烟之外，还要远离已经证明的致癌物，并且大力倡导各种癌症预防措施，进行疫苗接种（彻底改善或预防感染的影响），推进早期癌症的筛查和确诊后的治疗等。

国家级别的规划和国际合作，也已成为有效控制癌症至关重要的途径。随着"2012年全球肿瘤流行病统计数据"（GLOBOCAN 2012）以及基因组和相关数据的发表，这一版《世界癌症报告》突出强调了《世界卫生组织烟草控制框架公约》（WHO Framework Convention on Tobacco Control），这是世界卫生组织主持谈判达成的第一个国际条约。作为对已经确认的癌症主要病因的响应，烟草控制措施是世界普遍适用的，在世界绝大部分国家，每一个国家都要尽最大努力贯彻执行这一公约。虽然每个国家都有自己轻重缓急的考虑，但是世界各地可供参考借鉴的国家级和社区级的癌症控制措施现在已经越来越多。跨越国境，国际合作控制癌症，将会带来各种内在价值和利益。毫无疑问，各国政府都在寻求这种国际合作优越性的证据，并在这一基础上发展出既不受利益约束，又在当地的水平上能够实施的办法。

世界癌症报告的范围和设计

临床肿瘤学综合报告的内容繁复，通常涵盖流行病学、癌症生物学、

公共健康问题等，这些文献定期发布，每次发布的数量多达数千页。与此类似，年度总结性刊物既面向研究人员，又面向临床医生，涉及的出版物范围很广，既有特定学科，也有特定癌症类型或者疗法的新发展，几乎无所不包。《世界癌症报告》与上述这两种类型的出版物不同，但是参考了这些出版物的范围和设计。这一版《世界癌症报告2014》的范围，重点在癌症的全球负担、环境问题、生活方式和生物因素——这些都属于癌症负担的范围，并且把如何加强预防癌症的手段，尤其是如何实施这些方法放在最重要的位置。这一版《世界癌症报告2014》不涉及临床护理和如何选择最佳治疗方法，尽管这些领域的进展令人激动。在设计方面，《世界癌症报告》希望通过几种不同的表述，向读者提供权威性的评估方法，同时使这份报告的长度处于可控的范围。

作为主编，我们非常感谢《世界癌症报告》的撰稿者，他们毫无例外地了解到如果不是本书所规定的篇幅限制，那么在各章中可以合理引用几百种出版物。由于这些局限性，以及不可避免的概括性总结可能妨碍对复杂性的理解，《世界癌症报告》运用了独特的"框图"（boxes）设计：由另一组研究人员概述了特定章节如何阐明某些精确的问题。

《世界癌症报告2014》的结构基本上与早期的版本一致。但是，《世界癌症报告2014》与早期版本也有所不同，增加了一项"观点综述"（perspectives）。几位著名的研究人员应邀提供个人观点，并且这些观点不受特定章节局限，也不放在章节标题的下面。他们提出的观点既是独特的，又富有挑战性，既体现出癌症控制密切相关议题的多样性，又保留了未来研究蕴含的挑战性，并且提出了实施过程中错综复杂的各类潜在问题。

癌症将继续是人类的一种长期危害。越来越多的癌症患者是中等收入国家群体的一种巨大负担。人们在很大程度上可以通过研究找出癌症控制的办法，通过个人和社区获得详细知识，通过政府落实政策的效力，但政策措施是不是有效，通常需要借鉴其他国家或国家集团经过验证的经验。这里列举的国家级癌症控制规划的几个例子既有特殊意义，也有普遍意义，我们可以从中汲取经验，通过对证据的研究分析，找出可以付

诸实践的对策。综上所述，为了对国际社会有所裨益，《世界癌症报告2014》同时涵盖了全球范围内癌症研究和癌症控制的动态现状，既有已经取得的成就，又有尚未完成的工作。

伯纳德·W.斯图尔特
克里斯托弗·P.威尔德
主编
写于里昂，2013 年 12 月

1

世界范围的癌症

　　癌症影响所有人类，但是在不同的地域、国家和区域也存在显著差异。所以，与其把癌症作为一个整体考虑，不如按照特定的肿瘤类型进行研究。在世界各个国家和区域之间，癌症发病率和与癌症相关死亡率的流行病学数据差异巨大、各具特色，各个国家所有癌症的发生数据，有的是按照人口基数登记的，有的是按照医院登记的，还有的国家根本没有数据。对于没有数据的国家，人们必须根据周围国家的数据进行推算，以获得尽可能准确的估计。这一版《世界癌症报告2014》的数据来自"2012年全球肿瘤流行病统计数据"（GLOBOCAN 2012），是全世界癌症分布最新的评估数据。调查结果表明，高资源国家癌症的发病率最高，也能提供最佳的服务进行癌症的检查、诊断和治疗，这可以从死亡率和生存数据推断出来。这些群体的癌症患病比例也最高。最常见的癌症包括肺癌、乳腺癌、前列腺癌和结直肠癌。在流行病学转型期的国家，这些癌症越来越普遍，胃癌、食管癌和肝癌的发病率维持在高水平。低资源国家的数据显示，宫颈癌往往是女性最常见的癌症。在中低资源国家，某些特定肿瘤的发病率可能相对较低，但是相应的死亡率数据往往反映出晚期确诊几乎成为惯例，临床治疗的效果也很差。在世界范围内，人们认识到癌症病因的差异已逾半个世纪，由此推论：我们可以采用不同的对策预防癌症。近年来，这些调查工作得到极大的改进。因此，这里提供的癌症流行病学数据，不仅包括癌症的负担，还论述了如何确定癌症的因果关系、如何预防癌症等内容，在本报告的各个章节中将予以详细的介绍。

1.1 癌症的全球和区域负担

1. 世界范围的癌症

大卫·福尔曼（David Forman）
雅克·菲尔雷（Jacques Ferlay）
伯纳德·W. 斯图尔特（Bernard W. Stewart）（评审）
克里斯托弗·P. 威尔德（Christopher P. Wild）（评审）

摘　要

·癌症是致病和致死的主要原因之一，2012 年约有 1400 万个新发病例和 800 万起与癌症相关的死亡，影响到所有国家和所有地区的人口。这些估计数据如果换算为年龄标准化的发病率和死亡率则分别相当于发病率为 182/100000（译注：182/100000 意思是每 10 万人中的 182 人，这种表示方法贯穿全部报告，下同），死亡率为 102/100000。

·2012 年，男性确诊的癌症中最常见的 5 个发病部位是肺（16.7%）、前列腺（15.0%）、结肠直肠（10.0%）、胃（8.5%）和肝（7.5%）。女性的五个最常见发病部位是乳房（25.2%）、结肠直肠（9.2%）、肺（8.7%）、宫颈（7.9%）和胃（4.8%）。

·在男性中，肺癌发病率最高（34.2/100000），前列腺癌发病率第二（31.1/100000）。在女性中，乳腺癌发病率（43.3/100000）超过其他任何一种癌症，结直肠癌发病率位居第二（14.3/100000）。

·2012 年一组被广泛接受的估计数据为：870 万人（年龄 15 岁以上）在上一年度确诊为癌症后依然存活，2200 万人在前 3 年确诊为癌症后依然存活，3260 万人在前 5 年确诊为癌症后依然存活。

·2012 年，全球儿童（年龄为 0～14 岁）确诊为癌症的估计人数为 165000 人（男孩 95000 人，女孩 70000 人）。

·除了非黑色素瘤皮肤癌以外，所有癌症的最高发病率都出现在高收入国家：北美和欧洲（以及日本、韩国、澳大利亚和新西兰）。

·世界癌症病例的 60% 以上发生在非洲、亚洲、中美洲和南美洲，这些地区约占癌症死亡人数的 70%。

·癌症在世界各地的分布，按照肿瘤类型的差异呈现出显著的，并且有时是极端的差异。这些数据是了解其中蕴含的因果关系的关键，我们可以从中找出预防的措施。

无论是制定国家级还是地区级的癌症控制计划，抑或是编制癌症研究计划，最基本的前提就是癌症发病率及其结果的完备统计数据。从 1984 年开始，国际癌症研究署（IARC）定期发布两种癌症发病率和死亡率[1]方面的全球性和区域性估算数据。从 2001 年开始，这样的估计已经提供了涉及世界上主要国家的全球癌症工程（GLOBOCAN project）[2,3]公布的同类数据。这些估算数据的依据是这些国家所有的现成信息资源[4]，并且尽可能地采纳 IARC 发布的《五大洲癌症发病率》[5～7]中的系列癌症发病数据，以及世界卫生组织（WHO）提供的死亡数据[8]。

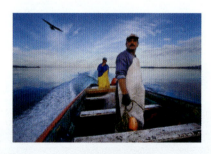

图 1.1.1　墨西哥，巴伊亚德基诺的渔民
注：在世界范围内，中美洲和南美洲的癌症发病率位居中等。

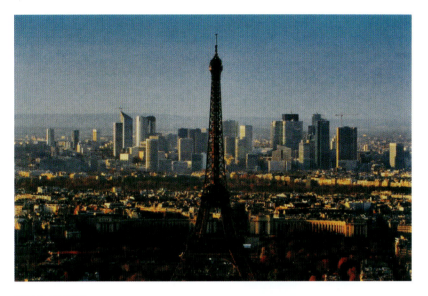

图 1.1.2 巴黎美景
注：在西欧和北美的高收入国家，男女双方的整体癌症发病率均最高。

癌症的全球负担
发病率和死亡率

根据 GLOBOCAN 的数据[3]，2012 年全世界估计出现 1410 万个确诊的癌症新发病例（不包括非黑色素瘤皮肤癌），估计癌症导致 820 万人死亡。如果换算为年龄标准化的发病率和死亡率，则分别相当于发病率为 182/100000，死亡率为 102/100000。男性的发病率（53%）高于女性，男性的死亡率（57%）也高于女性。在全球每年新发病例和癌症死亡的估算数据中，最重要的几种类型的癌症分别参见图 1.1.4 和 1.1.5，这些示意图中既有男女综合数据，也有男女分开的统计数据。

在男性中，2012 年最常见的五个癌症发病部位是肺（16.7%）、前列腺（15.0%）、结肠直肠（10.0%）、胃（8.5%）和肝（7.5%）。这些部位发生的癌症也是导致男性死亡人数最多的癌症。特别重要的一个类型是肺癌，发病率增长为癌症总病例的 23.6%，其次是肝癌（11.2%）和胃癌（10.1%），这两种是癌症死亡的第二位和第三位最常见的原因。

在女性中，癌症发病的五个最常见部位为乳房（25.2%）、结肠直肠（9.2%）、肺（8.7%）、宫颈（7.9%）和胃（4.8%）。这些部位发生的癌症，也是导致女性死亡人数最多的癌症；曾经相对严重的乳腺癌发病率减少到癌症总病例的 14.7%，其次是肺癌（13.8%），肺癌也是癌症死亡的第二位最常见的原因。如果把男女双方的数据综合起来，癌症的五个最常见的发病部位是肺（13.0%）、乳腺（11.9%）、结肠直肠（9.7%）、前列腺（7.9%）和胃（6.8%）。这五个部位的癌症，占全球癌症总负担的一半。

图 1.1.6 是 2012 年世界各地的男性和女性按照年龄标准化的 15 种最常见癌症的发病率和死亡率。在男性中，癌症发病率和死亡率最高的是肺癌（分别为 34.2/100000 和 30.0/100000）。发病率第二高的是前列腺癌（31.1/100000），但并非远远低于肺癌。但是，前列腺癌的死亡率（7.8/100000）比肺癌低得多。这两种癌症的发病率和死亡率的差异表明前列腺癌的病死率（fatality rate）比

较低（或改善存活率比较高），肺癌的病死率高得多。胃、肝和食管癌症是男性常见的另外三种主要癌症，这三种癌症与肺癌类似，相对存活率比较差，死亡率接近发病率。胃癌的发病率和死亡率分别是 17.4/100000 和 12.7/100000；肝癌的发病率和死亡率分别是 15.3/100000 和 14.3/100000；食道癌的发病率和死亡率分别是 9.0/100000 和 7.7/100000。结直肠癌也是男性的一种主要癌症，发病率高达 20.6/100000，但是死亡率很低，仅为 10.0/100000。

女性的乳腺癌发病率（43.3/100000）远远超过其他任何一种癌症，其后依次为结直肠癌（14.3/100000）、宫颈癌（14.0/100000）、肺癌（13.6/100000）、子宫体癌（8.2/100000）和胃癌（7.5/100000）。然而，乳腺癌病死率比较低，因此，尽管乳腺癌是死亡率最高的癌症（12.9/100000），这个比例仍低于乳腺癌发病率的 1/3，与位居第二高的肺癌死亡率（11.1/100000）差距不大。在男性中，胃癌死亡率（5.7/100000）仅仅比发病率低一点。其他女性主要癌症的死亡率很低：结直肠癌（6.9/100000）、宫颈癌（6.8/100000），特别是子宫体癌（1.8/100000）远远低于发病率。

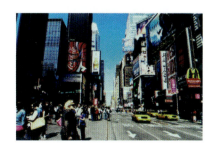

图 1.1.3 时代广场，纽约
注：与欧洲相同，影响北美人群的四个主要癌症也是前列腺癌、乳腺癌、肺癌和结直肠癌。

男女两性
估计的癌症患者数量，所有年龄（共14090149人）

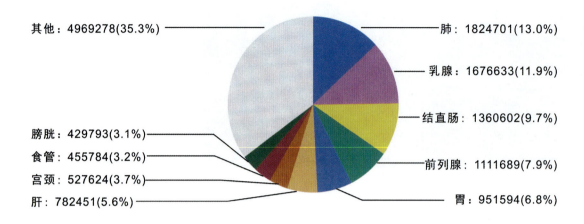

其他：4969278(35.3%)

肺：1824701(13.0%)

乳腺：1676633(11.9%)

结直肠：1360602(9.7%)

膀胱：429793(3.1%)

食管：455784(3.2%)

宫颈：527624(3.7%)

肝：782451(5.6%)

前列腺：1111689(7.9%)

胃：951594(6.8%)

男性
估计的癌症患者数量，所有年龄（共7427148人）

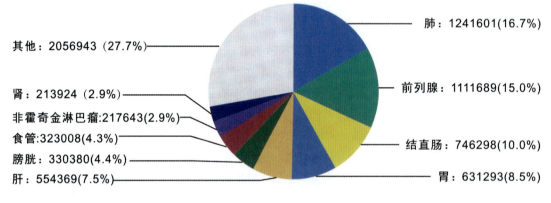

其他：2056943（27.7%)

肺：1241601(16.7%)

前列腺：1111689(15.0%)

肾：213924（2.9%)

非霍奇金淋巴瘤:217643(2.9%)

食管：323008(4.3%)

膀胱：330380(4.4%)

肝：554369(7.5%)

结直肠：746298(10.0%)

胃：631293(8.5%)

女性
估计的癌症患者数量，所有年龄（共6663001人）

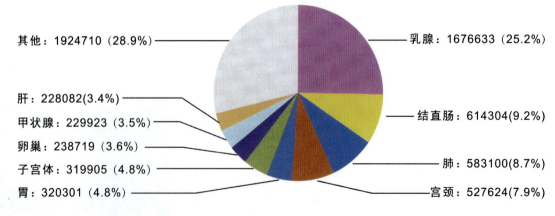

其他：1924710（28.9%)

乳腺：1676633（25.2%)

肝：228082(3.4%)

甲状腺：229923（3.5%)

卵巢：238719（3.6%)

子宫体：319905（4.8%)

胃：320301（4.8%)

结直肠：614304（9.2%)

肺：583100(8.7%)

宫颈：527624(7.9%)

图1.1.4 估计的两性、男性和女性人群中主要部位癌症全球范围发病比例，2012 年

男女两性
估计的癌症患者死亡数量，所有年龄（共8201030人）

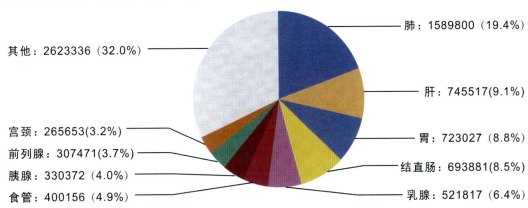

其他：2623336（32.0%）

宫颈：265653(3.2%)
前列腺：307471(3.7%)
胰腺：330372（4.0%）
食管：400156（4.9%）

肺：1589800（19.4%）
肝：745517(9.1%)
胃：723027（8.8%）
结直肠：693881(8.5%)
乳腺：521817（6.4%）

男性
估计的癌症患者死亡数量，所有年龄（共4653132人）

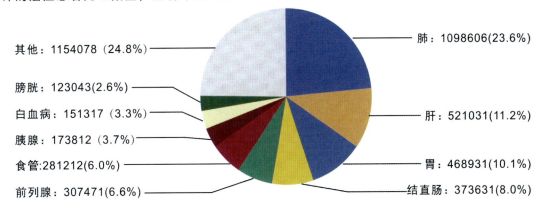

其他：1154078（24.8%）

膀胱：123043(2.6%)
白血病：151317（3.3%）
胰腺：173812（3.7%）
食管:281212(6.0%)
前列腺：307471(6.6%)

肺：1098606(23.6%)
肝：521031(11.2%)
胃：468931(10.1%)
结直肠：373631(8.0%)

女性
估计的癌症患者死亡数量，所有年龄（共3547898人）

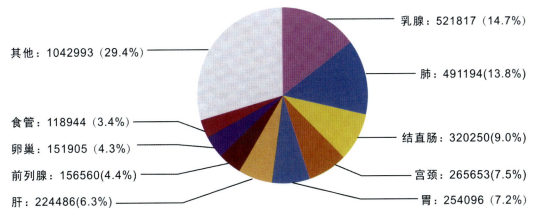

其他：1042993（29.4%）

食管：118944（3.4%）
卵巢：151905（4.3%）
前列腺：156560(4.4%)
肝：224486(6.3%)

乳腺：521817（14.7%）
肺：491194(13.8%)
结直肠：320250(9.0%)
宫颈：265653(7.5%)
胃：254096（7.2%）

图 1.1.5 估计的两性、男性和女性人群中主要部位癌症全球范围死亡比例，2012 年

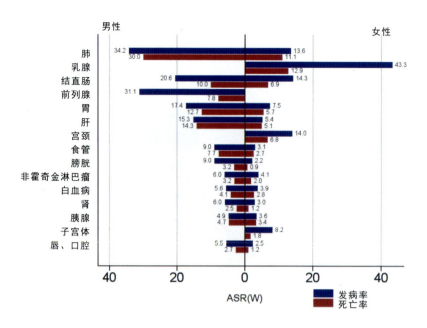

男性　　　　　　　　　　　　　　　　　　　　　女性

肺	34.2 / 30.0	13.6 / 11.1
乳腺		43.3 / 12.9
结直肠	20.6 / 10.0	14.3 / 6.9
前列腺	31.1 / 7.8	
胃	17.4 / 12.7	7.5 / 5.7
肝	15.3 / 14.3	5.4 / 5.1
宫颈		14.0 / 6.8
食管	9.0 / 7.7	3.1 / 2.7
膀胱	9.0 / 3.2	2.2 / 0.9
非霍奇金淋巴瘤	6.0 / 4.1	4.1 / 2.0
白血病	5.6 / 4.1	3.9 / 2.8
肾	6.0 / 2.5	3.0 / 1.2
胰腺	4.9 / 4.7	3.6 / 3.3
子宫体		8.2 / 1.8
唇、口腔	5.5 / 2.7	2.5 / 1.2

ASR(W)

发病率
死亡率

图 1.1.6　估计的男性和女性主要部位癌症每 100000 人年龄标准化（全球）发病率和死亡率（ASR），2012 年

患病率

癌症负担的另一种衡量方法是患病率（prevalence）：虽然确诊为癌症，但是在特定的时间仍然存活的群体数量[9]。2012 年的患病率估算数据为：870 万人（年龄 15 岁以上）在 1 年前确诊为癌症后依然存活，2200 万人在 3 年前确诊为癌症后依然存活，3260 万人在 5 年前确诊为癌症后依然存活[3]。图 1.1.7 是九种最常见的癌症在世界范围的 5 年患病率，既有男女综合数据，也有男女分列数据。过去 5 年里，在确认的乳腺癌患者中有 630 万人幸存至今，无论在男女综合数据还是男女分列数据里，乳腺癌的患病率都是最高的。患病率第二高的是前列腺癌（390 万人），第三高的是结直肠癌（350 万人，其中 190 万名男性和 160 万名女性），然后是肺癌（190 万人，其中 130 万名男性和 60 万名女性）。患病率反映了发病率和生存程度，以肺癌为例，由于生存率非常低，5 年患病率非常接近年度死亡率（160 万人）。

不同年龄组的发病率

癌症与年龄的关系非常密切，图 1.1.8 是 GLOBOCAN 估计的所有癌症合计的发病率（不包括非黑色素瘤皮肤癌），男性和女性的数据均按照年龄分组。最小的年龄组（0～14 岁）发病率约为 10/100000，在 40～44 岁年龄组提高到 150/100000，在 60～64 岁年龄组已超过 500/100000。只有在最小的年龄组（0～14 岁）男性和女性的发病率相似。青少年时代过后，女性的发病率超过男性，大约从 50 岁开始，男性发病率超过女性，并且从 60 岁开始大幅上升。在 50 岁之前，女性发病率偏高的原因是发病年龄较早的宫颈癌，尤其是乳腺癌和其他常见癌症相比发病率比较高。超过 60 岁以后，前列腺癌和肺癌在男性中变得越来越多。2012 年估计全球儿童（0～14 岁）的癌症确诊数字是 165000 人（95000 名男孩和 70000 名女孩），在青少年和青年（15～39 岁）时期，估算发病数量仅约 100 万人（男性约为 380000 人，

女性约为 670000 人）。关于这些年龄组的癌症流行病学的详细论述，请参见第 1.3 章。

全球分布
发病率

除了少数例外，一般来说，发病率最高的地区是高收入国家：北美和西欧（以及日本、韩国、澳大利亚和新西兰）。这是两种性别合计的情况，从发病率的绝对水平分类的话，通常男性高于女性。发病率中等水平的地区是中美洲、南美洲、东欧和大部分东南亚国家（包括中国），发病率最低的地区是非洲、西亚和南亚（包括印度）。也有一些有趣的例外情况。例如，乌拉圭和蒙古国也属于癌症高发地区，乌拉圭的部分原因是肺癌（以及其他与吸烟相关的癌症）发病率特别高，这种状况现在已经得到控制[10]，蒙古国癌症发病率特别高的根源是蒙古国的肝癌患者很多，这个国家的乙型和丙型肝炎病毒的感染率非常高[11]。

男女两性
估计的5年癌症病例，成人（共32544633人）

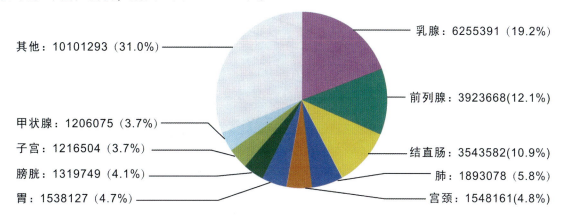

其他：10101293（31.0%）

乳腺：6255391（19.2%）

前列腺：3923668(12.1%)

结直肠：3543582(10.9%)

甲状腺：1206075（3.7%）

子宫：1216504（3.7%）

膀胱：1319749（4.1%）

胃：1538127（4.7%）

肺：1893078（5.8%）

宫颈：1548161(4.8%)

男性
估计的5年癌症病例，成人（共153622289人）

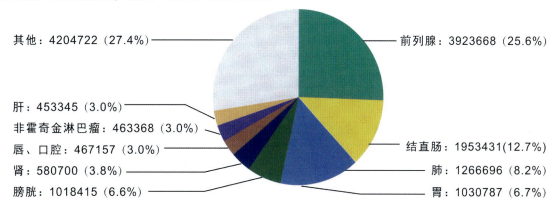

其他：4204722（27.4%）

前列腺：3923668（25.6%）

肝：453345（3.0%）

非霍奇金淋巴瘤：463368（3.0%）

唇、口腔：467157（3.0%）

肾：580700（3.8%）

膀胱：1018415（6.6%）

结直肠：1953431(12.7%)

肺：1266696（8.2%）

胃：1030787（6.7%）

女性
估计的5年癌症病例，成人（共17182344人）

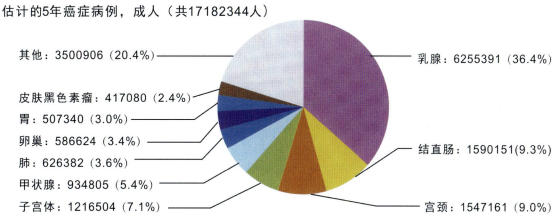

其他：3500906（20.4%）

乳腺：6255391（36.4%）

皮肤黑色素瘤：417080（2.4%）

胃：507340（3.0%）

卵巢：586624（3.4%）

肺：626382（3.6%）

甲状腺：934805（5.4%）

子宫体：1216504（7.1%）

结直肠：1590151(9.3%)

宫颈：1547161（9.0%）

图 1.1.7 估计的两性、男性和女性人群中主要部位癌症全球范围 5 年患病比例，2012 年

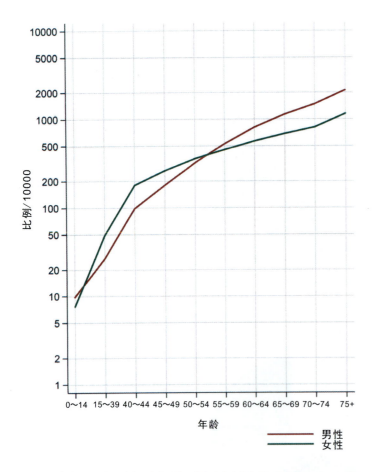

图 1.1.8　估计的男性和女性的主要部位（非黑色素瘤皮肤癌除外）癌症每 100000 人（间隔 5 岁为一个年龄组）的全球范围发病率，2012 年

亚洲和非洲的癌症死亡比例在上升，经济比较发达的欧洲和北美地区的死亡比例在下降。

在图 1.1.10 至 1.1.37 中，进一步详细分析了区域的癌症格局，按照世界的不同区域和性别列举出 2012 年癌症病例和死亡情况，此外，本章用直方图表示了各个部位年龄标准化的发病率和死亡率，还有显示男女两性 5 年主要部位癌症发病比例的图表。

欧洲

欧洲的发病率格局显示，除了肺癌和结直肠癌以外，前列腺癌和乳腺癌的数量最多：分别是男性和女性最常见的癌症（见图 1.1.10）。在死亡率方面，由于肺癌的存活率非常低，所以肺癌是男性因癌致死的最重要的原因（见图 1.1.11）。男性癌症负担最重的类型还包括膀胱癌、胃癌和肾癌，发病率都超过 10/100000；在女性中，子宫体癌和宫颈癌的发病率也超过 10/100000（见图 1.1.12）。乳腺癌、前列腺癌和结直肠癌是最流行的疾病，这三个部位的癌症占了欧洲全部 5 年患病率的一半（见图 1.1.13）。

死亡率

死亡率显示出广泛的国际变化，但是差异不像发病率那么明显。例如，北美和南美之间的差异很小，西欧和东欧之间的区别也不大。这两种情况出现的原因是类似的：北美和西欧的临床护理普遍改善了癌症存活率，与南美和东欧相比，北美和西欧降低了死亡率（相对于发病率）[12]。此外，与下一章即将讨论的癌症的区域格局类似，癌症（包括乳腺癌、结直肠癌和前列腺癌）与典型的工业化国家的生活方式有关，这些癌症也有相对良好的预后，对比之下，收入较低的国家比较普遍的肝癌、胃癌和食道癌的

预后则明显较差。因此，一般来说，在那些经济欠发达的国家，在同样发病率的情况下，癌症的死亡率比较高，这种结果与那些比较发达的国家差别很大。

癌症的区域格局

图 1.1.9 是按照区域划分的世界各大洲的癌症发病率和死亡率负担。大约一半发病率负担发生在亚洲，亚洲的几乎一半或者全球癌症总数的约 22% 发生在中国，约 7% 发生在印度。发病率负担的约 1/4 发生在欧洲，其余的发病率在南北美洲和非洲（大洋洲为 1.1%）。死亡率比例分布显示，

北美

北美四种主要癌症的格局与欧洲非常相似。前列腺和乳腺分别是男性和女性最常见的发病部位，肺癌是男性和女性癌症致死最常见的原因（见图 1.1.14 和图 1.1.15）。与欧洲不同的是，北美女性的肺癌发病率超过了结直肠癌。此外，除了膀胱癌和肾癌，男性的癌症负担很大一部分来自恶性黑色素瘤、非霍奇金淋巴瘤（non-Hodgkin lymphoma）和白血病，这些癌症的发病率都超过 10/100000（见图 1.1.16）。在女性中，恶性黑色素瘤、非霍奇金淋巴瘤、宫颈癌和甲状腺癌也很常见。与欧洲相比，北美男性的胃癌和女性

的宫颈癌并不那么普遍，这说明欧洲的癌症发生部位具有更大的多样性。北美的患病率格局与欧洲非常相似：前列腺癌、乳腺癌和结直肠癌合计占北美全部 5 年患病率的一半（见图 1.1.17）。

大洋洲

在大洋洲，人们再次看到了与欧洲和北美相似的格局，前列腺癌和乳腺癌分别是男性和女性最常见的肿瘤，肺癌是男性癌症致死最常见的原因（见图 1.1.18 和图 1.1.19）。虽然恶性黑色素瘤死亡率排名较低，但是排在结直肠癌之后，恶性黑色素瘤男女两个性别的发病率均为第三位。在男性中，发病率超过 10/100000 的是肺癌、肾癌、膀胱癌、非霍奇金淋巴瘤和白血病；在女性中，发病率超过 10/100000

的是肺癌、子宫体癌和宫颈癌（见图 1.1.20）。恶性黑色素瘤发病率为第三位，使大洋洲的发病率大为提高。否则，这里的癌症格局将与欧洲和北美类似（见图 1.1.21）。

拉丁美洲和加勒比地区

与欧洲和北美的情况类似，在拉丁美洲和加勒比地区，男性和女性最常见的肿瘤分别是前列腺癌和乳腺癌（见图 1.1.22）。乳腺癌是女性癌症死亡最常见的病因，前列腺癌和肺癌是男性癌症死亡最常见的病因（见图 1.1.23 和图 1.1.24）。与经济较发达的地区不同，这个地区的女性最大的癌症负担是宫颈癌，发病率和死亡率均为第二位。宫颈癌发病率（21.2/100000）远远超过欧洲和北美（分别为 11.4/100000 和 6.6/100000）

（见图 1.1.24）。男性肺癌发病率为第二位，结直肠癌发病率占第三，胃癌是第四大最常见的癌症。胃癌发病率与欧洲的数据接近，男性和女性分别为 12.8/100000 和 7.1/100000（欧洲是 13.2/100000 和 6.4/100000），远远超过北美的胃癌发病率（5.5/100000 和 2.8/100000）。在拉丁美洲和加勒比地区癌症患病率方面，宫颈癌排在第三位，占这一地区全部 5 年患病率的 8.6%，仅次于乳腺癌和前列腺癌（见图 1.1.25）。

中东和北非

在中东和北非地区（见图 1.1.26 和图 1.1.27），女性的乳腺癌在癌症格局中再次处于压倒地位，超过女性癌症病例的 30%。结直肠癌是女性第二常见的癌症，但乳腺癌是唯一发病率

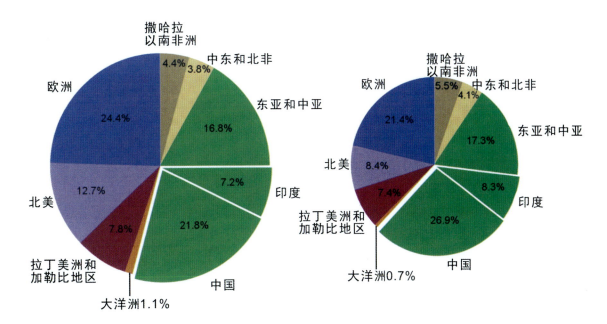

图 1.1.9 估计全球主要区域两性的癌症发病率和死亡率，2012 年

和死亡率都超过10/100000的癌症类型（发病率为43.0/100000，死亡率为16.2/100000）。在男性中，发病率和死亡率最高的都是肺癌，肺癌发病率为27.1/100000，死亡率为24.5/100000（见图1.1.28）。此外，前列腺癌、膀胱癌、结直肠癌和肝癌是另外几种常见的癌症，发病率和死亡率都超过10/100000。在这个地区，乳腺癌占全部5年患病率的1/4，与世界其他地区相比，前列腺癌的影响比较小，膀胱癌和甲状腺癌对整体格局（图1.1.29）的影响比较大。

撒哈拉以南非洲

与世界其他地区相比，撒哈拉以南非洲地区有几点不同。这是宫颈癌发病率与乳腺癌基本相同的唯一地区（这两种癌症分别都达到癌症负担的大约25%），并且也是女性癌症死亡率最高的唯一区域，占死亡总数的23.2%（见图1.1.30和图1.1.31）。宫颈癌的发病率和死亡率分别是34.8/100000和22.5/100000（见图1.1.32），均为世界最高。在男性中，前列腺癌和肝癌发病率和死亡率最高。与世界其他地方相比，这一地区的前列腺癌不仅发病率最高，死亡率相对于发病率也非常高（分别为27.9/100000和20.9/100000），与欧洲和北美的数据形成鲜明对比（欧洲前列腺癌死亡率与发病率分别为64.0/100000和11.3/100000，北美分别为97.2/100000和9.8/100000），欧美的发病率很高，死亡率很低。这一地区的肝癌患病情况也特别严重，肝癌在男性中是第二常见的癌症，在女性中是第三常见的癌症。如果从性别的角度来看，发病率或者死亡率超过10/100000的癌症，在女性中只有宫颈癌和乳腺癌，在男性中只有前列腺癌和肝癌，但是卡波西肉瘤（Kaposi sarcoma）在撒哈拉以南非洲，尤其在男性中的比例相当高，是男性第三种最常见癌症，占所有癌症的9.2%，发病率为

7.2/100000。这个数据说明，在高效抗逆转录病毒疗法出现之前，这一地区的艾滋病毒的感染率和随之导致的癌症后遗症的比例非常高[13]。宫颈癌和卡波西肉瘤在该地区的5年患病率分布格局中的比率也很高（见图1.1.33）。

东亚和中亚

东亚和中亚是迄今为止世界上人口最多的区域，占全球人口的57%（中国占19%，印度占18%）。在男性中，发病最多和导致死亡最多的依次是肺癌、胃癌、肝癌、结直肠癌和食道癌（见图1.1.34和图1.1.35），这些部位的发病率都超过10/100000（见图1.1.36）。男性肺癌的发病率和死亡率虽然比较高（分别为35.1/100000和31.5/100000），但是仍然明显低于欧洲和北美。然而，这一地区的胃癌和肝癌的发病率和死亡率是世界最高的（胃癌分别为23.3/100000和16.9/100000，肝癌分别为20.7/100000和19.5/100000）。在女性中，最常见的癌症是乳腺癌，其次是肺癌、宫颈癌、结直肠癌和胃癌。由于这些癌症的病死率不同，这一地区的死亡率格局也不尽相同，而肺癌则是导致本地区癌症死亡的第一原因。与其他地区类似，东亚和中亚的5年患病率分布格局中，乳腺癌所占的比例最大，但是与其他地方不同的是，这一地区的胃癌和肺癌也占有5年患病率的很高比例（见图1.1.37）。

不同国家的癌症格局

如果按照国家来考察发病率和死亡率，相比按照世界不同地区进行考察，可以更详细地看出癌症负担的国际多样性。图1.1.38和图1.1.39分别是一些国家2005年男性和女性各种癌症合计的年龄标准化的发病率（不包括非黑色素瘤皮肤癌），这些国家位于世

界的不同地区，我们选择这些国家的原因是这些国家的癌症发病率数据质量比较高。这些数据来自癌症登记数据，所有登记都符合《五大洲癌症发病率》第10卷的登记质量标准[7]。

从世界卫生组织死亡率数据库（mortality database）[8]或其他来源[14]能找到可以对比的死亡率数据，图1.1.40和1.1.41分别给出了同一批国家的死亡率数据。在本报告后面的章节中，还有同一批国家的发病率和死亡率的信息。应当注意的是，按照病因区分的死亡证明，在中国的总人口里仅限于数量有限的样品，在印度和乌干达没有相应的统计，所以印度和乌干达没有相应的死亡率数据。

在男性中，发病率（见图1.1.38）的变化幅度大约达到4倍，从印度登记的100/100000，到美国SEER［译注：SEER是监测、流行病学和最终结果（Surveillance, Epidemiology and End Results）的首字母缩写，这是美国的一项重要医学统计数据］黑人人口的超过400/100000。在女性中，发病率（见图1.1.39）的变化幅度大约达到3倍，从印度登记的稍稍高于100/100000，到美国SEER白人人口和丹麦的大约300/100000。这一批国家中，无论男性还是女性，所有癌症的发病率都在两个极端之间缓慢地变化，经济发达国家男性发病率最高。在女性中，虽然发病率与经济发展的关联也很明显，但是日本登记的发病率比较低（170/100000），乌干达的发病率比较高（212/100000）。在观察各个国家的死亡率差异的世界地图时（见图1.1.40和1.1.41），可以发现各国死亡率的差异不如发病率差异那么明显，且性别的差异都小于2倍。其中，男性（见图1.1.40）之间的差异变化是从哥斯达黎加的99/100000到斯洛伐克的203/100000，女性（见图1.1.41）的变化范围是从日本的69/100000到

丹麦的 121/100000。

根据图 1.1.38 至 1.1.41 给出的同一批人和同一批信息来源的数据，下面的另外一组图表展现出癌症的发展趋势，在图 1.1.42 和 1.1.43（发病率）以及图 1.1.44 和 1.1.45（呈现趋势随时间的变化死亡率）中，包含了所有的癌症（不包括非黑色素瘤皮肤癌）。通常我们对比不同国家时很难辨别出任何持续变化的趋势，例外的情况很少见（例如中国男性的登记发病率呈下降趋势），但是在这些图表中可以看出，发病率从 20 世纪 80 年代起开始增长，并持续至今。在某些国家，例如斯洛伐克、哥伦比亚和丹麦，整个观察时期都呈现相当稳定的增长趋势，而在其他一些地方，例如日本和美国，起初一个时期呈现增长趋势，而现在已经开始下降。我们观察到的某些效应已经可以得到解释。例如，美国（包括黑人和白人）和澳大利亚在 20 世纪 90 年代初期进入了前列腺癌的高峰时期，这是因为当时开始推行了前列腺癌特异性抗原检测计划[15]，所以前列腺癌的确诊人数也迅速增加。吸烟的流行程度与肺癌和其他与吸烟相关的癌症的发病率之间存在一个滞后期，这也是所有癌症的发病率和死亡率变动的一种重要因素[16]。但是其他变化趋势的考察需要结合当地的癌症类型详细考虑该国家的癌症格局。

无论男性还是女性，大部分人口群体的年龄标准化死亡率都呈现稳定的下降趋势（见图 1.1.44 和 1.1.45），只有中国是一个例外（虽然中国的数据取自一个相当短的时间段）。在死亡率下降的国家中，死亡率的绝对水平有的相对高一些，有的相对低一些，例如丹麦较高，哥斯达黎加较低。这些死亡率的下降趋势是在发病率上升的背景下发生的，说明这是人们改进癌症疗法和早期检测（包括筛查）的结果。

无论是当前的发病率还是随时间变化趋势，几乎所有的癌症在各个区域、亚区域和国家之间都存在很大的差异。由于我们在这一部分是泛泛的概述，所以难免会掩盖各个地理区域的详细情况。例如，在上面论述的区域一级，在东亚和中亚部分，我们看不到韩国女性的甲状腺癌发病率非常高（估计约为 89/100000），这是韩国女性最常见的一种癌症，在世界上也是发病率最高的。目前还不清楚，由于诊断技术的提高，人们在多大程度上提高了这种流行病的诊断率[17]。与此类似，欧洲宫颈癌的估计发病率（11.4/100000）掩盖了各国之间的差异：从罗马尼亚的 29/100000 降低到瑞士的 4/100000，这主要是由于细胞学筛查计划的推广[18]。与此类似，在撒哈拉以南非洲地区，男性食道癌平均发病率是 6/100000，但是在乌干达和马拉维是 25/100000，在几内亚和尼日利亚则不到 1/100000。关于这些差异的原因，我们现在几乎一无所知，必须加强有关的科学研究[19]。

结论

癌症流行病学研究经常采用的一个重要出发点是，监测地域性疾病流行的差异并进行研究分析，进而了解这些变动的内在原因[20]。如果对地域性分布无法找出解释，那么对任何特定癌症病因的了解就不是完备的。癌症是特别复杂的一类疾病，癌症的类型呈现多样性，每一种类型的癌症往往具有其独特的一些风险因素，进而导致某种独一无二的地域性格局。在不同的国家和地区，这种差异对于制订因地制宜的癌症控制措施具有重要的意义[21]。这一部分作为一个背景铺垫，主要集中论述现在全球范围和世界主要地域的癌症整体负担，在本报告后续的各个章节中将考察各种特定的癌症类型。由于每年有大约 1400 万新发病例和 800 万癌症相关的死亡，癌症必须被视为影响所有国家和地区，导致全人类疾病和死亡的一个主要原因。

虽然存在某些共性，例如乳腺癌是世界各区域女性癌症的主要类型，但某些重要的差异依然存在，其中的一个例子是宫颈癌，它在不同的地区出现不同的差异。某些差异与经济发展水平有关，例如经济欠发达国家癌症的发病率与感染的关系较密切[22]，这些问题将在第 1.2 章详细探讨。在不同的群体之间，遗传变异的风险也不相同，现在人们已经认识到遗传对前列腺癌的重要影响。

从更广泛的意义来看，在制定控制癌症的任何规划之前，了解一个群体中的癌症格局是一个重要的先决条件。如果不知道哪些类型的癌症是常见的，癌症的发病率是否正在变化，则不可能制定这样的规划。同样地，如果不对发病率和死亡率进行多年（有时需要几十年）的监测，那么任何癌症控制措施的推广实施的效果都无法进行评估。为了获得发病率数据（正如本章广泛采纳的数据），在全世界进行癌症登记是一项非常重要的工作[23]，并且必须列入所有癌症控制规划的支持范围，尤其是经济欠发达地区，癌症登记往往是缺失的或者缺少财政支持的[24]。

笔者感谢珍妮·洛尔泰 - 提亚伦特（Joannie Lortet-Tieulent）和马蒂厄·拉维撒尼（Mathieu Laversanne）协助制作各种表格。

男女两性
估计的癌症患者数量，所有年龄（共3442276人）

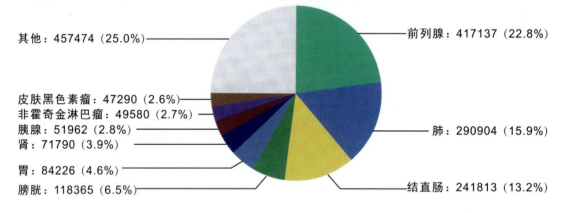

其他：1093078（31.8%）

乳腺：464202（13.5%）

结直肠：447136（13.0%）

皮肤黑色素瘤：100442（2.9%）

胰腺：103845（3.0%）

肾：115252（3.3%）

前列腺：417137（12.1%）

胃：139667（4.1%）

膀胱：151297（4.4%）

肺：410220（11.9%）

男性
估计的癌症患者数量，所有年龄（共1830541人）

其他：457474（25.0%）

前列腺：417137（22.8%）

皮肤黑色素瘤：47290（2.6%）
非霍奇金淋巴瘤：49580（2.7%）
胰腺：51962（2.8%）
肾：71790（3.9%）

肺：290904（15.9%）

胃：84226（4.6%）

膀胱：118365（6.5%）

结直肠：241813（13.2%）

女性
估计的癌症患者数量，所有年龄（共1611735人）

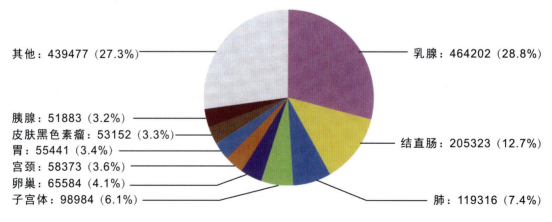

其他：439477（27.3%）

乳腺：464202（28.8%）

胰腺：51883（3.2%）

皮肤黑色素瘤：53152（3.3%）

胃：55441（3.4%）

结直肠：205323（12.7%）

宫颈：58373（3.6%）

卵巢：65584（4.1%）

子宫体：98984（6.1%）

肺：119316（7.4%）

图 1.1.10 欧洲的两性、男性和女性主要部位癌症发病率，2012 年

男女两性
估计的癌症患者死亡人数，所有年龄（共1755786人）

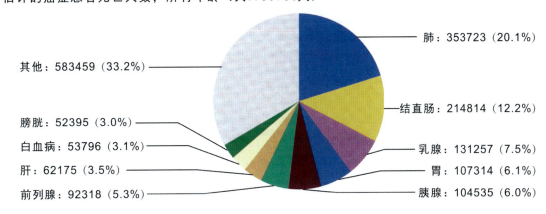

其他：583459（33.2%）

膀胱：52395（3.0%）
白血病：53796（3.1%）
肝：62175（3.5%）
前列腺：92318（5.3%）

肺：353723（20.1%）

结直肠：214814（12.2%）

乳腺：131257（7.5%）
胃：107314（6.1%）
胰腺：104535（6.0%）

男性
估计的癌症患者死亡人数，所有年龄（共976621人）

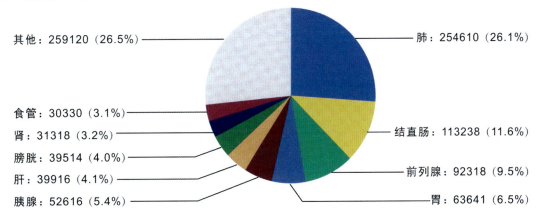

其他：259120（26.5%）

食管：30330（3.1%）
肾：31318（3.2%）
膀胱：39514（4.0%）
肝：39916（4.1%）
胰腺：52616（5.4%）

肺：254610（26.1%）

结直肠：113238（11.6%）

前列腺：92318（9.5%）

胃：63641（6.5%）

女性
估计的癌症患者死亡人数，所有年龄（共779165人）

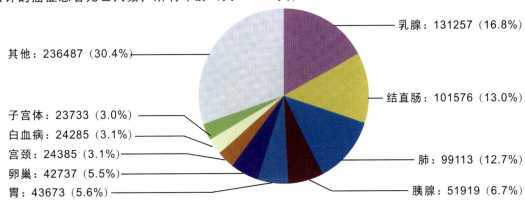

其他：236487（30.4%）

子宫体：23733（3.0%）
白血病：24285（3.1%）
宫颈：24385（3.1%）
卵巢：42737（5.5%）
胃：43673（5.6%）

乳腺：131257（16.8%）

结直肠：101576（13.0%）

肺：99113（12.7%）

胰腺：51919（6.7%）

图 1.1.11　欧洲的两性、男性和女性主要部位癌症死亡率，2012 年

1.1 癌症的全球和区域负担

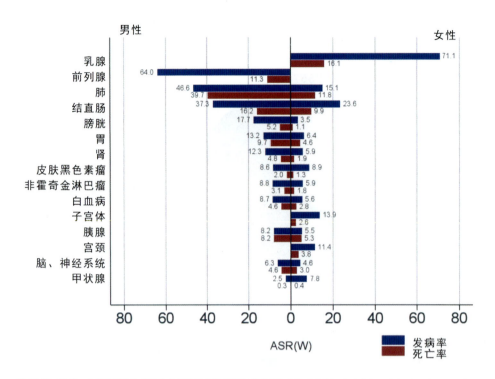

图 1.1.12　欧洲：估计的男性和女性主要部位癌症每100000人年龄标准化（全球）发病率和死亡率（ASR），2012 年

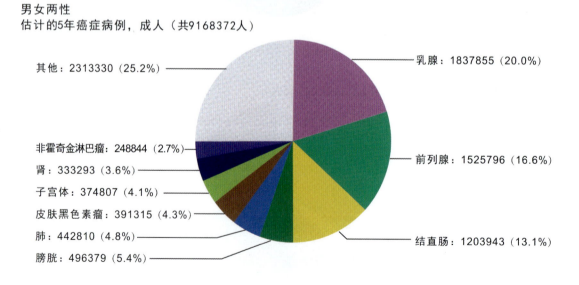

图 1.1.13　欧洲的男女两性主要部位癌症的 5 年发病比例，2012 年

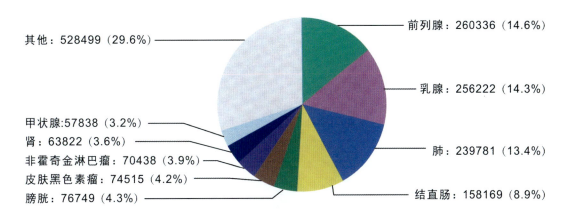

男女两性
估计的癌症患者数量，所有年龄（共1786369人）

其他：528499（29.6%）
甲状腺:57838（3.2%）
肾：63822（3.6%）
非霍奇金淋巴瘤：70438（3.9%）
皮肤黑色素瘤：74515（4.2%）
膀胱：76749（4.3%）

前列腺：260336（14.6%）
乳腺：256222（14.3%）
肺：239781（13.4%）
结直肠：158169（8.9%）

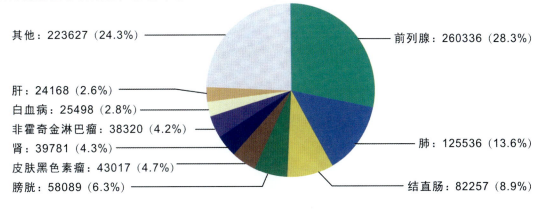

男性
估计的癌症患者数量，所有年龄（共920629人）

其他：223627（24.3%）
肝：24168（2.6%）
白血病：25498（2.8%）
非霍奇金淋巴瘤：38320（4.2%）
肾：39781（4.3%）
皮肤黑色素瘤：43017（4.7%）
膀胱：58089（6.3%）

前列腺：260336（28.3%）
肺：125536（13.6%）
结直肠：82257（8.9%）

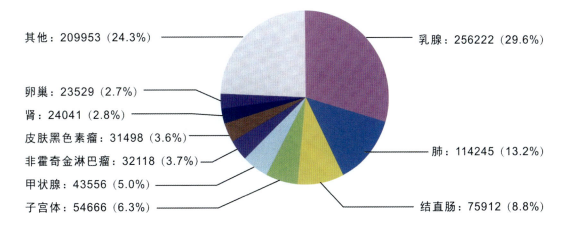

女性
估计的癌症患者数量，所有年龄（共865740人）

其他：209953（24.3%）
卵巢：23529（2.7%）
肾：24041（2.8%）
皮肤黑色素瘤：31498（3.6%）
非霍奇金淋巴瘤：32118（3.7%）
甲状腺：43556（5.0%）
子宫体：54666（6.3%）

乳腺：256222（29.6%）
肺：114245（13.2%）
结直肠：75912（8.8%）

图 1.1.14　北美的两性、男性和女性主要部位癌症的发病率，2012 年

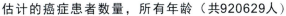

男女两性
估计的癌症死亡数，所有年龄（共691507人）

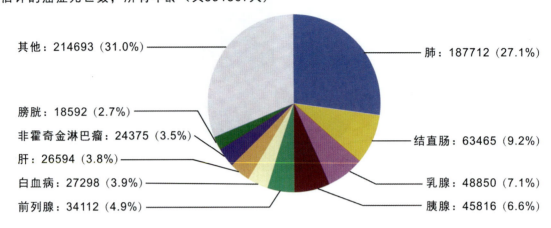

其他：214693（31.0%）   肺：187712（27.1%）

膀胱：18592（2.7%）
非霍奇金淋巴瘤：24375（3.5%）   结直肠：63465（9.2%）
肝：26594（3.8%）
白血病：27298（3.9%）   乳腺：48850（7.1%）
前列腺：34112（4.9%）   胰腺：45816（6.6%）

男性
估计的癌症死亡数量，所有年龄（共362823人）

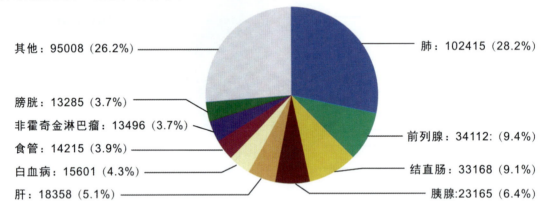

其他：95008（26.2%）   肺：102415（28.2%）

膀胱：13285（3.7%）
非霍奇金淋巴瘤：13496（3.7%）   前列腺：34112：（9.4%）
食管：14215（3.9%）   结直肠：33168（9.1%）
白血病：15601（4.3%）
肝：18358（5.1%）   胰腺：23165（6.4%）

女性
估计的癌症死亡数量，所有年龄（共328684人）

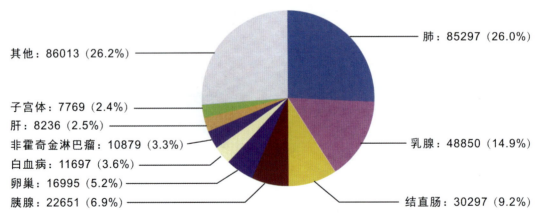

其他：86013（26.2%）   肺：85297（26.0%）

子宫体：7769（2.4%）
肝：8236（2.5%）
非霍奇金淋巴瘤：10879（3.3%）   乳腺：48850（14.9%）
白血病：11697（3.6%）
卵巢：16995（5.2%）
胰腺：22651（6.9%）   结直肠：30297（9.2%）

图 1.1.15　北美的两性、男性和女性主要部位癌症的死亡率，2012 年

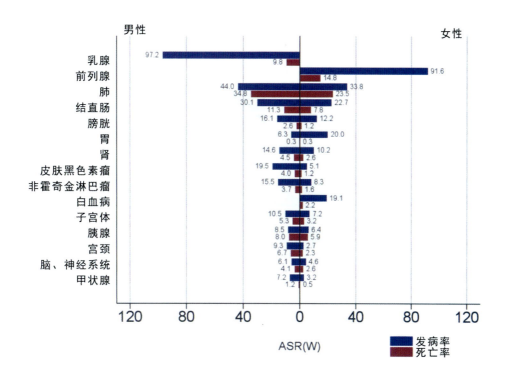

图 1.1.16　北美：估计的男性和女性各个部位癌症每100000人年龄标准化（全球）发病率和死亡率（ASR），2012 年

男女两性
成人人群中估计的5年癌症病例，成人（共5315358人）

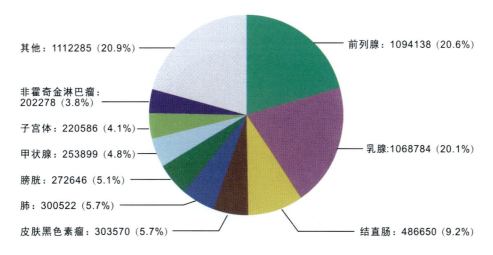

图 1.1.17　北美的男女两性主要部位癌症的 5 年发病比例，2012 年

男女两性
估计的癌症死亡数量，所有年龄（共155457人）

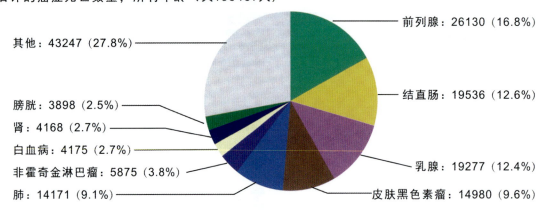

其他：43247（27.8%）

膀胱：3898（2.5%）
肾：4168（2.7%）
白血病：4175（2.7%）
非霍奇金淋巴瘤：5875（3.8%）
肺：14171（9.1%）

前列腺：26130（16.8%）

结直肠：19536（12.6%）

乳腺：19277（12.4%）

皮肤黑色素瘤：14980（9.6%）

男性
估计的癌症患者数量，所有年龄（共86035人）

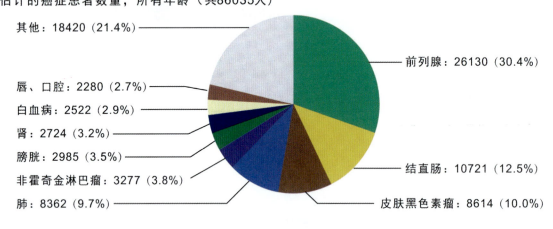

其他：18420（21.4%）

唇、口腔：2280（2.7%）
白血病：2522（2.9%）
肾：2724（3.2%）
膀胱：2985（3.5%）
非霍奇金淋巴瘤：3277（3.8%）
肺：8362（9.7%）

前列腺：26130（30.4%）

结直肠：10721（12.5%）

皮肤黑色素瘤：8614（10.0%）

女性
估计的癌症患者数量，所有年龄（共69422人）

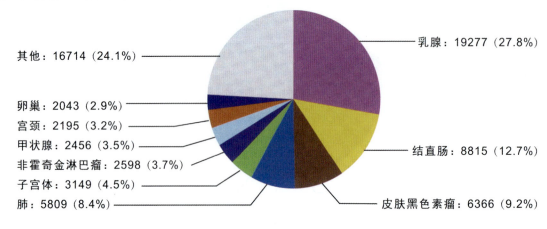

其他：16714（24.1%）

卵巢：2043（2.9%）
宫颈：2195（3.2%）
甲状腺：2456（3.5%）
非霍奇金淋巴瘤：2598（3.7%）
子宫体：3149（4.5%）
肺：5809（8.4%）

乳腺：19277（27.8%）

结直肠：8815（12.7%）

皮肤黑色素瘤：6366（9.2%）

图 1.1.18 大洋洲的两性、男性和女性主要部位癌症的发病率，2012 年

男女两性
估计的癌症死亡数量，所有年龄（共59663人）

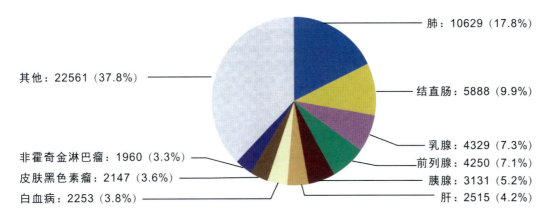

其他：22561（37.8%）

肺：10629（17.8%）

结直肠：5888（9.9%）

乳腺：4329（7.3%）
前列腺：4250（7.1%）
胰腺：3131（5.2%）
肝：2515（4.2%）

非霍奇金淋巴瘤：1960（3.3%）
皮肤黑色素瘤：2147（3.6%）
白血病：2253（3.8%）

男性
估计的癌症死亡数量，所有年龄（共32545人）

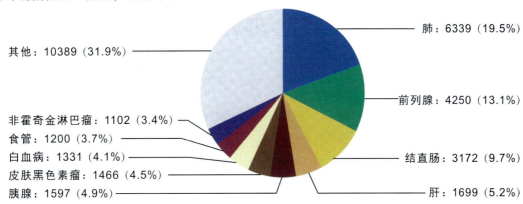

其他：10389（31.9%）

肺：6339（19.5%）

前列腺：4250（13.1%）

结直肠：3172（9.7%）

肝：1699（5.2%）

非霍奇金淋巴瘤：1102（3.4%）
食管：1200（3.7%）
白血病：1331（4.1%）
皮肤黑色素瘤：1466（4.5%）
胰腺：1597（4.9%）

女性
估计的癌症死亡数量，所有年龄（共27118人）

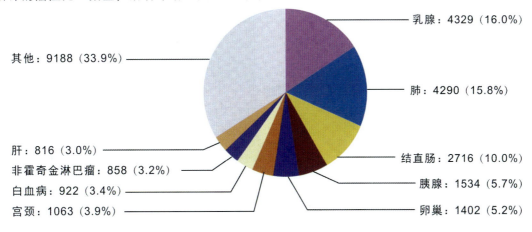

其他：9188（33.9%）

乳腺：4329（16.0%）

肺：4290（15.8%）

结直肠：2716（10.0%）

胰腺：1534（5.7%）

卵巢：1402（5.2%）

肝：816（3.0%）
非霍奇金淋巴瘤：858（3.2%）
白血病：922（3.4%）
宫颈：1063（3.9%）

图 1.1.19　大洋洲的两性、男性和女性主要部位癌症的死亡率，2012 年

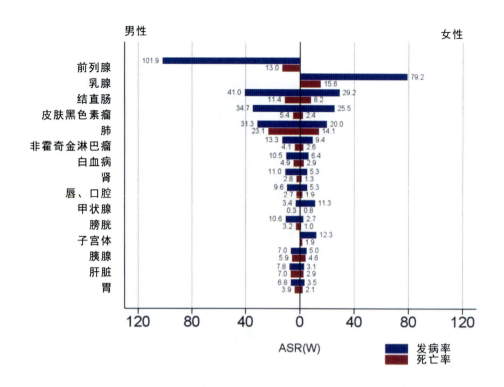

图 1.1.20 大洋洲：估计的男性和女性主要部位癌症每 100000 人年龄标准化（全球）发病率和死亡率（ASR），2012 年

男女两性
估计的5年癌症病例，成人（共446518人）

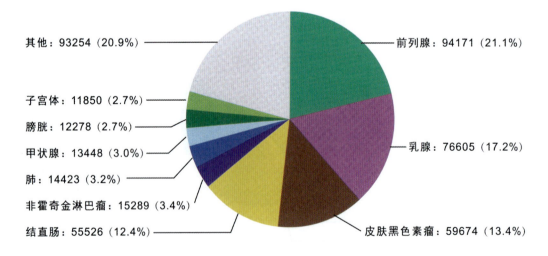

图 1.1.21 大洋洲的男女两性主要部位癌症的 5 年发病比例，2012 年

男女两性
估计的癌症患者数量，所有年龄（共1096056人）

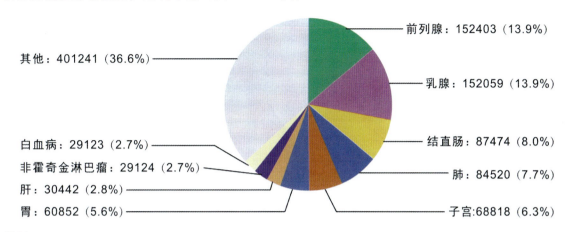

其他：401241（36.6%）

前列腺：152403（13.9%）

乳腺：152059（13.9%）

结直肠：87474（8.0%）

肺：84520（7.7%）

子宫:68818（6.3%）

白血病：29123（2.7%）
非霍奇金淋巴瘤：29124（2.7%）
肝：30442（2.8%）
胃：60852（5.6%）

男性
估计的癌症患者数量，所有年龄（共533049人）

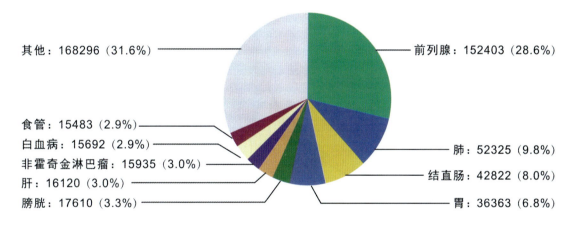

其他：168296（31.6%）

前列腺：152403（28.6%）

肺：52325（9.8%）

结直肠：42822（8.0%）

胃：36363（6.8%）

食管：15483（2.9%）
白血病：15692（2.9%）
非霍奇金淋巴瘤：15935（3.0%）
肝：16120（3.0%）
膀胱：17610（3.3%）

女性
估计的癌症患者数量，所有年龄（共563007人）

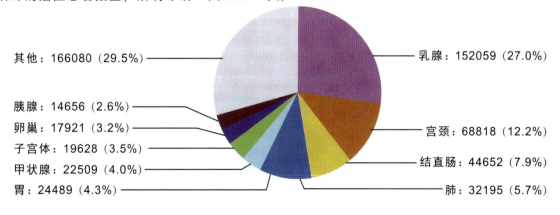

其他：166080（29.5%）

乳腺：152059（27.0%）

宫颈：68818（12.2%）

结直肠：44652（7.9%）

肺：32195（5.7%）

胰腺：14656（2.6%）
卵巢：17921（3.2%）
子宫体：19628（3.5%）
甲状腺：22509（4.0%）
胃：24489（4.3%）

图 1.1.22　拉丁美洲加勒比地区的两性、男性和女性主要部位癌症的发病率，2012 年

男女两性
估计的癌症死亡数量，所有年龄（共603359人）

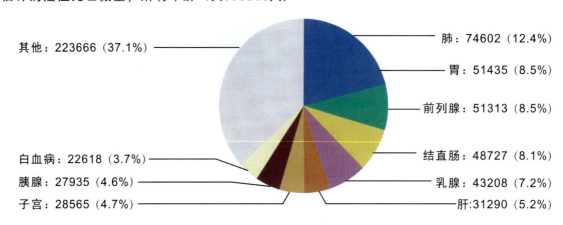

其他：223666（37.1%）

肺：74602（12.4%）

胃：51435（8.5%）

前列腺：51313（8.5%）

结直肠：48727（8.1%）

乳腺：43208（7.2%）

肝：31290（5.2%）

白血病：22618（3.7%）
胰腺：27935（4.6%）
子宫：28565（4.7%）

男性
估计的癌症死亡数量，所有年龄（共313822人）

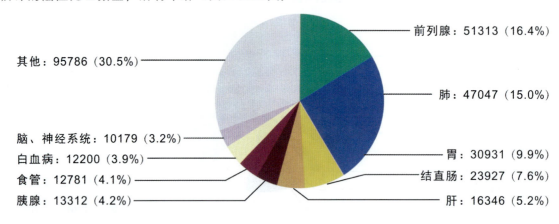

其他：95786（30.5%）

前列腺：51313（16.4%）

肺：47047（15.0%）

脑、神经系统：10179（3.2%）
白血病：12200（3.9%）
食管：12781（4.1%）
胰腺：13312（4.2%）

胃：30931（9.9%）

结直肠：23927（7.6%）

肝：16346（5.2%）

女性
估计的癌症死亡数量，所有年龄（共289537人）

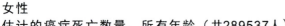

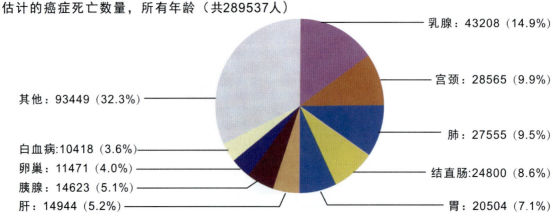

乳腺：43208（14.9%）

宫颈：28565（9.9%）

其他：93449（32.3%）

肺：27555（9.5%）

白血病：10418（3.6%）
卵巢：11471（4.0%）
胰腺：14623（5.1%）
肝：14944（5.2%）

结直肠：24800（8.6%）

胃：20504（7.1%）

图 1.1.23 拉丁美洲和加勒比地区的两性、男性和女性主要部位癌症的死亡率，2012 年

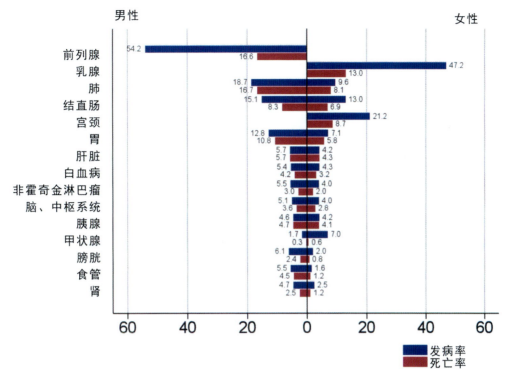

图 1.1.24　拉丁美洲和加勒比地区：估计的男性和女性主要部位癌症每100000人年龄标准化（全球）发病率和死亡率（ASR），2012 年

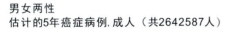
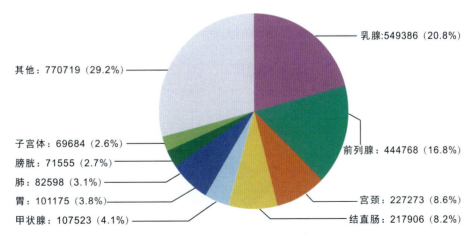

图 1.1.25　拉丁美洲和加勒比地区的男女两性主要部位癌症的 5 年发病比例，2012 年

男女两性
估计的癌症患者数量，所有年龄（共538131人）

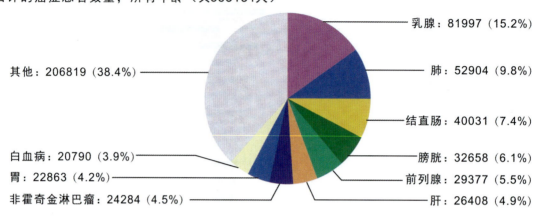

其他：206819 (38.4%)

乳腺：81997 (15.2%)

肺：52904 (9.8%)

结直肠：40031 (7.4%)

膀胱：32658 (6.1%)

前列腺：29377 (5.5%)

肝：26408 (4.9%)

白血病：20790 (3.9%)
胃：22863 (4.2%)
非霍奇金淋巴瘤：24284 (4.5%)

男性
估计的癌症患者数量，所有年龄（共274450人）

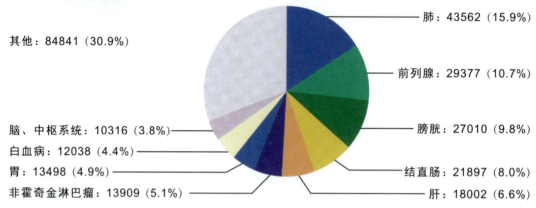

其他：84841 (30.9%)

肺：43562 (15.9%)

前列腺：29377 (10.7%)

膀胱：27010 (9.8%)

结直肠：21897 (8.0%)

肝：18002 (6.6%)

脑、中枢系统：10316 (3.8%)
白血病：12038 (4.4%)
胃：13498 (4.9%)
非霍奇金淋巴瘤：13909 (5.1%)

女性
估计的癌症患者数量，所有年龄（共263681人）

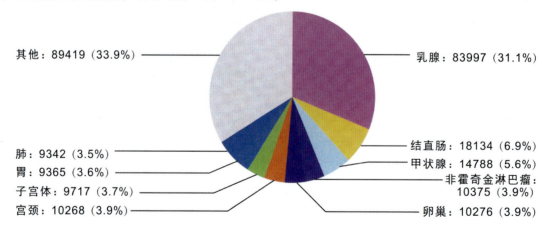

其他：89419 (33.9%)

乳腺：83997 (31.1%)

结直肠：18134 (6.9%)
甲状腺：14788 (5.6%)
非霍奇金淋巴瘤：
10375 (3.9%)
卵巢：10276 (3.9%)

肺：9342 (3.5%)
胃：9365 (3.6%)
子宫体：9717 (3.7%)
宫颈：10268 (3.9%)

图 1.1.26　中东和北非的两性、男性和女性主要部位癌症的发病率，2012 年

男女两性
估计的癌症死亡数量，所有年龄（共332775人）

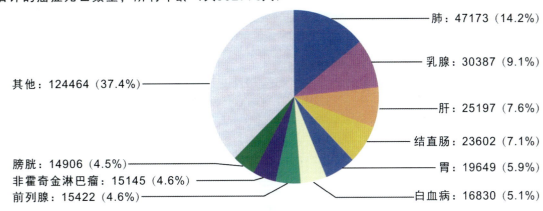

其他：124464（37.4%）

膀胱：14906（4.5%）
非霍奇金淋巴瘤：15145（4.6%）
前列腺：15422（4.6%）

肺：47173（14.2%）
乳腺：30387（9.1%）
肝：25197（7.6%）
结直肠：23602（7.1%）
胃：19649（5.9%）
白血病：16830（5.1%）

男性
估计的癌症死亡数量，所有年龄（共187090人）

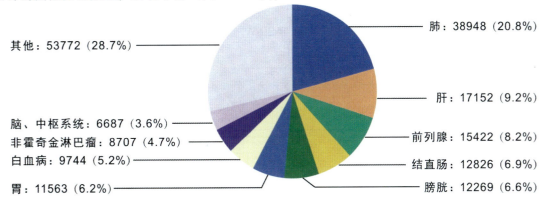

其他：53772（28.7%）

脑、中枢系统：6687（3.6%）
非霍奇金淋巴瘤：8707（4.7%）
白血病：9744（5.2%）
胃：11563（6.2%）

肺：38948（20.8%）
肝：17152（9.2%）
前列腺：15422（8.2%）
结直肠：12826（6.9%）
膀胱：12269（6.6%）

女性
估计的癌症死亡数量，所有年龄（共145685人）

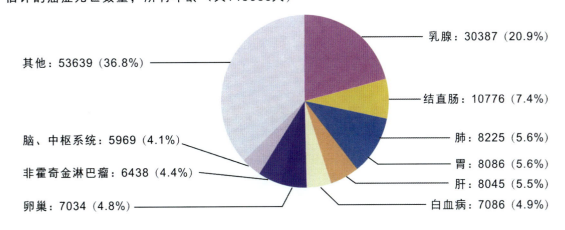

其他：53639（36.8%）

脑、中枢系统：5969（4.1%）
非霍奇金淋巴瘤：6438（4.4%）
卵巢：7034（4.8%）

乳腺：30387（20.9%）
结直肠：10776（7.4%）
肺：8225（5.6%）
胃：8086（5.6%）
肝：8045（5.5%）
白血病：7086（4.9%）

图 1.1.27 中东和北非的两性、男性和女性主要部位癌症的死亡率，2012 年

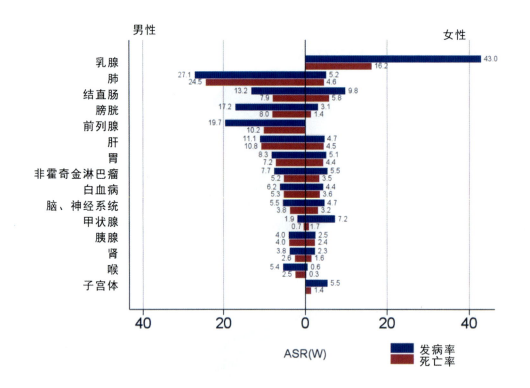

图 1.1.28 中东和北非：估计的男性和女性主要部位癌症每100000人年龄标准化（全球）发病率和死亡率（ASR），2012 年

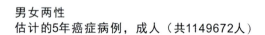

男女两性
估计的5年癌症病例，成人（共1149672人）

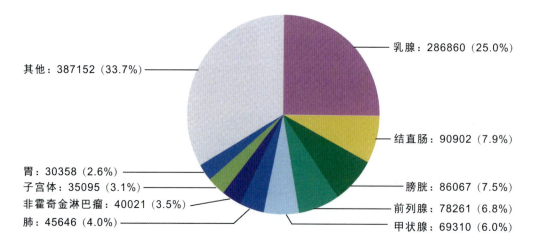

图 1.1.29 中东和北非的男女两性主要部位癌症的 5 年发病比例，2012 年

男女两性
估计的癌症患者数量，所有年龄（共626399人）

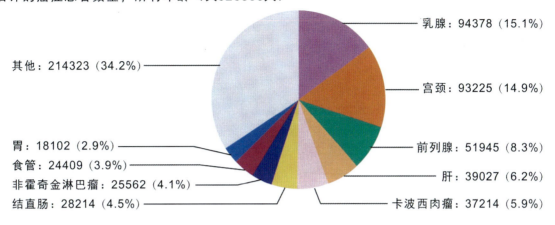

其他：214323 (34.2%)

乳腺：94378 (15.1%)

宫颈：93225 (14.9%)

前列腺：51945 (8.3%)

肝：39027 (6.2%)

卡波西肉瘤：37214 (5.9%)

胃：18102 (2.9%)
食管：24409 (3.9%)
非霍奇金淋巴瘤：25562 (4.1%)
结直肠：28214 (4.5%)

男性
估计的癌症患者数量，所有年龄（共256261人）

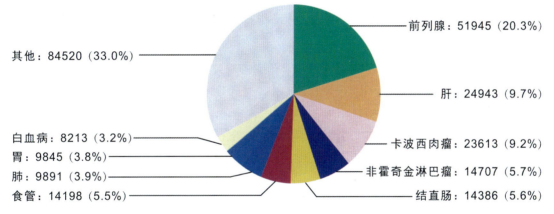

其他：84520 (33.0%)

前列腺：51945 (20.3%)

肝：24943 (9.7%)

卡波西肉瘤：23613 (9.2%)

非霍奇金淋巴瘤：14707 (5.7%)

结直肠：14386 (5.6%)

白血病：8213 (3.2%)
胃：9845 (3.8%)
肺：9891 (3.9%)
食管：14198 (5.5%)

女性
估计的癌症患者数量，所有年龄（共370138人）

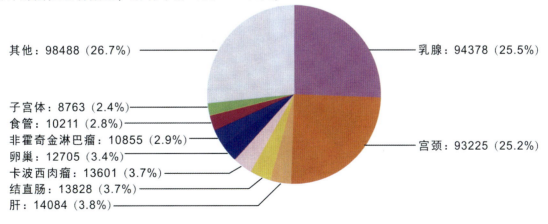

其他：98488 (26.7%)

乳腺：94378 (25.5%)

宫颈：93225 (25.2%)

子宫体：8763 (2.4%)
食管：10211 (2.8%)
非霍奇金淋巴瘤：10855 (2.9%)
卵巢：12705 (3.4%)
卡波西肉瘤：13601 (3.7%)
结直肠：13828 (3.7%)
肝：14084 (3.8%)

图 1.1.30 撒哈拉以南非洲的两性、男性和女性主要部位癌症的发病率，2012 年

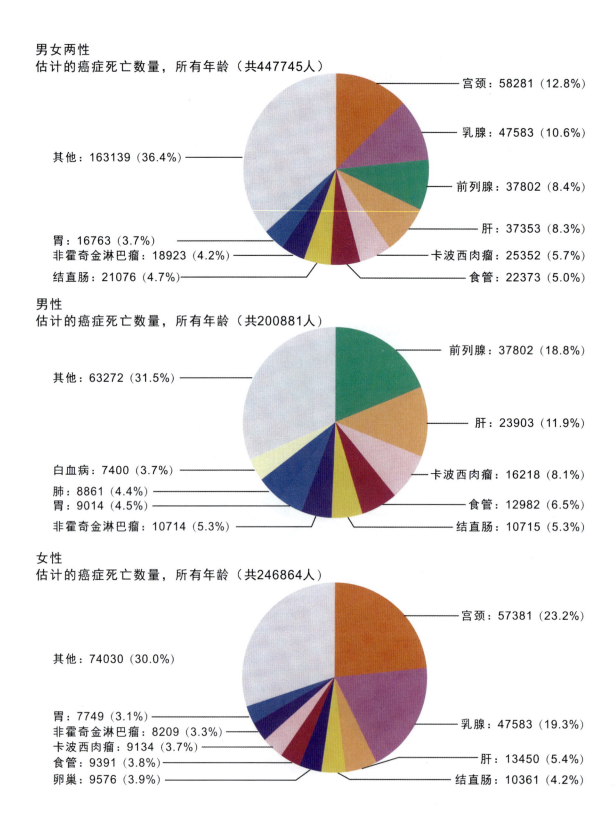

男女两性
估计的癌症死亡数量，所有年龄（共447745人）

宫颈：58281（12.8%）

乳腺：47583（10.6%）

前列腺：37802（8.4%）

肝：37353（8.3%）

卡波西肉瘤：25352（5.7%）

食管：22373（5.0%）

其他：163139（36.4%）

胃：16763（3.7%）

非霍奇金淋巴瘤：18923（4.2%）

结直肠：21076（4.7%）

男性
估计的癌症死亡数量，所有年龄（共200881人）

前列腺：37802（18.8%）

肝：23903（11.9%）

卡波西肉瘤：16218（8.1%）

食管：12982（6.5%）

结直肠：10715（5.3%）

其他：63272（31.5%）

白血病：7400（3.7%）

肺：8861（4.4%）

胃：9014（4.5%）

非霍奇金淋巴瘤：10714（5.3%）

女性
估计的癌症死亡数量，所有年龄（共246864人）

宫颈：57381（23.2%）

乳腺：47583（19.3%）

肝：13450（5.4%）

结直肠：10361（4.2%）

其他：74030（30.0%）

胃：7749（3.1%）

非霍奇金淋巴瘤：8209（3.3%）

卡波西肉瘤：9134（3.7%）

食管：9391（3.8%）

卵巢：9576（3.9%）

图 1.1.31　撒哈拉以南非洲的两性、男性和女性主要部位癌症的死亡率，2012 年

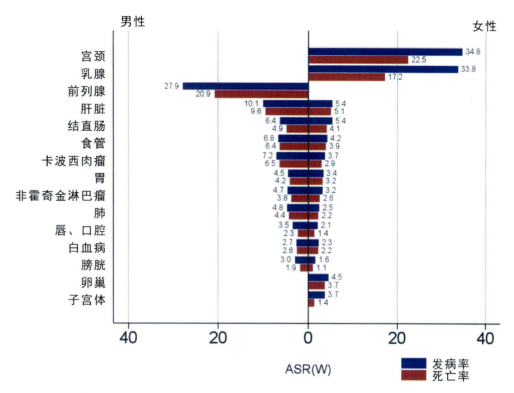

图 1.1.32　撒哈拉以南非洲：估计的男性和女性主要部位癌症每 100000 人年龄标准化（全球）发病率和死亡率，2012 年

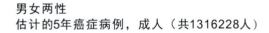

男女两性
估计的5年癌症病例，成人（共1316228人）

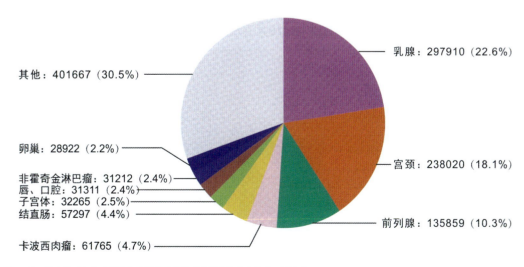

图 1.1.33　撒哈拉以南非洲的男女两性主要部位癌症的 5 年发病比率，2012 年

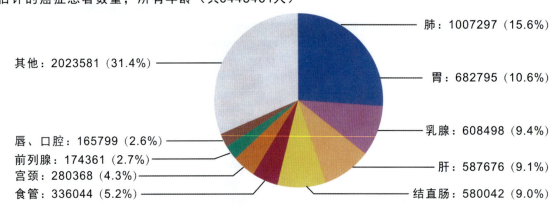

男女两性
估计的癌症患者数量，所有年龄（共6445461人）

其他：2023581 （31.4%）

唇、口腔：165799 （2.6%）
前列腺：174361 （2.7%）
宫颈：280368 （4.3%）
食管：336044 （5.2%）

肺：1007297 （15.6%）
胃：682795 （10.6%）
乳腺：608498 （9.4%）
肝：587676 （9.1%）
结直肠：580042 （9.0%）

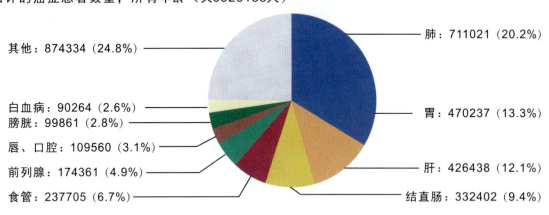

男性
估计的癌症患者数量，所有年龄（共3526183人）

其他：874334 （24.8%）

白血病：90264 （2.6%）
膀胱：99861 （2.8%）
唇、口腔：109560 （3.1%）
前列腺：174361 （4.9%）
食管：237705 （6.7%）

肺：711021 （20.2%）
胃：470237 （13.3%）
肝：426438 （12.1%）
结直肠：332402 （9.4%）

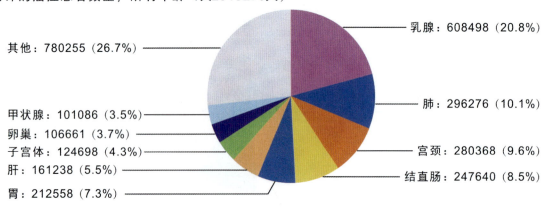

女性
估计的癌症患者数量，所有年龄（共2919278人）

其他：780255 （26.7%）

甲状腺：101086 （3.5%）
卵巢：106661 （3.7%）
子宫体：124698 （4.3%）
肝：161238 （5.5%）
胃：212558 （7.3%）

乳腺：608498 （20.8%）
肺：296276 （10.1%）
宫颈：280368 （9.6%）
结直肠：247640 （8.5%）

图1.1.34 东亚和中亚的两性、男性和女性主要部位癌症的发病率，2012 年

男女两性
估计的癌症死亡数量，所有年龄（共4310195人）

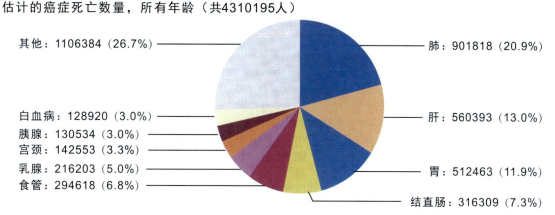

其他：1106384（26.7%）
白血病：128920（3.0%）
胰腺：130534（3.0%）
宫颈：142553（3.3%）
乳腺：216203（5.0%）
食管：294618（6.8%）
肺：901818（20.9%）
肝：560393（13.0%）
胃：512463（11.9%）
结直肠：316309（7.3%）

男性
估计的癌症死亡数量，所有年龄（共2579350人）

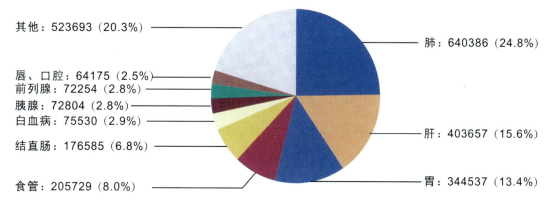

其他：523693（20.3%）
唇、口腔：64175（2.5%）
前列腺：72254（2.8%）
胰腺：72804（2.8%）
白血病：75530（2.9%）
结直肠：176585（6.8%）
食管：205729（8.0%）
肺：640386（24.8%）
肝：403657（15.6%）
胃：344537（13.4%）

女性
估计的癌症死亡数量，所有年龄（共1730845人）

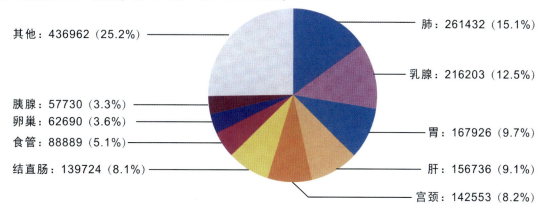

其他：436962（25.2%）
胰腺：57730（3.3%）
卵巢：62690（3.6%）
食管：88889（5.1%）
结直肠：139724（8.1%）
肺：261432（15.1%）
乳腺：216203（12.5%）
胃：167926（9.7%）
肝：156736（9.1%）
宫颈：142553（8.2%）

图 1.1.35 东亚和中亚的两性、男性和女性主要部位癌症的死亡率，2012 年

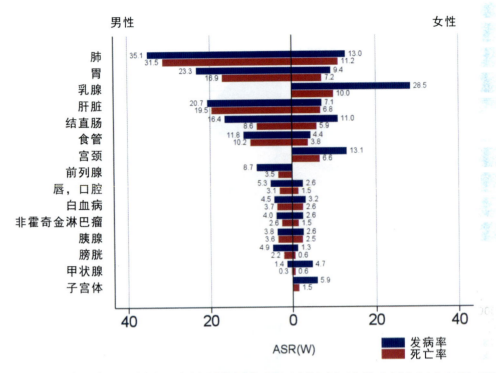

图 1.1.36 东亚和中亚：估计的男性和女性主要部位癌症每 100000 人年龄标准化（全球）发病率和死亡率（ASR），2012 年

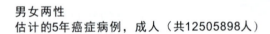

男女两性
估计的5年癌症病例，成人（共12505898人）

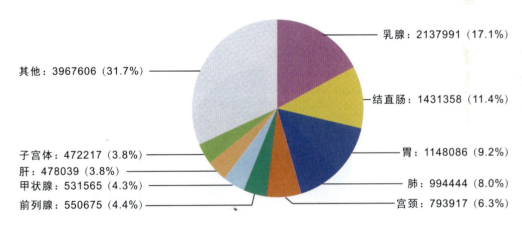

图 1.1.37 东亚和中亚的男女两性主要部位癌症的 5 年发病比例，2012 年

32

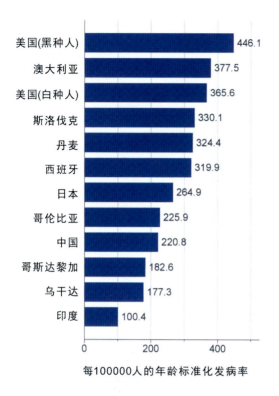

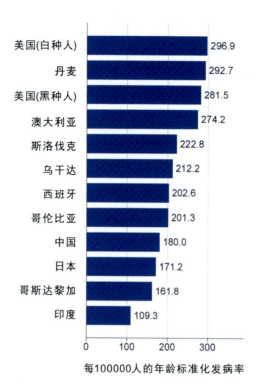

图 1.1.38 选择的所有登记的男性癌症患者（非黑色素瘤皮肤癌除外），每100000人年龄标准化（全球）癌症发病率，2003～2007年

图 1.1.39 选择的所有登记的女性癌症患者（非黑色素瘤皮肤癌除外），每100000人年龄标准化（全球）癌症发病率，2003～2007年

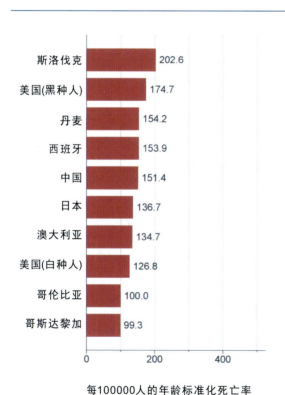

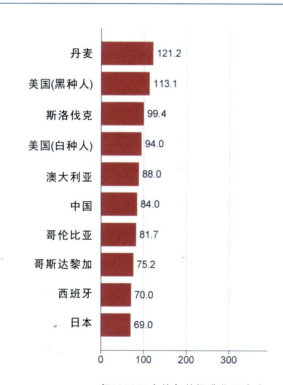

图 1.1.40 选择的所有登记的男性癌症患者（非皮肤黑色素瘤除外）每100000人年龄标准化（全球）癌症死亡率，2003～2007年

图 1.1.41 选择的所有登记的女性癌症患者（非皮肤黑色素瘤除外）每100000人年龄标准化（全球）癌症死亡率，2003～2007年

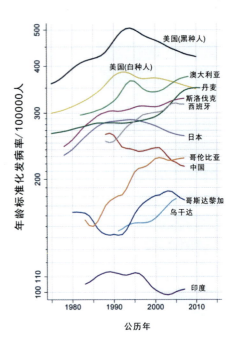

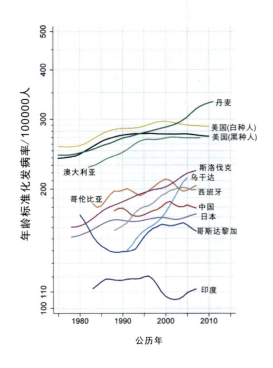

图 1.1.42　选择的所有登记的男性癌症患者（非黑色素瘤皮肤癌除外），每 100000 人年龄标准化（全球）癌症发病率，1975 ～ 2012 年

图 1.1.43　选择的所有登记的女性癌症患者（非黑色素瘤皮肤癌除外），每 100000 人年龄标准化（全球）癌症发病率，1975 ～ 2012 年

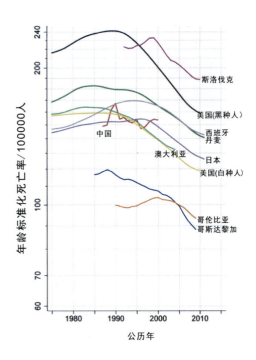

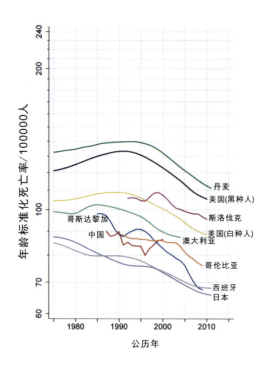

图 1.1.44　选择的所有登记的男性癌症患者（非黑色素瘤皮肤癌除外），每 100000 人年龄标准化（全球）癌症死亡率，1975 ～ 2012 年

图 1.1.45　选择的所有登记的女性癌症患者（非黑色素瘤皮肤癌除外），每 100000 人年龄标准化（全球）癌症死亡率，1975 ～ 2012 年

注释

[1] Parkin DM, Stjernswärd J, Muir CS (1984). Estimates of the worldwide frequency of twelve major cancers. *Bull World Health Organ*, 62:163–182. PMID:6610488.

[2] Ferlay J, Bray F, Pisani P, Parkin DM (2001). GLOBOCAN 2000: Cancer Incidence, Mortality and Prevalence Worldwide. IARC. Cancer Base No. 5. Lyon: IARC.

[3] Ferlay J, Soerjomataram I, Ervik M et al. (2013). GLOBOCAN 2012 v1.0, Cancer Incidence and Mortality Worldwide: IARC Cancer Base No. 11 [Internet]. Lyon: IARC. Available at http://globocan.iarc.fr.

[4] Ferlay J, Shin HR, Bray F et al. (2010). Estimates of worldwide burden of cancer in 2008: GLOBOCAN 2008. *Int J Cancer*, 127:2893–2917. http://dx.doi.org/10.1002/ijc.25516 PMID:21351269.

[5] Parkin DM, Ferlay J, Curado MP et al. (2010). Fifty years of cancer incidence: CI5 I-IX. *Int J Cancer*, 127:2918–2927. http://dx.doi.org/10.1002/ijc.25517 PMID:21351270.

[6] Ferlay J, Parkin DM, Curado MP et al. (2010). Cancer Incidence in Five Continents, Volumes I to IX: IARC Cancer Base No. 9 [Internet]. Lyon: IARC. Available at http://ci5.iarc.fr.

[7] Forman D, Bray F, Brewster DH et al., eds (2013). Cancer Incidence in Five Continents, Vol. X [electronic version]. Lyon: IARC. Available at http://ci5.iarc.fr.

[8] WHO Mortality Database. Available at http://www.who.int/healthinfo/statistics/mortality_rawdata/en/index.html.

[9] Bray F, Ren JS, Masuyer E, Ferlay J (2013). Global estimates of cancer prevalence for 27 sites in the adult population in 2008. *Int J Cancer*, 132:1133–1145. http://dx.doi.org/10.1002/ijc.27711 PMID:22752881.

[10] Abascal W, Esteves E, Goja B et al. (2012). Tobacco control campaign in Uruguay: a population-based trend analysis. *Lancet*, 380:1575–1582. http://dx.doi.org/10.1016/S0140-6736(12)60826-5 PMID:22981904.

[11] Dondog B, Lise M, Dondov O et al. (2011). Hepatitis B and C virus infections in hepatocellular carcinoma and cirrhosis in Mongolia. *Eur J Cancer Prev*, 20:33–39. http://dx.doi.org/10.1097/CEJ.0b013e32833f0c8e PMID:21166097.

[12] Edwards BK, Brown ML, Wingo PA et al. (2005). Annual report to the nation on the status of cancer, 1975–2002, featuring population-based trends in cancer treatment. *J Natl Cancer Inst*, 97:1407–1427. PMID:16204691.

[13] Geng EH, Hunt PW, Diero LO et al. (2011). Trends in the clinical characteristics of HIV-infected patients initiating antiretroviral therapy in Kenya, Uganda and Tanzania between 2002 and 2009. *J Int AIDS Soc*, 14:46. http://dx.doi.org/10.1186/1758-2652-14-46 PMID:21955541.

[14] National Center for Health Statistics, Centers for Disease Control and Prevention. Available at http://www.cdc.gov/nchs/.

[15] Center MM, Jemal A, Lortet-Tieulent J et al. (2012). International variation in prostate cancer incidence and mortality rates. *Eur Urol*, 61:1079–1092. http://dx.doi.org/10.1016/j.eururo.2012.02.054 PMID:22424666.

[16] Jha P, Ramasundarahettige C, Landsman V et al. (2013). 21st-century hazards of smoking and benefits of cessation in the United States. *N Engl J Med*, 368:341–350. http://dx.doi.org/10.1056/NEJMsa1211128 PMID:23343063.

[17] Pellegriti G, Frasca F, Regalbuto C et al. (2013). Worldwide increasing incidence of thyroid cancer: update on epidemiology and risk factors. *J Cancer Epidemiol*, 2013:965212. http://dx.doi.org/10.1155/2013/965212 PMID:23737785.

[18] Anttila A, Ronco G; Working Group on the Registration and Monitoring of Cervical Cancer Screening Programmes in the European Union; within the European Network for Information on Cancer (EUNICE) (2009). Description of the national situation of cervical cancer screening in the member states of the European Union. *Eur J Cancer*, 45:2685–2708. http://dx.doi.org/10.1016/j.ejca.2009.07.017 PMID:19744852.

[19] Hendricks D, Parker MI (2002). Oesophageal cancer in Africa. *IUBMB Life*, 53:263–268. http://dx.doi.org/10.1080/15216540212643 PMID:12121007.

[20] Doll R (1967). *Prevention of Cancer: Pointers from Epidemiology*. London: Nuffield Provincial Hospitals Trust.

[21] Wild CP (2012). The role of cancer research in noncommunicable disease control. *J Natl Cancer Inst*, 104:1051–1058. http://dx.doi.org/10.1093/jnci/djs262 PMID:22781435.

[22] de Martel C, Ferlay J, Franceschi S et al.(2012). Global burden of cancers attributable to infections in 2008: a review and synthetic analysis. *Lancet Oncol*, 13:607–615. http://dx.doi.org/10.1016/S1470-2045(12)70137-7 PMID:22575588.

[23] Brewster DH, Coebergh JW, Storm HH (2005). Population-based cancer registries: the invisible key to cancer control. *Lancet Oncol*, 6:193–195. http://dx.doi.org/10.1016/S1470-2045(05)70071-1 PMID:15811615.

[24] Global Initiative for Cancer Registry Development in Low- and Middle-Income Countries. Available at http://gicr.iarc.fr/.

1.2 人类发展的转型和世界癌症负担

弗雷迪·布雷（Freddie Bray）
伯纳德·W. 斯图尔特（Bernard W. Stewart）（评审）
克里斯托弗·P. 威尔德（Christopher P. Wild）（评审）

摘　要

· 从全球范围来看，每个国家的癌症负担以及最常见的肿瘤类型，都与该国的人类发展指数（HDI）存在密切联系。向更高水平发展的转变带来的效应正是癌症负担的整体增长和某些类型癌症的增加。

· 肺癌、乳腺癌、前列腺癌和结直肠癌是在 HDI 高或者极高国家发病率最多的癌症。中低 HDI 的国家中结直肠癌、乳腺癌和肺癌患者变得越来越多，而且由于这些国家极其贫穷，因此仍然存在很多与感染相关的癌症，特别是胃癌、肝癌、宫颈癌和食道癌。

· 在处于转型期的国家中，宫颈癌发病率的减少被女性乳腺癌发病率的提高抵消了。在中低 HDI 国家，随着 HDI 的提升，结直肠癌的发病率也明显增加。

· 全球癌症负担预测：在 2025年，预计每年将有超过 2000 万个新发癌症病例，这个数字远远超过 2012 年全球的 1410 万个新发病例。

本章将综述，随着人类的发展，世界范围癌症负担的演变。在这个高速全球化的世界里，社会的变化、经济的变化和生活方式的变化一直受到随之变动的大规模癌症负担的深远影响，因此我们必须制定出有效对策，进行癌症的控制和预防。癌症问题的日益严重，一部分原因是人口增长和老龄化。这种人口统计学变化意味着在 2030 年每年都会确诊超过 2000万个新发癌症病例。正在发展转型中的国家毫无疑问将会受到最严重的冲击，在未来几十年中，其中很多国家没有能力应对数字不断上升的大批癌症患者。

当一些国家转型到更高的人类

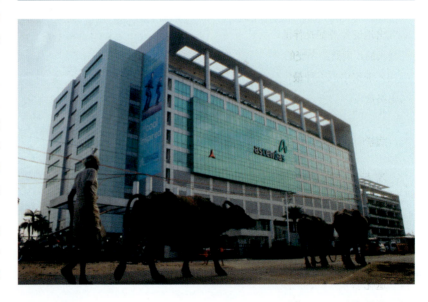

图 1.2.1 印度的一个信息商业园
注：在先前的农田上建立信息技术商业园，这表示其人类发展指数过渡到了一个更高的等级。

发展水平时，大量人口群体往往越来越多地趋向于接受那些繁荣的工业化国家常见的行为和生活习惯。因此，癌症的患病率也将随之改变，几种生殖、饮食和激素的风险因素影响将会越来越大，那些伴随着生活富裕而增加的癌症类型在整体人口中也会越来越多，包括女性的乳腺癌、男性的前列腺癌、两种性别的结直肠癌等。这种向工业化转型的国家（即传统上的"发展中国家"）也转型为工业化国家的典型生活方式的净效应是：癌症的发病率呈现整体性稳步上升，最常见的癌症类型也向那些在高度发达工业化国家观察到的最常见癌症分布类型转化。

在这一章，我们将用联合国发展计划署推出的一项指标——人类发展指数（HDI）[1] 探讨发展趋势和癌症转型两个方面之间的关联。我们将在国家、区域和全球三种层面，从发病率、死亡率和患病率三个方面探索癌症的地理分布和格局、上升和转化的癌症负担并综合人口和流行病学的影响。我们将从综合地理性和流行病学的角度分析很多转型中国家的癌症负担的上升和转变情况，当然也将涉及公共健康和临床服务规划的主要问题。这种全球性现象的某些主要特点，非常突出地证实癌症是伴随着富裕程度而增长的，而始终不变的观察结果是，高收入国家中，五种最常见癌症的排名始终最高。

流行病学转型，非传染性疾病和癌症

流行病学转型的奥姆兰理论（Omran's theory）侧重于健康和疾病格局的变化与复杂的人口统计学、社会学和经济学的决定因素是如何交互作用的[2]。奥姆兰认为在转型的第三阶段"退化和人为导致的疾病"取代了"传染性疾病的大流行"，成为发病率

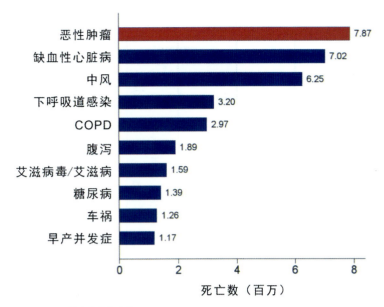

图 1.2.2　2011 年全球十大死因
注：COPD 为慢性阻塞性肺病。

和死亡率的主要原因。这些描述与近年来的非传染性疾病负担不断增长的事实证据非常符合，这些非传染性疾病已经在世界上很多地区取代了与传染有关的疾病，成为发病率和死亡率的主要原因。非传染性疾病是今天世界总死亡率的首要原因，占 2008 年全球死亡率的 2/3，估计达到 5700 万人[3]。这种疾病负担转型已经引起国际政界的强烈关注。2011 年通过联合国决议（United Nations Resolution），各国政府批准了一项非传染疾病的全球性监督框架，后来升级为"2013 ～ 2020 年全球行动计划"，在国家、区域和全球层面实施非传染性疾病的预防和控制，目标围绕四大类主要疾病：心脑血管疾病、糖尿病、慢性呼吸系统疾病和癌症。

在总人口中，导致死亡的重要原因之一仍然是癌症，因为癌症的危害极其巨大[4]。虽然在某些全球死亡率原因的汇总分析中有些地方做法是按照主要解剖部位区分不同的肿瘤，使得癌症致死的重要性显得有些模糊不清，但是人类死亡的首要原因中，

在某些情况下，癌症达到几乎排他性地高居榜首的地步。例如，2011 年 WHO 曾经这样统计世界范围的主要死亡原因：排在肺癌前面的死亡最多的病因是缺血性心脏疾病、中风、呼吸道感、慢性阻塞性肺病、腹泻和艾滋病[5]。然而，如果把所有的癌症单独计算，则有 790 万人死于癌症，远远高于同一年的其他任何主要患病死亡原因的估算数据（见图 1.2.2）。

在社会、经济和生活方式方面快速转型国家中，癌症所带来的冲击越来越严重。从全球的角度来看，癌症的格局和发展趋势与一个国家的发展水平密切相关，我们在癌症负担和主要癌症病因类型发生变化之前必须对这些问题予以高度关注，也必须进行了解、预防和规划。

人类发展指数：增长和发展的一项指标

在参照社会经济指标研究癌症的格局和发展趋势之前，一个非常重要的问题是：这些指标包括哪些人类的发展、如何测度这些发展、这些发展

是如何演化的。经济增长和人类进步之间，并不存在必然的联系。因此，政策制定所关注的问题在于，在不同的发展条件下，精确地判断哪些人类发展带来的是进步，哪些人类的发展带来的是失败。HDI 是联合国开发计划署制定的一项概括性的衡量指标，于 1990 年第一次颁布 [1]。在 2012 年的估算中，HDI 成为涵盖人类三个基本发展方面的综合性指标，这三个方面分别为：长期和健康的生活，接受教育，以及体面的生活标准，三者的综合没有具体衡量单位，而是介于 0 和 1 之间的数值。第一项的衡量办法是从出生开始的预期寿命。这个组成成分的最小值是 20 岁，最大值是 83.57 岁；这些数值的来源是 1980 ～ 2012 年多个国家的极端观测值。在教育组成成分中，知识的获取是指 25 岁的成年人在学校学习的平均时间，以及学前儿童预期的学习时间。第三个组成部分体面的生活标准按照人均国民总收入衡量（以美元购买力平均计算）。

2012 年，HDI 被细分为四个等级：极高、高、中等和低。低 HDI 国家集中在撒哈拉以南非洲地区，有几个非洲国家已经转型进入中等 HDI 国家，很多亚洲国家，包括人口最多的印度和中国，也进入中等 HDI 国家。拉丁美洲和中亚的很多国家，现在已经进入高 HDI 的行列。

在世界范围内无一例外，所有的国家 2012 年的 HDI 都比 2000 年提高了（见图 1.2.3）。大多数国家的 HDI 数据都经历了稳步的上升。其中比较突出的是 8 个国家 HDI 的变动，例如：乌干达的 HDI 在 24 年后达到中国的 0.4；中国在 22 年后达到阿根廷的 0.7；阿根廷在 30 年后达到挪威的 0.8。这些例子说明，一个国家从一种 HDI 类型转向到另一种 HDI 类型，需要 20 ～ 30 年的时间。

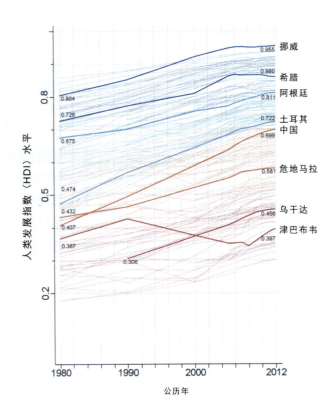

图 1.2.3　1980 ～ 2012 年的人类发展指数（HDI）趋势
注：HDI 分类的颜色编码分别为红色表示低；橙色表示中；蓝绿色表示高；蓝色表示极高。

2012 年按照人类发展水平的全球癌症统计

为了参照社会经济的发展水平研究 2012 年的癌症格局，IARC 把各个国家的全球癌症估计数据（GLOBOCAN estimates）与该国的 HDI 数据结合起来研究，这些 HDI 的估计数据来自联合国发展计划署 2012 年的估计值 [7]。这些数据来源的方法论细节和采用的估算方法很好地编辑归纳了发病率、死亡率和患病率的全球估计数据，同时也罗列出了这些结果的很多细节 [6,8-10]，这些方法在很大程度上取决于当地的数据来源是不是存在，以及这些数据来源的准确性。一般来说，在低 HDI 和中等 HDI 的国家和地区，比较缺乏高质量的癌症发病率和死亡率的数据。例如，在我们考察的 184 个国家中，超过 1/3 的国家或地区是参照整个国家或地区的人口进行癌症登记的；在低 HDI 和中等 HDI 的国家，采用这些体系的国家少于 20 个，还有超过 80 个国家没有关键的统计数据，这些国家都属于低 HDI 和中等 HDI 国家。

两个层次的人类发展指数的癌症负担

图 1.2.4 是 2012 年两个层次 HDI——高和极高 HDI 与低和中等 HDI——的最常见癌症的新发病例与死亡数据。在高和极高 HDI 国家，最常见的癌症为肺癌、乳腺癌、前列腺癌和结直肠癌。低和中等 HDI 国家中结直肠癌、乳腺癌和肺癌变得越来越常见，但是与贫困和感染相关的癌症依然数量庞大，最常见的是胃癌、肝癌、宫颈癌和食道癌。

在这两个 HDI 层次中，肺癌都是导致死亡最多的癌症，在高和极高 HDI 国家中，结直肠癌明显排名第二

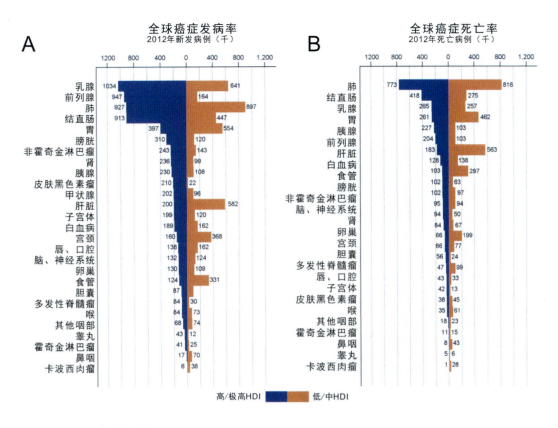

图 1.2.4　2012 年 27 种最常见的癌症总负担
注：基于两种水平人类发展指数（HDI）的发病率（A）和死亡率（B）。

位。在低和中等 HDI 国家中，肝癌和胃癌仍然是癌症死亡的主要原因，因为这些国家这两种癌症的发病率很高，确诊之后患者的预后往往极其不好。

在图 1.2.5 中，列举出了工业化国家的主要癌症（结直肠癌、乳腺癌和前列腺癌的总和），说明生活方式与癌症的关联程度很高，作为对比，图中还列举出与感染密切相关的全部或者部分癌症（宫颈癌、肝癌、胃癌和卡波西肉瘤的总和）。结直肠癌、乳腺癌和前列腺癌的新发病例为 790 万，占高或极高 HDI 国家的年发病率的 1/3 以上；而宫颈癌、肝癌、胃癌和卡波西肉瘤的总和仅占这些地区癌症总负担的不到 10%。作为对比，低或中等 HDI 国家的年度新发病例为 620 万，其中 1/4 是与感染有关的癌症，这个比例高于结直肠癌、乳腺癌和前列腺癌等癌症的总和（约占 1/5）。

四个层次的人类发展指数的癌症负担

在图 1.2.6 中，更详尽地描述了四个层次的 HDI，两个性别 5 种最常见癌症的发病率、死亡率和 5 年患病率。总体来说，在高或极高 HDI 国家中，最常诊断出的 5 种癌症是相同的：肺癌、胃癌以及所谓的"富裕病"——乳腺癌、前列腺癌和结直肠癌。肺癌的发病率最高，在所有类别的 HDI 国家（只有低 HDI 除外）中，肺癌是最常见的癌症死亡原因。肺癌的 5 年患病率较低，因为确诊之后的幸存者很少。

从 2012 年的数据可见，乳腺癌、前列腺癌和结直肠癌的发病率是国家发展水平的函数，这些癌症的风险随着一个国家过渡到较高的 HDI 而增大，但是死亡率变化不大，因为低 HDI 国家的相对死亡率比较高（见图 1.2.7）。在 2012 年的女性乳腺癌

数据中，我们可以发现随着 HDI 水平提升而发病率增长的非常明显的一种渐增型"梯度"（图 1.2.7A），在中、高和极高 HDI 国家，乳腺癌的风险分别为 2.7%、4.9% 和 8.4%；在低 HDI 国家，乳腺癌的渐增风险也相对比较高（3.4%）。但是在死亡率方面，这种"梯度"与发病率"梯度"并不吻合：高和极高 HDI 国家死亡率分别为 1.6% 和 1.5%，仅仅比中等 HDI 国家的死亡率高一点。乳腺癌死亡风险最高的是低 HDI 国家（1.8%），因为这些地区的乳腺癌发病确诊之后生存下来的前景非常暗淡。虽然乳腺癌仅仅影响女性，2012 年全球新发病例接近 170 万人，但是乳腺癌在所有 4 类 HDI 国家都属于最常见的 5 种癌症之一，在低 HDI 国家也是导致女性癌症死亡的首要原因（见图 1.2.6）。

与乳腺癌类似，从中等到极高

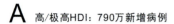

A 高/极高HDI：790万新增病例

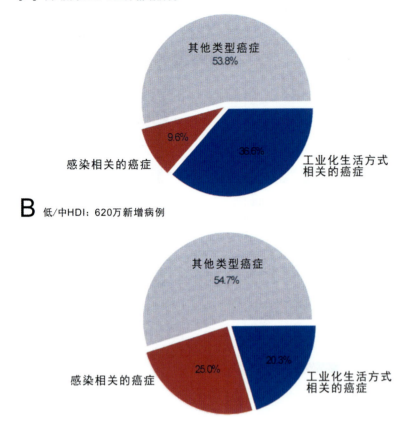

其他类型癌症
53.8%

9.6%

36.6%

感染相关的癌症

工业化生活方式
相关的癌症

B 低/中HDI：620万新增病例

其他类型癌症
54.7%

25.0%

20.3%

感染相关的癌症

工业化生活方式
相关的癌症

图1.2.5 （A）高或极高HDI国家和（B）低或中等HDI国家的工业化生活方式相关的癌症（结直肠癌、女性乳腺癌和前列腺癌）、感染相关癌症（宫颈癌、肝癌和胃癌以及卡波西肉瘤）和所有其他癌症的比例，2012年

HDI国家，前列腺癌的发病率也迅速增长，这种终生风险在中等到极高HDI国家确诊比例为0.7%～9.3%（见图1.2.7B）。同样与乳腺癌类似，前列腺癌的渐增发病率，在低HDI国家高于中等HDI国家，前列腺癌的死亡风险，在低HDI国家为1.1%，仅低于高HDI国家的1.3%，高于中等和极高HDI的国家。

癌症风险增长"梯度"与HDI之间的关联最明显的可能是结直肠癌，男女性合计渐增发病率几乎都是2倍的增量：从低HDI国家的0.6%，分别增长为中等、高和极高HDI国家的1.3%、2.1%和3.6%。结直肠癌的死亡率梯度与发病率类似，但是高和极高HDI国家的死亡率一样。结直肠癌是中等、高和极高HDI国家

最常见的5种癌症之一，是高和极高HDI国家的癌症死亡第二位的原因，在所有4种HDI国家的5种最常见癌症中，排在癌症患病率的第一位（见图1.2.6）。

胃癌的发病率和死亡率，均在所有4种HDI国家5种最常见癌症类型范围内（见图1.2.6）。在高或极高HDI国家中，胃癌是第五位最常见的癌症，在中等HDI国家，胃癌是第三位最常见的癌症。肝癌在中等HDI国家的排名高于胃癌，仅次于肺癌，但在中等HDI国家中，中国肺癌的危害程度最为严重。在低HDI国家中，宫颈癌是发病率和死亡率第二位的癌症，女性癌症死亡的近1/5源自宫颈癌。

癌症转型的证据：一些时间的例子
结直肠癌是发展的标志

图1.2.8是伴随着HDI的发展水平男性结直肠癌的发病率趋势，这些数据来自某些高质量的按照人口基数进行癌症登记的国家。在大多数国家，发病率与HDI的增大呈现平行增长的趋势。然而，在不同的年度里，发病率的增长程度不一定完全符合HDI的增大程度，例如虽然近年来哥伦比亚和中国的HDI增长水平大致相似，但是哥伦比亚结直肠癌发病率的增长远远低于中国。在某些国家，例如乌干达，虽然HDI有所增加，但结直肠癌的发病率没有明显增多。最后值得我们注意的是，结直肠癌的发病率逐渐趋于稳定，最后开始下降，这种现象从20世纪90年代初期出现在极高HDI国家，例如在1985年的美国与1995年的日本和澳大利亚，都观察到这种趋势。

女性癌症的增加：乳腺癌与宫颈癌的对比

从流行病转型的角度来看，女性的癌症演变始终呈现出非常明显的增长趋势，一方面宫颈癌发病率迅速下降，另一方面乳腺癌发病率高速增长，抵消了宫颈癌下降的效应（见图1.2.9）。在同一个国家的某一年度两种癌症同样常见，然后其中一种癌症的发病率趋于上升，另外一种癌症的发病率趋于下降，成为这个国家转型程度的标志。图1.2.9中给出了早已出现分化的澳大利亚、西班牙和美国的数据，以及近年来哥伦比亚、哥斯达黎加和印度的数据。但是，乌干达的真实情况明显不同，两种癌症的发病率都在上升，宫颈癌发病率是乳腺癌的两倍。如果我们在欧洲、大洋洲和北美洲极高HDI国家中进行对比的话，还会发现乳腺癌和宫颈癌发病率相差超过10～20倍的情况。

2012年新增病例（千）　2012年死亡病例（千）　发病率/5年患病率（千）

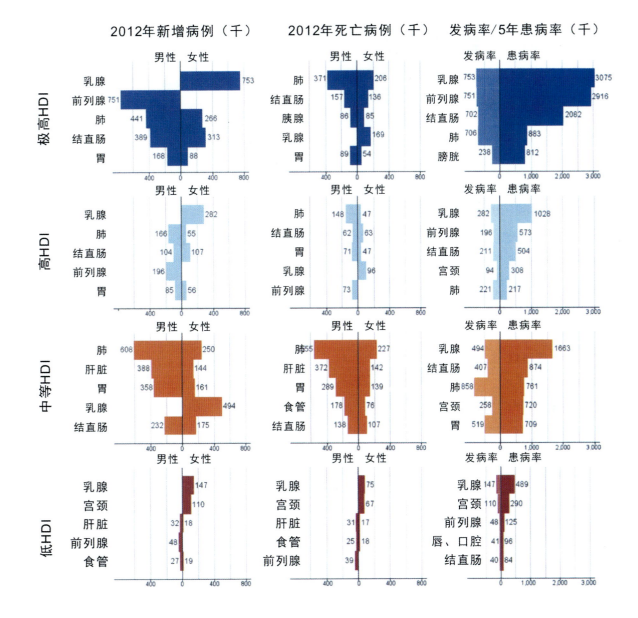

图 1.2.6　基于四种人类发展指数（HDI）水平分类，根据 2012 年的癌症发病病例、死亡病例和 5 年患病率得出的最常见的 5 种癌症（年龄为 15 岁及以上）

区域癌症轮廓和人类发展

我们在第 1.1 章中根据各大洲的癌症负担进行了癌症的区域和跨区域的地理变动分析。

在非洲，HDI 的变化从大约 0.3（刚果、尼日尔和莫桑比克）到大约 0.7（博茨瓦纳和加蓬），最高的 HDI 数值在阿尔及利亚、利比亚和突尼斯等北非国家。在 HDI 越低的国家（小于 0.4），宫颈癌的发病率越高，包括马里、马拉维、莫桑比克和津巴布韦，根据 2012 年的全球排名，HDI 最低的国家是非洲的尼日尔，但是北非则包含非洲大陆 HDI 最高的一些国家。

观察发现，有的国家乳腺癌发病率似乎与 HDI 格局相反，在 HDI 最高的地方乳腺癌发病率最高，宫颈癌发病率则较低，例如阿尔及利亚和埃及，而在埃塞俄比亚和尼日利亚的发病率居中。在某些国家，乳腺癌发病率较低，宫颈癌发病率较高，例如马拉维和莫桑比克等。在博茨瓦纳，乳腺癌发病率很低，宫颈癌发病率中等（与相对较高的 HDI 对比）。当然，这种观察数据部分原因是流行程度和风险因素分布的不均匀性，以及同一国家内部人口发展的平均差异比较大，如果与病因学因素和疾病的自然历史联系起来的话，预期的乳腺癌发病率也会有较长时间的滞后性。

前列腺癌的发病率趋势受 HDI

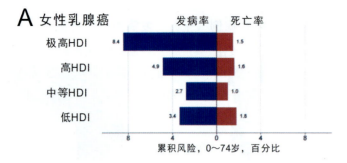

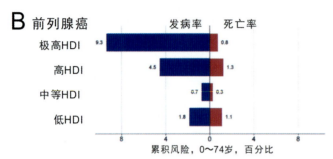

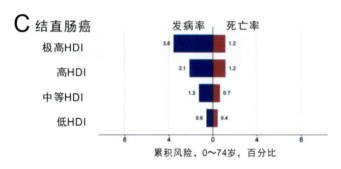

图1.2.7 基于四种人类发展指数（HDI）水平分类，2012年女性乳腺癌（A）、前列腺癌（B）和结直肠癌（C）发病率和死亡率（年龄，0-74岁）的累积风险

的推动影响比较小，在某些低或中等HDI国家的发病率比较高，例如坦桑尼亚、乌干达、津巴布韦、几内亚和刚果共和国，而在高HDI国家，例如南非，前列腺癌的发病率始终低于北非。

在拉丁美洲，HDI的变化不如非洲大陆的差距那么大：范围从大约0.6（例如危地马拉和尼加拉瓜），到刚刚超过0.8（例如智利和阿根廷）。然而，癌症负担与癌症转型的差距有时候相当大，宫颈癌的发病率相对较低，乳腺癌的发病率相对较高，这种发病率相反的差异出现在高HDI国家（例如阿根廷、乌拉圭和巴西），与此同时，相反的情况出现在低HDI国家（例如

尼加拉瓜和玻利维亚）。但是在其他一些拉美国家似乎并不存在这种简单的关系，尽管2012年秘鲁和巴西的HDI水平大致相同。在智利，这两种癌的发病率都相对较低。在秘鲁，宫颈癌发病率超过邻国巴西的两倍。在前列腺癌发病率高的国家，HDI水平也比较高，例如巴西和哥斯达黎加，但在一些发展水平类似的国家，例如阿根廷和秘鲁，发病率分别属于较低或中等。

根据区域和HDI水平观察得出的这三种癌症负担说明在拉丁美洲整个大陆正在发生着癌症转型，由于上述这些违反常理的例子，人们对这里显露的复杂性做出了很多解

释，所以在HDI转型和癌症风险之间确实存在某种滞后性。当然，国家与国家之间，一个国家内的区域与区域之间，早期检测和筛查的方式、程度都是各不相同的。随着人类发展水平的提高，在整体人口水平上进行筛查的水平也会提高，人们进行早期干预的目标有时候反而会带来早期的身体损害，因为这种干预有可能人为增加癌症负担。例如女性乳房X线照相检查有可能提高女性乳腺癌的发病率；对于没有临床症状的男性，如果进行前列腺特异抗原检测，特别容易引发前列腺癌。

在有些发展水平较高的国家或者某些国家级癌症控制政策中，已经采用宫颈的细胞学筛查，这种方法在某些国家引起争议，因为可能会增加宫颈癌的发病率。还有一些致癌因素的变化也得到解释，例如在整体人口水平上呈现的高危人乳头瘤病毒感染率与某些国家的宗教习惯和文化风俗有关。

前列腺癌数据存在区域因素的影响。发病率的高低在很大程度上受到高HDI国家诊断潜在癌症的影响，而死亡率分布较少受到早期诊断的影响。在死亡率升高的几个撒哈拉以南非洲国家，例如乌干达和津巴布韦，常常在人群中诊断出很多前列腺癌患者。人们猜测，这显然在很大程度上源自某些未知的遗传因素或者环境因素，可能与某些正在规模蔓延的疾病相关联，而不是因为对没有临床症状的癌症进行诊断等干预造成的。

有些国家内部的乳腺癌差异源自某些未知的决定因素，以及各种乳腺癌发病之间广泛的变化。这些难以解释的矛盾现象可以参照前列腺癌的增长风险得到较好的诠释。由于缺少高质量的癌症登记数据，我们很难做出发病率的估计，尤其是在非洲，所以

我们很难对这些区域做出推断。

2025 年的癌症发病率：以人口统计学和发展趋势为基础的预测

2012 年，全球人口为 70 亿，2025 年将达到 83 亿[11]。生育率和预期寿命延长的缓慢变化正在对发展转型国家的人口增长和老龄化产生巨大影响，也正是在这些国家，癌症负担的增长幅度最大，趋势是整体癌症发病率不断提高。HDI 水平与特定癌症之间长期关系趋势的最新研究分析结果[9]证实，结直肠癌、女性乳腺癌和前列腺癌的发病率在全球范围内正逐年增加。虽然全球胃癌和宫颈癌的病例在逐年减少，但是在高和极高 HDI 国家，女性和男性的肺癌病例在增长，预计的癌症负担是：2025 年将有超过 2000 万个新发病例。在中等 HDI 国家，尤其是低 HDI 国家，人口增长将达到最高幅度，因此，未来的癌症负担也将达到最大幅度的增加（见图 1.2.10）。应予特别注意的是，在这种预计框架数据中，男性罹患癌症的人数将比女性癌症患者多出大约 200 万人。

概述

与 2012 年的 1410 万新发病例相比，在 2025 年全球预计将达到超过 2000 万新发癌症病例。人口统计学变化是癌症负担史无前例巨大增长的关键驱动因素。但是，癌症的变化总体上是根据富裕的工业化国家常见的行为和生活习惯的人数多少而变化的。女性的乳腺癌、前列腺癌和结直肠癌的发病率持续攀升都与人类发展到更高水平息息相关，其中结直肠癌与 HDI 的关联最为明显。如果某一个国家从某一较低 HDI 水平转型到更高一级分类的 HDI 水平，则结直肠癌的发病率就会增长将近 2 倍。与 HDI 的高

速增长同时增长的结直肠癌发病率，可能与一个国家发展转型过程中不健康的饮食习惯日益流行、体育活动越来越少密切相关。

在中等、高和极高 HDI 国家，肺癌是癌症致死的首要原因，这在很大程度上是吸烟造成的，包括吸烟的数量、烟龄、烟草的组成成分等。在中等和低 HDI 国家，由于缺少长期累积的数据，缺少与吸烟有关的癌症发病率和死亡率的数据，加之现在的人口沾染烟草的历史相对比较短，目前的肺癌数量往往比较低，无论从流行病学角度，还是从性别角度，都没有指标性数据。但是，预测的肺癌增加数量以及其他与烟草有关的疾病状况都与烟草公司的全球销售扩大战略之间存在无法解脱的联系[12]。许多正在转型的 HDI 较低的国家，吸烟正在蔓延流行，潜在地阻碍着人类的发展，消耗稀有资源，增大脆弱的卫生保健系统的压力，抑制国家的生产力。在某些国家，吸烟导致的风险已经得到认定，包括孟加拉[13]、中国[14]、印度[15] 和南非[16] 等。但是，很多国家继续保持着吸烟的习俗，女性也在近晚期开始形成吸烟的习惯；某些国家的情况与此相反，女性从来没有沾染吸烟的习惯。后一种情况比较令人鼓舞。在中国近年的一项流行病学研究报告中显示，石棉工人中的男性吸烟者占 79%，女性吸烟者不到 1%[17]。

癌症正在成为非传染性疾病导致过早死亡的首要原因。主要的非传染性疾病过早死亡（死亡年数为 30 ～ 69 岁）的一项快速评估排名中显示：在极高 HDI 的国家中，癌症致死已经超过心脑血管疾病（合并糖尿病）和慢性阻塞性肺部疾病。因此可以预计，当一个国家跨向更高的人类发展门槛时，癌症不仅将成为非传染

性疾病中过早死亡的首要原因，而且将成为所有死亡的首要原因。因此，换句话说，人们已经认识到非传染性疾病是人类发展的一大障碍，因此，在实现"千年发展目标"（Millennium Development Goals）之后，这也应该是 2015 年后议程的核心部分。

笔者感谢马蒂厄·拉维撒尼（Mathieu Laversanne）的统计分析和表格制作。

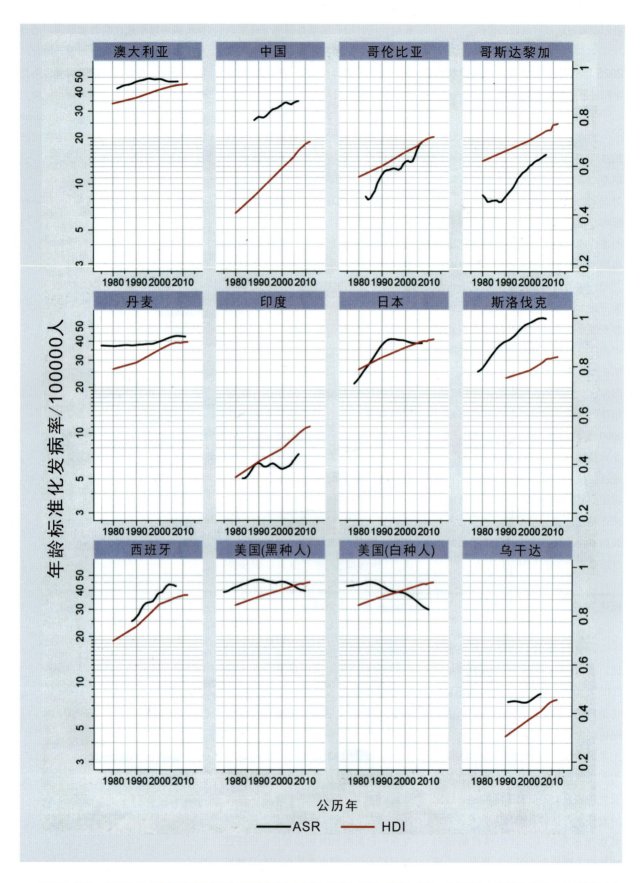

图1.2.8 1978～2010年12个国家男性结肠癌患者的年龄标准化（全球）发病率（ASR）趋势与1980～2012年的人类发展指数（HDI）趋势的对比

注：Loess回归法分析的发病率趋势平缓。

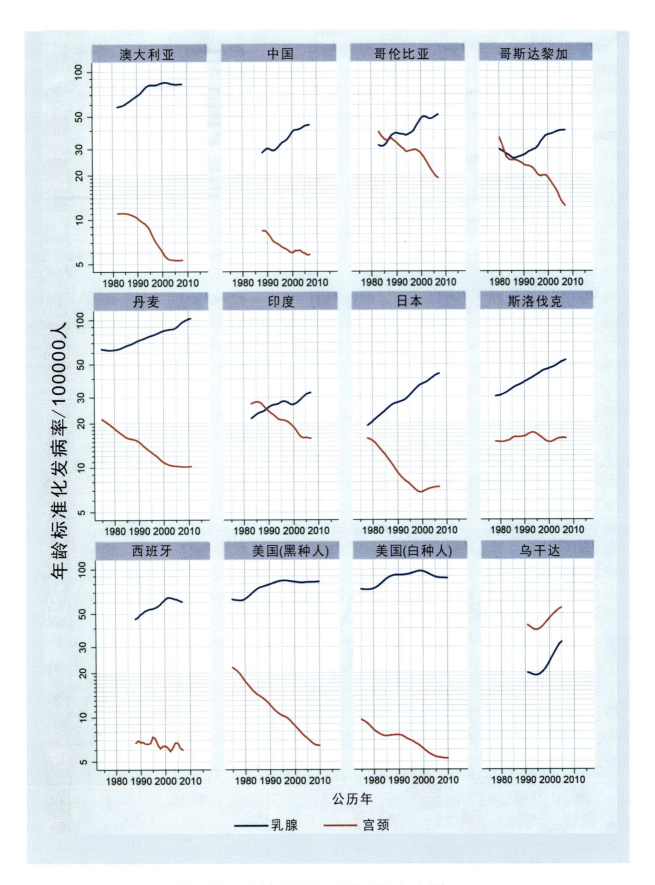

图 1.2.9　1978～2010 年 12 个国家中乳腺癌与宫颈癌患者的年龄标准化（全球）发病率（ASR）趋势
注：Loess 回归法分析的发病率趋势平缓。

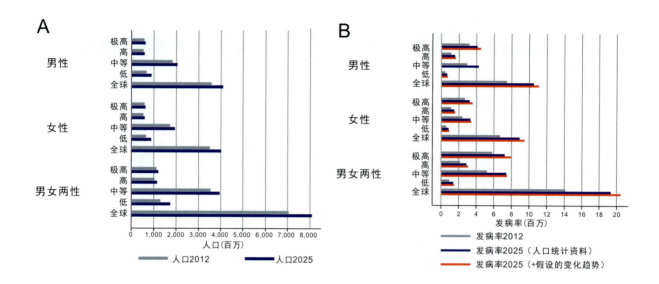

图 1.2.10 2012 年的人口估算和 2025 年的人口预测
注: A 图表示基于四种人类发展指数(HDI)水平的总人口变化; B 图表示根据性别和四种 HDI 水平, 基于人口变化和人口统计学以及发病率改变的癌症负担。

注释

[1] United Nations Development Programme (1990). Human Development Report 1990. *Concept and Measurement of Human Development*. New York: UNDP. Available at http://hdr.undp.org/en/reports/global/hdr1990/.

[2] Omran AR (1971). The epidemiologic transition. A theory of the epidemiology of population change. *Milbank Mem Fund Q*, 49:509–538. http://dx.doi.org/10.2307/3349375 PMID:5155251.

[3] WHO (2011). Global Status Report on Non-Communicable Diseases 2010. Geneva: WHO. Available at http://www.who.int/nmh/publications/ncd_report2010/en/.

[4] Gersten O, Wilmoth JR (2002). The cancer transition in Japan since 1951. *Demogr Res*, 7:271–306. http://dx.doi.org/10.4054/DemRes.2002.7.5.

[5] WHO (2013). The top 10 causes of death. Available at http://www.who.int/mediacentre/factsheets/fs310/en/.

[6] Ferlay J, Soerjomataram I, Ervik M et al. (2013). GLOBOCAN 2012 v1.0, Cancer Incidence and Mortality Worldwide: IARC Cancer Base No. 11 [Internet]. Lyon: IARC. Available at http://globocan.iarc.fr.

[7] United Nations Development Programme (2013). *Human Development Report 2012. The Rise of the South: Human Progress in a Diverse World*. New York: UNDP. Available at http://www.undp.org/content/undp/en/home/librarypage/hdr/human-development-report-2013/.

[8] Bray F, Ren JS, Masuyer E, Ferlay J (2013). Global estimates of cancer prevalence for 27 sites in the adult population in 2008. *Int J Cancer*, 132:1133–1145. http://dx.doi.org/10.1002/ijc.27711 PMID:22752881.

[9] Bray F, Jemal A, Grey N et al. (2012). Global cancer transitions according to the Human Development Index (2008–2030): a population-based study. *Lancet Oncol*, 13:790–801. http://dx.doi.org/10.1016/S1470-2045(12)70211-5 PMID:22658655.

[10] Ferlay J, Shin HR, Bray F et al. (2010). Estimates of worldwide burden of cancer in 2008: GLOBOCAN 2008. *Int J Cancer*, 127:2893–2917. http://dx.doi.org/10.1002/ijc.25516 PMID:21351269.

[11] United Nations Population Division (2007). World Population Prospects: The 2008 Revision. New York: United Nations. Available at http://www.un.org/en/development/desa/population/publications/trends/population-prospects.shtml.

[12] O'Connor RJ, Wilkins KJ, Caruso RV et al. (2010). Cigarette characteristic and emission variations across high-, middle- and low-income countries. *Public Health*, 124:667–674. http://dx.doi.org/10.1016/j.puhe.2010.08.018 PMID:21030055.

[13] Alam DS, Jha P, Ramasundarahettige C et al. (2013). Smoking-attributable mortality in Bangladesh: proportional mortality study. *Bull World Health Organ*, 91:757–764. http://dx.doi.org/10.2471/BLT.13.120196 PMID:24115799.

[14] Gu D, Kelly TN, Wu X et al. (2009). Mortality attributable to smoking in China. *N Engl J Med*, 360:150–159. http://dx.doi.org/10.1056/NEJMsa0802902 PMID:19129528.

[15] Jha P, Jacob B, Gajalakshmi V et al.; RGI-CGHR Investigators (2008). A nationally representative case-control study of smoking and death in India. N Engl J Med, 358:1137–1147. http://dx.doi.org/10.1056/NEJMsa0707719 PMID:18272886.

[16] Sitas F, Egger S, Bradshaw D et al. (2013). Differences among the coloured, white, black, and other South African populations in smoking-attributed mortality at ages 35–74 years: a case-control study of 481,640 deaths. *Lancet*, 382:685–693. http://dx.doi.org/10.1016/S0140-6736(13)61610-4 PMID:23972813.

[17] Wang X, Lin S, Yu I et al. (2013). Cause-specific mortality in a Chinese chrysotile textile worker cohort. *Cancer Sci*, 104: 245–249. http://dx.doi.org/10.1111/cas.12060 PMID:23121131.

1.3 儿童癌症

伊娃·斯特利亚洛娃 – 富歇（Eva Steliarova- Foucher）
A. 林赛·弗雷泽（A.Lindsay Frazier）
伯纳德·W. 斯图尔特（Bernard W.Stewart）（评审）
克里斯托弗·P. 威尔德（Christopher P.Wild）（评审）

1. 世界范围的癌症

摘 要

·儿童癌症与成人癌症截然不同。每年的总体发病率，儿童波动在 50/100000 和 200/100000 之间，青少年波动范围在 90/100000 和 300/100000 之间。仅在世界上很少的一部分人口中，才能搜集到儿童和青少年的可靠癌症数据。

·过去的 50 年在高收入国家中，5 年生存率已经从不足 30% 提高到超过 80%，这一趋势近年来可能趋于稳定。治疗和随访必须适合患者的年龄，必须与病人的家属和环境密切配合。

·幸存者人数的不断增长，需要专门的随访和关怀，需要临床研究创新，以确保预后的持续改善，降低不测事件的发生和治疗的严重后期效应。

·虽然某些癌症的治疗成本较低，治愈的成功率较高，但在低 HDI 国家，死亡率与发病率的比例一直居高不下。这需要国家投资和国际合作，以改善结果。

发病率

术语"儿童癌症"（childhood cancer）一词，通常系指 15 岁之前发生的癌症。在总人口中，儿童癌症的发病率占全部癌症的 0.5% ～ 4.6%（见图 1.3.1）[1]。HDI 越低的国家，儿童癌症发病的比例越高，HDI 越高的国家，儿童癌症发病比例越低。这是因为儿童在整体人口中占有的比例越来越大（最高可达 50%），同时人口日趋老龄化，而老龄人群是癌症风险最高的群体，但在低 HDI 的国家，老龄群体的人数较少。

根据以人口为基础的癌症登记报告显示，全世界儿童癌症的总发病率每年都不一样，波动范围在 50/100000 和 200/100000 之间。在不同的群体之间，癌症的类型也不一样（见图 1.3.2）[2～12]。最常见的儿童癌症是

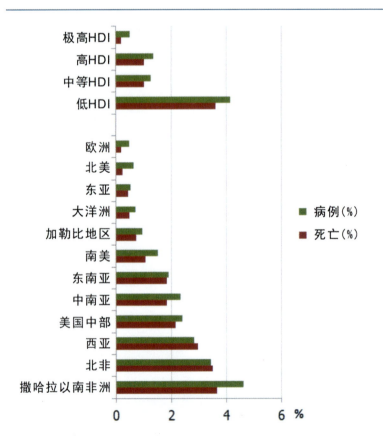

图 1.3.1 儿童（<15 岁）癌症发病数与死亡数在总癌症发病数与死亡数中的比例，2012

急性淋巴细胞白血病，但是在撒哈拉以南的非洲，儿童更容易发生非霍奇金淋巴瘤 [最常见的是伯基特淋巴瘤（Burkitt lymphoma）和卡波西肉瘤（Kaposi sarcoma）]，可能因为该地区属于某些特定感染严重的区域，尤其是流行疟原虫、人类疱疹病毒第四型（Epstein-Barr virus）和 HIV[11]。该地区第二常见的恶性肿瘤是可以实施非侵入性诊断技术的脑瘤 [13]。改进的诊疗技术也可以影响神经母细胞瘤（neuroblastoma）的发病率，在治疗生存率较高的国家，虽然会观察到发病率增多，但是肿瘤往往并不活跃。

所有的儿童癌症都是独立的罕见类型，有的癌症极其罕见，发病率仅为 1/100000，例如肝母细胞瘤（hepatoblastoma），有些最常见的癌症亚型（subgroup）的发病率为 50/100000，例如淋巴细胞性白血病（lymphoid leukaemia）。在人生最初的 15 年中，40% ～ 60% 的肿瘤都属于恶性血液病。胚胎性肿瘤（例如视网膜母细胞瘤、神经母细胞瘤和肾母细胞瘤）约占儿童恶性肿瘤的 20%，除了儿童时期以外，这些癌症在成年后几乎不会发生。儿童的肿瘤中，癌症的比例小于 5%，但是这些癌症都发生在成年人最常发病的组织部位。这种特殊分布形态说明儿童时代的癌症留下了一些明确的发病起点和病源。由于特定年龄段的组织学特点，人们参照 "儿童癌症的国际分类"（International Classification of Childhood Cancer）[14] 来描述儿童癌症的发生和后果。

与儿童的癌症类似，越来越多的青少年（15 ～ 19 岁）和青年（20 ～ 24 岁）也开始罹患癌症，并且他们的癌症类型也是独一无二的，所以这些 15 ～ 24 岁的青少年和青年的癌症也应该作为一大类特殊疾病考察研究（见图 1.3.3）[15]，他们的健康也需要特殊的关照。青少年的胚胎肿瘤比较罕见，

血液肿瘤却仍然相当普遍，大多数是淋巴瘤。中枢神经系统的肿瘤占有很大比例，在许多群体的青少年年龄组中，骨骼肿瘤达到最高值。在儿童中，特别是在青春期女童中，恶性黑色素瘤非常常见。男性青少年最常见的癌症部位是睾丸，并且随着年龄的增长而增多，一直延续到 40 多岁。女性青少年最突出的癌症类型是甲状腺癌、卵巢生殖细胞肿瘤和宫颈癌。在世界各地，男性青少年的癌症发病率差异大约是 3 倍（9/10000 和 30/100000），女性青少年的癌症发病率差异大约也是 3 倍（9/100000 和 27/100000）[16]。

欧洲、北美、澳大利亚和其他地区在 20 世纪最后 30 年里儿童癌症的总发病率每年大约增长 1%，但在最近的 10 年里，这种增长趋势已经趋于平缓 [10, 17 ～ 19]。青少年的癌症发病率也在增加（见图 1.3.4），增长速率与儿童癌症类似 [17,20]。这些观测得到的短期趋势可能部分归因于癌症诊断的改进和癌症记录的完善 [13]，但是在这个观测时期，其他因素和生活方式的改变可能也促成了发病率的变化。例如，最近的研究证明，在给食品添加补充维生素 B 以后，美国的肾母细胞瘤（又称肾胚胎细胞瘤）和其他罕见儿童癌症的发病率降低了 [21]，这为改变环境因素预防儿童癌症提供了希望。

根据估计，在所有的年龄段，2035 年的新发癌症病例将比 2012 年增长 70%[1]（参见第 1.2 章）。与此相比，预计每年的儿童癌症病例和死亡人数仅仅增加 7%。得出这种估算数据的基础是假设人口保持中度增长 [22]，发病率和死亡率基本维持不变。然而从国际数据看来，在许多儿童人群中最常见的癌症——儿童白血病的发病率与社会经济状况密切关联 [23]，且有几种假说认为，风险因素与较高的发展水平有关。例如长期暴露在常见的感染中、群体的混合和生殖行为的变化

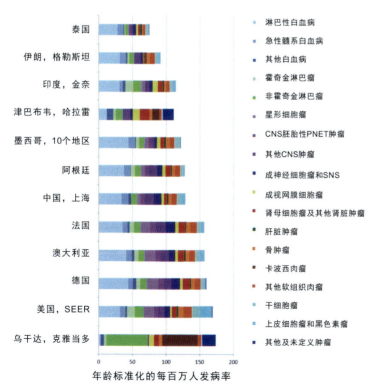

图 1.3.2　20 世纪 90 年代和 21 世纪 00 年代的儿童（0 ～ 14 岁）癌症发病率。CNS，中枢神经系统；PNET，原始神经外胚层肿瘤；SEER，监测、流行病学与最终结果；SNS，交感神经系统

图例：
- 淋巴性白血病
- 急性髓系白血病
- 其他白血病
- 霍奇金淋巴瘤
- 非霍奇金淋巴瘤
- 星形细胞瘤
- CNS胚胎性PNET肿瘤
- 其他CNS肿瘤
- 成神经细胞瘤和SNS
- 成视网膜细胞瘤
- 肾母细胞瘤及其他肾脏肿瘤
- 肝脏肿瘤
- 骨肿瘤
- 卡波西肉瘤
- 其他软组织肉瘤
- 干细胞瘤
- 上皮细胞瘤和黑色素瘤
- 其他及未定义肿瘤

图中国家/地区（从上到下）：泰国；伊朗，格勒斯坦；印度，金奈；津巴布韦，哈拉雷；墨西哥，10 个地区；阿根廷；中国，上海；法国；澳大利亚；德国；美国，SEER；乌干达，克雅当多

横轴：年龄标准化的每百万人发病率（0, 50, 100, 150, 200）

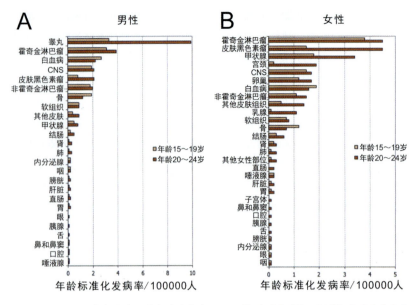

图 1.3.3 欧洲男性（A）与女性（B）青少年（15～19 岁）和青年（20～24 岁）的癌症发病率，2003～2007 年

注：所用历年数据来自 84 个癌症登记处，2013 年 11 月 18 日由欧洲癌症观察台获得。CNS 为中枢神经系统

都会影响急性淋巴细胞白血病的发病率。在撒哈拉以南的非洲国家，现在儿童白血病的报道相对比较少，但是随着诊断设备的改善、工业化国家生活方式的流行，预计不久的将来儿童白血病的发病率将显著增加。

成果

在过去的 40 年里，儿童癌症的预后发生了戏剧性改善。按照平均值计算，英国的 5 年生存率从不到 30% 增加到将近 80%，总的死亡风险减少了 68%（见图 1.3.5）[24]，在其他高收入国家，也观察到类似的变化。这些巨大的改善来自医疗方法的进步、来自各国儿童癌症研究机构和儿科肿瘤学国际协会（International Society of Paediatric Oncology）的全球协作。

因为年龄接近、肿瘤类型重叠以及需要非常敏感的疗法，某些青少年罹患的恶性肿瘤可以借鉴儿科肿瘤学的临床实践。事实上，与借鉴成年人的癌症疗法相比，青少年癌症患者从儿科治疗方案获益更多，甚至借鉴某些儿童癌症，例如急性淋巴细胞性白

血病的治疗方法[25]。现在，青少年癌症的总体 5 年生存率已经达到 84%，接近儿童癌症的 5 年生存率[4,26]。

但是这些巨大的进步仅限于高收入国家。如果与澳大利亚的数据（见表 1.3.1）进行对比的话，中等收入国家报道的儿童癌症生存率很低[7,9,18,27]。尽管报告的时期不同，但是可以明显看出印度的 5 年生存

率远远低于高收入国家。对这种低存活率的解释包括：确诊过迟、放弃治疗、缺乏复杂多学科的护理和资源匮乏等。

由于缺乏癌症患者生存的全球性可比数据，人们往往用死亡率来描述最终的癌症负担。2012 年，全球的儿童癌症新发病例约为 163 万人，死亡 80 万人，占新发病例的一半。其中新发病例的 82%、死亡人数的 93% 发生在欠发达国家[1]。在非洲，死亡率达到发病率的 60%，但在北美洲，这个比率小于 15%（见图 1.3.6）[1,16]。要改善这种情况，必须通过国家投资和国际合作。

一方面，中低收入国家必须最大限度地调动资源，达成 5 年生存率达到高收入国家目前的 80% 的能力；另一方面，欧洲和美国从观察到的死亡率降低变成近年来徘徊不进的高台状态（见图 1.3.7）[28,29]。因此，现在迫切需要治疗方法的重大突破以加速改善目前的生存率状况[30]。

在高收入国家大大提高的存活率下，儿童和青少年癌症幸存者人数

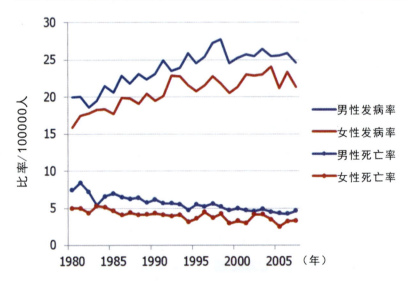

图 1.3.4 欧洲青少年与青年（15～24 岁）的癌症发展趋势

注：合并数据来自欧洲癌症监测局收集的年限内所有癌症登记处的数据，登记处分别位于芬兰、德国（萨尔州）、冰岛、意大利（瓦雷兹）、挪威、斯洛伐克、瑞典、瑞士（日内瓦、圣加伦 - 阿彭策尔）以及英国（苏格兰）。

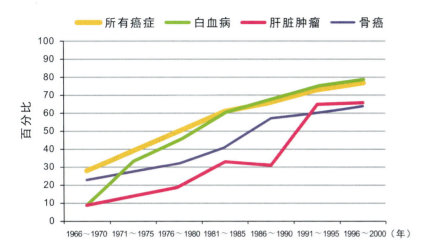

所有癌症   **白血病**   **肝脏肿瘤**   **骨癌**

图 1.3.5 英国 15 岁以下确诊的儿童癌症患者的 5 年生存率

常的 5 年生存率统计反映的仅仅是儿童癌症的一个短期（而不是长期）预后。终身随访是非常重要的，必须考虑到最后不可避免地转换到非专业性的、往往不熟悉癌症的初级卫生保健系统。

数据来源

在世界范围内，大约 50 个国家已经建立以全国人口为基础的癌症登记体制，这些国家的数据可以用于国际对比研究。其中大部分国家的登记办法是按照各个年龄段发生的癌症搜集数据（一般癌症登记），但在有些国家，个体发生癌症的数据是分别登记的，全国的儿童癌症是分开记录的。儿童癌症登记往往收集的信息更加详细，包括患者、诊断、治疗和预后信息等。还有一些国家是按照区域人口为基础进行癌症登记工作的，并且提供关于癌症负担（包括儿童）有价值的信息。在 IARC 的科学出版物系列中，两卷《国际儿童癌症发病率》

不断增长，其中很大一部分幸存者势必将面对他们自己的原发疾病和癌症治疗的后期影响。在确诊很长时间之后，幸存者将会面对死亡风险和第二次原发癌症风险。在北欧对 21984 名儿童癌症患者的 5 年生存研究中，整体标准化死亡率为 8.3，绝对额外风险为 6.2/1000 人年。死亡原因包括原发癌症（60%）、后续恶性肿瘤（12%）和非癌症死因（27%）[31]。癌症治疗的其他后遗症包括神经认知功能损害（neurocognitive impairment）、心血管疾病（card-iovascular disease）、其他器官功能障碍以及癌症及其治疗对患者和他们家庭成员的心理影响和对他们未来生活的影响。很明显，通

表 1.3.1 不同地区确诊的儿童（0~14 岁）癌症患者的 5 年生存率（百分比）

癌症类型	区域（年代）[数据来源]			
	澳大利亚 (1997~2006)[18]	中国，上海 (2002~2005)[27]	印度，金奈 (1990~2001)[9]	泰国 (2003~2004)[7]
所有癌症	79.6	55.7	40.0	54.9
白血病	80.6	52.2	36.3	57.4
淋巴瘤	89.9	58.8	55.3	59.5
中枢神经系统肿瘤	71.0	41.2	26.8	41.7
神经母细胞瘤	67.8	—	36.9	33.6
视网膜细胞瘤	98.4	75.0	48.1	73.1
肾癌	88.6	86.7	58.0	70.4
肝癌	76.0	33.3	10.5	44.5
恶性骨癌	68.9	52.6	30.6	33.7
软组织肉瘤	72.1	54.1	36.3	50.1
干细胞瘤	89.4	78.4	38.0	70.6
癌和黑色素瘤	93.3	88.9	35.1	—
其他	72.2	—	—	—

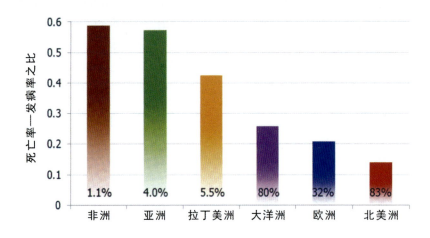

图 1.3.6　2012 年估计的儿童癌症死亡率—发病率之比及其占癌症登记总人口（所有年龄）的百分比

（*International Incidence of Childhood Cancer*）报告了儿童癌症的对比数据，在这个系列的第三卷（正在编制）中将论述最近 20 年儿童和青少年的癌症发病率（可参阅 http://iicc.iarc.fr/）。

儿童癌症是一类罕见疾病，必须从大量人口中收集足够数量的案例，然后才能进行有意义的分析。对于儿童癌症（也许青少年癌症也应该包括在内）这一类罕见疾病，最理想的解决方案是建立一种全国性癌症登记体制，这是一种可行的模式，例如阿根廷、南非和伊朗的做法。对于低收入国家和地区，比较切合实际的策略是实行以区域人口为基础的癌症登记。在这一方面，现有的以医院为基础的癌症登记体制如果能够成功地按照地理划分确认风险群体，可以转变为以人口为基础的体制。癌症登记体制覆盖中的人口并不一定呈现高发病率和低死亡率（见图 1.3.6）。虽然建立癌症登记体制不会自动降低人口死亡率，但是癌症登记是制定癌症控制规划的基础，也是一种证据基础，这些信息将使我们知道如何更好地服务癌症患者，并将最终达到改善生存率的目标。

癌症登记产生的统计数据的价值取决于质量和准确度，并且使临床数据达到完备性。合作伙伴配合得越好，产生的结果越有用处，如果希望癌症登记能够产生最佳效果，必须确保能够获得尽量多的相关信息。如果附加一些规定，例如要求知情同意，要求第三方必须可信或者其他各种加密技术细则，那么其他人几乎不可能使用癌症登记数据，这会阻碍癌症幸存者和未来的癌症

患者可能达成的更好结果。

近年来，欧洲已经首创了几项举措，扩大了以人群为基础的癌症登记信息库。除了按照地理区域和时间格局描述癌症之外，还允许对癌症登记结果进行更具体的解读。这项工作由"欧洲联盟的欧洲委员会第七次框架计划"（Seventh Framework Programme of the European Commission）资助。欧洲儿童与青少年癌症研究网（European Network for Cancer Research in Children and Adolescents）是一个卓越网络（译注：卓越网络是欧洲委员会第六次和第七次框架计划资助的一批科研和技术网络），旨在提高儿童和青少年癌症患者的生存率和生活质量，使人们能够更加方便地获得最好的治疗方法，开发生物导向的治疗，有效地开展和扩大欧洲儿科肿瘤学领域的各种合作（可参阅 http://www.encca.eu/）。"PanCare 儿童和青少年癌症幸存者护理和随访"是 PanCare 网络（PanCare Network）的一个研究项目，旨在使每一位儿童

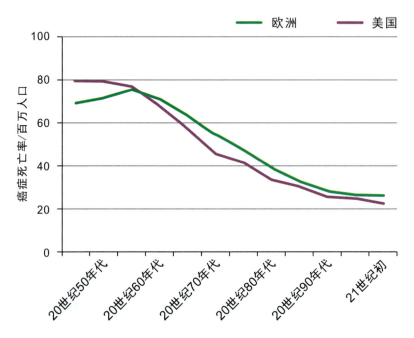

图 1.3.7　1950 ～ 2009 年欧洲三个国家（爱尔兰、荷兰、英国）以及 1950 ～ 2007 年美国儿童（0 ～ 14 岁）的癌症死亡率

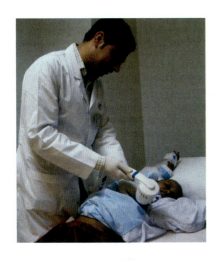

图 1.3.8 一位儿童患者正于埃及开罗的 57357 儿童癌症医院接受治疗

和青少年癌症幸存者得到更好的照顾和更好的长期健康生活（可参阅 www.pancaresurfup.eu/）。欧洲癌症登记网（可参阅 www.encr.com.fr/）的成员登记涉及欧洲儿童和青少年癌症研究网和"PanCare 儿童和青少年癌症幸存者护理和随访"的多种调查，这里更多地搜集了儿童和青少年癌症方面的临床信息，以便对某些后期效应进行短期临床随访和长期随访。其他一些受到关注的变量包括已有的患者状况（例如遗传综合征）、诊断数据（例如生物标志物或癌症的分期）、已经接受的治疗信息（包括临床试验）、转诊和随访（癌症复发的时间）以及长期幸存者可能的后期效果（例如死亡原因和心脏状况）。在临床研究和以人口为基础的研究之间分享这些专业知识，可以同步提高收集这两类资源数据的潜在作用，提供一种低成本解决方案，以推进儿科肿瘤的研究工作。

注释

[1] Ferlay J, Soerjomataram I, Ervik M et al. (2013). GLOBOCAN 2012 v1.0, Cancer Incidence and Mortality Worldwide: IARC CancerBase No. 11 [Internet]. Lyon: IARC. Available at http://globocan.iarc.fr.

[2] Moreno F, Loria D, Abriata G, Terracini B; ROHA network (2013). Childhood cancer: incidence and early deaths in Argentina, 2000–2008. *Eur J Cancer*, 49:465–473. http://dx.doi.org/10.1016/j.ejca.2012.08.001 PMID:22980725.

[3] Moradi A, Semnani S, Roshandel G et al. (2010). Incidence of childhood cancers in Golestan province of Iran. *Iran J Pediatr*, 20:335–342. PMID:23056726.

[4] Howlader N, Noone AM, Krapcho M et al., eds (2013). SEER Cancer Statistics Review, 1975–2010. Bethesda, MD: National Cancer Institute. Available at http://www.seer.cancer.gov/csr/1975_2010/browse_csr.php?section=29&page=sect_29_table.02.html.

[5] Lacour B, Guyot-Goubin A, Guissou S et al. (2010). Incidence of childhood cancer in France: National Children Cancer Registries, 2000–2004. *Eur J Cancer Prev*, 19:173–181. http://dx.doi.org/10.1097/CEJ.0b013e32833876c0 PMID:20361423.

[6] Kaatsch P, Spix C (2012). *German Childhood Cancer Registry Annual Report 2011 (1980–2010)*. Mainz: Institute of Medical Biostatistics, Epidemiology and Informatics at the University Medical Center of the Johannes Gutenberg University. Available at http://www.kinderkrebsregister.de/extern/veroeffentlichungen/jahresberichte/aktueller-jahresbericht/index.html?L=1.

[7] Wiangnon S, Veerakul G, Nuchprayoon I et al. (2011). Childhood cancer incidence and survival 2003–2005, Thailand: study from the Thai Pediatric Oncology Group. *Asian Pac J Cancer Prev*, 12:2215–2220. PMID:22296359.

[8] Fajardo-Gutiérrez A, Juárez-Ocaña S, González-MirandaGetal. (2007). Incidence of cancer in children residing in ten jurisdictions of the Mexican Republic: importance of the Cancer registry (a population-based study). *BMC Cancer*, 7:68.PMID:17445267.

[9] Swaminathan R, Rama R, Shanta V (2008). Childhood cancers in Chennai, India, 1990–2001: incidence and survival. *Int J Cancer*, 122:2607–2611. http://dx.doi.org/10.1002/ijc.23428 PMID:18324630.

[10] Baade PD, Youlden DR, Valery PC et al. (2010). Trends in incidence of childhood cancer in Australia, 1983–2006. *Br J Cancer*, 102:620–626. http://dx.doi.org/10.1038/sj.bjc.6605503 PMID:20051948.

[11] Parkin DM, Ferlay J, Hamdi-Chérif M et al. (2003). *Cancer in Africa: Epidemiology and Prevention*. Chapter 5: Childhood cancer. Lyon: IARC (IARC Scientific Publications Series, No. 153), pp. 381–396.

[12] Bao PP, Zheng Y, Wang CF et al. (2009). Time trends and characteristics of childhood cancer among children age 0–14 in Shanghai. *Pediatr Blood Cancer*, 53:13–16. http://dx.doi.org/10.1002/pbc.21939 PMID:19260104.

[13] Kroll ME, Carpenter LM, Murphy MF, Stiller CA (2012). Effects of changes in diagnosis and registration on time trends in recorded childhood cancer incidence in Great Britain. *Br J Cancer*, 107:1159–1162. http://dx.doi.org/10.1038/bjc.2012.296 PMID:22898786.

[14] Steliarova-Foucher E, Stiller CA, Lacour B, Kaatsch P (2005). International Classification of Childhood Cancer, third edition. *Cancer*, 103:1457–1467. http://dx.doi.org/10.1002/cncr.20910 PMID:15712273.

[15] Steliarova-Foucher E, O'Callaghan M, Ferlay J et al. (2012). European Cancer Observatory: Cancer Incidence, Mortality, Prevalence and Survival in Europe, version 1.0. European Network of Cancer Registries, IARC. Available at http://eco.iarc.fr.

[16] Curado MP, Edwards B, Shin HR et al. (2007). *Cancer Incidence in Five Continents*, Vol. IX. Lyon: IARC (IARC Scientific Publications Series, No. 160).

[17] Kohler BA, Ward E, McCarthy BJ et al. (2011). Annual report to the nation on the status of cancer, 1975–2007, featuring tumors of the brain and other nervous system. *J Natl Cancer Inst*, 103:714–736. http://dx.doi.org/10.1093/jnci/djr077 PMID:21454908.

[18] Baade PD, Youlden DR, Valery PC et al. (2010). Population-based survival estimates for childhood cancer in Australia during the period 1997–2006. *Br J Cancer*, 103:1663–1670. http://dx.doi.org/10.1038/sj.bjc.6605985 PMID:21063404.

[19] Baba S, Ioka A, Tsukuma H et al. (2010). Incidence and survival trends for childhood cancer in Osaka, Japan, 1973–2001. *Cancer Sci*, 101:787–792. http://dx.doi.org/10.1111/j.1349-7006.2009.01443.x PMID:20132215.

[20] Stiller CA, Desandes E, Danon SE et al. (2006). Cancer incidence and survival in European adolescents (1978–1997). Report from the Automated Childhood Cancer Information System project. *Eur J Cancer*, 42:2006–2018. http://dx.doi.org/10.1016/j.ejca.2006.06.002 PMID:16919767.

[21] Linabery AM, Johnson KJ, Ross JA (2012). Childhood cancer incidence trends in association with US folic acid fortification (1986–2008). *Pediatrics*, 129:1125–1133. http://dx.doi.org/10.1542/peds.2011-3418 PMID:22614769.

[22] UN World Population Prospects, 2010 revision. Available at http://www.un.org/esa/population/unpop.htm.

[23] Kroll ME, Stiller CA, Richards S et al. (2012). Evidence for under-diagnosis of childhood acute lymphoblastic leukaemia in poorer communities within Great Britain. *Br J Cancer*, 106:1556–1559. http://dx.doi.org/10.1038/bjc.2012.102 PMID:22472883.

[24] Stiller CA, Kroll ME, Eatock EM (2007). Survival from childhood cancer. In: Stiller CA, ed. *Childhood Cancer in Britain: Incidence, Survival, Mortality*. Oxford: Oxford University Press, pp. 131–204.

[25] Ram R, Wolach O, Vidal L et al. (2012). Adolescents and young adults with acute lymphoblastic leukemia have a better outcome when treated with pediatric-inspired regimens: systematic review and meta-analysis. *Am J Hematol*, 87:472–478. http://dx.doi.org/10.1002/ajh.23149 PMID:22388572.

[26] Gatta G, Zigon G, Capocaccia R et al.; EUROCARE Working Group (2009). Survival of European children and young adults with cancer diagnosed 1995–2002. *Eur J Cancer*, 45:992–1005. http://dx.doi.org/10.1016/j.ejca.2008.11.042 PMID:19231160.

[27] Bao PP, Zheng Y, Wu CX et al. (2012). Population-based survival for childhood cancer patients diagnosed during 2002–2005 in Shanghai, China. *Pediatr Blood Cancer*, 59:657–661. http://dx.doi.org/10.1002/pbc.24043 PMID:22302759.

[28] WHO Mortality Database. Available at http://www.who.int/healthinfo/mortality_data/en/ and http://www-dep.iarc.fr.

[29] Pritchard-Jones K, Pieters R, Reaman GH et al. (2013). Sustaining innovation and improvement in the treatment of childhood cancer: lessons from high-income countries. *Lancet Oncol*, 14:e95–e103. http://dx.doi.org/10.1016/S1470-2045(13)70010-X PMID:23434338.

[30] Sullivan R, Kowalczyk JR, Agarwal B et al. (2013). New policies to address the global burden of childhood cancers. *Lancet Oncol*, 14:e125–e135. http://dx.doi.org/10.1016/S1470-2045(13)70007-X PMID:23434339.

[31] Garwicz S, Anderson H, Olsen JH et al.; Association of the Nordic Cancer Registries; Nordic Society for Pediatric Hematology Oncology (2012). Late and very late mortality in 5-year survivors of childhood cancer: changing pattern over four decades– experience from the Nordic

countries. *Int J Cancer*, 131:1659–1666. http://dx.doi.org/10.1002/ijc.27393 PMID:22170520.

参考网站

CANCERMondial: http://www-dep.iarc.fr

European Cancer Observatory: http://eco.iarc.fr

European Network for Cancer Research in Children and Adolescents: http://www.encca.eu/

European Network of Cancer Registries: http://www.encr.com.fr/

German Childhood Cancer Registry Annual Report 2011 (1980–2010): http://www.kinderkrebsregister.de/extern/veroeffentlichungen/jahresberichte/aktueller-jahresbericht/index.html?L=1

GLOBOCAN: http://globocan.iarc.fr

International Incidence of Childhood Cancer: http://iicc.iarc.fr/
International Society of Paediatric Oncology: www.siop.nl

PanCare Childhood and Adolescent Cancer Survivor Care and Follow-up: http://www.pancaresurfup.eu/

Surveillance, Epidemiology and End Results Program: http://seer.cancer.gov/
UN Department of Economic and Social Affairs, Population Division: http://www.un.org/esa/population/unpop.htm

WHO Mortality Data and Statistics: http://www.who.int/healthinfo/statistics/mortality/en/index.html

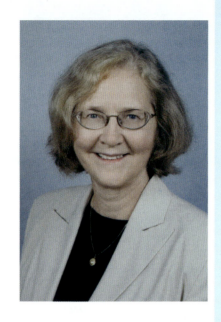

压力调整与癌症：洞察端粒

伊丽莎白·H.布莱克本

（Elizabeth H.Blackburn）

伊丽莎白·H.布莱克本，加州大学旧金山分校教授，她因为发现端粒（telomeres）和端粒酶（enzyme telomerase）如何保护染色体而获得2009年的生理学或医学诺贝尔奖。布莱克本博士和她同事们的开创性工作具有深远影响，使人类开始认识到端粒和端粒酶对人类健康、疾病（特别是癌症）、遗传病和衰老的影响。布莱克本博士出生于澳大利亚，在墨尔本大学获得生物化学学士学位和硕士学位，在剑桥大学获得分子生物学博士学位，在耶鲁大学完成分子和细胞生物学的博士后工作。除了实验室以外，布莱克本博士还关心科学研究对社会的内在影响，她在生物伦理学和公共政策论述方面做出了很多贡献。

摘 要

世界各地的地理和社会状况千差万别，但是有一种共同的潜在问题正在蔓延并且日趋严重，那就是整个人类群体的心理压力。端粒维持（telomere maintenance）是一种核心生物过程，既能预防又能阻止癌症以及其他与衰老相关的疾病，而心理压力则会对端粒维持造成负面影响。端粒是动态结构，覆盖和保护着染色体的末端。当人体细胞趋于老化，或者罹患遗传性端粒综合症时，通常会发生端粒DNA的损耗。如果不加以控制，这种损耗最终将导致细胞功能故障。这一个问题反过来又造成多个问题，往往表现为病态共存（co-morbid）的多种老年性疾病，包括各种类型的癌症。现在我们已经知道，除了癌症以外，心理压力、端粒损耗和其他几种与年龄有关的疾病之间存在明确的联系。因此，我们必须根据这些研究取得的成果制定我们的战略和政策，努力拦截人类的癌症，减少癌症的全球负担。

端粒，我们染色体的末端保护区，是身兼多职的动态结构，可以确保正确的细胞功能，防止基因组的不稳定性。影响人类维持端粒的条件既有生物学内部因素，又有生物学外部因素，我在本文中将讨论这方面的知识，以及如何减少癌症的风险。

首先，简单介绍一下端粒和端粒酶。端粒，可以在每一个稳定的真核细胞染色体的各端找到，端粒好像一个"帽子"，构成一个精心操控的DNA蛋白复合物。端粒的结构是成千上万简单重复的碱基对（DNA序列）的"脚手架"直接"捆绑"在染色体的最顶端，端粒的这些重复的DNA序列是一种保护性蛋白。这些蛋白与其他几个蛋白交互作用，通过多种机制（统称"加帽"）达成保护端粒的效果[1]。

必须维持端粒DNA的最小长度，才能维持染色体的稳定性和细胞的功能。然而，人的一生中通常发生的是端粒的净损耗[2]。细胞端粒酶（一种特殊的核糖核蛋白逆转录酶）的作用是延长端粒DNA，从而抵消端粒的损耗，重新恢复端粒的长度和功能的完整性。这种端粒复合物（telomeric complex）是一个动态实体，具备不断地缩短—重建—缩短—重建的能力。

但是，人类的一般规律是整个人生都在消耗端粒，达到一定的年龄后，端粒酶在整体人类细胞中就不足以继续维持功能而确保继续维持端粒了。

如果端粒复制的DNA片段太短，染色体末端的行为就会像一个破碎的DNA末端，在细胞里就会产生一些不正确的反应。这些反应包括：细胞分裂的过早终止、转录重新编程、发生炎症或者产生肿瘤促进因子（tumour-promoting factors）（参见[3]）。更有甚者，当细胞试图修复端粒时，反而会引发有害的结果，导致那些促成癌症的各种基因组不稳定[4]。这对于人类的净效果则是造成或者促进各种疾病过程，包括向癌症的一系列发展[3,5]。

端粒维持和端粒酶

过去几年的临床研究、基因研究、细胞研究和分子研究最近都已经汇聚到端粒酶上。在人活着的时候，端粒酶无论是太多还是太少，即使变动幅度很小，也会大大提高各种不同癌症的风险，包括很多常见癌症。这些发现表明，人类似乎生活在刀刃上：一边是端粒的维持机制，另一边是癌症的发病风险。因此，影响端粒维持的外部因素和端粒酶成为癌症风险的重要潜在因素。更加重要的是，这些因素中，包括对慢性心理压力的心理输入（反应）。在这一方面，我简单讲述一下人们现在对这些问题的了解及其意义。

端粒缩短是不是会促成老年型疾病，包括癌症呢？答案是肯定的。端粒维持的遗传性疾病可以在端粒功能（通常是端粒过短导致功能失调）和一系列疾病之间形成一种因果关系，这些疾病统称为端粒综合症（telomere syndromes）[3]。这些遗传性综合症包括肺部纤维化、糖尿病、心血管功能受损和免疫系统障碍（如再生障碍性贫血）等。罹患这些综合症的患者癌症风险很高，在总的死亡率中，大约10%死于癌症，包括各种血液系统的恶性肿瘤、胃肠道癌症和鳞状细胞癌。这类端粒维持的突变，是在研究世界不同地区的个别家庭时零零星星偶然发现的，继而通过老鼠的端粒缺乏遗传模型进行了非常详细的研究。从此以后，遗传癌症的风险越来越大与端粒越短细胞功能越不正常（因端粒酶作用不足）之间，建立起令人信服的因果关系。

那么是否会出现端粒酶过多的情况呢？答案同样是肯定的，但这也属于一种异常情况。端粒酶的减少，不仅带来导致癌症的突变，还会造成端粒过短；另一方面，端粒酶活性即使稍稍向上增大，正如向下减少的效果一样，也会大大增加某些癌症的风险，在癌症发展的早期就会显示出作用。最近的研究发现，点突变（体细胞突变或遗传突变）可以使端粒酶成分表达增加仅仅约2倍，但却可以极大地提高人类罹患黑色素瘤的风险，甚至还能偶尔导致某些黑色素瘤的复发[6,7]。在肝癌和膀胱癌中，也发现了类似的突变。多年以前人们早已知道，许多晚期（尤其是高度恶性的）癌症的标志就是端粒酶的增多。这种端粒酶增多的主要原因是癌细胞需要端粒酶维持端粒，以便癌细胞持续增殖——这正是肿瘤细胞的核心属性。有趣的是，上面描述的黑色素瘤的致病突变，正是太阳光诱发突变的一种标志。这表明，端粒酶即使出现极少的异常增多，也可能在早期阶段促成黑色素瘤[6,7]。

与年龄有关的疾病风险

在人类群体以及遗传端粒维持疾病的患者中，端粒缩短与某些癌症风险相关。事实上，多项人口群体研究和队列研究（cohort studies）发现，端粒缩短的程度定量地和许多与年龄有关的疾病相联系，包括一些（但不是全部）癌症的未来风险[8]。实验室研究和上述的遗传性端粒综合症研究已经证实：如果端粒维持受到损害将导致端粒长度过短，最终造成细胞受损和罹患疾病等后果。引人注目的是，这些早发性端粒综合征疾病与一般群体中日益常见的老龄化疾病"互为呼应"。如果我们修正了年龄和许多其他因素之后，就会发现很多正常细胞的端粒缩短与最常见的老龄化疾病存在密切关联。这些老龄化疾病包括：免疫功能不良、各种心血管疾病、糖尿病、肺病、各种癌症、老年痴呆症、抑郁症和其他一些精神障碍，而这些病患往往呈现病态共存。因此，在一般人群中，端粒缩短与这些疾病的发展和发病机理之间存在因果关系（但显然不是唯一的致病原因），这种看法是合乎情理的，事实是真实的。端粒缩短（最终丧失端粒的功能）的后果是系统性的，发生在所有器官和组织中，许多老龄化疾病和病态共存，现在有了令人信服的解释。

在一般人群中，绝大部分癌症显然不是遗传的，端粒维持如果受到损害就会增加癌症风险，所以人们对哪些因素可以影响端粒维持产生了极大的兴趣。虽然端粒通常随着人的年龄而缩短，但在一般人群中，按照年龄排比，端粒长度的差异仅仅有10%或更少[9]。虽然端粒也有某种程度的遗传性，但与群体中的共同遗传变异（相对于罕见突变）相比，端粒长度的变异比例非常有限。此外，端粒长度的遗传性还随着年龄而削减。一个很有说服力的例子是吸烟史和一个常见单核苷酸多态性与端粒长度之间交互作用，可以导致膀胱癌的风险[10]。因此，了解端粒维持的各种影响非常重要，可以最终了解遗传性和非遗传性影响

的交互作用对癌症风险的影响。

心理压力的效果

严重的心理压力是一个重要因素。这种压力的输入方式很多，包括贫困、战争、社会动乱、虐待儿童、精神创伤和受到忽视等社会条件[11]。很久以前人们早已确认，心理压力是某些常见老龄化疾病的重要风险因素，尤其是心血管疾病、糖尿病和抑郁症，但是当时人们还没有很好地了解心理压力与癌症的关系。慢性心理压力也与端粒缩短相关。越来越多的研究逐渐发现，各种慢性心理压力、忧伤和不良生活习惯（如吸烟和缺乏锻炼）都会导致端粒的缩短[12,13]。此外，引起慢性心理压力的社会因素也至少属于某些老龄化疾病的风险因素，并且在成人和儿童中也会导致端粒的缩短。一些研究表明，是心理压力导致了端粒缩短，但是我们不能排除这种影响是双向的效应。因此，心理压力、端粒不足和疾病风险被量化为三个成对的关系：心理压力与端粒缩短、心理压力与疾病风险以及同一批疾病风险与端粒缩短[14]。端粒与疾病有关（已

知某些情况下是病因），疾病与压力有关（某些情况下是原因）。这些事实直接推导出一种假设：端粒缩短至少部分解释了心理压力如何导致许多共同的、往往并存的老龄化疾病的发生。

通过直接研究生活在恶劣社会经济条件和暴力下的儿童发现，严重的心理压力效果甚至可以在生命的早期导致端粒的缩短。更加引人注意的是，这些效果可以持续很久。童年逆境的历史阴影、母亲心理压力对胎儿发育的影响都可以定量地联系到成年人的端粒缩短[14]。人们已经发现和证实，儿童时代发生的有害事件往往预示着成年时代慢性疾病的早期发生，包括精神失调。因此，一个问题变得相当重要：了解儿童时代的心理刺激压力在端粒上产生了多大程度的损害，进而对一个人的终生疾病风险将持续发生会有多大程度的影响，还有一个问题有待解答，那就是这些疾病是否包括癌症。我们已经知道，端粒维持的受损与癌症风险有关，但我们还不太清楚慢性心理压力对癌症的影响。我们已经知道端粒缩短和慢性心理压力分别独立地与若干其他

慢性老年疾病有关，所以重要的是，我们应该汲取研究慢性疾病获得的知识，以便更加全面地了解癌症的风险和癌症的发展。展望未来，当我们制定在世界范围减轻癌症负担和其他疾病负担的有关政策时[15]，不可忽略这些关系。

结论

世界人口的老龄化就像铺天盖地的海啸正在引起健康和社会问题，其中最突出的一个问题是癌症。我们必须知道心理压力如何影响癌症。基本的生物医学研究已经证实：端粒以及正确调控的端粒维持机制对于细胞和组织的补充更新和癌症的预防是至关重要的。端粒维持受损是一种潜在的根本因素，这种机制和老龄化的多重病态共存疾病的病源学交互作用。心理压力，包括社会和生活因素，已经分别独立地与同一批慢性疾病和端粒受损联系起来。我们可以利用已掌握的这些疾病过程去降低癌症的风险、拦截癌症的发展和提高癌症的存活率。

注释

[1] Sfeir A, de Lange T (2012). Removal of shelterin reveals the telomere end-protection problem. *Science*, 336:593–597. http://dx.doi.org/10.1126/science.1218498 PMID:22556254.

[2] Aubert G, Lansdorp PM (2008). Telomeres and aging. *Physiol Rev*, 88:557–579. http://dx.doi.org/:10.1152/physrev.00026.2007 PMID:18391173.

[3] Armanios M, Blackburn EH (2012). The telomere syndromes. *Nat Rev Genet*, 13:693–704.http://dx.doi.org/10.1038/nrg3246 PMID:22965356.

[4] Chin L, Artandi SE, Shen Q et al. (1999). p53 deficiency rescues the adverse effects of telomere loss and cooperates with telomere dysfunction to accelerate carcinogenesis. *Cell*, 97:527–538. http://dx.doi.org/10.1016/S0092-8674(00)80762-X PMID:10338216.

[5] Hills M, Lansdorp PM (2009). Short telomeres resulting from heritable mutations in the telomerase reverse transcriptase gene predispose for a variety of malignancies. *Ann N Y Acad Sci*, 1176:178–190. http://dx.doi.org/10.1111/j.1749-6632.2009.04565.x PMID:19796246.

[6] Huang FW, Hodis E, Xu MJ et al. (2013). Highly recurrent TERT promoter mutations in human melanoma. *Science*, 339:957–959. http://dx.doi.org/10.1126/science.1229259 PMID:23348506.

[7] Horn S, Figl A, Rachakonda PS et al. (2013). TERT promoter mutations in familial and sporadic melanoma. *Science*, 339:959–961. http://dx.doi.org/10.1126/science.1230062 PMID:23348503.

[8] Willeit P, Willeit J, Kloss-Brandstätter A et al. (2011). Fifteen-year follow-up of association between telomere length and incident cancer and cancer mortality. *JAMA*, 306:42–44. http://dx.doi.org/10.1001/jama.2011.901 PMID:21730239.

[9] Lin J, Epel ES, Blackburn EH (2009). Telomeres, telomerase, stress, and aging. In: Berntson GG, Cacioppo JT, eds. *Handbook of Neuroscience for the Behavioral Sciences.* Hoboken, NJ: Wiley, pp. 1280–1295.

[10] Blackburn EH (2011). Walking the walk from genes through telomere maintenance to cancer risk. *Cancer Prev Res* (Phila), 4:473–475. http://dx.doi.org/10.1158/1940-6207.CAPR-11-0066 PMID:21460394.

[11] Adler N, Pantell MS, O'Donovan A et al. (2013). Educational attainment and late life telomere length in the Health, Aging and Body Composition Study. *Brain Behav Immun*, 27:15–21. http://dx.doi.org/10.1016/j.bbi.2012.08.014 PMID:22981835.

[12] Surtees PG, Wainwright NW, Pooley KA et al. (2011). Life stress, emotional health, and mean telomere length in the European Prospective Investigation into Cancer (EPIC)-Norfolk population study. *J Gerontol A Biol Sci Med Sci*, 66:1152–1162. http://dx.doi.org/10.1093/gerona/glr112 PMID:21788649.

[13] Lin J, Epel E, Blackburn E (2012). Telomeres and lifestyle factors: roles in cellular aging. *Mutat Res*, 730:85–89. http://dx.doi.org/10.1016/j.mrfmmm.2011.08.003 PMID:21878343.

[14] Blackburn EH, Epel ES (2012). Telomeres and adversity: too toxic to ignore. *Nature*, 490:169–171. http://dx.doi.org/10.1038/490169a PMID:23060172.

[15] Marmot M, Friel S, Bell R et al.; Commission on Social Determinants of Health (2008). Closing the gap in a generation: health equity through action on the social determinants of health. *Lancet*, 372:1661–1669. http://dx.doi.org/10.1016/S0140-6736(08)61690-6 PMID:18994664.

2

癌症病因学

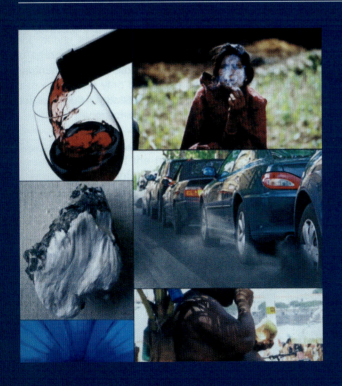

　　大多数癌症都与环境、生活方式和行为习惯有关。对比不同社区记录的最高和最低发病率，或者按照时间的变化进行审查，就可以找到线索，查清哪些因素对全球癌症发病具有决定性影响，以及这些影响的差异。吸烟这个重要因素在全世界的差异是时间。例如，在高收入国家，肺癌的流行曾达到巅峰，而这种癌症现在在中国刚刚开始成为流行病。在非洲和亚洲部分地区，持续性慢性感染是常见癌症的一个首要原因，但在欧洲和北美已经不常见了。饮食也对癌症的发展有影响。在非洲和亚洲的部分地区，食物有时是致癌物质，例如黄曲霉毒素。然而，在高收入的国家，主要病因是摄入过多能量丰富的食物造成超重或肥胖，以及缺少体育活动。酒精摄入和故意在阳光下暴晒属于个人选择，可能导致某些癌症发病率提高。虽然一些地区已经取得了有关的经验，但在世界范围内，工作在危险的场所、环境的污染，也是中低收入国家的致癌原因。

2.1 全球烟草流行

2. 癌症病因学

迈克尔·J.图恩（Michael J.Thun）
简·R.尼尔森（Jane R. Nilson）
亚历克斯·C.莱博（Alex C. Liber）
埃文·布莱克（Evan Blecher）
普拉哈特·贾（Prabhat Jha，评审）
普拉米尔·N.辛格（Pramil N. Singh，评审）

摘　要

· 在世界范围内，每年约有 600 万人死于烟草使用导致的癌症和其他疾病。

· 在大部分高收入国家，加工香烟的消费量曾经达到峰值，虽然现在正在下降，但在许多中低收入国家，香烟消费的增长仍然在持续。

· 香烟流行的历史过程首先出现在高收入国家，现在蔓延到全球，在男性中尤其流行。

· 有效的烟草控制措施，例如长期增加消费税和取消广告，为预防全世界的癌症和其他疾病提供了前所未有的机会。

全世界以各种方式使用烟草的人数至少为 13 亿 [1]。2000 年，全世界因烟草而过早死亡的人数为 483 万（不确定区间为 394 万～ 593 万），其中中低收入国家过早死亡人数为 241 万（180 万～ 315 万），高收入国家过早死亡人数为 243 万（213 万～ 278 万）。这些死者中含 384 万男性。死亡的首要原因是吸烟导致的心血管疾病（169 万人死亡）、慢性阻塞性肺病（97 万人死亡）和肺癌（85 万人死亡）[2]。

2013 年，全球由烟草使用所致的死亡总人数约为 600 万人 [3]。

加工的香烟是全球使用的主要烟草制品，全世界吸烟人数约占成年人口的将近 20%（约 800 万男性和 200 万女性）[4]。其他熏烟制品（雪茄、烟斗、比迪烟、丁香香烟和水烟）和无烟形式的烟草（鼻烟、嘴嚼烟、槟榔和磐安）也在某些区域使用 [5]。20 世纪中期开始，高收入国家已经出现全国性的吸烟流行程度的可靠统计数据，最近 10 年，中低收入国家也开始出现这些统计数据。"全球成人烟草调查"（Global Adult Tobacco Survey）目前已经调查了 19 个国家，其中包括世界上一半的成年人口 [6]；"全球青年烟草调查"（Global Youth Tobacco Survey）已经研究了年龄在 13 ～ 15 岁的 160 多个国家的青年吸烟状况 [7]。在大多数高收入国家，吸烟的巅峰期已经过去，吸烟人数正在下降。在许多中低收入国家，吸烟的习惯依然根深蒂固，尤其是男性。超过 80% 的烟民生活在中低收入国家，60% 以上的吸烟者生活

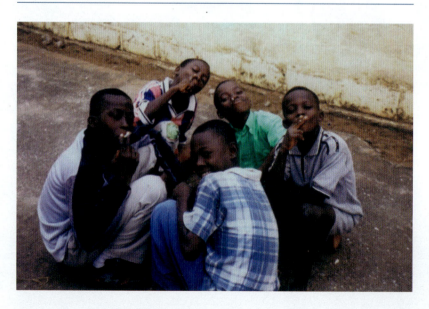

图 2.1.1　多哥，一群学生聚集在街上吸烟

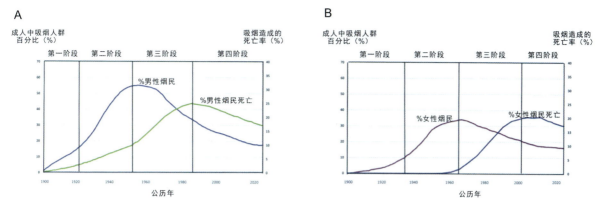

A

成人中吸烟人群
百分比（%）　　　　　　　　　　　　　　　吸烟造成的
　　　　　　　　　　　　　　　　　　　　死亡率（%）

第一阶段　第二阶段　第三阶段　第四阶段

%男性烟民

%男性烟民死亡

公历年

B

成人中吸烟人群
百分比（%）　　　　　　　　　　　　　　　吸烟造成的
　　　　　　　　　　　　　　　　　　　　死亡率（%）

第一阶段　第二阶段　第三阶段　第四阶段

%女性烟民

%女性烟民死亡

公历年

图 2.1.2　男性（A）和女性（B）吸烟流行状况阶段划分（详情请查看正文）

在以下 10 个国家（按递减顺序）：中国、印度、印度尼西亚、俄罗斯、美国、日本、巴西、孟加拉、德国、土耳其[8]。

历史进程

从较大的空间和时间跨度进行观察可以更好地理解现在的烟草使用情况。烟草的使用首先在高收入国家展开，例如英国和美国[9,10]，现在发展到全球，尤其是在男性中。20 世纪初，美国和英国开始使用加工的香烟，如雪茄、烟斗、手卷烟和鼻烟，迅速取代了传统烟草产品，于 1920 年成为新的吸烟者的首选产品。在第一次和第二次世界大战期间，香烟免费发给士兵，结合大量的广告，大大提高了香烟的销售量。起初，女性没有经常吸烟的习惯，直到第二次世界大战，广告开始针对妇女，妇女也开始成为劳动力，克服了社会和文化规范对女性吸烟的约束。

此后的男性和女性每天使用更多的香烟，开始吸烟的年龄也逐步提前。在英国，香烟销售持续大幅增加，一直延续到 20 世纪 50 年代，在美国则一直延续到 20 世纪 60 年代初，直到吸烟与死亡率研究的开展。权威性的政府报告不断强调吸烟危害健康，导致烟草的消费和吸烟人数开始下降[10,11]。吸烟危害性的持续公开化、实施有效的烟草控制政策（例如无烟

法律）以及提高香烟的税收等措施逐步阻止人们吸烟。但是在烟草销售下降后，吸烟引起的死亡人数继续增长了几十年，由于长期吸烟者的年龄增加了，他们吸入的烟草也持续危害着他们一生的健康。

流行病阶段

发达国家首先观察到香烟流行病的进展，将其概括为四个阶段，现在广泛应用于世界范围。这些阶段（见图 2.1.2）在某个国家的传统定义方式为烟草流行的上升或下降的趋势，以及吸烟造成的死亡。然而，在大多数中低收入国家，只有某一时间吸烟流行的数据，没有吸烟死亡人数的正式估计。在这些国家，各个阶段的定义可以粗略地使用成年人吸烟的某一时间段数据，外加人均香烟销售量来近似地估算。下面讨论的各个国家的阶段划分，仅仅指香烟或者香烟类产品，如比迪烟（虽然也讨论其他烟草制品）。在严重程度和时间方面，男性和女性的阶段通常是不同的。

第一阶段表示烟草流行病开始。在这个阶段，成年男性或女性的吸烟率较低（小于 20%），只有少数死亡可以归因于吸烟。人均香烟消费量持平或者开始增加，且过去没有吸烟史。第二阶段，吸烟的成年流行病患者上升到 20% 以上，甚至可以达到

40% ～ 80% 的峰值。人均香烟消费量也在上升。在可以统计烟草造成的死亡人数的国家，这一比例开始上升，并在所有死亡人数中占到一定比例。第三阶段的特点是吸烟率持平或者下降（通常以人均香烟消费统计），吸烟的急剧增加与吸烟造成的死亡统计互相吻合。第四阶段的特点是吸烟率和吸烟造成的死亡率都下降[11]。

有几个因素会影响某一个国家或地区的烟草流行阶段，包括吸烟者的经济承受能力、卷烟的供应、烟草行业的营销力度。由于宗教和社会的规

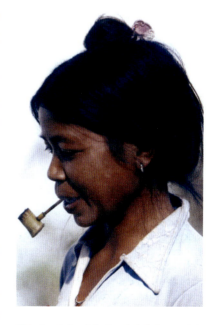

图 2.1.3　吸食以绿色叶子包裹或装于烟斗中的自产烟叶是柬埔寨东北部城市帕南（Phak Nam）的科伦族人部落的传统

2.1 全球烟草流行

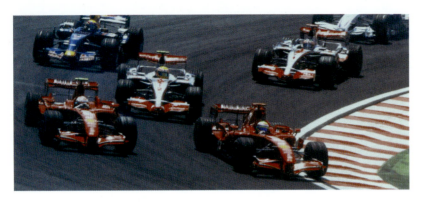

图 1.2.4 有烟草广告的赛车
注：烟草广告时常在一级方程式赛车比赛中出现。然而，由于烟草禁令的作用，参赛团队开始使用烟草赞助商提供的制服或避免提及全名。

范，女性吸烟可能会被无限期阻止，所以在这些国家不适合用上面的阶段划分模型，因为无法观察到女性吸烟流行程度的明显增长。关于吸烟和二手烟有害健康的公众教育、有效的烟草控制政策的执行，都会遏制烟草的使用。在某一个特定的区域内，因为这些因素，烟草的使用差异也很大。

地域差异

在非洲可以观察到香烟流行病的大多数阶段。非洲所有国家女性都处于第一阶段，撒哈拉以南非洲许多国家的男性也处于第一阶段[12]。撒哈拉以南的非洲国家中，纳米比亚、博茨瓦纳和塞拉利昂的男性处于第二阶段（成人患病率大于20%），北非所有国家的男性也处于第二阶段[4]。北非成年男性烟草流行病的比例为：摩洛哥28%，突尼斯53%（第二或第三阶段），这里不包括水烟[4]。在埃及，38%的成年男性吸烟，人均消费量已经比过去的20年将近翻了一倍[13,14]。大多数撒哈拉以南的非洲国家，除了南非以外，吸烟人数一直都在上升，这些国家特别容易受到烟草产业市场营销手段的影响[12,15]。

在中美洲和南美洲，吸烟男性的比例在普遍提高，且从北向南越来越高：从苏里南和伯利兹的3%，提高到智利的30%[4]。在中南美洲各个国

家，烟草的流行并不一定遵循某个一般性模式。古巴、秘鲁和玻利维亚的男性吸烟率超过40%，委内瑞拉、乌拉圭和阿根廷超过30%[4]。巴西是唯一男性处于第四阶段的南美洲国家，严格的烟草管制降低了人均消费，男性吸烟率为22%，女性吸烟率为13%[13,16]。古巴的女性吸烟率（29%）在加勒比地区最高[4]，女性的肺癌死亡率也高于大多数欧洲国家[17]。

在北美、北欧、澳大利亚和新西兰，男性处于第四阶段，女性一般正由第三阶段过渡到第四阶段。在所有这些国家中，男性的吸烟比例在过去几十年中都曾经超过50%[16]。目前，

瑞典男性的吸烟率最低（13%），并且是唯一女性吸烟率（16%）超过男性的欧洲国家[4]。无烟烟草（鼻烟）在瑞典男性中使用最常见，其他斯堪的纳维亚国家也比较常见[4]。希腊男性吸烟率最高（63%），奥地利女性吸烟率最高（45%）[4]。

苏联国家中，有些国家的男性吸烟率曾经是世界最高，现在东欧国家男性吸烟率有较大幅度下降。男性吸烟率超过50%的国家为俄罗斯（59%）、格鲁吉亚（57%）、拉脱维亚（50%）[4]。波兰和乌克兰的男性吸烟率在减少。虽然女性吸烟率一般不超过25%，但是俄罗斯的女性吸烟率在迅速上升，乌克兰女性的上升幅度较小[4]。在过去的20年里，俄罗斯的人均烟草消费几乎已经翻了一倍[14]。

在中东地区，女性吸烟比较少见，只有黎巴嫩例外[4]。卡塔尔、阿曼、沙特阿拉伯和阿联酋的男性处于第一阶段，土耳其男性（48%）[14]、约旦男性（42%）[4]、叙利亚男性（36%）[4]处于第三阶段或者第二阶段晚期。各种水烟的使用在这个区域比较常见。

在东亚和东南亚地区的几乎所

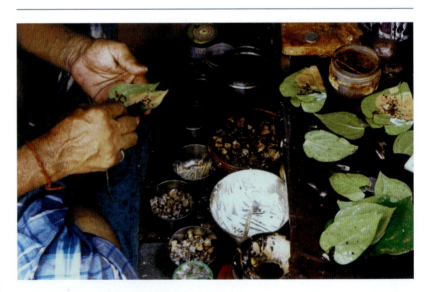

图 2.1.5 印度瓦拉纳一种名为磐安的食物
注：磐安通常由蒌叶包裹槟榔果和/或脆制的烟叶制成，具有刺激性并影响神经系统活性，通常人们在咀嚼之后吐出或吞掉。

有国家，女性吸烟比较罕见（小于10%）[4]。男性中，吸烟率最高的估计是印尼（57%）[4] 和中国（53%）[13]。很多国家（中国、孟加拉国、尼泊尔、越南、印尼和菲律宾）的人均香烟消费仍然在增长，其中男性消费占大多数[14]。在中国，老年女性吸烟率正在减少。根据某些传闻，中国城市青年女性的吸烟率可能开始增长[18]。女性吸烟通常从青年时期开始，中国女性是烟草公司一个未开发的巨大市场。

在印度、巴基斯坦和孟加拉，女性吸烟非常罕见，但是这些国家的女性使用无烟烟草的比例为世界最高[4]。在孟加拉，将近一半的成年男性（45%）使用香烟或者比迪烟[13]。印度男性吸烟率（24%）和巴基斯坦男性吸烟率

（28%）都比较低[4]，但是使用无烟烟草产品（例如磐安和槟榔）的比例超过30%[13]。这三个国家的人均烟草消费都比较低[14]。

限制烟草流行病的策略

根据"世界卫生组织烟草控制框架协议"（WHO Framework Convention on Tobacco Control），烟草使用危害教育的开展已经减少了很多国家烟草的使用。例如，增加香烟消费税可以持续减少香烟的销售量[19,20]。泰国、南非和法国人均烟草消费的减少就是典型的例子，提高税收相当于大幅度提高香烟的实际价格（见图2.1.6）[14,21~26]。促进戒烟和减少吸烟的其他重要策略包括无烟法律、公益

广告、限制或禁止烟草广告等[27]。许多国家在烟盒上印制图片和健康警语。澳大利亚首先使用空白包装（在烟盒上去除所有图形和商标）。大规模实施少数几种强有力的烟草管制措施，促使现在的吸烟者戒烟，说服青年人绝不开始吸烟就可以在未来的几十年里防止大约450万人死于吸烟[28]。

总而言之，烟草的使用仍然是全球的一个重大健康问题。目前，大多数高收入国家的烟草使用量在减少，但是许多中低收入国家的烟草使用量仍然在增长，或者维持在较高水平。有效的烟草控制战略，例如长期增加消费税、取消烟草广告等，可以为全球癌症的预防提供前所未有的机遇。

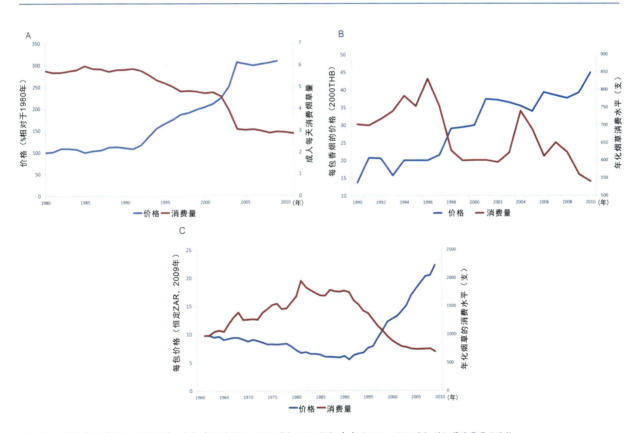

图 2.1.6　（A）法国（1980～2011 年），（B）泰国（1990～2011 年）以及（C）南非（1961～2009 年）的烟草消费量及价格
注：THB，泰铢；ZAR，南非兰特。

注释

[1] Glynn T, Seffrin JR, Brawley OW et al. 2010. The globalization of tobacco use: 21 challenges for the 21st century. *CA Cancer J Clin*, 60:50–61. http://dx.doi.org/10.3322/caac.20052 PMID:20097837.

[2] Ezzati M, Lopez AD 2003. Estimates of global mortality attributable to smoking in 2000. *Lancet*, 362:847–852. http://dx.doi.org/10.1016/S0140-6736 03 14338-3 PMID:13678970.

[3] WHO 2013. *WHO Report on the Global Tobacco Epidemic, 2013: Enforcing Bans on Tobacco Advertising, Promotion and Sponsorship*. Geneva: WHO. Available at http://apps.who.int/iris/bitstream/10665/85380/1/9789241505871_eng.pdf.

[4] Eriksen M, Mackay J, Ross H 2012. *The Tobacco Atlas*, 4th ed. Atlanta, GA: American Cancer Society, World Lung Foundation. Available at http://www.tobaccoatlas.org/.

[5] IARC 2012. Personal habits and indoor combustions. *IARC Monogr Eval Carcinog Risks Hum*, 100E:1–575. PMID:23193840.

[6] WHO 2012. Global Adult Tobacco Survey. Available at http://www.who.int/tobacco/surveillance/survey/gats/en/index.html.

[7] WHO 2012. Global Youth Tobacco Survey. Available at http://www.who.int/tobacco/surveillance/gyts/en/index.html.

[8] WHO 2008. *MPOWER: A Policy Package to Reverse the Tobacco Epidemic*. Geneva: WHO. Available at http://www.who.int/tobacco/mpower/mpower_english.pdf.

[9] Pirie K, Peto R, Reeves GK et al.; Million Women Study Collaborators 2013. The 21st century hazards of smoking and benefits of stopping: a prospective study of one million women in the UK. *Lancet*, 381:133–141. http://dx.doi.org/10.1016/S0140-6736 1261720-6 PMID:23107252.

[10] U.S. Public Health Service 1964. *Smoking and Health: Report of the Advisory Committee to the Surgeon General of the Public Health Service*. Washington, DC: U.S. Department of Health, Education, and Welfare, Public Health Service Public Health Service Publication No. 1103.

[11] Thun M, Peto R, Boreham J, Lopez AD 2012. Stages of the cigarette epidemic on entering its second century. *Tob Control*, 21:96–101. http://dx.doi.org/10.1136/tobaccocontrol-2011-050294 PMID:22345230.

[12] Pampel F 2008. Tobacco use in sub-Sahara Africa: estimates from the demographic health surveys. *Soc Sci Med*, 66:1772–1783. http://dx.doi.org/10.1016/j.socscimed.2007.12.003 PMID:18249479.

[13] Giovino GA, Mirza SA, Samet JM et al.; GATS Collaborative Group 2012. Tobacco use in 3 billion individuals from 16 countries: an analysis of nationally representative cross-sectional household surveys. *Lancet*, 380:668–679. http://dx.doi.org/10.1016/S0140-6736 12 61085-X PMID:22901888.

[14] ERC 2010. *World Cigarette Reports 2010*. Suffolk, UK: ERC Group.

[15] Blecher E 2010. Targeting the affordability of cigarettes: a new benchmark for taxation policy in low-income and middle-income countries. *Tob Control*, 19:325–330. http://dx.doi.org/10.1136/tc.2009.030155 PMID:20530141.

[16] OECD 2012. Non-medical determinants of health. OECD Health Statistics database. Paris: Organisation for Economic Co-operation and Development. http://dx.doi.org/10.1787/20758480.

[17] WHO 2012. Cancer Mortality Database. Available at http://www-dep.iarc.fr/WHOdb/WHOdb.htm.

[18] Ho MG, Ma S, Chai W et al. 2010. Smoking among rural and urban young women in China. *Tob Control*, 19:13–18. http://dx.doi.org/10.1136/tc.2009.030981 PMID:19822528.

[19] WHO 2003. WHO Framework Convention on Tobacco Control. Available at http://www.who.int/fctc/en/.

[20] IARC 2011. IARC Handbooks of Cancer Prevention, Vol. 14: *Tobacco Control: Effectiveness of Tax and Price Policies for Tobacco Control*. Lyon: IARC.

[21] Economist Intelligence Unit 2011. Worldwide Cost of Living Survey. London: The Economist Group.

[22] Economist Intelligence Unit 2011. Marlboro cigarette and local cigarette prices, Worldwide Cost of Living Survey. London: The Economist Group.

[23] International Monetary Fund 2011. World Economic Outlook Database, April 2011 edition. Available at http://www.imf.org/external/pubs/ft/weo/2011/01/weodata/index.aspx.

[24] Levy DT, Benjakul S, Ross H, Ritthiphakdee B 2008. The role of tobacco control policies in reducing smoking and deaths in a middle income nation: results from the Thailand SimSmoke simulation model. *Tob Control*, 17:53–59. http://dx.doi.org/10.1136/tc.2007.022319 PMID:18218810.

[25] Blecher EH 2011. *The Economics of Tobacco Control in Low- and Middle-Income Countries* [thesis]. Cape Town, South Africa: School of Economics, University of Cape Town.

[26] Guérin S, Hill C 2010. Cancer epidemiology in France in 2010: comparison with the USA [in French]. *Bull Cancer*, 97:47–54. http://dx.doi.org/10.1684/bdc.2010.1013 PMID:19995688.

[27] Blecher E 2008. The impact of tobacco advertising bans on consumption in developing countries. *J Health Econ*, 27:930–942. http://dx.doi.org/10.1016/j.jhealeco.2008.02.010 PMID:18440661.

[28] Jha P 2009. Avoidable global cancer deaths and total deaths from smoking. *Nat Rev Cancer*, 9:655–664. http://dx.doi.org/10.1038/nrc2703 PMID:19693096.

2.2 有烟烟草和无烟烟草的使用

2. 癌症病因学

乔纳森·M. 沙美（Jonathan M.Samet）
普拉卡什·C. 古普塔（Prakash C.Gupta）
塞西莉·S. 雷（Cecily S.Ray）
凯瑟琳·萨瓦戈特（Catherin Sauvaget，评审）
德博拉·M. 温（Deborah M. Winn，评审）

摘 要

· 烟草的烟雾中含有 7000 多种化学物质，其中很多是众所周知的致癌物质。烟草烟雾成分通过多种途径致癌，包括 DNA 结合和突变、炎症、氧化应激和表观遗传改变等。

· 无烟烟草产品中含有超过 3000 种化学物质和大量致癌物质。现在已经查明，DNA 结合和突变是无烟烟草的致癌机制。

· 迄今为止的流行病学研究表明，吸烟与至少 14 种不同类型的癌症存在因果关系。目前的流行病学研究积累的证据已经足以表明，无烟烟草可以导致口腔癌和胰腺癌。

· 在 "世界卫生组织烟草控制框架协议"（WHO Framework Convention for Tobacco Control）中列举了非常广泛的全球性烟草管制策略，旨在与烟草流行做斗争。

在世界范围内，各种不同的有烟或无烟烟草产品的使用都是给使用者提供尼古丁。世界范围烟草流行引起的疾病很大程度上来自加工的香烟。现在，绝大部分香烟主要由少数几家跨国公司生产和销售，在中国则是中国烟草总公司（China National Tobacco Corporation）生产和销售。在一些国家，特别是印度和孟加拉，无烟烟草特别盛行，尤其是在女性中间，而有烟烟草的使用比较少见。烟草制品，特别是香烟，正是导致癌症的重要原因。此外，吸烟还会导致心血管疾病和肺部疾病，烟草已经成为全世界造成过早死亡的首要原因，每年致死大约 600 万人[1]。

有烟烟草

香烟的生产已经高度工业化，目的仅仅是给它们的用户提供含有尼古丁的烟雾。香烟燃烧时的高温可以产生数千种化学物质，因此吸烟者也同时吸入了剧毒混合物，包括许多已知的致癌物质和毒素，例如苯并（a）芘和其他多环芳烃、烟草特有的亚硝胺（烟碱的 N- 亚硝基衍生物和它的代谢物）、苯（白血病的原因）、甲醛（刺激物质和致癌物质）、一氧化碳和氰化物（引起窒息）、丙烯醛（刺激物质）和钋（放射性致癌物）[2]。吸烟者吸入的烟雾称为主流烟雾（mainstream smoke），从点燃的香烟发散出去的烟雾称为侧流烟雾（sidestream smoke）。如果有人吸烟的时候，不吸烟者也会吸入二手烟，其中既有主流烟雾，也有很多散发出来的侧流烟雾。烟斗、雪茄和水烟管产生的烟雾相当于香烟的混合物，根据不同的产品，烟雾的特性有所差异。

无烟烟草

无烟烟草的消费方式与燃烧的有烟烟草不同，这类产品大部分通过口腔使用，还有一些通过鼻腔使用。口服使用无烟烟草提供尼古丁的速度比香烟慢一些，在摄入口服无烟烟草 30 分钟以后，尼古丁在血浆中的水平达到峰值，但是这些尼古丁的水平下降得非常缓慢。所以，口服的无烟烟草提供的尼古丁更多。在一天的吸烟过程中，一个无烟烟草使用者摄取的尼古丁可以达到有烟烟草使用者的两倍。无烟烟草的形式有很多种，在不同的原产国有不同的名称，无烟烟草产品一般可以分为松散的烟叶（可以直接嘴嚼或者混合糖和其他调味成分）、薄片、切成细丝或细条（放在嘴里嚼或用手拿着放在嘴里）、固体压缩形式的烟块或烟条、黏稠的膏状物、干燥或潮湿烟草的口服或鼻服物（鼻烟）、非洲东部用鼻腔服用的液体鼻烟（烟草提取液）以及亚洲南部用烟草制作的漱口水，等等。还有一些新产品，包括细切的或粉状的烟草（鼻烟放在袋泡茶一样的包装袋里）、可溶解的

烟草锭剂以及烟草牙签等。

有一些无烟烟草产品只是单纯的烟叶。大多数无烟烟草产品都加入了各种调味剂，例如加糖、蜜或人造甜味剂来增加甜度，也有加盐、香味剂(类似香精、香料和香水的物质)等，通常薄荷的添加是用于防止发炎。在东南亚，很多人不论在本国还是迁移到其他地方，都喜欢把无烟烟草和槟榔一起使用。他们自己混合烟草与槟榔，或者购买预先混合好的产品。槟榔果(areca nut)特有的亚硝胺本身就是致癌物质[3]。

在有烟和无烟烟草中，都有烟草特有的亚硝胺，但在使用无烟烟草时，这类亚硝胺是主要危害。有烟烟草燃烧产生的多环芳烃是高危致癌物质，无烟烟草不涉及这类致癌因素。这些亚硝胺是尼古丁及其代谢物亚硝化形成的。这些化合物的性质和数量取决于烟草的品种、生长条件、烟叶发酵和烟叶衰老程度以及烟草如何切丝或制成粉末的精细程度。无烟烟草产品以及很多香烟品牌通常都含有一种配料，这种配料包含氨、碳酸铵、氢氧化钙、氢氧化钾、碳酸钾和碳酸钠，可以增加 pH 值和促进尼古丁的吸收。如果把烟草制成粉末，粉末越精细人们吸收的尼古丁越多[3]。市场上还销售一些尼古丁含量较低的、不同尼古丁含量级别的产品，以面向不同类型的烟民。刚刚吸烟的新烟民，往往会从尼古丁含量较低的产品开始，之后可能会升级到尼古丁含量较高的产品[4]。

使用方式
香烟

世界卫生组织(WHO)和美国疾病控制和预防中心(US Centers for Disease Control and Prevention)联合执行的"全球成人烟草调查"(Global Adult Tobacco Survey)和"全球青年烟草调查"(Global Youth Tobacco

Survey)在全球多个国家跟踪调查烟草的使用。"全球成人烟草调查"在2012年发布了第一份全球报告，其中包括 14 个中低收入国家，以及美国和英国的研究结果[5]。调查结果显示，19 个国家都在大范围流行吸烟，吸烟的男性比例比女性高得多，只有几个国家的女性吸烟率接近男性(见图2.2.1)。在一些国家，例如中国和印度，曾经的吸烟者只有很少一部分人已经停止吸烟。这次调查涵盖了大部分的高负担国家，登记的烟草使用者达到约 8.5 亿人。这次调查的年龄在24～35 岁的人群中，开始吸烟的男性平均年龄为 17.7 岁，女性为 18.0岁[5]。年龄超过 35 岁的人群中，开始吸烟的平均年龄女性往往大于男性。

"全球青年烟草调查"搜集了13～15 岁在校学生的数据，调查显示世界上绝大多数国家的青年人都在持续吸烟[6]。在一些国家，在这个年龄段且吸烟史超过一个月的男生和女生比例达到 30% 以上，女生中的流行程度已经接近男生。吸烟男生比例最高的国家包括巴布亚新几内亚

(50.6%)、东帝汶(50.6%)和汤加(37.5%)；女生吸烟比例最高的是智利(39.9%)、巴布亚新几内亚(35.8%)和捷克(32.7%)[6]。

无烟烟草

世界所有地区都有口服无烟烟草的情况，其中使用最普遍的区域是太平洋岛国、南亚、东南亚、非洲和欧洲[6]。无烟烟草使用最多的国家包括马绍尔群岛、缅甸、孟加拉、印度和马达加斯加(吸烟率 20% 以上)，其次是不丹、尼泊尔、瑞典、斯里兰卡、苏丹、土库曼斯坦、密克罗尼西亚、乌兹别克斯坦、也门和挪威(吸烟率 10%～19%)。在图 2.2.2 中，各国的顺序是按照成人使用无烟烟草的比例高低来进行排列的。在很多国家，特别是非洲国家，还没有这类统计数据。无烟烟草产品的主要生产地是美国、瑞典和印度，并出口到世界各地。几家最大的香烟制造厂商现在正在销售无烟烟草产品，扩展他们的香烟品牌，强调原先的用户可以在"禁

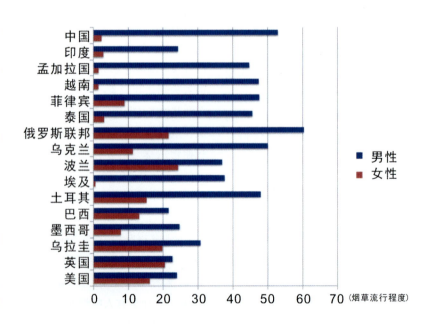

图 2.2.1　14 个成人烟草消费大国以及美国、英国 15 岁以上男女人群烟草流行现状

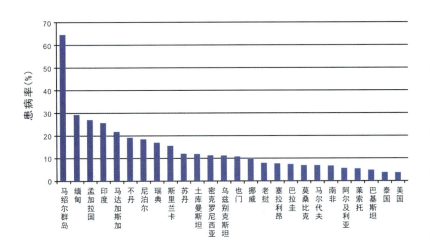

图 2.2.2　15 岁以上使用无烟烟草人群的患病率情况

无烟烟草

无烟烟草包含超过 3000 种化学物质和至少 28 种致癌物质，其中很多物质与香烟烟雾相同，如图 2.2.3 所示。无烟烟草的使用带来烟草特有的亚硝胺、挥发性 N- 亚硝基胺、N- 亚硝基胺酸和挥发性醛类（如甲醛和乙醛）以及金属，包括镉、铅、砷、镍、铬和放射性元素。我们知道某些烟草特有的亚硝胺（如尼古丁衍生亚硝胺酮和 N- 亚硝基去甲烟碱）和它们的代谢物以及苯并 [a] 芘可以附着到细胞的 DNA 中，导致某些癌基因和抑癌基因的突变。在无烟烟草的使用者中我们已经发现口腔的癌变前兆。在实验室的实验中发现，无烟烟草还会产生活性氧自由基（reactive oxygen species）、氧化应激（oxidative stress）和相关 DNA 断裂。处于烟草咀嚼位置的口腔黏膜可能在普通烟民初次服用烟草后的 2 ～ 7 天就会发生炎症。目前，无烟烟草导致发炎的准确原因还不清楚。

止吸烟"的环境中继续使用他们的产品 [6]。目前，大多数国家都没有青少年使用无烟烟草的数据。但是"全球青年烟草调查"显示，许多国家的青年使用非香烟烟草的比例很高，并且其中很大一部分是无烟烟草 [7]。2006 年，年龄在 13 ～ 15 岁的刚果青年中，18.0% 的人在过去 30 天内曾经使用过无烟烟草 [8]。2006 年，印度的这一数据为 8.1%[9]。

烟草是癌症的病因
癌症的因果机制
吸烟

烟草的烟雾是气体和小颗粒的混合物，这些颗粒小得足以到达并沉积在细支气管和肺泡中。烟草的烟雾成分（包括尼古丁）从肺部进入血液循环到达全身的各个部位，使人体各组织在不同程度上接触到致癌物质，这些致癌物质并非仅仅被人体的某些器官吸收，而是被整个身体的大部分吸收了。

烟草的烟雾包含 7000 多种化学成分，包括很多已知的致癌物质，国际癌症研究署（IARC）已经评估了这些物质的致癌性 [10]。烟草烟雾的致癌物质类别很广，包括多环芳香烃、N- 亚硝胺、胺和芳香胺，以及一大批烟草特有的毒素（包括挥发性醛和酚胺）。

图 2.2.3 是烟草烟雾中致癌物质与癌症因果关系的总体架构。吸烟的致癌途径有一些是特殊的，有一些是非特殊的，人们通过非常广泛的实验数据记录了致癌的不同途径 [2,10]。这幅图首先从吸烟和吸烟成瘾开始，长期接触那些致癌的烟草烟雾导致吸烟成瘾，一生中吸烟越多的人罹患癌症的风险越大，这就是吸烟成瘾者的一般模式。一个终生的吸烟者不一定存在罹患癌症的过度风险。曾经吸烟 10 年或者 20 年的吸烟者，戒烟以后的致癌风险虽然降低了，但也不会降到从来不吸烟人的水平。这幅图强调的是，导致不可控的细胞增殖和恶性发展的原因来自多个过程，在这些过程的很多位点上，烟草的烟雾都会致癌，其致癌的主要途径是与 DNA 的结合和随后发生的突变（核心途径），但是烟草的烟雾也通过炎症（最高处的途径）和表观遗传机制（最底部的途径）增加罹患癌症的风险 [10]。

流行病学证据
吸烟

20 世纪中期以来，很多吸烟与癌症的流行病学证据来自大量的病例控制和队列研究。吸烟与癌症的流行病学证据已经确认，吸烟是多种类型癌症的病因 [11,12]。图 2.2.4 是世界卫生组织国际癌症研究署 [12] 和美国公共卫生署（US Surgeon General）[11] 已经确认的，与吸烟有因果关系的癌症部位和类型。受到影响的部位既有烟雾直接沉积的部位（例如口咽和肺部），也有远离烟雾，但是烟草成分通过血液循环达到的部位（例如胰腺和膀胱）。总体来说，每天吸烟的数量越多，吸烟的时间越长，罹患癌症的风险越大；戒烟之后，罹患癌症的风险会急剧下降。但是，曾经长期吸烟者的癌症风险，

烟草导致癌症的遗传易感性

詹姆斯·D.麦凯（James D. McKay）

罹患烟草导致的癌症患者最亲近的亲属中，存在发生相同类型癌症的过度风险（excess risk）。虽然因为共同处于这种烟草环境的影响下，但是这一发现也令人想起遗传易感性的作用[1]。这些易感性基因已经被确认，既包括罕见的遗传变异（genetic variants）也包括常见的遗传变异。

几种罕见的癌症综合症，例如李-弗劳梅尼综合症（Li-Fraumeni Syndrome）（OMIM151623）和先天性角化不良综合症（Dyskeratosis Congenita）（OMIM127550），分别与 TP53 和 TERT 基因的突变有关系，包括他们的疾病谱系（disease spectrum）中烟草导致的癌症，这表示这些基因与遗传易感性有关系。同样的，一种罕见的家族性肺腺癌似乎与 EGFR 上的种系突变（germline mutations）有关系[2]。

全基因组关联分析（Genome-Wide Association Study）方法已经确认出其他几个具有更加普遍的群体频率的有趣位点。在染色体15q25的一个位点包含了几个烟碱乙酰胆碱的受体（nicotinic acetylcholine receptors），同样的变异既与肺癌有关，也与吸烟习惯有关，人们猜测这可能与行为变化有关[3,4]，但仍存在争议。在5p15.33的包含 TERT 基因的一个区段，有两个独立的常见变异与肺癌有关[5]。这些变异虽然很相似，但是它们在组织学上的效果不一样，其中一个与腺癌（adenocarcinoma）的关系更大[6]。这同一个部位与许多其他类型的癌症遗传易感性也有关[7]。

全基因组关联分析和其他方法已经在几个其他肺癌易感位点确认出遗传变异，6号染色体的主要组织相容性复合体（major histocompatibility complex）区域[3]对免疫反应是至关重要的，还有几个基因与 DNA 的修复和细胞周期的调控有关系，尤其是 CHEK2[8]、RAD52[9] 和 CDNK2A[9]，这几个基因似乎都与肺部鳞状细胞癌有着特别密切的关系（图 B2.2.1）。在一些亚洲人的群体中已经确认出另外几个肺癌易感基因位点[10]，但是还不清楚在其他群体中这几个易感基因部位与肺癌的关系。头颈部的癌症与涉及酒精代谢的基因（ADH 和 ALDH2）似乎有着特别密切的关系[11]。

值得注意的是，迄今的遗传研究中，虽然遗传分析研究的规模差不多，遗传成分的评估也差不多，但是与其他的常见癌症相比，得到确认的与烟草有关的癌症遗传易感位点则少得多。这里的原因仍然不清楚，但是某些原因不明的风险也许可以这样解释：迄今为止遗传变异的成分没有得到广泛的检测，例如人口数量太少和拷贝数重复，后者对于代谢基因特别重要。我们还需要进一步研究基因与环境的交互作用。

注释

[1] Brennan P et al. (2011). Lancet Oncol, 12:399–408. http://dx.doi.org/10.1016/S1470-2045(10)70126-1 PMID:20951091.

[2] Ohtsuka K et al. (2011). J Clin Oncol, 29:e191–e192. http://dx.doi.org/10.1200/JCO.2010.31.4492 PMID:21172876.

[3] Hung RJ et al. (2008). Nature, 452:633–637. http://dx.doi.org/10.1038/nature06885 PMID:18385738.

[4] Chen D et al. (2011). Cancer Epidemiol Biomarkers Prev, 20:658–664. http://dx.doi.org/10.1158/1055-9965.EPI-10-1008 PMID:21335511.

[5] McKay JD et al. (2008). Nat Genet, 40:1404–1406. http://dx.doi.org/10.1038/ng.254 PMID:18978790.

[6] Truong T et al. (2010). J Natl Cancer Inst, 102:959–971. http://dx.doi.org/10.1093/jnci/djq178 PMID:20548021.

[7] Zou P et al. (2012). BMC Cancer, 12:7. http://dx.doi.org/10.1186/1471-2407-12-7 PMID:22221621.

[8] Brennan P et al. (2007). Hum Mol Genet, 16:1794–1801. http://dx.doi.org/10.1093/hmg/ddm127 PMID:17517688.

[9] Timofeeva MN et al. (2012). Hum Mol Genet, 21:4980–4995. http://dx.doi.org/10.1093/hmg/dds334 PMID:22899653.

[10] Dong J et al. (2013). PLoS Genet, 9:e1003190. http://dx.doi.org/10.1371/journal.pgen.1003190 PMID:23341777.

[11] McKay JD et al. (2011). PLoS Genet, 7:e1001333. http://dx.doi.org/10.1371/journal.pgen.1001333 PMID:21437268.

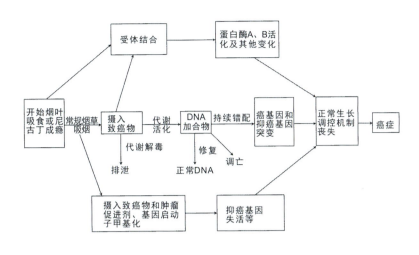

图 2.2.3 烟草烟雾中致癌物的致癌途径

验证[10]。

无烟烟草

许多流行病学研究，包括病例对照研究和队列研究，以及调整摄入烟草和酒精的影响都证明无烟烟草与癌症也存在因果关系[3]。最有力的证据是口腔的癌症和胰腺癌。在美国、南亚和苏丹的传统无烟烟草产品中，发现含量非常高的烟草特有的亚硝胺类物质，几项研究证明，使用者患有口腔癌症风险很高。风险的大小，在很大程度上取决于吸烟者使用的产品类型。在无烟烟草使用者的病例研究中发现，癌症的风险随着每天的烟草使用频率和烟草使用年限的增加而增长，与非吸烟者相比，无烟烟草使用者中女性的风险往往高于男性。无烟烟草的使用者往往出现癌前口腔黏膜病变，例如黏膜白斑病（leukoplakia）。停止使用无烟烟草后的 1 ～ 2 个月内，这些黏膜白斑病变往往就消失了。这些癌前病变在既吸烟又使用无烟烟草者中更为常见，这些人的癌症风险也更高。

不会完全下降与到那些从不吸烟者相同的水平[11]。主动吸烟和乳腺癌之间的关联还在持续调查[13]。

表 2.2.1 是美国癌症协会（American Cancer Society）在美国进行的两次队列研究中获得的死亡与吸烟导致的主要癌症部位的相对风险评估：《癌症预防研究 -I》（CPS-I）（1959 年启动，持续到 1965 年）和《癌症预防研究 -II》（CPS-II）（1982 年启动，持续到 1988 年）[14]。登记调查问卷的参与者提供了吸烟状况的数据。有几个带有普遍性的发现比较引人注目：（1）现在和曾经吸烟者的相对风险，在某些部位的发病（例如肺癌和喉癌）远远高于从不吸烟者；（2）与现在的吸烟者相比，曾经吸烟者的相对风险降低；（3）女性的相对风险往往低于男性；（4）在两次规模研究之间的约 20 年里，女性的相对风险趋于上升[14]。更近期的一些研究结果也发现女性的相对风险在持续上升，因为在同样的年龄段，女性群体开始吸烟的年龄及相同时期的吸烟率已经接近男性[15]。表 2.2.1 反映的是高收入国家的相对风险。在中低收入国家中这类相对风险往往比较低，因为比较严重的吸烟习惯都是从青年时代开始的。这是高收入国家

的状况，并不是迄今为止典型的吸烟格局。

流行病学的证据还证实，非自愿吸烟，即非吸烟者吸入二手烟也会导致癌症。1981 年，有关非自愿吸烟和非吸烟者罹患肺癌风险的第一份流行病学研究发表；到 1986 年，已获得足够的证据（特别是主动吸烟已经得到大量研究报告）得出结论，非自愿吸烟也会导致非吸烟者罹患肺癌[16,17]。非自愿吸烟罹患肺癌的风险会增加约 25%，这一发现在世界各地得到反复

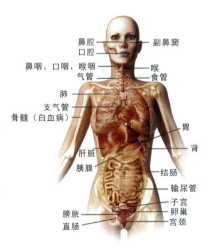

图 2.2.4 IARC[12] 与美国公共卫生署[11] 总结的与吸烟存在因果关系的癌症部位与类型
注：肝脏、结肠、直肠、卵果（黏液性）以及副鼻窦仅为 IARC 收录。

预防
有烟烟草

烟草控制经过了漫长的演变，越来越多的证据证明，主动吸烟和非自愿吸烟都会影响健康，但管制烟草会取得很好的效果[4,18]。从历史上看，早期调查发现肺癌与吸烟有关之后，大力开展公众教育，告知吸烟的风险，人们也许会停止吸烟。然而此后，人们才逐渐认识到，烟草的控制实际上复杂得多，在整个生命过程中使用烟草是由很多不同层次的多种因素决定的，这些因素是相互作用的，吸烟对健康的危害在怀孕以前就发生了。在每一个年龄段，烟草管制的重点也在不断转移，从预防首次吸烟转移到推

2.2 有烟烟草和无烟烟草的使用

表 2.2.1　基于年龄的死于吸烟导致癌症的相对风险评估

疾病名称（ICD-9 编号）	CPS-I （1959 ～ 1965 年）				CPS-II （1982 ～ 1988 年）			
	男性		女性		男性		女性	
	CS	FS	CS	FS	CS	FS	CS	FS
唇、口腔、咽（140-149）	6.3	2.7	2.0	1.9	10.9	3.4	5.1	2.3
食管（150）	3.6	1.3	1.9	2.2	6.8	4.5	7.8	2.8
胃（151）	1.8	1.7	1.0	1.0	2.0	1.5	1.4	1.3
胰腺（157）	2.3	1.3	1.4	1.4	2.3	1.2	2.3	1.6
喉（161）	10.0	8.6	3.8	3.1	14.6	6.3	13.0	5.2
气管、支气管、肺（162）	11.4	5.0	2.7	2.6	23.3	8.7	12.7	4.5
宫颈（180）	NA	NA	1.1	1.3	NA	NA	1.6	1.1
膀胱（188）	2.9	1.8	2.9	2.3	3.3	2.1	2.2	1.9
肾、其他泌尿系统（189）	1.8	1.8	1.4	1.5	2.7	1.7	1.3	1.1
急性髓性白血病（204-208）	1.6	1.6	1.0	1.0	1.9	1.3	1.1	1.4

CS，现吸烟者；FS，曾吸烟者；ICD-9，国际疾病分类第 9 版；NA，不适用。

注：数据来自 CPS-I 和 CPS-II，成人年龄大于或等于 35 岁。

广成功戒烟。一些特别重要的具体问题包括避免接触二手烟以及劝阻怀孕女性不要吸烟，等等。不仅如此，烟草控制在时间上是动态的，烟草行业总是试图推出一些与烟草控制背道而驰的手段。

现在，许多国家已经实施烟草控制规划。最重要的是，现在通过了《世界卫生组织烟草控制框架公约》（FCTC），这是 WHO 主持协调谈判达成的第一个公约，为全球因烟草使用而造成的流行病找到一种全球性解决方案。自从 2005 年《世界卫生组织烟草控制框架公约》生效以后，世界上大多数国家成为缔约国。这项公约核心条款的内容同大多数国家烟草控制措施的主要内容与核心规则一致，包括全面禁止烟草的广告、促销和赞助；禁止误导性描述，例如"含量低"等；要求烟草包装上至少包括30%的烟草危害警示并鼓励采用更多的图形警示。《世界卫生组织烟草控制框架公约》还包括各缔约方必须执行工作场所禁烟的法律，查禁烟草走私，提高烟草税收等规定。

基于各种证据，WHO 于 2008 年确认了 6 项有效减少烟草使用的烟草管制措施[19]。这 6 项措施的首字母缩写是众所周知的 MPOWER，每一项措施涵盖《世界卫生组织烟草控制框架公约》中的一项或几项条款，包括监测烟草使用和实施预防政策、保护人们免受烟草烟雾的危害、为戒烟提供帮助、公告警示烟草的危害、强制性禁止烟草的促销和赞助，以及提高烟草税收。WHO 正在涵盖全球人口的各个国家跟踪监督 MPOWER 的实施。迄今为止，这些措施得到有效执行的范围仍然有限，但是可以预见，这些条款及其内容涵盖到的世界人口将会越来越多[1]。全球烟草管制已经得到世界各国政府以及非政府机构资助，其中彭博家庭基金会（Bloomberg Family Foundation）和比尔及梅林达·盖茨基金会（Bill & Melinda Gates Foundation）的资助从 2007 年开始，预计将持续到 2016 年。

在第 4.1 章，将讲述鼓励个人戒烟的早期影响等问题。

无烟烟草

烟草的管制也必须包括无烟烟草，烟草管制每一个方面都必须同时考虑到有烟烟草和无烟烟草。因此，烟草税收必须涵盖这两种使用烟草方式，因为在有些国家发生了这样的情况，即增加香烟的税收以后，人们转向了比较便宜的无烟烟草。大规模宣传也要同时明确地指出两种类型烟草的危害，不要使人们以为无烟烟草是没有风险的。无烟烟草使用者罹患口腔癌的风险非常高，尤其是那些从很小的年龄开始使用的人，或者同时使

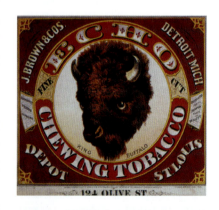

图 2.2.5　已证实嚼用烟草可导致食道癌、口腔癌、膀胱癌和胰腺癌

用有烟烟草和无烟烟草的人。一些国家对于无品牌的产品进行了打击。在公共场所严禁吐痰、严禁使用无烟烟草、在学校等教育场所的周围严禁销售任何烟草产品等措施有助于杜绝无烟烟草的使用。同时，必须严格要求展示健康警示，禁止各种形式的广告，包括与烟草使用相关的各种图形——从烟草制品的品牌到其他产品（例如品牌的扩展），这些规定不仅适用于有烟烟草也适用于无烟烟草。卫生保健工作者要提供有关的信息鼓励和支持无烟烟草使用者戒烟。无烟烟草也要实施禁止进口和走私的各种禁令，以控制无烟烟草的使用需求。

在无烟烟草广泛使用的地区，例如东南亚，人们认为烟草使用是"正常的"，必须有针对性地加强烟草危害健康的公众宣传，并对戒烟提供帮助[20]。例如，根据对目标群体特征和需求的研究，印度成功制定了针对青年学生的干预措施。这些有目标的干预措施能够提高学生的参与兴趣。这些干预措施包括课堂上的教学、以家庭为基础的各种活动（家长也参与），以及积极的烟草管制活动等。与没有进行干预的学校相比，这些干预使烟草的使用率显著降低[21,22]。研究人员把这些系统检测的结果形成证据充分的概念和资料与各级政府分享，申请在印度全国的政府公立学校推广[21]。关于社区的干预，首先要借助多种类型的媒体发布信息进行铺垫，然后在各个层次进行高效的宣传普及，再由保健教育工作者对小群体乃至个人进行一对一的干预，这样比较有力和有效[23,24]。社区和工作场所干预措施中，加入口腔检查也会有效地促进戒烟和减少成年人的烟草使用。这种包括口腔检查的干预可以降低烟草使用者罹患黏膜白斑病的风险[25,26]。

结论

有烟和无烟两种形式烟草的使用目前仍然是世界癌症发病率和死亡率的首要原因。烟草诱导的致癌作用涉及很多机制和过程，与其他导致癌症的环境相比，吸烟导致的很多部位发病风险很高，包括有烟烟草使用者的肺癌和无烟烟草使用者的口腔癌。因此，烟草控制是预防癌症的一大重点。全球性的公共卫生条约《世界卫生组织烟草控制框架公约》呼吁缔约国家执行一整套行之有效的控烟政策。这个公约在 2005 年生效至今已经有 176 个国家缔约，促进了一项全球性的烟草控制运动，持续致力于预防开始吸烟和成功地推广停止使用烟草。

注释

[1] WHO 2011. *WHO Report on the Global Tobacco Epidemic, 2011: Warning about the Dangers of Tobacco*. Geneva: WHO.

[2] U.S. Department of Health and Human Services 2010. *How Tobacco Smoke Causes Disease: The Biology and Behavioral Basis for Smoking-Attributable Disease: A Report of the Surgeon General*. Atlanta, GA: U.S. Department of Health and Human Services, Centers for Disease Control and Prevention, National Center for Chronic Disease Prevention and Health Promotion, Office on Smoking and Health.

[3] IARC 2007. Smokeless tobacco and some tobacco-specific N-nitrosamines. *IARC Monogr Eval Carcinog Risks Hum*, 89:1-592. PMID:18335640.

[4] U.S. Department of Health and Human Services 2000. *Reducing Tobacco Use: A Report of the Surgeon General*. Atlanta, GA: U.S. Department of Health and Human Services, Centers for Disease Control and Prevention, National Center for Chronic Disease Prevention and Health Promotion, Office on Smoking and Health.

[5] Giovino GA, Mirza SA, Samet JM et al.; GATS Collaborative Group 2012. Tobacco use in 3 billion individuals from 16 countries: an analysis of nationally representative cross-sectional household survey. *Lancet*, 380:668–679. http://dx.doi.org/10.1016/S0140-67361261085-X PMID:22901888.

[6] Eriksen M, Mackay J, Ross H 2012. *The Tobacco Atlas*, 4th ed. Atlanta, GA: American Cancer Society, World Lung Foundation.

[7] Sinha DN, Palipudi KM, Rolle I et al. 2011. Tobacco use among youth and adults in member countries of South-East Asia region: review of findings from surveys under the Global Tobacco Surveillance System. *Indian J Public Health*, 55:169–176. http://dx.doi.org/10.4103/0019-557X.89946 PMID:22089684.

[8] Rudatsikira E, Muula AS, Siziya S 2010. Current use of smokeless tobacco among adolescents in the Republic of Congo. *BMC Public Health*, 10:16. http://dx.doi.org/10.1186/1471-2458-10-16 PMID:20074362.

[9] Sinha DN, Gupta PC, Gangadharan P 2007. Tobacco use among students and school personnel in India. *Asian Pac J Cancer Prev*, 8:417–421. PMID:18159980.

[10] IARC 2004. Tobacco smoke and involuntary smoking. *IARC Monogr Eval Carcinog Risks Hum*, 83:1–1438. PMID:15285078.

[11] U.S. Department of Health and Human Services 2004. *The Health Consequences of Smoking: A Report of the Surgeon General*. Atlanta, GA: U.S. Department of Health and Human Services, Centers for Disease Control and Prevention, National Center for Chronic Disease Prevention and Health Promotion, Office on Smoking and Health.

[12] IARC 2012. Personal habits and indoor combustions. *IARC Monogr Eval Carcinog Risks Hum*, 100E:1–575. PMID:23193840.

[13] Gaudet MM, Gapstur SM, Sun J et al. 2013. Active smoking and breast cancer risk: original cohort data and meta-analysis. *J Natl Cancer Inst*, 105:515–525. http://dx.doi.org/10.1093/jnci/djt023 PMID:23449445.

[14] National Cancer Institute 1997. *Changes in Cigarette-Related Disease Risks and Their Implications for Prevention and Control*. Smoking and Tobacco Control Monograph No. 8. Bethesda, MD: U.S. Department of Health and Human Services, National Institutes of Health, National Cancer Institute NIH Publication No. 97-4213.

[15] Thun MJ, Carter BD, Feskanich D et al. 2013. 50-year trends in smoking-related mortality in the United States. *N Engl J Med*, 368:351–364. http://dx.doi.org/10.1056/NEJMsa1211127 PMID:23343064.

[16] IARC 1986. Tobacco smoking. *IARC Monogr Eval Carcinog Risk Chem Hum*, 38:1–421. PMID:3460963.

[17] U.S. Department of Health and Human Services 1986. *The Health Consequences of Involuntary Smoking: A Report of the Surgeon General*. Washington, DC: U.S. Department of Health and Human Services, Public Health Service, Office on Smoking and Health.

[18] Wipfli H, Samet JM 2009. Global economic and health benefits of tobacco control: part 1. *Clin Pharmacol Ther*, 86:263–271. http://dx.doi.org/10.1038/clpt.2009.93 PMID:19536067.

[19] WHO 2008. *WHO Report on the Global Tobacco Epidemic, 2008: The MPOWER Package*. Geneva: WHO.

[20] Kakde S, Bhopal RS, Jones CM 2012. A systematic review on the social context of smokeless tobacco use in the South Asian population: implications for public health. *Public Health*, 126:635–645. http://dx.doi.org/10.1016/j.puhe.2012.05.002 PMID:22809493.

[21] Arora M, Stigler MH, Reddy K 2011. Effectiveness of health promotion in preventing tobacco use among adolescents in India: research evidence informs the National Tobacco Control Programme in India. *Glob Health Promot*, 18:9–12. http://dx.doi.org/10.1177/1757975910393163 PMID:21721292.

[22] Sorensen G, Gupta PC, Nagler E, Viswanath K (2012). Promoting life skills and preventing tobacco use among low-income Mumbai youth: effects of Salaam Bombay Foundation intervention. *PLoS One*, 7:e34982. http://dx.doi.org/10.1371/journal.pone.0034982 PMID:22523567.

[23] Aghi MB, Gupta PC, Bhonsle RB, Murti PR 1992. Communication strategies for intervening in the tobacco habits of rural populations in India. In: Gupta PC, Hamner JE III, Murti PR, eds. *Control of Tobacco-Related Cancers and Other Diseases*. Proceedings of an International Symposium, TIFR, Bombay, January 15–19, 1990. Bombay: Oxford University Press, pp. 303–306.

[24] Anantha N, Nandakumar A, Vishwanath N et al. 1995. Efficacy of an anti-tobacco community education program in India. *Cancer Causes Control*, 6:119–129. http://dx.doi.org/10.1007/BF00052772 PMID:7749051.

[25] Gupta PC, Mehta FS, Pindborg JJ et al. 1986. Intervention study for primary prevention of oral cancer among 36 000 Indian tobacco users. *Lancet*, 1:1235–1239. http://dx.doi.org/10.1016/S0140-67368691386-3 PMID:2872391.

[26] Mishra GA, Shastri SS, Uplap PA et al. 2009. Establishing a model workplace tobacco cessation program in India. *Indian J Occup Environ Med*, 13:97–103. http://dx.doi.org/10.4103/0019-5278.55129 PMID:20386628.

参考网站

American Cancer Society. Tobacco and Cancer: http://www.cancer.org/cancer/cancercauses/tobaccocancer/index

Framework Convention Alliance: http://www.fctc.org/

The Tobacco Atlas: http://www.tobaccoatlas.org/

U.S. Centers for Disease Control and Prevention. Smoking & Tobacco Use: http://www.cdc.gov/tobacco/index.htm

WHO. MPOWER measures: http://www.who.int/tobacco/mpower/en/

WHO. Tobacco Free Initiative TFI: http://www.who.int/tobacco/en/

2.3 酒精消费

吕根·雷姆（Jürgen Rehm）
凯文·希尔德（Kevin Shield）
纳奥米·E. 艾伦（Naomi E.Allen，评审）
戴敏（Min Dai，评审）
伊丽莎白·韦德帕斯（Elisabete Weiderpass，评审）

摘 要

· 20世纪初人们已经知道酒精与癌症之间的关系。流行病学和生物学的研究已经证实，饮酒可以导致口腔癌、咽癌、喉癌、食道癌、肝癌、结直肠癌和女性乳腺癌等。

· 癌症的类型与酒精消费量有关。

· 2010年，全球因酒精导致的癌症估计造成337400人死亡，其中绝大部分是男性，致死的各种癌症中，肝癌比例最大。

· 酒精饮料是复杂的混合物，乙醇代谢产生的乙醛具有遗传毒性，已被确认为最主要的致癌物质。

· 为了减少酒精造成的癌症负担，可以采取酒精管制措施，例如减少酒类供应、提高价格、禁止营销等。

20世纪初人们已经知道饮酒与癌症风险的关系，拉米（Lamy）发现10个食道癌或胃部贲门癌患者中大约8个患者都是酒精滥用者[1]。这一观察发表后，另一项生态学研究发现那些更有可能饮酒的人群（例如生产和销售酒精饮料的人）罹患头颈部肿瘤的风险远远高于因为宗教信仰而滴酒不沾的人群，而且这类不喝酒的人罹患癌症的风险也低于其他人群[2]。在这些早期发现之后，人们又进行了几千项生物学和流行病学的分析研究，探索饮酒与癌症风险的关系。1988年，国际癌症研究署（IARC）的专项计划第一次正式宣布酒精饮料属于"人类致癌物"（组别1）[2]。在2007年和2010年（IARC）又做出同样的宣布[3～5]。酒精饮料导致的肿瘤类型包括口腔癌、咽癌、喉癌、食道癌、肝癌、结直肠癌和女性乳腺癌等。一些证据显示，饮酒不会引起肾细胞癌和非霍奇金淋巴瘤[4,5]。

全世界的大多数文化中，某种形式的酒精饮料消费是一种传统，大多以当地特产的酒精饮料为主。少数几种已经演变成大规模工业生产的商品，例如大麦酿造的啤酒、葡萄酒和某些蒸馏饮料。比较著名的饮料包括几种水果酒和五花八门的饮料，例如中国烧酒、日本清酒、印度的莲花属或龙舌兰属植物和其他原料酿造的白酒。在许多发展中国家，各种自制的或当地生产的饮料，例如高粱啤酒、棕榈酒或甘蔗酒仍然是主要的酒精饮料类型。欧洲地区特别喜欢味道偏甜的果汁风味的酒精软饮料。

除了酒精饮料之外，人类还消费很多使用酒精的产品（酒精替代品例如发胶、剃须水、打火机油、药品或含酒精的漱口水），这些产品通常也含极高浓度的乙醇以及有毒的甲醇和其他化学物质[5]。

流行病学证据

如果酒精的消费水平不高，则酒精和癌症的关系不容易检测出来。在大量病例研究中，大部分参与者的酒精消费量都不大，虽然研究发现饮酒与癌症有关，但是在酒精消费与癌症的发病率和死亡率之间往往既找不出一种显著的正相关关系，也找不出一种显著的负相关关系。为了查明饮酒与各种类型癌症之间是否有关系，人们在很多病例对照研究和队列研究中开始采用各种荟萃分析技术（meta-analytical techniques）进行分析。通过荟萃分析证明饮酒与口腔癌、咽癌、食道癌、结直肠癌、肝癌、喉癌、胰腺癌、女性乳腺癌和前列腺癌有关，并且与饮酒的数量多少有显著的正相关关系；分析也发现饮酒与几种癌症

表 2.3.1　酒精可能导致的癌症

疾病	ICD-10 编号	效应[a]	流行病学证据[a]
恶性肿瘤			
上呼吸消化道癌症			
口腔及咽部癌症	C00 ～ C13	有害的	因果相关
喉癌	C32	有害的	因果相关
食道癌	C15	有害的	因果相关
结直肠癌	C18 ～ C21	有害的	因果相关
肝癌及肝胆管癌	C22	有害的	因果相关
胃癌	C16	有害的可能存在因果关系	证据不足
胰腺癌	C25	有害的	待评估
肺癌	C33 ～ C34	有害的	证据不足
女性乳腺癌	C50	有害的	诱因关系
前列腺癌	C61	有害的	证据不足
肾癌和膀胱癌	C64 ～ C66, C68（除 C68.9 以外）	有益[b]/ 不相关[a]（仅限肾细胞癌）	证据不足
淋巴与造血系统癌症			
霍奇金淋巴瘤	C81	有益[c]/ 不相关[a]	证据不足
非霍奇金淋巴瘤	C82 ～ C85, C96	有益[d]/ 不相关[a]	证据不足

注：ICD-10，国际疾病分类第 10 版。

[a] 更多信息见 [4]。

[b] 更多信息见 [4,9 ～ 11]。

[c] 更多信息见 [4,6]。

[d] 更多信息见 [4,7,8]。

之间是显著的负相关关系或者没有关系，包括霍奇金淋巴瘤[4,6]、非霍奇金淋巴瘤[4,7,8]和肾细胞癌[4,9～11]。如果以因果关系（causality）作为流行病标准进行检测[12]，人们发现，与饮酒之间存在因果关系的癌症包括口腔癌、咽癌、食道癌、结直肠癌、肝癌、喉癌和女性乳腺癌[4,5,13]。在表 2.3.1 中给出了通过至少一种荟萃分析发现的与饮酒有关的癌症清单，以及证据支持这些关系的程度。

上消化道癌症（除了嘴部的癌症和口腔的癌症）和女性乳腺癌导致的死亡率与平均每天的饮酒量之间呈现指数关系（exponential）。下消化道癌症、嘴部癌症和口腔癌症导致的死亡率与平均每天的饮酒量之间呈现线性关系（linear）。与终生不喝酒的人群相比，曾经喝酒但是已经戒酒一年

以上的人群，罹患以下这些癌症的风险较高：上消化道癌症、下消化道癌症、嘴部癌症、口腔癌症和女性乳腺癌。然而证据表明，罹患头颈部肿瘤的风险随着戒酒时间延长而降低[14]。但是，我们还需要更多的数据来了解戒酒之后，随着时间的推移，这些部位罹患癌症的风险。图 2.3.1 中的曲线是已经查明的这些癌症与每天饮酒量之间相对风险的函数关系[13]。在图 2.3.1 中，相对风险函数没有被癌症发病率和死亡率分开。但是饮酒导致的癌症相对风险函数在死亡率和发病率方面可能是不一样的（对于其他酒精相关疾病，人们已经发现死亡率和发病率的相对风险是不同的，例如肝硬化[15]）。因此，需要进行更多的研究以系统性地查明饮酒导致的癌症相对风险的发病率和死亡率的差异。

现有的证据表明，在口腔癌、咽癌、喉癌和食道癌的癌症风险中，吸烟和酒精饮料消费的并存可以产生一种协同效应（synergistic effect），在若干病例中观察发现，那些既酗酒又吸烟很多的人，罹患癌症的风险特别高[4]。

观察研究已经证明，饮酒量与前列腺癌风险之间存在显著的正相关关系，多项荟萃分析已经确认了这种关系。从生物学角度来看，目前还搞不清楚饮酒为什么会增加前列腺癌的风险（见下文），因此需要进行更多的研究查清其中可能的因果关系。

饮酒和膀胱癌、肺癌、胃癌关系的流行病学证据目前存在一些互相矛盾之处。现在已经观察到，饮酒与子宫内膜癌和卵巢癌之间存在着不是非常显著的正相关关系[13]。

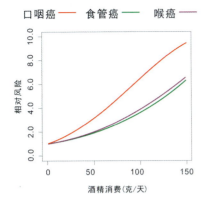

上消化道肿瘤

口咽癌 —— 食管癌 —— 喉癌 ——

相对风险

酒精消费(克/天)

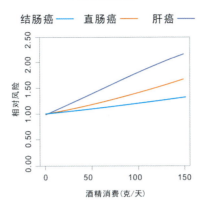

下消化道肿瘤

结肠癌 —— 直肠癌 —— 肝癌 ——

相对风险

酒精消费(克/天)

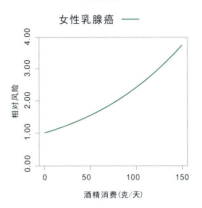

其他肿瘤

女性乳腺癌 ——

相对风险

酒精消费(克/天)

图 2.3.1　酒精相关的各种癌症死亡比例，2010 年

队列研究和病例对照研究的一项汇总分析和一项荟萃分析发现，较大的饮酒量（平均每天摄入纯酒精大于30 克）始终与胰腺癌风险增大有关，但是正如参考文献所述，这类结果的解释不能排除掺杂着吸烟的影响[4]。

荟萃分析已经发现，饮酒与肾细胞癌、霍奇金淋巴瘤和非霍奇金淋巴瘤的风险之间没有任何关系或者存在显著的负相关关系[5,6]。这些明显的保护性效果需要谨慎地找到解释，因为这里的生物学机制无法理解，也许与不饮酒者的观察结果混淆或者搞错了。

我们已知饮酒与以下癌症有关：宫颈癌、子宫内膜癌、卵巢癌、外阴癌、阴道癌、睾丸癌、脑癌、甲状腺癌、皮肤癌（恶性黑色素瘤、基底细胞癌和鳞状细胞癌）、白血病、多发性骨髓瘤[5]。然而，饮酒与这些致癌关系尚缺少深入的研究，需要通过流行病学研究来支持这些研究结果，以查明酒精摄入量影响患这些癌症的风险机制。

酒精导致的癌症全球比例

下面关于酒精导致的癌症死亡人数和伤残调整生命年（简称 DALY，

全称为 disability-adjusted life years，指因过早死亡或伤残而丧失健康生活的寿命数量合计）的数量，以及与酒精消费相关疾病和伤残情况的2010 年数据是这样估算出来的：参阅"2010 年全球疾病负担"（2010 Global Burden of Disease）中与酒精相关的分析方法，同时参考于 1960 年发布的"世界卫生组织全球酒精与健康信息系统"（WHO Global Information System on Alcohol and Health）中估计的发病率和死亡率[16]。

2010 年，酒精消费造成的癌症导致的死亡人数约为 337400 人（女性 91500 人，男性 245900 人），导致伤残调整生命年为 8670000 人（女性2252000 人，男性6418000 人）。2010 年，这种负担占全部死亡人数的 0.6%（占女性死亡人数的 0.4%，占男性死亡人数的 0.8%），占所有伤残调整生命年的 0.3%（占女性的 0.2%，占男性的0.5%）。应该注意的是，2010 年的数据反映的是 90 年代初酒精造成的癌症情况，因为癌症的发展需要很长一段时间[17]。

世界卫生组织"全球疾病地区负担"（Global Burden of Disease Regio-

ns）显示，酒精所致的癌症死亡比例与酒精所致的伤残调整生命年损失比例，在全球范围内有所差异[23]。表 2.3.2 和表 2.3.3 分别为 2010 年不同区域的每 10 万人癌症死亡人数和伤残调整生命年数量。东欧地区酒精所致的负担最高，癌症死亡比例为8.7/100000（女性 5.7/100000，男性12.9/100000），伤残调整生命年人数为242.5/100000（女性 153.9/100000，男性 357.4/100000）。北非和中东地区酒精所致的负担最低，癌症死亡比例为 0.6/100000（女性 0.5/100000，男性 0.8/100000），伤残调整生命年人数为 18.5/100000（女性 14.8/100000，男性 22.0/100000）。

2010 年，酒精导致的癌症死亡的负担分布如下：总体上肝癌负担最高（占全部死亡的 23.9%）；女性中乳腺癌负担最高（占死亡的 42.0%）；男性中食道癌负担最高（占死亡的 27.4%）。2010 年，酒精导致的伤残调整生命年的负担分布如下：总体上肝癌负担最高（占全部损失的24.7%）；女性中乳腺癌负担最高（占48.1%）；男性中为肝癌（占28.2%）。

图 2.3.2 和图 2.3.3 分别是酒精导

致的癌症死亡百分比和癌症伤残调整生命年损失百分比。2010年，酒精导致的癌症死亡人数占4.2%（女性2.7%，男性5.4%），癌症导致的伤残调整生命年占4.6%（女性2.8%，男性6.0%）。2010年，与其他癌症类型相比，酒精导致的总死亡人数和伤残调整生命年损失比例最大的是鼻咽癌。口腔癌和咽癌占所有癌症死亡的29.3%（女性12.6%，男性36.3%），占所有伤残调整生命年损失的29.3%（女性12.7%，男性36.1%）。

酒精疾病负担对癌症影响的总和

超过200种三位数ICD-10（国际疾病分类第10版）疾病、症状和伤害与酒精消费有关系，包括感染性疾病、恶性肿瘤、糖尿病、神经症状、心脑血管疾病、消化系统疾病、怀孕胎儿时期的病症和损伤等[16]。2010年，与酒精消费有关的死亡达到2734200人（女性910800人，男性1823400人），导致的伤残调整生命年损失为

97118000人（女性22523000人，男性74595000人）。2010年，在总死亡人数和总伤残调整生命年损失中，酒精导致的癌症死亡占酒精导致的总死亡人数的12.3%（女性10.0%，男性13.5%），酒精导致的癌症伤残调整生命年损失占酒精导致的总伤残调整生命年损失的8.9%（女性10.0%，男性8.6%）。

可能的生物学机制

如上所述，饮酒可以致癌，并且引发多种类型的癌症，在不同的解剖部位可能通过不同的生物学途径致癌。酒精饮料是多种成分的混合物，其中包含若干致癌化学成分，例如乙醇、乙醛、黄曲霉毒素和氨基甲酸乙酯[18]。很多研究报告指出，这些混合物及其化合物会增加癌症的风险。最近的一项化学物质风险分析得出结论称在酒精饮料中，乙醇是最重要的致癌物质，还有很多致癌物质成分的含量即使低于允许的食品污染指标，也会增大罹患癌症的风险[18]。

现在，酒精摄入增大癌症风险的生物学机制尚未完全搞清楚。主要机制可能包括乙醛的遗传毒性；细胞色素P450 2E1的诱导连同氧化应激作用会增加雌激素浓度；烟草致癌物的溶剂可能改变叶酸代谢，造成DNA修复的改变[4,5]。

关于消化道癌症，特别是上消化道癌症，最有可能的致癌原因[4,5]是由体内代谢产生而作为酒精的组成成分被摄入的乙醛[19]。关于结直肠癌，除了乙醛的遗传毒性，可能还有叶酸的作用，酒精通过叶酸代谢发生作用，即使叶酸摄入很少，也可能发生协同作用[5]。饮酒如何导致胰腺癌的生物学机制目前尚不清楚，但可能的机制包括胰腺炎，或者脂肪酸酯在胰腺的积累诱导胰腺炎症反应和纤维化[4]。

酒精摄入导致消化道癌症风险的生物学效应还取决于酒精消费者的基因型（genotype）。具有ALDH2 Lys487等位基因的人，在消费同样数量酒精的情况下（这会导致ALDH2缺乏），发生食道癌的风险更高。人

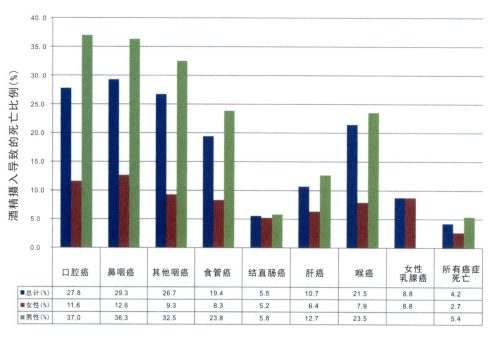

图 2.3.2 酒精摄入相关的各种癌症死亡率，2010 年

	口腔癌	鼻咽癌	其他咽癌	食管癌	结直肠癌	肝癌	喉癌	女性乳腺癌	所有癌症死亡
■ 总计(%)	27.8	29.3	26.7	19.4	5.5	10.7	21.5	8.8	4.2
■ 女性(%)	11.6	12.6	9.3	8.3	5.2	6.4	7.9	8.8	2.7
■ 男性(%)	37.0	36.3	32.5	23.8	5.8	12.7	23.5		5.4

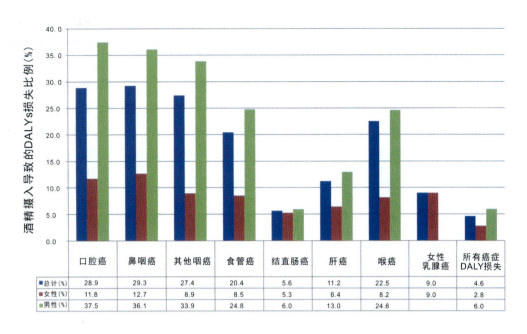

	口腔癌	鼻咽癌	其他咽癌	食管癌	结直肠癌	肝癌	喉癌	女性乳腺癌	所有癌症DALY损失
总计(%)	28.9	29.3	27.4	20.4	5.6	11.2	22.5	9.0	4.6
女性(%)	11.8	12.7	8.9	8.5	5.3	6.4	8.2	9.0	2.8
男性(%)	37.5	36.1	33.9	24.8	6.0	13.0	24.6		6.0

图 2.3.3　酒精相关的各种癌症伤残调整生命年（DALY）损失比例，2010 年

们猜想，如果具有 *ALDH2 Lys487* 等位基因可能会改变由乙醇代谢引起的所有癌症风险 [4,5]。

关于乳腺癌现在已经证明，酒精摄入可以增加雌激素和肝脏产生的血浆胰岛素生长因子的水平，加大乳腺的易感性癌变（通过改变乳腺结构的发展，刺激细胞增殖），加大乳腺 DNA 损伤，促进乳腺癌细胞的转移

能力 [20]。

预防措施

观察发现，饮酒与癌症的关系不会变化且没有阈值 [3,4]。酒精消费越多，发展成癌症的风险越大。也就是说，只要减少酒精消费就会降低癌症的风险，有益健康。最简单的办法是减少饮酒，其他有效的办法包括限制

供应、提高酒精饮料的价格、增加酒类的税收或提高最低售价和颁布销售禁令 [21]。此外，对于癌症高危风险的酗酒者，可以通过短暂干预和治疗酒精使用障碍进行预防 [22]。

表 2.3.2 　根据性别及全球不同癌症负担地区分类的酒精消费相关癌症死亡数，2010[a]

全球疾病负担区域[b]	性别					
	男性		女性		合计	
	死亡数	每 10 万人死亡数	死亡数	每 10 万人死亡数	死亡数	每 10 万人死亡数
亚太地区，高收入	4000	2.4	13400	8.1	17400	5.2
亚洲，中部	1200	3.3	2000	6.2	3300	4.6
亚洲，东部	20300	2.7	99800	11.8	120100	7.5
亚洲，南部	6300	1.1	27200	4.2	33400	2.7
亚洲，东南部	4700	1.9	12200	4.7	16900	3.3
澳大利亚	800	4.1	1200	5.6	2000	4.9
加勒比地区	400	2.50	1000	4.4	1400	3.2
欧洲，中部	3600	3.7	9900	11.2	13500	7.2
欧洲，东部	10400	5.7	17300	12.9	27700	8.7
欧洲，西部	18300	4.8	29700	8.2	48000	6.5
拉丁美洲，安第斯山	400	2.0	300	1.4	700	1.7
拉丁美洲，中部	1800	1.8	2800	3.0	4600	2.4
拉丁美洲，南部	1700	4.4	2200	6.3	3900	5.3
拉丁美洲，热带	2800	2.8	5900	6.2	8600	4.4
北非／中东	800	0.5	1300	0.8	2100	0.6
北美，高收入	8500	3.4	11300	4.4	19800	3.9
大洋洲	100	4.6	200	5.6	300	5.1
撒哈拉以南非洲，中部	400	1.8	700	2.9	1100	2.3
撒哈拉以南非洲，东部	2500	2.8	3300	3.7	5900	3.3
撒哈拉以南非洲，南部	600	2.1	1600	6.8	2200	4.3
撒哈拉以南非洲，西部	1700	2.0	2700	2.9	4400	2.4
全球	91500	2.7	245900	7.1	337400	4.9

注：[a] 数字经过舍入。
　　[b] 区域定义见文后注释[23]。

表 2.3.3 　根据性别及全球不同癌症负担区域分类的饮酒导致癌症伤残调整生命年损失数，2010[a]

全球疾病负担区域[b]	性别					
	男性		女性		合计	
	DALY 损失数	每 10 万人 DALY 损失数	DALY 损失数	每 10 万人 DALY 损失数	DALY 损失数	每 10 万人 DALY 损失数
亚太地区，高收入	81000	60.8	284000	196.5	365000	128.5
亚洲，中部	38000	98.5	58000	170.9	95000	132.1
亚洲，东部	530000	69.3	2690000	318.9	3221000	200.0
亚洲，南部	182000	28.8	782000	115.3	964000	73.9
亚洲，东南部	113000	41.8	342000	124.7	455000	82.7
澳大利亚	17000	101.3	24000	129.6	42000	115.9
加勒比地区	12000	53.6	25000	113.2	36000	83.5
欧洲，中部	90000	103.8	253000	302.9	342000	199.6
欧洲，东部	250000	153.9	461000	357.4	711000	242.5
欧洲，西部	374000	121.5	649000	206.5	1023000	163.9
拉丁美洲，安第斯山	11000	48.9	9000	38.0	20000	43.4
拉丁美洲，中部	47000	45.9	66000	67.1	112000	56.6
拉丁美洲，南部	38000	106.8	49000	144.4	86000	124.4
拉丁美洲，热带	76000	75.4	167000	172.7	243000	122.7
北非／中东	28000	14.8	42000	22.0	70000	18.5
北美，高收入	205000	90.0	263000	112.0	468000	100.8
大洋洲	4000	124.0	5000	153.4	9000	138.7
撒哈拉以南非洲，中部	13000	47.6	21000	81.9	34000	64.4
撒哈拉以南非洲，东部	72000	71.3	98000	97.9	170000	84.3
撒哈拉以南非洲，南部	17000	56.6	47000	182.8	63000	114.9
撒哈拉以南非洲，西部	54000	53.0	85000	80.7	139000	66.9
全球	2252000	66.06	418000	184.8	8670000	125.9

注：[a] 数字经过舍入。
　　[b] 区域定义见文后注释[23]。

注释

[1] Lamy L 1910. Clinical and statistical study of 134 cases of cancer of the oesophagus and of the cardia [in French]. *Arch Mal Appar Dig Mal Nutr*, 4:451–475.

[2] IARC 1988. Alcohol drinking. *IARC Monogr Eval Carcinog Risks Hum*, 44:1–378. PMID:3236394.

[3] Baan R, Straif K, Grosse Y et al.; WHO IARC Monograph Working Group 2007. Carcinogenicity of alcoholic beverages. *Lancet Oncol*, 8:292–293. http://dx.doi.org/10.1016/S1470-2045 07 70099-2 PMID:17431955.

[4] IARC 2012. Personal habits and indoor combustions. *IARC Monogr Eval Carcinog Risks Hum*, 100E:1–575. PMID:23193840.

[5] IARC 2010. Alcohol consumption and ethyl carbamate. *IARC Monogr Eval Carcinog Risks Hum*, 96:1–1428. PMID:21735939.

[6] Tramacere I, Pelucchi C, Bonifazi M et al. 2012. A meta-analysis on alcohol drinking and the risk of Hodgkin lymphoma. *Eur J Cancer Prev*, 21:268–273. http://dx.doi.org/10.1097/CEJ.0b013e328350b11b PMID:22465910.

[7] Tramacere I, Pelucchi C, Bonifazi M et al. 2012. Alcohol drinking and non-Hodgkin lymphoma risk: a systematic review and a meta-analysis. *Ann Oncol*, 23:2791–2798. PMID:22357444.

[8] Morton LM, Zheng T, Holford TR et al.; InterLymph Consortium 2005. Alcohol consumption and risk of non-Hodgkin lymphoma: a pooled analysis. *Lancet Oncol*, 6:469–476. http://dx.doi.org/10.1016/S1470-20450570214-X PMID:15992695.

[9] Bellocco R, Pasquali E, Rota M et al. 2012. Alcohol drinking and risk of renal cell carcinoma: results of a meta-analysis. *Ann Oncol*, 23:2235–2244. http://dx.doi.org/10.1093/annonc/mds022 PMID:22398178.

[10] Song DY, Song S, Song Y, Lee JE 2012. Alcohol intake and renal cell cancer risk: a meta-analysis. *Br J Cancer*, 106:1881-1890. http://dx.doi.org/10.1038/bjc.2012.136 PMID:22516951.

[11] Cheng G, Xie L 2011. Alcohol intake and risk of renal cell carcinoma: a meta-analysis of published case-control studies. *Arch Med Sci*, 7:648–657. http://dx.doi.org/10.5114/aoms.2011.24135 PMID:22291801.

[12] Rothman KJ, Greenland S, Lash TL, eds 2008. *Modern Epidemiology*, 3rd ed. Philadelphia, PA: Lippincott Williams & Wilkins.

[13] Shield KD, Parry C, Rehm J 2013. Chronic diseases and conditions related to alcohol use. *Alcohol Res*, in press.

[14] Lubin JH, Purdue M, Kelsey K et al. 2009. Total exposure and exposure rate effects for alcohol and smoking and risk of head and neck cancer: a pooled analysis of case-control studies. *Am J Epidemiol*, 170:937–947. http://dx.doi.org/10.1093/aje/kwp222 PMID:19745021.

[15] Rehm J, Taylor B, Mohapatra S et al. 2010. Alcohol as a risk factor for liver cirrhosis: a systematic review and meta-analysis. *Drug Alcohol Rev*, 29:437–445. http://dx.doi.org/10.1111/j.1465-3362.2009.00153.x PMID:20636661.

[16] Rehm J, Baliunas D, Borges GLG et al. 2010. The relation between different dimensions of alcohol consumption and burden of disease: an overview. Addiction, 105:817–843. http://dx.doi.org/10.1111/j.1360-0443.2010.02899.x PMID:20331573.

[17] Holmes J, Meier PS, Booth A et al. 2012. The temporal relationship between per capita alcohol consumption and harm: a systematic review of time lag specifications in aggregate time series analyses. *Drug Alcohol Depend*, 123:7–14. http://dx.doi.org/10.1016/j.drugalcdep.2011.12.005 PMID:22197480.

[18] Lachenmeier DW, Przybylski MC, Rehm J 2012. Comparative risk assessment of carcinogens in alcoholic beverages using the margin of exposure approach. *Int J Cancer*, 131:E995–E1003. http://dx.doi.org/10.1002/ijc.27553 PMID:22447328.

[19] Lachenmeier DW, Kanteres F, Rehm J 2009. Carcinogenicity of acetaldehyde in alcoholic beverages: risk assessment outside ethanol metabolism. *Addiction*, 104:533–550. http://dx.doi.org/10.1111/j.1360-0443.2009.02516.x PMID:19335652 .

[20] Singletary KW, Gapstur SM 2001. Alcohol and breast cancer: review of epidemiologic and experimental evidence and potential mechanisms. *JAMA*, 286:2143–2151. http://dx.doi.org/10.1001/jama.286.17.2143 PMID:11694156.

[21] Babor T, Caetano R, Casswell S et al. 2010. *Alcohol: No Ordinary Commodity: Research and Public Policy*, 2nd ed. Oxford: Oxford University Press. http://dx.doi.org/10.1093/acprof:oso/9780199551149.001.0001.

[22] Rehm J, Shield KD, Gmel G et al. 2013. Modeling the impact of alcohol dependence on mortality burden and the effect of available treatment interventions in the European Union. *Eur Neuropsychopharmacol*, 23:89–97. http://dx.doi.org/10.1016/j.euroneuro.2012.08.001 PMID:22920734.

[23] Murray CJL, Ezzati M, Flaxman AD et al. 2012. GBD 2010: design, definitions, and metrics. *Lancet*, 380: 2063–2066. http://dx.doi.org/10.1016/S0140-6736 1261899-6 PMID:23245602.

参考网站

WHO Global Information System on Alcohol and Health: http://apps.who.int/ghodata/?theme=GISAH.

2.4 | 感染

2. 癌症病因学

西尔维娅·法兰西施（Silvia Franceschi）
罗兰多·雷罗（Rolando Herrero）
安德鲁·J. 霍尔（Andrew J. Hall，评审）
罗伯特·牛顿（Robert Newton，评审）
乔友林（You-Lin Qiao，评审）

摘 要

·人们已经确认，病毒、细菌和大型寄生虫（macroparasites）的感染是某些癌症很强的风险因素。

·2008 年 1270 万新发癌症病例中，大约 200 万人（16%）的发病源自感染。根据地区的不同，这个比例的差异高达 10 倍，最低值在北美、澳大利亚和新西兰（≤4%），最高值在撒哈拉以南非洲地区（33%）。

·在全球范围内大约 190 万癌症病例源自幽门螺旋杆菌、乙肝病毒、丙肝病毒和人乳头瘤病毒，主要分别造成胃癌、肝癌和宫颈癌。

·感染 HIV 将在实质上抑制免疫系统而增加病毒相关的癌症风险。

·一些现有的预防感染的方法，例如接种疫苗、安全注射措施、安全的性行为、抗菌和抗寄生虫治疗等方法的应用有可能对未来的世界癌症负担产生重大影响。

在过去的 30 年里，关于某些癌症与数量不多的慢性感染的关系方面取得的癌症病因学进展有限。1981 年，多尔（Doll）和派托（Peto）估计，某些癌症病例是源自不同的病因，了解比较充分的是 B 型肝炎病毒（HBV）与肝癌的关系、爱泼斯坦 - 巴尔病毒（Epstein-Barr virus，又称 EB 病毒）与伯基特淋巴瘤（Burkitt Lymphoma）的关系，但是对于是否与感染有关，当时还不清楚（相关率大于 1%，但是没有报告可以确认上限）。大约 30 年后，IARC 专著 100B 卷工作组（IARC Monographs Volume 100B Working Group）[2] 宣布，可以非常确定地认定 11 种传染性病原具有致癌作用（见表 2.4.1）。此外，德马特尔（de Martel）等人 [3] 认为，IARC 分类的感染病原确实可以导致人类罹患癌症，在全球八个地理区域估计出相应的"人口归因分数"（PAF），并且根据统计数据估算出 2008 年的癌症发病率 [4]（见图 2.4.1）。在本章中使用的"发达地区"一词包括日本、北美、欧洲、澳大利亚和新西兰，即高收入国家。使用的"发展中国家"一词，包括所有其他国家，即中低收入国家。在本章的论述中所谓的"人口归因分数"一词系指在理论上，如果暴露在某一种特定的感染下，某一种癌症的患病比例估计数，但是如果避免了这种感染，或者早期检测出这种感染，在发展成为癌症之前进行处理，则可能不会成为癌症发病人口比例的理论数值。

感染与癌症几乎总是保持着非常密切的关系（相对风险大于 10），因此，我们按照总人口计算得到的患病率往往低于按照感染—新发病例的关联计算出的患病率（例如在癌症患者的人体组织活检和 DNA 检测中，发现人乳头状瘤病毒 HPV 或 EB 病毒）[3]。我们可以根据已经发表的各种数据估算出感染与相对风险，并且可以对每一种癌症的发病部位与该类癌症的每一种感染病原体的逻辑关系做出简洁的描述。例如 HIV 感染会抑制免疫系统，因而大大增加某些与感染有关的癌症类型的风险，尤其是卡波西肉瘤和淋巴瘤的风险 [2]。为了避免双重病因归属，人们在文献或报告中通常不会单独报告 HIV 对癌症发病的作用，但是人们往往会谈到 HIV 导致某些类型的癌症发病增多的显著影响。

表 2.4.1　人类致癌传染源相关的癌症部位

癌症部位	已确定的人类致癌源
胃	幽门螺旋杆菌（Helicobacter pylori）
肝脏	乙型肝炎病毒； 丙型肝炎病毒； 肝吸虫（Opisthorchis viverrini）； 华支睾吸虫（Clonorchis sinensis）
宫颈	人乳头瘤病毒，有或无 HIV
肛门和生殖器 （阴茎、外阴、阴道、肛门）	人乳头瘤病毒，有或无 HIV
鼻咽	EB 病毒
口咽	人乳头瘤病毒，有或无吸烟 / 饮酒
非霍奇金淋巴瘤	幽门螺杆菌 EB 病毒，有或无 HIV； 丙型肝炎病毒； 人类 I 型嗜 T 细胞病毒
卡波西肉瘤	卡波西肉瘤疱疹病毒，有或无 HIV
霍奇金淋巴瘤	EB 病毒，有或无 HIV
膀胱	埃及血吸虫（Schistosoma haematobium）

幽门螺旋杆菌
非贲门胃腺癌

现在人们已经公认慢性胃部幽门螺旋杆菌感染与胃癌发展之间的因果关系[2]。这种风险局限于胃（胃部本体）的非贲门部位，胃部的贲门部位和食道部位的癌症风险与幽门螺旋杆菌没有什么关系[2,5]。结论已经得到证实，某些环境因素，例如螺旋杆菌的宿主或者遗传因素可以调节或者缓解这种杆菌和癌症发病之间因果关系的强烈程度，但是非贲门部位的胃腺癌（gastric adenocarcinoma）与幽门螺旋杆菌无关。

在评估幽门螺旋杆菌感染的患病率时存在一个众所周知的困难：幽门螺旋杆菌的逐渐减少伴随着胃部的萎缩，这是胃腺癌的病前征兆，随之而来的后果是诊断癌症的病前征兆时血清学标志物缺乏敏感性。目前发表的报告中最可靠的办法是在癌症没有发病前检测幽门螺旋杆菌的抗体数量，从而计算出癌症患病率，然后再估算相对风险。2001 年发表的一些研究报告中的数据是：在研究的癌症病例中，发现受到幽门螺旋杆菌感染的平均比例为 90%，虽然各个大洲的背景情况不同，各地的发病率差异也非常大，但是这种普遍感染的情况非常一致[5]。其中的 11 项研究进行了汇总分析（pooled analysis），得到的一个共同相对风险数值是 5.9（95%CI，3.4 ～ 10.3），在抽血检查后，患者发展成癌症的时间超过 10 年。由此计算出，非贲门胃腺癌的人口归因分数约为 75%[3]（见表 2.4.2）。

胃淋巴瘤

胃部的非霍奇金淋巴瘤（NHL）约占全部非霍奇金淋巴瘤的 5%，约占全部胃癌的不到 2%。在胃部，几乎所有与黏膜相关的淋巴组织，以及比例不详的弥漫性大 B 细胞淋巴瘤

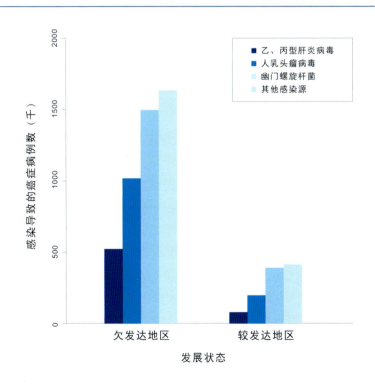

图 2.4.1 2008 年感染导致的癌症新增病例数，按感染源和发展状态分类

炎症与癌症

柯蒂斯·C. 哈里斯（Curtis C. Harris）

长期以来炎症一直与癌症有关，并且是癌症的特征之一[1]。一方面，急性的炎症可以抵抗传染性病菌；另一方面，慢性的炎症与 DNA 和组织损伤有关，包括造成导致癌症的遗传和表观遗传变化[2]。这种关系，既可以是遗传的，也可以是后天获得的（见表 B2.4.1）。遗传分析已经定义出单独一个基因的遗传（例如血色病）和复杂的多个基因的遗传（例如炎性肠道疾病）。病毒、细菌和寄生虫导致的炎症是一些后天病因众所周知的例子。烟草的烟雾包含的超过 60 种化学致癌物也能引起炎症反应，促进肺部的致癌作用[3]。在巴雷特病（Barrett disease）中胃酸反流的炎症反应与食道癌发病率的增加有关。肥胖已被确认属于诱发心血管疾病和癌症的一种慢性炎症条件[4]。这个诱发疾病倾向的细胞学和分子学基础如下：巨噬细胞中的脂肪组织积聚，构成巨噬细胞—前脂肪细胞（pre-adipocytes）—脂肪细胞之间的一种促发炎症的反馈循环，产生炎症细胞因子和自由基[5]。如果服用阿司匹林和其他抗炎

表 B2.4.1 慢性炎症或感染会增加癌症风险

疾病	癌症类型
获得性	
病毒	
乙型肝炎病毒	肝癌
丙型肝炎病毒	肝癌
埃 - 巴二氏病毒	霍奇金和伯基特淋巴瘤
细菌	
幽门螺旋杆菌	胃癌
骨盆炎症	卵巢癌
慢性前列腺炎	前列腺癌
寄生虫	
埃及血吸虫	膀胱癌
日本血吸虫	结肠癌
肝吸虫	肝胆管癌和肝癌
自身炎症 / 非传染性疾病	
克罗恩病	结肠癌
结肠溃疡	结肠癌
慢性胰腺炎	胰腺癌
子宫内膜异位	子宫内膜癌
血色素沉着病	肝癌
甲状腺炎	甲状腺癌
a-1- 胰岛素抗体缺陷	肝癌
化学 / 物理 / 代谢	
酒精	多种癌症（包括肝、胰腺、头颈部癌症）
石棉	间皮瘤
肥胖	多种癌症（包括肝、胰腺、头颈部癌症）
烟草烟雾及其他有害化学物质	肺癌（及其他多种癌症）
胃部回流，巴雷特食管	食道癌

药剂预防结肠息肉和癌症，反而会增强人体内的炎症和癌症之间的因果关系[6]。

人类微生物基因组计划认为在人体外部和内部上皮表面的微生物对人类健康和疾病起决定性作用[7]。肠道的菌群明显与肠道炎症有关，并且可能与人类的结肠癌有关[8]。如果丧失了上皮屏障的完整性，由于突变或其它因素，可以使微生物群比较容易进入粘膜，引发细胞的炎症反应，释放细胞因子（cytokines）。例如，微生物可以引发TH17的响应，从而促进IL-17的表达[9]，增加上皮细胞STAT3的编码基因和非编码基因的转录，发出上皮细胞增殖的信号，导致获得性变化和遗传性变化的发生[10]。目前的研究主要集中在肥胖、微生物组、慢性炎症和癌症风险之间的机制关联。

人们发现了和癌症相关的慢性炎症的分子机制[11]。在肿瘤微环境中，巨噬细胞和衰老基质细胞可以促进肿瘤进展和转移[12]。人们已经取得的重大研究进展包括查明前炎症（pro-inflammatory cytokines）细胞因子和抗炎症细胞因子（anti-inflammatory cytokines）及其信号转导通路（transduction pathway），例如NF-KB通路（NF-KB pathway）。致炎自由基的发现使得人们了解了炎症是如何致癌的。由于直接或间接损伤造成的DNA突变可以活化致癌基因，并且使得抑癌基因失活[13,14]。动物模型可以帮助人们识别特定的细胞因子和自由基的致癌作用[11,12]。未来的炎症研究将继续改善癌症的预防和治疗。

注释

[1] Hanahan D, Weinberg RA 2011. Cell, 144:646-674. http://dx.doi.org/10.1016/j.cell.2011.02.013 PMID:21376230.

[2] Rook GA, Dalgleish A 2011. Immunol Rev, 240:141-159. http://dx.doi.org/10.1111/j.1600-065X.2010.00987.x PMID:21349092.

[3] Hecht SS 2012. Int J Cancer, 131:2724-2732. http://dx.doi.org/10.1002/ijc.27816 PMID:22945513.

[4] Chaturvedi AK et al. 2013. Am J Epidemiol, 177:14-19. http://dx.doi.org/10.1093/aje/kws357 PMID:23171878.

[5] Weisberg SP et al. 2003. J Clin Invest, 112:1796-1808. http://dx.doi.org/10.1172/JCI19246 PMID:14679176.

[6] Thun MJ et al. 2012. Nat Rev Clin Oncol, 9:259-267. http://dx.doi.org/10.1038/nrclinonc.2011.199 PMID:22473097.

[7] Hooper LV et al. 2012. Science, 336:1268-1273. http://dx.doi.org/10.1126/science.1223490 PMID:22674334.

[8] Gallimore AM, Godkin A 2013. N Engl J Med, 368:282-284. http://dx.doi.org/10.1056/NEJMcibr1212341 PMID:23323906.

[9] Honda K, Littman DR 2012. Annu Rev Immunol, 30:759-795. http://dx.doi.org/10.1146/annurev-immunol-020711-074937 PMID:22224764.

[10] Tosolini M et al. 2011. Cancer Res, 71: 1263-1271. http://dx.doi.org/10.1158/0008-5472.CAN-10-2907 PMID:21303976.

[11] Ben-Neriah Y, Karin M 2011. Nat Immunol, 12:715-723. http://dx.doi.org/10.1038/ni.2060 PMID:21772280.

[12] Qian BZ et al. 2011. Nature, 475:222-225. http://dx.doi.org/10.1038/nature10138 PMID:21654748.

[13] Lonkar P, Dedon PC 2011. Int J Cancer, 128:1999-2009. http://dx.doi.org/10.1002/ijc.25815 PMID:21387284.

[14] Hussain SP et al. 2003. Nat Rev Cancer, 3:276-285. http://dx.doi.org/10.1038/nrc1046 PMID:12671666.

（large B-cell lymphomas）都与幽门螺旋杆菌感染有关[6]。根据有限的数据，胃淋巴瘤中的汇总患病率（pooled prevalence）为86%，汇总相对风险（pooled relative risk）估计为7.2，由此得出的人口归因分数约为74%[3]（见表2.4.2）。

乙型和丙型肝炎病毒
肝细胞癌

乙肝病毒（HBV）和丙肝病毒（HCV）的慢性感染是全世界最常见的肝癌危险因素。一些非病毒因素也有重要的肝癌致病风险，包括酗酒过度以及饮食中的黄曲霉毒素污染。在不同的地域，病毒因素和非病毒因素的差异变化很大，这两种因素有时是单独差异很大，有时是两者都差异很大。这两种肝炎病毒的流行区域差异大多数为亚洲和非洲国家，在一般人群中，乙肝病毒感染远远超过丙肝病毒感染，但在欧洲、美国、日本、巴基斯坦和蒙古等地，丙肝病毒比乙肝病毒感染更常见[7]。在乙肝流行地区，乙肝病毒通常是在生命的早期获得的，慢性乙肝病毒携带者的发病率在青春期过去之后趋于平稳。相反，丙型肝炎病毒感染可以经由污染的针头和血液感染而发生在任何年龄，这类感染的风险累积使得丙肝的发病率随着年龄而稳步上升。

2007年的一项研究中[7]曾经论述了肝癌患者中乙肝病毒和丙肝病毒感染流行的估计数据，随后，这些估计根据更新的一些论文[2]进行了修订。在东欧和中亚的大部分地区，几乎没有乙肝和丙肝病毒流行的数据。在乙肝病毒形成地方病的地区，年龄小于50岁的所有肝癌患者几乎都感染了乙肝病毒。但是，如果从感染地域来考察丙肝病毒与人口归因分数，某些事实对这种考

表 2.4.2　2008 年按发病部位分类的致癌微生物导致的癌症新增病例

癌症部位	2008 年新增病例[a]	PAF (%)	感染数量			
			性别		发展程度[b]	
			男性	女性	发达地区	发展中地区
癌症						
非贲门胃部	870000	74.7	410000	240000	180000	470000
肝脏[c]	750000	76.9	400000	170000	69000	510000
宫颈	530000	100.0	0	530000	77000	450000
外阴	27000	43.0	0	12000	7500	4100
肛门	27000	88.0	11000	13000	12000	12000
阴茎	22000	50.0	11000	0	3200	7600
阴道	13000	70.0	0	9000	3400	5700
口咽	85000	25.6	17000	4400	15000	6400
鼻咽	84000	85.5	49000	23000	5900	66000
膀胱	260000	2.3	4600	1400	0	6000
淋巴瘤 / 白血病						
霍奇金淋巴瘤	68000	49.1	20000	13000	10000	23000
非霍奇金淋巴瘤	18000	74.1	7400	5800	6700	6500
伯基特淋巴瘤	11000	62.5	4000	2800	530	6300
HCV 相关的非霍奇金淋巴瘤	360000	8.2	17000	13000	11000	18000
成人 T 细胞淋巴瘤 / 白血病	2100	100.0	1200	900	1500	660
肉瘤						
卡波西肉瘤	43 000	100.0	29000	14000	4100	39000
感染总数	3 200 000	64.4	990000	1100000	410000	1600000

注：HCV，丙型肝炎病毒；PFA，总人群归因分数。

　[a] 数据保留两位有效数字。

　[b] 发达地区包括日本、北美、欧洲、澳大利亚以及新西兰等高收入国家及地区。发展中地区包括所有其他国家，即低收入和中等收入国家。

　[c] 包括肝胆管癌。

察模式提出了非常特殊的挑战：某些患病率很高的国家与某些患病率很低的国家恰恰是近邻。因此，我们必须根据统计学模型计算地域流行估计数据[3]。

在对 1992 ～ 1997 年 32 个病例研究进行的一项荟萃分析中得出这样的总结：乙肝病毒单独的相对风险是 22.5（95%CI，19.5 ～ 26.0），丙肝病毒单独的相对风险是 17.3（95%CI，13.9 ～ 21.6）。但是，乙肝病毒与丙肝病毒同时感染的双重风险还没有得到很好的量化数据。最近的前瞻性和回顾性研究与以前的研究结果一致，也与取得的肝癌相对风险幅度类似[2]。肝癌患者感染乙肝病毒或者丙肝病毒的患病率在北美是 42%，在日本是 87%。在世界范围，肝癌的人口归因分数为 77%（见表 2.4.2）。

非霍奇金淋巴瘤

现在已经非常确定的是丙肝病毒感染与 B 细胞非霍奇金淋巴瘤（B-cell NHL）有关。但是这种关联发生的必要条件是必须同时罹患混合性冷球蛋白血症（cryoglobulinemia），这是一种淋巴组织增生（lymphoproliferative）疾病，没有发现例外的病例。非霍奇金淋巴瘤和丙肝病毒血清阳性（seropositivity）的一项荟萃分析中发现，非霍奇金淋巴瘤的汇总相对风险（pooled relative risk）在一项 15 个病例的对照研究中是 2.5（95% CI，2.1 ～ 3.1），在三项队列分析中

是 2.0（95% CI，1.8 ～ 2.2）[9]。丙肝病毒导致的非霍奇金淋巴瘤的新发病例数量在各国之间存在差异，因此只能做出非常粗略的估计。即使总的相对风险是 2.5，不同地区的丙肝病毒流行程度也不相同[9]，那么与丙肝病毒感染有关的非霍奇金淋巴瘤的人口归因分数应该约为 8%（见表 2.4.2）。

人乳头瘤病毒
宫颈癌和其他肛门生殖器癌症

人乳头瘤病毒（HPV）感染是宫颈癌的必然原因，用最灵敏的检测方法可以在几乎所有宫颈癌中找到人乳头瘤病毒 HPV 的基因组[2]。综合机理和流行病学数据已经确认了这种因果关系链，在很多病例研究中这种

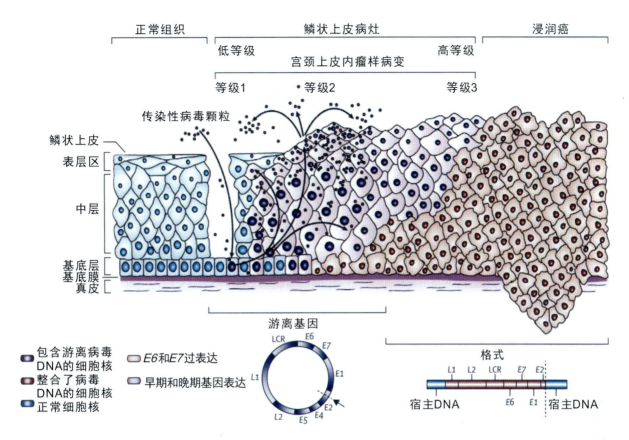

正常组织　　鳞状上皮病灶　　浸润癌

低等级　　高等级

宫颈上皮内瘤样病变

等级1　　·等级2　　等级3

传染性病毒颗粒

鳞状上皮

表层区

中层

基底层
基底膜
真皮

包含游离病毒
DNA的细胞核
整合了病毒
DNA的细胞核
正常细胞核

E6和E7过表达
早期和晚期基因表达

游离基因

LCR　E6
　　　E7
L1　　　E1
L2　E5 E4　E2

格式

L1 L2 LCR E7 E2
宿主DNA　E6 E1　宿主DNA

图 2.4.2　人乳头瘤病毒（HPV）介导宫颈癌的形成
注：HPV 被认为是通过微损伤宫颈上皮而到达基底细胞。感染后，早期 HPV 基因 *E1*、*E2*、*E4*、*E5*、*E6* 和 *E7* 表达，病毒DNA伴随上皮细胞DNA一起复制。在浅层（中层和表层）组织中病毒基因组进一步复制，晚期基因 *L1*，*L2* 和 *E4* 表达。L1 和 L2 对病毒基因组进行组装包壳，从而在细胞核中形成子代病毒。LCR 表示长调控区。

相对风险超过了 100%[2]。现在人们普遍公认宫颈癌 100% 归因于 13 种高风险的致癌或可能致癌的人乳头瘤病毒（HPV16、HPV18、HPV31、HPV33、HPV35、HPV39、HPV45、HPV51、HPV52、HPV56、HPV58、HPV59 和 HPV68）[2]。HPV16 和 HPV18 是最常见的类型，在世界各个区域的宫颈癌中占大约 70%[10]。

人乳头瘤病毒 HPV 除了在宫颈癌中普遍存在，在其他肛门生殖器癌症部位也不同程度地被发现存在，其区别在于癌症亚型、年龄分布和人口地理区域[11]。高危型人乳头瘤病毒发现的情况为：肛门癌的发现率大约 88%，阴道癌为 70%，阴茎癌为 50%，外阴癌症为 43%[11]。根据报告，与宫颈癌相比，其他部位的 HPV16 更加常见。表 2.4.2 展示了每一个肛门生殖器部位的人口归因分数。

头颈部癌症

头部和颈部癌症代表了一大类恶性肿瘤的异质群体，烟草使用和酒精消费被认为是这类癌症主要原因。在过去的 10 年中，已经有报道称在头颈部癌症中发现人乳头瘤病毒的 DNA，变化范围为 0 ~ 60%。在与癌症正相关的人乳头瘤病毒中，HPV16 占压倒性地位（占 HPV 正相关癌症的 90%）。在口咽癌中，人乳头瘤病毒 HPV 尤其常见[12]，其中位于细胞核的 HPV16 出现最多，经常整合到细胞基因组中，并且活跃地转录病毒癌蛋白 E6 和 E7[13]。在口咽癌的论文和报告中独一无二的特点是，始终存在人乳头瘤病毒的 DNA，只是存在多少的差异。所以，这些证据支持这样的看法（至少目前如此），即人乳头瘤病毒是口咽癌的一种致癌原因，在某些发展中国家，发病率正在增长[14]。因此，

目前的人乳头瘤病毒的人口归因分数仅仅与口咽癌症相关，包括扁桃体和舌头的根部，参见 ICD-10（国际疾病分类第 10 版）[3]。

在大约一半发达国家的口咽癌症中发现了高危型 HPV，但是在不同地区，这种加权平均患病率也不同。一般来说，北美和欧洲北部比欧洲南部高一些。发展中国家的数据很少，在口咽癌症中发现高危型 HPV 的情况为 0 ~ 30%[3]。口咽癌的全球人口归因分数约为 26%（见表 2.4.2）。

EB 病毒（又称人类疱疹病毒第四型）霍奇金淋巴瘤

EB 病毒（EBV）与霍奇金淋巴瘤的两种亚型相关：瘤结硬化（nodular sclerosis）亚型和混合细胞（mixed cellular）亚型[2]。与 EB 病毒有关的全球霍奇金淋巴瘤的人口归因分数约为

感染与乳腺癌有关吗？

詹姆斯·F.霍兰（James F. Holland）

人类的乳腺癌具有许多表现型（Phenotypes），通常根据雌激素而改变，可能源自许多不同的病因。在全球范围内，乳腺癌发病率的变化很大，常常被归因于不同的生殖形态、种族特点和饮食习惯。1936年人们发现，老鼠乳腺肿瘤病毒（MMTV）可以使野生的和实验室的老鼠发生乳腺癌。从20世纪90年代开始运用的分子技术发现，MMTV一个独特的660 bp序列，不会出现在人类的基因组里或者任何其他生物体里。后来，人们用聚合酶链式反应检测这个序列，发现整个9.9 kb的人类乳腺肿瘤病毒（HMTV）的结构是分离的，其中90%～95%与MMTV的病毒结构相同[1]。

HMTV的分布类似老鼠物种。常见的家鼠（Mus Domesticus）在西欧及其所有的前殖民地国家占鼠类的绝大多数，估计可能是经由船只传播的。这种家鼠的基因组中含有很多MMTV。东欧和亚洲土生土长的鼠种不同，它们基因组里的MMTV比较少。在西欧的6个国家、北美和南美及澳大利亚，乳腺癌发病率很高，人类乳腺癌标本的30%～40%含有HMTV序列，但在亚洲的4个国家的乳腺癌发病率较低，只有0～12%的样本含有这些序列[2]。受到影响的乳腺正常组织中没有病毒，由此可以认为HMTV是感染获得的，而不是基因遗传的[3,4]。这些分析也排除了MMTV污染的可能性。

在电子显微镜下可以看到HMTV从乳腺癌细胞中的出芽增殖，在体外能够感染人类的乳腺上皮细胞，引起基因表达的变化、形态变化以及转移，表现出恶性变化的趋势。HMTV也能感染B和T淋巴细胞。在老鼠中，母乳里的MMTV可以感染淋巴细胞，病毒经由淋巴细胞感染乳房。在8%的健康美国妇女的乳汁中检测到HMTV。如果参照老鼠的生物学实验结果推广延伸，这种病毒可以通过乳汁从母亲传给女儿，甚至可能世世代代流传下去。

根据这些数据，人们提出一些可能性：某些乳腺癌源自某种具有传染性的病因，如果确实如此，这将为癌症的治疗和预防打开新的思路，同时，人们也可以进而探索人类癌症病因学中"可携带的DNA"的其他问题。

注释

[1] Liu B et al. 2001. Cancer Res, 61:1754–1759. PMID:11245493.
[2] Holland JF et al.2004. Clin Cancer Res, 10:5647–5649. http://dx.doi.org/10.1158/1078-0432.CCR-04-1234 PMID:15355888.
[3] Pogo BG et al. 2010. Cancer, 116:2741–2744. http://dx.doi.org/10.1002/cncr.25179 PMID:20503403.
[4] Melana SM et al.2010. J Virol Methods, 163:157–161. http://dx.doi.org/10.1016/j.jviromet.2009.09.015 PMID:19781575.

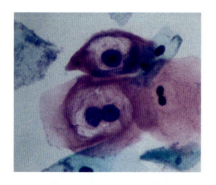

图2.4.3　可在宫颈组织中检测到人乳头瘤病毒感染导致的早期癌变
注：图中为Pap检测得到的人乳头瘤病毒导致的低度鳞状上皮内病变的显微图（400x）。

49%（见表2.4.2）。其中，发达国家成人的人口归因分数是40%左右，儿童的人口归因分数接近90%，在发展中国家成人的人口归因分数是60%左右[3]。

伯基特淋巴瘤

在撒哈拉以南非洲疟疾流行非常严重的地区内，与EB病毒相关的伯基特淋巴瘤的人口归因分数超过95%[2]。在这类疟疾流行非常严重的地区外，在伯基特淋巴瘤的检测中，发现EB病毒转录基因产物的频率大大降低了。在其他地区也偶尔发现伯基特淋巴瘤，但是这些病例中发现EB病毒感染的只有20%～30%[3]。与EB病毒相关的伯基特淋巴瘤的全球人口归因分数是63%（见表2.4.2）。

鼻咽癌

鼻咽癌是一种世界罕见的癌症，但在中国南部、新加坡、马来西亚的发病率非常高（男性发病率为10～30/100000）[2]。不考虑患者的地理来源，在几乎所有的病例中，

都在非角化亚型（non-keratinizing subtype）中检测出 EB 病毒基因组或基因产物，所以出现 EB 病毒似乎是恶性病变过程的一个必要步骤[2]。在鼻咽癌高发病率和中等发病率地区，与 EB 病毒相关的人口归因分数几乎是 100%。在鼻咽癌发病率较低的地区，人口归因分数有所降低，大约为 80%[3]，但是由于缺乏公布的数据，我们无法找出一个精确的估算数值（全世界的人口归因分数是 86%）。

其他非霍奇金淋巴瘤

关于这类肿瘤，由于已经发表的数据太少，甚至整理出一个非常粗略的人口归因分数也是不可能的。但是已经发现，大多数非霍奇金淋巴瘤患者都是 HIV 阳性的个体，此外，器官移植的接受者罹患非霍奇金淋巴瘤也与 EB 病毒存在因果关系[15]。

胃癌

虽然已经在 5%～10% 的胃癌患者中发现了 EB 病毒 DNA，但是 IARC 专著 100B 卷工作组[2]认为，这些数据不足以构成 EB 病毒与胃癌相关的流行病学证据。因此，我们还没有计算出 EBV 和胃癌的人口归因分数。

卡波西肉瘤疱疹病毒
卡波西肉瘤

卡波西肉瘤疱疹病毒（Kaposi sarcoma herpesvirus）可以导致卡波西肉瘤（Kaposi sarcoma），以及某些罕见的淋巴增殖性疾病的发展，包括原发性渗出型淋巴瘤（primary effusion lymphoma）和多发性卡斯尔曼病（multicentric castleman disease）[2]。虽然几乎所有卡波西肉瘤的病因都源自卡波西肉瘤疱疹病

毒[3]，但是各种不同形式的疾病描述表明，还有其他的致病因素存在，尤其是 HIV 患者器官移植时的免疫系统抑制在卡波西肉瘤的发展中也发挥重要的影响。在欧洲和北美的某些地区，卡波西肉瘤的发病率曾经戏剧性地猛增若干年，在 1996 年引进高效抗逆转录病毒疗法之后，发病率迅速下降[16]。与此相反，在撒哈拉以南非洲，大量人口感染 HIV/AIDS 并难以获得治疗，卡波西肉瘤发病率的估计数值很高，例如津巴布韦约为 40/100000，这是撒哈拉以南几个非洲国家的男性中最常见的癌症。

人类 T- 细胞淋巴病毒 I 型
成人 T- 细胞白血病

人类 T- 细胞淋巴病毒 I 型（HTLV-1）和成人 T- 细胞白血病（adult T-cell leukaemia）之间的因果关系已经被明确证实，并且几乎全部是在日本发现的。日本的成人 T- 细胞白血病病例 100% 源于 HTLV-1[3]（见表 2.4.2），但是全球的人口归因分数还不清楚[3]。为了降低癌症负担，日本

已经限制了母乳喂养的持续时间，以减少 HTLV-1 的循环传染[2]。

大寄生虫感染

（译注：原文为 macroparasite，系指大得可以肉眼看到的寄生虫。）

长期以来，胆管癌症一直与慢性感染肝吸虫（liver fluke）[包括泰国肝吸虫（Opisthorchis viverrini）和华支睾吸虫（Clonorchis sinensis）] 有关。人类肝吸虫感染的流行地区是中国、韩国、朝鲜、泰国、老挝、越南和柬埔寨，估计共约 2440 万人受到感染[2]。这种肝吸虫感染是因为食用了受污染的生鱼（新鲜或发酵的生鱼）。共有 2000 例胆管癌可以归因于肝吸虫[3]（包括肝癌）。

大寄生虫埃及血吸虫（Schistosoma haematobium）和膀胱癌之间始终存在比较强的因果关系[2]。埃及血吸虫的流行地区是撒哈拉以南非洲、苏丹、埃及和也门，当地的蜗牛传播埃及血吸虫。在撒哈拉以南非洲，估计感染埃及血吸虫的人数达到 1.12 亿人，由于血吸虫导致的膀胱癌死亡人数大约为每年 6000 人[3]。膀胱癌的全球人口归

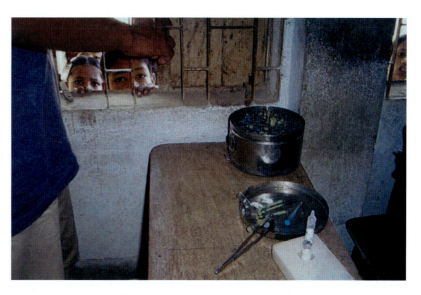

图 2.4.4 孟加拉国锡尔赫特的一处农村在免疫接种当天使用的不安全针头，污染的针头可能会传播 HIV/AIDS。

表 2.4.3　以地理区域划分的 2008 年感染导致的新增病例数

地区	2008 年新增病例数 [a]	感染的数量	PAF（%）
亚洲			
印度	950000	200000	20.8
其他中亚地区	470000	81000	17.0
中国	2800000	740000	26.1
日本	620000	120000	19.2
其他东亚地区	1000000	230000	22.5
美洲			
南美	910000	150000	17.0
北美	1600000	63000	4.0
欧洲			
欧洲	3200000	220000	7.0
大洋洲			
澳大利亚和新西兰	130000	4200	3.3
大洋洲其他地区	8800	1600	18.2
非洲			
撒哈拉以南非洲	550000	180000	32.7
北非和西非	390000	49000	12.7
发达地区 [b]	5600000	410000	7.4
发展中地区 [b]	7100000	1600000	22.9
全球	12700000	2000000	16.1

注：PAF，人群归因分数。

[a] 数据保留两位有效数字。

[b] 发达地区包括日本、北美、欧洲、澳大利亚以及新西兰等高收入国家。发展中地区包括所有其他国家，即低收入和中等收入国家。

因分数约为 2%（见表 2.4.2）。

HIV

HIV 阳性个体具有较高的癌症风险。晚期 HIV 感染的特征是免疫系统受到抑制，这对许多恶性肿瘤是一大风险因素[16]。有三个艾滋病导致的典型癌症，分别是卡波西肉瘤、非霍奇金淋巴瘤和宫颈癌。与普通人相比，HIV 感染人群中的非霍奇金淋巴瘤几乎全都是 EB 病毒引起的。HIV 感染者罹患其他病毒导致的癌症的风险也比较高，特别是肛门癌、肝癌和霍奇金淋巴瘤。因为 HIV 通常与致癌病毒共存，所以如果把 HIV 有关的癌症纳入全球人口归因分数来计算，意味着某些与感染相关的癌症将被计算两次。HIV 感染者的生活方式也有风险因素，吸烟和饮酒都会提高发病率，导致头部、颈部和肺部癌症风险增加。总体而言，HIV 感染者罹患癌症的风险比普通人高两倍[16]。抗逆转录病毒疗法的出现使 HIV 感染者的预期寿命显著延长了。随着他们年龄的增长，癌症负担也将随之增加，所以这些患者一方面要努力检查和治疗 HIV，尽早防止发生免疫抑制，另一方面，必须同步采取各种癌症预防措施。

结论

按照保守的估计，由于少数几种慢性感染导致的癌症新发病例大约为每年 200 万人，占全球癌症负担的 16%[3]。这个比例在发展中国家比较高（26%），在发达国家比较低（8%）（见图 2.4.1）。在表 2.4.3 中，按照大洲和国家划分，可以看到差异比较大。感染导致癌症比例最大的是撒哈拉以南非洲（33%），比例最小的是澳大利亚、新西兰和北美洲（≤4%）。这些数据使我们更好地了解非霍奇金淋巴瘤和感染病原体之间的关系。感染会造成人口归因分数的大幅度增加，尤其是在发达国家。

预防或根除这些感染是克服高收入国家和中低收入国家癌症发病率不平衡的一种重要的手段。值得提出的是，大幅度减少许多与癌症相关的感染现在已经可以实现了，而且在许多

情况下是成本很低的。控制措施包括避免使用污染的血液和针头（乙肝病毒、丙肝病毒和 HIV），安全的性行为（乙肝病毒和 HIV），感染的早期发现和治疗（例如通过有计划的筛查发现并治疗与 HPV 相关的宫颈癌前病变，抗生素治疗幽门螺杆菌，吡喹酮治疗肝吸虫）。现在治疗 HBV 和 HPV 非常有效的疫苗已经上市（参见第 4.6 章）。从历史上看，干净的水源效果比预防接种更好，而且可以减少疾病负担。如果可以实现高覆盖率的疫苗接种，则比任何其他医疗干预的效果都更好，同时可以减少卫生保健的不平等状况。临床医生和公共卫生专业人员必须更好地理解感染导致癌症的重要性，支持现行预防措施的实施，特别是在发展中国家。

注释

[1] Doll R, Peto R (1981). The causes of cancer: quantitative estimates of avoidable risks of cancer in the United States today. *J Natl Cancer Inst*, 66:1191–1308. PMID:7017215.

[2] IARC (2012). Biological agents. *IARC Monogr Eval Carcinog Risks Hum*, 100B: 1–441. PMID:23189750.

[3] de Martel C, Ferlay J, Franceschi S et al. (2012). Global burden of cancers attributable to infections in 2008: a review and synthetic analysis. *Lancet Oncol*, 13:607–615. http://dx.doi.org/10.1016/S1470-2045(12)70137-7 PMID:22575588.

[4] Ferlay J, Shin HR, Bray F et al. (2010). Estimates of worldwide burden of cancer in 2008: GLOBOCAN 2008. *Int J Cancer*, 127:2893–2917. http://dx.doi.org/10.1002/ijc.25516 PMID:21351269.

[5] Helicobacter and Cancer Collaborative Group (2001). Gastric cancer and Helicobacter pylori: a combined analysis of 12 case control studies nested within prospective cohorts. *Gut*, 49:347–353. http://dx.doi.org/10.1136/gut.49.3.347 PMID:11511555.

[6] Parsonnet J, Hansen S, Rodriguez L et al. (1994). Helicobacter pylori infection and gastric lymphoma. *N Engl J Med*, 330:1267–1271. http://dx.doi.org/10.1056/NEJM199405053301803 PMID:8145781.

[7] Raza SA, Clifford GM, Franceschi S (2007). Worldwide variation in the relative importance of hepatitis B and hepatitis C viruses in hepatocellular carcinoma: a systematic review. *Br J Cancer*, 96:1127–1134. http://dx.doi.org/10.1038/sj.bjc.6603649 PMID:17406349.

[8] Donato F, Boffetta P, Puoti M (1998). A meta-analysis of epidemiological studies on the combined effect of hepatitis B and C virus infections in causing hepatocellular carcinoma. *Int J Cancer*, 75:347–354. http://dx.doi.org/10.1002/(SICI)1097-0215(19980130)75:3<347::AID-IJC4>3.0.CO;2-2 PMID:9455792.

[9] Dal Maso L, Franceschi S (2006). Hepatitis C virus and risk of lymphoma and other lymphoid neoplasms: a meta-analysis of epidemiologic studies. *Cancer Epidemiol Biomarkers Prev*, 15:2078–2085. http://dx.doi.org/10.1158/1055-9965.EPI-06-0308 PMID:17119031.

[10] Li N, Franceschi S, Howell-Jones R et al. (2011). Human papillomavirus type distribution in 30,848 invasive cervical cancers worldwide: variation by geographical region, histological type and year of publication. *Int J Cancer*, 128:927–935. http://dx.doi.org/10.1002/ijc.25396 PMID:20473886 .

[11] De Vuyst H, Clifford GM, Nascimento MC et al. (2009). Prevalence and type distribution of human papillomavirus in carcinoma and intraepithelial neoplasia of the vulva, vagina and anus: a meta-analysis. *Int J Cancer*, 124:1626–1636. http://dx.doi.org/10.1002/ijc.24116 PMID:19115209.

[12] Herrero R, Castellsagué X, Pawlita M et al.; IARC Multicenter Oral Cancer Study Group (2003). Human papillomavirus and oral cancer: the International Agency for Research on Cancer multicenter study. *J Natl Cancer Inst*, 95:1772–1783. http://dx.doi.org/10.1093/jnci/djg107 PMID:14652239.

[13] Begum S, Cao D, Gillison M et al. (2005). Tissue distribution of human papillomavirus 16 DNA integration in patients with tonsillar carcinoma. *Clin Cancer Res*, 11:5694–5699. http://dx.doi.org/10.1158/1078-0432.CCR-05-0587 PMID:16115905.

[14] Chaturvedi AK, Engels EA, Pfeiffer RM et al. (2011). Human papillomavirus and rising oropharyngeal cancer incidence in the United States. *J Clin Oncol*, 29:4294–4301. http://dx.doi.org/10.1200/JCO.2011.36.4596 PMID:21969503.

[15] Hjalgrim H, Engels EA (2008). Infectious aetiology of Hodgkin and non-Hodgkin lymphomas: a review of the epidemiological evidence. *J Intern Med*, 264:537–548. http://dx.doi.org/10.1111/j.1365-2796.2008.02031.x PMID:19017178.

[16] Franceschi S, Lise M, Clifford GM et al.; Swiss HIV Cohort Study (2010). Changing patterns of cancer incidence in the early- and late-HAART periods: the Swiss HIV Cohort Study. *Br J Cancer*, 103:416–422. http://dx.doi.org/10.1038/sj.bjc.6605756 PMID:20588274.

2.5 生殖和荷尔蒙因素

2. 癌症病因学

路易丝·A. 布林顿（Louise A. Brinton）
西尔维娅·法兰西施（Silvia Franceschi，评审）
大卫·B. 托马斯（David B.Thomas，评审）

摘 要

· 生殖和月经因素与乳腺癌、子宫内膜癌和卵巢癌的发病有关。

· 对于女性以及某些男性，肥胖是这些癌症的风险因素，肥胖最有可能影响激素分泌机制。肥胖外源性和内源性激素效应的影响进一步支持这种观点。

· 使用口服避孕药可以大大降低子宫内膜癌和卵巢癌的风险，但是似乎可能增加宫颈癌和乳腺癌的风险。越来越多的证据表明，激素在宫颈癌的发病中可能发挥作用。

· 生殖和激素因素似乎对女性癌症的不同亚型影响不同，包括组织学或者激素受体状态的不同关联。

· 现在发现激素因素在男性某些癌症中也有病因学作用，但是这些风险的关系仍然有待进一步的研究。

众所周知，生殖和激素因素在许多女性癌症病因学中发挥主要作用。尤其是乳腺癌、子宫内膜癌和卵巢癌，生殖和激素因素对发病率的影响特别显著。男性的几种癌症也可能存在激素因素的影响，虽然这种关系还不太明确。

女性乳腺癌

在乳腺癌病因中生殖因素的作用得到确认已经超过 100 年，最初是拉马齐尼（Ramazzini）观察发现的，乳腺癌在修女中的发病率很高。现在人们普遍承认，未产妇女比经产妇女的乳腺癌发病风险大约高两倍，多胎生产的女性乳腺癌发病风险最低。第一次生育的年龄越小，发病的风险最低，随着第一次生育的年龄增大，发病率稳步上升 [1]。有趣的是，女性生育第一胎的年龄如果在 30 岁以上，则罹患乳腺癌的风险甚至往往高于未生育的女性，根据推测，可能是因为高龄产妇先前没有激活的细胞受到妊娠促进发育的效果。妊娠对乳腺癌的风险效果是在足月妊娠发生的，很少有证据表明，乳腺癌与短期怀孕、流产和人工流产有关。

女性生育的次数越多，罹患乳腺癌的风险越低，如果这些生育较多的女性决定用母乳喂养孩子，可能会使这种风险进一步降低。母乳喂养的时间越长，可能这种保护作用越大。在最发达的国家，孩子生育的数量有限，每个孩子的母乳喂养时间相对较短，所以很难查清母乳喂养与乳腺癌风险关系的证据。母乳喂养发挥保护作用的最确凿的调查结果为：妇女生下多个孩子，每个孩子的母乳喂养持续时间长，所以累计的母乳喂养持续时间长。

月经因素也可以预测风险。初潮的年龄越早，自然绝经的年龄也越早，此后罹患癌症的风险越高。根据推测，这是来自排卵活动的部分影响（见图 2.5.1）[2]。早期手术绝经的女性（切除双侧卵巢）的风险比较低，40 岁之前接受这种手术的女性比 55 岁以后自然绝经的女性，罹患乳腺癌的风险低大约一半。

月经和生殖因素是主要的风险因素，可以通过"盖尔模型乳腺癌风险评估工具"（可参阅 http://www.cancer.gov/bcrisktool/）或者其他风险预测模型评估女性的这些风险。尽管人们早已认识到这些因素在乳腺癌病因学中的作用，但是多项研究始终无法将这些因素与特定的内在生物学机制联系起来。人们普遍认为，是内源性激素的变化趋势产生了影响，但是还需要更多的研究才能搞清楚这些效应。目前，人们也不清楚激素变化如何影响

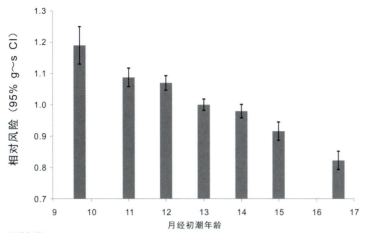

A：月经初潮年龄

（纵轴）相对风险（95% g~s CI）

（横轴）月经初潮年龄

年龄组（平均年龄）	<11(9.7)	11(11.0)	12(12.0)	13(13.0)	14(14.0)	15(15.0)	16+(16.6)
病例/对照	5511/11685	15855/37779	25806/61512	31759/83389	20599/53212	10576/31390	8858/27124
RR（95% g~s CI）	1.19(1.13~1.25)	1.09(1.06~1.12)	1.07(1.05~1.09)	1.00(0.98~1.02)	0.98(0.96~1.00)	0.92(0.89~0.95)	0.82(0.79~0.85)

B：绝经年龄

（纵轴）相对风险（95% g~s CI）

（横轴）绝经年龄

年龄组（平均年龄）	<40(35.3)	40~44(41.9)	45~49(47.2)	50~54(51.5)	55+(56.1)
病例/对照	2397/7741	5516/18544	17336/52040	28197/75944	6891/16144
RR（95% g~s CI）	0.67(0.62~0.73)	0.73(0.70~0.77)	0.86(0.84~0.89)	1.00(0.98~1.02)	1.12(1.07~1.17)

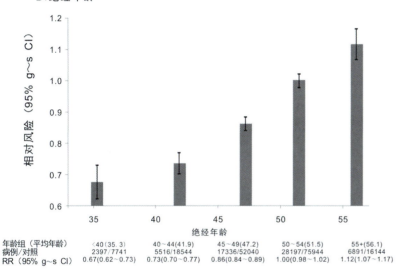

图 2.5.1　基于多个研究的乳腺癌相对风险与月经初潮年龄（A）和绝经年龄（B）的相关性
注：根据年龄、出生年、出生时月龄、吸烟、酗酒、体重和目前身体质量指数研究计算。CI，置信区间；g-s，特定组；RR，相对风险。

乳腺的组织。最近的研究大多集中在妊娠的次数对小叶萎缩（involution of lobules）的影响上，大部分乳腺癌都是从这些小叶结构开始发生的[3]。

肥胖与罹患乳腺癌的风险关系比较复杂。肥胖与绝经前的乳腺癌风险之间是反向影响关系，与绝经后的乳腺癌风险有直接关系。人们假设：肥胖导致停止排卵会使风险降低，与此同时，脂肪组织里的雄激素类物质转化为雌激素，似乎又会加大风险。绝经后的妇女如果使用治疗更年期的激素，将会加大罹患乳腺癌的风险，观察发现比较瘦的女性风险最高。使用不同类型的激素，也是一种重要的风险预测指标，观察发现使用雌激素加雌激素（estrogen plus estrogen）的疗法，风险高于使用非对抗性雌激素（unopposed estrogen）的疗法。人们假设这是由于孕激素（progestins）对乳房组织有丝分裂的影响。

雌激素—孕激素结合的口服避孕药可以增大乳腺癌的风险，尤其是青年女性（参见第 2.10 章）。内源性激素显然是乳腺癌风险的重要预测因素，虽然这种影响很难研究，但无论是乳腺癌的风险还是风险因素格局都已经确定两者存在着关系。这些研究具有很高难度，其原因在于激素的测定极其困难，多种盘根错节的标识物之间关系错综复杂，这里不仅有雌激素，还有雄激素、孕酮、催乳素和胰岛素样生长因子等。不仅如此，近年来人们越来越认识到，个体之间新陈代谢的巨大内在差异具有重要意义。最近的一些合作研究已经找到证据：雌激素和雄激素与激素受体（hormone-receptor）为阳性和阴性的乳腺癌都有直接关系（见图 2.5.2）[4]，但是还需要更精确的激素检测技术进行更深入的分析，才能搞清楚其中的关系。最近开发的液相色谱质谱测定分析技术（liquid chromatography-mass spectrometry assays）可以检测 15 种不同的雌激素代谢物（见图 2.5.3）[5]，可以从中找出乳腺癌风险的不同效果。最近的一项分析涵盖了前列腺癌、肺癌、结直肠癌和卵巢癌的筛查实验结果。分析表明，总的来说，雌激素会导致患癌风险，但是必须通过羟基化途径的深入研究才能进一步查清这些风险[6]。

子宫内膜癌

子宫内膜组织对激素的反应非常敏感，人们相信，子宫内膜癌是雌激素刺激（使用孕激素拮抗）的结果。肥胖和更年期激素治疗会导致较高的风险。人们发现，不加限制地使用雌激素会导致极高的癌症风险，根据雌激素使用的时间和女性的体型不同可以使风险增大 2～10 倍（观察发现，越瘦的女性风险越高）。

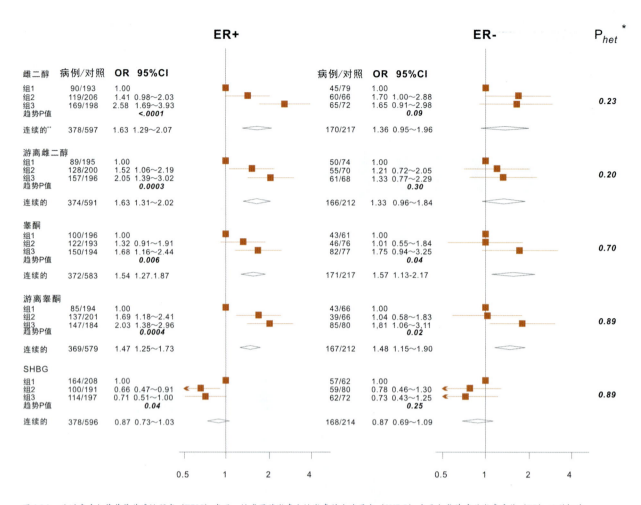

	ER+				ER-			P_{het}*
雌二醇	病例/对照	OR	95%CI		病例/对照	OR	95%CI	
组1	90/193	1.00			45/79	1.00		0.23
组2	119/206	1.41	0.98~2.03		60/66	1.70	1.00~2.88	
组3	169/198	2.58	1.69~3.93		65/72	1.65	0.91~2.98	
趋势P值		<.0001				0.09		
连续的**	378/597	1.63	1.29~2.07		170/217	1.36	0.95~1.96	
游离雌二醇								
组1	89/195	1.00			50/74	1.00		0.20
组2	128/200	1.52	1.06~2.19		55/70	1.21	0.72~2.05	
组3	157/196	2.05	1.39~3.02		61/68	1.33	0.77~2.29	
趋势P值		0.0003				0.30		
连续的	374/591	1.63	1.31~2.02		166/212	1.33	0.96~1.84	
睾酮								
组1	100/196	1.00			43/61	1.00		0.70
组2	122/193	1.32	0.91~1.91		46/76	1.01	0.55~1.84	
组3	150/194	1.68	1.16~2.44		82/77	1.75	0.94~3.25	
趋势P值		0.006				0.04		
连续的	372/583	1.54	1.27.1.87		171/217	1.57	1.13-2.17	
游离睾酮								
组1	85/194	1.00			43/66	1.00		0.89
组2	137/201	1.69	1.18~2.41		39/64	1.04	0.58~1.83	
组3	147/184	2.03	1.38~2.96		85/80	1.81	1.06~3.11	
趋势P值		0.0004				0.02		
连续的	369/579	1.47	1.25~1.73		167/212	1.48	1.15~1.90	
SHBG								
组1	164/208	1.00			57/62	1.00		0.89
组2	100/191	0.66	0.47~0.91		59/80	0.78	0.46~1.30	
组3	114/197	0.71	0.51~1.00		62/72	0.73	0.43~1.25	
趋势P值		0.04				0.25		
连续的	378/596	0.87	0.73~1.03		168/214	0.87	0.69~1.09	

图 2.5.2 欧洲癌症与营养学前瞻性研究（EPIC）发现，性类固醇激素和性激素结合球蛋白（SHBG）水平与乳腺癌雌激素受体（ER）亚型相关

注：CI，置信区间；OR，优势率。* 使用对数似然比检验联合或不联合乳腺癌亚型预后的相互作用来评估 ER 阳性和 ER 阴性乳腺癌的异质性试验。** 激素周期中 log2 持续增长。

人们发现，如果雌激素和孕激素共同使用，则风险低得多。事实上，一些研究表明，使用者的相对风险实际上可能低于不使用者。这些风险似乎根据体重的差异而有所不同，但是在与非对抗性雌激素的对比实验中发现，体重比较重的女性反而可以最大限度地降低相对风险。由于这些实验研究结果错综复杂，人们认为应该专注于绝对风险（absolute risks）才更有意义。观察发现，较瘦的女性风险最低（包括使用或不使用激素的女性，或者连续使用雌激素加孕激素疗法的女性），肥胖不使用激素的女性风险最高（连续使用雌激素加孕激素疗法的女性中，越肥胖风险越高）（见图 2.5.4）[7]。联合疗法的影响与用药方案有关（雌激素顺序轮换使用对比连续使用），但是关于这个问题的研究才刚刚开始。

患内膜癌的风险，未生育妇女很高，多产妇女最低，但没有发现第一

图 2.5.3 女性内源性雌激素代谢

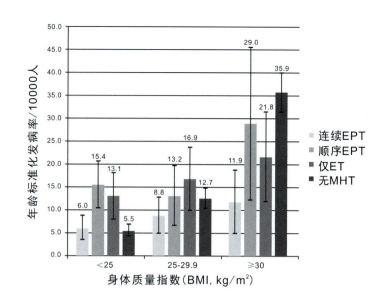

图 2.5.4 美国国家卫生局—美国退休公民协会（NIH-AARP）进行的饮食与健康研究发现的女性绝经期激素治疗方案和身体质量指数与女性子宫内膜癌年龄标准化发病率的关系
注：EPT，雌激素联合孕酮疗法；ET，非抗雌激素疗法；MHT，绝经期激素治疗。

烈影响。此外，还要进行雌激素代谢模式的进一步研究，或许也可以澄清一些问题。

已经查明，绝经前的妇女如果按照顺序口服避孕药（使用仅仅含有雌激素的药片，若干天之后再使用孕激素的药片）将会提高罹患子宫内膜癌的风险，但是如果使用更普通的口服避孕药（雌激素和孕激素的组合）则会大大降低风险。长期使用者的风险最低，停药之后这种低风险会持续一段时间。虽然有人认为，药片的孕酮含量也会有影响，但是研究结果无法确认这一假设。

虽然人们承认，激素在子宫内膜癌的病因中发挥着强有力的作用，但是探索内源性激素作用的研究相对较少。已经有一些证据表明，雌激素类和雄激素类都值得更深入地研究分析。在这些研究中，特别需要重视的是不同肿瘤亚型（例如 1 型与 2 型子宫内膜癌）的不同格局，现在已经证明这里的病因学格局错综复杂。

次生育的年龄与子宫内膜癌风险有关系。人们猜测，也许年龄和两次生产之间的间隔时间是一种重要的风险因素，所以现在还有很多探索这些关系的研究正在进行。初潮年龄早绝经年龄晚的女性，罹患子宫内膜癌的风险比罹患乳腺癌的风险更高，这些数据说明，可能雌激素的循环会增大患癌风险。虽然已经找出这些风险的格局，但是迄今为止还没有精确地查明内源性激素对子宫内膜癌的影响。必须进行一些研究查明以下问题：在内源性激素单独作用下，肥胖和雌激素这两种情况分别会对癌症风险产生何种强

表 2.5.1　子宫内膜异位史与卵巢癌组织学亚型的关系

组织学亚型	分级校正 OR（95%CI）[a]	P 值
浸润型	1.46（1.31～1.63）	<0.0001
透明细胞	3.05（2.43～3.84）	<0.0001
高级别浆液型	1.13（0.97～1.32）	0.13
低级别浆液型	2.11（1.39～3.20）	<0.0001
子宫内膜	2.04（1.67～2.48）	<0.0001
黏蛋白	1.02（0.69～1.50）	0.93
边缘型	1.12（0.93～1.35）	0.24
浆液	1.20（0.95～1.52）	0.12
粘蛋白	1.12（0.84～1.48）	0.45

注：CI，置信区间；OR，优势率。

[a] 根据年龄（5 岁一组）和种族（非西班牙白种人、西班牙白种人、黑人、亚洲人和其他）进行分级，根据口服避孕药持续使用时间（无、小于 2 年、2～4.99 年、5～9.99 年和大于等于 10 年）和孕次（0、1、2、3 和大于等于 4 次）进行校正。汇总分析的对象来自 13 个卵巢癌病例对照研究（澳大利亚 1 个，欧洲 3 个，美国 9 个）。

表 2.5.2 绝经期激素疗法与卵巢癌风险的相关性，1995～2006

	人数－年	癌症病例数	RR^a（95%CI）
仅使用 ET，基线为 23584 名子宫切除的女性			
不使用 MHT	55 868	23	1.00（参照）
仅 ET	116 139	76	1.69（1.05～2.71）
仅进行 ET 治疗的时间（年）			
<10	58 393	27	1.25（0.71～2.20）
≥10	55 878	49	2.15（1.30～3.57）
仅使用 EPT，基线为 68596 名子宫完整的女性			
不使用 MHT	316 239	150	1.00（参照）
仅 ET	170 556	98	1.43（1.09～1.86）
仅进行 EPT 的时长（年）			
<10	126 465	67	1.33（0.98～1.79）
≥10	43 752	31	1.68（1.13～2.49）

注：CI，置信区间；EPT，雌激素加孕酮疗法；ET，非对抗性雌激素疗法；MHT，绝经期激素治疗；RR，风险比。

^{a}RR 校正参数包括：年龄（岁）、种族（白种人，其他／未知）、孕次（0、1、2、大于等于 3 次和未知）、口服避孕药年限（无、大于等于 10 年、大于 10 年以及未知）以及身体质量指数（<25kg/m²、25～29kg/m²、大于等于 30kg/m² 以及未知）。模型也包括其他形式的 MHT。

资料来源：美国国家卫生局—美国退休公民协会饮食与健康研究组。

卵巢癌

众所周知，不育症导致的未生育是卵巢癌的风险因素。虽然关于生育药物的潜在影响存在广泛争议，但最新的研究表明，是不是服药比药物本身更加重要。现在已经确认，子宫内膜异位症是某些类型卵巢癌的前兆，包括子宫内膜透明细胞癌（clear cell）和子内膜癌（见表 2.5.1）[8]。

一些研究表明，初潮年龄早，绝经年龄晚，可以提高癌症风险，但是各种研究结果并不完全一致。观察发现，在接受简单的子宫切除术或输卵管结扎的妇女中，风险大幅度降低。虽然这些发现可能属于检测异常或者切除卵巢的后果，但是这些发现使得人们的注意力越来越多地转向局部阻断血流或者部分切除输卵管的效果上，并且越来越多的证据表明输卵管是很多严重癌症的起源地。

使用口服避孕药可以大幅度降低罹患卵巢癌的风险，尤其是在长期使用的情况下。然而，使用绝经激素会增大风险。最明显的证明是非对抗性雌激素疗法（unopposed estrogen therapy），但是越来越多的证据表明，雌激素加孕激素综合疗法也可能提高风险（见表 2.5.2）[9]。

许多确认的卵巢癌风险因素与减少排卵的保护作用是一致的，但是这个观点似乎不能完全解释所有已经确认的风险因素。人们最近的研究集中在激素和免疫学因素可能发挥的作用上[10]。一些互相矛盾的结果分别出现在多种激素上，例如雌激素、雄激素、毛囊生长刺激素、性激素结合球蛋白和胰岛素类生长因子等。由于已经发现了越来越多的病因学异质性（etiological heterogeneity）的证据，因此，有理由进行一些更加深入的研究分析，特别是针对某些卵巢癌的亚型。

宫颈癌

人乳头瘤病毒感染已被确认为宫颈癌的必要原因，但是其他一些共同作用的因素显然也很重要。流行病学研究发现，这里牵涉到多种因素，通过激素的作用机制可能增大癌症风险。例如使用口服避孕药和多次生育，但是激素因素在宫颈癌病因学中的作用还不是很清楚。最近，转基因老鼠模型提供的证据表明，雌激素及其细胞核受体与人类乳头状瘤病毒癌基因一起可以促进宫颈癌的发生（见图 2.5.5）[11]。如果未来的研究可以表明，人类宫颈癌源自雌激素，人们就可以研发激素药物来预防或治疗宫颈癌。

睾丸癌

激素因素在睾丸癌病因学中作用非常明显，证据表明，从青春期开始睾丸癌发病率上升，其风险因素有多种，包括身高、生育能力低下、暴露在内分泌干扰之下，等等。还有几个风险因素是在怀孕期间母亲子宫内的激素造成的，例如隐睾、尿道下裂、腹股沟疝、出生体重低下、胎龄短和双胞胎，这些问题可能反映了内源性激素的影响[12]。最近的一些研究试图评估内源性激素在睾丸癌病因学中的作用，但是还需要更加深入的研究才能充分理解这些关系。

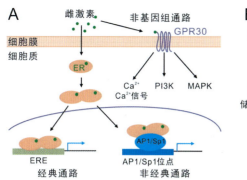

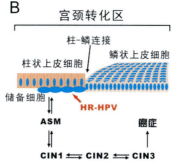

图 2.5.5　雌激素信号通路（A）和宫颈癌形成过程（B）

注：图 A 为雌激素与受体结合形成二聚体并转移到细胞核，通过结合到雌激素反应元件（ERE）或 AP1、Sp1 转录因子而活化或抑制目标基因。另外，雌激素还能够结合到细胞膜表面受体 GRP30 而影响多条信号通路，包括磷脂酰肌醇 3 激酶（PI3K）通路，有丝分裂原活化的蛋白激酶（MAPK）通路，Ca²⁺ 信号通路等。图 B 为高风险的人乳头瘤病毒（HR-HPVs），如 HPV16，可感染多能透明细胞并在其中长期驻留，导致非典型的鳞状组织转化（ASM），开始 1-3 级宫颈内上皮癌化（CIN）并最终形成宫颈癌。该肿瘤在 HPV 感染后往往还要经历长达十年的成长期才能成形。

男性乳腺癌

男性乳腺癌的发病率只有女性发病率的大约 1%，男性乳腺癌的病因学因素评估比较复杂，虽然开展的研究很少，但是似乎与几个激素风险因素有关。人们估计，男性的乳房发育和克氏综合征（Klinefelter syndrome）增大了这些风险，最近的前瞻性研究[13]发现，肥胖、缺乏体育活动、曾经骨折和吸烟等都可能与发病相关（见图 2.5.6）。这些研究没有评估与内源性激素的关系。

前列腺癌

抗雄激素疗法（anti-androgen therapies）治疗前列腺癌的效果很好，无论是外科手术阉割还是药物治疗，都可以大幅度减少前列腺癌转移的风险。虽然人们认为，雄激素在前列腺癌病因学中发挥作用，但是迄今为止的研究还没有提供任何激素导致前列腺风险预示的证据。在一项大规模汇总项目中也没有找到这类证据（见图 2.5.7）[14]，这项汇总分析包括睾丸酮素、计算出的游离睾丸酮素以及转化物，主要的转化物双氢睾酮

（dihydrotestosterone）是在前列腺里睾丸酮素通过 5α 还原酶（reductase）转化得到的。观察到的唯一证据是性激素结合球蛋白造成的反向关系。

使用非那雄胺（finasteride）通过阻断睾丸酮素向二氢睾酮的转化率可以降低前列腺癌的风险，同时也会增加雌二醇（estradiol）的水平。"前列腺癌预防实验"（Prostate Cancer Prevention Trial）已经显示，暴露在非那雄胺下可以大幅度减少前列腺癌的发病（可参阅 http://www.cancer.gov/clinicaltrials/noteworth y-trials/pcpt/Page1）。这引起了人们的关注，雌激素的水平是否在前列腺癌病因中发挥作用呢？与雄激素一样，目前没有观察到前列腺癌的风险与雌激素的水平有关。但是实验数据显示，非那雄胺治疗前列腺癌试验的参与者都是非常严重的肿瘤患者。因此，未来值得研究的方向是前列腺癌亚组的激素效果，即雌激素和雄激素的风险效果、综合运用的风险效果、雌激素和雄激素以及激素代谢物的综合风险。

其他癌症

虽然结直肠癌通常不被认为与激素有关，但有证据支持以下可能性：使用口服避孕药或者更年期激素，都会提高结直肠癌的风险。人们还注意到，口服避孕药是肝癌的风险因素，包括那些没有感染乙肝病毒（肝癌的重要病因）的患者。

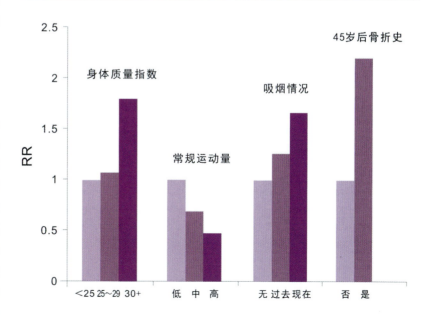

图 2.5.6　男性乳腺癌风险因素

注：RR，相对风险。

数据来源：美国国家卫生局—美国退休公民协会饮食与健康研究组。

激素	第五	病例/对照	RR (95%CI)	RR & 95%CI	χ_1^2 趋势
睾酮	1	784/1302	1.00		
	2	761/1309	0.97 (0.85~1.11)		0.17
	3	837/1287	1.08 (0.95~1.23)		P=0.68
	4	792/1281	1.03 (0.90~1.17)		
	5	712/1259	0.94 (0.82~1.07)		
游离睾酮	1	691/1181	1.00		
	2	684/1165	1.01 (0.88~1.16)		2.89
	3	750/1155	1.13 (0.98~1.29)		P=0.09
	4	707/1162	1.09 (0.95~1.25)		
	5	718/1152	1.11 (0.96~1.27)		
DHT	1	240/298	1.00		
	2	192/284	0.83 (0.65~1.07)		1.19
	3	188/282	0.82 (0.63~1.06)		P=0.28
	4	194/295	0.83 (0.64~1.08)		
	5	196/286	0.86 (0.66~1.11)		
雄烯二酮葡萄糖	1	484/626	1.00		
	2	474/605	1.01(0.85~1.21)		2.31
	3	497/600	1.07(0.90~1.28)		P=0.13
	4	465/601	1.03(0.87~1.22)		
	5	533/603	1.15(0.97~1.37)		
DHEA-S	1	255/393	1.00		
	2	212/374	0.92(0.73~1.17)		3.24
	3	223/372	1.04(0.81~1.32)		P=0.07
	4	244/380	1.12(0.89~1.42)		
	5	220/351	1.17(0.92~1.50)		
雄烯二酮	1	388/496	1.00		
	2	341/484	0.89(0.73~1.09)		0.04
	3	341/484	0.91(0.75~1.11)		P=0.84
	4	353/485	0.95(0.78~1.16)		
	5	358/481	1.00(0.82~1.22)		
雌二醇	1	469/648	1.00		
	2	459/610	1.02 (0.86~1.21)		0.91
	3	431/606	0.96 (0.80~1.15)		P=0.34
	4	425/580	0.97 (0.81~1.17)		
	5	402/595	0.93 (0.77~1.11)		
游离雌二醇	1	438/563	1.00		
	2	384/550	0.90 (0.75~1.08)		0.09
	3	435/549	1.02 (0.85~1.22)		P=0.77
	4	395/536	0.93 (0.77~1.12)		
	5	391/537	0.95 (0.79~1.15)		
SHBG	1	772/1211	1.00		
	2	773/1212	0.99 (0.87~1.13)		6.09
	3	756/1197	0.96 (0.84~1.10)		P=0.01
	4	728/1195	0.92 (0.80~1.05)		
	5	675/1183	0.86 (0.75~0.98)		

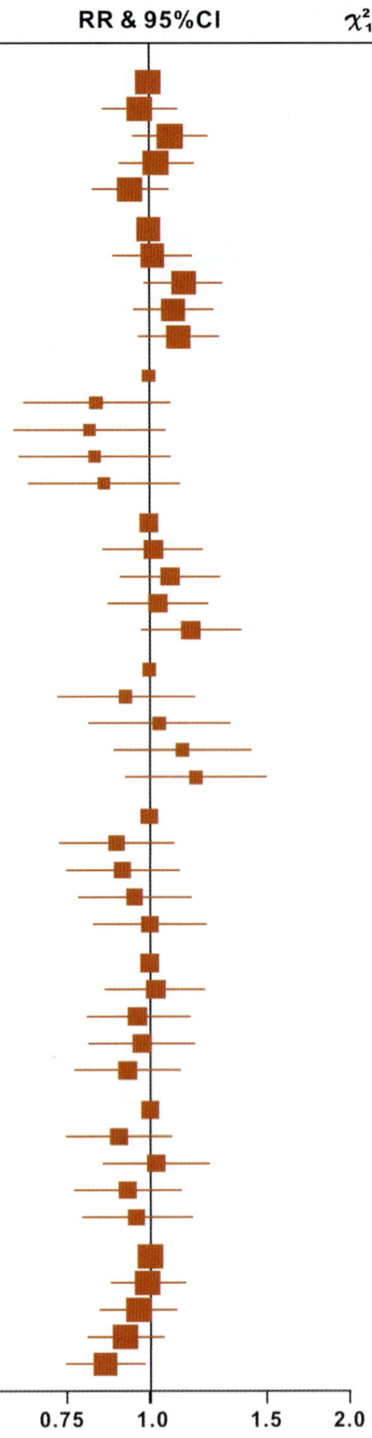

0.5　0.75　1.0　1.5　2.0

图 2.5.7　前列腺癌与各种激素浓度增加的关系

注：图中方块的位置表示相对风险（RR）大小，方块大小表示数据有效性。水平线段长度为 95% 置信区间（CI）。线性趋势的卡方自由度 1 被置换为连续变量得分 0、0.25、0.5、0.75 和 1。P 值为具有统计学显著意义的卡方线性统计趋势的双侧检验。DHEA-S，硫酸脱氢表雄酮；DHT，二氢睾酮；SHBG，性激素结合球蛋白。

注释

[1] Bernstein L 2002. Epidemiology of endocrine-related risk factors for breast cancer. *J Mammary Gland Biol Neoplasia*, 7:3–15. http://dx.doi.org/10.1023/A:1015714305420 PMID:12160084.

[2] Collaborative Group on Hormonal Factors in Breast Cancer 2012. Menarche, menopause, and breast cancer risk: individual participant meta-analysis, including 118 964 women with breast cancer from 117 epidemiological studies. *Lancet Oncol*, 13:1141–1151. http://dx.doi.org/10.1016/S1470-2045 12 70425-4 PMID:23084519.

[3] Yang XR, Figueroa JD, Falk RT et al. 2012. Analysis of terminal duct lobular unit involution in luminal A and basal breast cancers. *Breast Cancer Res*, 14:R64. http://dx.doi.org/10.1186/bcr3170 PMID:22513288.

[4] James RE, Lukanova A, Dossus L et al. 2011. Postmenopausal serum sex steroids and risk of hormone receptor-positive and -negative breast cancer: a nested case-control study. *Cancer Prev Res Phila*, 4:1626–1635. http://dx.doi.org/10.1158/1940-6207.CAPR-11-0090 PMID:21813404.

[5] Ziegler RG, Rossi SC, Fears TR et al. 1997. Quantifying estrogen metabolism: an evaluation of the reproducibility and validity of enzyme immunoassays for 2-hydroxyestrone and 16alpha-hydroxyestrone in urine. *Environ Health Perspect*, 105 Suppl 3:607–614. PMID:9168003.

[6] Fuhrman BJ, Schairer C, Gail MH et al. 2012. Estrogen metabolism and risk of breast cancer in postmenopausal women. *J Natl Cancer Inst*, 104:326–339. http://dx.doi.org/10.1093/jnci/djr531 PMID:22232133.

[7] Trabert B, Wentzensen N, Yang HP et al. 2013. Is estrogen plus progestin menopausal hormone therapy safe with respect to endometrial cancer risk? *Int J Cancer*,132:417–426. http://dx.doi.org/10.1002/ijc.27623 PMID:22553145.

[8] Pearce CL, Templeman C, Rossing MA et al.； Ovarian Cancer Association Consortium 2012. Association between endometriosis and risk of histological subtypes of ovarian cancer: a pooled analysis of case-control studies. *Lancet Oncol*, 13:385-394. http://dx.doi.org/10.1016/S1470-2045 11 70404-1 PMID:22361336.

[9] Trabert B, Wentzensen N, Yang HP et al. 2012. Ovarian cancer and menopausal hormone therapy in the NIH-AARP Diet and Health Study. *Br J Cancer,* 107:1181–1187. http://dx.doi.org/10.1038/bjc.2012.397 PMID:22929888.

[10] Ness RB, Cottreau C 1999. Possible role of ovarian epithelial inflammation in ovarian cancer. *J Natl Cancer Inst,* 91:1459–1467. http://dx.doi.org/10.1093/jnci/91.17.1459 PMID:10469746.

[11] Chung SH, Franceschi S, Lambert PF 2010. Estrogen and ERalpha: culprits in cervical cancer? *Trends Endocrinol Metab,* 21:504–511. http://dx.doi.org/10.1016/j.tem.2010.03.005 PMID:20456973.

[12] McGlynn KA, Trabert B 2012. Adolescent and adult risk factors for testicular cancer. *Nat Rev Urol*, 9:339–349. http://dx.doi.org/10.1038/nrurol.2012.61 PMID:22508459.

[13] Brinton LA, Richesson DA, Gierach GL et al. 2008. Prospective evaluation of risk factors for male breast cancer. *J Natl Cancer Inst,* 100:1477–1481. http://dx.doi.org/10.1093/jnci/djn329 PMID:18840816.

[14] Roddam AW, Allen NE, Appleby P, Key TJ； Endogenous Hormones and Prostate Cancer Collaborative Group 2008. Endogenous sex hormones and prostate cancer: a collaborative analysis of 18 prospective studies. *J Natl Cancer Inst,* 100:170–183.http://dx.doi.org/10.1093/jnci/djm323 PMID:18230794.

2.6 饮食，肥胖和体育活动

2. 癌症病因学

沃尔特·C.威利特（Walter C.Willett）
蒂姆·基（Tim Key）
伊莎贝尔·罗米厄（Isabelle Romieu）
马丁·怀斯曼（Martin Wiseman，评审）

摘 要

· 体内脂肪过多可以增加多种癌症风险，例如食道癌、结肠癌、胰腺癌、子宫内膜癌、肾癌以及绝经后的乳腺癌。

· 定期体育活动可以减少与体重有关的多种癌症风险，也可以减少与其他机制有关的结直肠癌和乳腺癌的风险。

· 体重增加与饮食有关，减少含糖饮料消费最为重要。

· 过多消费红肉，特别是加工的肉类会增加结直肠癌的风险。

· 与人们原来相信的不一样：消费较多的水果、蔬菜、全麦之类食物不会有效防护癌症。但是，这种膳食模式有利于预防糖尿病和心血管疾病，也可能减少某些癌症的发病，所以仍然值得推荐。

· 关于癌症与饮食和体育活动许多方面的关系必须进一步深入研究，包括这些行为在童年和早期成年生活中的影响。

人们对饮食是否可以导致和预防癌症非常感兴趣，观察发现，各个国家的癌症发病率差异很大，这都与饮食有关，营养可以改变动物的癌症发病率。为了找到与人类癌症有关的更为具体的信息，研究者们正在进行许多回顾性病例对照研究，以及一些前瞻性队列研究和少量随机实验。这些研究都存在局限性：饮食和体育活动的检测和衡量总是不太准确，癌症诊断可能扭曲回顾性研究中对饮食的回忆，在随机实验中，人们往往很难遵循指定的饮食（参见后文《在癌症流行病研究中测定饮食的挑战和新愿景》）。此外，早期的营养状态也会对饮食摄入改变的反应造成影响。虽然存在诸多方法学方面的挑战，但在过去的 30 年里，人们在饮食、肥胖、体育活动与癌症的关系中已经学到很多教训，这一章节我们将简介其中主要的发现。由于前瞻性队列研究的缺陷是容易导致偏见，所以我们重点介绍这些研究发现时会结合少量随机实验的发现进行论述。

饮食
脂肪

在饮食因素中，肥胖最受关注，因为在发达国家常见的几种癌症比例都与肥胖显著相关，全球也是如此。但是，经过长达 20 年的随访，多项前瞻性研究一致显示脂肪摄入量与乳腺癌风险几乎没有关系[1]。在低脂肪饮食的两个大型随机实验中，低脂肪对乳腺癌风险也没有什么显著影响。在一些结直肠癌的前瞻性研究中，全球癌症发病率对比的结果也并不支持结直肠癌与脂肪摄入量成正比的关系[1,2]。膳食脂肪和前列腺癌的前瞻性研究虽然比较少，但是一般也不支持癌症与全部或特定类型的膳食脂肪之间有关系[1,3]。

人们对确诊癌症患者中幸存者的饮食效果也非常感兴趣。针对女性乳腺癌，已经进行了低脂肪饮食的两项随机实验。在一项研究中，观察到乳腺癌风险略有降低，但是这可以得到解释，那就是她们的体重比对照组的体重降低得更多。在另一项实验中，没有观察到饮食干预的效果[4]。

肉类和乳制品

在很多前瞻性研究中，以及对这些研究的荟萃分析中人们发现，过多摄入红肉，特别是加工的肉类，与结直肠癌有较大的关系[1]（参见《单

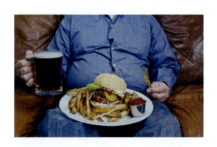

图 2.6.1 一位男士正享用汉堡、炸薯条和啤酒
注：饮酒、食用红肉和腌制肉类以及摄入高热量的食物都与多种癌症患病风险的增加显著相关。

在癌症流行病研究中测定饮食的挑战和新愿景

纳迪亚·斯利马尼（Nadia Slimani）

研究不同的环境和生活方式风险因素时考察与疾病尤其是癌症的关系最明显也最复杂的因素是饮食。事实上，饮食是无处不在的也是组合性的，每个人饮食的方式差别极大，并且会陪伴一个人的全部生命周期。此外，饮食中存在数以千计的化学物质（包括污染物），产生复杂的协同作用或拮抗生物活性的影响，使得我们难以厘清饮食在某一个个体身上的化学效应。在调查饮食与疾病的关系和内在生物学机制时我们无法解开这些盘根错节的关联[1]。最后，饮食习惯还有社会、宗教和心理等方面的巨大差异，影响着研究方案的设计和每个个体的饮食结果[2]。

此外，营养转变这一现象正在全球范围内加速[3,4]，这是检测饮食与癌症的关系时另一种被低估的挑战。营养的转变是从传统饮食模式（富含谷物和纤维）向更为典型的发达国家饮食模式的变迁，其特征是（高度的）产业化加工食品增多，例如高糖分、高脂肪和更多动物来源的食物[4]。

癌症是一种主要发生在生命晚期、多阶段和多因素的疾病，但可能会受到不同的（早期）暴露"窗口"（exposure windows）的影响，这些暴露窗口是难以评估的。大多数癌症流行病学研究是针对中年人群，使用单一的膳食测量或有限的重复膳食测量，这种方法甚至连近似地评估一生的膳食影响都不可能做到[5]。

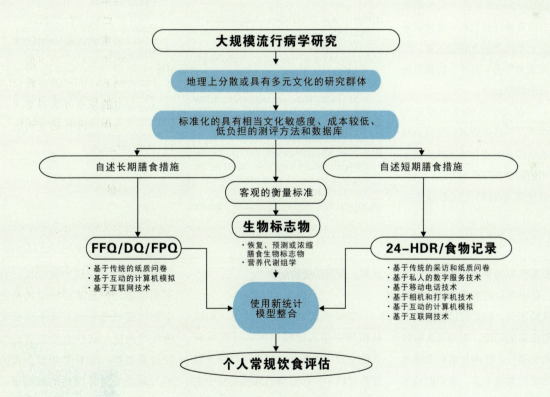

图 B2.6.1　大规模流行病学研究中测量饮食的方法汇总
注：24-HDR, 24 小时饮食回忆；DQ, 饮食问卷；FFQ, 食物频率问卷；FPQ, 食物倾向问卷（非定量 FFQ）。

此外，食物频率问卷调查（FFQ）的评估方法是流行病学研究使用的主要办法，这种办法受到有效性和可靠性的挑战 [6,7]。FFQ 是一种回顾性方法，要求受访者在一个特定时间周期内（几个月或一年），在一个食物清单中报告他们通常消费的每一种食物的频率。对比之下，重复 24 小时的饮食回忆（24-HDR）或者食物记录（FR）的办法比 FFQ 更准确、更可靠，使用也日益增多，在营养癌症研究中得到推荐 [8]。24 小时饮食回忆法是一种回顾性评价方法，面试者提示受访者回忆并描述在此前的 24 小时或者前一天里消费的所有食品和饮料。食物记录法记录消费的食物摄入量，时间是若干天，且不一定按照每天的顺序记录。

在几十年的方法学研究中 [9]，一线的营养研究越来越喜欢综合运用传统的和最新发明的膳食暴露检测方法。（1）借助新发明的低成本网络技术，重复运用 24-HDR 或者 FR[10,11]。（2）通过 FFQ 或者食物倾向问卷调查（FPQ）把参与者排出名次或者找到很少消费的食物，再用 24-HDR 或者其他开放式方法作为补充。（3）对恢复使用或集中使用的营养生物标志物进行独立观察，或者作为饮食暴露的一种替代估计数据（见图 B2.6.1）[12,13]。目前，代谢组学研究（metabolomic research）的快速发展打开了一种更有前途的视界，通过个人或群体的特定代谢组轮廓可以更全面地考察饮食暴露 [14]。在饮食暴露和疾病后果变化范围非常宽泛的大型研究中，这些方法将会被最大限度地运用。

注释

[1] Penn L et al. (2010). Genes Nutr, 5:205–213. http://dx.doi.org/10.1007/s12263-010-0175-9 PMID:21052527.
[2] Gibney MJ et al. eds (2004). Public Health Nutrition. Oxford: Blackwell Science.
[3] Popkin BM et al. (2002). Public Health Nutr, 5:947–953. http://dx.doi.org/10.1079/PHN2002370 PMID:12633520.
[4] Popkin BM (2006). Am J Clin Nutr, 84:289–298. PMID:16895874.
[5] Kristal AR, Lampe JW (2011). Cancer Epidemiol Biomarkers Prev, 20:725–726. http://dx.doi.org/10.1158/1055-9965.EPI-10-1349 PMID:21546363.
[6] Kristal AR, Potter JD (2006). Cancer Epidemiol Biomarkers Prev, 15:1759–1760. http://dx.doi.org/10.1158/1055-9965.EPI-06-0727 PMID:17021349.
[7] Willett WC, Hu FB (2006). Cancer Epidemiol Biomarkers Prev, 15:1757–1758. http://dx.doi.org/10.1158/1055-9965.EPI-06-0388 PMID:17021351.
[8] Schatzkin A et al. (2009). Cancer Epidemiol Biomarkers Prev, 18:1026–1032. http://dx.doi.org/10.1158/1055-9965.EPI-08-1129 PMID:19336550.
[9] Thompson FE, Subar AM (2008). Dietary assessment methodology. In: Coulston AM, Boushey CJ, eds. Nutrition in the Prevention and Treatment of Disease, 2nd ed. San Diego: Elsevier, pp. 3–39.
[10] Subar AF et al. (2012). J Acad Nutr Diet, 112:1134–1137. http://dx.doi.org/10.1016/j.jand.2012.04.016 PMID:22704899.
[11] Touvier M et al. (2011). Br J Nutr, 105:1055–1064. http://dx.doi.org/10.1017/S0007114510004617 PMID:21080983.
[12] Freedman LS et al. (2011). Am J Epidemiol, 174:1238–1245. http://dx.doi.org/10.1093/aje/kwr248 PMID:22047826.
[13] Illner AK et al. (2012). Int J Epidemiol, 41:1187–1203. http://dx.doi.org/10.1093/ije/dys105 PMID:22933652.
[14] Kaput J, Rodriguez RL (2004). Physiol Genomics, 16:166–177. PMID:14726599.

核苷酸多态性与肉类消费和癌症的关系》）。在中年以后消费肉类一般与乳腺癌风险无关，但是可以观察到在青春期和成年的初期，吃肉与乳腺癌是正相关关系 [5]。红肉与前列腺癌风险关系的研究数量不多，获得的结果并不一致 [1]。

消费较多的牛奶或奶制品的人结直肠癌的风险较低 [1]。与此相反，在多项研究中发现，消费较多的乳制品可以增大总的前列腺癌或者致命的前列腺癌的风险 [1]，但乳制品中的脂肪成分似乎与这些关系无关。

水果、蔬菜和植物化学

实验室的动物实验发现，如果从植物中摄入比较多的必需营养和其他生物活性成分，似乎可以减少癌症的发病率，在分离的细胞实验中也证实了这种效应。虽然在回顾性研究中发现，水果和蔬菜摄入量较高的人患有多种癌症的风险较低，但是这些发现一般都没有得到前瞻性研究的有力支持 [1]。

水果和蔬菜的总摄入量较大，会产生很大的保护作用，减少总体的癌症风险——这种观点现在看来不太可能，但是某些特定的植物化学物质或植物亚组可能会降低某些癌症的风险。这些有希望降低风险的关系包括：含有类胡萝卜素的蔬菜与雌激素受体阴性的乳腺癌；十字花科蔬菜与几个部位的癌症（包括前列腺癌、膀胱癌和肺癌）；葱属蔬菜与胃癌；叶酸丰富的水果和蔬菜与结肠癌。豆制品富含抗雌激素化合物，如果在青春期（但不是在中年或以后）多消费豆制品，乳腺癌的风险较低 [6]。这些关系目前

还没有任何一种得到可靠的确认，必须进行进一步的研究。

膳食纤维

长期以来人们一直认为纤维素可以降低结直肠癌的风险，因为纤维素可以带走潜在的致癌物质，加速这些潜在致癌物质从肠道排出的速度，从而使致癌物质失去活性，或者可以改善结直肠的植物化学环境和生物化学环境（参见后文《饮食和肠道菌群》）。但是，几个大型前瞻性队列研究并不支持饮食纤维与肠道癌症风险有关[7]，此外，在大型的"欧洲癌症和营养的前瞻性研究"及最近的一项荟萃分析中反而还发现了一种相反的关系[8]。这些前瞻性研究的结果需要更好地予以了解。膳食纤维是错综复杂和各式各样的，不同的饮食来源与结直肠癌的关系也不同[9]。

人们还曾经认为大量摄入纤维可以干扰雌激素的肝肠循环（enterohepatic circulation of estrogens），降低乳腺癌的风险。但在大多数前瞻性研究中，没有发现纤维与乳腺癌的关系，相反，在最近的一项荟萃分析[10]以及一项新的大型"欧洲癌症前瞻性调查"研究中[11]，发现了微弱的负相关关系。

维生素和矿物质
钙

对大量队列研究的一项汇总分析发现，钙摄入量最高的人，结直肠癌的风险降低22%[12]，如果摄入的钙达到大约800毫克/天，则会达到最佳效果。某些随机实验的结果支持补充钙可以减少结直肠癌复发的发现[1]，但并非所有案例都是如此[13]。但是，在几项研究中发现，较高的钙摄取量可以导致更高的总前列腺癌风险或者晚期前列腺癌风险。人们曾经推荐的大量摄入奶制品和钙的方案，既有好

处也有风险，但是很难发现与癌症的关系，不过充足的钙摄入量对骨骼的生长和身体健康的其他方面是至关重要的。

维生素D

血液中的维生素D含量比较高，说明维生素D摄入较高，并且在阳光中暴露时间较多。长期以来，人们一直认为这样做会降低结直肠癌的风险[14]，现在还有人坚持这种观点[15]。但是，还需要做更多的研究，以确定这是不是反映出的真实保护效果。在其他一些癌症中，已经发现与这种观点并不一致的情况。

叶酸

叶酸对DNA的甲基化、修复和合成非常重要，一些前瞻性研究发现，叶酸的摄入越高，结直肠癌和其他几种癌症的风险越低[16]。最近的一项分析中观察到叶酸摄入量较低则结直肠癌风险较高的关系，但是这种关系至少滞后12～14年[4]。叶酸在结直肠癌中的作用，已经在MTHFR遗传多态性（genetic polymorphism）和结直肠癌风险的关系中得到确定（MTHFR是一种涉及叶酸代谢的酶[17]）。

在曾有结直肠癌病史的患者中进行的一些随机实验发现，补充叶酸没有降低癌症的复发，在其中的一项实验中发现，补充叶酸会增加晚期癌症或者多种癌症的复发[18]。这些研究表明，对于已经发生结直肠肿瘤或者叶酸摄入充足的患者来说，补充叶酸可能没有什么好处，甚至可能带来害处。另一个报告强化了这种可能性：在美国，当消费者使用叶酸强化的谷类食品之后，几乎立即出现一个微小而短暂的结直肠癌发病率增长，但是这种短暂的增长很可能是一个人为的假象，因为当时开始大规模普及结肠镜

癌症筛查，使得结直肠癌的死亡率迅速下降[1,4]。

维生素和矿物质的补充

服用维生素和矿物质补充剂对预防癌症的作用研究既有前瞻性队列研究，也有随机实验。在β胡萝卜素和其他几种单一的补充剂（包括维生素E和硒）的实验中，并未显示可以产生什么益处[1]。在不是使用高剂量的单一补充剂，而是使用低剂量多种维生素或矿物质复合剂的实验中发现，这样做在中国缺乏多种营养的群体中可以减少癌症的发病率[19,20]；在法国，对男性有效，对女性无效；在美国，对医生的实验也有效果[21]。在美国对医生的实验研究引起了人们的特别关注，因为这一部分人群是营养充分的群体，直到10年之后才发现呈现出适度的好处，这么长的时间周期，几乎超过了所有其他研究的周期。总体而言，虽然补充维生素和矿物质可能对多种营养缺乏的群体有益，但是长期的目标应该是普遍改善这类人群的营养。

饮食和过度肥胖

过度肥胖与许多癌症风险有关[1]，所以饮食与体重增加和肥胖的关系对于预防癌症非常重要。持续至少一年以上类似干预强度的多项实验发现，低脂肪饮食并不能有效减轻体重[22]。在饮食中，减少那些可以快速吸收的碳水化合物（如糖、果酱和精加工谷物）可能有利于减肥[23]。地中海型饮食是一种限制热量的膳食结构，谷物、水果和蔬菜比较多，动物制品比较少，可以在长达6年的时间里有效地控制体重[24]。在原先超重的孩子和成年人的实验中发现，减少汽水和其他含糖饮料的消费也会减少体重[25]。

人们分析了三项如何增加体重的大型队列研究，结果发现增加体重较

单核苷酸多态性与肉类消费和癌症的关系

拉什米·萨哈（Rashmi Sinha）

肉是多种致癌物的源头，包括各种杂环胺（HCA）和多环芳烃（PAH），这些致癌物是高温烹调肉类时形成的，还有各种 N- 亚硝基化合物（NOC），它们也出现在加工过的肉类中，加工时添加的硝酸盐和亚硝酸盐是从血红素铁（haem iron）内在生成的。这些 HCA、PAH 和 NOC 广泛参与第一阶段（细胞色素 P450）和第二阶段（硫酸基转移酶、葡萄糖醛酸、N- 乙酰转移酶）异型生物代谢酶（XME）的代谢。在基因编码这些 XME 的时候，单核苷酸多态性（SNP）有能力修改这些酶，使其对肉类致癌物具有激活或解毒的功能（见图 B2.6.2）。

虽然在许多研究中，已经观察到 XME 中 SNP 的修改能力与肉类致癌物摄入和结直肠癌有关，但是 XME 多态性与肉类消费和结直肠肿瘤（或癌症）三者之间的主要关系和交互影响的证据混在一起。截至目前为止，关于这些关系最大规模的一项分析是 1205 例晚期结直肠肿瘤研究和 1387 例对照研究。

研究结果仅仅显示出一个统计学的显著交互作用。这项研究报告指出，在摄入 HCA[2-amino-3,8-dimethylimidazo (4,5-f) quinoxaline，即 MelQx] 和 NAT1 多态性（NAT1 polymorphism rs6586714）（$P_{Interaction} = 0.001$）之间，存在一个交互作用关系；在那些携带一个 GG 基因型（GG genotype）的个体之中，摄入的 MelQx 的数量与结直肠肿瘤呈现正相关关系（OR=1.43；95% 置信区间 CI=1.11 ~ 1.85；P_{trend}=0.07），对比之下，A 变异的风险较低（OR=0.50；95%CI=0.30 ~ 0.84；P_{trend}=0.01）[1]。这项研究还从"酶的作用途径"入手调查，涉及范围很广的 XME 基因，既有外源性异物（xenobiotics）的激活基因，又有解毒基因，但是目前找不到这些关系的有力证据。

在一项研究中发现，与外源性异物 MDRI 有关的两个 SNP 被认为限制吸收杂环胺 HCA 和多环芳烃 PAH，与结直肠癌有关。在对比研究中，虽然几个 SNP 与血清铁指标之间有一个统计学的显著关系[3]，涉及摄入膳食铁排泄、吸收和代谢的 8 个基因（TF, TFRC, HMOX1, SLC40A1, SLC11A2, HAMP, ACO1 和 HP01），但都与结直肠癌无关。在碱基切除修复途径中的 PARP 基因似乎可以改变摄入的红肉（经过高温烹调）与结直肠癌风险的关系，因为肉类的致癌物可能诱导氧化性 DNA 的损伤[4]。

总体来说，这些相互矛盾的发现仅仅来自目前有限的一些研究。我们无法精确地估算特定的肉类致癌物摄入量，我们没有足够多且特征明显的病例以区分基因型，因此对于 XME 功能相关的准确遗传变异的了解有限。研究这些复杂的关系，

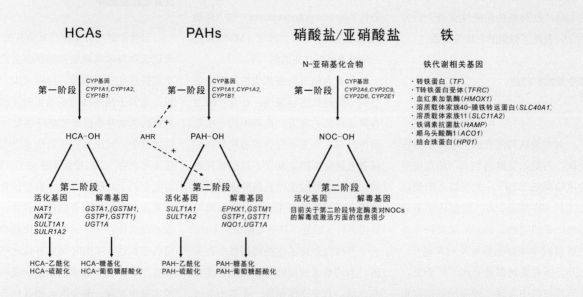

图 B2.6.2　简化的酶基因在杂环胺类（HCAs）、多环芳香烃（PAHs）、硝酸盐 / 亚硝酸盐和铁离子代谢中的多态表达机制

注：AHR，芳烃受体。

必须组织很大规模的研究，这类研究必不可少的前提条件是研究者既要掌握全面的肉类摄入信息，又要掌握多种 XME 基因的大量基因标记（markers）。

注释

[1] Gilsing AM et al. 2012. Carcinogenesis, 33:1332–1339. http://dx.doi.org/10.1093/carcin/bgs158 PMID:22552404.

[2] Andersen V et al. 2009. BMC Cancer, 9:407. http://dx.doi.org/10.1186/1471-2407-9-407. PMID:19930591.

[3] Cross AJ et al. 2011. Cancer Prev Res Phila, 4:1465–1475. http://dx.doi.org/10.1158/1940-6207.CAPR-11-0103PMID:21685236.

[4] Brevik A et al. 2010. Cancer Epidemiol Biomarkers Prev, 19:3167–3173. http://dx.doi.org/10.1158/1055-9965.EPI-10-0606PMID:21037106.

多的食物包括薯片、含糖饮料、红肉和加工肉类，增加体重较少的食物包括水果、蔬菜、全谷类、坚果和酸奶[26]。在饮料中，含糖饮料和水果汁都会导致更多的体重增加。含糖饮料没有任何营养价值，并且与肥胖、糖尿病、心血管疾病直接相关，所以在大量摄入含糖饮料的人群中，这是控制体重最优先的重点。超重和肥胖是多种癌症的重要病因。

超重和肥胖

超重和肥胖是几种类型癌症的重要病因。通常人们用身体质量指数（BMI）衡量体内的脂肪，计算方法为体重（公斤）除以身高（米）的平方，得出体重对应身高的一个简单指数，在群体研究中简单易行。BMI 范围在 $20 \sim 24.9 \ kg/m^2$ 属于正常，BMI 范围在 $25 \sim 29.9 \ kg/m^2$ 属于超重，BMI 范围在 30 以上属于肥胖。腰围是衡量肥胖的另一种简单办法，BMI 和腰围都与癌症风险有关。

流行病学研究已经提供了令人信服的证据证明肥胖会增加罹患食道癌（腺癌）、结肠癌（男性）、胰腺癌、乳腺癌（绝经后）、子宫内膜癌和肾癌的风险（见图 2.6.2）[27]。BMI 与癌症风险之间的这些关系，通常都会呈现一种"剂量—反应"关系，越肥胖风险越大，超重者的风险也会少量增大，但是没有肥胖者的风险增加那么大。在癌症发病的不同部位，风险增大的幅度也不同。BMI 每增加 $10 kg/m^2$，相对风险的增量如下：食道癌风险增加 2.3，男性结肠癌风险增加 1.5，女性胰腺癌风险增加 1.3，绝经后乳腺癌风险增加 1.4，子宫内膜癌风险增加 2.9，肾癌风险增加超过 1.5。

还有大量证据表明，肥胖会增加胆囊癌（女性）、恶性黑色素瘤、卵巢癌、甲状腺癌、非霍奇金淋巴瘤、多发性骨髓瘤和白血病的风险[1,28]。癌症死亡率（所有发病部位合计）的增长与 BMI 的提高呈现线性关系，极端肥胖的人比正常体重的人死亡率大约高 70%（见图 2.6.3）[28]。

由体重超标引起的癌症比例估算正是许多发达国家超重和肥胖导致大

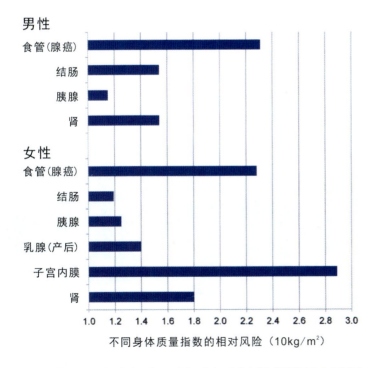

图 2.6.2　身体质量指数与食管、结肠、胰腺、乳腺、子宫内膜和肾脏等部位癌症的关系

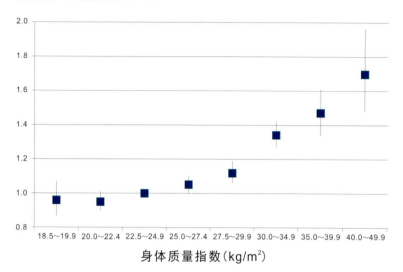

癌症死亡风险比（95%CI）

图 2.6.3　身体质量指数与无吸烟史的男性和女性癌症患者死亡风险的关系

量癌症的根本原因[29]，但是癌症风险的提高幅度，根据肥胖流行的情况而不同。例如，2007年英国的所有发病癌症中估计归因于超重和肥胖的男女比例分别为5%和6%，占食道癌、胆囊癌（女性）和子宫内膜癌风险的大约40%[30]。美国1999～2000年的估计数据为，超重和肥胖导致的癌症死亡率男性曾经占4.2%，女性曾经占14.3%，现在分别上升至14.2%和19.8%，这些男性和女性都是从来不吸烟的[31]。大多数国家的这些比例预计还会增长，因为超重和肥胖的人数比例正在增长。

超重和肥胖与某些不常见类型癌症风险可能的关联，还需要进一步的研究。此外，还需要探讨一生中的不同年龄段中癌症风险与肥胖之间的关系，以便更好地了解身体脂肪分布是否也起到了重要作用。

机制

目前，人们只是了解了部分肥胖增加癌症风险的机制，但是似乎肥胖对不同部位肿瘤的影响是不同的。例如，食道癌风险的增大可能是因为胃部向食道的慢性胃酸倒流普遍增多，继而损害食道的上皮细胞。乳腺癌和子宫内膜癌的风险在绝经后的肥胖妇女中增多，可能是体内循环的雌二醇（estradiol）增多引起的，因为脂肪组织中含有较多的前体激素可形成雌激素，所以产生的雌激素类增加了。肥胖也会增大绝经前妇女子宫内膜癌的风险，这可能是由于肥胖导致排卵停止，黄体酮（progesterone）的分泌减少。对于男性的结肠癌、肾癌和其他一些癌症，肥胖增大癌症风险的机制还不太清楚，可能是肥胖导致胰岛素增多和其他的激素发生变化引起的。

扭转肥胖对癌症风险的影响

目前还没有明确的证据证明超重和肥胖会增加某些类型癌症的风险，但是减肥可以在一定程度上扭转这种效果的观点已经得到一些直接的证据支持。一些观察性队列研究以及一些随机对照实验都显示出这样的效果：无论是进行营养干预，还是实施减肥手术，都会在有意减肥之后短短几年里降低癌症的发病率[32]。

肥胖和癌症存活率

肥胖可能影响癌症患者的存活率[33]。乳腺癌患者的几项研究表明，肥胖与预后较差有关。这种关系还不是很清楚，这可能是由于肥胖相关癌症患者往往确诊太晚，并且内源性激素水平较高。肥胖对乳腺癌和其他类型癌症存活率的影响还需要进一步的研究，其中包括更加仔细地检查癌症各个阶段的诊断和治疗细节的关系。

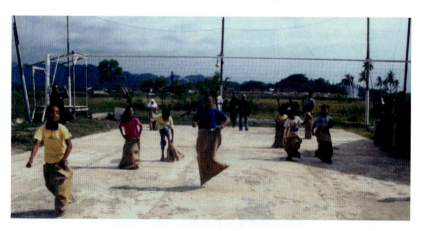

图 2.6.4　印度尼西亚班达亚齐的孩子正参加麻袋竞跑比赛，这样的活动可有助于降低儿童体重过高和肥胖的可能性

饮食和肠道菌群

约翰娜·W.兰佩（Johanna W.Lampe）

人体肠道是一大批庞大而多样化的微生物种群（community of microbes）的宿主，它们的生理学效应和实施的新陈代谢功能可以影响宿主的健康。饮食可以影响肠道微生物的数量和种类，同时饮食对这些肠道菌群的作用可以影响癌症易感性。这些细菌代谢产生的外源性物质，无论是潜在有利的（例如植物化学物质）还是有害的（例如致癌物质），都能从饮食中获取能源或者其他营养。

肠道微生物可以实施宿主无法进行的一些独特的代谢反应。肠道菌群的宏基因组研究（即一个微生物种群的综合性基因组内容研究）发现了发酵和其他过程中的各种厌氧菌反应。细菌的某些酶以及某些情况下的某些细菌类型可以催化一系列的代谢反应，例如苷类、酰胺类和脂类的水解（hydrolysis）以及还原（reduction）、环破裂（ring cleavage）、脱甲基化（demethylation）、脱羟基作用（dehydroxylation），等等。人体肠道微生物群落"饮食结构"

的主体是植物多聚糖，例如膳食纤维和抗酶解淀粉（resistant starch）[1]。在肠道细菌的代谢中，不易消化的碳水化合物发酵后变成一些最终产物，例如各种短链脂肪酸，这些产物可以充当信号传导分子，成为肠道上皮细胞（丁酸）和周围组织（乙酸酯和丙酸酯）的燃料，还可以缓解炎症。植物配糖（plant glycosides）水解代谢产物的生物活性往往比其原先的母体化合物更高。糖苷配基类（aglycones）经过进一步的细菌转化产生的低分子量化合物可以影响全身，它们的活性高一些，有的活性低一些。植物化学物质和它们的代谢物的循环浓度，在不同的个体之间差异很大，这会影响肠道微生物的部分活性[2]。某些饮食成分的微生物代谢物与肿瘤发生风险增大有关。细菌硝酸还原酶可以把摄入的硝酸盐转变成亚硝酸盐，产生 N-亚硝基化合物，这些化合物可以构成 DNA 加合物（DNA adducts）。某些使硫酸盐减少的细菌可以把含硫的氨基酸和无机硫转变成硫化氢（hydrogen sulfide），这些物质具有细胞毒性（cytotoxic）效应和遗传毒性

（genotoxic）效应。

肠道微生物也能促进饮食中的能量吸收，使脂肪沉积[3]。因此，肠道菌群可能影响肥胖和肥胖相关的炎症，因此这些过量的体内脂肪成为癌症的一种间接风险因素。动物模型的研究证明，肠道微生物在能量调节和肥胖中发挥着重要的作用。在人类中，肠道微生物种群带来的改变，既有可能造成肥胖，也有可能减轻体重；但是目前尚不清楚，肠道微生物种群的结构和功能是否会导致人类的肥胖。

如果我们搞清楚肠道微生物与宿主饮食之间复杂、动态的相互作用，就有可能解释癌变机制，从而指导未来的癌症防治策略。

注释

[1] Flint HJ 2012. Nutr Rev, 70 Suppl 1:S10–S13. http://dx.doi.org/10.1111/j.1753-4887.2012.00499.x PMID:22861801.

[2] Possemiers S et al. 2007. FEMS Microbiol Ecol, 61:372–383 http://dx.doi.org/10.1111/j.1574-6941.2007.00330.x PMID:17506823.

[3] Tremaroli V, Bäckhed F 2012. Nature, 489:249–249. http://dx.doi.org/10.1038/nature11552 PMID:22972297.

体育活动

在流行病学研究中，测定体育活动比较困难，了解体育活动与癌症风险的关系比较复杂，因为常常发现体育活动与肥胖负相关，并且还与影响癌症风险的其他因素有关。根据现有所有的证据大概可以认为，在预防癌症方面，体育活动最重要

的影响只是通过体育活动防止体重增加和肥胖。也就是说，体育活动有助于减少各类癌症的风险，肥胖则会增加风险。还有证据表明，体育活动可以减少结直肠癌和乳腺癌的危险，提高存活机会[34]，然而这与 BMI 没有关系，或许是体育活动可以带来激素的变化[1,27]。现在人们还不清楚哪些类型的体育活动、多

大的活动量，有助于减少癌症风险，但是研究人员一般的共识是，活动应当至少中等强度，每天平均活动至少1小时。

注释

[1] World Cancer Research Fund/American Institute for Cancer Research (2007). *Food, Nutrition, Physical Activity, and the Prevention of Cancer: A Global Perspective.* Washington, DC: American Institute for Cancer Research.

[2] Liu L, Zhuang W, Wang RQ et al. (2011). Is dietary fat associated with the risk of colorectal cancer? A meta-analysis of 13 prospective cohort studies. *Eur J Nutr,* 50:173–184. http://dx.doi.org/10.1007/s00394-010-0128-5 PMID:20697723.

[3] Crowe FL, Allen NE, Appleby PN et al. (2008). Fatty acid composition of plasma phospholipids and risk of prostate cancer in a case-control analysis nested within the European Prospective Investigation into Cancer and Nutrition. *Am J Clin Nutr,* 88:1353–1363. PMID:18996872.

[4] Willett WC (2013). *Nutritional Epidemiology,* 3rd ed. New York: Oxford University Press.

[5] Linos E, Willett WC, Cho E et al. (2008). Red meat consumption during adolescence among premenopausal women and risk of breast cancer. *Cancer Epidemiol Biomarkers Prev,* 17:2146–2151. http://dx.doi.org/10.1158/1055-9965.EPI-08-0037 PMID:18669582.

[6] Lee SA, Shu XO, Li H et al. (2009). Adolescent and adult soy food intake and breast cancer risk: results from the Shanghai Women's Health Study. *Am J Clin Nutr,* 89:1920–1926. http://dx.doi.org/10.3945/ajcn.2008.27361 PMID:19403632.

[7] Park Y, Hunter DJ, Spiegelman D et al. (2005). Dietary fiber intake and risk of colorectal cancer: a pooled analysis of prospective cohort studies. *JAMA,* 294:2849–2857. http://dx.doi.org/10.1001/jama.294.22.2849 PMID:16352792.

[8] Murphy N, Norat T, Ferrari P et al.(2012). Dietary fibre intake and risks of cancers of the colon and rectum in the European prospective investigation into cancer and nutrition (EPIC). *PLoS One,* 7:e39361. http://dx.doi.org/10.1371/journal.pone.0039361 PMID:22761771.

[9] Aune D, Chan DS, Lau R et al. (2011). Dietary fibre, whole grains, and risk of colorectal cancer: systematic review and dose- response meta-analysis of prospective studies. *BMJ,* 343:d6617. http://dx.doi.org/10.1136/bmj.d6617 PMID:22074852.

[10] Aune D, Chan DS, Greenwood DC et al. (2012). Dietary fiber and breast cancer risk: a systematic review and meta-analysis of prospective studies. *Ann Oncol,* 23:1394–1402. http://dx.doi.org/10.1093/annonc/mdr589 PMID:22234738.

[11] Ferrari P, Rinaldi S, Jenab M et al. (2013). Dietary fiber intake and risk of hormonal receptor-defined breast cancer in the European Prospective Investigation into Cancer and Nutrition study. *Am J Clin Nutr,* 97:344–353. http://dx.doi.org/10.3945/ajcn.112.034025 PMID:23269820.

[12] Cho E, Smith-Warner SA, Spiegelman D et al. (2004). Dairy foods, calcium, and colorectal cancer: a pooled analysis of 10 cohort studies. *J Natl Cancer Inst,* 96:1015–1022. http://dx.doi.org/10.1093/jnci/djh185 PMID:15240785.

[13] Neuhouser ML, Wassertheil-Smoller S, Thomson C et al. (2009). Multivitamin use and risk of cancer and cardiovascular disease in the Women's Health Initiative cohorts. *Arch Intern Med,* 169:294–304. http://dx.doi.org/10.1001/archinternmed.2008.540 PMID:19204221.

[14] Jenab M, Bueno-de-Mesquita HB, Ferrari P et al. (2010). Association between prediagnostic circulating vitamin D concentration and risk of colorectal cancer in European populations: a nested case-control study. *BMJ,* 340:b5500. http://dx.doi.org/10.1136/bmj.b5500 PMID:20093284.

[15] Fedirko V, Riboli E, Tjønneland A et al. (2012). Prediagnostic 25-hydroxyvitamin D, VDR and CASR polymorphisms, and survival in patients with colorectal cancer in western European populations. *Cancer Epidemiol Biomarkers Prev,* 21:582–593. http://dx.doi.org/10.1158/1055-9965.EPI-11-1065 PMID:22278364.

[16] Kim DH, Smith-Warner SA, Spiegelman D et al. (2010). Pooled analyses of 13 prospective cohort studies on folate intake and colon cancer. *Cancer Causes Control,* 21:1919–1930. http://dx.doi.org/10.1007/s10552-010-9620-8 PMID:20820900.

[17] Giovannucci E (2002). Modifiable risk factors for colon cancer. *Gastroenterol Clin North Am,* 31:925–943. http://dx.doi.org/10.1016/S0889-8553(02)00057-2 PMID:12489270.

[18] Cole BF, Baron JA, Sandler RS et al.; Polyp Prevention Study Group (2007). Folic acid for the prevention of colorectal adenomas: a randomized clinical trial. *JAMA,* 297:2351–2359. http://dx.doi.org/10.1001/jama.297.21.2351 PMID:17551129.

[19] Qiao YL, Dawsey SM, Kamangar F et al. (2009). Total and cancer mortality after supplementation with vitamins and minerals: follow-up of the Linxian General Population Nutrition Intervention Trial. *J Natl Cancer Inst,* 101:507–518. http://dx.doi.org/10.1093/jnci/djp037 PMID:19318634.

[20] Blot WJ, Li JY, Taylor PR et al. (1993). Nutrition intervention trials in Linxian, China: supplementation with specific vitamin/mineral combinations, cancer incidence, and disease-specific mortality in the general population. *J Natl Cancer Inst,* 85:1483–1492. http://dx.doi.org/10.1093/jnci/85.18.1483 PMID:8360931.

[21] Gaziano JM, Sesso HD, Christen WG et al. (2012). Multivitamins in the prevention of cancer in men: the Physicians' Health Study II randomized controlled trial. *JAMA,* 308:1871–1880. http://dx.doi.org/10.1001/jama.2012.14641 PMID:23162860.

[22] Sacks FM, Bray GA, Carey VJ et al. (2009). Comparison of weight-loss diets with different compositions of fat, protein, and carbohydrates. *N Engl J Med,* 360:859-873. http://dx.doi.org/10.1056/NEJMoa0804748 PMID:19246357.

[23] Larsen TM, Dalskov SM, van Baak M et al.; Diet, Obesity, and Genes (Diogenes) Project (2010). Diets with high or low protein content and glycemic index for weight-loss maintenance. *N Engl J Med,* 363:2102–2113. http://dx.doi.org/10.1056/NEJMoa1007137 PMID:21105792.

[24] Schwarzfuchs D, Golan R, Shai I (2012). Four-year follow-up after two-year dietary interventions. *N Engl J Med,* 367:1373–1374. http://dx.doi.org/10.1056/NEJMc1204792 PMID:23034044.

[25] Malik VS, Hu FB (2011). Sugar-sweetened beverages and health: where does the evidence stand? *Am J Clin Nutr,* 94:1161– 1162. http://dx.doi.org/10.3945/ajcn.111.025676 PMID:21993436.

[26] Mozaffarian D, Hao T, Rimm EB et al. (2011). Changes in diet and lifestyle and long-term weight gain in women and men. *N Engl J Med,* 364:2392–2404. http://dx.doi.org/10.1056/NEJMoa1014296 PMID:21696306.

[27] IARC (2002). IARC Handbooks of Cancer Prevention, Vol. 6: *Weight Control and Physical Activity.* Lyon: IARC.

[28] Renehan AG, Tyson M, Egger M et al. (2008). Body-mass index and incidence of cancer: a systematic review and metaanalysis of prospective observational studies. *Lancet,* 371:569–578. http://dx.doi.org/10.1016/S0140-6736 (08) 60269-X PMID:18280327.

[29] Berrington de Gonzalez A, Hartge P, Cerhan JR et al. (2010). Body-mass index and mortality among 1.46 million white adults.

N Engl J Med, 363:2211–2219. http://dx.doi.org/10.1056/NEJMoa1000367 PMID:21121834.

[30] Key TJ, Spencer EA, Reeves GK (2010). Obesity and cancer risk. *Proc Nutr Soc*, 69:86–90. http://dx.doi.org/10.1017/S0029665109991698 PMID:19954565.

[31] Calle EE, Rodriguez C, Walker-Thurmond K, Thun MJ (2003). Overweight, obesity, and mortality from cancer in a prospectively studied cohort of U.S. adults. N *Engl*

J Med, 348:1625–1638. http://dx.doi.org/10.1056/NEJMoa021423 PMID:12711737.

[32] Byers T, Sedjo RL (2011). Does intentional weight loss reduce cancer risk? *Diabetes Obes Metab*, 13:1063–1072. http://dx.doi.org/10.1111/j.1463-1326.2011.01464.x PMID:21733057.

[33] Parekh N, Chandran U, Bandera EV (2012). Obesity in cancer survival. *Annu Rev Nutr*, 32:311–342. http://dx.doi.

org/10.1146/annurev-nutr-071811-150713 PMID:22540252.

[34] Ballard-Barbash R, Friedenreich CM, Courneya KS et al. (2012). Physical activity, biomarkers, and disease outcomes in cancer survivors: a systematic review. *J Natl Cancer Inst*, 104:815–840. http://dx.doi.org/10.1093/jnci/djs207 PMID:22570317.

2.7 职业

2. 癌症病因学

杰克·西米亚齐基（Jack Siemiatycki）
戴纳·卢米斯（Dana Loomis，评审）
莱斯利·路什顿（Lesley Rushton，评审）

摘 要

· 迄今为止，已经确认 32 种职业媒介和 11 种暴露环境使人类致癌，另外还有 27 种媒介和 5 种暴露环境（主要与职业有关）可能使人类致癌。

· 有些比较常见的工作场所暴露在几种公认的致癌物下，例如石棉、多环芳烃、重金属、柴油发动机排放物和二氧化硅。

· 暴露群体的职业性肿瘤负担可能是根深蒂固的。

· 预防职业性肿瘤是可行的，最近数十年里一些工业化国家已经在这样做了。

· 低收入国家对于职业性癌症风险的有关信息极少，但是我们有理由预测这是一个严重的问题。

从 18 世纪后期到 20 世纪初期，根据报道，烟囱清扫工、煤焦油工、石蜡工人、页岩油工人、纺织行业的棉纺工人中，阴囊癌病例人数很高。根据报告，金属矿工人的肺癌病例人数很高，用煤焦油生产染料的工人中，膀胱癌的发病率很高。在 20 世纪上半叶，其他一些报告确定，某些职业群体中的癌症呈现集中发病的现象。在某些互不相同的职业环境中，呼吸道癌症发病的数字高得

出人意料，例如镍精炼厂、焦化工厂、铬酸盐制造厂、用无机砷浸泡羊皮的工厂和石棉工厂等[1]。以上这些每一项发现首先来自临床医生对特殊病例的敏锐观察，以及随后开展的基础性的回顾性队列研究。在大多数高风险患癌的例子中，很少或者没有涉及特定职业或行业的相关信息将这种风险归因于特定的化学品。在 20 世纪 50 年代发现吸烟的致癌作用以前，人们认为这些高风险职业才是人们罹患癌症的几乎唯一的已知原因。

发现吸烟是癌症的主要病因之后，随着现代流行病学和毒理学方法的发展，人们展开了更加系统化的广泛努力，试图确定癌症的原因，并且确认了更多的原因。人们发现癌症的发生有的与职业有关，有的与职业无关。但是直到今天，所有已知的人类致癌物的很大一部分，仍然属于职业性致癌物。职业性致癌物的发现提供了预防职业性癌症的直接方法，这些发现带来的潜在好处超出了工厂的范围，因为大多数职业致癌物也存在于一般环境中，有时在某些消费产品中的浓度高得甚至接近工厂环境的浓度。例如，碳烧食品中的多环芳烃（PAH）、烟草烟雾中的 2- 萘胺（2-naphthylamine）、维修建筑物时

的石棉纤维、柴油发动机排放的污染气体、苯和多氯联苯（polychlorinated biphenyls）。此外，职业性致癌物的研究有时可以用于评估一般环境中发现的致癌物水平的风险。

特定的职业性致癌物

大量流行病学和实验数据指向了不同工作场所中癌症的发病风险。本

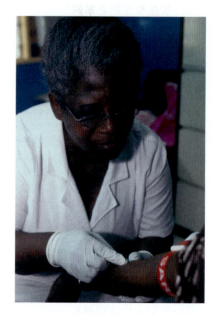

图 2.7.1 加纳阿克拉郊区一位护士长正为一位女性抽血做 HIV 检测
注：在类似的诊所中，护士们工作时可能接触生物、化学致癌物或疑似致癌物。

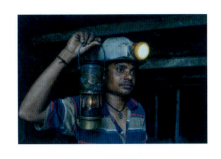

图 2.7.2　印度布德万的一位矿工
注：长期的挖矿工作会增加肺癌的患病风险。

章内容包括现在所知的职业性致癌物的汇总表格，发现这些致癌物的职业和行业，以及这些致癌物的目标器官[2]。

虽然看似简单，但是整理出一份职业性致癌物的明确清单是相当困难的。我们面对的第一个模糊不清问题是所谓的"职业性致癌物"的定义是什么。大多数职业性致癌物同样也出现在一般的环境中，出现在人们使用消费品的过程中。反过来看，大部分暴露的环境和使用的消费品同样出现在致癌职业环境下，包括药物、食品和其他职业背景下。职业和非职业暴露之间的区别可能是一种主观的看法。例如，暴露在烟草的烟雾、阳光和抑制免疫力的药物中，通常不认为属于职业暴露，有些人的职业必须要接触某些媒介，否则不会出现这些暴露。如果我们认为石棉、苯、柴油发动机排放和氡气属于职业性致癌物，那么普通人群也暴露在这些媒介下。事实上，可能更多的人群在日常生活中的暴露比他们上班时的暴露更多。职业性和非职业性致癌物的区分不存在一种简单的标准。鉴于这种复杂性，人们采用了一种可操作的规范来定义职业性致癌物，一种致癌物被视为职业性致癌物的条件是，如果主要的人体接触环境是工作场所，或者如果其中很多工人暴露于某种媒介，并且主要的流行病

学研究发现这些工人中的癌症发病率提高了，那么它就属于职业性致癌物。这是一种可操作的定义，但还是有些模糊不清，实施过程中需要进行判断。

第二个模糊不清的来源是我们调查的职业环境的性质。例如，有证据表明暴露于烟尘中可能导致皮肤肿瘤，暴露于 2- 萘胺（2-naphthylamine）中可能导致膀胱肿瘤，历史观察发现，清扫烟囱的工人罹患阴囊癌的风险极大，染料厂的工人罹患膀胱癌的比例非常高，这些情况分别指向了两种可能的致癌物。如果我们找到有说服力的证据证明某种化学物质或混合物是致癌的（例如这里的烟灰和 2- 萘胺），我们就可以考虑某一个相对成立的探索目标，另外我们可能还需要考察暴露水平少一些会出现什么情况。但是，某一职业或某一行业与过度癌症风险有关的知识植根于进行研究的特定时间和地点。在某些情况下，某一种具有职业特征的群体可能显示出癌症的过度风险，但是成因媒介（causative agent）是未知的，或者至少是未经证明的，例如画家们发生的肺癌、铝行业工人发生的膀胱癌。一个职业本身并不具备致癌风险，职业具备的是这项工作的暴露环境或工作条件而带来的风险。因此，如果我们宣称某一个职业具有致癌风险可能是一种潜在的误导，我们应当考察的是这个职业在不同的时间或地点可能涉及哪些不同的暴露条件。

国际癌症研究署专著

国际癌症研究署专著（IARC monographs）提供了权威信息，编制出职业性致癌物的清单[3]。这项专著计划从 1971 年开始实施，根据已经发表的流行病学研究和实验数据做出致癌性的关键评审，包括各种化学品以及化学品类型、各种工

业生产过程、其他复杂混合物、各种物理媒介、各种生物媒介等已知的人类暴露，并且评估这些暴露的致癌性数据指标。

选择哪些媒介进行评估基于两个标准：人类暴露的媒介和有理由怀疑可能致癌的媒介。媒介致癌的直接证据来自流行病学研究或者来自动物（通常是啮齿类动物）实验研究。数据可以源自化学结构与活性关系和机制的数据指标，包括这些媒介的吸收和代谢、诱导的生理变化、是否会引起突变、是否有毒，以及是否产生其他影响。专著通过召开专家工作组会议评估所有的相关数据。

过去 40 年里，国际癌症研究署专著计划（IARC Monographs Programme）已经召开了超过 100 次会议，评估了将近 1000 种媒介。许多这类化学物质或混合物的暴露都是职业性的。

被评估为致癌或者可能致癌的职业性媒介或暴露环境

表 2.7.1 列出了组别 1 中人类致癌物的职业性媒介、职业和行业。在这个表中，明确划分出 11 种涉及增大癌症风险的职业和行业中的 32 种化学或物理媒介，但是没有明确地量化这些媒介。某一种媒介导致的癌症总负

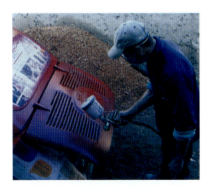

图 2.7.3　一位乌干达男性带着防护面具为汽车喷漆
注：喷绘类的工作可能会增加肺癌或膀胱癌的患病风险。

评估致癌物：二恶英和二恶英类物质

库尔特·斯特雷夫（Kurt Straif）

1997 年[1]，四氯二苯并 -p- 二恶英，（2,3,7,8-tetrachlorodibenzo-para-dioxin, TCDD）被 IARC 列为第 1 组别（group 1）人类致癌物，依据是人类致癌性的有限证据、啮齿类动物的充分证据以及人类和动物机制的强有力证据。二恶英结合到芳香烃受体（AhR）上会导致很多变化，包括基因的表达、细胞的复制和细胞的凋亡。因此，二恶英是以机制为依据升级进入组别 1 的第一批媒介之一（见表 B2.7.1）。

现在，所有癌症综合的流行病学研究已经获得足够证据，证明当初根据强有力的机制数据而列入组别 1 的二恶英确实可以增大癌症风险[2]。这个例子凸显了机制信息也能为致癌性提供强有力的证据。所有癌症综合风险增加的充分证据主要来自大量暴露的职业性群体。此外，肺癌、软组织恶性肉瘤、非霍奇金淋巴瘤的风险增大，也发现了有限的相关证据。

与 TCDD 类似，在实验动物中发现二恶英、2,3,4,7,8- 五氯二苯并呋喃和 3,3',4,4',5- 五氯联苯（2,3,4,7,8-pentachlorodibenzofuran and 3,3',4,4',5-pentachlorobiphenyl，简称 PCB126）属于完全致癌物（complete carcinogens），现已找到强有力的证据证明它们同样也是通过芳香烃受体介导机制（AhR-mediated mechanism）发生致癌作用的。因此，在重新评估二恶英时，这两种化学物质都被列入组别 1。考虑到机制评估的复杂性，IARC 专著 100F 卷工作组决定，只评估这两个指标性化学物质，并建议在未来的专著会议上，重点集中讨论其他的二恶英类化合物。

多氯联苯（PCB）同系物是参照它们的氯化程度（degree of

表 B2.7.1　2,3,7,8- 四氯 - 对 - 二恶英（TCDD）及其他二恶英样化合物的评估进展

IARC 专题卷号（V）或副刊号（S）（年份）	成分	致癌性证据的进展		对人致癌性的总体评估[a]
		人	动物	
V7（1974），V18（1978），S1（1979），S4（1982）	多氯联苯	不足	充足	组别 2B
V15（1977），S1（1979）	TCDD	无总体评估		
V18（1978）	多氯联苯	无总体评估		
S4（1982），S7（1987）	TCDD	不足	充足	组别 2B
V41（1986），S7（1987）	多溴联苯	不足	充足	组别 2B
S7（1987）	氯代二苯（除 TCDD）	不足	不足	组别 3
S7（1987）	多氯联苯	有限	充足	组别 2A
V69（1997）	TCDD	有限	充足	组别 1b
V69（1997）	多氧二苯并 - 对 - 二恶英（除 TCDD）	无数据	不足或有限	组别 3
V69（1997）	多氯二苯并呋喃	不足	不足或有限	组别 3
V100F（2012）	TCDD	充足	充足	组别 1
V100F（2012）	3,3',4,4',5 五氯联苯（PCB 126）	充足		组别 1b
V107（2014）	多氯联苯	充足	充足	组别 1
V107（2014）	二恶英样多氯联苯 c	充足		组别 1b
V107（2014）	多溴联苯	不足	充足	组别 2Ab

a. 组别 1，对人致癌；组别 2A，可能对人致癌；组别 2B，可能对动物致癌；组别 3，对人致癌性未分类；组别 4，无对人致癌性。

b. 基于理论证据的更新。

c. WHO 规定的毒性当量因子（TEF）（PCBs 77, 81, 105, 114, 118, 123, 126, 156, 157, 167, 169, 189）。

chlorination）、取代类型（substitution pattern）、结合受体的亲和性进行分类。有 12 种与芳香烃受体（AhR）亲和力特别高的 PCB 同系物称为类二恶英类多氯联苯（dioxin-like PCBs）。这些类二恶英类多氯联苯易于吸收并且分布到人体的全身，积累在脂肪组织中。在实验动物和人类致癌实验（依据为黑色素瘤风险增大）的充分证据基础上，PCB 也归类为组别 1[3]。此外，类二恶英类多氯联苯也归类为组别 1，因为在很多动物实验中，也发现了 AhR 介导癌症机制的充分证据，这种致癌机制与二恶英完全一样。需要指出的是，多氯联苯（PCB）的致癌性并非仅仅源自类二恶英类多氯联苯的致癌性。有趣的是，氯化程度特别低的多氯联苯（low-chlorinated PCBs），似乎也通过一种遗传毒性机制（genotoxic mechanism）发挥作用。多溴联苯（PBB）被列入组别 2A，为致癌可能性较高的物质，因为发现了具有致癌性的 AhR 介导癌症机制的证据。

这些评估只是为了识别癌症危害来源，癌症负担是否可以归因于环境暴露（例如二恶英污染的食品）目前仍然存在争议。

注释

[1] IARC (1997). IARC Monogr Eval Carcinog Risks Hum, 69:1–631. PMID:9379504.
[2] IARC (2012). IARC Monogr Eval Carcinog Risks Hum, 100F:1–599. PMID:23189753.
[3] Lauby-Secretan B et al. (2013). Lancet Oncol, 14:287–288. http://dx.doi.org/10.1016/S1470- 2045(13) 70104-9 PMID:23499544.

担，是多种因素造成的，包括暴露的流行程度、涉及的癌症类型及在每一种已知的暴露环境限定下诱导癌症的相对风险。人们可能会发现，表 2.7.1 列举次数最多的致癌物是石棉、柴油发动机排放物、二氧化硅、太阳辐射和二手烟烟雾 [4]。这个表里的一些致癌物质是天然的，例如木屑粉尘或太阳辐射；还有一些是人工合成的，例如 1,3- 丁二烯（1,3-butadiene）或氯乙烯（vinyl chloride）。有一些是单一的化合物，例如苯（benzene）或三氯乙烯（trichloroethylene）；有一些是化合物的大类；有一些是不同化学成分的混合物，例如柴油发动机的排放物和矿物油。大多数已经确认的人类致癌物，仅仅可以诱导一个或几个不同类型的癌症。

表 2.7.1 列举的职业和行业大多数是工人数量相对较少的行业，因此至少在发达国家，来自这些行业的任何风险的人口负担是有限的。但是，有一个职业群体——画家，作为一种职业来说分布在广泛的人口基础中，现在还不清楚有关的某一媒介或几种媒介对肺癌和膀胱癌过度风险的影响到底有多大。芳香胺和 2- 萘胺可以成为膀胱癌的过度风险，但是肺癌过度风险的原因不容易找到。

表 2.7.2 列举了有可能导致人类罹患癌症的组别 2A 类的职业性媒介、职业和行业。在这个表中，明确划分出 5 种可能增大癌症风险的职业和行业中 27 种化学或物理媒介，但是这些媒介与癌症风险的因果关系有的还没有得到最终确认，有的来自单一职业环境下的轮班工作环境。表 2.7.2 中的绝大部分媒介在动物实验中是毫无疑问的致癌物，但是来自流行病学的证据却很少或者没有，无法肯定或者否

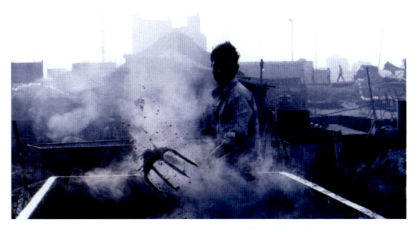

图 2.7.4 孟加拉国达卡市人口密集区哈扎里巴格的一个皮革厂内，一名男性工人正在有毒环境中工作
注：在具有铬化合物，特别是铬酸盐的环境中工作会大大增加肺癌患病风险。

定这些动物实验的结果。只有少数媒介，包括铅化合物和木焦油（creosotes）发现了有说服力的流行病学证据。但是，按照 IARC 的专著标准来看，这些证据属于人类致癌性的有限证据，也就是说这里存在着偏差、混杂；或者在流行病学研究的证据确认时，人们不得不排除这些证据；或者在不同的多项研究中，人们找到了相互矛盾的结果。

在职业性致癌物的识别中，多环芳烃化合物（polycyclic aromatic hydrocarbon）带给人们一种特殊的挑战。这一类化合物中，包括几种实验已经证明的强力致癌物，例如苯并 (a) 芘 [benzo(a) pyrene]、苯并 (a) 蒽 [benz(a) anthracene] 和二苯并 (a,h) 蒽 [dibenz(a,h) anthracene]。但是，人类始终暴露在多环芳烃或者多环芳烃混合物的环境下，在表 2.7.1 和表 2.7.2 中，有几个这样的混合物，包括煤焦油、烟炱和木焦油。由于很难区分每一种不同的多环芳烃化合物的影响，所以暴露在每一种不同的这类多环芳烃下癌症的风险影响评估起来非常困难。现在，只有苯并（a）芘找到了必要的证据，根据这些证据，外加一些机制数据证据，使得苯并（a）芘通过评估被列入组别 1 类致癌物，但是可能还有更多单一的多环芳烃也是人类致癌物。

过去，职业性风险因素的流行病学研究，主要集中在"肮脏"工业环境下的职业暴露。但是，最近几十年来，许多行业的职业卫生条件已经有所改善，或者采用了过去这类行业曾经使用过，现在则已经完全不同的技术，至少在发达国家是这样的。所以，人们的研究重点越来越多地转向目前工作环境下的非化学媒介。人们已经在研究一些物理因素，例如太阳辐射和电磁场，但是某些特殊职业的行为性和人类环境学特点，例如体育活动（或者久坐不动行为），现在也被认为属于职业性癌症的风险因素。还要考虑一些其他因素，例如暴露于二手烟草烟雾的职业。在几乎所有这些危险因素中，职业性因素和非职业性因素之间的区别变得越来越模糊。虽然保持职业和非职业因素之间的明显区别并不是非常重要的，但是这种区别的划分有利于交流和监管，尤其对如何控制存在疑问的暴露是极其重要的。

行业和职业都在不断演变。即使我们已经查明了现在职业环境下的所有癌症风险（我们尚未做到这一点），继续监测职业性环境的癌症风险仍然非常重要。因为职业暴露的情况是随着时间推移而变化的，因此可能出现新的暴露，例如最近的一个例子是暴露于纳米粒子中。

虽然表 2.7.1 和 2.7.2 列举的职业性致癌物和相关风险名单很长，但是这些清单仍然是不完整的。可能还有越来越多的职业性致癌物没有被发现或形成完备的记录。很多（假如不是绝大多数）的职业环境还没有探索流行病学证据与致癌风险的关系。职业流行病学最重要的任务之一是揭示出那些尚未确认的致癌物质和致癌风险。

随着基因研究方法的革命，职业性癌症研究的资源也发生着转变，人们从试图评估职业及其职业性暴露的主要效应，转向试图评估遗传风险因素，或者是评估基因与环境的相互作用（gene-environment interactions）。这是一个值得探索的有趣方向，但是迄今为止，这些探索还没有增加我们对新致癌物的认识。目前的现状是，几乎所有积累的对职业性风险因素的认识都与遗传学数据资源无关。

职业性致癌负担的估计

多年以来，人们已经多次尝试估计癌症病例的比例与患者职业的关系，甚至还曾经发生过争议。如果暴露的因素已经查清，评估病因比例是可行的，那就需要一批证据支持风险与风险因素在人群中增长幅度的关联，例如香烟烟雾的评估。现在的这些条件都不属于普遍性职业暴露。编制一份清晰明确的职业性致癌物名单的难度很大，在估算这些致癌物导致癌症的可靠比例方面，也存在很多障碍，包括职业性致癌物的清单不完备，在工人中，无论从历史角度还是数量角度来看，风险、暴露与致癌物三者之间的定量信息匮乏，暴露程度的信息不足。此外，很多因果分析比率的估算结果都是根据当时当地的暴露程度估计数据估算的。然而发达国家的人们仍然通过图表解释的方式讨论这类风险，最近得到的数据如下：职业性癌症风险因素导致的癌症约占全部癌症的 4% ～ 8%[5～7]，其中肺癌比其他癌症更高[6]。关于世界其他地区的统计，大多数属于推测性估计[8]。

在发达国家，肮脏的烟雾弥漫的工业场所的全盛时期是 20 世纪上半叶。由于社会、经济和技术的发展，过去 50 年以来，在发达国家无论身处肮脏工作环境的工人人数还是蓝领工作职位都减少了，典型工作场所的污染物浓度也下降了。但是，在发展中国家情况正好相反。目前，发展中国家工业活动正在快速增长，但这些国家往往缺乏有意义的职业卫生监控措施，也没有一套完备体系对这些环境可能产生的危害展开研究。如果发展中国家对职业环境继续监管不力，在未来的几十年里，预计职业性肿瘤可能会大大增多。

预防

一种致癌媒介的确认和命名是一项重要的公共健康宣告，也是一项科学宣告。这种确认和命名之后，人们通常会采取工程或产业上的卫生措

表 2.7.1　IARC 第 1-106 卷专题公布的可直接暴露于疑似致癌物（组别 1）的职业、产业和工作环境

致癌物、职业或产业	癌症部位 / 癌症	主要产业或用途
化学或物理成分		
酸雾 / 强无机物	喉	化学
4- 氨基联苯	膀胱	橡胶
砷和含砷的无机化学物	肺 / 皮肤 / 膀胱	玻璃 / 五金 / 农药
石棉（所有形态）	喉 / 肺 / 间皮瘤 / 卵巢	绝缘 / 建筑 / 翻修
苯	白血病	化工起始物和媒介 / 溶剂
联苯胺	膀胱	染料
苯并 [a] 芘	肺 / 皮肤（疑似）	煤炭液化和气化 / 焦炭生产 / 碳炉 / 煤焦油蒸馏 / 瓦 / 铺路 / 铝制品
铍和铍化合物	肺	航天 / 五金
二氯甲醚	肺	化学
1,3- 丁二烯	白血病和 / 或淋巴瘤	塑料 / 橡胶
钙与钙化合物	肺	染料 / 电池
镉（VI）化合物	肺	金属电镀 / 染料
煤焦油沥青	肺 / 皮肤	建筑 / 电极
	肺	运输 / 矿业
乙烯氧化物	–	化学 / 消毒
甲醛	鼻咽癌 / 白血病	塑料 / 纺织工业
电离辐射（包括氡 -222 衰变物）	甲状腺 / 白血病 / 唾液腺 / 肺 / 骨 / 食管 / 胃 / 结肠 / 直肠 / 皮肤 / 乳腺 / 肾 / 膀胱 / 脑	放射科 / 核工业 / 地下采矿
皮革粉尘	鼻腔	鞋生产与修复
4,4'- 二甲烷（2- 氯苯胺）（MOCA）	–	橡胶
未经处理或粗糙处理的矿物油	皮肤	润滑剂
2- 萘胺	膀胱	染料
镍化合物	鼻腔 / 肺	合金
页岩油	皮肤	润滑剂 / 燃料
硅土尘 / 晶体 / 石英或方晶石形式	肺	建筑 / 采矿
日光辐射	皮肤	户外工作
煤烟	肺 / 皮肤	烟囱清扫 / 泥瓦匠 / 消防员
四氯二苯并 -para- 二恶英（TCDD）	–	化学
吸烟 / 二手烟	肺	酒吧 / 饭店 / 办公室
正甲苯胺	膀胱	染料
三氯乙烯	肾	溶剂 / 干洗
乙烯基氯化物	肝脏	塑料
木材粉尘	鼻腔	木材
无可靠试剂使用规范的职业或产业	肺 / 膀胱	
铝产业	膀胱	–
精胺产业	肺	–
煤炭气化	皮肤	–
煤焦油蒸馏	肺	–
焦炭生产	肺	–
赤铁矿生产（地下）	肺	–
钢铁铸造	鼻腔	–
强酸生产异丙基乙醇	膀胱	–
红色苯胺染料生产	膀胱 / 肺 / 间皮瘤	
画家 / 油漆	胃 / 肺 / 膀胱	
橡胶生产	白血病	

表 2.7.2　IARC 第 1 ~ 106 卷专题公布的可直接暴露于疑似致癌物（组别 2A）的职业、产业和工作环境

疑似致癌物、职业或产业	疑似靶器官	主要产业或用途
化学或物理成分		
丙烯酰胺	–	塑料
沥青（制瓦过程的燃烧产物）	肺	瓦
敌菌丹（农药）	–	杀虫剂
α- 含氯甲苯（苄叉二氯、三氯甲苯、苄基氯）和氯化苯甲酰（联合暴露）	–	染料 / 化学
4- 氯 - 邻 - 甲苯胺	膀胱	燃料 / 纺织
掺碳化钨的钴合金	肺	重金属工业
杂酚油	皮肤	木材
硫酸二乙酯	–	化学
二甲氨基甲酰氯	–	化学
1,2- 二甲肼	–	研究
硫酸二甲酯	–	化学
表氯醇	–	塑料
二溴乙烯	–	熏剂
缩水甘油	–	制药工业
铟磷酯	–	半导体
铅化合物 / 无机物	肺 / 胃	金属 / 染料
甲磺酸甲酯	–	化学
硝基甲苯	–	染料生产
非砷杀虫剂	–	农业
多氯联苯	–	电学原件
多环芳烃 [除苯并 (a) 芘]	肺 / 皮肤	煤液化和气化 / 焦炭生产 / 碳炉 / 煤焦油蒸馏 / 瓦 / 铺路 / 铝制品工业
苯乙烯 -7，8- 氧化物		塑料
四氯乙烯（全氯乙烯）	–	溶剂
1 2 3- 三氯丙烷	–	溶剂
磷酸三（2,3- 二溴丙基）酯	–	塑料 / 纺织
溴乙烯	–	塑料 / 纺织
氟乙烯	–	化学
无可靠试剂使用规范的职业或产业		
玻璃艺术制品、玻璃容器以及压制器皿（制造）	肺 / 胃	–
碳电极制造	肺	
高温油炸食品	–	–
美发师或理发师	膀胱 / 肺	
石油精炼	–	–
无可靠试剂使用规范的工作环境		
扰乱昼夜节律的轮班工作	乳房	护理及其他

116

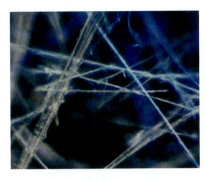

图 2.7.5　石棉纤维为精致、细长的晶体，赋予石棉以硬度和韧性

注：这些纤维对热和电均有较强的抗性，这也是石棉可被广泛应用于绝缘和制瓦材料的原因之一。然而，石棉工人却具有较高的肺癌、喉癌、卵巢癌和间皮瘤患病风险。

施，减少或者消除这种媒介职业性暴露的影响。暴露于某一媒介的可能途径很多，防止或者至少降低这种暴露的方法也很多，取决于不同的媒介，以及使用或制造不同媒介的工业或职业的性质（参见后文《预防职业性肿瘤：成功与失败》）。我们有时可以采取以下多种措施中的某一种：用一

种类型的原料替代另一种原料、改变工业或者机械化过程、改善通风、使用个人防护装备等。除了保护工人，致癌物确认和命名之后，人们还必须开始采取更有效的措施防止该种致癌物排放到大气、水或土壤中，或者改变市场消费和其他产品营销策略。

如果剂量—反应关系的性质，以及不同媒介导致风险幅度不同的数据是精确和可靠的，那么所有这些政策和程序都不难做到。遗憾的是，这类信息并不总是可以找到，或者属于不便干预的形式。致癌的定性评估往往也很困难，因为工人的暴露历史数据是脆弱的。对于定量风险评估，数据来源更脆弱，尤其是统计模型的建立，通常需要很久以前暴露的估算数值。因此，即使我们知道某些工人过去曾经历过癌症的过度风险，如果要找出对现在工人的可靠估计依然是一种挑战。即使已知暴露在不同的（往往比

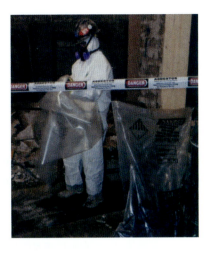

图 2.7.6　一位穿着个人防护服和防护设备的石棉清理工人正在进行石棉清理

注：尽管目前已禁止了石棉的使用，但在拆除和改造过程中，工人仍会接触到石棉。

较低的）媒介水平下，这些工人也是处于危险之中。同样具有挑战性的难题是如何确定暴露的水平，继而用于消除致癌的风险。

预防职业性肿瘤：成功与失败

莱斯利·拉什顿（Lesley Rushton）

预防工作场所职业性致癌物暴露，减少职业性癌症的途径包括停止生产或停止使用致癌物，以及把暴露控制在最低风险暴露水平，例如某一职业性暴露限值（OEL）。表B2.7.2是可以采纳的一些措施。必须考虑到所有的暴露途径，但控制措施本身不应该造成更多的危害。

目前发现的职业性肿瘤起源于过去的暴露，有时是很多年前的暴露，由于许多癌症的潜伏期很长，这些风险（往往是很高的风险）将在未来的20～30年之后导致职业性癌症[1]。在高收入国家，许多已经得到确认的职业性致癌物的暴露正在逐年减少，因为重型制造工业正在整体衰落，人们的工作活动正在调整，从而控制风险[2,3]。有些风险会在未来迅速消失，例如二手烟，因为社会愿意接受在越来越多的工作场所增加禁烟令。

伴随着这些成功，其他一些重要暴露影响减少了，例如石棉——总的职业性癌症负担的主要祸首之一。尤其在发展中国家，越来越多人呼吁要求全面禁止石棉生产，但是人们转而继续挖掘和广泛使用含有温石棉（IARC的组别1类致癌物）的产品。

在某些情况下可以证明，某些降低风险的策略，例如改善当前规定的OEL限定值（如二氧化硅曝光）的实施，尤其针对小型和中型产业，会比其他措施（例如降低OEL限定值）更有效地减少暴露[1]。类似的灵活策略与许多快速工业化的国家有关。

减少职业性致癌物高水平的暴露仍然是低收入和中等收入国家最紧急的任务，那里可能无法采用最新的技术，规章很少或没有规章，在一个小小的工作场所可以雇用很多人，甚至包括儿童。有效的规章和监管措施在不同情况下做出适当调整是必需的。但是绝不能忘记，如果大批工人继续暴露在即使低水平的职业性致癌物下，也会加大总的职业性癌症负担。女性工人受到的影响特别大，许多女性工作的服务业存在许多低水平的致癌物，包括石棉。同时暴露于多种致癌物中值得特别关注。减少一种致癌物暴露的保护措施，同时也可以减少其他致癌物暴露，例如采取措施减少粉尘。这些措施也可以减少非恶性职业病的发生，例如呼吸系统疾病。现在，全世界正在协调一致地努力采取措施，最优先考虑的战略是减少暴露于已知致癌物的所有工作场所的职业性肿瘤。

注释

[1] Hutchings SJ et al. 2012. Cancer Prev Res Phila, 5:1213–1222. http://dx.doi.org/10.1158/1940-6207.CAPR-12-0070 PMID:22961776.

[2] Cherrie JW 2009. Occup Med Lond, 59:96–100. http://dx.doi.org/10.1093/occ med/kqn172 PMID:19233829.

[3] Symanski E et al. 1998. Occup Environ Med, 55:310–316. http://dx.doi.org/10.1136/oem.55.5.310 PMID:9764108.

表 B2.7.2　控制职业环境中接触致癌物的方法

减少方法	优秀示例
工人教育	提供所有工作场所致癌物及正确控制方法的信息和训练 利用具有想象力和战略性的媒体信息（如海报、宣传单张、产品说明书）
安全性职业练习	设计并运行可靠有效的流程及活动，以尽量减少风险 提供安全的储存、装卸、运输、处置设施，使用适当的个人防护装备
监督	设计和使用工作场所致癌物质定期测量与监测制度，包括偶然的高风险暴露

注释

[1] Siemiatycki J, Richardson L, Boffetta P 2006. Occupation. In: Schottenfeld D, Fraumeni JF, Jr., eds. *Cancer Epidemiology and Prevention*, 3rd ed. New York: Oxford University Press, pp. 322–354.

[2] Siemiatycki J, Richardson L, Straif K et al. 2004. Listing occupational carcinogens. *Environ Health Perspect*, 112:1447–1459. http://dx.doi.org/10.1289/ehp.7047 PMID:15531427.

[3] IARC Monographs on the Evaluation of Carcinogenic Risks to Humans. http://monographs.iarc.fr/.

[4] Rushton L, Bagga S, Bevan R et al. 2010. Occupation and cancer in Britain. *Br J Cancer*, 102:1428–1437. http://dx.doi.org/10.1038/sj.bjc.6605637 PMID:20424618.

[5] Nurminen M, Karjalainen A 2001. Epidemiologic estimate of the proportion of fatalities related to occupational factors in Finland. *Scand J Work Environ Health*, 27:161–213. http://dx.doi.org/10.5271/sjweh.605 PMID:11444413.

[6] Steenland K, Burnett C, Lalich N et al. 2003. Dying for work: the magnitude of US mortality from selected causes of death associated with occupation. *Am J Ind Med*, 43:461–482. http://dx.doi.org/10.1002/ajim.10216 PMID:12704620.

[7] Rushton L, Hutchings SJ, Fortunato L et al. 2012. Occupational cancer burden in Great Britain. *Br J Cancer,* 107 Suppl 1:S3– S7. http://dx.doi.org/10.1038/bjc.2012.112 PMID:22710676.

[8] Driscoll T, Nelson DI, Steenland K et al. 2005. The global burden of disease due to occupational carcinogens. *Am J Ind Med*, 48:419–431. http://dx.doi.org/10.1002/ajim.20209 PMID:16299703.

2. 癌症病因学

2. 癌症病因学

奥斯列里·开司米尼尼（Ausrele Kesminiene）
约阿希姆·舒茨（Joachim Schüz）
布鲁斯·K. 阿姆斯特朗（Bruce K.Armstrong，评审）
莎拉·C. 达尔比（Sarah C.Darby，评审）

摘　要

·暴露于任何类型的电离辐射下，包括自然的和人为的电离辐射，都会增加罹患各种类型恶性肿瘤的风险。如果暴露发生在生命的早期，风险比较高。

·经过放射治疗的患者、核电厂的工人及其他目前无阈值辐射诱导的癌症发病率，预测呈现剂量—响应的线性关系。

·人们已经确认，暴露于紫外线辐射——无论是阳光还是非阳光辐射设备，都会引发各种类型的皮肤癌，包括黑色素瘤。公共卫生运动劝阻人们不要故意暴露在阳光下，并且推荐了一些防晒的选择。

·极低频率的磁场与儿童白血病增多的关系有限，其中的因果关系尚未得到确认。

·已经观察到大量使用手机与某些脑癌之间的关系，但是这种因果关系的解释现在存在争议，还需要更多的数据，特别是长期使用手机的数据。

自然和人工来源都可以产生电磁波形式的辐射能量，并通过它们的波长、频率或光子能量（photon energy）来表征。电磁波谱从静态（非交变的）电场和磁场，可以扩展到低频的电场和磁场（低能量，长波长）、中等和射频电磁场、微波、光辐射（红外线、可见光、紫外线辐射）以及电离辐射（高能量，极短波长）（见图2.8.1）。人们已经在细胞水平上相当深入地掌握了各种类型的辐射与生物系统的相互作用，并且可以测定辐射及其能量和暴露组织吸收的能量等。人们已经知道，电离辐射和紫外线辐射会导致癌症，但是在剂量大小的影响、易感性和机制等方面还有很多疑问尚未得到解答。

电离辐射

根据定义，电离辐射是电子脱离原子的巨大能量，这种能量原先把电子紧密约束在原子中。这种辐射的存在形式很多，可以存在于电磁射线，例如X射线或γ射线；或者存在于亚原子或相关的粒子，例如质子或中子，以及α-粒子和β-粒子。人体暴露于环境电离辐射是不可避免的[1]。

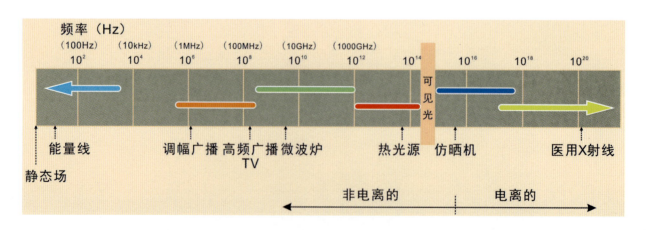

图 2.8.1　电磁波谱

注：图中显示出基于属性和不同应用频率的几个主要分类：淡蓝色，极低频；橙色，射频；绿色，微波；红色，红外；深蓝色，紫外；黄色，X射线。

来源和暴露
天然辐射

对于大多数人来说，每年接受的电离辐射总剂量，绝大多数是天然的（见图2.8.2）。自然辐射的两个主要来源是宇宙射线和地球表面的放射性核元素，后者称为陆地辐射。放射性核元素无处不在，地下、岩石、建筑材料、饮用水以及人体本身（有时称为内部源）都存在放射性核元素。人类吸入的氢气来源于镭-226的衰变，这是人类天然电离辐射的主要来源，约占平均每年接受辐射剂量的一半。

人工辐射源

电离辐射暴露的最大人工辐射源是医疗辐射。其他人工辐射来源包括消费类产品、核武器试验的沉降物、核事故（例如切尔诺贝利灾难）、核军事设施日常运行中的泄漏以及职业性暴露。医疗中的暴露来源发生在某些诊断过程中，例如造影和计算机断层扫描（CT）或放射治疗，最常见的是放射治疗癌症的过程。在高收入国家，由于CT、血管造影、影像学及介入疗法的增多，医疗辐射的暴露也在迅速增加。在一些国家，来自医疗辐射的平均暴露量现在已经超过了天然来源的暴露。

癌症的因果关系

电离辐射是人们研究最深入的致癌物之一[1]。证据表明，电离辐射引起的人类癌症都是患者反复多次实施放射疗法治疗各种癌症和非恶性病症（包括强直性脊柱炎和头癣）的后果。这些证据得到其他流行病学研究证据的补充，例如暴露于核事故和大气核试验场地附近的电离辐射致癌患者，最值得注意的是日本广岛和长崎两个城市的核战争。最近，甚至在低辐射职业环境下工作的人群中，以及低剂量放射治疗的患者中，也找到了电离辐射致癌作用的证据。这些数据与动物实验中肿瘤发病证据明显一致。

人们已经进行了各种各样的机制调查以评价不同类型的电离辐射。这些调查方向主要集中在剂量和暴露类型的差异效果，以及最终在细胞和分子层次的影响上。所有来源的电离辐射的特点都是能量沉积，如果从生物学角度研究暴露的后果，电离辐射可以导致形形色色的分子损伤，尤其是DNA损伤[2,3]。但是，这些变化中只有很小一部分会导致癌变。携带受损DNA的细胞是否会发展为肿瘤目前还不完全清楚，不过这显然是突变的基础。但是，实验发现的表观遗传效应、遗传不稳定性所起到的作用，以及周围没有受到辐射损伤细胞的明显效应，亦即所谓"旁观者效应"（bystander effects）都证明了生物的复杂性。此外，个体因素，例如年龄、性别、免疫状态和特定基因的遗传变异等，都可以决定易感性。

X-辐射和 γ-辐射

针对广岛和长崎核爆炸幸存者的研究，一直属于辐射流行病学研究的重要领域。幸存者主要暴露于γ辐射（γ-radiation）中，但也受到中子辐射。在这个队列调查中，放射暴露带来的第一种癌症是白血病[4]，其相对风险最高，超过任何其他癌症风险的5倍。1950～2000年进行的白血病死亡率分析确定，暴露时年龄越小，过度风险越大，暴露者年龄越大，风险下降也越迅速[5]。核爆炸幸存者中大约有11%的实体瘤（solid cancer）病例，经历的暴露剂量超过0.005Gy，被认为是属于辐射导致的癌症。多种癌症的发病率提高都与辐射显著相关，包括口腔癌、食道癌、胃癌、结肠癌、肺癌、乳腺癌、膀胱癌、神经系统癌症、甲状腺癌和非黑色素瘤皮肤癌[6]。

国际癌症研究署（IARC）对长期暴露在低剂量辐射下的15个国家核工业行业工人进行了一场大规模的研究，发现肺癌的死亡率与辐射剂量之间呈

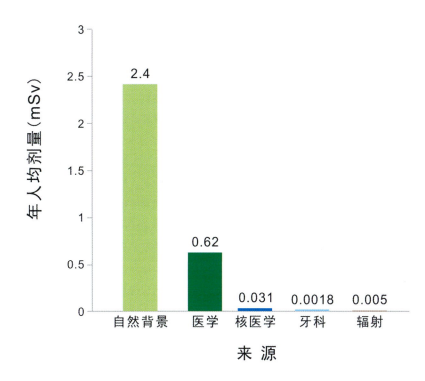

图2.8.2 全球人口（1997～2007年）所有来源的年人均电离辐射有效剂量（mSv）

现出明显的统计学正相关关系。但是，其他癌症没有显示出明显的统计学正相关的趋势[7]。由英国国家注册机构针对放射工人开展的一项研究，包括对15个国家大量工人的长期观察发现，辐射剂量和白血病（不包括慢性淋巴性白血病）的死亡率呈正相关关系，此外辐射剂量也与所有恶性肿瘤死亡率呈正相关关系。在其他的白血病和所有恶性肿瘤的分析研究中，也得出了类似的结果[8]。

在英国、德国、法国和其他国家，已经登记了居住在核设施附近儿童的白血病发病率[9]，但是由于缺乏儿童白血病的其他重要病因的信息，可能会混淆电离辐射暴露和其他环境因素的影响，如何正确地诠释这些发现，目前依然存在疑问[10]。

近年来，CT的使用率日益增加，虽然CT扫描的优点是可以立刻做出临床诊断，但是与传统的X-射线扫描相比，CT扫描的辐射剂量相对较高，并且要在很多个剖面上多次进行扫描。2012年发布了有史以来第一份关于CT扫描的研究报告，这项研究包括175000多名患者的历史队列研究结果，这些癌症患者都曾经在英国用CT扫描检查癌症[11]。这项研究报告指出CT扫描的辐射剂量与白血病和脑肿瘤是正相关关系。随着CT的迅速普及，未来的癌症风险势必将会增大，这将促使人们重新设计辐射剂量较小的新型CT扫描设备，并且提高医生的认知。医生必须在有明确医学优势的前提下，有限度地运用CT扫描，以及必须优化CT的辐射剂量，尤其是儿科的患者。这种优化，既要保持尽可能低的暴露，又要使每一次检查有效。这里有很多具体的技巧和变通的办法，只是人们不经常采用。

内在放射性核元素

内在放射性核元素发射的 α 粒子和 β 粒子也是人类的致癌物。对大多数人来说，吸入和人体组织沉积的放射性核元素的电离辐射暴露主要来自天然氡-222（radon-222）。过去，流行病学曾经发现氡是肺癌的原因，大部分证据来自井下矿工的队列研究，这些工人暴露于高浓度的氡[12]。后来，北美、欧洲[13]和中国[14]的病例研究和对照研究也发现了氡的致癌性。建筑物环境下的氡暴露，尤其是家庭的氡暴露，是总人口中肺癌发病的一个原因。直到最近，人们仍然以为天然辐射是难以察觉也无法改变的。但是，现在已经证明，如果在新的建筑物中采取适当的氡监控措施，仅需很低的成本就可以降低氡的浓度。在若干国家规划和国际性建议中，包括WHO的手册[15]都提出了一些建议和政策，可以减少氡的致癌风险。

内在放射性核元素的另一个暴露源为核电站的事故和其他泄漏，这会危害核电站的工人和周围的普通居民社区。历史上最大的核事故于1986年4月26日发生在乌克兰北部的切尔诺贝利核电站。切尔诺贝利事故导致放射性核元素的大量泄漏，最严重的是碘-131（iodine-131）和铯-137（caesium-137）的大范围沉积，尤其是在白俄罗斯、俄罗斯联邦和乌克兰西部。在一项大型病例和对照研究[16]中发现，童年暴露于碘-131与甲状腺癌的风险增大有关。根据不同的风险模型显示，1Gy的剂量导致甲状腺癌比值比（odds ratio）的变化估计为5.5（95%CI，3.1～9.5）至8.4（95% CI，4.1～17.3）。

紫外线辐射
来源和暴露

太阳辐射是人体暴露于紫外线辐射的主要来源。除了这种天然来源，日光浴灯和日光浴床也是暴露的常见来源。紫外线辐射在传统意义上分为三类：UVA（315～400 nm）、UVB（280～315 nm）和UVC（100～280 nm）。完整无缺的臭氧层可以吸收大气中几乎全部UVC，以及大约90%的UVB。臭氧层阻挡的UVA比较少，所以到达地球表面的太阳辐射主要是

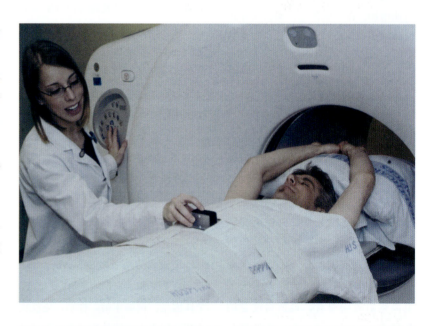

图 2.8.3 西雅图华盛顿大学医学中心的一个技术员，正在准备为一个病人进行正电子发射计算机断层扫描（PET-CT）

引起惊涛骇浪的一份国际癌症研究署的宣告

罗伯特·A. 班（Robert A. Baan）

2011 年 5 月 31 日一个星期二的傍晚，"国际癌症研究署专著计划"（IARC Monographs Programme）邀请的一个专家工作组得出了一个在后来举世闻名的结论，所以这次会议后来也被称为"移动电话辐射会议"（mobile phone radiation meeting）。在广泛评估无线频率电磁场的基础上，虽然工作组决定把手机辐射列入组别 2B 类，亦即致癌可能性较低的物质，但是这次会议之后，媒体的注意力几乎全部集中在两组流行病学数据上。这些数据显示，在过多使用无线电话和无绳电话的人群中神经胶质瘤（一种恶性脑癌）的风险略有增大。在 IARC 专著的历史上，从来没有一个评估报告在 60 多亿全球人口的大量用户中引起如此巨大的关注。

事实上，放在耳边讲话的移动电话带给人类的无线频率辐射暴露是最多的。手持手机对着头部带给大脑相对较高的暴露，具体程度取决于手机的位置、天线以及与基站连接的质量。与基站连接得越好，手机输出的能量越低。有趣的是，现在的第三代手机（3G）的辐射平均来说只有 GSM 手机（2G）发射能量的大约 1%，这是上述的流行病学研究得出的数据。

专家工作组还审议了塑封和雷达维修两个职业的工人罹患白血病或淋巴瘤的一项研究，这些场所的射频暴露也相对较高，但是媒体没有报道。此外，实验动物研究也发现各种不同曝光方式和频率范围的影响，所以工作组决定不限于仅仅评估用于无线通信的两个窄频带，于是工作组把这种媒介定义为"射频电磁场"（radiofrequency electromagnetic fields）。这样一来，风险的评估延伸到其他的相关暴露，例如基站天线、本地局域网（Wi-Fi）、无线电广播或电视广播天线以及智能仪表等。因为这些暴露的剂量比手机低 3 ～ 4 个数量级，所以这些来源的风险可能少得多。尽管如此，自从 IARC 的评估结果揭晓以后，后者成为主要争议点并一直持续不断被讨论。

前瞻性流行病学研究（精确的暴露评估）仍然在进行中，目前的研究集中在使用手机可能产生的影响方面，包括对青少年的影响。"美国国家毒理学计划"（United States National Toxicology Program）正在对啮齿动物进行一场大规模的癌症生物学测定。此外，人们还在继续研究一种似乎可信的机制，为流行病学的发现找到补充性信息。

注释

[1]Baan R et al. 2011. Lancet Oncol, 12:624–626. http://dx.doi.org/10.1016/S1470-204511 70147-4 PMID:21845765.

[2]IARC 2013. IARC Monogr Eval Carcinog Risks Hum, 102:1–460.

UVA（95%）和只有 5% 的 UVB。地球表面的太阳紫外线辐射暴露的水平与以下因素有关：纬度、海拔高度、一天中的时间、一年中的时间、云层的覆盖、其他大气因素（尤其是空气污染）、附近的反光表面（如积雪和水）等。日光浴灯和日光浴床的紫外线以 UVA 为主，只有不到 5% 的 UVB。强力的日光浴设备发出的紫外线辐射可以超过地中海正午阳光辐射剂量的 10 ～ 15 倍[17]。

暴露于紫外线辐射时，最常见的急性皮肤反应是红斑（皮肤发红），这是一种皮肤上的炎性过程，通常称为晒伤。晒黑是另一种反应。皮肤晒黑主要是由于紫外线损伤 DNA 造成的。与 UVA 相比，UVB 可以更有效地诱导深部并且持久地造成皮肤变黑，UVB 造成晒伤的威力超过 UVA 大约 1000 倍。对紫外线辐射反应的强度取决于每个人的皮肤类型，有的人易于晒伤，有的人易于晒黑。一般来说，白皙的皮肤比较容易晒伤，不太容易晒黑，皮肤比较黑的人或者涂了棕榈油的人，比较易于晒黑。晒黑可以产生一些保护作用，可以防止烈日暴晒的严重影响和长期影响。暴露于紫外线辐射下也有一些保健功效。阳光促成的光合作用是人体维生素 D 的最常见来源，但是人们仅仅需要中等剂量的阳光照射就足以增加体内维生素 D 的水平[18]。

癌症的因果关系

暴露于太阳光下已经证明是皮肤癌的主要原因,包括皮肤恶性黑色素瘤(cutaneous malignant melanoma)、基底细胞癌(basal cell carcinoma)和鳞状细胞癌(squamous cell carcinoma)[19]。流行病学证据已经确定,使用日光浴床也会增加皮肤癌的风险[17]。2009 年,日光浴设备辐射被列为第 1 组别人类致癌物[1],与太阳辐射的早期评价类似。

虽然基底细胞癌和鳞状细胞癌是最常见的皮肤癌,导致皮肤癌发病率的数据上升,但是死亡人数最多的皮肤癌是黑色素瘤,因为黑色素瘤比较容易转移。过去的 50 年里,在全球范围内,白色人种(caucasian populations)所有类型的皮肤癌发病率都在急剧增加,暴露在强烈紫外线辐射的国家,例如澳大利亚的浅肤色人群中发病率最高[20]。每个个体的风险差异很大,取决于环境、行为和遗传体质。除了紫外线辐射,太阳敏感表型(phenotype)和其他遗传决定的特性都会影响皮肤癌的风险。在青年人群中,黑色素瘤主要发生在间歇暴露于阳光的身体部位,在年长的人群中,黑色素瘤常常发生在头颈部,所以人们认为,风险与慢性暴露的关系更密切[21]。在生殖迁移研究中发现,儿童时期是紫外线致癌作用的敏感时期。鳞状细胞癌的风险与一个人终身累积的太阳光暴露有关,而基底细胞癌比较复杂,人们猜测可能与间歇性紫外线辐射暴露的关系比较密切。

预防

20 世纪 60 年代,澳大利亚发起了第一波防晒活动。在 20 世纪 80 年代初,主要的预防活动是"穿涂戴",即穿 T 恤、涂防晒霜、戴帽子。1988 年,更全面、更深入广泛的皮肤癌预防规划"聪明阳光"(SunSmart)开始启动。美国和欧洲的几个国家也在 20 世纪 80 年代中期开展了类似活动及多种教育和公共警示活动。一些组织,包括 WHO,制订出如何在室内进行日光浴的建议。某些司法管辖区已经制定法律,禁止向 18 岁以下的青少年提供那些商业化日光浴服务。

电场、磁场和电磁场
来源和暴露

电力传输和家用电器的普及带来了极低频电磁场,通讯和广播带来了射频电磁场,这些暴露已经无处不在。普通住宅环境的极低频磁场暴露通常低于 0.1μT。居住在非常靠近高压电线或其他电磁场来源的住宅,存在明显更高的环境暴露。使用电器设备时,会经历较高但是短期的暴露,某些职业,例如电工或者电气工程师,会经常经历这类暴露。对大多数人来说,暴露最高的射频电磁场是使用移动电话(手机),因为发射源被手举着紧贴头部。发射机(transmitter)的暴露水平低得多,但是即使在距离广播电台或电视台发射机数公里的地方,发射机的电场强度也可能超过 1V/m。在未来的时间里,由于我们使用的电磁场频率范围越来越广,电磁暴露的来源数量也会持续增长。

癌症风险

人们已经研究过头顶靠近高压电源线的住宅区,以及高压电源线造成的电磁场与癌症风险的关系,也已经研究过涉及电力的职业环境与癌症风险的关系。流行病学研究发现,极低频率电磁场始终与儿童白血病呈现正相关的关系,如果平均 24 小时的暴露水平超过 0.3 ~ 0.4μT,则风险明显高出 2 倍(见图 2.8.5)[22 ~ 25]。然而,由于观察研究可能存在偏差和混淆,这种因果关系至今尚未确定,也缺乏实验研究和机制数据的支持证据[26]。

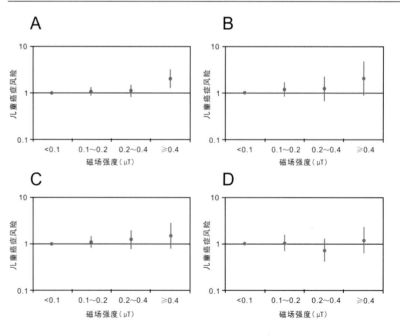

图 2.8.4 住宅暴露于极低频磁场的流行病学研究与儿童癌症风险汇总分析的结果比较

注:A 图为儿童白血病[23];B 图为儿童白血病[24];C 图儿童白血病包括一项来自巴西的研究;D 图为儿童脑肿瘤[25]。汇总的比值比及其 95% 置信区间(垂直轴)通过极低频磁场水平暴露的增加来表示(参考类别小于 0.1 μT)。

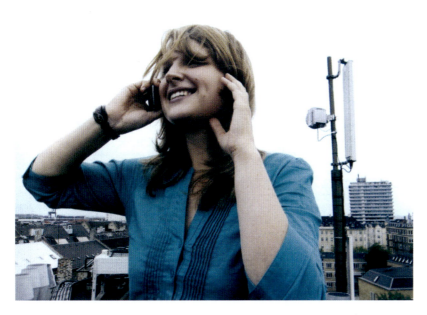

评估和高质量的研究。高输出的电视或无线电发射机产生的电磁场与儿童癌症之间关系的一些大型研究，目前报告的结果不一致，或者报告结果为没有关系[22]。中频范围的电磁场方面，目前数据很少[28]。

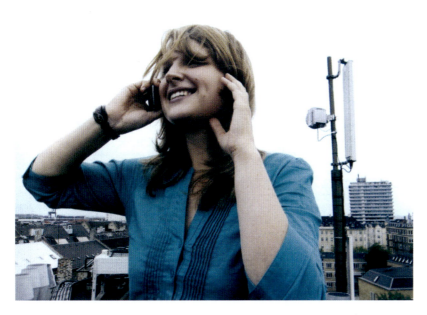

图 2.8.5　移动电话的使用在过去几十年中非常受欢迎，许多研究主要与移动电话的使用使射频电磁场暴露于头部相关

即使这种因果关联确实存在，暴露于极低频率磁场导致的儿童白血病估计也占所有病例的 1%～4%[27]。2001 年，IARC 专著把极低频磁场归类为"致癌可能性较低"（组别 2B）的物质，而其他类型的恶性肿瘤评估证据仍不充分。后来的一些其他评估也得出类似的结论[22,28]。最近的研究没有发现极低频率电磁场暴露对儿童白血病存活率的影响[29]。

2001 年的 IARC 专著评估，对于极低频电场、静电场和磁场的人类致癌性目前无法进行分类（组别 3）。最近，欧盟委员会的一个专家委员会指出，自从 2001 年以后，有关这些评估的研究很少，也没有提出一个可供重新评估的基础[28]。

射频电磁场（radiofrequency elect-romagnetic fields）已被列为致癌可能性较低（组别 2B）的物质（参见《引起惊涛骇浪的一份国际癌症研究署的宣告》）。手机使用和癌症的病例对照研究报告指出，重度手机使用者会增大神经胶质瘤（glioma）和听觉神经瘤（acoustic neuroma）的风险[30]。丹麦进行的大型全国性移动电话用户队列研究没有发现脑部肿瘤的风险与手机用户存在任何关系。在 13 个国家进行的一系列相互关联的病例研究和对照研究中，人们发现对讲机使用会导致神经胶质瘤的风险增大 40%，并观察到听觉神经瘤的发生，但是这些情况仅限于 10% 的重度手机使用者。然而，考虑到自我报告使用情况中的证据偏差和不准确性等因素，这些研究无法确认这种因果关系[31]。随着时间的变化，北欧国家的神经胶质瘤发病率在增多，但是在美国找不出手机使用导致发病率大量增多的任何证据，可能是这种暴露的时间比较短。目前没有观察到手机使用和其他癌症之间的关系。射频电磁场职业性暴露的几项研究并没有提供前后一致的关联。关于发射机环境的暴露，包括电视、广播、军事传输和移动电话网络目前证据不足，因为缺乏准确的个体暴露

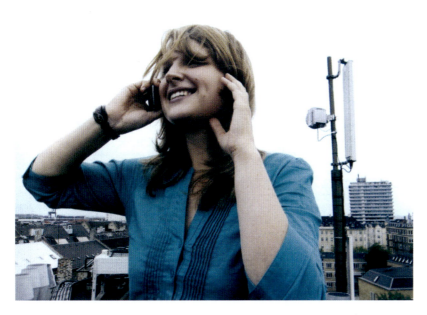

注释

[1] IARC (2012). Radiation. IARC *Monogr Eval Carcinog Risks Hum*, 100D:1–437. PMID:23189752.

[2] UN Scientific Committee on the Effects of Atomic Radiation (UNSCEAR) (2000). *Sources and Effects of Ionizing Radiation, Vol. I: Sources*. New York: UN.

[3] UN Scientific Committee on the Effects of Atomic Radiation (UNSCEAR) (2000). *Sources and Effects of Ionizing Radiation, Vol. II: Effects*. New York: UN.

[4] Folley JH, Borges W, Yamawaki T (1952). Incidence of leukemia in survivors of the atomic bomb in Hiroshima and Nagasaki, Japan. *Am J Med*, 13:311–321. http://dx.doi.org/10.1016/0002-9343(52)90285-4 PMID:12985588.

[5] Preston DL, Pierce DA, Shimizu Y et al. (2004). Effect of recent changes in atomic bomb survivor dosimetry on cancer mortality risk estimates. *Radiat Res*, 162:377–389. http://dx.doi.org/10.1667/RR3232 PMID:15447045.

[6] Preston DL, Ron E, Tokuoka S et al. (2007). Solid cancer incidence in atomic bomb survivors: 1958–1998. *Radiat Res*, 168: 1–64. http://dx.doi.org/10.1667/RR0763.1 PMID:17722996.

[7] Cardis E, Vrijheid M, Blettner M et al. (2007). The 15-country collaborative study of cancer risk among radiation workers in the nuclear industry: estimates of radiation-related cancer risks. *Radiat Res*, 167:396–416. http://dx.doi.org/10.1667/RR0553.1 PMID:17388693.

[8] Muirhead CR, O'Hagan JA, Haylock RG et al. (2009). Mortality and cancer incidence following occupational radiation exposure: third analysis of the National Registry for Radiation Workers. *Br J Cancer*, 100: 206–212. http://dx.doi.org/10.1038/sj.bjc.6604825 PMID:19127272.

[9] Laurier D, Jacob S, Bernier MO et al. (2008). Epidemiological studies of leukaemia in children and young adults around nuclear facilities: a critical review. *Radiat Prot Dosimetry*, 132:182–190. http://dx.doi.org/10.1093/rpd/ncn262 PMID:18922823.

[10] Wakeford R (2013). The risk of childhood leukaemia following exposure to ionising radiation–a review. *J Radiol Prot*, 33:1–25. http://dx.doi.org/10.1088/0952-4746/33/1/1 PMID:23296257.

[11] Pearce MS, Salotti JA, Little MP et al. (2012). Radiation exposure from CT scans in childhood and subsequent risk of leukaemia and brain tumours: a retrospective cohort study. *Lancet*, 380:499–505. http://dx.doi.org/10.1016/S0140-6736(12)60815-0 PMID:22681860.

[12] BEIR VI (1999). *Health Effects of Exposure to Radon*. Washington, DC: National Academy Press.

[13] Darby S, Hill D, Deo H et al. (2006). Residential radon and lung cancer – detailed results of a collaborative analysis of individual data on 7148 persons with lung cancer and 14,208 persons without lung cancer from 13 epidemiologic studies in Europe. *Scand J Work Environ Health*, 32 Suppl 1:1–83. PMID:16538937.

[14] Lubin JH, Wang ZY, Boice JD Jr et al. (2004). Risk of lung cancer and residential radon in China: pooled results of two studies. *Int J Cancer*, 109:132–137. http://dx.doi.org/10.1002/ijc.11683 PMID:14735479.

[15] WHO (2009). *WHO Handbook on Indoor Radon: A Public Health Perspective*. Geneva: WHO.

[16] Cardis E, Kesminiene A, Ivanov V et al. (2005). Risk of thyroid cancer after exposure to 131 I in childhood. *J Natl Cancer Inst*, 97:724–732. http://dx.doi.org/10.1093/jnci/dji129 PMID:15900042.

[17] Boniol M, Autier P, Boyle P, Gandini S (2012). Cutaneous melanoma attributable to sunbed use: systematic review and meta-analysis. *BMJ*, 345:e4757. http://dx.doi.org/10.1136/bmj.e4757 PMID:22833605.

[18] Webb AR, Kift R, Durkin MT et al. (2010). The role of sunlight exposure in determining the vitamin D status of the U.K. white adult population. *Br J Dermatol*, 163:1050–1055. http://dx.doi.org/10.1111/j.1365-2133.2010.09975.x PMID:20716215.

[19] MacKie RM, Hauschild A, Eggermont AM (2009). Epidemiology of invasive cutaneous melanoma. *Ann Oncol*, 20 Suppl 6:vi1–vi7. http://dx.doi.org/10.1093/annonc/mdp252 PMID:19617292.

[20] Erdmann F, Lortet-Tieulent J, Schüz J et al. (2013). International trends in the incidence of malignant melanoma 1953–2008 –are recent generations at higher or lower risk? *Int J Cancer*, 132:385–400. http://dx.doi.org/10.1002/ijc.27616 PMID:22532371.

[21] Whiteman DC, Watt P, Purdie DM et al. (2003). Melanocytic nevi, solar keratoses, and divergent pathways to cutaneous melanoma. *J Natl Cancer Inst*, 95:806–812. http://dx.doi.org/10.1093/jnci/95.11.806 PMID:12783935.

[22] Schüz J, Ahlbom A (2008). Exposure to electromagnetic fields and the risk of childhood leukaemia: a review. *Radiat Prot Dosimetry*, 132:202–211. http://dx.doi.org/10.1093/rpd/ncn270 PMID:18927133.

[23] Ahlbom A, Day N, Feychting M et al. (2000). A pooled analysis of magnetic fields and childhood leukaemia. *Br J Cancer*, 83: 692–698. http://dx.doi.org/10.1054/bjoc.2000.1376 PMID:10944614.

[24] Kheifets L, Ahlbom A, Crespi CM et al. (2010). Pooled analysis of recent studies on magnetic fields and childhood leukaemia. *Br J Cancer*, 103:1128–1135. http://dx.doi.org/10.1038/sj.bjc.6605838 PMID:20877339.

[25] Kheifets L, Ahlbom A, Crespi CM et al. (2010). A pooled analysis of extremely low-frequency magnetic fields and childhood brain tumors. *Am J Epidemiol*, 172:752–761. http://dx.doi.org/10.1093/aje/kwq181 PMID:20696650.

[26] IARC (2002). Non-ionizing radiation, part 1: static and extremely low-frequency (ELF) electric and magnetic fields. *IARC Monogr Eval Carcinog Risks Hum*, 80:1–395. PMID:12071196.

[27] WHO (2007). Environmental Health Criteria 238: *Extremely Low Frequency Fields*. Geneva: WHO.

[28] European Commission Scientific Committee on Emerging and Newly Identified Health Risks (SCENIHR) (2009). *Health Effects of Exposure to EMF*. Brussels: European Commission – Directorate-General for Health and Consumers.

[29] Schüz J, Grell K, Kinsey S et al. (2012). Extremely low-frequency magnetic fields and survival from childhood acute lymphoblastic leukemia: an international follow-up study. *Blood Cancer* J, 2:e98. http://dx.doi.org/10.1038/bcj.2012.43 PMID:23262804.

[30] IARC (2013). Non-ionizing radiation, part 2: radiofrequency electromagnetic fields. *IARC Monogr Eval Carcinog Risks Hum*, 102:1–460.

[31] INTERPHONE Study Group (2010). Brain tumour risk in relation to mobile telephone use: results of the INTERPHONE international case-control study. *Int J Epidemiol*, 39:675–694. http://dx.doi.org/10.1093/ije/dyq079 PMID:20483835.

2.9　空气、水和土壤污染

2. 癌症病因学

亚伦·J. 科恩（Aaron J. Cohen）
肯尼斯·P. 康托尔（Kenneth P.Cantor）
马克·J. 纽文惠森（Mark J.Nieuwenhuijsen，评审）
何塞·罗杰利奥·佩雷斯·帕迪拉（José Rogelio Pérez Padilla，评审）

摘　要

· 环境中存在许许多多已知的、潜在的、可能的致癌物，所有人的身体都带有这些污染物的痕迹。

· 汽车尾气排放、发电站、家用固体燃料的燃烧以及很多行业都带来已知的各种致癌物，包括柴油机废气、多环芳烃、苯和 1,3- 丁二烯，以及无机致癌物，例如石棉、砷和铬的化合物。人们一般都暴露于室外空气污染，尤其是颗粒污染，这可以导致肺癌。在家燃烧固体燃料也会导致肺癌，许多中低收入国家的其他癌症也与这些因素有关。

· 在饮用水中，无机砷是一种公认的致癌物。其他污染，例如消毒的副产物、有机溶剂、硝酸盐、亚硝酸盐和某些杀虫剂都可能增大癌症负担。

· 暴露的程度差异很大，新兴和快速工业化国家的污染程度特别严重，环境的监测和监管既不广泛，也不严格。

· 空气、水和土壤污染会增大世界的癌症负担，危害程度根据不同的地域而有所不同。

· 水和空气环境污染的重要暴露来源可以通过监管措施和技术改进而有效地降低，从而大幅度减少癌症负担和其他有害健康的负担。

谈到污染对癌症发展的影响，人们往往想到环境因素，这里可能存在一些模糊不清的理解。广义上，绝大多数的人类癌症都与环境因素有关。所谓环境因素，可以理解为并非遗传也并非原始的所有一切事物。因此，这个术语包括很多致癌的原因，例如吸烟、饮酒、饮食，也可认为是生活方式或行为因素。环境因素作用的证据有多种来源，例如世界癌症负担分布的地域差异；不同类型的癌症随着时间增多或减少；人们从一个国家迁移到另一个国家的研究；以及在选择的环境因素中暴露高和暴露低的人口范围内的分析研究。

然而"环境"一词，也可以表示一个显著差别的因素子集（subset），涵盖截然不同的生活方式因素，因为单一的个体根本不能控制这些因素的暴露。例如，假若我们生活空间的周围，我们呼吸的空气、饮用的水、吃的食物、土壤、沉积物、地表水和地下水的化学污染带来了污染暴露，就会影响社区里的所有人。一些污染，例如化石燃料和生物质燃料燃烧产生的多环芳香烃，是人类活动的直接结果；另一些污染，例如污染食物的黄曲霉毒素，是极少或完全没有人类活动介入的自然过程产生的（参见 2.11 章）。不管怎么说，环境产生了许多致癌物，所有人身上都有环境污染物的痕迹。

环境污染导致的癌症风险研究极具挑战性。在环境中，人们暴露于数以百计甚至数以千计的化学品和其他媒介中，在这些研究中必须进行环境暴露评估，这些暴露关系盘根错节，有时复杂得难以想象。有一些环境污染物是在全球广泛分布的，还有一些环境污染物集中接近特定工业污染源的较小地理区域，这使得环境污染物的暴露水平差距很大。某些人群可能面临着明显的高风险，但是并没有纳入国家癌症发病率统计。IARC 已经确认了各种致癌的环境污染物（见表 2.9.1，或参阅 http://monographs.iarc.fr/ENG/Classification/index.php）。

石棉

石棉是工作场所人类癌症最有特色的病因之一（见第 2.7 章）。20 世纪 50 年代，已经确认石棉纤维是致癌污染物。非职业性石棉暴露可能在当地发生，进而导致局部地区污染。接触石棉的人，衣服沾染石棉粉尘而被影响。住宅维修中可能发生另一种暴露，例如安装、清扫、拆卸和维修含有石棉的产品。如果当地进行石棉开

表 2.9.1　按照 IARC 标准认定为组别 1 类的环境污染物，即对人类致癌的物质

试剂	癌症位点 / 癌症	人群污染的主要环境
砷和无机砷化合物	肺 / 皮肤 / 膀胱	水
石棉（各种形式）	喉 / 肺 / 间皮瘤 / 卵巢	大气
苯	急性非淋巴细胞性白血病	大气（发动机排放）
1,3- 丁二烯	白血病 / 淋巴瘤	大气
铬（VI）的化合物	肺	水 / 土壤
柴油机排气	肺	大气（发动机排放）
毛沸石	肺间皮瘤	大气（某地区）
环氧乙烷 [a]	乳腺 / 淋巴瘤	大气（室内）
甲醛	鼻咽癌 / 白血病	大气（室内、室外）
家用燃煤（室内排放量）	肺	大气（室内）
室外空气污染	肺	大气
室外空气污染的颗粒物	肺	大气
多氯联苯	皮肤	食物 / 大气（室内）
氡及其衰变产物	肺	大气（室内）
矽尘 / 结晶	肺	大气
2,3,7,8- 四氯 - 对 - 二恶英（TCDD）	所有癌症相关	食物 / 土壤
烟草烟雾 / 二手烟	肺	大气（室内）
三氯乙烯	肾脏	水 / 食物

注：[a] 基于机理方面的数据更新至组别 1，对人类致癌性证据有限。

采或制造，则会造成周边地区的石棉暴露。石棉和含石棉岩石的侵蚀也会导致世界某些地区的石棉暴露。

常见的职业暴露中，住宅环境造成的石棉暴露会导致间皮瘤（mesothelioma）的风险增大[1]。与此类似，非职业性石棉暴露可能导致肺癌，尤其是吸烟者[2]。在土耳其的一些村庄，村民住宅和自然环境中含有毛沸石（erionite），这种周围暴露的结果是村民的间皮瘤发病率很高。所有形式的石棉都是人类致癌物[3]，停止使用所有形式的石棉，是消除石棉有关疾病最有效的方法。

室外空气污染

多种来源的排放，包括汽车、工业过程、发电、家用固体燃料燃烧等

正在污染着全球所有人类居住地区的周围环境和室内空气[4]。空气污染（包含数以百计互不相同的化学成分）精确的化学和物理特征在世界各地互不相同，这说明各地的污染来源和气象不同，但是这些污染混合物包含的某些特定化学成分或混合成分是已知的人类致癌物（见表 2.9.1）[5]。

暴露在含有致癌物、污染的空气混合物中（包括室内和室外）可能导致肺癌或者其他各种不同部位或者不同微环境下的癌症。对某一具体的个体来说，他在这种混合物或特定致癌物下的总暴露量与他在（这种空气污染混合物或特定致癌物的）相对同类浓度的不同微环境中的逗留时间之间形成函数关系。污染物到达肺或其他器官的实际剂量还取决于个体的生理特性，例如每分钟肺通气量（pulmonary

minute ventilation）、新陈代谢和排泄速率。通常情况下，流行病学研究仅仅根据单一微环境（例如住所）中的空气污染混合物或特定致癌物的暴露估计癌症的风险[5]。

我们周围的空气中含有多种已知的人类致癌物，包括多环芳烃、1,3-丁二烯、苯、无机化合物（如砷、铬）和放射性核元素。有些污染（如多环芳烃）是复杂混合物的组成部分，还有一些污染（如柴油机排放）本身就是致癌的[6]。这些混合物通常包括碳基颗粒（可以吸附有机化合物）、硫磺酸（微粒形式）和光化学氧化物（photochemical oxidants）。这些复杂空气污染混合物的特点可以作为监管政策的指标，或者科学研究的对象，例如微粒 [颗粒物的直径小于 2.5 微米（PM2.5）] 的质量浓度和臭氧浓度。

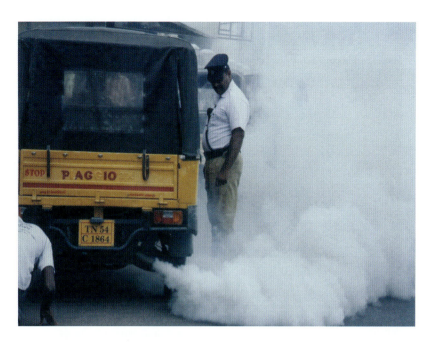

图 2.9.1 印度泰米尔纳德邦的塞勒姆，交警人员观察从汽车排放出的尾气
注：汽车是全球公认的空气污染来源。

发电、烹调和运输过程中的化石燃料和生物质燃料的燃烧是有机化合物、无机化合物、酸和氧化物的主要来源，也是人口非常稠密地区的微粒空气污染的主要来源[4,7]。

在过去 20 年的时间里，高收入国家空气污染物（包括 PM2.5）的水平已经稳步下降，但许多市区的空气污染水平仍然较高，依然处于不利于健康的范畴[4,7]。但是在某些中等收入国家，包括中国和印度，工业化和机动车数量的增加，使得空气质量正在恶化。劣质生物质燃料（biomass fuels）和煤炭的无节制燃烧导致中低收入国家空气质量恶劣[8]。2005 年，预计的人口加权平均 PM2.5 的年水平是高收入北美地区的 4 倍，全世界 89% 的人口生活在 PM2.5 暴露 WHO 空气质量警戒线以上的区域[7]。根据报道，美国的有害空气污染物或者空气毒物已经超过适用的基准浓度，估计将会增大癌症风险[9]。

从遗传学和细胞学角度来看，空气污染混合物暴露会增大癌症风险。啮齿动物实验发现，城市空气污染混合物可以导致体内突变和致癌，大部分污染影响来自燃烧的产物[10]。人类群体的研究已经确认，燃烧排放暴露与基因损伤和细胞突变有关[11]。

长期环境空气污染暴露与肺癌风险增大有关。在多环芳烃等污染物水平较高的城市地区，人群罹患肺癌的比率超过农村地区（与吸烟无关的条件下）。如果长期居住在静止的空气污染源（如冶炼厂、焚化炉和发电站）附近，或者住在繁忙的道路附近，肺癌的发病率也比较高[5,12]。无论欧洲和美国还是亚洲的一些国家的人类种群研究都报告这些癌症风险已经增大[5,8,13]。美国和欧洲的大型队列研究发现，与吸烟对照组相比，长期 PM2.5 暴露的肺癌风险高 6%～36%。北美和欧洲的 PM2.5 暴露仅为每立方米 10 微克，PM2.5 的最高纪录在撒哈拉以南非洲、中东和中亚。这些研究还报告了从不吸烟者的肺癌风险也增大了[14,15]。空气污染暴露和遗传效应（genetic effects）的生物标志物已经用于一些流行病学研究，把环境暴露与肺癌发生联系起来了[16]。

IARC 最近综合评审上述证据并得出结论：室外空气污染的长期暴露，具体地说是室外空气中的微粒导致了肺癌。室外空气污染暴露也与膀胱癌的风险增大有关[17]。最近的估计显示，

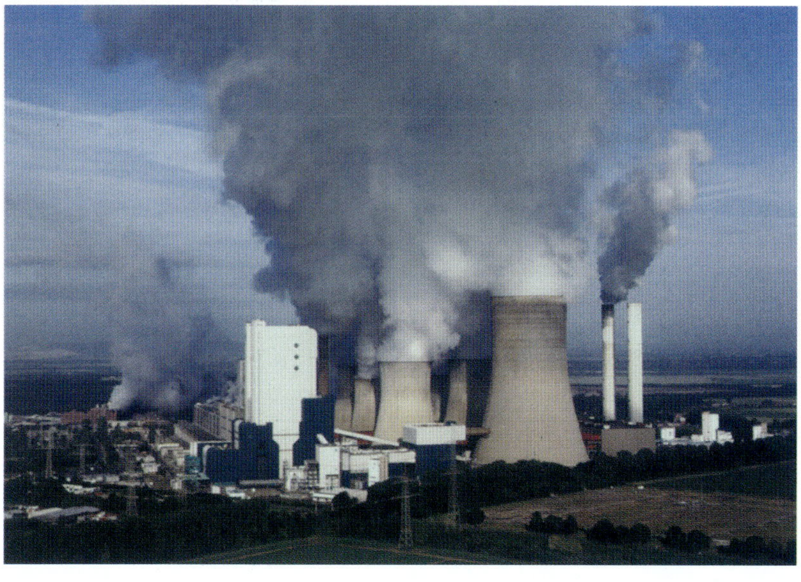

图 2.9.2 邻近德国科隆的尼德豪森（Niederaussem）褐煤发电厂
注：燃煤电厂释放出二氧化碳、微粒、氮氧化物和汞，这些物质都可能会对公众健康造成严重影响。由这些厂产生的煤灰中含有污染物，如一种已知的致癌物砷。

双酚 A 与癌症

大卫·梅尔泽（David Melzer）
塔玛拉·S. 加洛韦（Tamara S. Galloway）

20 世纪 70 年代以来某些生殖系统癌症的发病率上升可能有多种因素，包括环境中的内分泌干扰剂暴露。其中，化合物双酚 A 受到广泛研究。20 世纪 30 年代，人们第一次合成双酚 A 作为雌激素，后来或多或少地将其运用于聚碳酸酯塑料的生产、食品和饮料罐的环氧树脂包装等方面。在美国、欧洲和亚洲，超过 90% 的人都暴露于双酚 A 中 [1]，可能的原因是摄取含有双酚 A 的食物和液体。流行病学研究和实验室研究中越来越多的证据发现，在一般人群中，如果双酚 A 暴露水平达到 0.2 ～ 20 纳克 / 毫升，即可对人体健康产生不利的影响。在子宫内或童年时期的双酚 A 暴露也与生殖和发育异常有关 [2]，成年人的双酚 A 暴露可能与心血管疾病有关 [3]。

双酚 A 暴露是否与癌症的发病率有关目前尚不清楚。20 世纪 80 年代，根据"美国国家毒理学计划"（United States National Toxicology Program）的啮齿动物实验研究，成年动物的双酚 A 暴露并非强力致癌，对人类推荐的最大安全每日剂量为 50 微克 / 千克（可参阅 www.epa.gov/iris/subst/0356.htm）。在此之后，数以百计的研究表明，双酚 A 会干扰激素系统，在既定的暴露限度内会导致癌细胞的镜像

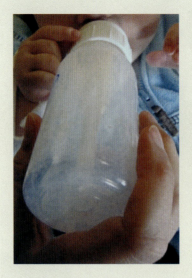

图 B2.9.1 很多食物和液体容器，包括婴儿奶瓶，是由聚碳酸酯合成，或者具有含有双酚 A 的衬里。研究表明，双酚 A 可能增加癌症风险。

性能（mirror properties）发生变化，然而这些证据还存在争议 [4,5]。关于致癌作用的可能模式包括雌激素内分泌的干扰、肿瘤发展的促进、遗传毒性以及加大其他致癌事件易感性的发育重组（developmental reprogramming）[6]。

虽然双酚 A 比雌二醇（estradiol）的亲和力更弱，但双酚 A 可以结合和激活两类雌激素受体（ERα 和 ERβ）[7]。额外的细胞内目标揭示出这种污染物和癌症之间的联系。例如，双酚 A 与 G 蛋白偶联受体（G protein-coupled receptors）的结合已经涉及乳腺癌细胞的增殖和癌症相关纤维细胞的补充 [8]。最近的流行病学研究显示，双酚 A 在体内的暴露可以使白细胞孤核受体（orphan nuclear receptor）雌激

素相关受体 α（ERRα）的表达增强 [9]，晚期乳腺癌细胞中 ERRα 的表达上调，从而导致预后较差并促进肿瘤生长 [10]。

注释

[1] Vandenberg LN et al. 2010. *Environ Health Perspect*, 118:1055–1070. http://dx.doi.org/10.1289/ehp.0901716 PMID:20338858.

[2] Diamanti-Kandarakis E et al. 2009. *Endocr Rev*, 30:293–342. http://dx.doi.org/10.1210/er.2009-0002 PMID:19502515.

[3] Melzer D et al. 2012. *Circulation*, 125:1482–1490. http://dx.doi.org/10.1161/CIRCULATION-AHA.111.069153 PMID:22354940.

[4] Vandenberg LN et al. 2009. *Endocr Rev*, 30:75–95. http://dx.doi.org/10.1210/er.2008-0021 PMID:19074586.

[5] Hengstler JG et al. 2011. *Crit Rev Toxicol*, 41:263–291. http://dx.doi.org/10.3109/10408444.2011.558487 PMID:21438738.

[6] Keri RA et al. 2007. *Reprod Toxicol*, 24:240–252. http://dx.doi.org/10.1016/j.reprotox.2007.06.008 PMID:17706921

[7] Delfosse V et al. 2012. *Proc Natl Acad Sci U S A*, 109:14930–14935. http://dx.doi.org/10.1073/pnas.1203574109 PMID:22927406

[8] Pupo M et al. 2012. *Environ Health Perspect*, 120:1177–1182. http://dx.doi.org/10.1289/ehp.1104526 PMID:22552965.

[9] Melzer D et al. 2011. *Environ Health Perspect*, 119:1788–1793. http://dx.doi.org/10.1289/ehp.1103809 PMID:21831745.

[10] Teng CT et al. 2011. In: Gunduz M et al., eds. *Breast Cancer-Carcinogenesis, Cell Growth and Signalling Pathways*. InTech. pp. 313–330.

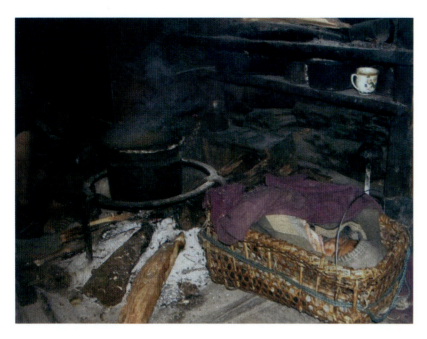

图 2.9.3 一个寒冷的日子，在尼泊尔拉苏瓦（Rasuwa）区名为 Gatlang 的一个村庄里，一位母亲把她的宝宝放在一个传统的柴炉前面取暖

注：固体燃料在不通风的室内燃烧会导致人们暴露于微粒和其他损害健康的空气污染物中，例如一氧化碳。

2010 年全世界由于环境 PM2.5 暴露导致的过早死亡人数为 320 万人，其中心血管疾病致死人数最多，而肺癌也导致 22.3 万人死亡。由于环境 PM2.5 导致的肺癌死亡，超过一半发生在中国和其他东亚国家[18]。

为了改善人群的健康，必须做出全面的综合空气质量监管规划，调整改变各项政策措施，在运输、发电、工业生产、废弃物管理等方面采用更清洁的技术[19,20]。

氯氟烃（chlorofluoro-carbons）造成的空气污染与全球皮肤癌发病率增加间接有关[21]。这些化学物质包括四氯化碳（carbon tetrachloride）、甲基氯仿（methyl chloroform）和其他卤代烃（halons），这些物质是家用空调、泡沫垫和许多其他产品散发出来的。氯氟烃被风带入同温层，与强烈的太阳辐射在同温层发生反应，释放出氯气和溴原子，消除臭氧分子。臭氧层的消耗导致全球紫外线（UVB）辐射的增大（参见第 2.8 章）。

室内空气污染
家用空气污染

在过去 30 年中，虽然燃烧固体燃料、煤炭或生物质进行家庭烹调或加热的全世界人口比例降低了，但是由于人口增加，暴露的人数大体上仍然没有变化，约为 28 亿人[22]。WHO 估计，2010 年使用固体燃料烹调的人口比例最高的地区是撒哈拉以南非洲、南亚和东亚。在不通风的住宅室内燃烧固体燃料，造成的微粒（PM2.5）和其他损害健康的空气污染物暴露是室外环境的若干倍，例如一氧化碳。此外，这种室内烟雾成分包括已知的人类致癌物，例如多环芳烃、甲醛和苯。在固体燃料广泛使用的地区，固体燃料的室内燃烧也会增大室外的空气污染[18]。

最近的估计显示，2010 年使用固体燃料造成室内空气污染暴露导致了全球 350 万人过早死亡，其中大部分死于心血管病、急性和慢性呼吸系统疾病，126 万人死于肺癌[18]。室内

燃烧煤炭和生物质燃料都会导致肺癌[23]，而室内煤炭燃烧暴露估计会使肺癌风险增加 2 倍[24]。女性的暴露尤为严重，中国某些地区从不吸烟的女性，由于室内燃烧煤炭，肺癌发病率非常高。烹调用油高温煎炸造成的室内暴露可以导致肺癌。固体燃料的室内燃烧也与上呼吸道癌症的发病率增加有关。

目前已经证明，改善煤炭燃烧排放通风，以及使用排放较少的替代类型炉子可以减少女性暴露的肺癌风险[24,25]。使用更清洁的燃料，例如压缩天然气，可以减少肺癌以及使用煤炭和生物质带来的其他不利于健康的后果。

被动吸烟

烟草的烟雾是世界性室内空气污染的重要来源，被动吸烟（二手烟暴露或环境暴露）可以使人类致癌（参见第 2.2 章）。

水污染
消毒的副产品

获得干净的水是人类健康的基本要求之一。水质受到气候、天气、土壤地质、土地利用方式、农业和工业排放等方面的影响。人们关注的最重要和最直接的问题是传染病。水中的微生物污染可以通过氯、氯胺或臭氧等消毒方式予以控制。氯与已经存在的有机化学物相互作用的结果是，饮用水中通常含有氯化副产品，其中一些存在致癌风险。最常检测到的副产品是氯仿（chloroform）和其他三卤甲烷（trihalomethanes），但它们不一定是最威胁健康的。膀胱癌研究和其他一些癌症研究发现，也许氯化消毒饮用水的使用导致了癌症风险的增大[26]。但是，氯化副产品暴露的人数巨大，即使风险略有增大，也会出现

数量很多的病例。理想的办法是既不减少消毒的有效性，又可以减少这类副产品的使用。

砷

砷导致的癌症发生在皮肤、肺部、膀胱，可能还有其他器官[27]。普通人群砷环境暴露的主要来源是砷污染的饮用水。饮用水中砷的高水平暴露世界各地都有发现，包括孟加拉、印度、蒙古、中国、阿根廷、智利、墨西哥和美国。砷的高含量区域浓度一般超过100μg/L，这是高度砷污染的饮用水导致膀胱癌、皮肤癌和肺癌风险增加的有力证据[27]。关于其他癌症，例如肝脏和肾脏的癌症，目前数据有限，但是结果一致，显示砷污染的影响是全身性的。在砷浓度低于100μg/L的区域，研究工作存在许多困难，砷浓度太低时风险不太明确。但是，砷浓度较高的情况下已经证明癌症风险增大，所以不同类型的癌症风险在低浓度的砷暴露下可能增大是解释得通的。

目前已经对世界某些地区饮用水的砷污染造成的癌症负担进行了估算。1955～1970年，智利北部的大部分人口处于饮用水中非常高浓度的砷暴露，考虑到长期潜伏效果，直到今天，30岁以上的所有死亡人群中，砷导致的死亡占7%[27]。在孟加拉，几千万人的生活用水受到高浓度的砷污染，估计占全部死亡人数的6%（包括癌症死亡）源自这些暴露[28]。印度西孟加拉邦（West Bengal）的暴露格局类似，估计疾病和死亡负担也类似[29]。几个国家和国际组织已经确认，在拉丁美洲，暴露于砷超标饮用水的人口约有1400万人[30]。

其他饮用水污染物

为了尽可能查清人类癌症风险，人们也调查了其他几类饮用水污染物，

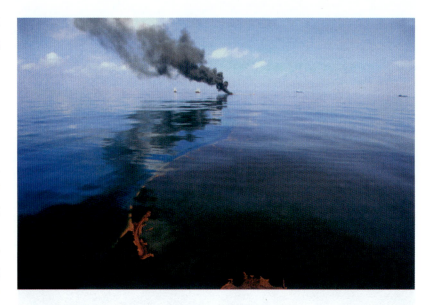

图2.9.4　被污染的海水
水污染通常被视为国内和农业用水污染，但海水也可能处于危险之中。此漏油事件发生在2010年墨西哥湾的深水地平线钻井平台爆炸之后，该平台为海上石油钻井平台。

其中包括有机化合物，例如工业、商业和农业活动产生的氯化溶剂和农药，以及废物处理场所过滤的化学品。有机污染物在环境中长期存在，并且累积在鱼类的体内，其中特别值得注意的有二恶英、多氯联苯和有机氯农药，以及其他污染如硝酸盐、亚硝酸盐、放射性核元素、激素活性化合物和石棉。大多数污染物的流行病学研究仍未做出最后的定论。然而，已经有多个报告指出，饮用水中硝酸盐含量高的地区胃癌风险增加，并发现甲状腺癌数量偏多的证据[31]。

土壤污染

各种有毒媒介，包括重金属、溶剂和持久性有机污染物（如二恶英）都会造成土壤污染，有时是高度污染[32]。在废弃物产量很多的地区，或者某些采矿或工业过程的地区就会造成局部土壤污染。在IARC专著中，规定了特定化合物的浓度检测范围。

通过土壤污染致癌的途径包括污染蒸发而被人类吸入，以及从土壤渗透而污染生活用水。因此，癌症风险的研究一般是针对空气污染或水污染，而不是针对土壤中的污染水平。但是，污染通过形形色色的途径积累在食物链中，WHO食源性疾病负担流行病学参考小组（foodborne disease burden epidemiology reference group）正在进行调查、估算这些污染带来的疾病负担。

农药与癌症

劳拉·E.比恩·弗里曼（Laura E. Beane Freeman）

农药，包括大量不同类型的化学药剂可以杀灭杂草、昆虫、啮齿动物、藻类和霉菌，用于农业、住宅和公共健康等领域。这些化学药剂在农业生产、保护农产品、控制病虫害方面做出了重要贡献。但是，农药也会潜在地危害人类的健康。

与许多其他化学媒介不同，杀虫剂释放进入环境可以发生职业暴露，还可以通过含有农药或农药残留的食物摄取，造成环境"旁观者"的暴露。最近的一次年度估计是2007年，全世界释放了52亿磅（240万吨）的农药有效成分（可参阅 http://www.epa.gov/opp00001/pestsales/07pestsales/usage2007.htm#3_1）。尽管存在广泛的潜在暴露，但是癌症风险通常与某一特定农药的长期暴露没有特别的关系。只有无机砷化合物（inorganic arsenic compounds）和二恶英TCDD（dioxin TCDD）类农药被国际癌症研究署列入第1组别人类致癌物。抗真菌剂敌菌丹（captafol）和熏剂二溴乙烷（ethylene dibromide）被列入组别2A，这些农药不含砷，但由于职业暴露，也可能致癌。不过，还有几种农药被列入组

别3（不能归为人类致癌物的种类），主要原因是证据不足，因此必须进一步调查其与癌症的关系（可参阅 http://monographs.iarc.fr/ENG/Classification/ClassificationsAlphaOrder.pdf）。

目前，在一些证据确凿领域中的研究得到了广泛关注。有几种有机氯杀虫剂（organochlorine）和有机磷杀虫剂（organophosphate）已经证实与前列腺癌风险增大有关。因为农民是这类职业暴露群体，且曾经报告他们的前列腺癌发病率增大[1]，这是值得注意的。农民也出现淋巴瘤发病率增多，有一些报告把淋巴瘤风险与多种农药联系起来，然而必须加以确认[1]。最后，越来越多的证据显示，父母的农药暴露，尤其是怀孕期间母亲的杀虫剂暴露，可能增加儿童白血病的风险，但特定的化学物质支持数据非常缺乏[2]。

制定农药暴露的精确评估方法是流行病学研究的一大挑战，但是这种方法对识别农药的危害至关重要。杀虫剂和癌症的许多研究都集中在职业性暴露，因为职业性暴露的水平可能最高，但是在今后的研究中，环境暴露效应的评估也非常重要，因为这些化学品的使用非常广泛。未来的研究需要评估某些特定的化学品，要考虑潜在的机制，使得流行病学的观察从生物学角度得到合理解释。

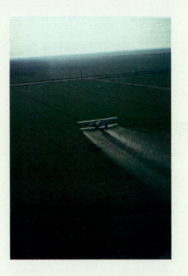

图B2.9.2. 加利福尼亚州，一台作物喷粉机在喷洒农药

注释

[1] Blair A et al. (2009). *J Agromedicine*, 14:125–131. http://dx.doi.org/10.1080/10599240902779436 PMID:19437268.
[2] Van Maele-Fabry G et al. (2010). *Cancer Causes Control*, 21:787–809. http://dx.doi.org/10.1007/s10552-010-9516-7 PMID:20467891.

参考网站

Agents Classified by the IARC Monographs: http://monographs.iarc.fr/ENG/Classification/ClassificationsAlphaOrder.pdf.

World and U.S. Pesticide Amount Used: http://www.epa.gov/opp00001/pestsales/07pestsales/usage2007.htm#3_1.

注释

[1] Boffetta P (2006). Human cancer from environmental pollutants: theepidemiological evidence. *Mutat Res*, 608:157–162. http://dx.doi.org/10.1016/j.mrgentox.2006.02.015 PMID:16843042.

[2] HEI Asbestos Literature Review Panel (1991). *Asbestos in Public and Commercial Buildings: A Literature Review and Synthesis of Current Knowledge*. Cambridge, MA: Health Effects Institute-Asbestos Research.

[3] IARC (2012). Arsenic, metals, fibres, and dusts. *IARC Monogr Eval Carcinog Risks Hum*, 100C:1–499. PMID:23189751.

[4] WHO (2006). *Air Quality Guidelines*. Global Update 2005. Geneva: WHO. Available at http://www.euro.who.int/__data/assets/pdf_file/0005/78638/E90038.pdf.

[5] Samet JM, Cohen AJ (2006). Air pollution. In: Schottenfeld D, Fraumeni JF, eds. *Cancer Epidemiology and Prevention*. New York: Oxford University Press, pp. 355–381.

[6] IARC (2013). Diesel and gasoline engine exhausts and some nitroarenes. *IARC Monogr Eval Carcinog Risks Hum*, 105.

[7] Brauer M, Amann M, Burnett RT et al. (2012). Exposure assessment for estimation of the global burden of disease attributable to outdoor air pollution. *Environ Sci Technol*, 46:652–660. http://dx.doi.org/10.1021/es2025752 PMID:22148428.

[8] HEI International Scientific Oversight Committee (2010). *Outdoor Air Pollution and Health in the Developing Countries of Asia: A Comprehensive Review*. HEI Special Report 18. Boston, MA: Health Effects Institute.

[9] HEI Air Toxics Review Panel (2007). *Mobile-Source Air Toxics: A Critical Review of the Literature on Exposure and Health Effects*. HEI Special Report 16. Boston, MA: Health Effects Institute.

[10] Claxton LD, Woodall GM Jr (2007). A review of the mutagenicity and rodent carcinogenicity of ambient air. *Mutat Res*, 636:36–94. http://dx.doi.org/10.1016/j.mrrev.2007.01.001 PMID:17451995.

[11] Lewtas J (2007). Air pollution combustion emissions: characterization of causative agents and mechanisms associated with cancer, reproductive, and cardiovascular effects. *Mutat Res*, 636:95–133. http://dx.doi.org/10.1016/j.mrrev.2007.08.003 PMID:17951105.

[12] HEI Panel on the Health Effects of Traffic-Related Air Pollution (2010). *Traffic-Related Air Pollution: A Critical Review of the Literature on Emissions, Exposure, and Health Effects*. HEI Special Report 17. Boston, MA: Health Effects Institute.

[13] Cao J, Yang C, Li J et al. (2011). Association between long-term exposure to outdoor air pollution and mortality in China: a cohort study. *J Hazard Mater*, 186:1594–1600. http://dx.doi.org/10.1016/j.jhazmat.2010.12.036 PMID:21194838.

[14] Brunekreef B, Beelen R, Hoek G et al. (2009) . *Effects of Long-Term Exposure to Traffic-Related Air Pollution on Respiratory and Cardiovascular Mortality in the Netherlands: The NLCS-AIR Study*. HEI Research Report 139. Boston, MA: Health Effects Institute.

[15] Turner MC, Krewski D, Pope CA 3rd et al. (2011). Long-term ambient fine particulate matter air pollution and lung cancer in a large cohort of never-smokers. *Am J Respir Crit Care Med*, 184:1374–1381. http://dx.doi.org/10.1164/rccm.201106-1011OC PMID:21980033.

[16] Demetriou CA, Raaschou-Nielsen O, Loft S et al. (2012). Biomarkers of ambient air pollution and lung cancer: a systematic review. *Occup Environ Med*, 69:619–627. http://dx.doi.org/10.1136/oemed-2011-100566 PMID:22773658.

[17] Loomis D, Grosse Y, Lauby-Secretan B et al. (2013). The carcinogenicity of outdoor air pollution. *Lancet Oncol*, 14:1262–1263. http://dx.doi.org/10.1016/S1470-2045(13)70487-X.

[18] Lim SS, Vos T, Flaxman AD et al. (2012). A comparative risk assessment of burden of disease and injury attributable to 67 risk factors and risk factor clusters in 21 regions, 1990–2010: a systematic analysis for the Global Burden of Disease Study 2010. *Lancet* 380:2224–2260. http://dx.doi.org/10.1016/S0140-6736(12)61766-8 PMID:23245609.

[19] Pope CA 3rd, Ezzati M, Dockery DW (2009). Fine-particulate air pollution and life expectancy in the United States. *N Engl J Med*, 360:376–386. http://dx.doi.org/10.1056/NEJMsa0805646 PMID:19164188.

[20] HEI Accountability Working Group (2003). *Assessing Health Impact of Air Quality Regulations: Concepts and Methods for Accountability Research*. HEI Communication 11. Boston, MA: Health Effects Institute. Available at http://pubs.healtheffects.org/view.php?id=153.

[21] IARC (2012). Radiation. *IARC Monogr Eval Carcinog Risks Hum*, 100D:1–437. PMID:23189752.

[22] Bonjour S, Adair-Rohani H, Wolf J et al. (2013). Solid fuel use for household cooking: country and regional estimates for 1980-2010. *Environ Health Perspect*, 121:784–790. http://dx.doi.org/10.1289/ehp.1205987 PMID:23674502.

[23] Hosgood HD 3rd, Boffetta P, Greenland S et al. (2010). In-home coal and wood use and lung cancer risk: a pooled analysis of the International Lung Cancer Consortium. *Environ Health Perspect*, 118:1743–1747. http://dx.doi.org/10.1289/ehp.1002217 PMID:20846923.

[24] Hosgood HD 3rd, Wei H, Sapkota A et al. (2011). Household coal use and lung

cancer: systematic review and meta-analysis of case-control studies, with an emphasis on geographic variation. *Int J Epidemiol*, 40:719–728. http://dx.doi.org/10.1093/ije/dyq259 PMID:21278196.

[25] Lan Q, Chapman RS, Schreinemachers DM et al. (2002). Household stove improvement and risk of lung cancer in Xuanwei, China. *J Natl Cancer Inst*, 94:826–835. http://dx.doi.org/10.1093/jnci/94.11.826 PMID:12048270.

[26] Richardson SD, Plewa MJ, Wagner ED et al. (2007). Occurrence, genotoxicity, and carcinogenicity of regulated and emerging disinfection by-products in drinking water: a review and roadmap for research. *Mutat Res*, 636:178–242. http://dx.doi.org/10.1016/j.mrrev.2007.09.001 PMID:17980649.

[27] IARC (2004). Some drinking-water disinfectants and contaminants, including arsenic. *IARC Monogr Eval Carcinog Risks Hum*, 84:1–477. PMID:15645577.

[28] Flanagan SV, Johnston RB, Zheng Y (2012). Arsenic in tube well water in Bangladesh: health and economic impacts and implications for arsenic mitigation. *Bull World Health Organ*, 90:839–846. http://dx.doi.org/10.2471/BLT.11.101253 PMID:23226896.

[29] Chatterjee D, Halder D, Majumder S et al. (2010). Assessment of arsenic exposure from groundwater and rice in Bengal Delta Region, West Bengal, India. *Water Res*, 44:5803–5812. http://dx.doi.org/10.1016/j.watres.2010.04.007 PMID:20638702.

[30] Bundschuh J, Litter MI, Parvez F et al. (2012). One century of arsenic exposure in Latin America: a review of history and occurrence from 14 countries. *Sci Total Environ*, 429:2–35. http://dx.doi.org/10.1016/j.scitotenv.2011.06.024 PMID:21959248.

[31] Ritter L, Solomon K, Sibley P et al. (2002). Sources, pathways, and relative risks of contaminants in surface water and groundwater: a perspective prepared for the Walkerton inquiry. *J Toxicol Environ Health A*, 65:1–142. http://dx.doi.org/10.1080/152873902753338572 PMID:11809004.

[32] Porta D, Milani S, Lassarino A et al. (2009). Systematic review of epidemiological studies on health effects associated with management of solid waste. *Environ Health*, 8:60. http://dx.doi.org/10.1186/1476-069X-8-60 PMID:20030820.

2.10 | 药物

2. 癌症病因学

瑟伦·弗里斯（Søren Friis）
约尔根·H. 奥尔森（Jørgen H.Olsen）
玛格丽特·R. 卡拉加斯（Margaret R.Karagas，评审）

摘 要

·药品具有诱导或者预防癌症发展的潜力。

·癌症治疗中使用的抗肿瘤药物可以诱发表面上治愈的患者罹患二次癌症（second cancers），最可能的原因是这些药物的基因毒性。

·除了抗肿瘤药，使人类致癌的药物还包括免疫抑制药物、激素类药物以及非那西丁（phenacetin）。

·还有一些药物可能致癌，但是没有确认，因为流行病学数据或者动物的生物测定结果数据有限。

·使用可能致癌的药物时，监控是必要的。

·已有少数几种药物批准用于癌症的预防性治疗，还有其他几种药物被评估为预防药剂。其中包括芳香酶抑制剂（aromatase inhibitors）、阿司匹林、他汀类药物和二甲双胍（metformin）。

药品是经过研发并运用于医学，能够治疗、预防或减轻疾病症状的化学制剂。药品始终受到多层次的监管，因为药品具有生物活性，所以除了预期的效果，药品还有副作用。其中一种副作用是改变肿瘤恶变的可能性，这种副作用既可能增大，也可能减小癌症的风险。

已经确认激素类药属于致癌药品。这些药品包括：口服避孕药、激素替代治疗药、抗雌激素药，例如他莫昔芬（tamoxifen）。其他致癌药物还包括抗肿瘤药，尤其具有遗传毒性的药品可能造成二次癌症。在很多情况下，这些药品的获益—风险比（提高患者生存率与造成二次癌症后果之间的对比权衡）比较高，所以还在继续推荐使用。同时，人类正在开展各种研究，以减少用药剂量和开发更安全和更有效的替代产品。对比之下，如果没有生命威胁，人们也不大可能做出开出处方使用可能致癌药品的决定。

在最近的医药评估中[1]，国际癌症研究署专著计划重新评估了归类为"对人类致癌的"23 种药品或综合治疗方法（组别 1）。这些主要是抗肿瘤药，以及不被用作癌症治疗的其他药物。

只有少数几种药品批准用于癌症的预防性治疗，包括预防妇女对侧乳腺癌（contralateral breast cancer）的他莫昔芬。

抗肿瘤药

抗肿瘤的药品中很多药物可以诱发表面上治愈的患者罹患二次癌症。其中，12 种这类药品或者综合疗法列入对人类致癌的范畴（见表 2.10.1）[1,2]。这些药品主要包括：白消安（busulfan）、苯丁酸氮芥[瘤可宁（chlorambucil）]、环磷酰胺[癌得星（cyclophosphamide）]、美法仑（melphalan）、司莫司汀（semustine，又称甲基 CCNU）、塞替派（thiotepa）、苏消安（treosulfan）。这些药品为烷基化（alkylation）试剂，具有基因毒性，通常在 DNA 的嘌呤碱基（purine bases）形成烷基化。典型的情况下，这些药品可以引发急性骨髓性白血病（acute myeloid leukaemia），往往表现出 5 号染色体或 7 号染色体的克隆缺失（clonal loss）。这与拓扑异构酶 II 抑制剂（topoisomerase II inhibitors），例如依托泊甙（etoposide）引发的急性骨髓性白血病表现截然不同。对于几种这样的抗肿瘤药，现在人们已经开发出一些新药，作为补充或者替代药品[3]。目前的当务之急是监测这些新药及其组合是否也具有致癌作用。通常情况下，替代药品的抗肿瘤机制与

表 2.10.1 由国际癌症研究机构的专刊组评估的抗肿瘤药物和其他药物

组别 1 药物	对应癌种 （在人身上有足够证据）	已确定的机理
抗肿瘤药		
白消安	急性髓细胞白血病	基因毒性（烷化剂）
苯丁酸氮芥	急性髓细胞白血病	基因毒性（烷化剂）
萘氮芥	膀胱	基因毒性（烷化剂，代谢为 2- 萘胺衍生物）
环磷酰胺	急性骨髓性白血病 / 膀胱	遗传毒性（代谢为烷化剂）
依托泊苷 （2000 年组别 2A）	急性髓细胞白血病	遗传毒性，涉及 MLL 基因的易位
依托泊苷联合 顺铂和博来霉素	急性髓细胞白血病	遗传毒性，涉及 MLL 基因的易位（依托泊苷）
美法仑	急性髓细胞白血病	基因毒性（烷化剂）
MOPP[a] 联合化疗	急性髓细胞白血病 / 肺	基因毒性
司莫司汀（甲基 CCNU）	急性髓细胞白血病	基因毒性（烷化剂）
噻替哌	白血病	基因毒性（烷化剂）
苏消安	急性髓细胞白血病	基因毒性（烷化剂）
免疫抑制剂		
硫唑嘌呤	非霍奇金淋巴瘤 / 皮肤	遗传毒性 / 免疫抑制
环孢素	非霍奇金淋巴瘤 / 皮肤 / 多位点	免疫抑制
其他致癌物质		
含有非那西汀的 止痛剂混合物	肾盂 / 输尿管	（见非那西丁）
马兜铃酸（2002 年组别 2A）		遗传毒性，在动物中的 DNA 加合物同那些暴露于植物的人身上发现的一样，TP53，RAS 激活导致的 A:T → T:A 颠换
甲氧沙林加紫外线辐射	皮肤	遗传毒性 / 光激活后
非那西丁（1987 年组别 2A）	肾盂 / 输尿管	遗传毒性 / 细胞增殖
含马兜铃酸的植物	肾盂 / 输尿管	遗传毒性，DNA 加合物在人类癌症的 TP53 中的 A:T → T:A 颠换

注：[a] 氮芥（甲氮芥），长春新碱（新碱），甲基苄肼，泼尼松。

那些传统的药品类似，所以从机制入手考察，比从具体的药品入手考察看得更清楚。在机制分析中，每一个人的个体易感性往往是一个容易观察的要素，所以从药物引发癌症的易感性入手，可以更好地做出分析判断[1]。

免疫抑制剂

免疫抑制剂（immunosuppressive agent），例如硫唑嘌呤（azathioprine）和环孢素（ciclosporin，也称环孢菌素、环孢霉素或环孢菌素 A）也是致癌药物。但是这里起作用的不是其基因毒性，而是对免疫系统的抑制。使用这些免疫抑制剂可能导致皮肤癌和非霍奇金淋巴瘤，相关的证据主要来自对器官移植患者的研究（见表 2.10.1）[1]。

激素疗法

为了达成多种效果（避孕、绝经期症状改善、子宫出血、子宫内膜异位症等），人们广泛使用雌性激素（female sex hormones），有时单用雌激素（estrogen），有时雌激素与孕激素（progestogen）联合使用[1]。此外，这些药物也被广泛用于预防骨质疏松，或者预防绝经后妇女的冠状动脉心脏疾病。后一种用途在 2003 年"妇女健康倡议"（Women's Health Initiative）的实验发布后已被放弃，原因是关于"雌激素降低冠状动脉心脏疾病风险"的重复观察性研究少有报道[4]。雌性激素影响女性的生殖器官癌症和乳腺癌风险的证据是一致的（见表 2.10.2）[1]。雌性激素的致癌机制包括雌激素受体介导的响应，以及雌激素或其副产品的潜在直接遗传毒性作用（见表 2.10.2）[1]。

表 2.10.2　由 IARC 专著计划评估的激素类药物

组别 1 药物	对应癌种 （在人身上有足够的证据）	癌症风险降低的位点	已确定的机理	其他可能的机理
雌激素—孕激素联合的更年期疗法	子宫内膜（风险随着每月孕激素的使用天数而减少）/ 乳腺	–	受体介导的事件	雌激素遗传毒性
雌激素—孕激素联合的避孕药	乳腺 / 宫颈 / 肝脏	子宫内膜 / 卵巢	受体介导的事件	雌激素遗传毒性，激素刺激人乳头瘤病毒基因的表达
己烯雌酚	乳腺（怀孕期间接触）、阴道和子宫颈（暴露在子宫内） 有限的证据：睾丸（暴露在子宫内），子宫内膜	–	雌激素受体介导的事件（阴道、子宫颈），基因毒性	表观遗传编程
单用雌激素的更年期疗法	子宫内膜，卵巢 有限的证据：乳腺	–	雌激素受体介导的事件	遗传毒性
他莫昔芬	子宫内膜	乳腺	雌激素受体介导的事件，遗传毒性	–

单用雌激素的更年期疗法

单用雌激素的更年期疗法（estrogen-only menopausal therapy）系指绝经期和绝经后的妇女仅仅使用雌激素，而不使用孕激素的治疗方法，主要治疗更年期症状[1]。20 世纪 60 年代和 70 年代初期，这种疗法稳步增长，在报道单用雌激素的疗法与子宫内膜癌风险之间有很强的关系之后，这种疗法的使用率下降。此后，单用雌激素的更年期疗法被规定主要用于切除子宫的妇女。在最近的重新评价中[1]，IARC 的结论为：单用雌激素的更年期疗法会导致子宫内膜癌和卵巢癌（见表 2.10.2）。此外，该疗法还发现有增大乳腺癌的风险。

雌激素—孕激素联合的更年期疗法

为了避免单用雌激素的更年期疗法带来的子宫内膜癌的过度风险，人们研发出了雌激素—孕激素联合的更年期疗法（combined estrogen-progestogen menopausal therapy）[1]。20 世纪 90 年代和 21 世纪初，这种雌激素—孕激素联合的更年期疗法得到大力推广。但是，2003 年的"妇女健康倡议"的实验报告显示：在使用雌激素—孕激素联合的更年期疗法

的 50 ～ 79 岁妇女中，根据平均 5.2 年的随访间隔，罹患冠状动脉心脏疾病的危害比高达 1.24（95%CI，1.00 ～ 1.54）[4]。这项研究大大影响了医生使用雌激素—孕激素联合的更年期疗法的决定，相关药品用量下降，推广受到限制，治疗时间缩短。根据大量的综合证据，IARC 的结论为：长期雌激素—孕激素联合的更年期疗法会引发乳腺癌和子宫内膜癌（见表 2.10.2）[1]。除了疗程的长短，每个月服用孕激素的天数也与子宫内膜癌的风险增大有关。IARC 还注意到，这些药物与结直肠癌风险呈现负相关的关系，但是这方面的证据还无法做出结论。根据目前的证据，雌激素—孕激素联合的更年期疗法与其他部位的癌症没有关系，这些癌症包括甲状腺癌、肺癌、胃癌、肝癌、泌尿系统肿瘤、胰腺癌、卵巢癌、宫颈癌、淋巴瘤、白血病、皮肤黑色素瘤和中枢神经系统肿瘤[1]。

雌激素—孕激素联合的避孕药

自从 20 世纪 50 年代末期研发成功之后，许多类型的联合激素避孕药已经上市[1]。根据"国际癌症研究署专著计划"的评估，已有充足的证据证明，雌激素—孕激素联合的口服

避孕药（combined estrogen-progestogen oral contraceptives）可以引起乳腺癌（尤其是青年女性）、宫颈癌和肝癌（见表 2.10.2）[1]。但是 IARC 也得出另一种结论：这些药物可以预防子宫内膜癌和卵巢癌（见表 2.10.2），也可能预防结直肠癌，但是根据现有的证据不足以就结直肠癌做出结论[1]。同时，现有的证据不支持雌激素—孕激素联合口服避孕药与其他部位的癌症有关，包括甲状腺癌、肺癌、胃癌、泌尿系统肿瘤、胆囊癌、胰腺癌、淋巴瘤、皮肤黑色素瘤以及隆胸妇女肿瘤的中枢神经系统预后[1]。

己烯雌酚

1938 年首次合成的雌激素[1]己

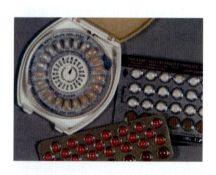

图 2.10.1　在雌激素—孕激素联合疗法和单用雌激素疗法中使用的口服避孕药

乳房假体与癌症

埃里克·拉维尼（Eric Lavigne）

20 世纪 60 年代初，从第一个乳房假体植入一位妇女的乳房以后，女性乳房植入物的需求开始迅速增加 [1]。出于美容的目的，乳房植入物很受欢迎，但是这些植入物对癌症发病率的长期影响一直争议很大。起初，人们担心整容隆胸可能致癌，尤其是乳腺癌 [2]。但是，通过大型队列研究，包括长期随访的流行病学证据，人们发现隆胸对乳腺没有致癌作用 [3~5]。

人们对乳房假体的致癌担忧根据具体的假体特性而不同，例如假体的类型（生理盐水填充或硅胶填充）、位置（肌肉下或乳腺下）和封层（有无聚氨酯涂层）。关于假体封层，现有的实验室研究发现，聚氨酯（polyurethane）的生物降解产物 2,4- 甲苯二胺（2,4-toluenediamine）可能会促进已经存在的突变细胞进展 [6,7]。此外，一项流行病学研究显示，与乳腺下没有聚氨酯涂层的假体相比，乳腺下有聚氨酯涂层的假体乳腺癌发病率比较高 [3]。不过，这一病例的研究很少，在可以用于临床实践之前，必须进一步调查研究。假体是生理盐水填

充还是硅胶填充对乳腺癌发病率没有显著差异 [3,8]。此外，一项研究发现，与肌肉下植入假体的女性相比，在乳腺下植入假体的女性罹患乳腺癌的风险较低 [3]。

除了乳腺之外，一些研究已经评估了乳房植入物与其他部位癌症发病率之间的关系，但没有得出任何结论 [3,5]。虽然有人担心乳房假体与乳房的未分化大 T 细胞淋巴瘤（anaplastic large T-cell lymphomas）之间可能存在关系 [9]，但是没有任何流行病学队列研究报告发现了这种关系的任何证据 [3,5,10]。

另一个担忧是，乳房假体可能妨碍乳房组织的可视化检查，影响早期乳腺癌的发现识别。一般来说，乳腺癌发现越早生存率越高。事实上，最近的流行病学证据已经表明，植入美容乳房假体的女性确诊乳腺癌比较晚，所以这些妇女的生存率比较低 [11]。不过，关于隆胸妇女的乳腺癌诊断和预后必须进行进一步的研究。

注释

[1] Love S, Lindsey K 2000. Variations in development. *Dr. Susan Love's Breast Book*, 3rd ed. Cambridge, MA: Perseus Publishing.

[2] Deapen DM et al. 1986. *Plast Reconstr Surg*, 77:361–368. http://dx.doi.org/10.1097/00006534-198603000-00001 PMID:3952193

[3] Pan SY et al. 2012. *Int J Cancer*, 131: E1148–E1157. http://dx.doi.org/10.1002/ijc.27603 PMID:22514048.

[4] Deapen DM, Brody GS 2012. *Plast Reconstr Surg*, 129:575e–576e. http://dx.doi.org/10.1097/PRS.0b013e31824199f1 PMID:22374025.

[5] Lipworth L et al. 2009. *Int J Cancer*, 124:490–493. http://dx.doi.org/10.1002/ijc.23932 PMID:19003966.

[6] Cunningham ML et al. 1991. *Toxicol Appl Pharmacol*, 107:562–567. http://dx.doi.org/10.1016/0041-008X 9190319-A PMID:2000642.

[7] Shanmugam K et al. 2001. *Anal Sci*, 17:1369–1374. http://dx.doi.org/10.2116/analsci.17.1369 PMID:11783783.

[8] Friis S et al. 2006. *Int J Cancer*, 118:998–1003. http://dx.doi.org/10.1002/ijc.21433 PMID:16152592.

[9] Jewell M et al. 2011. *Plast Reconstr Surg*, 128:651–661. http://dx.doi.org/10.1097/PRS.0b013e318221db81 PMID:21865998.

[10] Lipworth L et al. 2009. *Plast Reconstr Surg*, 123:790–793. http://dx.doi.org/10.1097/PRS.0b013e318199edeb PMID:19319041.

[11] Lavigne E et al. 2012. *Cancer Epidemiol Biomarkers Prev*, 21:1868–1876. http://dx.doi.org/10.1158/1055-9965.EPI-12- 0484 PMID:22850806.

烯雌酚（diethylstilbestrol）曾经广泛使用，特别是 20 世纪 40 ～ 70 年代，该药用于防止胎盘中形成的雌激素和孕激素刺激造成流产。仅在美国，估计 5 ～ 10 万人在怀孕期间服用己烯雌酚，或者在胎儿期暴露于己烯雌酚。

后来，人们发现了几种不利影响（见表 2.10.2）[1]。第一，观察发现怀孕期间己烯雌酚暴露的妇女患乳腺癌风险略有增大，患子宫内膜癌的风险也有可能增大。第二，怀孕期间己烯雌酚暴露的妇女生下的女孩中，患阴道癌

或宫颈腺癌的风险明显增大，通常发生在青春期。第三，胎儿期间经历过己烯雌酚暴露，与女性后代的宫颈鳞状细胞癌（squamous cell carcinoma of the cervix）风险增大有关，与男性后代的睾丸癌（testicular cancer）风险增

大有关。现在，越来越多的证据证明，在使用己烯雌酚妇女的第三代女性后裔中，生殖器官的癌症风险增大[1]。

他莫昔芬

在绝经后雌激素受体阳性（estrogen-receptor-positive）或孕激素受体阳性（progesterone-receptor-positive）的女性乳腺癌治疗（和男性乳腺癌治疗）中，以及做过乳腺癌手术并放疗后的女性输卵管原发癌症（ductal carcinoma in situ）的治疗中，他莫昔芬（tamoxifen）可以用作辅助治疗[1]。此外，他莫昔芬已被批准用作女性乳腺癌（见下文）具有较高发病风险时的预防药品。观察性流行病学研究和随机实验一致证明，在罹患乳腺癌的女性，或者乳腺癌发病风险较高的女性中，使用他莫昔芬作为辅助治疗，将会增加子宫内膜癌的风险（见表2.10.2）[1]。还有一些迹象表明，他莫昔芬可能与某些类型胃肠道癌症风险增加有关，但是这些结果不足以得出结论。

非那西丁

镇痛药非那西丁（phenacetin）或者含有非那西丁的混合物曾经被IARC归类为"致癌可能性较高"（组别2A）的药物。因为当时的证据无法分辨在同一批患者身上哪些属于非那西丁的潜在致癌效应，哪些属于其他止痛药或者止痛药成分的致癌效应。但是，在IARC最新的重新评估[1]中，非那西丁和含非那西丁的混合物都被列为人类致癌物（组别1），这些药品会导致肾盂和输尿管的癌症（见表2.10.1）。大约在1980年，非那西丁在大多数国家已撤出市场，曾经使用非那西丁治疗癌症的患者群体，罹患肾盂癌症或输尿管癌症的过度风险现在认为可能是有限的，但是不能排除这些癌症的发展存在一个很长的潜伏期，相关的癌症可能尚未诊断出来。

其他药品

马兜铃属植物（aristolochia plant）含有马兜铃酸（aristolochic acid），过去主要是中国的传统中医在使用，后来在比利时作为减肥药，在巴尔干地区用作食品[1]。马兜铃酸诱导的DNA损伤与抗肿瘤药造成的DNA损伤类似，与肾病有关，与肾盂和输尿管（见表2.10.1）癌症风险增大也有关。全基因组测序（genome-wide sequencing）已经确认了马兜铃酸的致突变特征[5]。

多种植物天然产生的化合物甲氧沙林（methoxsalen）是一种光敏剂（photosensitizer），这种药品会增大皮肤对紫外线照射的反应[1]。现在，甲氧沙林通常用于内服，配合各种紫外线照射的光学治疗方法，尤其是治疗牛皮癣（psoriasis）。人们怀疑这种药品可以引起各种皮肤癌，但是现在只有鳞状细胞癌找到了令人信服的因果关系证据[1]。一些常见的蔬菜天然含有甲氧沙林，也有报道杂货店或农场工人的光敏性皮肤损伤。

常用药物也会诱发光敏性，包括某些抗高血压药，例如氢氯噻嗪（hydrochlorothiazide）和硝苯地平（nifedipine）。越来越多的证据表明，这些药物还有增大唇部癌症和皮肤癌的风险[6]。

IARC把很多药物列为可能性较高的人类致癌物（组别2A）或可能性较低的人类致癌物（组别2B），因为有关流行病学证据尚未最终确认，或者因为仅仅在实验动物中证明了致癌性，所以做出有限的分类。这些药品包括灰黄霉素（griseofulvin）、甲硝唑（metronidazole）、苯妥英（phenytoin）、氯霉素（chloramphenicol）、铁-葡聚糖复合物（iron-dextran complexes）、酚苄明（phenoxybenzamine）、苯巴比妥（phenobarbital）、奥沙西泮（oxazepam）、丙硫氧嘧啶（propylthiouracil）和抗逆转录病毒药剂（anti-retroviral agents），例如齐多夫定（zidovudine）[7]。

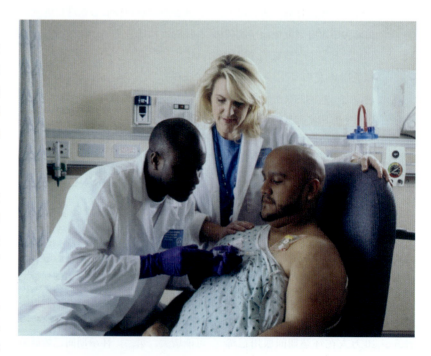

图 2.10.2　病人通过位于胸前的端口接受化疗

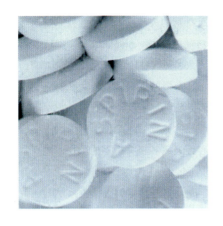

图 2.10.3 现在非甾体类抗炎药已作为一个潜在癌症预防措施，评估重点为阿司匹林

癌症预防药物
激素拮抗剂

在女性激素受体阳性的乳腺癌内分泌疗法中已经有属于选择性雌激素受体调节剂（selective estrogen-receptor modulators）和芳香酶抑制剂（aromatase inhibitors）的几种药品被批准使用。但是迄今为止，只有两个选择性雌激素受体调节剂——他莫昔芬（tamoxifen）和雷洛昔芬（raloxifene）——被批准用于乳腺癌的预防性治疗[8]。他莫昔芬可以降低对侧乳腺癌（contralateral breast cancer）的风险，在预防性治疗中也可以使用他莫昔芬减少雌激素受体阳性乳腺癌的风险。他莫昔芬比雷洛昔芬的功效更强，并且可以在绝经前的妇女中使用，但是雷洛昔芬的副作用较小，并且没有被列入人类致癌物。同样属于选择性雌激素受体调节剂的一些新药，例如拉索昔芬（lasofoxifene），也被证明有效，且整体获益-风险比可能更好，但是需要进一步评估。芳香酶抑制剂或许更有效，其中有的药品，例如阿那曲唑（anastrozole）和依西美坦（exemestane）目前正在评估其是否在有原发癌症病史的女性或者乳腺癌风险较高的女性中预防癌症。

阿斯匹林和其他非甾体类抗炎药

观察性流行病学研究、结肠腺瘤复发的随机实验以及遗传性结直肠癌综合症患者的随机实验一致证明：阿司匹林等非甾体类抗炎药（non-steroidal anti-inflammatory drugs）可以降低结直肠肿瘤和癌症的风险[9,10]。阿司匹林或者其他非甾体类抗炎药是否具有预防癌症的效果现在还不确定[9,10]。虽然非阿司匹林的非甾体类抗炎药具有预防癌症的效果，但是如果用这些药物预防结直肠癌，则不利于这些药物发挥保护心血管的效果[10]。作为一种潜在的癌症预防药品，现在的评估集中在阿司匹林上[10]。虽然阿司匹林对结肠肿瘤的预防作用已被证明，但是人们并不推荐使用阿司匹林预防癌症，因为阿司匹林可能导致普通人群中一些健康个体的严重损伤，尤其是上消化道出血[10]。此外，阿司匹林预防癌症治疗的持续时间和最佳剂量，至今仍然无法确定[9]。正在进行的几项随机实验有望为这些争议提供更可信的数据。

他汀类药物

HMG-CoA 还原酶抑制剂（他汀类）可以降低胆固醇（cholesterol）的血清浓度水平，广泛用于治疗和预防心血管疾病和冠状动脉心脏疾病。不仅如此，越来越多的实验证据显示，他汀类药物（statins）具有预防癌症的效果[11]。但是迄今为止，以癌症为次要终点（secondary end-point）的几项随机实验无法证明，在使用他汀类药物治疗 5～10 年的周期里，在整体上或者在特定位点上，可以降低癌症的风险。同样，很多包括长期随访的观察性流行病学研究也没有发现什么结果，只是发现他汀类药物的使用与侵袭性前列腺癌（aggressive prostate cancer）之间存在反向联系（inverse association）[12]。他汀类曾经被评估为标准癌症疗法的一种辅助治疗药，但是迄今为止这种辅助治疗基本没有什么效果[11]。正在进行的几项随机实验有望澄清他汀类药物未来在癌症预防或治疗中的角色。

最近研究的问题

大量证据表明，雌性激素与结直肠癌的风险降低有关，此后人们进一步发现激素既可以致癌，又可以预防癌症。荟萃分析证明，口服避孕药的使用时间长短与卵巢癌发病率之间有着显著关联[13]。观测性流行病学研究也发现，二甲双胍（甲福明）——一种常见的口服抗糖尿病药物可以减少几种癌症的风险，但是这些关联需要进一步评估[14]。二甲双胍的几项实验最近已经启动，评估这种常见的传统药物是否具备预防癌症的潜力。

一些流行病学研究发现，胰岛素治疗与某些癌症风险增大有关，但是这些结果模棱两可，并不可靠[15]。此外，人们猜测胰岛素类似物可能容易诱发癌症，但是这种猜测也有待检测。最近启动的一些国际研究项目旨在澄清这些问题。最近的一项研究表明，在 55～74 岁的女性中，目前正

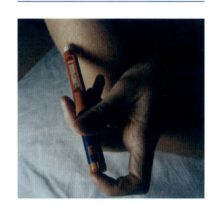

图 2.10.4 患有糖尿病的病人使用"胰岛素笔"注射胰岛素

注：增加循环胰岛素的药物，包括外源性胰岛素、胰岛素类似物、胰岛素泌剂可能与癌症风险的增加相关[15]。

在长期使用的钙通道阻滞剂（calcium channel blocker）与乳腺癌风险有关[16]。

两项大型随机实验证明，治疗良性前列腺增生的两种 5α 还原酶抑制剂非那雄胺（finasteride）和度他雄胺（dutasteride）可以减少 25% 的男性前列腺癌风险，但是这两项研究还发现，侵袭性前列腺癌的风险却增加了[17]。侵袭性前列腺癌的风险增大是来自检测的偏差还是一种真正的生物学关系，目前还不清楚[17]。在这个具有不确定性的现象得到解决之前，不应推荐使用这些药物作为预防癌症的药物。

人们对治疗类风湿关节炎的新型生物反应调节剂，包括肿瘤坏死因子抑制剂（tumour necrosis factor inhibitors）提出了担忧。人们已经发现，肿瘤坏死因子抑制剂可能增大某些癌症的风险，包括儿童和青少年淋巴瘤的风险，所以现在这些药物已经附加了恶性肿瘤风险的标签警示。然而一项大型荟萃分析（涵盖 29423 例患者的 61 项随机实验）得出结论，肿瘤坏死因子抑制剂的使用既与癌症整体风险的增大无关，也与特定部位的癌症风险无关[18]。但是，该分析的随访时间很短（仅为 24 ～ 156 周），必须继续进行监测。

IARC 专著 108 卷最近评估了某些药物的致癌性[19]，其中两种药物引起特别的关注。治疗 II 型糖尿病的药物吡格列酮（pioglitazone）被归类为"致癌可能性较高"（组别 2A）的药物。有限的证据表明，吡格列酮会导致人类的膀胱癌，在实验动物中也有明显的致癌性。此外，广泛用于慢性心脏衰竭和相关病症的药物，地高辛（digoxin）也与乳腺癌风险增大有关。但是，这些数据的因果关系目前还解释不通，因为这里可能混杂其他因素，特别是肥胖和酒精消费。由于缺乏动物生物测定数据，地高辛被归类为"致癌可能性较低"（组别 2B）的药物。

注释

[1] IARC 2012. Pharmaceuticals. *IARC Monogr Eval Carcinog Risks Hum*, 100A: 1–437. PMID:23189749.

[2] Grosse Y, Baan R, Straif K et al.; WHO IARC Monograph Working Group 2009. A review of human carcinogens – Part A: pharmaceuticals. *Lancet Oncol*, 10:13–14. http://dx.doi.org/10.1016/S1470-20450870286-9 PMID:19115512.

[3] WHO Collaborating Centre for Drug Statistics Methodology 2012. *Guidelines for ATC Classification and DDD Assignment*. Oslo: WHO. Available at http://www.whocc.no/atc_ddd_index/.

[4] Manson JE, Hsia J, Johnson KC et al.; Women's Health Initiative Investigators 2003. Estrogen plus progestin and the risk of coronary heart disease. *N Engl J Med,* 349:523–534. http://dx.doi.org/10.1056/NEJMoa030808 PMID:12904517.

[5] Hoang ML, Chen C-H, Sidorenko VS et al. 2013. Mutational signature of aristolochic acid exposure as revealed by whole-exome sequencing. *Sci Transl Med*, 5:ra102. http://dx.doi.org/10.1126/scitranslmed.3006200 PMID:23926200.

[6] Friedman GD, Asgari MM, Warton EM et al. 2012. Antihypertensive drugs and lip cancer in non-Hispanic whites. *Arch Intern Med*, 172:1246–1251. http://dx.doi.org/10.1001/archinternmed.2012.2754 PMID:22869299.

[7] Friedman GD, Jiang SF, Udaltsova N et al. 2009. Epidemiologic evaluation of pharmaceuticals with limited evidence of carcinogenicity. *Int J Cancer*, 125:2173–2178. http://dx.doi.org/10.1002/ijc.24545 PMID:19585498.

[8] Cuzick J, DeCensi A, Arun B et al. 2011. Preventive therapy for breast cancer: a consensus statement. *Lancet Oncol*, 12:496–503. http://dx.doi.org/10.1016/S1470-20451170030-4 PMID:21441069.

[9] Chan AT, Arber N, Burn J et al. 2012. Aspirin in the chemoprevention of colorectal neoplasia: an overview. *Cancer Prev Res Phila*, 5:164–178. http://dx.doi.org/10.1158/1940-6207.CAPR-11-0391 PMID:22084361.

[10] Umar A, Dunn BK, Greenwald P 2012. Future directions in cancer prevention. *Nat Rev Cancer*, 12:835–848. http://dx.doi.org/10.1038/nrc3397 PMID:23151603.

[11] Gazzerro P, Proto MC, Gangemi G et al. 2012. Pharmacological actions of statins: a critical appraisal in the management of cancer. *Pharmacol Rev,* 64:102–146. http://dx.doi.org/10.1124/pr.111.004994 PMID:22106090.

[12] Boudreau DM, Yu O, Johnson J 2010. Statin use and cancer risk: a comprehensive review. *Expert Opin Drug Saf*, 9:603–621. http://dx.doi.org/10.1517/14740331003662620 PMID:20377474.

[13] Havrilesky LJ, Moorman PG, Lowery WJ et al. 2013. Oral contraceptive pills as primary prevention for ovarian cancer: a systematic review and meta-analysis. *Obstet Gynecol*, 122:139–147. http://dx.doi.org/10.1097/AOG.0b013e318291c235 PMID:23743450.

[14] Kourelis TV, Siegel RD 2012. Metformin and cancer: new applications for an old drug. *Med Oncol*, 29:1314–1327. http://dx.doi.org/10.1007/s12032-011-9846-7 PMID:21301998.

[15] Onitilo AA, Engel JM, Glurich I et al. 2012. Diabetes and cancer II: role of diabetes medications and influence of shared risk factors. *Cancer Causes Control*, 23:991–1008. http://dx.doi.org/10.1007/s10552-012-9971-4 PMID:22527174.

[16] Li CI, Daling JR, Tang MT et al. 2013. Use of antihypertensive medications and breast cancer risk among women aged 55 to 74 years. *JAMA Intern Med*, http://dx.doi.org/10.1001/jamainternmed.2013.9071 PMID:23921840.

[17] Azzouni F, Mohler J 2012. Role of 5α-reductase inhibitors in prostate cancer prevention and treatment. *Urology*, 79:1197-1205. http://dx.doi.org/10.1016/j.urology.2012.01.024 PMID:22446342.

[18] Lopez-Olivo MA, Tayar JH, Martinez-Lopez JA et al. 2012. Risk of malignancies in patients with rheumatoid arthritis treated with biologic therapy: a meta-analysis. *JAMA*, 308:898–908. http://dx.doi.org/10.1001/2012.jama.10857 PMID:22948700.

[19] Grosse Y, Loomis D, Lauby-Secretan B et al. 2013. Carcinogenicity of some drugs and herbal products. *Lancet Oncol,* 14:807-808. http://dx.doi.org/10.1016/S1470-20451370329-2.

2.11 自然产生的化学致癌物

2. 癌症病因学

罗纳德·T. 赖利（Ronald T. Riley）
温策尔·C. A. 戈尔德布洛姆（Wentzel C.A. Gelderblom，评审）
J. 大卫·米勒（J.David Miller，评审）

摘　要

·来自植物、真菌、地衣和细菌产生的化学物质中，有一些具有独特的药理作用。通过食物和饮水，人类暴露于许多这类具有生物活性的自然产生的化学物质中，某些天然的产物可以用作各种药品或者中草药。

·细菌产生的自然产物可能致癌，包括抗生素、化疗药剂和造成水污染的微囊藻毒素（microcystin-LR）。其中蓝藻毒素（cyanobacterial toxins）是众所周知的环境暴露。

·真菌毒素（mycotoxins）真菌的次级代谢物（secondary metabolites），已知可以导致人类和动物疾病或者死亡。在饮食习惯以消费某单一食品为主的地区，致癌真菌毒素的暴露很高。

·在用作食品、食品添加剂或植物中草药的某些植物中，发现了几种会使人类或动物致癌的化学物质，其中有些植物是杂草，有些植物在收割粮食时也被收割进来，有些植物被有意用作中草药。

我们在这一部分将总结一些源自微生物或植物的、自然产生的致癌化学物质信息，包括致癌可能性较低、致癌可能性较高或者已知致癌的物质。大自然中发现的自然产生的化学物质，通常具有独特的药理作用。2011 年版的《天然产物词典》（*Dictionary of Natural Products*）中描述了超过 23 万种天然产物[1]。这里我们仅限于讨论细菌、真菌和植物产生的致癌物质。另外，这里不包括半合成的化合物，例如从足叶草毒素（podophyllotoxin）半合成的替尼泊苷（teniposide）和依托泊苷（etoposide），也不包括经过转基因生物产生的化合物，例如链霉菌（streptomyces）经过转基因的菌株得到的阿霉素（doxorubicin）。但是，前面的这几种药物也告诉我们一种重要的观念：自然产生的化学物质确实存在致癌的可能性。我们也不在这里讨论以下内容：源自烟草、槟榔或槟榔果（见第 2.2 章）和乙醇（见第 2.3 章）的致癌物质，以及厌氧细菌（例如甲基砷菌种）自然产生的化学物质（属于环境污染物，见第 2.9 章）。

大自然的惊人属性之一是生物多样性。正如可以预期的，大自然中大量的微生物和植物也会自然产生具有生物活性的有机化学物质。生物天然产生的有机化合物在结构上形形色色，五花八门。然而人类主要是通过食物和饮水接触到很多这样的化学物质。

此外，天然化学物质的暴露还因为它们被当作药物和草药用于治疗或预防疾病。

人们还在继续发现和研究（往往涉及专利权）各种天然产生的化学物质，及其潜在的有益或者有害的生物活性。最新版本的《天然产物词典》[1]是对发现的天然产物的全面回顾和文献记载。例如 1995～1997 年，超过 6000 种新的化合物被添加到这部词典中。能够明确地判断出超过 23 万种（这个数字还在增加）具有生物活性的天然产物暴露的致癌风险，是一项极其艰难（甚至不可能）的任务。但是，人们已经查明来自细菌（包括放线菌和真菌）的化合物中，只有 45000 种具备生物活性[2]。植物来源的、具备生物活性并被用作药物治疗的化学物质比例相当低，然而其中一些非常重要[3]。

1971 年以来，"国际癌症研究署专著计划"（IARC Monographs Programme）已经评估了 900 多种物质，其中 400 多种已经确定为对人类致癌的、有较大可能致癌的或者有较小可能致癌的物质。国际癌症研究署和"美国国家毒理学计划"（United States National Toxicology Program）从评估具有代表性的致癌化学物质得到

的关键数据确定，哪些已知的或者新发现的化学物质属于可能致癌的有害物质。例如，从长期饲养研究（long-term feeding studies）中获得的定量的结构—活性关系（quantitative structure-activity relationships），可以用于开发预测模型（predictive models）。当动物实验获得的数据不够时，可以利用上述模型来筛选并优先考虑天然化学物质中的有害致癌物[4]。预测模型的精确程度，取决于毒理学数据的数据质量，而不是啮齿动物致癌长期研究中检测的化学物质的数量。因此，我们有可能预测出哪些天然产物是一些潜在的致癌毒物，而不必用新发现的自然产物进行长期的动物饲养实验——只有在长期动物饲养实验代表了全部相关结构的毒理学数据库，并且这些结构对于诱导人类致癌具有较高的概率时，这种办法才能得到有效应用。这项任务虽然也是极其艰难的，但并不是不可能完成的任务——检测每一种自然产生的生物活性化学物质才是不可能完成的任务。

细菌自然产生的致癌物

表 2.11.1 是 IARC 评估为较小可能致癌或者较大可能致癌的，细菌自然产生的致癌物。除了微囊藻毒素以外，人类在临床治疗中都可以接触到这些药品。这 6 种药品都是放线菌目（order actinomycetales）的细菌产生的，放线菌属（actinomycete genus）的链霉菌会产生广谱的天然产物[5]。放线菌通常分布在土壤和水中，分解有机物质[6]。链霉菌产生的次级代谢产物之一是土味素（geosmin），这是潮湿的土壤发出特有气味的原因之一。在大自然中，链霉菌产生的次级代谢物，在细菌—真菌、细菌—植物、细菌—动物的相互作用中，可能发挥重要作用[6]。例如，链霉菌是黄蜂（wasps）的内共生体（endosymbionts），在幼虫建造蛹茧的过程中，会在蛹茧的表面产生 9 种不同的抗生素，防止微生物病原体的侵害[7]。放线菌的次级代谢物在真核生物[6]的共生关系中扮演着重要角色，这方面还有很多其他例子。因此，天然产生的抗生素（包括表 2.11.1 中列举的 6 种抗生素）的环境暴露是可能的，但是人类的暴露水平可能相当低，所以人类生活的环境具有产生丰富生物的特性（土壤、堆肥、粪便、发酵干草）。

相比之下，人类暴露于蓝藻毒素的微囊藻毒素环境中的证据确凿[8]。最常见的暴露是饮用水或休闲活动中的水暴露。已经证明，利用蓝藻生产的饮食会带来微囊藻毒素污染。已有一个记录的病例是由于肾透析用的水受到污染导致急性中毒[8]。在许多国家的指导方针中都指出了尽量减少饮用水和休闲暴露。在啮齿动物的研究中，微囊藻毒素是癌前病变和持续性肝脏肿瘤结节（nodules）的驱动力。人们发现暴露于微囊藻毒素的老鼠体内会促进黄曲霉毒素（aflatoxin）诱发的谷胱甘肽 S- 转移酶（glutathione

表 2.11.1 细菌自然产生的有机化学致癌物

成分（真菌属）[a]	暴露的主要来源[b]	致癌性的可能机制[c]	主要目标或肿瘤位置[d]	对人类致癌性 IARC 评价[e]
阿扎泡苷（链霉菌）	化疗	胞苷类似物 /DNA 甲基化抑制剂	多位点	组别 2A
氯霉素（链霉菌）	抗生素	抑制线粒体蛋白的合成→再生障碍性贫血 / 骨—骨髓抑制	血	组别 2A
重氮乙酰丝氨酸	抗生素、化疗	谷氨酰胺 / 嘌呤拮抗→抑制嘌呤生物合成和谷氨酰胺依赖性酶	胰、肾	组别 2B
柔红霉素（链霉菌）	抗生素、化疗	NA 嵌入→抑制大分子生物合成→拓扑异构酶 II 的抑制	乳腺、肾、局部肉瘤	组别 2B
微囊藻毒素（微囊藻）	水污染	蛋白磷酸酶 1 和 2A 的抑制→促癌作用	肝、结肠	组别 2B
丝裂霉素 C（链霉菌）	抗生素、化疗	二硫醇交联剂→蛋白破坏	多位点	组别 2B
链脲佐菌素（链霉菌）	抗生素、化疗	DNA 烷化剂→ DNA 损伤的氧化应激→糖尿病	肝、肺、肾	组别 2B

注：[a] 对于所有细菌，最有可能产生致癌物的菌属被列出；此表所列并不详尽。

[b] 所有列出的物质均可通过原位生物合成产生，但是对于抗生素和化疗药物的暴露被控制在临床水平。

[c] 如果可能，所描述的机制摘自最近的 IARC 专著或 IARC 科学出版物。

[d] 参考动物生物测定数据。对于有些研究，暴露途径是口服，但是在另一些研究中，暴露途径为静脉、皮下注射或其他。

[e] 组别 1 代表对人类致癌；组别 2A 代表较大可能对人类致癌；组别 2B 代表较小可能对人类致癌；组别 3 代表未能分类的致癌物；

组别 4 代表可能不会对人类致癌。此处只列出组别 2A 和组别 2B 类物质。有些天然存在的物质被 IARC 归类为组别 3，但它们不包括在此表中。

S-transferase）胎 盘 型 阳 性 病 灶（placental form-positive foci） 的 形成，这属于癌前病变，这使得人们开始担忧微囊藻毒素和黄曲霉毒素的共同暴露（co-exposure）[8]。蛋白磷酸酶 1 和 2A（protein phosphatases 1 and 2A）在体内受到抑制，与微囊藻毒素促进动物肝脏肿瘤总是一致的。磷酸酶的抑制造成细胞内蛋白的过度磷酸化（hyperphosphorylation），破坏中间丝（intermediate filament）的形成，改变癌基因和早期响应基因的表达，并改变肿瘤坏死因子 α（tumour necrosis factor α）的表达，从而改变细胞分裂、生存和凋亡（apoptosis）[8]。

真菌自然产生的致癌物

与细菌一样，天然产生的真菌代谢物的总数无法量化，但是可以找出一个估计值。例如，所有真菌都会产生次级代谢物，每一个真菌物种可以产生大约两种独特的次级代谢物[9]。因此，可以根据真菌物种的估计数量估算出真菌独特的次级代谢物的总数量。2001 年霍克斯沃思（Hawksworth）估计，大约有 10 万个已被描述过的真菌物种，这个数字大约代表全世界真菌总数的 5%[10]。但是，这个数字可能是保守估计，因为仅仅在非洲的一个地区，估计就有 20 万种真菌物种[11]。最近完成的真菌名称网上世界目录（可参阅 http://www.indexfungorum.org/）已经列出了一个更准确的数字，即大约30 万种。假设每一个真菌物种产生两种独特的次级代谢物，那么真菌产生的次级代谢物估计大约有 60 万种。其中一些次级代谢物有可能是致癌物质。目前，根据充分的证据，已经证实有 8 种真菌产生的化合物（不包括酒精饮料）被评估为对人类和 / 或动物具有致癌性（见表 2.11.2）。

仅仅在临床环境下人类才会暴露于环孢素（也称环孢菌素、环

孢霉素或环孢菌素 A）和灰黄霉素（griseofulvin）中。不过，环境暴露是可能的，因为产生这些药物的真菌在土壤和其他地方非常常见[12]。真菌最常用于商业化生产环孢素、多孔木霉素（tolypocladium inflatum），以及伏马菌素（fumonisins）B2 和B4[13]。灰黄霉素的饮食暴露也是可能的，因为在蜂蜜、水果和腌肉中都已经分离和检测出青霉素（penicillium griseofulvum）和灰黄霉素。也就是说临床环境之外的暴露都不太可能非常显著。

真菌毒素（mycotoxins）是已知会导致人类和动物疾病或死亡的小型真菌（microfungi）次级代谢物[14]。表 2.11.2 中所列的毒素中，虽然也会发生职业性暴露，但其中 6 种仅见于食品的污染[14]。最有可能发生高浓度真菌毒素污染的食物是谷物和花生，这是许多发展中国家不可少的食物[14]。有充分证据证明对人类致癌的真菌毒素是一组所谓的黄曲霉毒素（aflatoxins）[14,15]。黄曲霉毒素包括黄曲霉毒素 B1、B2、G1、G2 和 M1。在天然污染的食物中黄曲霉毒素 B1和 B2 或者黄曲霉毒素 G1 和 G2 通常是一起存在的，不过黄曲霉毒素 B2和 G2 的生物活性较低，在实验动物致癌性方面证据有限或不充分。与黄曲霉毒素 B1 相比，黄曲霉毒素 G1 引发突变的能力较低，形成的 DNA 加合物（DNA adducts）较少。黄曲霉毒素 M1 几乎仅仅出现在乳类与乳制品中，致癌性低于黄曲霉毒素 B1。黄曲霉毒素 B1、G1 和 M1 的作用机制类似，它们可以被代谢成外环氧化物（exo-epoxides），这种外环氧化物可与 DNA 发生反应，形成化学形式的加合物，并进行基因修饰。杂色曲霉素（sterigmatocystin）的外环氧化代谢目前所知甚少。人类受到黄曲霉毒素影响的一个基因是抑癌基因（tumour

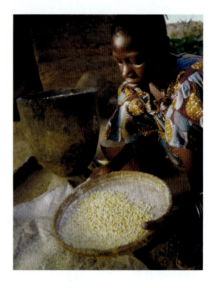

图 2.11.1 在撒哈拉以南的马里，一个女人正在筛选新收获的谷物
注：禾谷类作物在热带条件下贮存容易受到霉菌毒素的污染。

suppressor gene）TP53，在肝细胞肿瘤与黄曲霉毒素暴露的遗传生物标志物水平（密码子 249 特异的 TP53 突变）之间存在着一种机制性联系。

黄曲霉毒素的流行病学研究，已经提供了有力的证据，黄曲霉毒素暴露与乙型肝炎病毒慢性感染之间的关系比乘法交互作用（multiplicative interaction） 更强烈，这种关系可以增加肝癌的风险[14,15]。其他因素也可以增强黄曲霉毒素诱发肝癌的风险。例如，许多肝癌的高危人群也是大量玉米的消费者，也就是说他们经常同时接受黄曲霉毒素和轮枝镰刀菌毒素（fusarium verticillioides toxins） 的 污染，尤其是烟曲霉毒素 B1（fumonisin B1）[14,16]。例如，人们发现烟曲霉毒素 B1 可以使老鼠的癌前病变数量显著增加，与此同时，长期烟曲霉毒素（fumonisin）饲养研究的鳟鱼肝脏肿瘤随着黄曲霉毒素 B1 的喂养剂量而出现显著的协同增长[14,16]。烟曲霉毒素促进鳟鱼致癌以及黄曲霉毒素 B1导致大鼠癌前病变的机制基础可能是神经酰胺（细胞死亡的脂质介质）的生物合成受到抑制，提高了促有丝分

表 2.11.2　真菌自然产生的有机化学致癌物

成分（真菌属）[a]	暴露的主要来源[b]	致癌性的可能机制[c]	主要目标或肿瘤位置[d]	对人类致癌性的 IARC 评价（NTP 分类）[e]
黄曲霉毒素（曲霉属）	食品污染物	DNA/ 蛋白反应性环氧化物的代谢→ TP53 突变	肝	组别 1（K）
环孢素（弯颈霉属和一些镰刀菌属）	制药	结合环素，阻断钙调磷酸酶，并抑制其磷酸酶活性→免疫抑制	皮肤、淋巴、其他部位	组别 1（K）
黄曲霉毒素 M1（曲霉菌）	食品污染物	DNA 反应性环氧化物→突变	肝	组别 2B
伏马菌素 B1（镰刀菌属）	食品污染物	抑制神经酰胺合酶→干扰脂质代谢和调控细胞增殖的信号通路 / 肿瘤促进剂	肝、肾	组别 2B
串珠镰刀菌毒素（镰刀菌属）	食品污染物	抑制神经酰胺合酶→干扰脂质代谢和调控细胞增殖的信号通路 / 肿瘤促进剂	肝、肾	组别 2B
灰黄霉素（青霉属）	抗真菌剂	通过微管蛋白结合 / 有丝分裂抑制干扰微管形成	肝、甲状腺	组别 2B
赭曲霉毒素 A（曲霉属和青霉属）	食品污染物	苯丙氨酸类似物 / 干扰调控细胞增殖的信号通路 / DNA 加合物？	肾、肝	组别 2B（R）
杂色曲霉素（曲霉属）	食品污染物	DNA 反应性环氧化物的代谢→突变	肝、肺	组别 2B

注：[a] 对于所有真菌最可能产生致癌物的种属被列入；此表所列并不详尽。

[b] 所有列出的成分均可通过生物合成原位制备，但对于环孢素和灰黄霉素，暴露发生在控制的临床环境下。

[c] 如果可能，所描述的机制摘自最近的 IARC 专著或 IARC 科学出版物。

[d] 在癌症的研究中，暴露的途径通常是口服。

[e] 组别 1 代表对人类致癌；组别 2A 代表较大可能对人类致癌，组别 2B 代表较小可能对人类致癌；组别 3 代表未能分类的致癌物质；组别 4 代表可能不会对人类致癌。只有组别 1 和组别 2B 在此处列出。有些天然存在的物质被 IARC 归类为组别 3，但它们不包括在此表中。NTP 代表美国国家毒理学工程；K 代表已知的人类致癌物；R 代表理论上被认为是人类致癌物。

裂的鞘氨醇类碱基（sphingoid base）代谢物鞘氨醇 -1- 磷酸（一种 G 蛋白偶合细胞外受体 $S1P_1$-$S1P_5$ 配体）的水平[16]。

赭曲霉毒素 A（ochratoxin A）是动物肝脏和肾脏的致癌物质，这种毒素出现在玉米、多种小麦和其他食物中，例如葡萄、咖啡甚至某些肉制品中[14]。赭曲霉毒素 A 动物致癌性的机制基础目前尚不清楚。赭曲霉毒素 A 是苯丙氨酸类似物（phenylalanine analogue），通过器官的阴离子转运，堆积在肾脏里。赭曲霉毒素 A 的一些生物学效应，来自苯丙氨酸模仿（phenylalanine mimicry）[14]。与烟曲霉毒素类似，赭曲霉毒素 A 引起调控过程的变化影响细胞的存活和增殖。还有一些证据证明，赭曲霉毒素 A 通过一些直接和间接的过程参与 DNA 加合物的形成[14]。几十年来，人们一直怀疑赭曲霉毒素 A 是巴尔干地区泌尿系统肿瘤发病率高的原因，当地称

为巴尔干地方性肾病（balkan endemic nephropathy）。但是，这种说法没有得到流行病学研究的明确支持。最近发现，植物的天然产物和食品污染也可能与这种疾病有关[17]。

植物自然产生的致癌物

植物产生的大量化合物已被用作膳食药物[18]。据估计，人类消费的所谓天然药物的数量为 5000～10000 种，数量约每天 1.5 克 / 人。但是，动物的致癌活性生物测定显示，很多这类物质的生物活性也许正是这些化合物具有致癌性的原因。无论这些估计是不是正确的，植物确实合成了大量具有生物活性的有机化学物质，这些化合物可以抵抗外来的各种生存威胁，可以医治伤害，达成与其他物种的成功竞争。如果用量过高，很多化合物可以使啮齿动物致癌。

表 2.11.3 是已被人们用作食品、

食品添加剂或草药，并且被 IARC 归类为人类或动物致癌物的、由植物产生的化合物。1999 年，美国疾病控制与预防中心（United States Centers for Disease Control and Prevention）进行的一项研究发现，美国 10% 的成年人在消费草药[19]。

由植物产生的马兜铃酸（aristolochic acid）提取物或制品自古以来被人们作为草药使用。由于故意或者粗心，一些草药和食品至今依然是马兜铃酸的来源。人们猜测，小麦种子受到马兜铃物种的污染可能与巴尔干地方性肾病有关[19,20]。这个猜测得到了数据的支持。巴尔干地方性肾病的肿瘤组织中，检测出马兜铃酸衍生的 DNA 加合物。同样的加合物在服用马兜铃酸的动物身上也发现了，在巴尔干地方性肾病患者身上发现的 TP53 基因突变，在服用马兜铃酸导致的基因敲除小鼠的纤维细胞中也被发现[20]。最近，文件记录马兜铃酸

暴露的 19 个泌尿道上皮癌（urothelial carcinoma）患者经过全外显子组测序（whole-exome sequencing）确认了一个突变特征（mutational signature），一种涉及 A:T → T:A 的颠换，显示出这种技术在揭示个体特定致癌物暴露中的实力[20]。

表 2.11.3 中的向阳紫草素类（lasiocarpine）、野百合素类（monocrotaline）和黄樟素类（riddelliine）物质是生长在贫瘠干旱地区的植物产生的一些吡咯烷类生物碱（pyrrolizidine alkaloids）。例如，黄樟素是生长在北美沙漠地区植物产生的，偶尔污染草药和食品。最值得注意的是，放牧的牲畜吃到这些植物后会中毒。如果人类服用产生吡咯烷类生物碱的植物制作的草药茶就会中毒，甚至死亡，但是目前没有黄樟素和其他吡咯烷类生物碱的人类致癌数据[21]。吡咯烷类生物碱的毒性和致癌性来自动物的代谢，DNA 活性代谢物（DNA-reactive metabolites）结合 DNA，引起特定基因的突变，最明显的是 *TP53* 和 *K-ras* 癌基因[21]。

还有许多植物自然产生的物质，被 IARC 列为致癌物，但是必须暴露或生产达到某种程度，才会呈现出可以估量的生物学效应的风险。这样的风险主要发生在工业暴露、职业性暴露、临床环境或者与摄入的物质产生协同作用的情况下（见表 2.11.4）。一些例子包括药物甲氧沙林（methoxsalen）[17]，它是某种工业化环境的化学物质，同时也是植物源天然产物。工业用途的合成天然产物的实例参见表 2.11.4[22]。

表 2.11.3 天然存在的由植物产生的有机化学致癌物（它们用作中草药、食品、食品添加剂或为污染物）

成分／植物 [a]	暴露的主要来源 [b]	致癌的可能机制 [c]	主要目标或肿瘤 [d]	对人类致癌性的 IARC 评价 [e]
马兜铃酸（马兜铃／细辛种）	中药、食品污染	代谢为 DNA- 反应活性胺离子 → *TP53* 突变	尿路上皮	组别 1
含马兜铃酸的植物（马兜铃科）	中药、食品污染	代谢为 DNA- 反应活性胺离子 → *TP53* 突变	尿路上皮	组别 1
蕨菜（蕨藻）	食物、食品污染	DNA 烷基化活性（蕨）	膀胱、胃肠道	组别 2B
咖啡酸（咖啡、水果、蔬菜、谷物、坚果油）	中药、食品污染	抗氧化／细胞增殖增加／脂氧合酶抑制剂	肾脏、胃肠道	组别 2B
卡拉胶，已退化的卡拉胶	食品添加剂	氧化应激／炎症	结直肠	组别 2B
二氢黄樟素和黄樟素（檫、精油、香料）	食品添加剂、食品污染	代谢为 DNA- 反应活性磺氧代谢产物→突变	肝、肺、食道	组别 2B
1- 羟基蒽醌（褐色钟花树、巴戟天和许多其他植物）	中药	诱导结肠炎症／氧花应激／诱变剂	大肠	组别 2B
毛果天芥菜碱（紫草科）	食品污染	代谢为 DNA- 反应性脱氢千里光碱→突变	肝、淋巴、白血病	组别 2B
甲基丁香酚（精油、罗勒、龙嵩、肉豆蔻及其他）	食品添加剂、食品污染	代谢为 DNA- 反应性磺基氧代谢产物→突变	肝、胃、肾	组别 2B
野百合碱（豆科家族）	食品污染	代谢为 DNA- 反应性脱氢千里光次碱→突变	肝、多位点	组别 2B
黄樟素（千里光属，草药豆科家族）	中药	代谢为 DNA- 反应性脱氢千里光次碱→突变	肝、肺、白血病	组别 2B

注：[a] 所有给出的是暴露的天然来源成分；此表所列并不详尽。

[b] 所有列出的成分均可通过生物合成原位制备。

[c] 如果可能，所描述的机制摘自最近的 IARC 专著或 IARC 科学出版物。

[d] 对于所有癌症的研究，包括相关的动物的生物实验，接触途径通常是口服。

[e] 组别 1 代表对人类致癌；组别 2A 代表较大可能对人类致癌，组别 2B 代表较小可能人类致癌物；组别 3 代表未能分类的致癌物质；组别 4 代表可能不会对人类致癌。只有组别 1 和组别 2B 在此处列出。有多个天然存在的制剂被 IARC 归类为组别 3，但它们不包括在此表中。

表 2.11.4　天然存在的植物衍生的有机化学致癌物（用于工业或医药用途，也可以在食品中天然存在）

成分／植物[a]	暴露的主要来源[b]	致癌的可能机制[c]	主要目标或肿瘤位置[d]	对人类致癌性的 IARC 评价[e]
甲氧沙林（加紫外线 A 辐射）（欧洲防风草、香菜、其他蔬菜）	制药	光激活，DNA 反应→突变	皮肤	组别 1
5-甲氧基补骨脂素（欧洲防风草、香菜、其他蔬菜、佛手柑和石灰油）	制药、化妆品添加剂	光激活，DNA 反应→突变	皮肤	组别 2A
乙醛（许多水果、蔬菜、精油）	工业化学品	刺激性/DNA 损伤/蛋白结合	上呼吸道	组别 2B[f]
二苯甲酮（葡萄、红茶、木瓜）	工业化学品	内分泌干扰/氧化应激	肝、肾、多位点细胞肉瘤	组别 2B
邻苯二酚（水果、蔬菜、坚果油）	工业化学品	与蛋白结合的苯丙 -1, 2- 苯醌代谢？	胃	组别 2B
异丙苯（仔姜、水果、蔬菜、肉类、很多食物和饮料）	工业化学品	代谢为 DNA 反应的 α- 甲基苯乙烯的氧化物→突变	呼吸道、脾、肝、肾	组别 2B
二羟蒽醌（黄眼草属黄谷精、掌叶大黄、一些昆虫）	工业化学品	DNA 损伤？肿瘤促进剂	肝、胃肠道	组别 2B
2, 4- 己二烯醛（水果、蔬菜、肉类、许多食物和饮料）	工业化学品	直接作用的 DNA 烷化剂→突变？	前胃、舌头、肾上腺	组别 2B
甲基异丁基酮（水果、蔬菜、肉类、饮料）	工业化学品	细胞毒性，再生细胞增殖	肝、肾（吸入）	组别 2B

注：[a] 所有给出的是暴露的天然来源成分；此表所列并不详尽。

　　[b] 所有列出的成分可通过生物合成原位制备。

　　[c] 如果可能，所描述的机制摘自最近的 IARC 专著或 IARC 科学出版物。

　　[d] 癌症研究表明接触的途径很可能是口服。

　　[e] 组别 1 代表对人类致癌：组别 2A 代表较大可能对人类致癌，组别 2B 代表较小可能对人类致癌；组别 3 代表未能分类的致癌物质；组别 4 代表可能不会对人类致癌。只有组别 1、组别 2A 和组别 2B 在此处列出。有多个天然存在的制剂被 IARC 归类为第 3 组，但它们不包括在此表中。

　　[f] 乙醛酒精饮料的消费量被分类为与组别 1 相关联。

注释

[1] Buckingham J, ed. (2011). *Dictionary of Natural Products*. London: Chapman and Hall/CRC.

[2] Kurtböke DI (2012). Biodiscovery from rare actinomycetes: an eco-taxonomical perspective. *Appl Microbiol Biotechnol*, 93:1843–1852. http://dx.doi.org/10.1007/s00253-012-3898-2 PMID:22297430.

[3] Newman DJ, Cragg GM (2012). Natural products as sources of new drugs over the 30 years from 1981 to 2010. *J Nat Prod*, 75:311–335. http://dx.doi.org/10.1021/np200906s PMID:22316239.

[4] Valerio LG Jr, Arvidson KB, Chanderbhan RF, Contrera JF (2007). Prediction of rodent carcinogenic potential of naturally occurring chemicals in the human diet using high-throughput QSAR predictive modeling. *Toxicol Appl Pharmacol*, 222:1–16. http://dx.doi.org/10.1016/j.taap.2007.03.012 PMID:17482223.

[5] Wink J. Compendium of Actinobacteria. Available at http://www.gbif-prokarya.de/microorganisms/wink.html.

[6] Seipke RF, Kaltenpoth M, Hutchings MI (2012). Streptomyces as symbionts: an emerging and widespread theme? *FEMS Microbiol Rev*, 36:862–876. http://dx.doi.org/10.1111/j.1574-6976.2011.00313.x PMID:22091965.

[7] Kroiss J, Kaltenpoth M, Schneider B et al. (2010). Symbiotic streptomycetes provide antibiotic combination prophylaxis for wasp offspring. *Nat Chem Biol*, 6:261–263. http://dx.doi.org/10.1038/nchembio.331 PMID:20190763.

[8] Paerl HW, Otten TG (2013). Harmful cyano-bacterial blooms: causes, consequences, and controls. *Microb Ecol*, 65:995–1010. http://dx.doi.org/10.1007/s00248-012-0159-y PMID:23314096.

[9] Riley RT (1998). Mechanistic interaction of mycotoxins: theoretical considerations. In: Sinha KK, Bhatnagar D, eds. *Mycotoxins in Agriculture and Food Safety*. New York: Marcel Dekker, pp. 227–253.

[10] Hawksworth DL (2001). The magnitude of fungal diversity: the 1.5 million species estimate revisited. *Mycol Res*, 105:1422-1432. http://dx.doi.org/10.1017/S0953756201004725.

[11] Crous PW, Rong IH, Wood A et al. (2006). How many species of fungi are there at the tip of Africa? *Stud Mycol*, 55:13–33. http://dx.doi.org/10.3114/sim.55.1.13 PMID:18490969 .

[12] Rodríguez MA, Cabrera G, Godeas A (2006). Cyclosporine A from a nonpathogenic Fusarium oxysporum suppressing Sclerotinia sclerotiorum. *J Appl Microbiol*, 100:575–586. http://dx.doi.org/10.1111/j.1365-2672.2005.02824.x PMID:16478497.

[13] Mogensen JM, Møller KA, von Freiesleben P et al. (2011). Production of fumonisins B2 and B4 in Tolypocladium species. *J Ind Microbiol Biotechnol*, 38:1329–1335. http://dx.doi.org/10.1007/s10295-010-0916-1 PMID:21132348.

[14] Pitt J, Wild CP, Baan RA et al., eds (2012). *Improving Public Health through Mycotoxin Control*. Lyon: IARC (IARC Scientific Publications Series, No. 158) .

[15] IARC (2012). Chemical agents and related occupations. *IARC Monogr Eval Carcinog Risks Hum*, 100F:1–599. PMID:23189753.

[16] Bulder AS, Arcella D, Bolger M et al. (2012). Fumonisins (addendum). In: *Safety Evaluation of Certain Food Additives and Contaminants: Prepared by the Seventy-fourth Meeting of the Joint FAO/WHO Expert Committee on Food Additives (JECFA)*. Geneva: WHO (WHO Food Additives Series, No. 65), pp. 325–794. Available at whqlibdoc.who.int/publications/2012/9789241660655_eng.pdf.

[17] IARC (2012). Pharmaceuticals. *IARC Monogr Eval Carcinog Risks Hum*, 100A:1-437. PMID:23189749.

[18] Ames BN, Gold LS (2000). Paracelsus to parascience: the environmental cancer distraction. *Mutat Res*, 447:3–13. http://dx.doi.org/10.1016/S0027-5107(99)00194-3 PMID:10686303.

[19] Grollman AP (2013). Aristolochic acid nephropathy: harbinger of a global iatrogenic disease. *Environ Mol Mutagen*, 54:1–7. http://dx.doi.org/10.1002/em.21756 PMID:23238808.

[20] Hoang ML, Chen CH, Sidorenko VS et al. (2013). Mutational signature of aristolochic acid exposure as revealed by whole-exome sequencing. *Sci Transl Med*, 5:ra102. PMID:23926200.

[21] Chen T, Mei N, Fu PP (2010). Genotoxicity of pyrrolizidine alkaloids. *J Appl Toxicol*, 30:183–196. PMID:20112250.

[22] IARC (2012). Some chemicals present in industrial and consumer products, food and drinking-water. *IARC Monogr Eval Carcinog Risks Hum*, 101:1–610.

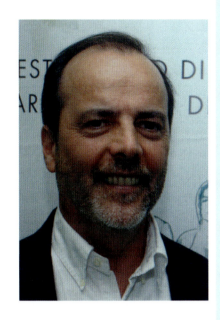

早期生命暴露、出生队列和非传染性疾病（癌症特稿）

塞萨尔·G. 维克多拉（Cesar G. Victora）

塞萨尔·G. 维克多拉，巴西佩洛塔斯联邦大学流行病学荣誉教授。他在妇幼保健和营养、平等问题以及卫生服务评估领域进行了广泛的研究。维克多拉博士获得了南里奥格兰德联邦大学医学学士学位和伦敦卫生与热带医药学院卫生保健流行病学博士学位。他在佩洛塔斯的单位是 WHO 在孕产妇健康与营养方面的合作中心。他是美国公共卫生杂志（American Journal of Public Health）的前国际副主编，也是 2008 年柳叶刀系列（Lancet series）产妇和儿童营养不良的协调员之一。2006 年，维克多拉博士当选巴西科学院院士。他目前也是约翰霍普金斯大学彭博公共卫生学院国际卫生系的客座教授。

摘 要

强有力的证据表明，几种早期的生命因素影响不同类型的癌症以及其他非传染性疾病的发生。虽然独立的研究很难显示出直接研究癌症发病率的统计学力量，但是从队列分析可以找出重要信息：生命早期的暴露因素如何影响成年人常见的癌症风险，以及找出预防这些癌症的途径。一种可能的解决方案是汇总多项队列分析以增加样本的数量。这种方案受到一些限制，例如暴露、结果、混杂因素的定义是不同的，确诊发病的年龄是不同的。如果做出更多的努力以调整早期生命队列分析搜集的数据，那么从现在开始几十年以后，我们目前面临的难题都将得到解决。

为什么出生队列重要

早期影响对一个成年人生活的塑造作用早已得到公认。20 世纪 60 年代，勒内·杜博斯（René Dubos）极大地推动了这个领域的发展，他提出了"生物学弗洛伊德学说"（biological freudianism）这一想法[1]。他以弗洛伊德的早期行为延续效应的成果为基础，扩展到研究早期刺激因素的大体作用，尤其注重营养暴露和传染性暴露。在诸多非凡的见解中，杜博斯强调肠道菌群的重要性——这个议题正是现在科研界的一个重要主题。但是，杜博斯的工作在很大程度上依赖于动物模型，而不是流行病学研究。

20 世纪 70 年代晚期开始，大卫·巴克（David Barker）的成果使得早期暴露这一研究领域欣欣向荣。现在，这项研究已经演变成一个研究领域，早期暴露被认为是目前已知的健康和疾病的发育起源（developmental origins）[2,3]，这类研究的重点是几种非传染性疾病，尤其是心血管疾病（CVD）和代谢性疾病——这些疾病的发展源自早期的事件。到目前为止，健康和疾病发育起源的研究主要面向营养暴露和成长格局的暴露（既包括在子宫内时期，又包括出生后最初几年的生活），但是这一概念适用于许多不同类型的风险因素。

非传染性疾病生命早期暴露长期影响的实验性研究常常是不道德的，或者是不切实际的，或者两者兼而有之。但是，也有一些著名的例

2. 癌症病因学

子，例如 20 世纪 60 年代在危地马拉开展的一批营养补充实验（nutrition supplementation trials）[4]。其他一些试验，例如白俄罗斯的母乳喂养推广实验[5]和印度海得拉巴（Hyderabad）的营养实验[6]，很可能最终也会产生结果，但是实验对象还都太年轻。

正是因为缺乏实验性研究，所以出生队列成为迄今为止为生命早期暴露提供流行病学证据的最主要来源。对于大多数风险因素来说，须由经过培训的标准化作业的现场工作人员收集主要数据，进行前瞻性队列研究，只有这样做才能得到关于暴露和混杂因素更可靠、更完备的信息。回顾性队列研究或者病例对照研究无法得到如此可靠和完整的信息。

与癌症相比，针对心血管疾病和代谢性疾病的早期生活影响研究更多。有两个主要原因似乎可以解释这一差别。第一，心血管疾病和代谢性疾病的发病率高于绝大部分（如果不是全部）的癌症；第二，人们已经确定了很多容易测量的风险因素和生物指标，可以作为心血管疾病和代谢性疾病风险的替代指标，甚至在青年人中也同样适用。例如，各种文件资料中，成人身体质量指数、血压、血脂、C 反应蛋白（C-reactive protein）等数据比比皆是，研究这些数据与早年成长格局之间的关系比较简单方便。心血管疾病和代谢性疾病的发病率相对较高，流行程度的风险标记物也比较可靠，这意味着相对较少的样本数量就足够了，即使调查对象仍然是青年，这类关联关系的调查仅仅需要几千个参与者进行队列分析就够了。

癌症研究情况复杂得多。与心血管疾病或代谢性疾病（尤其是青年人）相比，癌症的发病率较低。由此带来的后果是，发病率的研究需要大量参与者，且必须随访几十年。虽然癌症常见风险的某些早期决定性因素（如吸烟、身体质量指数高）也可以通过个别的队列分析研究，但是与容易测量的心血管疾病的大量生物学指标形成鲜明的对比，癌症可测量的生物学标志物非常少。

因此，与其他非传染性疾病类似的研究相比，癌症的早期决定性因素研究难度更大、代价更高，必须特殊处理。详见后述。

出生队列研究非传染性疾病：高收入国家

现有的前瞻性出生队列可以根据样本数量和随访的延续时间，以及所在国家的经济发展水平进行分类。

关于出生队列研究的最近一项 PubMed 检索中大约可以找到 6900 个网络链接。在文章来源数量最多的 20 个国家中，只有巴西（234 个链接）和印度（47 个链接）不属于高收入国家［据我所知，不存在出生队列的完整清单，但是人们也不断尝试在互联网上登记这类研究，可参阅 http://www.birthcohorts.net 和 http://www.chicosproject.eu，以及《国际流行病学期刊》（International Journal of Epidemiology）的队列简介部分］。

高收入国家的队列可以根据随访持续到现在的时间分为两组。第一组是进行了几十年随访的前瞻性队列研究。最有名的例子包括英国和斯堪的纳维亚队列[7~12]。典型情况下，这些研究的样本数量为大约 10 万或更少的参与者。这样的数量虽然足以满足某些心血管疾病、代谢性疾病或精神疾病的研究，但是对于癌症来说，往往是不够大的，所以在文献资料中很少见到这样的分析，其中一个例子是耶路撒冷出生队列的白血病报告[13]，这个队列是从 20 世纪 60～70 年代出生的超过 90000 名新生儿开始的[14]。

长期队列研究的一个的限制是，暴露信息是很多年前收集的。很少有队列研究采集生物样本，问卷调查往往非常简短，并且很不规范，没有收集到那些重要的暴露和混杂因素的信息。其中一个例子是 20 世纪 50 年代的"阿伯丁儿童研究"（Aberdeen Children of the 1950s Study），该研究未能搜集那些今天被视为必不可少的重要信息，例如父母的吸烟状况等[15]。这种局限性限制了这类研究解答早期风险因素后续重要疑问的能力。

高收入国家的第二组队列包括青年队列。其中一些队列的样本数量巨大，例如过去几十年里，丹麦、挪威、美国和其他国家启动的一些队列[16]。绝大多数的这类队列采用了最先进的暴露检测工具，并且收集和存储生物学样本。在癌症流行病学方面，几个新队列的早期结果已经汇总到"国际儿童癌症研究协会"（International Childhood Cancer Cohort Consortium）[16]。遗憾的是，必须经过很多年之后，这些队列才能提供早期暴露如何影响成年人常见癌症的风险因素。非常巨大的队列存在一种限制性，即如何权衡样本的数量，以及每一个参与者的检测频度（frequency）和强度（intensity）。信息量最大的队列往往是样本数量并不多、但是检测更详细的队列。

出生队列研究非传染性疾病：中低收入国家

如上所述，出生队列研究的大多数出版物起源于高收入国家。但是，这些国家每年的出生人口仅仅为 1100 万人，而中低收入国家每年的新生儿多达 1.21 亿人（可参阅 http://www.unicef.org/sowc2012/statistics.php）。来自高收入国家的发现往往影响全球的政策，但是这些政策可能并不适用于中低收入国家的群体。例如，在婴

儿营养并不缺乏的国家，人们担心的是出生体重太高或者婴儿时期体重增长太快的长期后果。这些地方的队列研究结果并不适合营养不良、生长缓慢的人群[17]。在中低收入国家，迅速发育生长可能是必要的，不仅有利于短期的生存，也有利于长期的健康和人力资本[18,19]。

中低收入国家需要更多的队列还有其他原因[20]。外在环境条件不同，风险因素的作用也不同，例如哮喘（asthma）[21]。某些暴露的频率，包括母亲和胎儿的营养不良和传染病，在中低收入国家显著偏高，即使有相似的暴露，性质也可能有所不同。例如，中低收入国家的体育活动主要是通勤和人工家务劳动，高收入国家的休闲业余活动是当时流行的体育活动[22]。此外，高收入国家和低收入国家混杂因素的作用方向也不一样。最近的研究发现，母乳喂养持续时间与慢性疾病前兆之间的关系混杂着社会经济方面的效应[23]。

由于这些原因，出生队列的第三组是中低收入国家的队列，包括长期的随访[24]。最著名的研究是"转型社会中健康导向的研究组织"（Consortium of Health-Orientated Research in Transitioning Societies）合作的部分[25]。研究中的五个队列，正在为慢性非传染性疾病（尤其是心血管疾病和糖尿病）的前兆提供重要信息，然而这五个队列的结果，有时与高收入国家的报告互相矛盾[26~30]。但是，"转型社会中健康导向的研究组织"不太可能提供癌症发病率的直接证据。第一，因为随访对象的总数不到10000人，所以对于罕见的结果，统计学优势的发挥水平较低。第二，连锁研究也不可能，因为二级数据的来源不足，例如癌症登记和存活的统计数据。另一个限制是，这五个队列研究，没有一个队列收集早期生命

的生物学样本，所以无法分析生物标志物。

其他类型的出生队列

我们讨论的这三类出生队列，迄今都不是详尽彻底的研究。在高收入国家和中低收入国家还有几个新的、相对较小的队列。在中低收入国家，据我所知只有一个新的队列超过几千个对象，那就是"中国儿童和家庭队列研究"（China Children and Families Cohort Study）该研究从2006～2007年开始，纳入了30万新生儿[16]。

还有几个追溯性队列，以及几个基于记录关联的队列，特别是在欧洲国家。这些队列的绝大多数对象是20世纪70年代以后出生人口，今后的随访时间还有大约40年。由于暴露信息来自常规记录，因此数据相对受限制，数据的质量是变化的，但是这并不意味着这些队列在解答特定的问题时无法做出重要贡献（例如出生体重的重要性）。这些队列针对多种风险因素，控制混杂因素的能力可能是有限的。

饥荒研究是一类特殊的回顾性队列，使我们可以查清如下重要信息：营养伤害的时间效应和饥荒带给成年人的后果，包括癌症[31~35]。但是，这些群体面对的不寻常的艰难条件的时间相对较短，可能无法反映群体常常面对的暴露的性质。常见的暴露或许不是很严重，但是持续的时间很长。

未来的研究与合作的启示

迄今为止，对于成年人疾病中早期生命暴露的作用，出生队列提供的证据其价值无可估量。毫无疑问，我们将从现有的队列和新的队列获得更多信息。

一个关键的问题是，出生队列需要很长的时间才能产生结果。几十年前启动的队列，其成员现在正处于大

多数慢性非传染性疾病（包括癌症）发病率最高的年龄，最早期生命的暴露信息有限。过去20年启动的队列暴露数据好得多，样本数量大得多，但是需要很长时间才能产生结果。第二个问题是，队列越大，统计学优势越大，但是早期生活暴露的频率和详细程度往往不如较小的队列。

因此，一个显而易见的解决方案是把若干队列"汇总"在一起，增大样本数量，提高外部有效性（external validity）。一个很好的例子是"新兴风险因素合作"（Emerging Risk Factors Collaboration），该研究数据来自100多个前瞻性研究的200多万个参与者（可参阅 http://www.phpc.cam. ac.uk/ceu/research/erfc/）。但是，这些队列纳入的是成年人，不是孕妇或新生儿，由于组建时间较晚，所以与老队列相比，这些新建队列暴露的信息更详细、更规范。针对某些特定的健康条件，研究者还启动了一些新的出生队列汇总，但是主要局限在相对年轻的队列中[16,36,37]。

我们不知道高收入国家的几项长期出生队列汇总是否能够成功地帮助人们研究癌症或其他非传染性疾病。即使样本数量很大，但是长期运行的队列不可能收集那些现在看来必不可少的信息。例如，几乎没有（不能说绝对没有）任何一个队列收集和存储童年的生物样本。

我们自己的经验（当然其他人也有这样的经验）是，把队列汇集起来就有重大收获，但是也会遇到重大困难。汇总说起来容易而做起来困难。我们最近总结了"转型社会中健康导向的研究组织"（Consortium of Health-Orientated Research in Transitioning Societies）的合作网络汇总中不得不面对的一些障碍[25]。

这些障碍包括：（1）在不同的地点，变量的定义不同，或者检测技

术不同（影响暴露、结果和混杂因素的变量），这意味着我们要花费很大的努力才能形成一个共同的数据集；（2）五个队列中，成员的年龄不同，反映的时间段也不同；（3）可用的婴儿和儿童数据分属于不同的年龄段；（4）某些分析中存在异质性（heterogeneity），例如身体构成不同。为了克服这些限制，我们的分析着重于每一个队列都完全相同地始终收集的那些变量；同样，我们的分析也着重于所有队列（或绝大部分队列）都收集了数据的那些年龄段。在某一些分析中，我们曾经使用不同的结果变量（如青少年的高血压前期和成年人的高血压），因为不同的队列之间成员的年龄不同。

根据报告，高收入国家，在涉及汇总比较年轻的出生队列的调查中也会遇到类似的困难[16]。

独立长期的出生队列也面临着重大挑战。最重要的难题可能是耗损（attrition）。"1982年佩洛塔斯"（1982 Pelotas）出生队列研究中，我们负责协调指导并且取得相当高的随访率（在30年随访中，最近达成68%的随访率）。即便如此，那些曾经来到诊所的成员里，还是有人因为各种不同的原因失去了联系。随着时间的推移，我们的方法也在不断改变，确保暴露检测的前后一致性和检测的标准化是另一个重大挑战。获得持续不断的资金支持也存在问题，即使是最成功的研究项目，也会受到"捐助疲劳"（donor fatigue）的影响。

如何克服这些困难呢？理想化的情况是，我们可以设计一个国际性出生队列，涵盖多个国家的不同发展阶段，每个国家的样本数量都很大。测量手段包括各种最先进的新工具，包括遗传学、表观遗传学、微生物、暴露组学（exposome）的检测评估技术，等等[38]。这种设计不仅可以在个体层次上进行分析，还可以在生态层次上进行分析，因为在某一个地点，某些暴露会影响绝大多数人[39]。在所有地点的类似年龄组收集暴露信息，或使用类似的方法，例如问卷调查、生物样品和环境测量。显然，这是一个艰巨的任务，存在重大的实际操作困难，开展很久的"美国国家儿童研究"（United States National Children's Study）已经证明了这些问题（可参阅 http://www.nationalchildrensstudy.gov/Pages/default.aspx）。我们不仅要面对重大的科学挑战，还要找到充沛的财政资源，"汇总"金融机构为如此巨大的队列进行长期融资——这项汇总资金的任务可能比"汇总"科研团队更艰难。

针对几种不同结果的多用途出生队列的构建，必须找到一套特殊的方法，这样的方法不仅与健康有关，还要与人力资本有关。这样一来，我们就可以调查早期生命因素的全面影响，因为有些暴露对某些成年人会产生积极影响，而对其他人产生负面影响。例如，成人的身高在很大程度上取决于2岁之前的线性发育速度[40]。身材比较高大的成年人某几类癌症的发病率比较高[41]，但是可能会更聪明，受到更高的教育，获得更高的工资[19]，全部死因的死亡率较低，这是因为高个子可以抵抗心血管类疾病导致的死亡[42]。只有同时抓住人类健康和发展的各个方面的多维研究，才能揭示早期生命暴露和成长格局在整个生命过程中的全面总体效果。

总而言之，强有力的证据表明，几种早期的生命因素会影响不同类型的癌症以及其他非传染性疾病的发生。试图通过单独的队列直接研究癌症的发病率很难发挥统计学的优势，但是通过队列研究可能提供早期生命暴露如何影响成人癌症风险流行的重要数据，进而有助于癌症的预防。汇总几个队列，以增加样本的数量是一个潜在的解决方案，但是到目前为止，这种努力受到了一些限制，这些限制包括暴露、结果和混杂因素的不同定义，以及年龄的变化等。必须做出更大努力协调队列研究的数据收集，全力以赴收集早期生命阶段的数据，这样从现在开始，几十年以后，我们目前面临的问题都将得到解决。

我们感谢以斯拉·萨瑟（Ezra Susser）和琼·奥尔森（Jørn Olsen）在这方面提供的有用信息。

注释

[1] Dubos R, Savage D, Schaedler R 2005. Biological Freudianism: lasting effects of early environmental influences. 1966. *Int J Epidemiol*, 34:5–12. http://dx.doi.org/10.1093/ije/dyh309 PMID:15649968.

[2] Barker DJ 1992. The fetal and infant origins of adult disease. *BMJ*, 301:1111.http://dx.doi.org/10.1136/bmj.301.6761.1111 PMID:2252919.

[3] Gluckman P, Hanson M, eds 2006. *Developmental Origins of Health and Disease*. Cambridge, UK: Cambridge University Press.

[4] Stein AD, Melgar P, Hoddinott J, Martorell R 2008. Cohort Profile: the Institute of Nutrition of Central America and Panama INCAP Nutrition Trial Cohort Study. *Int J Epidemiol*, 37:716–720. PMID:18285366.

[5] Patel R, Oken E, Bogdanovich N et al. 2013. Cohort Profile: The Promotion of Breastfeeding Intervention Trial PROBIT. *Int J Epidemiol*, 7:7. PMID:23471837.

[6] Kinra S, Rameshwar Sarma KV, Ghafoorunissa et al. 2008. Effect of integration of supplemental nutrition with public health programmes in pregnancy and early childhood on cardiovascular risk in rural Indian adolescents: long term follow- up of Hyderabad nutrition trial. *BMJ*, 337:a605. http://dx.doi.org/10.1136/bmj.a605 PMID:18658189.

[7] Kajantie E, Barker DJP, Osmond C et al. 2008. Growth before 2 years of age and serum lipids 60 years later: the Helsinki Birth Cohort study. *Int J Epidemiol*, 37:280–289. http://dx.doi.org/10.1093/ije/dyn012 PMID:18267964.

[8] Elliott J, Shepherd P 2006. Cohort Profile: 1970 British Birth Cohort BCS70. *Int J Epidemiol*, 35:836–843. http://dx.doi.org/10.1093/ije/dyl174 PMID:16931528.

[9] Power C, Elliott J 2006. Cohort Profile: 1958 British Birth Cohort National Child Development Study. *Int J Epidemiol*, 35:34–41. http://dx.doi.org/10.1093/ije/dyi183 PMID:16155052.

[10] Stenberg SA, Vågerö D 2006. Cohort Profile: the Stockholm Birth Cohort of 1953. *Int J Epidemiol*, 35:546–548. http://dx.doi.org/10.1093/ije/dyi310 PMID:16377656.

[11] Syddall HE, Aihie Sayer A, Dennison EM et al. 2005. Cohort Profile: the Hertfordshire Cohort Study. *Int J Epidemiol*, 34:1234–1242. http://dx.doi.org/10.1093/ije/dyi127 PMID:15964908.

[12] Rantakallio P 1988. The longitudinal study of the Northern Finland Birth Cohort of 1966. *Paediatr Perinat Epidemiol*, 2:59–88. http://dx.doi.org/10.1111/j.1365-3016.1988.tb00180.x PMID:2976931.

[13] Paltiel O, Harlap S, Deutsch L et al. (2004). Birth weight and other risk factors for acute leukemia in the Jerusalem Perinatal Study cohort. *Cancer Epidemiol Biomarkers Prev*, 13:1057–1064. PMID:15184264.

[14] Harlap S, Davies AM, Deutsch L et al. 2007. The Jerusalem Perinatal Study cohort, 1964–2005: methods and a review of the main results. *Paediatr Perinat Epidemiol*, 21:256–273. http://dx.doi.org/10.1111/j.1365-3016.2007.00799.x PMID:17439536.

[15] Leon DA, Lawlor DA, Clark H, Macintyre S 2006. Cohort Profile: the Aberdeen Children of the 1950s Study. *Int J Epidemiol*, 35:549–552. http://dx.doi.org/10.1093/ije/dyi319 PMID:16452107.

[16] Brown RC, Dwyer T, Kasten C et al.; International Childhood Cancer Cohort Consortium I4C 2007. Cohort Profile: the International Childhood Cancer Cohort Consortium I4C. *Int J Epidemiol*, 36:724–730. http://dx.doi.org/10.1093/ije/dyl299 PMID:17255350.

[17] Black RE, Allen LH, Bhutta ZA et al.; Maternal and Child Undernutrition Study Group 2008. Maternal and child undernutrition: global and regional exposures and health consequences. *Lancet*, 371:243–260. http://dx.doi.org/10.1016/S0140-6736 07 61690-0 PMID:18207566.

[18] Victora CG, Barros FC 2001. Commentary: The catch-up dilemma – relevance of Leitch's low–high' pig to child growth in developing countries. *Int J Epidemiol*, 30:217–220. http://dx.doi.org/10.1093/ije/30.2.217 PMID:11369717.

[19] Victora CG, Adair L, Fall C et al.; Maternal and Child Undernutrition Study Group 2008. Maternal and child undernutrition: consequences for adult health and human capital. *Lancet*, 371:340–357. http://dx.doi.org/10.1016/S0140-67360761692-4 PMID:18206223.

[20] Victora CG, Barros FC 2012. Cohorts in low- and middle-income countries: from still photographs to full-length movies. *J Adolesc Health*, 51 Suppl:S3–S4. http://dx.doi.org/10.1016/j.jadohealth.2012.09.003 PMID:23283157.

[21] Weinmayr G, Genuneit J, Nagel G et al.; ISAAC Phase Two Study Group 2010. International variations in associations of allergic markers and diseases in children: ISAAC Phase Two. *Allergy*, 65:766–775. http://dx.doi.org/10.1111/j.1398-9995.2009.02283.x PMID:20028376.

[22] Hallal PC, Andersen LB, Bull FC et al.; Lancet Physical Activity Series Working Group 2012. Global physical activity levels: surveillance progress, pitfalls, and prospects. *Lancet*, 380:247–257. http://dx.doi.org/10.1016/S0140- 67361260646-1 PMID:22818937.

[23] Brion MJ, Lawlor DA, Matijasevich A et al. 2011. What are the causal effects of breastfeeding on IQ, obesity and blood pressure? Evidence from comparing high-income with middle-income cohorts. *Int J Epidemiol*, 40:670–680. http://dx.doi.org/10.1093/ije/dyr020 PMID:21349903.

[24] Harpham T, Huttly S, Wilson I, De Wet T 2003. Linking public issues with private troubles: panel studies in developing countries. *J Int Dev*, 15:353–363. http://dx.doi.org/10.1002/jid.988.

[25] Richter LM, Victora CG, Hallal PC et al.; COHORTS Group 2012. Cohort Profile: the Consortium of Health-Orientated Research in Transitioning Societies. *Int J Epidemiol*, 41:621–626. http://dx.doi.org/10.1093/ije/dyq251 PMID:21224276.

[26] Adair LS, Fall CH, Osmond C et al.; COHORTS Group 2013. Associations of linear growth and relative weight gain during early life with adult health and human capital in countries of low and middle income: findings from five birth cohort studies. *Lancet*, 382:525–534. http://dx.doi.org/10.1016/S0140-67361360103-8 PMID:23541370.

[27] Kuzawa CW, Hallal PC, Adair L et al.; COHORTS Group 2012. Birth weight, postnatal weight gain, and adult body composition in five low and middle income countries. *Am J Hum Biol*, 24:5–13. http://dx.doi.org/10.1002/ajhb.21227 PMID:22121058.

[28] Adair LS, Martorell R, Stein AD et al. 2009. Size at birth, weight gain in infancy and childhood, and adult blood pressure in 5 low- and middle-income-country cohorts: when does weight gain matter? *Am J Clin Nutr*, 89:1383–1392. http://dx.doi.org/10.3945/ajcn.2008.27139 PMID:19297457.

[29] Fall CH, Borja JB, Osmond C et al.; COHORTS Group 2011. Infant-feeding patterns and cardiovascular risk factors in young adulthood: data from five cohorts in low- and middle-income countries. *Int J Epidemiol*, 40:47–62. http://dx.doi.org/10.1093/ije/dyq155 PMID:20852257.

[30] Norris SA, Osmond C, Gigante D et al.; COHORTS Group 2012. Size at birth, weight gain in infancy and childhood, and adult diabetes risk in five low- or middle-income country birth cohorts. *Diabetes*

Care, 35:72–79. http://dx.doi.org/10.2337/dc11-0456 PMID:22100968.

[31] Li QD, Li H, Li FJ et al. 2012. Nutrition deficiency increases the risk of stomach cancer mortality. *BMC Cancer*, 12:315. http://dx.doi.org/10.1186/1471-2407-12-315 PMID:22838407.

[32] Schouten LJ, van Dijk BAC, Lumey LH et al. 2011. Energy restriction during childhood and early adulthood and ovarian cancer risk. *PLoS One*, 6:e27960. http://dx.doi.org/10.1371/journal.pone.0027960 PMID:22132180.

[33] Hughes LA, van den Brandt PA, Goldbohm RA et al. 2010. Childhood and adolescent energy restriction and subsequent colorectal cancer risk: results from the Netherlands Cohort Study. *Int J Epidemiol*, 39:1333–1344. http://dx.doi.org/10.1093/ije/dyq062 PMID:20427463.

[34] Hughes LA, van den Brandt PA, de Bruïne AP et al. 2009. Early life exposure to famine and colorectal cancer risk: a role for epigenetic mechanisms. *PLoS One*, 4:e7951. http://dx.doi.org/10.1371/journal.pone.0007951 PMID:19956740.

[35] Elias SG, Peeters PH, Grobbee DE, van Noord PA 2005. The 1944–1945 Dutch famine and subsequent overall cancer incidence. *Cancer Epidemiol Biomarkers Prev*, 14:1981–1985. http://dx.doi.org/10.1158/1055-9965.EPI-04-0839 PMID:16103448.

[36] Gehring U, Casas M, Brunekreef B et al. 2013. Environmental exposure assessment in European birth cohorts: results from the ENRIECO project. *Environ Health*, 12:12–18. http://dx.doi.org/10.1186/1476-069X-12-8 PMID:23374669.

[37] Bousquet J, Anto J, Sunyer J et al. 2012. Pooling birth cohorts in allergy and asthma: European Union-funded initiatives - a MeDALL, CHICOS, ENRIECO, and GA2 LEN Joint Paper. *Int Arch Allergy Immunol*, 161:1–10. http://dx.doi.org/10.1159/000343018 PMID:23258290.

[38] Wild CP 2005. Complementing the genome with an exposome: the outstanding challenge of environmental exposure measurement in molecular epidemiology. *Cancer Epidemiol Biomarkers Prev*, 14:1847–1850. http://dx.doi.org/10.1158/1055-9965.EPI-05-0456 PMID:16103423.

[39] Rose G 1985. Sick individuals and sick populations. *Int J Epidemiol,* 14:32–38. http://dx.doi.org/10.1093/ije/14.1.32 PMID:3872850.

[40] Stein AD, Wang M, Martorell R et al.; COHORTS Group 2010. Growth patterns in early childhood and final attained stature: data from five birth cohorts from low- and middle-income countries. *Am J Hum Biol,* 22:353–359. http://dx.doi.org/10.1002/ajhb.20998 PMID:19856426.

[41] Green J, Cairns BJ, Casabonne D et al.; Million Women Study collaborators 2011. Height and cancer incidence in the Million Women Study: prospective cohort, and meta-analysis of prospective studies of height and total cancer risk. *Lancet Oncol,* 12:785–794. http://dx.doi.org/10.1016/S1470-20451170154-1 PMID:21782509.

[42] Wormser D, Angelantonio ED, Kaptoge S et al.; Emerging Risk Factors Collaboration 2012. Adult height and the risk of cause-specific death and vascular morbidity in 1 million people: individual participant meta-analysis. *Int J Epidemiol,* 41:1419–1433. http://dx.doi.org/10.1093/ije/dys086 PMID:22825588.

3

癌症生物学

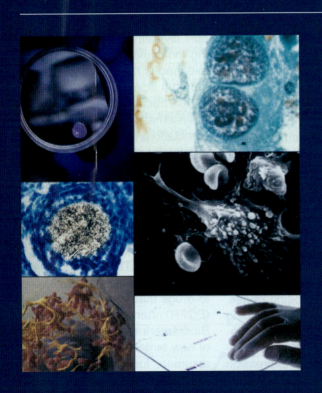

理解癌症生物学对于合理地治疗和预防癌症是至关重要的。几十年来，人们一直在寻求如何描述癌细胞与正常细胞的区别。在后基因组时代，这种诠释方法的发展速度大大提高了。人类基因组的详细规范使我们可以根据多种参数识别出不同类型肿瘤细胞与正常细胞的差异，包括相关的机体细胞突变和基因表达的改变，这些变化通常是从表观遗传变化测定的，例如 DNA 甲基化模式的改变。除了其他影响之外，作为对生长中变化刺激的响应，突变或者表观遗传变化可以介导新陈代谢或者细胞内信号通路的改变。同时，肿瘤干细胞和肿瘤微环境的作用已经得到承认。现在，对炎症、新血管生长和免疫反应如何促成肿瘤生长的了解，有助于癌症的预防和治疗。

3.1 | 基因组学

3. 癌症生物学

托马斯·J. 赫德森（Thomas J. Hudson）
詹姆斯·D. 麦凯（James D. McKay，评审）
（Teruhiko Yoshida，评审）

摘 要

· 所有癌症都在其基因组中隐藏着突变，其中一些突变对癌细胞的生物学影响深远，这些突变驱动肿瘤生长，最终导致与癌症相关的死亡。

· 癌症的类型和亚型以及癌基因突变的范围在世界各地的人口中差别相当大，因为各个社区和个体之间存在遗传多样性，各种各样的化学品暴露、感染、饮食成分以及引起突变的其他因素也有影响。

· 成立"国际癌症基因组联合会"（International Cancer Genome Consortium）的目的是编制出涵盖50类癌症25000多种肿瘤样本的一套癌症突变目录，这对世界范围的各种临床和科研工作都是非常重要的。

· 联合会致力于向科研界提供这些数据，尽可能加速癌症的病因学研究，并根据每一个肿瘤独一无二的突变形式开发量身定制的癌症治疗方式。

从基因组科学家的角度来看，癌症是基因组疾病。所有癌症都在其基因组中隐藏着突变，其中一些突变对癌细胞的生物学影响深远，这些突变驱动肿瘤生长。有些突变可以使基因失去活性，通常可以防止细胞的异常增生，这些突变传统上称为抑癌基因。还有一些突变产生具有致癌功能的蛋白，刺激细胞生长或者提供有利于癌细胞的条件，从而影响正常细胞向癌细胞转变的生物学通路[1,2]。

新千年开始的时候，"人类基因组工程"（Human Genome Project）的科学家们揭示出一个"正常的"人类基因组序列的第一份综合性视图及其成份，包括整个人类物种都具备的蛋白编码基因，非编码RNA及跨物种保存的非编码序列。这为基因表达必需的调节元件提供了线索，同时是遗传变异（又称多样性）的一览表，体现出各个群体中人与人之间的基因组差异[3]。人类基因组序列的第一份草案公布时，估计已经识别出超过100个癌基因和30个抑癌基因[4]。

癌症的类型和亚型以及癌基因突变的谱系在世界人口中差别相当大，原因是环境不同，例如化学物质暴露、感染、饮食、其他影响因素，以及基因编码分子的群体多样性与外在因素之间的相互作用。在基因组科学与技术的新时代[5,6]，这样一种构想可能成为现实：在世界不同地区的人们身上，面对起源于身体并影响各个器官的癌症的多样性，可以针对其基因组系统化搜索整个基因组中的突变。我们对致癌突变了解得越多，这个构想的实现越快，并且可以找出用于临床决策的生物标志物（biomarkers）。例如，*KRAS* 基因突变表示药物抑制生长因子（结肠癌病人中经常可以发现这些生长因子）可能没有反应。生物标志物可以告知我们使用新的靶向药物，例如用曲妥单抗治疗过度表达HER2蛋白的乳腺癌。又如伊马替尼，一种酪氨酸激酶抑制剂，可以有效治疗慢性粒细胞白血病——这种白血病隐藏着一种特殊的突变，称为费城易位[7]。了解世界不同地区患者肿瘤的突变形式是非常必要的，然后这些基因组知识才能转化为诊断和治疗的策略，发展出癌症控制的新的靶向解决方案。

为了编制出涵盖50类癌症25000多种肿瘤样本的一套癌症突变目录，人们建立了一套国际合作网[8]。作为基因组测序技术进步的成果[6]，根据英国和美国的试点工程取得的经验，这项里程碑式的国际合作网在2007年正式启动。癌症和基因

组研究的国际领导人在多伦多召开会议，为这种国际协作建立了一个框架，旨在编制出癌症突变的一套综合性目录[9]。在政府和慈善机构的资助下，临床医生、科学家、伦理学家和电脑科学家组成的各种团队分别承担一种或几种类型癌症的基因组综合研究，由国际癌症基因组联合会统一领导。超过 1000 位临床医生和科学家参加了这项 10 年工程，他们将分析超过 25000 个癌症样本并生成数据。这项计划遵循"人类基因组工程"的原则，国际癌症基因组联合会将把这些数据尽快提供给科学界，在最小的限制下加速癌症病因及其控制的研究。

2008 年 10 月到 2013 年 1 月，国际癌症基因组联合会分析的癌症基因组的数量一直稳步上升，已经突破了 25000 种肿瘤基因的初期目标（见图 3.1.1）。截至 2013 年 1 月，国际癌症基因组联合会工作的中期阶段，在亚洲、澳洲、欧洲、北美和南美正在开展 55 项工程。这些工程将覆盖参与国家的绝大部分常见肿瘤类型（见图 3.1.2）。在这项 10 年倡议的中间点，联合会将通过一个互联网入口向国际社会提供 7358 种肿瘤样本的癌症基因组数据集（cancer genome data sets）（见图 3.1.3）。为了使得用户能够访问数据并进行查询，推动更多的癌症研究工作，联合会和其他组织正在开发几种数据网站和搜索工具（见表 3.1.1）。虽然这些信息正在快速增长，然而完成这项工程，将癌症基因组信息加速转化为临床上有用数据仍然面临一些挑战，现摘要如下。

生物学挑战

生物学的复杂性源于许多因素，其中之一是存在数量巨大的致癌突变。最简单的突变仅仅影响一个 DNA 碱基，例如一个核苷酸替换为另一个核苷酸，插入或删除一个核苷酸。有一些突变涉及染色体片段数量的增加，表现为复制数量的增加和扩增；有的突变涉及一个基因的一份或两份发生缺失，或者某些序列的方向改变，与原先正常染色体上的方向相反，称为反转。有些突变涉及染色体之间的易位，例如前面提到的费城易位就是 9 号和 22 号染色体接合的后果。在大约 95% 的慢性骨髓性白血病患者身上可以观察到费城易位。在所有癌症 2%～3% 的患者中（骨癌和髓母细胞瘤尤其频繁）出现广泛复染的重组，这种现象称为染色体碎裂（或者染色

体破碎）[10]。癌细胞也可以从病毒获得 DNA，例如 EB 病毒、乙肝病毒、人乳头状瘤病毒。在确定指导方针的时候，国际癌症基因组联合会提出的建议是：影响 DNA、RNA 和甲基化的所有形式的突变，都要予以检测和分析。在实践中要做到这一点，不同的实验室必须针对每一种突变类别生成一种协议，然后采用高效能的检出技术同时检出正常和突变的成份[5～7]。

生物学复杂性的第二个原因是，在每一个肿瘤中都能观察到大量的突变。这并不令人感到意外，几十年的细胞学研究过程已不断揭示出染色体的各种异常。完整的癌症基因组测序进一步阐明了癌细胞的突变细节，每一个癌症基因组都有数量巨大的体细胞突变。例如，在第一个黑色素瘤基因组中，观察到 33345 个体细胞碱基置换；在第一个小细胞肺癌基因组中，发现 22910 个体细胞碱基置换[11,12]。如此大量的体细胞突变通常是致癌物重复暴露（如烟草烟雾或紫外线辐射）的后果，癌细胞中发现了受损 DNA 的修复信号通路[1]，因此，整个基因组中的突变是随机产生的。

有些基因序列发生突变产生的功能可以影响细胞的生物学机制，提供有利于细胞生长的条件，例如与肿瘤抑制相关的致癌突变或失活突变。这些突变通常称为驱动突变，其余的大部分体细胞突变没有生物学后果，称为过客突变[5]。大量突变的存在也表明，很多癌症从癌变发生到出现临床症状之间的时间很长。也有一些例外，例如某些癌症类型（通常是儿童癌症）的突变率较低。例如，横纹肌样瘤是儿童早期侵袭性极强的癌症，突变数量很低，在所有的病例中，都在 *SMARCB1* 基因上发现了一个特殊的驱动突变[13]。

复杂性的一个重要来源是，在相似类型的癌症患者中驱动突变的异

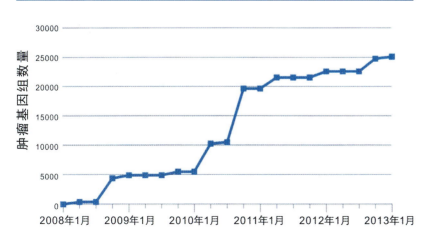

图 3.1.1　由国际癌症基因组协会的成员进行分析的肿瘤基因组数量增长情况

质性。在一项对 100 个乳腺肿瘤的调查中，分析了体细胞突变和拷贝数变化，两者都出现了增加和缺失，在大约 21500 个蛋白编码基因（又称外显子组）中，所有病例中的 40 个基因携带着驱动突变，其中 7 个驱动突变在 10% 以上的病例中比较常见，33 个驱动突变不常见[14]。有些病例携带着 1 个以上驱动突变（本项研究中，最多携带 6 个），有 28 个病例中仅有 1 个驱动突变。这项研究表明，大多数的乳腺癌彼此互不相同，突变的数量和携带的驱动突变组合也不同。

复杂性的另一个来源是，由于肿瘤实体（tumour masses）通常由不同的癌细胞亚群（cancer cell subpopulations）组成，这些亚群携带相关但截然不同的突变形式[15]。随着时间的推移，患者转移病灶中的突变谱系（mutation spectra）会发生演变。虽然高突变率的患者并不少见，但这种演变造成很多后果，其中最严重的是耐药性的获得（acquisition of drug resistance），有的是通过基因中的新突变，改变了关键的药物受体（drug receptors）或者药物信号通路，有的是通过治疗之后发生亚克隆（subclones）能力的变化，他们对药物的不敏感超越了其他克隆。因此，在解释癌症复发和最终癌症死亡时，癌症基因组的动态演变（dynamic evolution）正在成为一个关键因素。

病因学研究的机会

第一批黑色素瘤和小细胞肺癌的基因组[11,12]已经揭示出全基因组突变的格局，或称突变签名，反映出环境致癌物的暴露（紫外线辐射和烟草烟雾）。在一个肿瘤中全基因组的肿瘤突变签名与单一基因 TP53 描述的那些签名呈现出惊人的相似（参见后文《TP53 突变和人类癌症》）。根据报告，与马兜铃酸暴露有关的上尿路癌也发现了惊人的类似突变签名[16]。更为系统化的各类癌症的突变签名研究，已经揭示出癌症基因组经常出现的突变签名[17]。根据以前的知识（吸烟、紫外线辐射、年龄和 BRCA1/2 种系突变），参考突变签名和暴露的关系，可以推断出内在导致突变签名的各种机制。但是许多签名仍然无法解释，使得人们对突变机制提出一些新的假设。例如，一些签名被归类为胞苷脱氨酶的 APOBEC 家族（APOBEC family）。由于这些酶参与了病毒和反转录转座子的先天免疫应答，因此这些签名的出现，可能反映了病毒感染引起的 APOBEC 家族成员的活性增强。这些结果有可能激发人们去研究病毒感染导致新型癌症的潜在作用[18]。

关于突变签名和暴露之间的各种关联，人们正在通过基因组流行病学和引发突变的模型系统进行各种研究，并且很有可能在突变发生和环境暴露影响之间发现新的致病关联。对于这些有益于世界的新的研究机会，非常重要的方面是，基因组流行病学

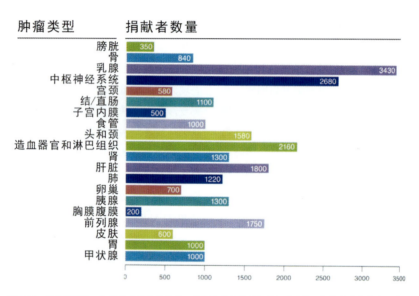

图 3.1.2　肿瘤的数量，由捐助者的数量表示，每个肿瘤的类型由国际癌症基因组协会的成员进行全面的基因组分析

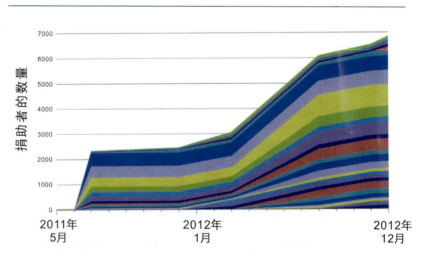

图 3.1.3　癌症基因组数据捐助者数量

注：癌症基因组数据数量的增长，可通过国际癌症基因组协会数据门户（可参阅 http://dcc.icgc.org）获得。每种颜色代表着不同的肿瘤亚型。

TP53 突变与人类癌症

马加利·奥利维尔（Magali Olivier）

早在 20 多年以前，人们已经认识到抑癌基因 TP53（也被称为 p53）是一种重要的抗癌基因，因为在大部分的人类癌症中，常常发现 TP53 出现了变化。TP53 编码着一个 393 个氨基酸组成的蛋白 p53，面对各种形式的细胞压力时，在细胞完整性的维持中发挥着重要作用，是控制各种细胞信号通路的一种多功能蛋白。p53 基因表达出抑制增长的信号，增强抑制生长因子的作用，使得细胞对凋亡和自噬敏感，通过衰老抑制复制的"永生"，促进遗传和基因组的稳定性，控制炎症，发挥抗血管生成的效果，抑制癌症的转移，从而大范围抵消肿瘤形成的细胞活动[1]。由于这种广谱的抗肿瘤功能，p53 的功能失活是癌症发展过程中最重要的一步，最常见的情况是 TP53 基因的突变。在所有的癌症类型中，都发现了 TP53 突变，但是频率不同，范围为 5%～90%（见图 B3.1.1）。最近的全基因组研究和外显子组测序研究已经证实，TP53 是绝大多数癌症中最常见的突变基因。

国际癌症研究署的一个数据库记录了科研文献报告的所有 TP53 基因变异（可参阅 http://p53.iarc.fr），收集了超过 3 万种体细胞突变，对肿瘤表型、患者特点、突变的结构性和功能性影响进行了诠释[2]。大多数 TP53 突变是单一氨基酸置换，位于 p53 的 DNA 结合区扰乱了其转录活动。由于

p53 DNA 结合区的三维结构及其关键功能，大多数单一氨基酸置换都会扰乱 p53 的功能。其结果是，癌症中观察到的突变非常多样化，零零散散分布在整个编码序列上，还可以观察到某些突变热点。一些热点，例如密码子（codons）175、248、273、220 和 245，在所有的癌症类型中都有发现，还有一些热点发生在特定的癌症中（例如肝癌中的密码子 249，膀胱癌中的密码子 280 和 285）。

在临床上，TP53 突变可以作为诊断和预后的生物标志物，现在正在研发几种针对 p53 信号通路的靶向药物[1]。TP53 突变也是致癌物暴露的一种信息标记。事实上，在皮肤癌的紫外线辐射暴露、肺癌的烟草烟雾暴露、肝癌的黄曲霉毒素暴露以及上泌尿道癌症的马兜铃酸暴露中，都已经描述出特定的 TP53 突变[3]。因此，在探讨肿瘤的病因时，TP53 突变是分子流行病学研究中一种有用的标记。

注释

[1] Hainaut P et al. (2013). *TP53* somatic mutations: prognostic and predictive value in human cancers. *p53 in the Clinics*. New York: Springer.

[2] Petitjean A et al. (2007). *Hum Mutat*, 28:622–629. http://dx.doi.org/10.1002/humu.20495 PMID:17311302.

[3] Olivier M et al.(2010). *Cold Spring Harb Perspect Biol*, 2:a001008. http://dx.doi.org/10.1101/cshperspect.a001008, PMID:20182602.

参考网站

IARC TP53 Database: http://p53.iarc.fr.

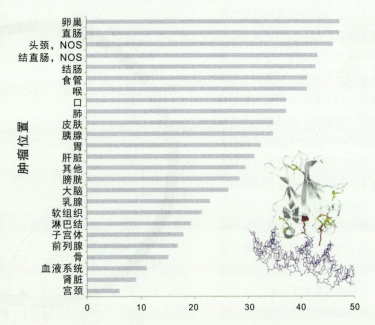

图 B3.1.1 *TP53* 突变在各种癌症类型中的频率（直方图）和 p53 蛋白（三维结构）的 DNA 结合结构域突变热点的位置
注：NOS 为一氧化氮和氨。

表 3.1.1　癌症基因组学数据的互联网资源

资源	网站	描述
国际癌症基因组协会（ICGC）	http://dcc.icgc.org	ICGC 数据门户提供了癌症基因组数据和项目数据
癌症基因组图谱（TCGA）	https://tcga-data.nci.nih.gov/tcga/tcgaHome2.jsp	TCGA 数据门户为研究人员提供美国研究机构的癌症基因组数据的搜索、下载和分析的平台
癌症体细胞突变目录（COSMIC）	http://www.sanger.ac.uk/genetics/CGP/cosmic	COSMIC 存储和显示体细胞突变数据和相关的人类癌症中其他信息
Broad 研究院综合基因组学查看器（IGV）	http://www.broadinstitute.org/igv/	IGV 是一种高性能的可视化工具，用于大型综合性的基因组数据集的互动探索
加州大学圣克鲁兹分校（USCS）癌症基因组浏览器	https://genome-cancer.soe.ucsc.edu	USCS 癌症基因组数据库是一套基于浏览器分析癌症基因组学及其相关临床资料的工具
美国国家癌症研究所的治疗应用——生成有效治疗方法的研究（TARGET）	http://target.nci.nih.gov/dataMatrix/TARGET_DateMatrix.html	TARGET 数据集包括基因组特征和完整的临床信息，并为儿童恶性肿瘤的 5 种常见类型提供测序，五种类型包括急性淋巴细胞白血病、急性髓性白血病、神经母细胞瘤、骨肉瘤和肾母细胞瘤

研究要考虑到病因的地域异质性，并且重点要放在中低收入国家的风险和癌症类型上。

技术挑战

本报告不拟详细讨论基因组技术，这个话题与数据生成有关，与国际癌症基因组联合会和其他数据库的数据使用有关，与基因组学技术临床应用的未来继承者有关。近年来，大部分这类技术的发展，以及相关的计算挑战已经使人们认识到每个数据集都包含着"假阳性"的结果，并且是不完备的（亦即包含"假阴性"结果）。为了促进国际癌症基因组联合会数据集的未来应用，各种质量控制的统一指标，包括潜在有害突变的二次验证，都要强制执行和报告。因此，无论是专家还是非专家，最基本的是要认识到技术存在的局限性，必须注意临床上独立验证的潜在重要突变。

已经生成的癌症基因组数据集正在快速扩大，也正在形成各种巨大的挑战[19]。对于每一种肿瘤，必须搜集很多类型的原始数据，包括临床信息、病理学数据、DNA 序列（从正常组织到携带着几种基因突变类型的肿瘤

组织，包括简单的碱基置换、拷贝数量变化以及其他结构变化）、甲基化和 RNA 表达。此外，要对数据进行解读，例如从突变的功能性后果到蛋白的结构和潜在的临床关系都需记录在稳定和易使用的数据库中。由于这些个体特有的数据集在项目层次上综合集成，最后按照所有的肿瘤类型进行分析，

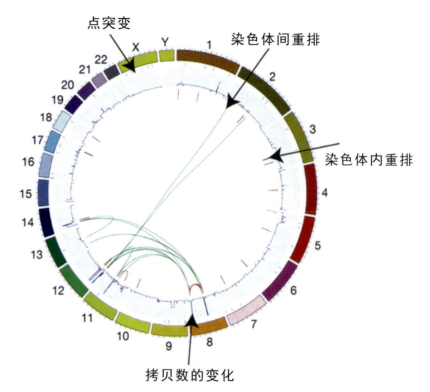

图 3.1.4　在单个癌基因中形象描绘体细胞突变，例如小细胞肺癌细胞株 NCI-H2171 的体细胞突变目录的一部分

注：个体的染色体被描绘在外圈上，同心的内圈用于点突变、拷贝数和基因组中的相对于映射位置的重排数据。箭头表示在这种癌症的基因组中存在的各种类型体细胞的突变实例。

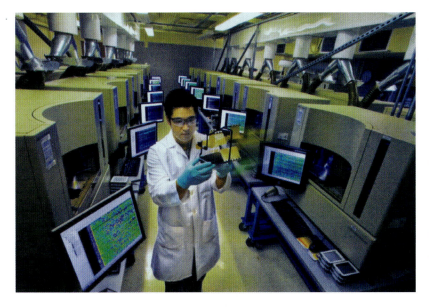

图 3.1.5　加利福尼亚沃尔纳特克里克（Walnut Creek）联合基因组研究所中正在使用的下一代基因测序设备

注：大规模的癌基因组研究已经开始应用新一代测序技术，50 种不同癌症类型的肿瘤将产生超过 25000 个癌基因组。

因此我们面临的计算挑战极其严峻。与此类似，这些信息如何有效地传播到更大范围的科学界（通过描述性数据库，或者通过大量原始数据的转移和分析）也是极其严峻的挑战。

国际争议

最密集的癌症基因组研究最初集中在发达国家，这些国家有着大规模基因组研究的长期记录。当国际癌症基因组联合会启动时，许多国家的资助机构都付出了努力，这不仅是为了确保在各国人口中共同进行癌症调查，也是为了确保在各国打造新一代测序技术的能力，使得科学界积极参与最前沿的研究。例如，印度在西孟加拉邦的卡利亚尼（Kalyani）建立了生物医学基因组学国家研究所（National Institute of Biomedical Genomics），启动了一项联合会的工程来研究龈颊癌。在印度，这种形式的口腔癌占所有癌症的 30%[20]，原因是咀嚼烟草和槟榔的习惯。

在联合会十年创新的过程中，世界各地正在研究许多类型的癌症，但是在某些中低收入国家（尤其是非洲），在某些常见癌症的分析中，仍然存在某些障碍（如经济阻力、有限的生物银行基础设施以及技能缺乏等）。有几种途径可能解决这些问题，包括这些国家的癌症护理工作者与癌症研究的国际领导者（包括联合会成员）之间的协作；借助已经在这些国家建立的专业队伍开展传染病的临床实验；通过标准作业程序，带动分布式模型肿瘤生物银行的建立。

国际管辖方面，各国的法律和监管的框架不同，潜在地阻碍了不同国家协作团队之间的数据交换，也限制了互联网的共享。某些合法的理由形成数据的阻碍，包括保护隐私和错误使用可能损害个体。由于这些原因，癌症基因组联合会执行极其严谨的管理程序以处理人类问题的数据，包括采纳共同的生物伦理要素（bioethical elements）和协调一致的流程[8]。此外，联合会建造的数据库在数据分类中不能把个人数据列为"公开的"或者不受限制的访问数据。与此同时，联合会创建了一些机制，对更敏感的遗传和临床信息进行分类，以免被第三方滥用。这些信息仅可以由参与者"受管制"地使用，并且只提供给符合准入协议条件的科研人员和科研机构，这些过程由一个国际委员会监督[8,21]。

结论和今后的步骤

癌症基因组学（cancer genomics）是一个高速发展的研究领域，是新的基因组技术的成果。在癌症发展中，突变扮演着基础重要角色，癌症基因组的分析将持续进行，探索了解癌症的更多线索，寻找作为预后和治疗反应指标的生物标志物，评价新的癌症药物（新的酶）靶点。这种进步的影响将是非常显著的，不仅有利于生物技术和制药公司研发更多的靶向药物，也可以缩短识别驱动突变与监管机构批准特定靶向疗法之间的时间[7]。

在癌症发展过程中呈现出明显的突变多样性。在 7042 个癌症样本中分析出 4938362 个突变。突变的变化范围超过 5 个数量级，儿童癌症携带的突变最少，与慢性诱发突变的暴露（如烟草烟雾或紫外线辐射）有关的癌症携带的突变最多，每一个 DNA 巨碱基（megabase）携带超过 400 个突变。突变分类的基础是 96 种可能的脚本（scenarios），21 种截然不同的突变签名定义出 30 种癌症类别[22]。

根据预计，癌症基因组信息将继续呈现指数增长，在下一个十年中，将从几千种肿瘤增长到几百万种肿瘤。大部分这种增长将在更适合临床实验室环境的新型测序技术诞生之后发生。可行的癌症临床测序已经在临床试验的环境下在某些选择的疗法下获得成功[23]。癌症基因组的分析转化为改进诊断、预后和治疗所面临的挑战是艰巨的，但是越来越多的卫生保健系统、临床医生和患者将会感受到这种影响[24]。

最近，"癌症基因组地图集研究网络"（Cancer Genome Atlas Research Network）记录了 12 种癌症类型的 3281 种肿瘤的点突变和小插入或缺失，包括临床关联分析。总体而言，有几个基因与不良预后相关，包括 BAP1、DNMT3A、KDM5C、FBXW7 和 TP53，两个基因 BRCA2 和 IDH1 的突变往往与改善预后有关[25]。

[1] Hanahan D, Weinberg RA (2000). The hallmarks of cancer. *Cell*, 100:57–70. http://dx.doi.org/10.1016/S0092-8674(00)81683-9 PMID:10647931.

[2] Hanahan D, Weinberg RA (2011). Hallmarks of cancer: the next generation. *Cell*, 144: 646–674. http://dx.doi.org/10.1016/j.cell.2011.02.013 PMID:21376230.

[3] Lander ES, Linton LM, Birren B et al.; International Human Genome Sequencing Consortium (2001). Initial sequencing and analysis of the human genome. *Nature*, 409:860–921. http://dx.doi.org/10.1038/35057062 PMID:11237011.

[4] Lander ES, Linton LM, Birren B et al.; International Human Genome Sequencing Consortium (2001). Initial sequencing and analysis of the human genome. *Nature*, 409:860–921. http://dx.doi.org/10.1038/35057062 PMID:11237011.

[5] Stratton MR, Campbell PJ, Futreal PA (2009). The cancer genome. *Nature*, 458:719–724. http://dx.doi.org/10.1038/nature07943 PMID:19360079.

[6] Wong KM, Hudson TJ, McPherson JD (2011). Unraveling the genetics of cancer: genome sequencing and beyond. *Annu Rev*.

[7] Chin L, Andersen JN, Futreal PA (2011). Cancer genomics: from discovery science to personalized medicine. *Nat Med*, 17:297–303. http://dx.doi.org/10.1038/nm. 2323 PMID:21383744.

[8] Hudson TJ, Anderson W, Artez A et al.; International Cancer Genome Consortium (2010). International network ofcancergenome projects. *Nature*, 464:993–998. http://dx.doi.org/10.1038/nature08987 PMID:20393554.

[9] Jennings J, Hudson TJ (2013). Reflections on the founding of the International Cancer Genome Consortium. *Clin Chem*, 59:18–21. http://dx.doi.org/10.1373/clinchem.2012.184713 PMID:23136248.

[10] Maher CA, Wilson RK (2012). Chromothripsis and human disease: piecing together the shattering process. *Cell*, 148:29–32. http://dx.doi.org/10.1016/j.cell.2012.01.006 PMID:22265399.

[11] Pleasance ED, Cheetham RK, Stephens PJ et al. (2010). A comprehensive catalogue of somatic mutations from a human cancer genome. *Nature*, 463:191–196. http://dx.doi.org/10.1038/nature08658 PMID:20016485.

[12] Pleasance ED, Stephens PJ, O'Meara S et al. (2010). A small-cell lung cancer genome with complex signatures of tobacco exposure. *Nature*, 463:184–190. http://dx.doi. org/10.1038/nature08629 PMID:20016488.

[13] Lee RS, Stewart C, Carter SL et al. (2012). A remarkably simple genome underlies highly malignant pediatric rhabdoid cancers. *J Clin Invest*, 122:2983–2988. http://dx.doi.org/10.1172/JCI64400 PMID:22797305.

[14] Stephens PJ, Tarpey PS, Davies H et al.; Oslo Breast Cancer Consortium (OSBREAC) (2012). The landscape of cancer genes and mutational processes in breast cancer. *Nature*, 486:400–404. http://dx.doi.org/10.1038/nature11017 PMID:22722201.

[15] Samuel N, Hudson TJ (2013). Translating genomics to the clinic: implications of cancer heterogeneity. *Clin Chem*, 59:127–137.http://dx.doi.org/10.1373/clinchem.2012.184580 PMID:23151419.

[16] Hoang ML, Chen CH, Sidorenko VS et al. (2013). Mutational signature of aristolochic acid exposure as revealed by whole-exome sequencing. *Sci Transl Med*, 5:197ra102. http://dx.doi.org/10.1126/scitranslmed.3006200 PMID:23926200.

[17] Alexandrov LB, Nik-Zainal S, Wedge DC et al. (2013). Signatures of mutational processes in human cancer. *Nature*, 500:415– 421. http://dx.doi.org/10.1038/nature12477 PMID:23945592.

[18] Roberts SA, Lawrence MS, Klimczak LJ et al. (2013). An APOBEC cytidine deaminase mutagenesis pattern is widespread in human cancers. *Nat Genet*, 45:970–976. http://dx.doi.org/10.1038/ng.2702 PMID:23852170.

[19] Chin L, Hahn WC, Getz G, Meyerson M (2011). Making sense of cancer genomic data. *Genes Dev*, 25:534–555. http://dx.doi.org/10.1101/gad.2017311 PMID:21406553.

[20] Khan Z (2012). An overview of oral cancer in Indian subcontinent and recommendations to decrease its incidence. *Cancer*, 3:WMC003626.

[21] Joly Y, Dove ES, Knoppers BM et al. (2012). Data sharing in the post-genomic world: the experience of the International Cancer Genome Consortium (ICGC) Data Access Compliance Office (DACO). *PLoS Comput Biol*, 8:e1002549. http://dx.doi.org/10.1371/journal.pcbi.1002549 PMID:22807659.

[22] Alexandrov LB, Nik-Zainal S, Wedge DC et al.; Australian Pancreatic Cancer Genome Initiative; ICGC Breast Cancer Consortium; ICGC MMML-Seq Consortium; ICGC PedBrain (2013). Signatures of mutational processes in human cancer. *Nature*, 500:415–412. http://dx.doi.org/10.1038/nature12477 PMID:23945592.

[23] Tran B, Brown AM, Bedard PL et al. (2013). Feasibility of real time next generation sequencing of cancer genes linked to drug response: results from a clinical trial. *Int J Cancer*, 132:1547–1555. http://dx.doi.org/10.1002/ijc.27817 PMID:22948899.

[24] Dancey JE, Bedard PL, Onetto N, Hudson TJ (2012). The genetic basis for cancer treatment decisions. *Cell*, 148:409–420. http://dx.doi.org/10.1016/j.cell.2012.01.014 PMID:22304912.

[25] Kandoth C, McLellan MD, Vandin F et al. (2013). Mutational landscape and significance across 12 major cancer types. *Nature*, 502:333–339. http://dx.doi.org/10.1038/nature12634.

参考网站

International Cancer Genome Consortium: www.icgc.org.

全基因组关联研究

史蒂芬·J. 卡诺克（Stephen J. Chanock）
林东信（Dongxin Lin，评审）
保罗·法洛亚（Paul Pharoah，评审）

摘　要

· 癌症全基因组关联研究已经在人类基因组中成功地识别出许多新的易感性等位基因，其中的大部分对于每一种类型的癌症都是独一无二的。

· 癌症全基因组关联研究将继续发现更多的常见易感等位基因，并且已经发现了特定癌症易感性不同的遗传结构。

· 癌症全基因组关联研究使人们看到癌症病因学中新的机制，包括关键性基因和信号通路调节发生的改变。胚系易感性等位基因和体细胞改变之间关系的研究调查可以找出癌症治疗和预防的新靶点。

· 临床肿瘤遗传学将受益于易感等位基因更全面的目录编制，包括频率范围和效应幅度的谱系，可以用于精准医学。

近半个世纪以来，从研究家庭中多位成员罹患同类癌症开始，人们研究了对癌症的遗传贡献[1]。人类基因组序列的草图完成时[2,3]，草图的注解揭示出一个很宽泛的遗传变异谱系，范围从单个碱基变化到大型的结构性变化，以及复制数量的差异[4]。传统上，研究人员曾经聚焦在单一的碱基置换，称为单核苷酸多态性（SNP），根据最小等位基因频率找出替代的核苷酸频率。人类群体中的差异，刻画出遗传变异的格局，其中包括邻近变异的关联，称为连锁不平衡。常见变异的实际频率由最小等位基因频率（minor allele frequency）度量。反过来，无论是从人口还是暴露上来讲，这些差异对于不同癌症发病率差异的研究都很有吸引力。

可以通过不同的方法发现癌症易感性等位基因，例如联系和关联分析。这些工具已经得到极大的改进，人们利用新一代测序技术，已经从单一的串联重复和单核苷酸多态性的基因分型发展到全基因组序列分析。并不是所有的等位基因的估计效应都具有可比性（见图 3.2.1）[5]。在家族的研究中，连锁分析可以发现高度渗透的突变，例如 BRCA1 或 TP53 的突变，这种情况很少见，但是具有很高的预测价值。由于可用的工具有限，只有一小部分家族成员可以用癌症易感性基因中的突变做出解释。这些研究工作为临床肿瘤遗传学奠定了基础。

关联研究发现，常见的易感等位基因的办法，就是对比受到和没有受到影响的个体之间的等位基因频率（见图 3.2.2）。如果估计的效果小于常见的变异，则肯定不是或者不足以构成易感性（见图 3.2.1）。除此之外，常见的变异应用于一种易感性的多基因模型，类似那些非常复杂的疾病，例如糖尿病和神经退行性疾病。

1996 年，里舍（Risch）和梅里坎加斯（Merikangas）提出，对于复杂的疾病连锁分析的效率比较低。如果人口中常见变异的效果比较小，则关联分析的效率比较高[6]。于是人们都转向了关联研究，最初采用的是候选基因的办法，研究人员选择自己喜欢的基因或变异进行测试，但是收效甚微。一般来说，报告的研究结果在后续的研究中都无法被重复，这里的原因各式各样，包括研究的设计存在争议、样本的数量比较少、对有效选出的功能性变异存在不切实际的预期等。在不同的癌症易感性方面，候选基因的办法找出的令人信服的变异不到 12 个。比较著名的例子包括膀胱癌与 NAT2 的变异关联，或者与 GSTM1 的一个常见缺失关联[7]；上呼吸消化道的癌症与乙醇脱氢酶基因 ADH1B 和 ADH7 的编码变异关联[8]。但是，经过严谨的重复实验以及研究规模的扩大，在统计学的背景下，人们找出的这些变异依然没有令人信服的充分说服力，所以仍然无法做出结论。

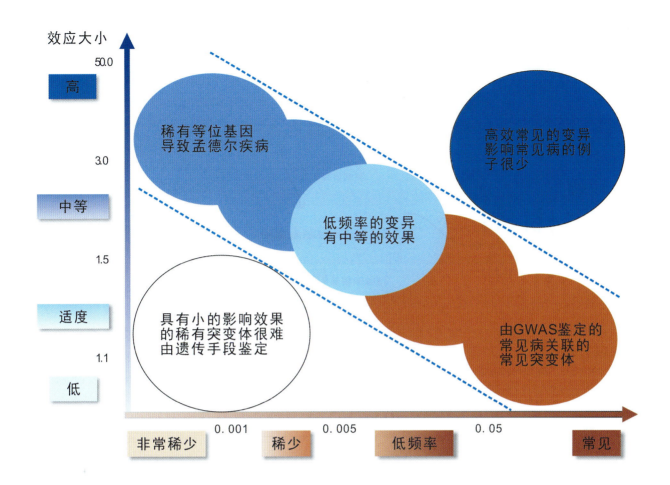

内图中文字：

效应大小

50.0

高

3.0

中等

1.5

适度

1.1

低

稀有等位基因
导致孟德尔疾病

低频率的变异
有中等的效果

高效常见的变异
影响常见病的例
子很少

具有小的影响效果
的稀有突变体很难
由遗传手段鉴定

由GWAS鉴定的
常见病关联的
常见突变体

0.001   0.005   0.05

非常稀少   稀少   低频率   常见

图 3.2.1 遗传易感性
注：根据频率和遗传效应的强度分析易感性等位基因分布，表明分析易感性等位基因的分布与全基因组关联和序列分析鉴定突变体一样可行。

癌症 GWAS 原则

全基因组关联研究（GWAS）的出现带来了根本性改变，在人类疾病和性状的广阔范围内大大促进了常见遗传易感性变异的发现。微阵列技术的进步使研究人员能够在新的分析工具和标准下，并行检测数十万个 SNP。现在采用的方法已经属于商业化 SNP 微阵列的统计学分析——或曰"不可知论"（agnostic）分析——这种分析的设计思路为在整个基因组范围为常见变异"打标签"（tag）。由此带来的结果是，GWAS 可以发现易感等位基因的生物标志物，但是无法识别这些变异是不是"起作用"，是不是能解释相互的关联。

人们开展了很多统计学检测，主要手段仅仅是识别出常见的 SNP，采用趋势检测（trend test）查找主要效应，因此会带来假阳性的误报。根据报告的 GWAS 结果，科学界曾经信奉的全基因组显著性的阈值定义为：在每一个 GWAS 研究设计中，经过调整后的趋势与 $P \leqslant 5 \times 10^{-8}$ 关联。由于与癌症风险有决定性关联的最常见 SNP 的效应太小了，这些等位基因不可能形成主导性效应。必须通过其他研究或者大型荟萃分析，找出一种可以做出结论的发现[9]。独立的重复实验可以防止继续假阳性，这是非常重要的。因为从时间和资源来看，（基因）定位（mapping）的下游成本和实验室投资都是巨大的[10]。实际起作用的生物标志物并非必须进行检测；相反，可以从连锁不平衡中找出一种代理标记，

然后重复这些代理标记的实验[11]。某些情况下，常见的遗传标记指出：某个不太常见的变异具有较强的效应，这被称为合成关联。但是，映射到常见变异的大多数 GWAS 信号，都对癌症易感性具有直接的功能性效应。

GWAS 是可以扩大这些发现的。例如，"协同肿瘤学基因—环境研究"（Collaborative Oncological Gene-environment Study）汇集了已有的扫描信息，进行了大规模重复实验，目的是在与三种激素有关的癌症（乳腺癌、卵巢癌和前列腺癌）中发现新的基因位点[12～14]。这些研究识别出常见变异的很大一部分，与独立基因位点的全面布局有关。因为在不同的商业和专业 SNP 微阵列中，曾经进行了 GWAS 的基因分型，已经

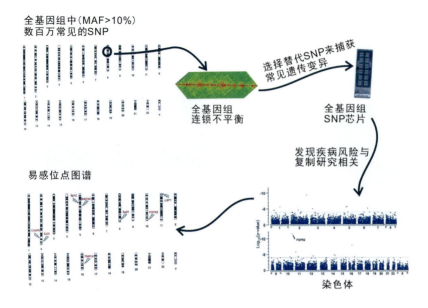

全基因组中(MAF>10%)
数百万常见的SNP

选择替代SNP来捕获
常见遗传变异

全基因组
连锁不平衡

全基因组
SNP芯片

发现疾病风险与
复制研究相关

易感位点图谱

染色体

图 3.2.2　GWAS 的遗传分析

注：多个步骤被执行，包括基于区域连锁不平衡的跨整个基因组的 SNP 选择（通常包含在商业 SNP 微阵列中），使其能够替代选择以测试该区域。关联分析首先在案例—控制背景下进行，在曼哈顿图中检查所有的 SNP，其次是在染色体上精确标记复制分析，在实验室中精确绘制并检查。MAF 表示最小等位基因频率。

开发出数据的归集计划（imputation programmes），可以合成数据集。以基准数据集为参照的几项归集计划，例如国际 HapMap 工程、1000 基因组计划（1000 Genome Project）以及美国国家癌症研究院的癌症流行病学和遗传学部（Division of Cancer Epidemiology and Genetics）的归集数据集，已经成功推算出那些没有检测出来的，但是高度相关的单核苷酸多态性[4,15,16]。

癌症 GWAS 发现

在过去的 6 年中，GWAS 发现的节奏加快了（见框图 3.2.1）。自从第一个 GWAS 在 2007 年发表以来，在接近 400 个截然不同的基因位点中，已经决定性地识别出 20 多个不同的癌症类型，包括常见的癌症，例如乳腺癌、结肠癌、前列腺癌以及罕见的儿童癌症，例如尤因肉瘤（Ewing sarcoma）和神经母细胞瘤[17~20]。此外，GWAS

已经识别出癌症特定亚型的易感性基因位点，例如雌激素阴性乳腺癌[21]。

报告的癌症 GWAS 结果与癌症的易感性相关。除了极少例外，病原学生物标志物与临床结果没有关联，包括转移的癌症或存活的癌症患者。在浸润性癌症和温和的肿瘤之间，神经母细胞瘤的几个基因位点是不同的。在前列腺癌中识别出超过 75 个独立的基因位点，在浸润性和非浸润性前列腺癌之间，这些基因位点没有一个是相同的。最近发现，存活的食管鳞状细胞癌患者与 SLC39A6 中的变异有决定性关联[22]。但是，在病因学基因位点和临床结果之间仍然缺乏关联性，由此可见，基因组的不同区域可能有助于癌症的发展，但是癌症的进展不是必需的。

几乎所有癌症的 GWAS 标记都有一个最小等位基因频率（MAF）大于 10%，且变动幅度很小，范围在 5% ～ 10%[23]。其原因是采用了第一代 SNP 微阵列芯片的设计，并且采用的样本数量也比较小。已经规划的大型荟萃分析和后续的研究中，将在 2% ～ 10% 的 MAF 空间（MAF space）中，做出进一步的探索发现。一个新兴的概念是，在不同类型癌症的遗传结构中，可能蕴含着潜在的重大差别[24]。例如，效应量和等位基因频率范围在前列腺癌和乳腺癌是不

1. 在基因组中，发现与疾病 / 性状（traits）有关的新的区域

• 新的候选基因和区域

2. 寻找对癌症生物学常见变异做出贡献的机制性认识的线索

• 病源学

• 基因—环境 / 生活方式的交互影响

• 结果与药物基因组（pharmacogenomics）

3. 决定个体或者公共健康风险预测的遗传标记的挑战

• 对风险表现出一部分遗传贡献的常见变异

• 多基因风险模型

框图 3.2.1　全基因组关联研究的现状

基因—环境的交互作用和乳腺癌

费德里科·坎兹安（Federico Canzian）

最近，全基因组关联研究（GWAS）识别出与乳腺癌风险关联的几个基因位点。它们是加入乳腺癌危险因素清单的最新因素，主要与环境或生活方式有关。

探索遗传变异与已经形成的乳腺癌风险因素之间可能的交互作用可以：（1）提供新的遗传基因位点的线索和一般的乳腺癌病因的生物学机制；（2）有助于构建更好的预测模型，这种模型也可能预防潜在的影响。

由于每一种环境和遗传危险因素都会带来微小的风险修饰，因此必须通过成千上万病例和对照病例的大规模关联研究来探索基因与环境的交互作用。最近发表了几个这样的研究：研究包括乳腺癌组 26000 人，对照组 32000 人[1~3]，它们涉及 7～17 个单核苷酸多态性（SNP），确认的风险因素包括初潮年龄、胎次、第一次生产的年龄、哺乳、绝经状态、绝经年龄、激素替代疗法的使用、身体质量指数、身高、吸烟、酒精消费、以前的乳房活检次数以及乳腺癌的家族史。乳腺癌组和对照组中都采用了前瞻性队列[1,2]和回顾性系列研究[3]。大多数研究对象是白种人，少数研究在亚洲人群中进行。

到目前为止，得到的结果[1~3]表明，已知的风险 SNP 和确认的乳腺癌风险因素之间，双向的交互相互可能不是很强烈。在修正多项实验之后，所有的大规模研究都没有报告基因与环境交互作用的统计学显著性。在这些研究中增强了统计学功效，大于 90% 的统计学功效检出相互作用的让步比为 1.06。高层次的交互作用未检验，因为需要更大数量的样本。

以前的报告中提出，在基因—环境的交互作用中存在几处统计学的显著性。例如 FGFR2 的 SNP 与激素替代疗法的使用、乳腺癌家族史、初潮年龄、生育次数等之间，在大型的研究中都没有观察到这些关联。考虑到样本数量较少，原始研究报告交互作用的适度统计学显著性最有可能的解释是，这些属于偶然的发现。

现在，乳腺癌风险新的 GWAS 以及现有研究的荟萃分析都在进行中，不久的将来，我们就会知道更多的乳腺癌易感性基因位点。因此，新的基因—环境交互作用的研究是必要的。此外，迄今为止所有发表的研究都采用了交互作用的乘法模型。所以，还要看看其他的模型，例如超相加作用（supra-additive interaction）的模型是不是可以发现显著的基因—环境交互作用。

注释

[1] Travis RC et al. (2010). *Lancet*, 375:2143–2151. http://dx.doi.org/10.1016/S0140-6736(10)60636-8 PMID:20605201.

[2] Campa D et al. (2011). *J Natl Cancer Inst*, 103:1252–1263. http://dx.doi.org/10.1093/jnci/djr265 PMID:21791674.

[3] Milne RL et al. 92010）. *Breast Cancer Res*, 12:R110. http://dx.doi.org/10.1186/bcr2797 PMID:21194473.

同的，其中包括 *BRCA1*、*BRCA2*、*TP53* 和一组适中的浸润性基因突变。

在第一波的 GWAS 中，每个等位基因的估计效果量比较小，比值在 1.1～1.4。在儿科癌症的 GWAS 中，效应估计值为 1.6～1.8 的情况并不少见，或许暗示着癌症发展的强劲驱动力。值得注意的一个例外是青年人睾丸癌的 GWAS，在 12 号染色体的 *KITLG* 基因上，每个等位基因效应的估计值大于 2.5[25]。这并不令人意外，因为在家族研究中，睾丸癌具有较高的遗传性。值得注意的是，随着样本量增大可能找出更小的估计效应量。"合作肿瘤学基因—环境研究"（Collaborative Oncological Gene-environment Study）的研究团队已经发现新的乳腺癌和前列腺癌信号，但效应估计值为 1.05～1.15（参见《基因—环境的交互作用和乳腺癌》）。

在某个不明确的候选基因中，很少有癌症 GWAS 信号映射到编码改变。大多数信号都映射到非编码区域，大约 1/4 映射到基因间区域，此处并无映射到特征基因的相邻且相关的生物标志物。综上这些发现表明，大部分普通遗传变异通过干扰已知通路或新通路的调控影响癌症的发生。

对于某一种癌症的类型，大部分癌症的 GWAS 信号是独一无二的，但是在少数信息量富集的地区，隐藏着多种癌症的易感性等位基因——这就把截然不同的癌症与猜测的分享信号通道联系起来了。在 8q24 的 *MYC* 癌基因的侧翼，隐藏着至少 5 个与前列

腺癌关联的独立基因位点，以及与其他 4 类癌症（乳腺癌、结直肠癌、膀胱癌和慢性淋巴细胞性白血病）关联的基因位点 [23]。在病毒感染驱动的癌症（如宫颈癌、肝癌和鼻咽癌）以及免疫系统的癌症中，GWAS 已经检测到人类白细胞抗原区域的强烈信号（参见后文《DNA 修复的多态性与人类癌症》）。

在 5p15.33 的一个区域包含端粒酶基因和 TERT，这里隐藏多种癌症的多个易感等位基因，包括罕见和常见的 SNP 等位基因 [26]。TERT 的罕见突变，可以追踪到先天性角化不良（遗传性骨髓衰竭综合症）和先天性肺纤维化。GWAS 已经在至少 5 种独立信号中发现了至少 10 种不同类型的易感性等位基因。此外，一种癌症的保护性等位基因可以导致另一种癌症的易感性，值得注意的是，同一个等位基因对两种不同的皮肤癌、基底细胞癌和黑色素瘤会产生相反的效应。这个区域的基因多效性暗示着错综复杂的基因—基因或基因—环境的交互作用。

初期的 GWAS 大部分受试者属于欧洲裔。最近，已经在亚洲裔和非洲裔的人群中展开研究。非洲裔男性前列腺癌的 GWAS 识别出 8q24 和新区域 17q21 上新的独立基因位点 [27]。亚洲的研究集中在显著高发的癌症，例如胃腺癌、食管鳞状细胞癌和不吸烟者中的肺癌 [28,29]。

不同群体的人口遗传史对易感性等位基因的发现具有重要意义，因为内在连锁不平衡可能非常大。各个大陆种群（例如欧洲裔、亚洲裔和非洲裔）之间，许多基因组区域存在着在最小等位基因频率（MAF）的差异，可以解释检出易感性等位基因的差别。例如在非洲裔美国男性前列腺癌患者的 GWAS 中发现，有一个 SNP 的 MAF 相当高，在所有男性患者的 SNP 都可

以检测出来，但是因为这个 MAF 在欧洲裔男性中比较低，在 GWAS 检查中，欧洲裔男性不容易检测出来 [27]。

最近，癌症 GWAS 专注于几类不同的研究设计，但几乎没有涉及环境暴露。然而已经证明少数等位基因与特定暴露的交互作用。中国的一项食管鳞状细胞癌研究中观察到 ADH/ALDH 基因的变异和酒精消费之间存在一种基因—环境的交互作用 [30]。在膀胱癌中，发现与吸烟相互作用的、具有低或中等乙酰化状态相关的 NAT2 的一种新标记。事实上已经证明，常见的遗传变异改变吸烟对膀胱癌的效应 [31]。在吸烟者的肺癌 GWAS 中占主流的变异区域，在不吸烟的亚洲女性的肺癌 GWAS 中没有发现 [29]。此外，在 15q24 区域，不吸烟的女性没有信号，但是这个区域与吸烟者的吸烟行为和肺癌强烈相关，这表明报告的信号主要与烟草使用有关。

分析癌症 GWAS 收集的关联风险因素可以获得大量信息，如关于烟草使用、饮酒以及人体测量数据（如身高、体重和腰围尺寸）。跨疾病的综合症（如糖尿病和心血管疾病）已经与不断加速发现的大量风险因素结合起来。目前，已经识别出关联程度较高的 200 多个独立基因位点 [32]。

GWAS 信号调查

由于高度相关变异的数量非常大，为了给功能分析提供最佳变异，必须精细地描绘每一个区域。不同祖先群体之间往往存在差异明显的连锁不平衡格局（pattern of linkage disequilibrium），可以从大到小筛选可能的变异。最佳变异的选择也需要运用新的公共数据库进行生物信息学评估，例如 ENCODE 项目的 DNA 元素百科全书（Encyclopedia of DNA Elements）[33]。ENCODE 已经开始系

统化阐述基因组调控的生物学，特别是生物活性的路标和生物标志物的目录编制。这个项目的资源可以用于个体的变异，也可以用作格局或信号通路，最近也被建议在 GWAS 中用于识别乳腺癌的易感性基因位点 [34]。如果癌症易感性等位基因映射到调控区域的部分超出预期，表明常见变异的易感性主要来自调节事件中的干扰 [23]。

需要通过实验室研究解释与癌症直接关联的 SNA 的生物学基础。必须分别单独研究每一个变异，如果特点呈现的节奏明显放缓了，必须综合运用不同的方法和工具予以解释（见图 3.2.3）。例如，有一个前列腺癌 GWAS 标记映射到 10q11 的 β - 微精浆蛋白（β-microseminoprotein，MSMB）基因上，对这个标记的调查揭示出启动子区（promoter region）风险等位基因的转录活性降低了，减少了在前列腺癌组织中的表达 [35]。从早期到晚期前列腺癌的发展中，表达会减少，MSMB 表达的缺失，与前列腺根治术（radical prostatectomy）后的癌症复发关联。但是，这一发现无法单独由 MSMB 得到全面解释。GWAS 发现，MSMB 另一侧的基因 NCOA4 也被启动子的 SNP 上调了，NCOA4 与 MSMB 形成嵌合转录（chimeric transcripts）[36,37]。人们还希望找到 MSMB 等位基因和 β-MSMB 基因尿液水平之间的关系。在以前的研究中，这是前列腺癌的一种浆液生物标志物，现在有可能得到确认。

探索 GWAS 的生物标志物时，精确定位的作用非常关键。布罗库尼娜 - 奥尔森（Prokunina-Olsson）等人发现了一个新的基因 IFNL4，由复杂的二核苷酸变异产生（例如单个碱基错义毗邻一个缺失），与 19 号染色体上的标记之间存在强烈的连锁不平衡，与丙型肝炎病毒感染关联，这是肝癌的一种主要风险因素 [38]。早些时候，科研

DNA 修复的多态性与人类癌症

保罗·维内斯（Paolo Vineis）

造成大范围 DNA 损伤的原因既可以是外来媒介（包括环境风险），也可以是内在机制。具有遗传毒性的化学物质与 DNA 结合形成的加合物（adducts）可以由 DNA 修复机器（DNA repair machinery）予以修复（见图 B3.2.1），或者导致永久性 DNA 损伤。DNA 损伤可以导致癌症和其他疾病。因此，DNA 修复基因的遗传序列变异涉及癌症的发展是说得通的。

DNA 修复的主要机制有 5 种：碱基切除修复，修正不太大的损伤；核苷酸切除修复，修复破坏 DNA 双螺旋结构的病变；错配修复，校正复制的错误；双股断裂修复，修复断裂的两个股，通过同源和非同源的重新组合这两种不同的途径；直接修复，修正甲基化的碱基或烷基化的碱基[1]。与癌症高风险关联的 DNA 修复基因的高度浸润性突变是非常罕见的，例如 XP 家族（XP family）的基因涉及遗传疾病着色性干皮，这里外显率较低的常见 SNP 证据比较弱。

根据系统化的准则，一篇系统性综述和荟萃分析显示，在调查的 241 个关联中，只有 3 个关联的累积证据被评价为流行病学可靠性比较强[2]。这 3 个关联中，2 个关联是肺癌（隐性模型），位于 *ERCC2* 基因的 2 个 SNPrs1799793 和 rs13181 之间；1 个关联是膀胱癌（显性模型），位于 *NBN* 基因的 rs1805794 之间。重复进行的这项荟萃分析[3]发现了部分不一致的结果。除此之外，在 2011 年癌症全基因组研究（GWAS）公布之前，没有任何常见的 DNA 修复基因变异显示出高的统计学上的显著关联（高得足以进入 GWAS 所识别最靠前的 10～20 个 DNA 修复基因）由此可见，不太可能是 DNA 修复基因的多态性本身扮演着主要角色。这并不奇怪，因为在一个多步骤、多基因过程（如致癌作用）中，单一基因的单一多态性（single polymorphisms）不太可能把特定蛋白的表达或功能改变到这种程度，产生出一种病理学表型。但是，一个基因或多个基因中几个 SNP 的综合效应可以产生更大的影响。

在信号通路中，采用新的基因分型技术，可以进行多基因中的多个 SNP 的综合研究。此外，与以前相比，采用新的统计学方法可以更严谨地研究基因—环境的交互作用。与单一基因中的病理学分型相比，在一个或多个相关的 DNA 修复信号通路中，研究几个基因中多个 SNP 的综合效应影响更大，但是这种研究非常少。

注释

[1] Friedberg E et al. (2006). *DNA Repair and Mutagenesis*. Washington, DC: ASM Press.

[2] Vineis P et al. (2009). *J Natl Cancer Inst*, 101:24–36. http://dx.doi.org/10.1093/jnci/djn437 PMID:19116388.

[3] Ricceri F et al. (2012). *Mutat Res*, 736:117–121. http://dx.doi.org/10.1016/j.mrfmmm.2011.07.013 PMID:21864546.

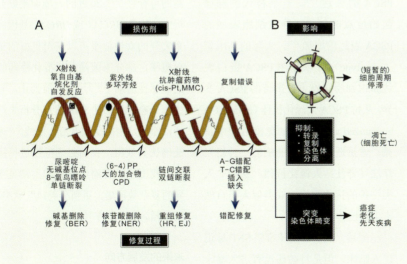

图 B3.2.1　DNA 损伤修复机制和后果
注：图 A 为常见 DNA 损伤剂（上部）、诱导型 DNA 损伤的例子（中部）以及负责清除那些损伤最相关的 DNA 修复机制（底部）。图 B 为 DNA 损伤对细胞周期进程的急性效应，该效应导致在 G1、S、G2 和 M 期的短暂停滞（上部），以及对 DNA 代谢的急性效应（中）。DNA 损伤（图 B 底部）的长期后果包括点突变或染色体畸变及其生物学效应。cis-pt 代表顺铂；CPD 代表环丁烷嘧啶二聚体；EJ 代表末端连接；HR 代表同源重组；MMC 代表丝裂霉素 C；(6-4) PP 代表 6-4 光产物。

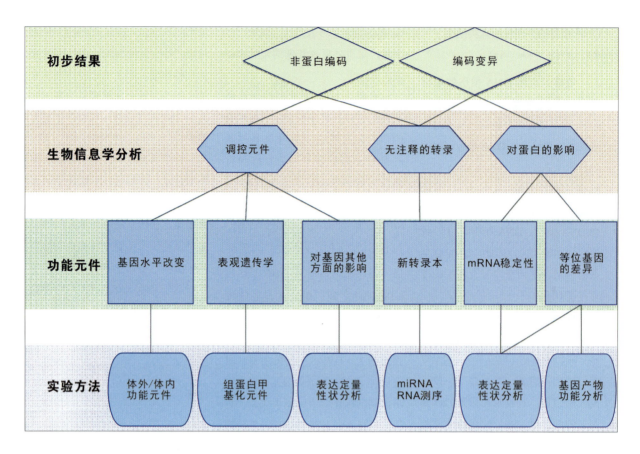

图 3.2.3 GWAS SNP 的实验室研究
注：精确做图后的卡通描绘步骤以标记物是否存在于编码区开始，然后是生物信息学分析和在实验研究之前的功能元件的评估。mRNA 表示信使 RNA，miRNA 表示微小 RNA。

人员的重点是最接近的基因 IFNL3（以前为 IL28B）上游的变异。删除等位基因，产生一个移码突变，这个移码突变产生一种新的蛋白，诱导干扰素型反应，在人类原代肝细胞中，非常明显地关闭了 RNA 序列数据的检查。复杂的 IFNL4 遗传变异，强烈影响着丙肝病毒（HCV）的清除，尤其在非洲裔的个体中。在丙肝病毒的自发性清除和治疗引起的清除中，估计效应的强度显著大于大多数癌症 GWAS 信号，促使人们展开各种临床研究。

理解一个 GWAS 信号的生物学基础，可能最终会帮助人们得到临床解释。一个膀胱癌 GWAS 基因位点映射（map）到前列腺干细胞抗原基因（PSCA）上[39]。在后续功能分析（functional analysis）的 RNA 测序中，一个特征已经精确映射（fine-

mapping）的启动子 SNP（promoter SNP）影响了信使 RNA（mRNA）PSCA 的表达[40]。一个替代的翻译起始位点的创建，导致细胞表面的 PSCA 表达的增加[41]。实际的基因型（genotype）可以预测 PSCA 蛋白表达和识别膀胱癌患者携带的 PSCA 变异，从抗 PSCA 人源化抗体（anti-PSCA humanized antibody）的免疫治疗中获益，这是适用于不同癌症的一种新兴疗法（译注：人源化抗体，系指非人类物种的抗体被修改成类似人类自然产生的抗体）。

虽然一些商业团体希望 SNP 标记进入临床，但是目前还没有进入临床的实践，在临床环境中充足有效的实验还没有广泛开展。关于某一种癌症，一旦相应的易感性等位基因的复杂数据集目录完成，即可在大规模确认研

究中探索应用。目前在设计和开展有效性研究模式的探索中，已具备了很高的可行性[42]。最近的一项卵巢癌分析中，携带 BRCA1 或 BRCA2 基因胚系突变的女性似乎可以获得更好的生存概率，部分原因是对标准化疗药物的敏感性增加了[43]。到目前为止，有少部分癌症易感性 SNP 位点分析失败了，原因是根据受试者工作曲线[44]无法确认其效用。我们必须继续进行探索，找出每一种癌症常见和不常见变异的复杂数据集，重新分类风险状态，用于预防或早期干预。

未来的发展方向

癌症全基因组关联研究将继续探索易感性等位基因，目前人们正在稳定地进行药物基因组学分析和结

果分析，尤其是在完备显型的整个范围的大型研究中。癌症 GWAS 的重大发现带来综合性科学合作发展的一种重大过渡，依靠流行病学家、遗传学家和分析师的网络合作，人们已经发现了风险的遗传标记。一个目标是调查内在的生物学，解释易感性等位基因对癌症的发病或发展的贡献，这有助于找出更多有效的策略进行预防或治疗。

关于映射的常见和不常见易感性等位基因，以及家族中高度渗透的突变，下一代序列分析工具的发展将带来重大的机遇。基因组序列数据的质量控制面临着令人畏惧的挑战，人们不仅要检测数量更加庞大的变异，还要克服从背景噪音区分出真实信号的挑战[45]。定义一组复杂的不常见变异（MAF 在 0.5% 和 5% 之间）需要采用杂交（hybrid）的方法。最近，关于黑色素瘤 MITF 上的易感性突变，两组研究得出了相似的结果：一组是家族和人口的各种关联研究；另一组是从生物学角度研究 MITF 蛋白对泛素化的破坏[46,47]。

下一代研究将集中在 GWAS 方法的两种主要延伸：（1）调查胚系易感性等位基因与体细胞改变的相互关系[43]；（2）全面检测 GWAS 识别出的易感性等位基因全部谱系在临床和公共卫生中的应用，包括罕见高度侵袭性的突变、不太常见的中等侵袭性的等位基因以及效应量较小的常见等位基因。癌症 GWAS 发现的易感性等位基因尚未进入临床应用。在复杂疾病的新时代，我们需要发现更多不常见变异和罕见突变，以便从遗传学的角度发展出对癌症精确、有用的咨询建议。在精准医学中，找出运用易感性等位基因的新办法是一个长期目标，人们希望可以由此做出风险分类，从而应用于早期检测或干预。

注释

[1] Knudson AG (2000). Chasing the cancer demon. *Annu Rev Genet*, 34:1–19. http://dx.doi.org/10.1146/annurev.genet.34.1.1 PMID:11092820.

[2] Lander ES, Linton LM, Birren B et al.; International Human Genome Sequencing Consortium (2001). Initial sequencing and analysis of the human genome. *Nature*, 409:860–921. http://dx.doi.org/10.1038/35057062 PMID:11237011.

[3] Venter JC, Adams MD, Myers EW et al. (2001). The sequence of the human genome. *Science*, 291:1304–1351.http://dx.doi.org/10.1126/science.1058040 PMID:11181995.

[4] Frazer KA, Ballinger DG, Cox DR et al.; International HapMap Consortium (2007). A second generation human haplotype map of over 3.1 million SNPs. *Nature*, 449:851–861. http://dx.doi.org/10.1038/nature06258 PMID:17943122.

[5] Manolio TA, Collins FS, Cox NJ et al. (2009). Finding the missing heritability of complex diseases. *Nature*, 461:747–753.http://dx.doi.org/10.1038/nature08494 PMID:19812666.

[6] Risch N, Merikangas K (1996). The future of genetic studies of complex human diseases. *Science*, 273:1516–1517.http://dx.doi.org/10.1126/science.273.5281.1516 PMID:8801636.

[7] Moore LE, Baris DR, Figueroa JD et al. (2011). GSTM1 null and NAT2 slow acetylation genotypes, smoking intensity and bladder cancer risk: results from the New England bladder cancer study and NAT2 meta-analysis. *Carcinogenesis*, 32:182–189. http://dx.doi.org/10.1093/carcin/bgq223 PMID:21037224.

[8] Hashibe M, McKay JD, Curado MP et al. (2008). Multiple ADH genes are associated with upper aerodigestive cancers. *Nat Genet*, 40:707–709. http://dx.doi.org/10.1038/ng.151 PMID:18500343.

[9] Chanock SJ, Manolio T, Boehnke M et al.; NCI-NHGRI Working Group on Replication in Association Studies (2007).Replicating genotype-phenotype associations. *Nature*, 447:655–660. http://dx.doi.org/10.1038/447655a PMID:17554299.

[10] Burton PR, Clayton DG, Cardon LR et al.; Wellcome Trust Case Control Consortium (2007). Genome-wide association study of 14,000 cases of seven common diseases and 3,000 shared controls. *Nature*, 447:661–678. http://dx.doi.org/10.1038/nature05911 PMID:17554300.

[11] Orr N, Chanock S (2008). Common genetic variation and human disease. *Adv Genet*, 62:1–32. http://dx.doi.org/10.1016/S0065-2660(08)00601-9 PMID:19010252.

[12] Eeles RA, Olama AA, Benlloch S et al.; COGS–Cancer Research UK GWAS–ELLIPSE (part of GAME-ON) Initiative; Australian Prostate Cancer Bioresource; UK Genetic Prostate Cancer Study Collaborators/British Association of Urological Surgeons'Section of Oncology; UK ProtecT (Prostate testing for cancer and Treatment) Study Collaborators; PRACTICAL (Prostate Cancer Association Group to Investigate Cancer-Associated Alterations in the Genome) Consortium (2013). Identification of 23 new prostate cancer susceptibility loci using the iCOGS custom genotyping array. *Nat Genet*, 45:385–391, e1–e2.http://dx.doi.org/10.1038/ng.2560 PMID:23535732.

[13] Michailidou K, Hall P, Gonzalez-Neira A et al.; Breast and Ovarian Cancer Susceptibility Collaboration; Hereditary Breast and Ovarian Cancer Research Group Netherlands (HEBON); kConFab Investigators; Australian Ovarian Cancer Study Group; GENICA (Gene Environment Interaction and Breast Cancer in Germany) Network (2013). Large-scale genotyping identifies 41 new loci associated with breast cancer risk. *Nat Genet*, 45:353–361, e1–e2. http://dx.doi.org/10.1038/ng.2563 PMID:23535729.

[14] Pharoah PD, Tsai YY, Ramus SJ et al.; Australian Cancer Study; Australian Ovarian Cancer Study Group (2013). GWAS metaanalysis and replication identifies three new susceptibility loci for ovarian cancer. *Nat Genet*, 45:362–370, e1–e2.http://dx.doi.org/10.1038/ng.2564 PMID:23535730.

[15] Abecasis GR, Altshuler D, Auton A et al.; 1000 Genomes Project Consortium (2010). A map of human genome variation from population-scale sequencing. *Nature*, 467:1061–1073. http://dx.doi.org/10.1038/nature09534 PMID:20981092.

[16] Wang Z, Jacobs KB, Yeager M et al. (2012). Improved imputation of common and uncommon SNPs with a new reference set.*Nat Genet*, 44:6–7. http://dx.doi.org/10.1038/ng.1044 PMID:22200770.

[17] Chung CC, Magalhaes WC, Gonzalez-Bosquet J, Chanock SJ (2010). Genome-wide association studies in cancer – current and future directions. *Carcinogenesis*, 31:111–120. http://dx.doi.org/10.1093/carcin/bgp273 PMID:19906782.

[18] Hindorff LA, Gillanders EM, Manolio TA (2011). Genetic architecture of cancer and other complex diseases: lessons learned and future directions. *Carcinogenesis*, 32:945–954. http://dx.doi.org/10.1093/carcin/bgr056 PMID:21459759.

[19] Maris JM, Mosse YP, Bradfield JP et al. (2008). Chromosome 6p22 locus associated with clinically aggressive neuroblastoma. *N Engl J Med*, 358:2585–2593. http://dx.doi.org/10.1056/NEJMoa0708698 PMID:18463370.

[20] Postel-Vinay S, Véron AS, Tirode F et al. (2012). Common variants near TARDBP and EGR2 are associated with susceptibility to Ewing sarcoma. *Nat Genet*, 44: 323–327. http://dx.doi.org/10.1038/ng.1085 PMID:22327514.

[21] Garcia-Closas M, Couch FJ, Lindstrom S et al.; Gene ENvironmental Interaction and breast CAncer (GENICA) Network; kConFab Investigators; Familial Breast Cancer Study (FBCS); Australian Breast Cancer Tissue Bank (ABCTB) Investigators (2013). Genome-wide association studies identify four ER negative-specific breast cancer risk loci. *Nat Genet*, 45:392–398, e1–e2.http://dx.doi.org/10.1038/ng.2561 PMID:23535733.

[22] Wu C, Li D, Jia W et al. (2013). Genome-wide association study identifies common variants in SLC39A6 associated with length of survival in esophageal squamous-cell carcinoma. *Nat Genet*, 45:632–638. http://dx.doi. org/10.1038/ng.2638 PMID:23644492.

[23] Chung CC, Chanock SJ (2011). Current status of genome-wide association studies in cancer. *Hum Genet*, 130:59–78.http://dx.doi.org/10.1007/s00439-011-1030-9 PMID:21678065.

[24] Park JH, Gail MH, Weinberg CR et al. (2011). Distribution of allele frequencies and effect sizes and their interrelationships for common genetic susceptibility variants. *Proc Natl Acad Sci U S A*, 108:18026–18031. http://dx.doi.org/10.1073/pnas.1114759108 PMID:22003128.

[25] Kanetsky PA, Mitra N, Vardhanabhuti S et al. (2009). Common variation in KITLG and at 5q31.3 predisposes to testicular germ cell cancer. *Nat Genet*, 41:811–815. http://dx.doi.org/10.1038/ng.393 PMID:19483682.

[26] Rafnar T, Sulem P, Stacey SN et al. (2009). Sequence variants at the TERT-CLPTM1L locus associate with many cancer types. *Nat Genet*, 41:221–227. http://dx.doi.org/10.1038/ng.296 PMID:19151717.

[27] Haiman CA, Chen GK, Blot WJ et al. (2011). Genome-wide association study of prostate cancer in men of African ancestry identifies

a susceptibility locus at 17q21. *Nat Genet*, 43:570–573. http://dx.doi.org/10.1038/ng.839 PMID:21602798.

[28] Abnet CC, Freedman ND, Hu N et al. (2010). A shared susceptibility locus in PLCE1 at 10q23 for gastric adenocarcinoma andesophageal squamous cell carcinoma. *Nat Genet*, 42:764–767. http://dx.doi.org/10.1038/ng.649 PMID:20729852.

[29] Lan Q, Hsiung CA, Matsuo K et al. (2012). Genome-wide association analysis identifies new lung cancer susceptibility loci in never-smoking women in Asia. *Nat Genet*, 44:1330–1335. http://dx.doi.org/10.1038/ng.2456 PMID:23143601.

[30] Wu C, Kraft P, Zhai K et al. (2012). Genome-wide association analyses of esophageal squamous cell carcinoma in Chinese identify multiple susceptibility loci and gene-environment interactions. *Nat Genet,* 44:1090–1097. http://dx.doi.org/10.1038/ng.2411 PMID:22960999.

[31] Garcia-Closas M, Rothman N, Figueroa JD et al. (2013). Common genetic polymorphisms modify the effect of smoking on absolute risk of bladder cancer. *Cancer Res*, 73:2211–2220. http://dx.doi.org/10.1158/0008-5472.CAN-12-2388 PMID:23536561.

[32] Lango Allen H, Estrada K, Lettre G et al. (2010). Hundreds of variants clustered in genomic loci and biological pathways affect human height. *Nature*, 467:832–838. http://dx.doi.org/10.1038/nature09410 PMID:20881960.

[33] Bernstein BE, Birney E, Dunham I et al.; ENCODE Project Consortium (2012). An integrated encyclopedia of DNA elements in the human genome. *Nature*, 489:57–74. http://dx.doi.org/10.1038/nature11247 PMID:22955616.

[34] Li Q, Seo JH, Stranger B et al. (2013). Integrative eQTL-based analyses reveal the biology of breast cancer risk loci. *Cell*, 152:633–641. http://dx.doi.org/10.1016/j.cell.2012.12.034 PMID:23374354.

[35] Lou H, Yeager M, Li H et al. (2009). Fine mapping and functional analysis of a common variant in MSMB on chromosome 10q11.2 associated with prostate cancer susceptibility. *Proc Natl Acad Sci U S A*, 106:7933–7938. http://dx.doi.org/10.1073/pnas.0902104106 PMID:19383797.

[36] Lou H, Li H, Yeager M et al. (2012). Promoter variants in the MSMB gene associated with prostate cancer regulate MSMB/NCOA4 fusion transcripts. *Hum Genet*, 131:1453–1466. http://dx.doi.org/10.1007/s00439-012-1182-2 PMID:22661295.

[37] Pomerantz MM, Shrestha Y, Flavin RJ et al. (2010). Analysis of the 10q11 cancer risk locus implicates MSMB and NCOA4 in human prostate tumorigenesis. *PLoS Genet*, 6:e1001204. http://dx.doi.org/10.1371/journal.pgen.1001204 PMID:21085629.

[38] Prokunina-Olsson L, Muchmore B, Tang W et al. (2013). A variant upstream of IFNL3 (IL28B) creating a new interferon geneIFNL4 is associated with impaired clearance of hepatitis C virus. *Nat Genet*, 45:164–171. http://dx.doi.org/10.1038/ng.2521PMID:23291588.

[39] Wu X, Ye Y, Kiemeney LA et al. (2009). Genetic variation in the prostate stem cell antigen gene PSCA confers susceptibility to urinary bladder cancer. *Nat Genet*, 41:991–995. http://dx.doi.org/10.1038/ng.421 PMID:19648920.

[40] Fu YP, Kohaar I, Rothman N et al. (2012). Common genetic variants in the PSCA gene influence gene expression and bladder cancer risk. *Proc Natl Acad Sci U S A,* 109:4974–4979. http://dx.doi.org/10.1073/pnas.1202189109 PMID:22416122.

[41] Kohaar I, Porter-Gill P, Lenz P et al. (2013). Genetic variant as a selection marker for anti-prostate stem cell antigenimmunotherapy of bladder cancer. *J Natl Cancer Inst*, 105:69–73. http://dx.doi.org/10.1093/jnci/djs458 PMID:23266392.

[42] Burton H, Chowdhury S, Dent T et al. (2013). Public health implications from COGS and potential for risk stratification andscreening. *Nat Genet*, 45:349–351. http://dx.doi.org/10.1038/ng.2582 PMID:23535723.

[43] Bolton KL, Chenevix-Trench G, Goh C et al.; EMBRACE; kConFab Investigators; Cancer Genome Atlas Research Network (2012). Association between BRCA1 and BRCA2 mutations and survival in women with invasive epithelial ovarian cancer. *JAMA*,307:382–390. http://dx.doi.org/10.1001/jama.2012.20 PMID:22274685.

[44] Wacholder S, Hartge P, Prentice R et al. (2010). Performance of common genetic variants in breast-cancer risk models. *N Engl J Med*, 362:986–993. http://dx.doi.org/10.1056/NEJMoa0907727 PMID:20237344.

[45] Mardis ER (2011). A decade's perspective on DNA sequencing technology. *Nature*, 470:198–203. http://dx.doi.org/10.1038/nature09796 PMID:21307932.

[46] Bertolotto C, Lesueur F, Giuliano S et al.; French Familial Melanoma Study Group (2011). A SUMOylation-defective MITFgermline mutation predisposes to melanoma and renal carcinoma. *Nature,* 480:94–98. http://dx.doi.org/10.1038/nature10539 PMID:22012259.

[47] Yokoyama S, Woods SL, Boyle GM et al. (2011). A novel recurrent mutation in MITF predisposes to familial and sporadic melanoma. *Nature*, 480:99–103. http://dx.doi.org/10.1038/nature10630 PMID:22080950.

参考网站

A Catalog of Published Genome-Wide Association Studies:http://www.genome.gov/gwastudies.

3.3 　基因表达

3. 癌症生物学

马格达莱纳·B. 沃兹尼亚克（Magdalena B. Wozniak）
保罗·布伦南（Paul Brennan）
伊曼纽尔·巴里洛特（Emmanuel Barillot，评审）
林东昕（Dongxin Lin，评审）

摘　要

· DNA 中包含的编码遗传信息的表达通过功能基因产物的合成来确定有机体的表型；这种蛋白和 RNA 的合成在转录和翻译水平上得到调节。

· 癌症中正常细胞的恶性转换源自 DNA 结构的变化，由多个基因的异常表达介导。

· 根据基因表达形式，肿瘤被进一步细分为具有截然不同的生物和临床性质的类别；有时候这个过程会识别出遗传变化，找出治疗的靶点。

· 人类基因组中，估计超过 1000 种微小 RNA 参与调控 60% 以上的基因翻译，这决定了基因的表达。

· 目前，以新一代测序技术为基础，一些大规模的国际合作肿瘤研究正在编制部分肿瘤类型中明显致癌变化的一套综合目录。

基因表达系指 DNA 的碱基序列中蕴含的信息翻译成为功能性产品的过程，包括蛋白和非编码 RNA，例如核糖 RNA、转运 RNA、微小 RNA（miRNA）和核小 RNA（small nuclear RNA）等（见图 3.3.1）。在真核生物中，转录（transcription）由三种类型的 RNA 聚合酶进行，每一种 RNA 聚合酶需要一个启动子 DNA 序列和一组 DNA 结合转录因子启动这一过程。启动子序列的位置几乎总是位于转录起始位点的上游，在顶端 5' 位置。调节蛋白与增强子序列的结合导致染色质结构出现移动，这种移动促进或抑制 RNA 聚合酶和转录因子的结合。结构更开放的常染色质与转录关联，异染色质与转录失活关联（见图 3.3.2A）。

在某一细胞、某一特定时间里，只有一小部分基因得到表达。各种基因表达谱是由截然不同的转录调节因子组决定的。转录产生的前体信使 RNA（mRNA）经过一系列修饰，成为成熟的 mRNA。这些修饰包括各种酶反应，包括 5' 加帽、3' 剪切和聚腺苷酸化的酶反应。人类基因组中，只有 1% ～ 2% 的 DNA 是蛋白编码序列[1]。在原始 mRNA 和蛋白水平上，多样性的增大可能源自各种 RNA 剪接，产生各种不同的转录产物，这些转录产物起源于一个单一的基因，从特定的成熟 mRNA 中去除或者保留某些内含子和外显子。得到的转录产物可能被翻译为不同的蛋白。每一个 mRNA 由三部分组成，包括一个 5' 非翻译区、一个开放阅读框和一个 3' 非翻译区。

基因表达的调控

基因表达的调控可以发生在表达的任何一个步骤，包括各种系统。这些系统决定哪些基因打开，哪些基因关闭，以及基因表达的程度。基因表达水平的转录调控发生在三个主要方面，包括遗传（涉及与 DNA 的直接交互作用）、调节（涉及与转录机器的交互作用）和表观遗传（涉及 DNA 的非序列变化）。基因在他们的序列中围绕编码区的几个蛋白结合位点，如增强子、绝缘子和沉默子。这些位点可以结合转录因子，从而阻断或激活转录。此外，也可以通过翻译后的蛋白修饰调节转录因子的活性，如乙酰化、磷酸化或糖基化（见图 3.3.2B）。

表观遗传变化，尤其是 DNA 甲基化，可以通过改变 DNA 到蛋白的可达性来调节转录。特别重要的是，基因表达水平的调节是转录后的修饰，包括 5' 加帽和 3' 多聚腺苷酸化。在细胞核输出期间，这些修饰可以防止 mRNA 的降解。一旦形成之后，成熟的 RNA 亚型便受到多层次的监管，包括 miRNA 和调节因子进行翻译的调节、采用不同的翻译起始位点、RNA 定位以及 mRNA 的稳定性和周转。生物毒素和抗生素直接抑制蛋白翻译不太常见。此外，很多亚型可以影响单核苷酸多态性（SNP），例如同一基因等位基因之间微小的遗传差异。最后，降解可以减少蛋白表达，那些不需要

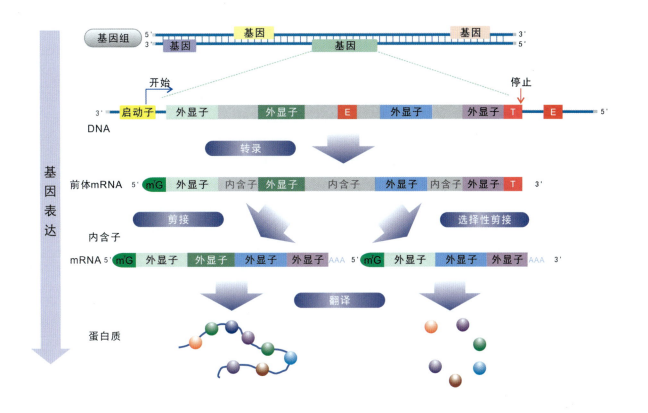

图 3.3.1　真核生物蛋白编码基因表达途径示意图

注：E 表示增强子序列；T 表示终止子（转录终止位点）；m⁷G 代表鸟嘌呤 7- 甲基化帽子。

的、损坏的、折叠不当的蛋白标记通过泛素化进行降解。

癌症中基因表达的失调

　　恶性转变的特点是遗传信息的破坏，多个基因的异常表达。这些变化增强肿瘤细胞的存活，改变它们的增殖能力，导致肿瘤形成。事实上，一个肿瘤实体中的大多数细胞分享一种共同的基因表达谱。因此，人们可以系统地分析人类肿瘤样本中不同的基因表达，对遗传和表观遗传的失调程度做出评估。

基因表达的测量

　　为了监测基因表达，理想情况下，必须测定每一个基因的最终产物，这种产物大多数情况下是一种蛋白。由于基于蛋白的方法存在种种局限性，人们经常研究前体 mRNA（pre-mRNA）

的表达。人们已经开发出几种方法来定量地检测 mRNA 的水平，其中包括 Northern 印迹杂交、定量逆转录聚合酶链式反应（qRT-PCR）、RNA 酶保护测定法、微阵列、基因表达系列分析（SAGE）以及新一代 RNA 测序（RNA-seq）技术。Northern 印迹杂交和定量逆转录聚合酶链式反应技术通常用于验证特定基因或低表达基因的结果，而微阵列、SAGE 和 RNA-seq 可实现基因组的全面覆盖。现在，研究者可以识别蛋白编码基因的全基因组集合，结合 miRNA 的发现，借助阵列方法的优势，研究者正在开展多项研究，寻找大多数癌症类型的基因表达格局。

　　癌症基因表达形式的 DNA 微阵列分析已经用于识别介导癌症发病机理的各种转录产物和调控基因网络，它既可以发现药物研发的分子靶点，又可以更准确地进行肿瘤分类，并且可以找到分子标记，用于疾病诊断和

预后，或者预测临床结果。这项分析不仅能够检测转录水平的变化，如最近开发的 RNA 测序技术；还可以检测癌症转录组的其他异常，如单核苷酸多态性、各种剪接变异、新的编码和非编码转录产物以及基因融合。由于成本下降，RNA 测序成为癌症基因表达形式越来越常用的方法。RNA 测序比微阵列技术更优越，可以精确地进行探测。但是，这种方法要求的样本 RNA 数量较大，产生的数据有限，因此面临着复杂生物数据分析的挑战。

癌症的基因表达微阵列研究

　　广泛用于研究癌症基因表达的微阵列分析技术是基因组标记研究的一项重大进步，并且成为临床实践中一种重要的决策工具。微阵列研究的目的是在已知样本组中找出表达不同的基因（类别比较），发现基因表达的未知格局（类别发现），

失调的 DNA 损伤信号的治疗意义

彼得·鲍曼（Peter Bouwman）
乔斯·琼克（Jos Jonkers）

许多抑癌基因参与 DNA 修复，根据这一事实可以看出，癌症和 DNA 损伤信号之间的关系非常密切[1,2]。众所周知的例子是 BRCA1 和 BRCA2 在同源重组修复 DNA 时非常重要。此外，我们已经知道许多已知的致癌物，如烟草烟雾、酒精、紫外线辐射和电离辐射，也可以导致 DNA 损伤。

令人感到困惑的是，肿瘤也能修复放疗和化疗造成的 DNA 损伤。虽然 DNA 损伤也会影响正常细胞，但是肿瘤细胞的 DNA 修复信号通路或关键细胞周期检验点中存在缺陷，所以肿瘤细胞往往更易受到伤害。治疗中，人们尤其可以利用 DNA 双链断裂时同源定向修复（HDR）的缺陷。最近人们越来越清楚地认识到，这不仅可以直接造成肿瘤的 DNA 损伤，也可以通过 PARP 酶抑制肿瘤。PARP1 与 PARP2 抑制可以阻止肿瘤修复信号通路，使 PARP 局限在 DNA 上，这对 HDR 缺陷细胞是不利的[3]。

尽管对 DNA 损伤极其敏感，具有 HDR 缺陷的肿瘤最终还是会对治疗耐受。这不仅因为某些机制可以降低细胞内的药物浓度，DNA 损伤信号通路的改变也可以带来耐受性[1,2]。值得注意的是，在一个特定 DNA 修复基因上携带突变的肿瘤，对于治疗并不总是表现出相同的响应，

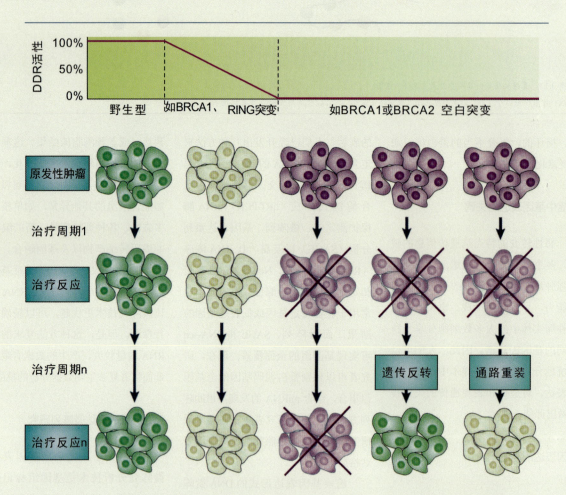

图 B3.3.1　治疗耐受的 DNA 损伤反应（DDR）相关机制
注：DNA 修复基因功能的丧失会削弱影响的途径，导致肿瘤细胞对某些类型的 DNA 损伤高度敏感。另外，剩余的修复途径可能成为生存所必需的。化疗耐受可以是突变的等位基因部分活性的结果。这种亚效等位基因突变能充分受影响以导致肿瘤的形成，但过于活跃会导致对针对性的治疗过敏。如果突变导致等位基因完全失活（空白），化疗可能会选择恢复原来缺陷的突变或选择导致通路重新布线的其他 DDR 基因中的突变。叉号象征着失活。具有野生型 DDR 活性水平的肿瘤细胞绿色表示，具有局部活性 DDR 途径的细胞用棕黄色表示，而 DDR 受损的细胞用紫色表示。

它在某一特定区域的错义突变与完全废除表达的突变相比，表现出不同的效果。此外，肿瘤往往是异质细胞群体构成的，虽然这些细胞可能源自一个共同的祖先，但是它们已经获得不同的突变或表观遗传改变。一些临床前模型的数据表明，这可能带来 DNA 损伤修复能力的增强，因此带来对治疗的耐受性。人们还发现，耐受治疗的 *BRCA1* 和 *BRCA2* 相关的肿瘤可以通过遗传逆转恢复它们的 HDR 缺陷。二次突变可以克服初始缺陷，从而导致（部分）

功能性 *BRCA1* 或 *BRCA2* 蛋白的表达。另外，在接受 DNA 损伤疗法的时候，DNA 修复信号通道可以受到干扰。最近的数据表明，修复 DNA 的双链断裂可能有两种主要途径：无差错的同源重组和本质上容易出错的非同源末端连接。例如，*BRCA1* 缺乏的细胞HDR 缺陷，如果丧失了 *NHEJ* 蛋白 53BP1，生长就会受到抑制。

应该根据特定 DNA 修复缺陷和靶向疗法组合，对患者分门别类进行治疗，使治疗成功可能性最大化。为了避免治疗耐受，

最重要的是找出涉及 DNA 损伤应答因子活性的生物标志物。

注释

[1] Bouwman P, Jonkers J (2012). Nat Rev Cancer, 12:587–598. http://dx. doi. org/10.1038/nrc3342PMID:22918414.

[2] Lord CJ, Ashworth A (2012). Nature,481:287–294. http://dx.doi.org/10.1038/nature10760PMID:22258607.

[3] Helleday T (2011). Mol Oncol, 5:387–393. http://dx.doi.org/10.1016/j.molonc.2011.07.001PMID:21821475.

然后研发出与癌症或治疗结果相关的分类办法（类别预测）。为了达成这个目的，人们采用了获得和未获得批准的各种分析方法，研究与已知类别相关的分子标记，从而发现新的癌症类型。对于大部分癌症，虽然人们仍以组织学分析方法为主进行癌症诊断和亚分类，但是已经证明这些传统办法已经不足以进行某几种癌症类型的亚分类。

具体来说，证明弥漫性大 B 细胞淋巴瘤（diffuse large B-cell lymphoma）的一致性定义是困难的，因为观察者之间和观察者内部的再次重复存在着差异[2]。依据基因表达形式，可以利用截然不同的生物学特性和预后进行弥漫性大 B 细胞淋巴瘤的亚分类。由此识别出两种亚型：胚系中心 B 样弥漫性大 B 细胞淋巴瘤，以及激活的 B 样弥漫性大 B 细胞淋巴瘤[3]。胚系中心 B 样弥漫性大 B 细胞淋巴瘤患者 10 年存活率为 80% 左右，激活的 B 样弥漫性大 B 细胞淋巴瘤患者 8年存活率为 40% 左右。

某些类型的肿瘤，如乳腺癌[4]和白血病[5]，分子标记作为组织学分类

的辅助已经应用了几十年。也许最著名的一个例子是基因表达形式对乳腺肿瘤分类的贡献，由此发展出了"PAM50 乳腺癌内在分类法"（PAM50 Breast Cancer Intrinsic Classifier），把乳腺癌分为若干主要分子亚型，包括基底样、人表皮生长因子受体 2（HER2）

阳性、管腔上皮 A（luminal A）型和管腔上皮 B（luminal B）型（见图 3.3.3A）。黑色素瘤的基因表达标记研究也发展出衡量 5 个基因表达的蛋白为主的检测办法，可以从良性组织区分出恶性黑色素瘤[6]。

基因表达签名的使用同样可以

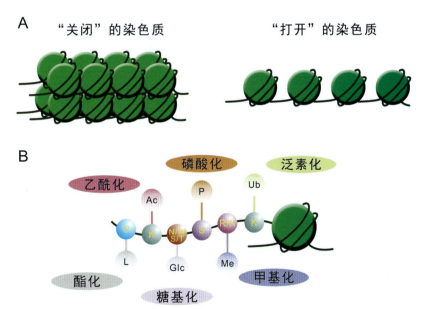

图 3.3.2　图 A 表示"关闭"和"打开"染色质结构的描绘，图 B 表示在基因表达的调节中发挥重要作用，并在疾病进程过程中被改变的主要翻译后修饰

注：这些修饰与组蛋白的 N- 末端尾部的部分有关；单字母表示可能会受到特定修饰的氨基酸残基。

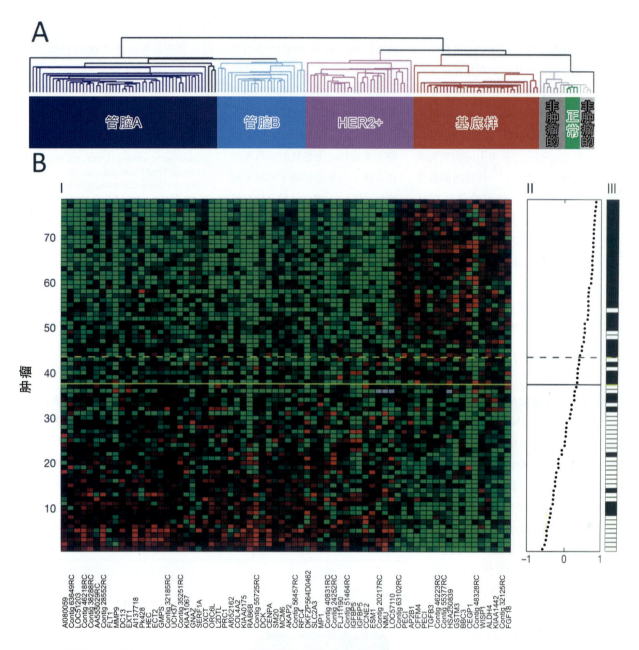

图 3.3.3　基因表达图谱在乳腺癌上的成功应用

注：图 A 使 PAM50 分类基因标准化为 5 个对照基因的分级群聚，使用 171 福尔马林固定，石蜡包埋乳腺癌样品。集群树状图显示先前发现的 5 个显著分类组并被指定为管腔 A、管腔 B、HER2 阳性、基底细胞样和正常。图 B 中 78 例患者确诊时年龄小于 55 岁，肿瘤直径小于 5 厘米，无淋巴结受累（Ⅰ），来自这些患者的零星乳腺肿瘤的 70 个预后标记基因的表达数据矩阵，每一行代表一个肿瘤，每一列代表一个基因，基因是根据与两个预后组的相关系数排序。肿瘤是根据与预后良好组（Ⅱ）的平均信息相关性排序。实线代表有最佳精度的预后分类；虚线代表具有优化的灵敏度。虚线的上方代表患者有良好预后的标志；虚线下方代表预后较差。每个病人的转移情况也被显示（Ⅲ），白色表示初步诊断后 5 年之内有远处转移的患者；黑色表示至少 5 年无疾病进展的患者。

鉴定预后亚型。使用基因表达谱作为预后指标比较成功的一个例子是将其应用于早期乳腺癌患者复发风险的评估。经证明，三个图谱具有预后评估的能力，它们是：含有 70 个基因谱的 MammaPrint，含有 21 个基因复发评分的 Oncotype DX，以及含有 76 个基因预后签名的 Rotterdam[7～9]。这些图谱的绘制，是通过来自肿瘤的 mRNA 应用于 DNA 微阵列或 RT-PCR 方法得到的。所有这三个图谱都用于临床实践预测预后以及辅助治疗干预。使用类似的方法，人们开发出一种 12 个基因的表达签名，用于结肠癌Ⅱ期患者复发的独立预测，可以帮助鉴别出不能从化疗获益的患者[10]。此外，人们还研究了 133 个基因的预后签名，用于鉴别具有正常核型的成人急性髓系白血病和弥漫性大 B 细胞淋巴瘤新的预后亚型[11,12]。基因表达签名还可用于评估非小细胞肺癌[13]及几种其他肿瘤患者的复发风险。

癌症中非编码 RNA 的参与

近年来，基因组非蛋白编码部分（non-protein-coding portion）的功能相关性在正常发育和发病机理之间的差异已经越来越明显。最近，"基因和基因变异百科全书工程"（GENCODE project）的第 16 版[14]注释出合计 9173 个小 RNA，其中大部分属于 4 个类型，包括核小 RNA（Small nuclear RNA）、核仁小 RNA、微小 RNA（miRNA）和转运 RNA。其他类型短的和中型的非编码 RNA 包括 PIWI 相互作用 RNA（piRNA）、转录起始 RNA、启动子相关的小 RNA、转录起始位点关联的 RNA 以及启动子上游转录产物。"基因和基因变异百科全书工程"还包括 13220 个长的非编码 RNA 基因和一组混杂的非编码转录产物，长度超过 200 个核苷酸，主要由大型基因间的非编码 RNA 和转录超保守区域（T-UCRs）构成。

具有重要功能、得到最广泛研究的非编码 RNA 类别是 miRNA。miRNA 是小型 RNA 的聚合物，有大约 21 个核苷酸通过翻译表达介导前转录基因沉默[15]。在人类的基因组中，估计编码了超过 1000 个 miRNA，它们负责调节 60% 以上蛋白编码基因的翻译。miRNA 的生物起源涉及一种多步骤过程（见图 3.3.4）。从根本上来说，miRNA 涉及所有的生物学过程，人们认为一个 miRNA 可以指向几百

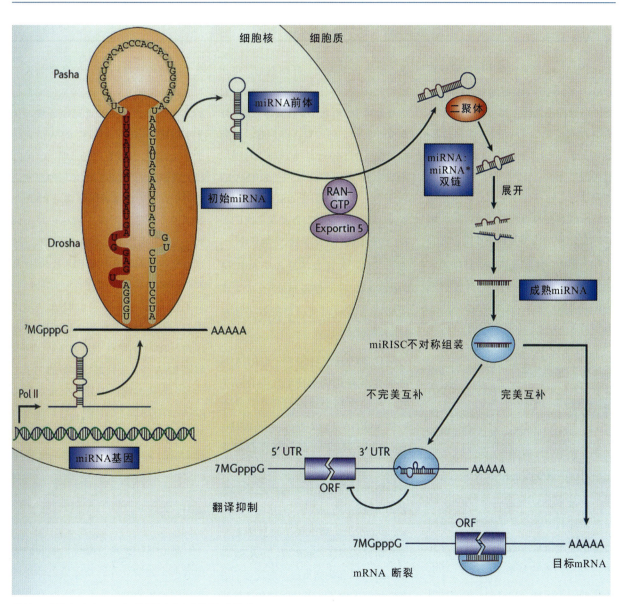

图 3.3.4　微小 RNA（miRNA）的生物合成和转录后抑制模型
注：在细胞核内新生成的初级 miRNA（pri-miRNA）转录本首先被 RNA 酶 III Drosha 处理成约 70 个核苷酸的前体 miRNA（pre-miRNAs）。输出蛋白 5 将这种前体 miRNA 从细胞核转运到细胞质，并被另一个 RNA 酶 III Dicer 加工成 miRNA，成为 miRNA* 双链体。miRNA* 双链体的仅一条链优先组装到 RNA 诱导的沉默复合体（RISC）上，其随后通过翻译抑制或信使 RNA（mRNA）的裂解作用于它的靶点，这至少部分取决于所述小 RNA 和靶标 DNA 之间的互补性水平。ORF 代表开放阅读框；UTR 代表非翻译区。polII 为 RNA 聚合酶 II。

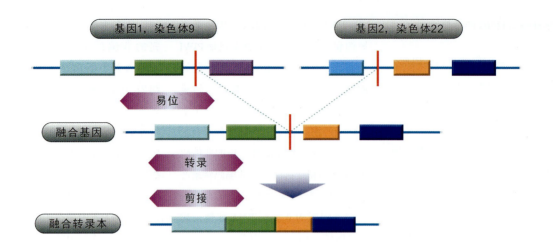

图 3.3.5　融合基因形成过程和结构的示意性概述

注：垂直的红色线表示每个染色体的断裂点，断裂产生一个产物，一个融合的染色体，从而产生编码相应融合蛋白的信使 RNA。

个 miRNA。在许多疾病中可以观察到 miRNA 的异常，包括癌症。miRNA 既可以操控癌基因，也可以操控抑癌基因。除了单一的 miRNA（如 miR-21 和 miR-10b），根据报道 miRNA 集群（例如 miR-17-92 集群）也可以作为癌基因，在癌症中上调，调节癌细胞的增殖和转移。与此相反，let-7 和 miR-34 家族的成员是抑癌基因，它们在许多癌症中下调。在正常情况下，这些 miRNA 通过抑制各种癌基因编码的 miRNA 抑制了癌细胞的增殖。值得注意的是，有些 miRNA 既能充当癌基因，又能充当肿瘤抑制因子，这取决于细胞和癌症的类型。因此，必须识别出每一种癌症类型的 miRNA 表达形式。

全基因组 miRNA 表达形式微阵列研究表明，所有的癌症都会有效地呈现出一种改变的 miRNA 表达形式。第一批研究中，识别出两种 miRNA 是肿瘤抑制因子，可以控制 B 细胞慢性淋巴细胞白血病的发病机理。慢性淋巴细胞白血病细胞中，在 13 号染色体的一个区域（13q14），频繁发现了 miR-15a 和 miR-16-1 的缺失 [16]。在实体瘤中，进行了特定 miRNA 表达形式的研究，包括结肠腺癌、乳腺癌、胶质母细胞瘤、肝细胞癌、甲状腺癌和肺癌。在一项大型 miRNA 表达谱分析中，研究了 6 种实体肿瘤（分别位于乳腺、肺、胃、前列腺、结肠和胰腺）的 540 个样本，与正常组织相比，样本识别出 43 种 miRNA 的失调 [17]。人们试图在 miRNA 的表达水平上找出癌症疗效与复发之间的关系，包括肺癌 [18]、结肠癌 [19] 和肝癌 [20]。这些发现，外加血清样品中 miRNA 的高度稳定性，使得 miRNA 成为临床环境下诊断和预后指标有力的候选者。

几项研究已经证明，miRNA 与总体存活率和早期发现之间存在关联。在非小细胞肺癌患者中，一组 4 个 miRNA（miR-486、miR-30D、miR-1 和 miR-499）都与总体存活率下降有关 [21]。在一项卵巢癌研究中，与健康的对照组相比，治疗之前的患者中 miR-21、miR-92、miR-93、miR-126 和 miR-29a 都出现了过度表达。这项研究还发现，miR-21、miR-92 和 miR-93 可以作为卵巢癌早期发现的潜在生物标志物 [22]。其他类型的非编码 RNA，如小核仁 RNA、PIWI 相互作用 RNA 和 IWI 相互作用 RNA 样转录产物，已经发现涉及一定范围肿瘤类型的恶性病变过程。但是目前人们对这些非编码 RNA 致癌效应的内在机制大多还不清楚。最近已经证实，在非小细胞肺癌中，小核仁 RNA 的表达是不同的 [23]。现在也已经证明，T-UCRs 和大型基因间非编码 RNA 与肿瘤发生有关。许多大型基因间非编码 RNA 在癌症的不同临床效果中表达也是不同的。人们对慢性淋巴细胞性白血病、结直肠癌和肝细胞癌中的 T-UCRs 的异常表达签名已经做出描述 [24]。此外，许多 T-UCRs 对于特定的 miRNA 显示出重要互补性，由此表明，T-UCRs 可以作为 miRNA 的靶点 [25]。大型基因间非编码 RNA 涉及癌症最好理解的例子之一是，人类肿瘤同源异型框转录反义 RNA（HOTAIR）的过度表达。这种大型基因间的非编码 RNA 在癌症表观基因组的调节以及介导细胞转化中可能承担积极的角色 [25,26]。

基因融合

融合基因是通过易位、中间缺失或者两个先前分开的基因染色体反转形成的杂交基因（见图 3.3.5）。在几种恶性病变，例如血液癌症（白血病和淋巴瘤）、肉瘤和前列腺癌中，基因融合是已知的癌基因激活机制 [27]。致癌的

基因融合，可以造成基因产物具有与两个融合伙伴某些不同的功能。值得注意的一些例子包括：慢性骨髓性白血病中的癌基因融合 *BCR-ABL*[28]、急性淋巴细胞白血病的 *TEL-AML1*[29]、涉及 ETS 家族成员（如前列腺癌的 *TMPRSS2-ERG*）的复发性迁移[30]、尤文肉瘤（Ewing sarcoma）的 *EWS-FLI1*[31]，以及肺癌的 *EML4-ALK*[32]。不仅在罕见的血液恶性肿瘤和肉瘤[27] 中详细描述了基因融合，在前列腺[30]、肺[32] 和乳腺癌[33] 中也发现经常出现基因融合，人们推定在其他实体肿瘤中，基因融合也发挥着作用。

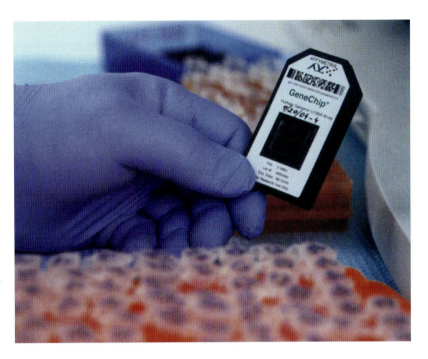

图 3.3.6　满载来自单个肿瘤 RNA 的基因芯片，用以确定可能负责肿瘤生长和对治疗敏感的表达基因的突变

临床意义

虽然癌症分子表达谱的研究进步很大，但是只有少数研究结果成功转化为临床应用。许多研究已经证明，基因表达谱有能力识别诊断、预后和预测的分子标志物或者签名。但是，相当比例的这些生物标志物都是在回顾性研究中找到的，尚未进行确认研究。此外，开发出的很多签名没有明确针对某些具体的临床应用，也没有严格独立的确认研究，所以医学应用也非常少。事实上，表达签名对于临床的贡献仍受到质疑[34]。

癌症所有识别出的基因表达特征只有极少数进入商业应用，其中包括乳腺癌预后的 MammaPrint 70 基因签名（MammaPrint 70-gene signature）（见图 3.3.3B）[35]，这是美国食品和药物管理局（FDA）唯一完成审批手续，从 2007 年 2 月用于乳腺癌管理的签名；还包括乳腺癌 Oncotype DX 21 基因签名[36]。

一些荷兰和美国的学术机构开始将这些基因表达形式转化到临床实践。有一些人担心，基因表达签名纳入常规的临床实践之前没有经过强有力的随机对照实验来确认这些特征的功效。于是，大型前瞻性临床实验被启动了，名称为 MINDACT 和 TAILORx，两项

实验分别针对 MammaPrint 和 Oncotype DX 的功效，检测在乳腺癌的辅助化疗中是否为患者带来好处。有趣的是，最近的一项多中心研究（multicentre study）表明，根据 Oncotype DX 21 基因测定，肿瘤内科医生们改变了几乎 1/3 患者的治疗建议[37]。

靶向治疗的发展

基因表达谱通过诊断、预后、预测以及靶点的发现可以帮助治疗达到更好的效果。准确的诊断将使无效治疗的副作用最小化。也许最能说明问题的一个事实是，按照传统预测进行化疗的乳腺癌患者，如果没有这些预测，其中只有 70%～80% 可以活下来。20 世纪 90 年代初期开始出现靶向治疗，例如靶向抑制突变基因或者过度表达基因编码的蛋白。其中最著名的例子是伊马替尼，慢性骨髓性白血病中 ABL 激酶的一种有效抑制剂，2001 年被 FDA 批准用于一线治疗这种疾病[38]。伊马替尼是 1992 年发现的，被认为是第一代靶向药物。

此外，曲妥单抗和靶向 HER2 的单克隆抗体，是治疗 HER2 阳性乳腺癌的一种开创性药物。

最近，根据生物起源及其活性，非编码的 RNA 和蛋白成为新疗法的目标。根据碱基互补配对原则，已经开发出抑制 miRNA 功能的疗法，包括三个主要的类型：核酸锁、反义 miRNA 寡核苷酸和 RNA 拮抗剂。被称为 miRNA 替代疗法的几种新策略也被研发出来，这可以复原那些下调的肿瘤抑制 miRNA 的功能。不过，这些疗法目前处于开发的早期阶段，且绝大多数是小鼠模型研究和非人类的灵长目动物研究。一种旨在恢复"全球 miRNAome"的方法需要使用组蛋白脱乙酰基酶抑制剂和 DNA 去甲基化剂。即使没有靶点特异性，也已经证明这些药物可以达成肿瘤抑制因子的非编码 RNA 的表观遗传沉默，例如 miRNA 和转录超保守区域[25,39]。

大规模癌症基因组研究，例如"国际癌症基因组联合会"（International Cancer Genome Consortium）和"癌症

基因组图谱"（Cancer Genome Atlas），已经采用新一代测序技术，在基因组水平、表观基因水平和转录水平上检测50个不同癌症类型的超过25000种癌症，并将编制出一套完整的癌基因变异目录。此外，一些新的倡议，例如"DNA要素百科全书"（Encyclopedia of DNA Elements），正在综合运用多种技术对基因组所有已知的功能要素进行编码，其中包括：新的RNA转录产物、蛋白编码区、转录因子结合位点以及染色质结构（如DNA甲基化模式）。这些工作将会提供一整套全面的综合性致癌变异的目录，其中一些可能被证明是新疗法的靶点。

优势和局限性

高通量基因表达技术的出现，如微阵列技术和RNA测序技术，使得一次实验评估成千上万基因表达成为可能。早期的芯片研究中，人们曾经担心其再现性。为了防止常见的程序出错，为微阵列行业提供高质量的手段，美国食品和药品管理局在2005年启动了"微阵列质量控制工程"（MicroArray Quality Control project）[40]。此外，为了实现所有微阵列（现在的RNA测序）数据的标准化，微阵列行业每一种新的出版物必须遵循"关于一个微阵列实验的最低限度信息"（Minimum Information About a Microarray Experiment）的指导方针，并且表达形式数据要放在一个开放的数据库中。最大的公开可访问的微阵列和其他高通量功能性基因组数据的储存仓库是"美国国家生物技术信息中心"（United States National Center for Biotechnology Information）[41]和"阵列特快"（Array Express）[42]。

微阵列技术可以在分子信号通路和网络的水平上识别出单个基因和多基因的改变，为某一疾病提供更广阔的视野。然而基因表达形式的研究，包括微阵列和RNA测序，往往产生庞大的数据，这些数据的解释极具挑战性，必须找到更先进的生物数据分析处理方法。此外，虽然转录水平的变化是重要的，但是必须注意，这些变化仅仅是更巨大领域的一部分。大部分细胞功能是由蛋白质执行的，生物学变化可以通过蛋白质水平的改变进行调节，也可以通过翻译后的修饰进行调节，这些修饰包括糖基化、甲基化、乙酰化和磷酸化。这些修饰可以改变蛋白质的构造，造成行为改变。几个合作同盟正在系统性研究基因组、转录组、表观基因组和蛋白质组。研究的关键在于，这些信息的最佳利用取决于这些数据的整合。技术进步与系统生物学联合将开发出更好的诊断技术和疗法帮助人们理解癌症的本源，这方面的前景令人振奋。

注释

[1] Claverie JM (2005). Fewer genes, more noncoding RNA. *Science*, 309:1529–1530. http://dx.doi.org/10.1126/science.1116800 PMID:16141064.

[2] The Non-Hodgkin's Lymphoma Classification Project (1997). A clinical evaluation of the International Lymphoma Study Group classification of non-Hodgkin's lymphoma. *Blood*, 89:3909–3918. MID:9166827.

[3] Alizadeh AA, Eisen MB, Davis RE et al. (2000). Distinct types of diffuse large B-cell lymphoma identified by gene expression profiling. *Nature*, 403:503–511. http://dx.doi.org/10.1038/35000501 PMID:10676951.

[4] Sørlie T, Perou CM, Tibshirani R et al. (2001). Gene expression patterns of breast carcinomas distinguish tumor subclasses with clinical implications. *Proc Natl Acad Sci U S A*, 98:10869–10874. http://dx.doi.org/10.1073/pnas.191367098 PMID:11553815.

[5] Haferlach T, Kohlmann A, Wieczorek L et al. (2010). Clinical utility of microarray-based gene expression profiling in the diagnosis and subclassification of leukemia: report from the International Microarray Innovations in Leukemia Study Group. *J Clin Oncol*, 28:2529–2537. http://dx.doi.org/10.1200/JCO.2009.23.4732 PMID:20406941.

[6] Kashani-Sabet M, Rangel J, Torabian S et al. (2009). A multi-marker assay to distinguish malignant melanomas from benign nevi. *Proc Natl Acad Sci U S A*, 106:6268–6272. http://dx.doi.org/10.1073/pnas.0901185106

PMID:19332774.

[7] Paik S, Shak S, Tang G et al. (2004). A multigene assay to predict recurrence of tamoxifen-treated, node-negative breast cancer. *N Engl J Med*, 351:2817–2826. http://dx.doi.org/10.1056/NEJMoa041588 PMID:15591335.

[8] van 't Veer LJ, Dai H, van de Vijver MJ et al. (2002). Gene expression profiling predicts clinical outcome of breast cancer. *Nature*, 415:530–536. http://dx.doi.org/10.1038/415530a PMID:11823860.

[9] Wang Y, Klijn JG, Zhang Y et al. (2005). Gene-expression profiles to predict distant metastasis of lymph-node-negative primary breast cancer. *Lancet*, 365:671–679. PMID:15721472.

[10] Gray RG, Quirke P, Handley K et al. (2011).

Validation study of a quantitative multigene reverse transcriptase-polymerase chain reaction assay for assessment of recurrence risk in patients with stage II colon cancer. *J Clin Oncol*, 29:4611–4619. http://dx.doi.org/10.1200/JCO.2010.32.8732 PMID:22067390.

[11] Dave SS, Fu K, Wright GW et al.; Lymphoma/Leukemia Molecular Profiling Project (2006). Molecular diagnosis of Burkitt's lymphoma. *N Engl J Med*, 354:2431–2442. ttp://dx.doi.org/10.1056/NEJMoa055759 PMID:16760443.

[12] Rosenwald A, Wright G, Chan WC et al.; Lymphoma/Leukemia Molecular Profiling Project (2002). The use of molecular profiling to predict survival after chemotherapy for diffuse large-B-cell lymphoma. *N Engl J Med*, 346:1937–1947. http://dx.doi.org/10.1056/NEJMoa012914 PMID:12075054.

[13] Potti A, Mukherjee S, Petersen R et al. (2006). A genomic strategy to refine prognosis in early-stage non-small-cell lung cancer.*N Engl J Med*, 355:570–580. http://dx.doi.org/10.1056/NEJMoa060467 PMID:16899777.

[14] Djebali S, Davis CA, Merkel A et al. (2012). Landscape of transcription in human cells. *Nature*, 489:101–108.http://dx.doi.org/10.1038/nature11233 PMID:22955620.

[15] He L, Hannon GJ (2004). MicroRNAs: small RNAs with a big role in gene regulation. *Nat Rev Genet*, 5:522–531.http://dx.doi.org/10.1038/nrg1379 PMID:15211354.

[16] Croce CM (2009). Causes and consequences of microRNA dysregulation in cancer. *Nat Rev Genet*, 10:704–714. http://dx.doi.org/10.1038/nrg2634 PMID:19763153.

[17] Volinia S, Calin GA, Liu CG et al. (2006). A microRNA expression signature of human solid tumors defines cancer gene targets.*Proc Natl Acad Sci U S A*, 103:2257–2261. http://dx.doi.org/10.1073/pnas.0510565103 PMID:16461460.

[18] Yu SL, Chen HY, Chang GC et al. (2008). MicroRNA signature predicts survival and relapse in lung cancer. *Cancer Cell*, 13:48–57. http://dx.doi.org/10.1016/j.ccr.2007.12.008 PMID:18167339.

[19] Schetter AJ, Leung SY, Sohn JJ et al. (2008). MicroRNA expression profiles associated with prognosis and therapeutic outcome in colon adenocarcinoma. *JAMA*, 299:425–436. http://dx.doi.org/10.1001/jama.299.4.425 PMID:18230780.

[20] Chung GE, Yoon JH, Myung SJ et al. (2010). High expression of microRNA-15b predicts a low risk of tumor recurrence following curative resection of hepatocellular carcinoma. *Oncol Rep*, 23:113–119. PMID:19956871.

[21] Cortez MA, Bueso-Ramos C, Ferdin J et al. (2011). MicroRNAs in body fluids – the mix of hormones and biomarkers. *Nat Rev Clin Oncol*, 8:467–477. http://dx.doi.org/10.1038/nrclinonc.2011.76 PMID:21647195.

[22] Resnick KE, Alder H, Hagan JP et al. (2009).

The detection of differentially expressed microRNAs from the serum of ovarian cancer patients using a novel real-time PCR platform. *Gynecol Oncol*, 112:55–59. http://dx.doi.org/10.1016/j.ygyno.2008.08.036 PMID:18954897.

[23] Liao J, Yu L, Mei Y et al. (2010). Small nucleolar RNA signatures as biomarkers for non-small-cell lung cancer. *Mol Cancer*, 9:198. http://dx.doi.org/10.1186/1476-4598-9-198 PMID:20663213.

[24] Calin GA, Liu CG, Ferracin M et al. (2007). Ultraconserved regions encoding ncRNAs are altered in human leukemias and carcinomas. *Cancer Cell*, 12:215–229. http://dx.doi.org/10.1016/j.ccr.2007.07.027 PMID:17785203.

[25] Esteller M (2011). Non-coding RNAs in human disease. *Nat Rev Genet*, 12:861–874. http://dx.doi.org/10.1038/nrg3074 PMID:22094949

[26] Gupta RA, Shah N, Wang KC et al. (2010). Long non-coding RNA HOTAIR reprograms chromatin state to promote cancer metastasis. *Nature*, 464:1071–1076. http://dx.doi.org/10.1038/nature08975 PMID:20393566.

[27] Mitelman F, Johansson B, Mertens F (2007). The impact of translocations and gene fusions on cancer causation. *Nat Rev Cancer*, 7:233–245. http://dx.doi.org/10.1038/nrc2091 PMID:17361217.

[28] de Klein A, van Kessel AG, Grosveld G et al. (1982). A cellular oncogene is translocated to the Philadelphia chromosome in chronic myelocytic leukaemia. *Nature*, 300:765–767. http://dx.doi.org/10.1038/300765a0 PMID:6960256.

[29] Golub TR, Barker GF, Bohlander SK et al. (1995). Fusion of the TEL gene on 12p13 to the AML1 gene on 21q22 in acute lymphoblastic leukemia. *Proc Natl Acad Sci U S A*, 92:4917–4921. http://dx.doi.org/10.1073/pnas.92.11.4917 PMID:7761424.

[30] Tomlins SA, Rhodes DR, Perner S et al. (2005). Recurrent fusion of TMPRSS2 and ETS transcription factor genes in prostate cancer. *Science*, 310:644–648. http://dx.doi.org/10.1126/science.1117679 PMID:16254181.

[31] Delattre O, Zucman J, Plougastel B et al. (1992). Gene fusion with an ETS DNA-binding domain caused by chromosome translocation in human tumours. *Nature*, 359:162–165. http://dx.doi.org/10.1038/359162a0 PMID:1522903.

[32] Choi YL, Takeuchi K, Soda M et al. (2008). Identification of novel isoforms of the EML4-ALK transforming gene in non-small cell lung cancer. *Cancer Res*, 68:4971–4976. http://dx.doi.org/10.1158/0008-5472.CAN-07-6158 PMID:18593892.

[33] Edgren H, Murumagi A, Kangaspeska S et al. (2011). Identification of fusion genes in breast cancer by paired-end RNAsequencing. *Genome Biol*, 12:R6. http://dx.doi.org/10.1186/gb-2011-12-1-r6 PMID:21247443.

[34] Chibon F (2013). Cancer gene expression

signatures – the rise and fall? *Eur J Cancer*, 49:2000–2009. http://dx.doi.org/10.1016/j.ejca.2013.02.021 PMID:23498875.

[35] van de Vijver MJ, He YD, van 't Veer LJ et al. (2002). A gene-expression signature as a predictor of survival in breast cancer. *N Engl J Med*, 347:1999–2009. http://dx.doi.org/10.1056/NEJMoa021967 PMID:12490681.

[36] Perou CM, Sørlie T, Eisen MB et al. (2000). Molecular portraits of human breast tumours. *Nature*, 406:747–752. http://dx.doi.org/10.1038/35021093 PMID:10963602.

[37] Lo SS, Mumby PB, Norton J et al. (2010). Prospective multicenter study of the impact of the 21-gene recurrence score assay on medical oncologist and patient adjuvant breast cancer treatment selection. *J Clin Oncol*, 28:1671–1676.http://dx.doi.org/10.1200/JCO.2008.20.2119 PMID:20065191.

[38] O'Brien SG, Guilhot F, Larson RA et al.; IRIS Investigators (2003). Imatinib compared with interferon and low-dose cytarabine for newly diagnosed chronic-phase chronic myeloid leukemia. *N Engl J Med*, 348:994–1004. http://dx.doi.org/10.1056/NEJMoa022457 PMID:12637609.

[39] Lujambio A, Portela A, Liz J et al. (2010). CpG island hypermethylation-associated silencing of non-coding RNAs transcribed from ultraconserved regions in human cancer. *Oncogene*, 29:6390–6401. http://dx.doi.org/10.1038/onc.2010.361 PMID:20802525.

[40] Shi L, Reid LH, Jones WD et al.; MAQC Consortium (2006). The MicroArray Quality Control (MAQC) project shows inter- and intraplatform reproducibility of gene expression measurements. *Nat Biotechnol*, 24:1151–1161.http://dx.doi.org/10.1038/nbt1239 PMID:16964229.

[41] Barrett T, Troup DB, Wilhite SE et al. (2009). NCBI GEO: archive for high-throughput functional genomic data. *Nucleic Acids Res*, 37:D885–D890. http://dx.doi.org/10.1093/nar/gkn764 PMID:18940857.

[42] Parkinson H, Kapushesky M, Shojatalab M et al. (2007). ArrayExpress – a public database of microarray experiments and gene expression profiles. *Nucleic Acids Res*, 35:D747–D750. http://dx.doi.org/10.1093/nar/gkl995 PMID:17132828.

参考网站

ArrayExpress:http://www.ebi.ac.uk/arrayexpress/

Gene Expression Omnibus:http://www.ncbi.nlm.nih.gov/geo/

International Cancer Genome Consortium:www.icgc.org/

The Cancer Genome Atlas:http://cancergenome.nih.gov/The Encyclopedia of DNA Elements:http://encodeproject.org/ENCODE/.

表观遗传学

3. 癌症生物学

Toshikazu Ushijima
兹登科·海尔采格（Zdenko Herceg）
萨维里奥·米努奇（Saverio Minucci，评审）

摘　要

· 表观遗传学系指在 DNA 序列中没有编码的，基因表达和相关表型性状中所有的可遗传变化，这些变化是由 DNA 甲基化、组蛋白修饰和非编码 RNA 介导的。

· 以流行病学和实验室为主的研究证实，表观遗传变化是环境和生活方式因素诱导的，涉及各种人类癌症，还可能涉及其他慢性疾病。

· 癌症的表观遗传变化提供了独特的生物标志物，非癌组织也可以反映过去的暴露是如何成为致癌因素的。

· 原则上，表观遗传变化的抑制可以用于预防癌症，根据这些变化的可逆性，新的癌症治疗方法正在探索中。

近年来，表观遗传学领域的进展对我们的生物过程和复杂人类疾病的认识产生了极其巨大的影响。其结果是，学术、医疗和公众的注意力都在关注这些新的进步如何运用在医学和生物医学研究的各个领域。除了观念的进步以外，强大的新技术能够在高通量和全基因组环境下检测表观遗传变化，极大地加速了癌症研究的步伐，展示出一个又一个新的视野，使人们认识到，在人类癌症病源学中表观遗传学越来越重要。

在过去，人们用表观遗传学这一术语，描述不遵循正常遗传原则的所有生物学现象；现在，这个术语系指研究基因表达跨越细胞的世代传播时发生的所有变化，但不涉及 DNA 序列的变化（突变）。近年来，最重要的发现是不同的表观遗传现象其内在的分子机制相同。主要的表观遗传机制有三种，包括 DNA 甲基化、组蛋白修饰和非编码 RNA（见图 3.4.1）。所有这些机制都是至关重要的，它们以细胞的特定方式，在细胞活性状态中高保真地传播下去。

与关键细胞过程表观遗传机制的重要性相一致，表观遗传机制的失调会造成疾病，其中最著名的是癌症。人们发现，肿瘤细胞中几乎所有关键过程，例如抑癌基因的沉默、癌基因的激活、细胞周期调控的异常以及 DNA 修复中的缺陷，不仅可以通过遗传改变（包括突变）达成，而且可以通过表观遗传达成。

因此，研究表观遗传学可以预防和治疗癌症。

表观遗传机制

过去，人们主要通过基因表达的研究探索三种主要表观遗传机制（DNA 甲基化、组蛋白修饰和非编码 RNA），但是人们越来越认识到，这些机制在以其他染色质为基础（chromatin-based）的过程中也非常重要，例如 DNA 的修复和复制、环境信号的整合[1]。DNA 甲基化和组蛋白修饰具有细胞类型特异性，属于自主传播，在横跨细胞很多世代的传播中保持着高保真度。

研究最多的第一类表观遗传机制是 DNA 甲基化。DNA 甲基化系指在一个 CpG 二核苷酸中，一个甲基在胞嘧啶的 5- 碳位置的共价加成。人们一直认为，DNA 甲基化是一种高度稳定的表观遗传修饰。但是人们现在已经承认，DNA 甲基化标记的动态性，可能超乎以前的想象。事实上，最近的研究表明，蛋白的 Tet 家族可能涉及活跃的 DNA 去甲基化。已经有报告

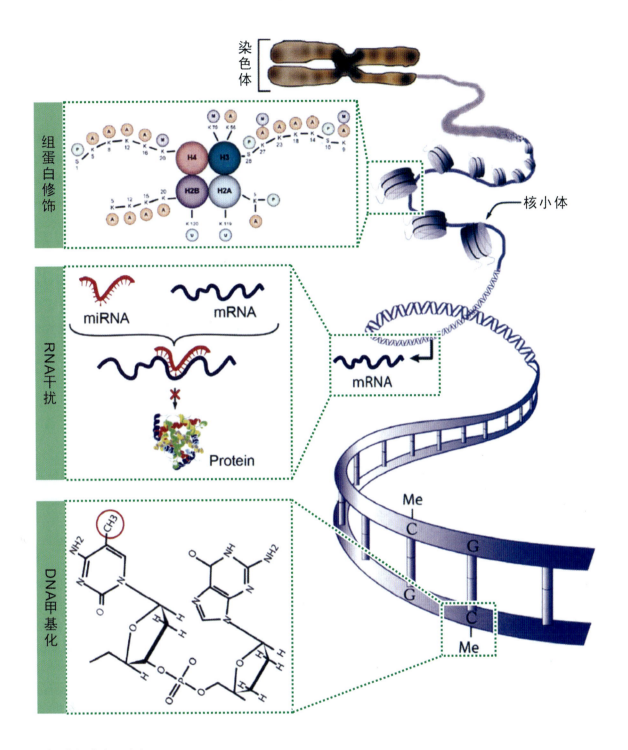

染色体

核小体

组蛋白修饰

RNA干扰

DNA甲基化

miRNA

mRNA

mRNA

Protein

Me

C

G

G

C

Me

图 3.4.1　表观遗传信息的不同类型

注: DNA 甲基化、组蛋白修饰和 RNA 介导的基因沉默构成表观遗传调节的三个不同机制。DNA 甲基化(Me)是 CpG 二核苷酸中位于鸟苷(G)5′ 端胞嘧啶(C)的共价修饰。组蛋白（染色质）修饰指四个核心组蛋白（H3、H4、H2A 和 H2B）N- 末端尾部的翻译后共价修饰。最近发现的 RNA 表观遗传机制，是微RNA（miRNA）与信使 RNA（mRNA）以一个可遗传的方式改变基因表达状态。

显示 Tet 蛋白水解甲基胞嘧啶（产生 5-羟甲基胞嘧啶），可以形成全甲基化或半甲基化 DNA[2]。

　　第二类表观遗传学机制包括各式各样的组蛋白修饰。这些组蛋白翻译后的改变与 DNA 相互作用，形成复杂的染色质。组蛋白修饰包括乙酰化、甲基化、磷酸化以及在组蛋白的 N-末端尾部特定残留中的泛素化。组蛋白修饰可以调节几种细胞过程，包括基因转录、DNA 修复和 DNA 复制[3]。越来越多的证据表明，异常的组蛋白修饰和这些修饰基因产物的失调会涉及人类肿瘤。因此，人们日益认识到组蛋白修饰在癌症和其他疾病中的重

医学研究中的非编码 RNA 革命

皮埃尔·保罗·潘多尔菲 (Pier Paolo Pandolfi)

人们已经发现一种以前没有认识到的 RNA 语言，通过这种语言，所有 RNA 转录产物在一种广泛相互连接的网络中进行通信。现在已经出现的孤码，可以用于破译基因功能。将近 50 年以前，人们描述出的三联体氨基酸代码仅适用于人类基因组的 2%。近年来，几批研究人员的工作挑战了 RNA 的传统观点，即 RNA 是蛋白合成的唯一模板。研究发现，这些复杂的 RNA 分子具有重要的、独立于蛋白的功能，包括在转录后基因调控中发挥着至关重要的作用。现在，人们已经可以对整个转录组的功能进行系统的研究，其中既有蛋白编码的转录产物，也有非编码的转录产物。值得注意的是，转录组占人类基因组的绝大部分，在癌症中转录组处于严重失调的状态。

人们提出的这种 RNA 语言，基于这样一种假设：通过"竞争"共同的微小 RNA，转录产物相互之间进行调节和通信。以这种方式作用的转录产物，称为竞争内源 RNA。在复杂网络中，竞争内源 RNA 介导的调节可以涉及多个互不相关的 RNA 分子的交叉对话。这与蛋白编码的功能完全无关，这种竞争内源 RNA（ceRNAs）语言赋予转录产物一种全新的反式调节功能，可能揭示出传统蛋白编码研究中忽略的那些调节网络的情况。

这种假设最终获得证实，在研究编码 PTEN 抑癌基因的信使 RNA（mRNA）和与其关系密切的假基因 PTENP1 相互作用的过程中，证实了这一假设。正是通过这种新的机制，PTENP1 发挥着肿瘤抑制因子的作用。人们进一步拓展信使 RNA 的分析，识别出 PTEN 的几个新的调节因子，例如 ZEB2 和 VAPA。这些新的肿瘤抑制分子的功能与以前原癌基因的 PI3K/AKT 信号通路没有关系。最近，研究工作聚焦在 BRAF 假基因（pseudogene）BRAFps 及其如何促进 MAPK 的激活（通过其亲本基因 BRAF 的调节）上。在人类的癌症中 BRAFps 是过度表达的，在小鼠实验中，过度表达的水平越高其致癌性越高。基因调节的这种变革性的新思维显著影响了整个转录组的系统功能研究，并且使生物医学研究的方向产生了巨大的变化。

参考文献

[1] Karreth FA et al. (2011). *Cell*, 147:382–395. http://dx.doi.org/10.1016/j.cell.2011.09.032 PMID:22000016.

要性[4]。

非编码 RNA 介导第三类表观遗传机制，这些非编码 RNA 有两种形式，分别为长非编码 RNA（long non-coding RNAs）和小 RNA（microRNAs），在整个细胞分裂期间，这些非编码 RNA 参与维持基因活性状态的稳定（参见上文《医学研究中的非编码 RNA 革命》）。实验证据表明，三种表观遗传机制之间关系密切、相互推动，按照一种组织特异的和谱系特异的方式建立和维护着全基因组的表达程序。

癌症的表观基因组变化

在细胞过程的控制中，表观遗传机制始终发挥着关键作用，大量研究工作已经发现，几乎所有的恶性肿瘤中都出现了表观遗传显著失调的现象[6]。在人类癌症中发现了两种形式的异常 DNA 甲基化：5- 甲基胞嘧啶和基因启动子相关的（CpG 岛特异的）超甲基化带来的总体损失[7]。虽然对全基因组低甲基化的准确后果仍然存在争议，包括细胞原型癌基因的激活和染色体不稳定性的诱导，但是人们知道基因启动子的甲基化与基因的失活有关。形成甲基化之后，基因的启动子就无法结合那些负责基因表达的因子[8]，因此这些基因就不被转录。大量研究发现，基因的启动子甲基化之后，将发生抑癌基因和其他癌症相关基因的沉默。

癌症中，组蛋白修饰也发生了失调。人们根据染色质修饰和复合物结构变化的识别分析和功能特性分析，已经揭示出组蛋白修饰在正常细胞过程和癌症发展中的重要作用。人们已经发现了在基因转录和 DNA 修复的时候进行调节的组蛋白修饰的模式。在癌症中，组蛋白修饰的失调可以促进基因突变的诱导和基因组的不稳定性。有趣的是，最近一项研究发现，在人类癌症中，染色质的组织（chromatin organization）是区域突变率（regional mutation rates）的主要影响因素。此外，最近的测序工作已经发现，在很多癌症中涉及组蛋白修饰和染色质结构重组（chromatin remodelling）的许多基因往往出现了突变。最近的许多研究得到的证据表明，非编码 RNA 的失调涉及人类肿瘤的发展[6]。

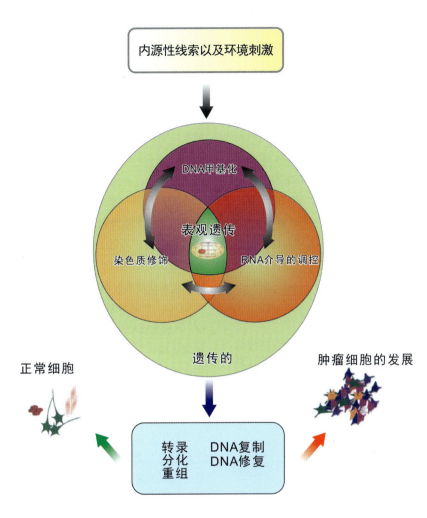

图 3.4.2　表观遗传学是遗传密码与环境之间的接口

注：表观遗传机制直接或间接调控许多细胞过程，并在细胞对环境和内源性刺激的反应上发挥关键作用。在不同类型的表观遗传信息之间有亲密和自我强化的相互沟通联系。这构成了表观遗传编码，一种调节响应内源性和环境线索中的遗传代码。表观遗传编码非常重要，可以保持基因表达谱和染色质结构的多代遗传，并且可以通过调节细胞过程，如基因转录、扩增和DNA修复等决定细胞的结果。表观遗传机制的失调可能促进异常表型和疾病，包括癌症的发展。

在肿瘤发生和发展的不同阶段，都呈现出表观遗传的变化。人们现在面临的挑战是识别出功能上重要的表观遗传改变，换句话说，这些改变类似于突变中使用的术语，即"驱动"（drivers）类型的改变。另外一些事件类似于"过客"事件，即虽然非常明显，但是功能上并不重要。目前正在进行的一些表观遗传学研究其目的都是设法产生信息，从而构建出人类癌症错综复杂的表观遗传学谱图。这些发现似乎有助于促进机制的研究，带动表观遗传学疗法和新的生物标志物的发展。

环境因素

一个有机体的每一个细胞都来自基因组完全相同的复制，与基因组不同的是，表观遗传组在不同的细胞类型中显示出范围不同的可变性。此外，即使同样的细胞类型群体中，在环境压力的影响下也可以发生改变。人们认为，在应对环境暴露的生理学反应方面，表观遗传机制扮演着关键的角色（见图3.4.2）。为了顺应环境暴露，

一个有机体需要执行各种基因表达程序，表观基因组的不同变化介导了这些基因表达程序。在应对环境压力时，各种不同模型系统的研究在表观遗传机制所扮演的角色方面提供了一些重要的信息[1,9-12]。

人们认为，个体在环境暴露下，许多物理、化学的致癌物和各种致病因子促进了癌症的发展，这是因为表观遗传机制维持的基因表达程序受到了破坏。此外，同卵双胞胎的研究证明，表观遗传变化正是对环境因素和相关疾病易感性的响应。在多种癌症的发展中，环境非常重要，这已经充分得到流行病学研究和实验室研究的支持，但是环境暴露造成表观遗传组失调的机制仍然研究不足，尚未描述出相关的特征[1,9~13]。

最近，人们发现了癌症的表观遗传组和新陈代谢之间的一种有趣联系。例如在异柠檬酸脱氢酶基因、*IDH1*和*IDH2*中发生突变（人类脑胶质瘤中经常发生的事件）的细胞中，显示出癌症代谢物D-2-羟戊二酸的积累，造成依赖于双加氧酶的α-酮戊二酸盐的抑制，而双加氧酶涉及DNA和组蛋白的去甲基化[14]。因此在癌症中，*IDH1*和*IDH2*的失调体现出癌症细胞代谢和表观遗传组失调之间的一种新的肿瘤发生机制关系。

强大的表观遗传技术的发展，以及大型全体人口的队列，为人们提供了研究特定癌症病源学诱变因素的一种绝佳机会，那就是在重复的长期暴露下各种环境诱变因素和异常变化的作用。致癌物的识别和评估，人们已经看到了表观遗传学检测的前景[15]。

表观遗传变化作为新的生物标志物

表观遗传变化，尤其是DNA的甲基化，有望成为新的生物标志物。在一个肿瘤发生之前，与突变不同的

是，在外表正常的组织中可以积累高水平的DNA甲基化[16]，这种甲基化格局往往反映出过去致癌刺激的暴露[17]。此外，异常的DNA甲基化的累积水平与癌症的发展风险有关[18]。在胃癌中，很多研究报告曾经记载了这种相关性，现在已经涉及许多其他的癌症，包括肝、结直肠、食管、乳腺和肾脏的癌症。因此，DNA甲基化形式和非癌组织的甲基化格局可以作为过去的致癌物暴露和未来癌症风险

的独特生物标志物（见图3.4.3）。

某些癌症的DNA甲基化位点可以作为生物标志物，用于检测癌细胞或者癌细胞驱动的DNA，也可以解释肿瘤的病理生理学。聚合酶链式反应的技术可以非常灵敏地检测DNA的甲基化，DNA本身比RNA或蛋白更稳定。此外，大多数癌细胞具有足够数量的异常甲基化基因[16]。因此，作为检测癌细胞或者癌细胞驱动DNA的生物标志物，DNA甲基化有很多优

点。一类癌症细胞群中的某个基因，一旦确认了DNA甲基化的特征，就可以灵敏、稳定地检测到这种异常的DNA甲基化。市场上已经在出售这样的癌症检测系统，并且很多靶点正在研发当中[19,20]。

在患者的预后、对治疗的反应、淋巴结转移等方面有关的肿瘤病理生理学中，也可以利用DNA甲基化进行表征。由于基因表达格局存在极其明显的差别，通过DNA甲基化可以判断某一特定基因未表达，即使该基因在将来会被诱导表达（见图3.4.4）。例如在一个脑肿瘤的活检中，如果O^6-甲基鸟嘌呤甲基转移酶的启动子区域被确认为甲基化，那么这个基因将永远不会表达。即使在此后的化疗中使用了烷基化药剂，如果不进行修复，化疗仍然是有效的。相比之下，在活检中如果仅仅因为没有诱导，同一个基因不表达，那么化疗可以诱导这个基因的表达，则化疗也可能是无效的[21]。

多个基因的DNA甲基化与几类癌症患者的预后关联，包括结直肠癌、胃癌和成神经细胞瘤。具体地说，成神经母细胞瘤的CpG岛甲基化表型提供的预兆信息，比MYCN癌基因的扩增更为准确，MYCN癌基因是临床肿瘤学中最清晰的预后指标之一[22]。

表观遗传治疗和预防

与突变不同，表观遗传变化的重要特点之一是具有药物诱导的可逆性[23,24]。DNA甲基化可以用DNA去甲基化药物逆转，美国FDA已经批准了两种这类药物，用于治疗血液失调疾病[25]。值得注意的是，这两种药物已经用于骨髓增生异常综合症患者的临床治疗，对这些患者来说，输血曾经是唯一有效的疗法。组蛋白脱乙酰化，可以用组蛋白脱乙酰酶抑制剂扭转，对于这类病症，已经批准了两

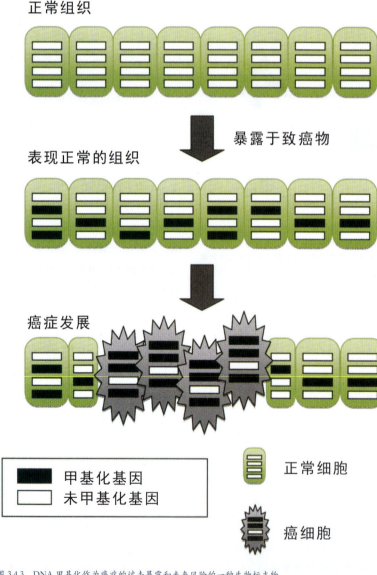

图3.4.3　DNA甲基化作为癌症的过去暴露和未来风险的一种生物标志物

注：暴露于特定的致癌物质，如幽门螺杆菌感染与烟草，已被认识到可以诱导看似正常的组织特异性基因的异常DNA甲基化，这可以作为过去暴露的生物标志物。表观基因组损伤，通过异常的DNA甲基化（甲基化细胞的比例）水平测定，表明与某些类型癌症的发展风险相关，并且可被用作癌症风险的标志物。

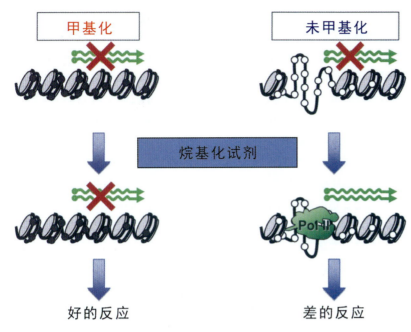

| 甲基化 | 未甲基化 |

烷基化试剂

好的反应 　　　　　　　　　差的反应

图 3.4.4　无法表达的检测

注：无法被表达的状态和不被表达是不同的。例如，DNA 修复蛋白 O⁶-甲基鸟嘌呤甲基转移酶的表达可以通过 DNA 甲基化或由缺少转录激活被抑制。如果 O⁶-甲基鸟嘌呤甲基转移酶的表达在活检时由 DNA 甲基化抑制，那么它甚至不能通过使用烷基化剂进行化疗诱导。相反，如果该基因的表达是由缺少转录激活被抑制的，它可以由化疗诱导。因为通过烷基化剂引入 O⁶-甲基鸟嘌呤甲基转移酶修复 DNA 损伤，化疗的作用通过其诱导减弱。DNA 甲基化可以预测基因表达的诱导是否会发生。Pol II 表示 RNA 聚合酶 II。

种药物，用于治疗皮肤淋巴瘤[26]。表观遗传药物的作用方式与细胞毒性药物不同，低剂量和长期给药非常重要，特别是 DNA 脱甲基化剂[23]。最近，

癌症基因组研究已经发现了一些以前未知的突变，这些突变是表观遗传调节因子，根据这种突变的调节因子，未来有望找到新的治疗靶点[24]。其他潜在的治疗靶点可能是微小 RNA（参见后文《癌症中微小 RNA 失调的原因和后果》）。

表观遗传改变的可逆性对癌症预防也是有用的。为了验证这种概念，研究者进行了动物肿瘤实验，例如用 DNA 去甲基化剂抑制结肠和前列腺的肿瘤[27,28]。但是我们必须认识到，DNA 甲基化抑制的某些基因在生理上是必需的，没有针对性的脱甲基化，可能导致长期不良的效果[29]。因此，为了在人类中切实可行地开展表观遗传癌症预防，对于表观遗传修饰异常的基因，必须改善预防药物的针对性。现在，人们已经可以通过评估异常 DNA 甲基化的积累水平，识别出某些癌症风险极高的个体。这些个体，可以从有效的化疗预防中获益。表观遗传癌症预防的潜力很大，需要尽早开展多项有关的研究。

3. 癌症生物学

癌症中微小 RNA 失调的原因和后果

卡罗 M. 克罗齐（Carlb M. Croce）

自从在慢性淋巴细胞性白血病中发现 *miR-15a* 和 *miR-16-1* 缺失以后，世界各地的许多实验室陆续发现，人们研究的所有肿瘤都存在微小 RNA（miRNA）的失调，包括最常见的癌症，例如肺癌、乳腺癌、前列腺癌和胃肠道癌症。这种失调，如癌基因和抑癌基因的失调，是多种机制引起的，例如缺失、扩增、突变、转录失调和表观遗传变化。

由于 miRNA 指向多个靶点，在肿瘤发生时，miRNA 的致癌作用可能是调节了少数几个特定的靶点，可能少至一个靶点，也可能是多个靶点。未来的挑战就是识别出所有涉及癌症的 miRNA 的靶点，确认它们对恶性病变的影响。另一个挑战是识别出导致 miRNA 失调的各种信号通路。在各种人类癌症中，人们认为这些信号通路的失调是一致的。这一点是特别重要的，因为问题的焦点不再是蛋白编码癌基因或抑癌基因的特定变化，这些变异的治疗非常困难，因此人们的焦点转向了它们下游的 miRNA 靶点。如果这些miRNA 靶点对于恶性肿瘤表型的表达是至关重要的，癌细胞取决于它们的失调所造成的增殖和存活，那么通过 miRNA 或反义 miRNA 途径，有望带来肿瘤的消退。

在各种人类肿瘤中，miRNA 基因或者复制数量改变的基因组分析，由于更深层次的测序技术而正在取得进展，但是这些工作尚未完成。这些研究可以提供 miRNA 参与癌症和其他许多疾病的更多信息。过去的几年里，常规化疗正在转向靶向疗法，miRNA 和反义 miRNA 将为靶向治疗做出巨大的贡献。

参考文献

[1] Iorio MV et al. (2012). *Cancer J*, 18:215–222. http://dx.doi. org/10.1097/PPO.0b013e318250c001 PMID:22647357.

注释

[1] Feil R, Fraga MF (2011). Epigenetics and the environment: emerging patterns and implications. *Nat Rev Genet*, 13:97–109. http://dx.doi.org/10.1038/nrg3142 PMID:22215131.

[2] Tahiliani M, Koh KP, Shen Y et al. (2009). Conversion of 5-methylcytosine to 5-hydroxymethylcytosine in mammalian DNA by MLL partner TET1. *Science*, 324:930–935. http://dx.doi.org/10.1126/science.1170116 PMID:19372391.

[3] Bannister AJ, Kouzarides T (2011). Regulation of chromatin by histone modifications. *Cell Res*, 21:381–395.http://dx.doi.org/10.1038/cr.2011.22 PMID:21321607.

[4] Sawan C, Herceg Z (2010). Histone modifications and cancer. *Adv Genet*, 70:57–85. http://dx.doi.org/10.1016/B978-0-12-380866-0.60003-4 PMID:20920745.

[5] Pauli A, Rinn JL, Schier AF (2011). Non-coding RNAs as regulators of embryogenesis. *Nat Rev Genet*, 12:136–149.http://dx.doi.org/10.1038/nrg2904 PMID:21245830.

[6] Rodríguez-Paredes M, Esteller M (2011). Cancer epigenetics reaches mainstream oncology. *Nat Med*, 17:330–339. http://dx.doi.org/10.1038/nm.2305 PMID:21386836.

[7] Sinčić N, Herceg Z (2011). DNA methylation and cancer: ghosts and angels above the genes. *Curr Opin Oncol*, 23:69–76.http://dx.doi.org/10.1097/CCO.0b013e3283412eb4 PMID:21119515.

[8] Vaissière T, Sawan C, Herceg Z (2008). Epigenetic interplay between histone modifications and DNA methylation in gene silencing. *Mutat Res*, 659:40–48. http://dx.doi.org/10.1016/j.mrrev.2008.02.004 PMID:18407786.

[9] Herceg Z (2007). Epigenetics and cancer: towards an evaluation of the impact of environmental and dietary factors. *Mutagenesis*,22:91–103. http://dx.doi.org/10.1093/mutage/gel068 PMID:17284773.

[10] Herceg Z, Vaissière T (2011). Epigenetic mechanisms and cancer: an interface between the environment and the genome. *Epigenetics*, 6:804–819. http://dx.doi.org/10.4161/epi.6.7.16262 PMID:21758002.

[11] Herceg Z, Paliwal A (2011). Epigenetic mechanisms in hepatocellular carcinoma:

how environmental factors influence the epigenome. *Mutat Res*, 727:55–61. http://dx.doi.org/10.1016/j.mrrev.2011.04.001 PMID:21514401.

[12] Hou L, Zhang X, Wang D, Baccarelli A (2012). Environmental chemical exposures and human epigenetics. *Int J Epidemiol*, 41:79–105. http://dx.doi.org/10.1093/ije/dyr154 PMID:22253299.

[13] Ushijima T, Hattori N (2012). Molecular pathways: involvement of Helicobacter pylori-triggered inflammation in the formation of an epigenetic field defect, and its usefulness as cancer risk and exposure markers. *Clin Cancer Res*, 18:923–929.http://dx.doi.org/10.1158/1078-0432.CCR-11-2011 PMID:22205689.

[14] Xu W, Yang H, Liu Y et al. (2011). Oncometabolite 2-hydroxyglutarate is a competitive inhibitor of α-ketoglutarate-dependent dioxygenases. *Cancer Cell*, 19:17–30. http://dx.doi.org/10.1016/j.ccr.2010.12.014 PMID:21251613.

[15] Herceg Z, Lambert MP, van Veldhoven K et al. (2013). Towards incorporating epigenetic mechanisms into carcinogen identification and evaluation. *Carcinogenesis*, 34:1955–1967. http://dx.doi.org/10.1093/carcin/bgt212 PMID:23749751.

[16] Ushijima T, Asada K (2010). Aberrant DNA methylation in contrast with mutations. *Cancer Sci*, 101:300–305. http://dx.doi.org/10.1111/j.1349-7006.2009.01434.x PMID:19958364.

[17] Takeshima H, Ushijima T (2010). Methylation destiny: Moira takes account of histones and RNA polymerase II. *Epigenetics*,5:89–95. http://dx.doi.org/10.4161/epi.5.2.10774 PMID:20160507.

[18] Ushijima T (2007). Epigenetic field for cancerization. *J Biochem Mol Biol*, 40:142–150.http://dx.doi.org/10.5483/BMBRep.2007.40.2.142 PMID:17394762.

[19] Liloglou T, Bediaga NG, Brown BR et al. (2012). Epigenetic biomarkers in lung cancer. *Cancer Lett,* http://dx.doi.org/10.1016/j.canlet.2012.04.018 PMID:22546286.

[20] Nogueira da Costa A, Herceg Z (2012).

Detection of cancer-specific epigenomic changes in biofluids: powerful tools in biomarker discovery and application. *Mol Oncol*, 6:704–715. http://dx.doi.org/10.1016/j.molonc.2012.07.005 PMID:22925902.

[21] Jacinto FV, Esteller M (2007). Mutator pathways unleashed by epigenetic silencing in human cancer. *Mutagenesis*, 22:247–253.http://dx.doi.org/10.1093/mutage/gem009 PMID:17412712.

[22] Abe M, Ohira M, Kaneda A et al. (2005). CpG island methylator phenotype is a strong determinant of poor prognosis in neuroblastomas. *Cancer Res*, 65:828–834. PMID:15705880.

[23] Boumber Y, Issa JP (2011). Epigenetics in cancer: what's the future? Oncology (Williston Park), 25:220–226, 228. PMID:21548464.

[24] Dawson MA, Kouzarides T (2012). Cancer epigenetics: from mechanism to therapy. *Cell*, 150:12–27. http://dx.doi.org/10.1016/j.cell.2012.06.013 PMID:22770212.

[25] Fahy J, Jeltsch A, Arimondo PB (2012). DNA methyltransferase inhibitors in cancer: a chemical and therapeutic patent overview and selected clinical studies. *Expert Opin Ther Pat*, 22:1427–1442. http://dx.doi.org/10.1517/13543776.2012.729579 PMID:23033952.

[26] Batty N, Malouf GG, Issa JP (2009). Histone deacetylase inhibitors as anti-neoplastic agents. *Cancer Lett*, 280:192–200.http://dx.doi.org/10.1016/j.canlet.2009.03.013 PMID:19345475.

[27] McCabe MT, Low JA, Daignault S et al. (2006). Inhibition of DNA methyltransferase activity prevents tumorigenesis in a mouse model of prostate cancer. *Cancer Res*, 66:385–392. http://dx.doi.org/10.1158/0008-5472.CAN-05-2020 PMID:16397253.

[28] Yoo CB, Chuang JC, Byun HM et al. (2008). Long-term epigenetic therapy with oral zebularine has minimal side effects and prevents intestinal tumors in mice. *Cancer Prev Res (Phila)*, 1:233–240. http://dx.doi.org/10.1158/1940-6207.CAPR-07-0008 PMID:19138966.

[29] Bojang P Jr, Ramos KS (2013). The promise and failures of epigenetic therapies for cancer treatment. *Cancer Treat Rev*, http://dx.doi.org/10.1016/j.ctrv.2013.05.009 PMID:23831234.

3.癌症生物学

3.5　代谢变化和代谢物组学

3. 癌症生物学

奥古斯丁·斯卡尔波特（Augustin Scalbert）
伊莎贝尔·罗密欧（Isabelle Romieu）
詹姆斯·R. 克莱瑟（James R.Krycer，评审）

摘　要

· 癌症越来越多地被视为一种代谢疾病，例如编码代谢酶的几种癌基因与肥胖和其他生活方式关联，造成代谢失衡，从而使癌症风险增大。

· 代谢组系指特定的样本中，在给定的时间内低分子量代谢物的总和。代谢组学系指系统性研究给定条件下出现的各种变化，以及这些变化带来的各种环境和健康条件。

· 代谢组学提供了新陈代谢的全局视图，有助于发现癌细胞增殖必不可少的代谢信号通路的作用，识别出癌症诊断、预后和复发的新的生物标志物。

· 在全代谢组关联研究中，代谢组学运用于队列有助于识别出新的癌症风险因素。

在癌症的发展中，遗传变化是至关重要的。然而，代谢变化和癌症发展之间也存在密切的关系。从某种角度来看，肿瘤细胞与正常细胞的代谢不同，几种癌基因会编码代谢酶，或者改变这些酶的表达。从另一种角度来看，越来越多的研究报道了生活方式、代谢和癌症风险之间的关联。肥胖源自严重的代谢失衡，增大了几类癌症的风险，包括结肠癌、绝经后的乳腺癌、子宫内膜癌、肾癌、肝癌、胰腺癌、甲状腺癌和食道癌。癌症越来越多地被视为一种代谢疾病。但是，关于代谢失调对癌症发病或发展的贡献，人们仍然知之甚少。

代谢组学的发展、相关技术的重大进步，有助于我们更好地了解新陈代谢与癌症的关系。现在，我们已经可以同时检测生物标本中几百种甚至几千种代谢物，获得肿瘤组织或生物流体中代谢形式非常详细的谱图。借助强大的数据分析方法，代谢组学综合各种高度敏感的分析技术，寻找与癌症关联的微妙代谢变化。这套办法已经发现了癌症新的生物标志物，可以使人们更好地理解癌症病源学蕴含的各种机制。

代谢和癌症

与正常细胞相比，癌细胞的突出特点是高速的糖酵解和谷氨酸盐代谢，这使得恶性细胞可以满足它们的高能量和合成代谢需求。即使在非缺氧的条件下，肿瘤组织也往往表现出"从葡萄糖产生乳酸"的特点，早在70多年以前，人们已经认识到癌症的这一特点，即众所周知的瓦尔堡效应（Warburg effect）。这样的代谢形式使癌细胞获得几种优势，例如三磷酸腺苷（ATP）的生产效率很高，产生的中间代谢物（如柠檬酸盐）在一种"缩短"的三羧酸循环（tricarboxylic acid cycle）中"供养"生物合成信号通路，支持细胞增殖大分子的生成，而这往往需要精细调节这些代谢信号通路。奥托·瓦尔堡（Otto Warburg）试图把这种效果解释为呼吸过程受损的结果。但是，现在人们已经知道，糖酵解失调是一种更好的解释[1]。

某些重要的癌基因或抑癌基因与代谢之间的联系已经得到确认，并且这些发现使人们注意到，代谢失调可能是导致癌症的一种关键机制。抑癌基因 *TP53* 上的突变增强了葡萄糖的运送和代谢，同时致癌转录因子 MYC 的突变提高了绝大多数糖酵解酶、乳酸脱氢酶 A、核苷酸生物合成以及一碳代谢需要的酶[2]。

在癌细胞顺应环境变化，并相应调整它们的代谢方面，癌基因也发挥着关键作用。肿瘤发生的早期阶段，癌基因 *ERBB2* 使得分离的癌细胞的代谢偏离凋亡的正常方向，转向了增

殖方向[3]。分离的细胞通常会走向凋亡和自噬，但是这种癌基因的过度表达"拯救"了癌细胞，还原了葡萄糖的运送和磷酸戊糖途径，改善了细胞的氧化还原状态。

编码人类代谢酶和运送因子的所有基因，已知的大约有 2700 个，人们系统研究了这 2700 个代谢基因与侵袭性癌症和干细胞特征的关联[4]。与正常组织相比，其中一些基因在肿瘤中显示出高表达，在一种人类乳腺癌移植瘤模型中，这些基因也在干细胞上表现出高度表达。目前已经证明肿瘤的发生需要其中 16 个基因，包括编码线粒体 ATP 转运蛋白的基因、乳汁分泌基因，以及负责糖酵解、戊糖磷酸和核苷酸生物合成途径的生物酶基因。这项研究还证明，丝氨酸生物合成途径中的第一种酶——磷酸甘油酸脱氢酶扮演着关键角色，在合成代谢过程中，这种酶驱动谷氨酸盐转化为三羧酸循环中间体。

在肿瘤发生学中，人们逐渐认识到代谢改变和适应性的作用，这些代谢改变现在被认为是癌症的一种新的印记[5]。这些发现，带来了新疗法的发展，即针对相应的信号通路的调节，或者直接抑制涉及致瘤作用代谢途径的某些酶。这些疗法包括抑制糖酵解、氨基酸生物合成以及 mTOR 和磷脂酰肌醇 3- 激酶（PI3K）的信号通路[6]。

探索新陈代谢改变与癌症生物学之间的交互作用，不仅对癌症的治疗干预非常重要，而且对预防癌症恶性发展也非常重要。肥胖和某些代谢特征（代谢综合症）已经成为几种癌症公认的风险因素，人们也已经提出各种机制，解释这种交互作用[7]。这其中包括致炎细胞因子和脂肪细胞激素的分泌导致肥胖倾向的直接效应。此外还有一些间接效应，例如胰岛素抗性和高胰岛素血症通常与肥胖关联，或者与类固醇激素水平增加关联。此外，肥胖（例如循环系统中的游离脂肪酸过多）、其他生活方式因素或者某些遗传因素，均与代谢形式的改变有关，可能增加癌症风险。

代谢组学通过深入描述细胞、组织和人类生物流体中代谢形式的各种特征，可能有助于揭示致癌病变的机制，以及生活方式与癌症风险之间的内在关联。代谢组学也可用于识别癌症的新的早期生物标志物，找出癌症新的风险因素的特征。

代谢组学更好地解释致癌机理

代谢组（给定时间内低分子量代谢物的总和）是生物系统最基础的生化指标，也是遗传条件和环境条件的指标（见图 3.5.1）。代谢组学的定义是在各种特定条件下，代谢组变化的系统化研究[7]，使用现代强大的分析技术，尤其是质谱分析和核磁共振的波谱学技术，可评估血液、尿液或组织中的代谢组。这些分析技术的灵敏度极高，检测的代谢产物数量极大，所以能够以前所未有的精度检测出生物学表型的特征，识别出疾病和疾病风险因子暴露的新的生物标志物，更好地解释疾病的病源学（见图 3.5.2）。

代谢组学的研究方法可以分为两类：一类是有靶向方法，在一次分析操作中，同时批量进行几十套或几百套代谢物的分析（这些代谢物事先已经过识别），最常用的办法是质谱分析；另一类是无靶向方法，在样本的大型集合中，按照个体的特征检测数百种代谢物（采用核磁共振波谱技术）或者数千种代谢物（采用质谱技术）（见图 3.5.3）。而后采用多元统计方法，在样本的不同分组中（如病例组和对照组的样本）识别出过度表达和表达不足的代谢物，对比它们的光谱，确定检测获得的代谢物结构，存入大型代谢物数据库。

在癌症的肿瘤细胞模型或动物模型中，根据经典实验产生的丰富数据，代谢组学可以推算出各种新颖的假设，然后可以检测根据这些假设构成的定向实验。最近的两份报告报道了甘氨酸和甘氨酸脱羧酶的致癌性研究中，代谢组学如何做出了贡献。在一项代谢研究中，调查了 9 种常见肿瘤类型的 60 个主要人类癌细胞系，在其培养基中检测了 111 种代谢物[8]。这项研究发现，在细胞生长过程中，分泌了大约 2/3 的代谢物，消费了大约 1/3 的代谢物。代谢物的分层聚类分析使人们认识到，来自不同起源组织的不同代谢途径（糖酵解、三羧酸循环、核苷酸和多胺的代谢）的几个聚类之间，并不存在重大的差别。研究发现，甘氨酸的消耗与转化细胞的增殖高度相关。这种奇特的发现使人们认识到，在癌细胞增殖过程中，线粒体甘氨酸的合成途径扮演着关键角色。

在人类肺部肿瘤干细胞的另一项研究中，进一步确认了甘氨酸在细胞增殖中的作用[9]。在这项调查中，人们运用代谢组学，研究整个代谢中的一种特定的酶——甘氨酸脱羧酶的作用。与其他肺部肿瘤细胞相比，在干细胞的基因上调中，甘氨酸脱羧酶是最重要的酶之一。这种酶催化甘氨酸分解成为甲基供体 5,10- 亚甲基四氢叶酸，这是核苷酸合成必需的供体。研究对比了几个过度表达甘氨酸脱羧酶细胞系的代谢谱图，或者对比这种酶的减少给甘氨酸通路、糖酵解和嘧啶合成带来的变化。在非小细胞肺癌患者中，如果这种酶在肿瘤中高表达，患者的死亡率也较高，这进一步证实了甘氨酸脱羧酶的致癌特性。

代谢组学识别新的癌症生物标志物

代谢组学已经应用于各种病例对照研究，以识别癌症诊断、预后或复发的新的生物标志物。在病例组和

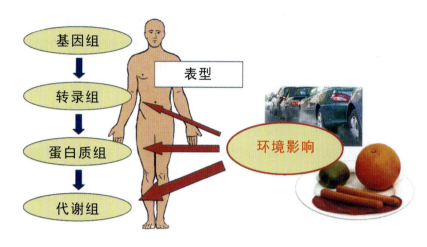

图 3.5.1 代谢是表型最下游的生化表达并由遗传和环境因素共同影响

甘油三酯、磷脂、核苷酸的代谢，以及氨循环、糖酵解和糖异生途径[14]。

在所有这些代谢研究中，关键的步骤是生物标志物的验证。代谢变量数量巨大，受试者数量较小（通常每项研究 50～200 人），增大了假阳性的风险。因此，必须在一个独立的人口中，验证新的生物标志物。遗憾的是，迄今为止在已经发表的代谢研究中，大部分研究没有进行这种验证。人们识别出前列腺癌的一个生物标志物——肌氨酸[15]，提高了对改善诊断的可能方法的预期，但是在之后的研究中没有验证这个结果[16]。只有少数几个代谢组学研究得到人们的认可，属于生物标志物验证的优秀研究设计的例证[10,11]。为了控制假阳性的风险，更好地评价生物标志物的价值，进一步查明哪些因素带来潜在的混杂效应是非常重要的。现在我们已知，以下这些因素影响代谢：体重、年龄、性别、绝经后状态、微生物、药物治疗和吸烟。查明这些因素的影响，然后设计和开展涵盖这些因素影响的研究也是很重要的。

对照组中，通过对比肿瘤与邻近良性组织的代谢特征、血液样本和尿液样本的代谢特征，已经发现了新的生物标志物。这些新的生物标志物的典型例子包括结直肠癌的羟基化超长链脂肪酸（hydroxylated ultra long-chain fatty acids）[10]，以及卵巢癌的 27-nor-5β-胆甾烷 -3,7,12,24,25 五醇葡糖苷酸（27-nor-5β-cholestane-3,7,12,24,25 pentol glucuronide）[11]。在这两个特定研究中，用高分辨质谱仪器分析血清样品，进行代谢特征检测，可以极其清晰地分辨出病例个体和对照个体之间代谢上的差别。然后可以用质谱分析和核磁共振光谱法，确定其有关的化学结构。

在某些肿瘤中，代谢组学的潜力是非常明显的。由于没有症状，肝细胞癌确诊时往往已经是后期或晚期。对于这类肿瘤，人们已经采用新兴的高通量代谢学技术寻找候选的生物标志物，用于癌症的分期、复发和预后的预测和治疗选择[12]。

某些新的生物标志物是相当罕见的代谢物。比较常见的代谢产物，如果"组装"成标记集合（又称代谢签名），也可作为癌症强有力的生物标志物。这样的标记集合是某些癌症特有的，也是运用代谢组学识别出来的。根据血浆中的氨基酸谱图，可以

从与对照组的对比中识别出 5 种不同的癌症，并且与癌症的分期无关[13]。在癌症的早期阶段这些特征谱图也很明显，这充分证明了这些氨基酸作为生物标志物检出癌症的价值。其中一些氨基酸呈现出系统性的增加或减少，且与癌症的部位无关。由此表明，癌症的通用代谢签名是存在的。其他代谢组学研究也证明其他代谢物水平的一致改变。一项涵盖 117 项潜伏期和临床研究的代谢签名系统分析揭示出除了氨基酸变化以外，癌症还一并影响了谷胱甘肽、胆汁酸、半乳糖、

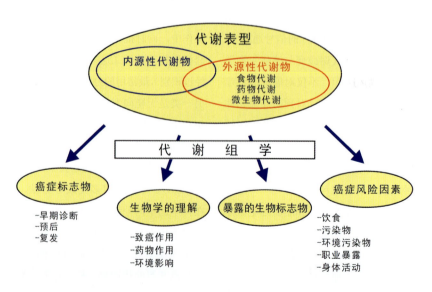

图 3.5.2 人体代谢和代谢对癌症研究的应用

代谢组学识别队列研究中的癌症风险因素

在人口中，代谢组学是对比个体表型的一种有力手段。这种方法强效有力的典型例子之一是在一个给定的个体上，运用代谢组学识别出代谢的不变部分。在 22 位受试者尿液样品的一个小集合中，通过核磁共振光谱的代谢物分析，识别出了样本的每一个供体，置信度为 100%[17]。更灵敏的质谱分析技术正在快速发展，现在可以产生包括大量详尽细节的代谢物谱图，在更多的对象人群中对比每一个个体的表型——这是绝大多数流行病学研究中最常见的一种检测。

在各种各样生物样本的描述中，成千上万种不同的代谢构成了人类的代谢组。到目前为止，人们已经研究了大量的代谢信息，但是得到利用的却非常有限。人类的代谢组中，包括一个稳定部分和一个不稳定部分。在间隔 4 个月的血浆和尿液样品的重复收集中，通过核磁共振分光技术，发现血液和尿液的代谢组中，稳定部分分别占 60% 和 47%[18]。不稳定的部分反映了环境和生活方式因素的暴露，这些部分仅仅短暂地出现。这种不稳定部分不适合流行病学研究，除非可以找到重复的样本。

与此相反，稳定的部分，既"捕捉"了个体表型的遗传和环境的变化，又可以描述这一部分在整个一生中的演化。这种稳定部分的度量，为人们打开了更为广阔的视野，那就是在队列研究中，疾病的患病率和风险的研究。最近，第一批全代谢组关联研究（对应于已经确立的全基因组关联研究）已经公布。这些研究的目的是识别出与某一种疾病，或者与某些中间终点关联最强的各种代谢物和代谢途径。在结合弗雷明汉后代队列（Framingham Offspring cohort）的一项病例对照研究中，按照基线（平均随访 12 年，189

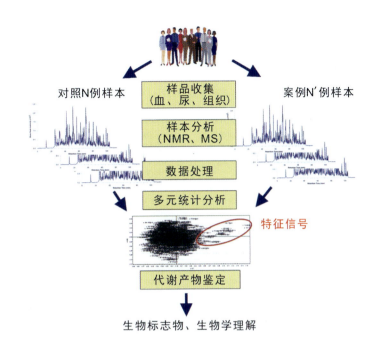

图 3.5.3 代谢组学的工作流程
注：MS 表示质谱；NMR 表示核磁共振谱。

位患者，共计 189 位对照者）收集的血浆样本中，检测了 61 种代谢物，识别出 5 种氨基酸与 Ⅱ 型糖尿病的风险强烈相关[19]。这些氨基酸中，包括三种支链氨基酸，人们以前已经知道，这些支链氨基酸可以增进胰岛素抵抗的能力。关于癌症，尚未公布这样的全代谢组关联研究（MWAS）。

人类代谢组中，随着环境暴露而变化，而不是随着遗传因素而变化的部分，称为暴露物组[20]。这个暴露物组非常突出地反映出饮食暴露。现在已经识别出，某些特定的代谢特征在素食者中比较低，在肉类消费者中比较高，或者随着特定饮食的消费而不同[21]。在"宏观／微观营养与血压国际人口研究"（International Population Study on Macro/Micronutrients and Blood Pressure，INTERMAP）的队列中，人们检测了很多国家的尿样代谢物的变化，在这些国家中，不同食物的不同消费数量可以直接从代谢物得到部分解释[22,23]。如果开展全暴露组关联研究，进行暴露组的检测，可以识别出与癌症风险关联最强的环境

因素[21]。

这里给出的几个例子说明代谢组学在癌症研究中的巨大潜力。这些研究已经促使人们开始探索代谢途径在致癌作用中的巨大意义，这是以前完全没有想到的。通过代谢过程的探索，人们可以找到新的生物标志物进行癌症的诊断。代谢组学也在分子流行病学中展示出巨大的潜力，可以识别出新的癌症风险因素。

在所有的"组学"（omics）技术中，代谢组学是最晚引进生物和医学研究的一个学科。在过去的几年中，虽然代谢组学技术尚未完全成熟，但是已经取得很大进展，毫无疑问，现在代谢组学将成为一种新兴的重要工具，与已经确立的基因组学、转录组学和蛋白质组学达成有效的互补，识别出新的癌症生物标志物，更好地理解这类疾病的病源学。

注释

[1] Koppenol WH, Bounds PL, Dang CV (2011). Otto Warburg's contributions to current concepts of cancer metabolism. *Nat Rev Cancer*, 11:325–337. http://dx.doi.org/10.1038/nrc3038 PMID:21508971.

[2] DeBerardinis RJ (2008). Is cancer a disease of abnormal cellular metabolism? New angles on an old idea. *Genet Med*, 10:767–777. http://dx.doi.org/10.1097/GIM.0b013e31818b0d9b PMID:18941420.

[3] Schafer ZT, Grassian AR, Song L et al. (2009). Antioxidant and oncogene rescue of metabolic defects caused by loss of matrix attachment. *Nature*, 461:109–113. http://dx.doi.org/10.1038/nature08268 PMID:19693011.

[4] Possemato R, Marks KM, Shaul YD et al. (2011). Functional genomics reveal that the serine synthesis pathway is essential in breast cancer. Nature, 476:346–350. http://dx.doi.org/10.1038/nature10350 PMID:21760589.

[5] Hanahan D, Weinberg RA (2011). Hallmarks of cancer: the next generation.*Cell*, 144:646–674.http://dx.doi.org/10.1016/j.cell.2011.02.013 PMID:21376230.

[6] Dang NH, Singla AK, Mackay EM et al. (2013). Targeted cancer therapeutics: biosynthetic and energetic pathways characterized by metabolomics and the interplay with key cancer regulatory factors. *Curr Pharm Des*, [epub ahead of print]. PMID:23859615.

[7] Khandekar MJ, Cohen P, Spiegelman BM (2011). Molecular mechanisms of cancer development in obesity. *Nat Rev Cancer*,11:886–895. http://dx.doi.org/10.1038/nrc3174 PMID:22113164.

[8] Jain M, Nilsson R, Sharma S et al. (2012). Metabolite profiling identifies a key role for glycine in rapid cancer cell proliferation. *Science*, 336:1040–1044. http://dx.doi.org/10.1126/science.1218595 PMID:22628656.

[9] Zhang WC, Shyh-Chang N, Yang H et al. (2012). Glycine decarboxylase activity drives non-small cell lung cancer tumorinitiating cells and tumorigenesis. *Cell*, 148:259–272. http://dx.doi.org/10.1016/j.cell.2011.11.050 PMID:22225612.

[10] Ritchie SA, Ahiahonu PWK, Jayasinghe D et al. (2010). Reduced levels of hydroxylated, polyunsaturated ultra long-chain fatty acids in the serum of colorectal cancer patients: implications for early screening and detection. *BMC Med*, 8:13.http://dx.doi.org/10.1186/1741-7015-8-13 PMID:20156336.

[11] Chen J, Zhang X, Cao R et al. (2011). Serum 27-nor-5β-cholestane-3,7,12,24,25 pentol glucuronide discovered by metabolomics as potential diagnostic biomarker for epithelium ovarian cancer. *J Proteome Res*, 10:2625–2632.http://dx.doi.org/10.1021/pr200173q PMID:21456628.

[12] Wang X, Zhang A, Sun H (2013). Power of metabolomics in diagnosis and biomarker discovery of hepatocellular carcinoma. *Hepatology*, 57:2072–2077. http://dx.doi.org/10.1002/hep.26130 PMID:23150189.

[13] Miyagi Y, Higashiyama M, Gochi A et al. (2011). Plasma free amino acid profiling of five types of cancer patients and its application for early detection. *PLoS One*, 6:e24143. http://dx.doi.org/10.1371/journal.pone.0024143 PMID:21915291.

[14] Ng DJY, Pasikanti KK, Chan ECY (2011). Trend analysis of metabonomics and systematic review of metabonomics-derived cancer marker metabolites. *Metabolomics*, 7:155–178. http://dx.doi.org/10.1007/s11306-010-0250-7.

[15] Sreekumar A, Poisson LM, Rajendiran TM et al. (2009). Metabolomic profiles delineate potential role for sarcosine in prostate cancer progression. *Nature*, 457:910–914. http://dx.doi.org/10.1038/nature07762 PMID:19212411.

[16] Jentzmik F, Stephan C, Miller K et al. (2010). Sarcosine in urine after digital rectal examination fails as a marker in prostate cancer detection and identification of aggressive tumours. *Eur Urol*, 58:12–18, discussion 20–21.http://dx.doi.org/10.1016/j.eururo.2010.01.035 PMID:20117878.

[17] Assfalg M, Bertini I, Colangiuli D et al. (2008). Evidence of different metabolic phenotypes in humans. *Proc Natl Acad Sci U S A*, 105:1420–1424. http://dx.doi.org/10.1073/pnas.0705685105 PMID:18230739.

[18] Nicholson G, Rantalainen M, Maher AD et al.; The MolPAGE Consortium (2011). Human metabolic profiles are stably controlled by genetic and environmental variation. *Mol Syst Biol*, 7:525. http://dx.doi.org/10.1038/msb.2011.57 PMID:21878913.

[19] Wang TJ, Larson MG, Vasan RS et al. (2011). Metabolite profiles and the risk of developing diabetes. *Nat Med*, 17:448–453.http://dx.doi.org/10.1038/nm.2307 PMID:21423183.

[20] Wild CP (2005). Complementing the genome with an "exposome": the outstanding challenge of environmental exposure measurement in molecular epidemiology. *Cancer Epidemiol Biomarkers Prev*, 14:1847–1850. http://dx.doi.org/10.1158/1055-9965.EPI-05-0456 PMID:16103423.

[21] Stella C, Beckwith-Hall B, Cloarec O et al. (2006). Susceptibility of human metabolic phenotypes to dietary modulation. *J Proteome Res*, 5:2780–2788. http://dx.doi.org/10.1021/pr060265y PMID:17022649.

[22] Holmes E, Loo RL, Stamler J et al. (2008). Human metabolic phenotype diversity and its association with diet and blood pressure. *Nature*, 453:396–400. http://dx.doi.org/10.1038/nature06882 PMID:18425110.

[23] Lloyd AJ, Favé G, Beckmann M et al. (2011). Use of mass spectrometry fingerprinting to identify urinary metabolites after consumption of specific foods. *Am J Clin Nutr*, 94:981–991. http://dx.doi.org/10.3945/ajcn.111.017921 PMID:21865330.

3.6 干细胞和癌症干细胞

3. 癌症生物学

兹登科·海尔采格（Zdenko Herceg）
赫克托·埃尔南德斯·巴尔加斯（Hector Hernandez Vargas）
詹保罗·帕帕乔（Gianpaolo Papaccio，评审）

摘要

·干细胞的定义为它们有能力自我更新，这是维持一个干细胞池必不可少的，当需要实现特殊组织的完整性和功能时，它们可以根据不同的来源进行分化。

·因为半衰期比较长，干细胞或祖细胞特别容易受到遗传变化和表观遗传变化的影响，并且可能由此导致癌症的发展。

·肿瘤干细胞是一种操作术语，从功能上对肿瘤细胞的一类不同亚群进行定义，它们具有异常更新的潜能，并且有赋予肿瘤异质性的能力。

·虽然尚未查明肿瘤干细胞的起源，但现在认为，肿瘤干细胞具有许多胚胎干细胞的关键特性，包括无限增殖的潜力和迁移能力。

·研究干细胞和肿瘤干细胞，可能找到新的癌症治疗方法。

干细胞领域的各种发现一直吸引着学术界、政界和公众的关注，干细胞已成为医学和生物医学研究中的创新工具。所有的多细胞生物都存在干细胞，在大多数组织中的干细胞也往往以分散形式存在。干细胞可以在培养基中生长，分化为特殊的细胞，表现出各种组织特有的特性。高桥（Takahashi）和山中（Yamanaka）在获得 2012 年生理学和医学诺贝尔奖的研究中做出了里程碑意义的贡献，他们发现具有与胚胎干细胞相同特性的多能干细胞，可以通过诱导从分化的细胞产生，尤其是从皮肤成纤维细胞中产生[1]，这一成果在各种类型的人类细胞中得到再现[2]。此外，几项研究报告显示，在携带简单或者复杂遗传性疾病的个体身上，也可以诱导产生多能干细胞血统[3]。因此，干细胞已被视为克隆和再生医学的重要资源。

干细胞与恶性肿瘤细胞共享一些重要特征。更好地理解干细胞的行为和特性，有利于探索很多癌症治疗新的制剂或者新的疗法。虽然随着技术的进步，人们已经可以分离和操作胚胎干细胞，使得克隆人类成为可能，但这引发了激烈的伦理争议。虽然存在这些担忧，却我们无法否认干细胞在治疗各种人类疾病，如神经变性疾病和癌症中的巨大潜力[4,5]。

胚胎和组织特异性干细胞

人体的所有细胞都是单独一个细胞的后代，即受精卵或合子（zygote）。从一个卵的受精开始直到死亡，一个生物体要经历几个发育阶段（见图3.6.1）。从受精卵开始，细胞增殖形成不同的细胞类型，在复杂的生物体上尤为明显。这一过程涉及的很多干细胞"种群"，在适合的培养基条件下，可以无限期地持续繁殖下去。这种细胞命名为胚胎干细胞，它们可以产生任何类型的细胞，并且可以重新构成整个胚胎。此外，许多成人组织中含有未分化细胞的离散群体，它们也具有干细胞特性。这些细胞被描述为组织特异性干细胞，又称体干细胞（somatic stem cells）或者成体干细胞（adult stem cells）。造血干细胞是特征

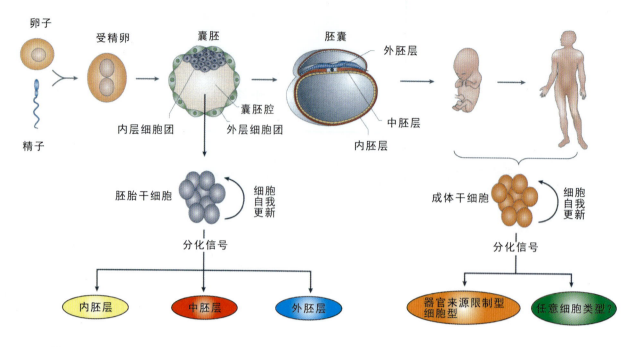

图 3.6.1　生物体细胞发育阶段

胚胎干细胞，来自胚泡的内细胞团，是多能的，并且可以分化为身体的所有细胞类型。成体干细胞，有时称为成人干细胞，还能够自我更新，如果加以适当的信号，可以分化成衍生它们的器官的各种类型细胞。成体干细胞能够分化成替代谱系细胞类型的程度是有争议的。

鲜明的组织特异性干细胞，可以产生所有血液谱系（blood lineages）和成熟的血液成分（blood elements）。在许多组织中都发现了成体干细胞，如脑、皮肤和肝脏。虽然只有少数几种组织特异性干细胞经过严格的鉴定和表征，但是任何组织中都可能存在干细胞，并且拥有再生更新能力。

　　组织特异性干细胞也有能力通过自我更新来延续自己，并且还可以通过分化产生某一特定组织的各种成熟细胞[6]。在成人的组织中，组织特异性干细胞属于"数量"非常少的一个细胞群体，但是这一群体是维持组织的动态平衡必不可少的。组织特异性干细胞的失调可以引发疾病，尤其是癌症。

　　干细胞区别于所有其他细胞的两大特征是能够自我更新及其多潜能。自我更新系指一种细胞在很长的时间周期中，可以分裂产生完全一模一样的子细胞。这一关键属性使得干细胞能够维系一个生物体的寿命。多潜能系指干细胞可以分化

形成许多高度特异化的细胞，例如神经细胞、肌纤维以及血液成分的细胞。多潜能是维持许多组织的完整性及其功能必不可少的。对每一个生物体的发展，干细胞是至关重要的。因此，干细胞被视为从胚胎生命的开始直至死亡的一种关键资源。由于干细胞的这些潜力，它们的功能和增殖受到了一系列控制过程的支配。干细胞增殖和分化监控机制的失调，可以带来自我更新与分化之间平衡的某种偏移，所造成的后果，或者是与退行性疾病关联的干细胞的丧失，或者是干细胞的异常增殖，这可能是恶性病变细胞的一种起源。

肿瘤干细胞

　　干细胞的发现已经超过30年，并且已广泛用于基因改变的动物遗传实验模型上，例如基因敲除小鼠，人们已经进行了广泛的研究探索——这是癌症研究的必需工作。在第一次识

别出人类干细胞，尤其是所谓的肿瘤干细胞之后，癌症科研界对这种实体产生了史无前例的关注。长久以来，人们认为癌症起源于一个单独的细胞，这个细胞受到一系列遗传病变和表观遗传病变的支配，转型成一个癌症起始细胞。这些初期事件导致这个转型细胞的扩张，形成转型细胞的一个"种群"，或者称为一个克隆，这种克隆有能力生长和分裂，并无视正常的细胞控制。这个新种群持续不断地选择出更适应和更具侵略性的细胞，形成新一代的癌症克隆，它们有能力攻击和摧毁邻近的组织，迁移到远处的器官，形成转移的肿瘤。人们不知道如何识别出那个起源的"目标细胞"（见图 3.6.2）。但是，近年来的研究表明，许多遗传和表观遗传的变化蕴含的癌症的侵略性和摧毁性行为，都是由具备干细胞特征的一种癌细胞的离散群体操控的，这些细胞就是肿瘤干细胞。

　　肿瘤干细胞假说认为，一些具备干细胞属性的罕见细胞，专门维持着

肿瘤中的干细胞是否为临床结果的决定因素

约翰·E. 迪克 (John E.Dick)

关于肿瘤内异质性的细胞学和分子学基础知识人们知之甚少。由于突变和克隆的演变，肿瘤细胞在遗传学上是多种多样的，造成肿瘤内的功能异质性。癌症的干细胞模型假定，由于表观遗传的差别带来肿瘤干细胞的异质性，所以肿瘤干细胞维持着肿瘤的细胞学等级体系。也就是说，所有的肿瘤细胞起源于肿瘤干细胞，并且经过了长期的肿瘤生长。急性骨髓性白血病（AML）为这种肿瘤干细胞模型提供了有力的证据。从基因特性的检测发现，它们要么是 AML 干细胞，要么是正常的造血干细胞，说明它们共享同一组基因，这组基因定义了一个共同的干性程序。大型临床数据库中，患者生存期显著独立的预测因子，正是这些干细胞相关的基因签名。因此，AML 干性影响的临床结果的决定因素已经确认与白血病干细胞有关，与人工制品的异种移植无关。人们现在正在努力探索克隆演变和肿瘤干细胞模型是否可以统一起来，并且正在功能和基因水平上，针对肿瘤干细胞进行着两类不同的研究。

在费城染色体阳性 B 细胞急性淋巴细胞白血病（Philadelphia chromosome-positive B-ALL）中，确诊患者的样本呈现出广泛的亚克隆遗传多样性，通过异种移植的检测分析证明，这种多样性的形成起源于白血病的起始细胞之内。通过重新构建它们的遗传祖先，发现多个白血病起始细胞的亚克隆可以经由一种复杂的分支演化过程联系起来，由此证明，遗传和功能的异质性是密切联系的。这项研究向人们强调，必须制定出有效的治疗方案，彻底消除所有的遗传亚克隆，才能防止癌症进一步的演化和复发。

在一项功能和遗传的研究中，在原发性结直肠癌上采用了一种高度可靠的异种移植物的测定分析方法。DNA 复制数量改变的分析、针对性测序、外显子组测序和慢病毒谱系追踪等方法相结合，通过连续异种移植传代的方法，从结直肠癌中检测了很多单一慢病毒标记的细胞系的增殖动力学。在连续的移植中，异种移植物在遗传上是稳定的。虽然呈现出遗传稳定性，但是在每一个克隆中，慢病毒标记的细胞系其增殖、持久性和化疗耐受性是变化的。因此，除了遗传多样性，在肿瘤传播的潜力方面，肿瘤细胞显示出内在的功能变异性，这是肿瘤适应性最大化的一种机制，这既有助于肿瘤的存活，又有助于提高肿瘤的治疗耐受性。

参考文献

[1] Notta F et al. (2011). Nature, 469:362–367. http://dx.doi.org/10.1038/nature09733 PMID:21248843.

[2] Kreso A et al. (2013). Science, 339:543–548. http://dx.doi.org/10.1126/science.1227670 PMID:23239622.

癌症克隆[7]。在几种人类癌症中，已经发现了层次化组织。在这些情况下，肿瘤是由没有分化的细胞组织起来的，它们驱动疾病的发展，使得致病能力较低的细胞分化并与肿瘤干细胞模型保持一致[8]。在许多癌症细胞中，已经发现具有干细胞属性的细胞。但是，在大多数情况下，肿瘤干细胞的存在已经从其功能上得到阐述。肿瘤干细胞移植到免疫力低下的动物宿主（最常用的是小鼠）身上之后形成肿瘤的能力，可以让我们从大量癌细胞中看出肿瘤干细胞存在的端倪。这些实验

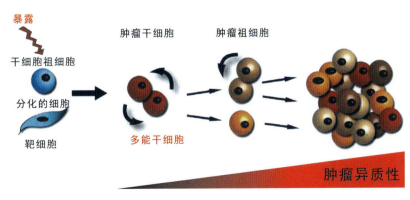

图 3.6.2　肿瘤干细胞的来源及发展
注：易感细胞的遗传和表观遗传变化可能是癌症发展中的早期事件，并产生肿瘤干细胞，有助于肿瘤异质性的形成。肿瘤干细胞的来源可以是早期干细胞或前体细胞，或一组基因（这些基因有助于细胞重新编程为多能状态）表达和功能异常的分化细胞。

表 3.6.1　通常用于识别肿瘤干细胞的表面标志物表型

肿瘤类型［数据来源］	肿瘤干细胞标志物
急性髓系白血病[12]	CD34$^+$/CD38$^-$
乳腺癌[13,14]	CD44$^+$/CD24^{lo}，CD133$^+$
胆囊癌[15]	CD44$^+$/CD133$^+$
胃癌[16]	CD44$^+$
胶质母细胞瘤[17,18]	CD133$^+$
头部和颈部癌症[19]	CD44$^+$
肝癌	CD133$^+$，CD13$^+$，CD90$^+$，EpCAM$^+$
肺癌[24]	CD133$^+$
黑色素瘤[25]	CD20$^+$
食管癌[26,27]	CD90$^+$，CD44$^+$
卵巢癌[28]	CD133$^+$
胰腺癌[29]	CD133$^+$
前列腺癌[30]	CD133$^+$/CD44$^+$/$\alpha_2\beta_1^{hi}$

表明，在癌细胞中，只有一小部分细胞能够在宿主中形成新的肿瘤。重要的是，这些细胞在移植后，不但形成了肿瘤，并且能够概括肿瘤的异质性[9]。然而直到最近，无论是分子签名、细胞表面标记（cell surface markers）还是突变形式都已经证明，分离出一个肿瘤干细胞是极其困难的[7,10,11]。

最近的许多研究表明，通过不同的细胞表面标记，如 CD133、CD44、CD90 和 EpCAM（CD326），可以富集肿瘤干细胞（见表 3.6.1）[12~30]。但是，对于不同类型的肿瘤干细胞，虽然一些标记是共同的，但到目前为止，还没有证明某一个单一的标记（或标记组合）能够在所有癌症类型中区分出这些细胞。由于缺乏通用性表达的表面标记，因此它们的用途被限制了。另外，我们必须仔细解释表面标记，考虑组织的背景、功能的评估（如致瘤性、克隆和球形成分析）和干性标记的共表达[11]。尽管存在这些缺陷，但许多研究也已经取得了进展，了解了一些推定存在的肿瘤干细胞的生物

学知识。有些标记是几种恶性肿瘤的共同标记（如 CD44 和 CD133）。有趣的是，还有一些标记是正常干细胞或祖细胞的共同标记（如 CD133 和 EpCAM）。事实上，人类 prominin-1（CD133）抗原的细胞表面表达与造血祖细胞是共同的，属于经常研究的肿瘤干细胞标记之一[31]。

除了表面标记，肿瘤干细胞还与胚胎干细胞（embryonic stem cells）分享很多共同的关键属性。这些属性包括：无限增殖的潜力、侵袭组织和器官的能力以及促进血管形成进行自我输送氧气的能力。因此，肿瘤干细胞可能对大部分人类癌症的异质性做出了贡献[8]。在肿瘤干细胞的识别方面，虽然我们已经取得了重要的进展，但是仍然不清楚它们的来源。人们相信，肿瘤干细胞起源于不同的方式。第一，肿瘤干细胞可能起源于正常组织的某些干细胞，亦即某些遗传变化和表观遗传变化导致正常细胞丧失增殖控制的结果。第二，正常情况下，寿命有

限的分化细胞又重新获得了干细胞的属性，即去分化成为肿瘤干细胞。第三，正常的干细胞可能融合了各种分化的细胞，得到的杂交细胞是癌症起始细胞，具有干细胞的属性[32]。这些假说并不是互相排斥的，因为肿瘤干细胞的起源可能涉及多种机制。

基因组测定干细胞的身份

从分化的细胞中识别出干细胞特点的历史已经长达几十年，但是直到最近，人们才开始理解干细胞识别的遗传基础。全基因组筛查强有力的方法学进展使得人们有可能识别出某一个阶段中维持干细胞的基因和基因网络。通过这些方法人们发现，必须具有有限数量的足够基因，才能维持干细胞的两大特点：自我更新和多能性。这些基因被称为"干性主基因"。基因 *Oct4*、*Sox2* 和 *Nanog* 属于这种高档次的基因类别[33]。这些基因编码的转录因子，操控其他基因的转录（见图 3.6.3）。

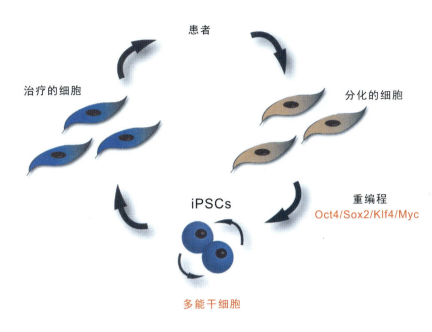

患者

治疗的细胞

分化的细胞

iPSCs

重编程
Oct4/Sox2/Klf4/Myc

多能干细胞

图 3.6.3　细胞重编程因子可以诱导多能干细胞，在治疗中具有潜在应用
注: iPSCs 表示诱导的多能干细胞。

这样的信号传导通路维持着干细胞的行为和特性。当有关的基因失活或突变时，干细胞分化成为特化细胞，干细胞池可能会迅速消耗。干细胞池的消耗能够妨碍再生，危害正常组织的完整性，导致退行性疾病 [34]。

干细胞主基因（stem cell master genes）的发现开启了另一个更有潜力的研究分支，即分化的细胞向不成熟的多能细胞（干细胞）的过渡。这种表型可以彻底逆转或者去分化那些特化细胞（如神经元或肌纤维细胞）重新获得干细胞属性，这样一来，它们可以产生几乎任何类型的细胞。最近的研究中发现的这种情况，可以解决用胚胎作为干细胞来源造成的严重伦理争议 [3]。几家实验室已经证明，少量的主基因（最少的是 4 个主基因），无论引入人类还是鼠科动物的分化细胞，均可介导干细胞的出现。这种不同寻常的现象支持这样的论点：分化细胞可以重新编程（reprogramme），正常分化的事件过程可以逆转。这些发现的重要意义在于，非遗传变化赋

予分化细胞某些功能之后，也可以形成肿瘤干细胞。这种假设已经得到了支持，因为在任何一个给定的组织中，所有的细胞（包括干细胞）具有完全相同的基因组。

最近各种研究的实验证据也支持上述的类似结论，细胞的分化并非单向性的。在生理以及病理条件下，不同的因素可以导致细胞分化的逆转。同样地，在活的有机体里，自我更新和多能性的获得，也可以视为肿瘤发生；在有机体之外，操控分化细胞也可能发生同样过程的受控版本。与此相反，已经确认具有干性特点的细胞，也可能获得一部分分化的特点。在生命的关键时期，例如胚胎的发育时期，干性和分化特点之间的平衡似乎是不同的。从这种观点延伸推断，生命早期的暴露在生命后期疾病发展中发挥了很大影响，人们的兴趣也越来越大。从这个意义上说，在子宫内的生命早期属于一个关键时期，多能性和分化网络动态地交互影响，环境暴露的影响可能超出人们早前的预想。

干细胞与癌症治疗

现在人们对干细胞和肿瘤干细胞

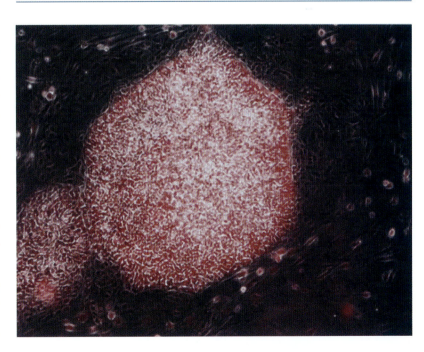

图 3.6.4　由真皮成纤维细胞衍生的人诱导多能干细胞
注: 重编程可以改变人体的任何细胞，使得其可以用作多能性干细胞。抗 Nanog（红色）抗体的免疫荧光分析用以证明 Nanog（在干细胞中涉及的主转录因子和多能性状态广泛使用的标记物）的表达和细胞的成功重新编程。

3.6 干细胞和癌症干细胞

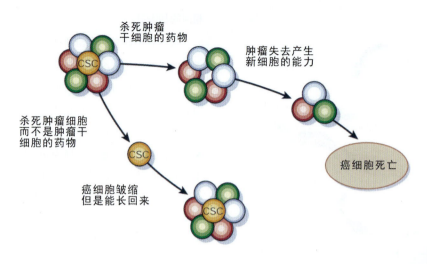

图 3.6.5　传统疗法通过杀死主要分化肿瘤细胞以减少肿瘤的大小

注：如果假定的肿瘤干细胞对这些疗法较不敏感，那么肿瘤干细胞在治疗后将仍然存活，并重新建立肿瘤。与此相反，如果疗法可以靶向肿瘤干细胞，那么它们可能会更有效地杀死肿瘤干细胞，使肿瘤不能维持或生长。因此，即使肿瘤干细胞靶向疗法最初不缩小肿瘤，它们也可能最终治愈。CSC 表示肿瘤干细胞。

的主要兴趣在于，人们已经认识到这种小的但是至关重要的癌症细胞群代表着发现癌症新疗法的一种机会[35]。很多曾经流行一时的癌症治疗方案现在被认为是失败的，其标志就是癌症的复发，无法彻底消除肿瘤干细胞。过去开发的经典化疗方案，可以迅速缩小肿瘤，然而这些改变往往是短暂的，癌症随后又会复发（见图3.6.5）。这种临床表现证明，采用的疗法仅仅针对快速生长的肿瘤细胞有效，而生长较慢的肿瘤干细胞可以幸免。因此，我们主要的挑战将是：（1）找到有效的办法，识别和分离出组织特异性干细胞和肿瘤干细胞；（2）深入研究正常干细胞和肿瘤干细胞自我更新和多能性的机制；（3）识别出癌症启动重新编程和肿瘤干细胞发展中至关重要的各种遗传和表观遗传事件（参见前文《肿瘤中的干细胞是否为临床结果的决定因素》）。

在干细胞领域，人们正在做出越来越多的努力，探索现在未知的、癌症发展中关键性的潜在知识。这些研究最终将对癌症的控制，甚至可能对癌症消除新疗法的开发产生巨大的影响。

注释

[1] Takahashi K, Yamanaka S (2006). Induction of pluripotent stem cells from mouse embryonic and adult fibroblast cultures bydefined factors. *Cell*, 126:663–676. http://dx.doi.org/10.1016/j.cell.2006.07.024 PMID:16904174.

[2] Yamanaka S (2007). Strategies and new developments in the generation of patient-specific pluripotent stem cells. *Cell Stem Cell*, 1:39–49. http://dx.doi.org/10.1016/j.stem.2007.05.012 PMID:18371333.

[3] Bellin M, Marchetto MC, Gage FH, Mummery CL (2012). Induced pluripotent stem cells: the new patient? *Nat Rev Mol Cell Biol*, 13:713–726. http://dx.doi.org/10.1038/nrm3448 PMID:23034453.

[4] Polyak K, Hahn WC (2006). Roots and stems: stem cells in cancer. *Nat Med*, 12:296–300. http://dx.doi.org/10.1038/nm1379 PMID:16520777.

[5] Baumann M, Krause M, Hill R (2008). Exploring the role of cancer stem cells in radioresistance. *Nat Rev Cancer*, 8:545–554. http://dx.doi.org/10.1038/nrc2419 PMID:18511937.

[6] Rossi DJ, Jamieson CH, Weissman IL (2008). Stems cells and the pathways to aging and cancer. *Cell*, 132:681–696. http://dx.doi.org/10.1016/j.cell.2008.01.036 PMID:18295583.

[7] Valent P, Bonnet D, De Maria R et al. (2012). Cancer stem cell definitions and terminology: the devil is in the details. *Nat Rev Cancer*, 12:767–775. http://dx.doi.org/10.1038/nrc3368 PMID:23051844.

[8] Magee JA, Piskounova E, Morrison SJ (2012). Cancer stem cells: impact, heterogeneity, and uncertainty. *Cancer Cell*, 21:283–296. http://dx.doi.org/10.1016/j.ccr.2012.03.003 PMID:22439924.

[9] Visvader JE, Lindeman GJ (2008). Cancer stem cells in solid tumours: accumulating evidence and unresolved questions. *Nat Rev Cancer*, 8:755–768. http://dx.doi.org/10.1038/nrc2499 PMID:18784658.

[10] Tirino V, Desiderio V, Paino F et al. (2011). Human primary bone sarcomas contain CD133 + cancer stem cells displaying high tumorigenicity in vivo. *FASEB J*, 25: 2022–2030. http://dx.doi.org/10.1096/fj.10-179036 PMID:21385990.

[11] Tirino V, Desiderio V, Paino F et al. (2013). Cancer stem cells in solid tumors: an overview and new approaches for their isolation and characterization. *FASEB J*, 27:13–24. http://dx.doi.org/10.1096/fj.12-218222 PMID:23024375.

[12] Lapidot T, Sirard C, Vormoor J et al. (1994). A cell initiating human acute myeloid leukaemia after transplantation into SCID mice. *Nature*, 367:645–648. http://dx.doi.org/10.1038/367645a0 PMID:7509044.

[13] Al-Hajj M, Wicha MS, Benito-Hernandez A et al. (2003). Prospective identification of tumorigenic breast cancer cells. *Proc Natl Acad Sci U S A*, 100:3983–3988. http://dx.doi.org/10.1073/pnas.0530291100 PMID:12629218.

[14] Wright MH, Calcagno AM, Salcido CD et al. (2008). Brca1 breast tumors contain distinct CD44 +/CD24 – and CD133 + cells with cancer stem cell characteristics. *Breast Cancer Res*, 10:R10. http://dx.doi.org/10.1186/bcr1855 PMID:18241344.

[15] Shi C, Tian R, Wang M et al. (2010). CD44 +CD133 + population exhibits cancer stem cell-like characteristics in human gallbladder carcinoma. *Cancer Biol Ther*, 10:1182–1190. http://dx.doi.org/10.4161/cbt.10.11.13664 PMID:20948317.

[16] Takaishi S, Okumura T, Tu S et al. (2009). Identification of gastric cancer stem cells using the cell surface marker CD44. *Stem Cells*, 27:1006–1020. http://dx.doi.org/10.1002/stem.30 PMID:19415765.

[17] Singh SK, Clarke ID, Terasaki M et al. (2003). Identification of a cancer stem cell in human brain tumors. *Cancer Res*, 63:5821–5828. PMID:14522905.

[18] Singh SK, Hawkins C, Clarke ID et al. (2004). Identification of human brain tumour initiating cells. *Nature*, 432:396–401.http://dx.doi.org/10.1038/nature03128 PMID:15549107.

[19] Prince ME, Sivanandan R, Kaczorowski A et al. (2007). Identification of a subpopulation of cells with cancer stem cell properties in head and neck squamous cell carcinoma. *Proc Natl Acad Sci U S A*, 104:973–978. http://dx.doi.org/10.1073/pnas.0610117104 PMID:17210912.

[20] Yin S, Li J, Hu C et al. (2007). CD133 positive hepatocellular carcinoma cells possess high capacity for tumorigenicity. *Int J Cancer*, 120:1444–1450. http://dx.doi.org/10.1002/ijc.22476 PMID:17205516.

[21] Haraguchi N, Ishii H, Mimori K et al. (2010). CD13 is a therapeutic target in human liver cancer stem cells. *J Clin Invest*, 120:3326–3339. http://dx.doi.org/10.1172/JCI42550 PMID:20697159.

[22] Yang ZF, Ho DW, Ng MN et al. (2008). Significance of CD90 + cancer stem cells in human liver cancer. *Cancer Cell*, 13:153–166. http://dx.doi.org/10.1016/j.ccr.2008.01.013 PMID:18242515.

[23] Yamashita T, Ji J, Budhu A et al. (2009). EpCAM-positive hepatocellular carcinoma cells are tumor-initiating cells with stem/progenitor cell features. *Gastroenterology*, 136:1012–1024, e4. http://dx.doi.org/10.1053/j.gastro.2008.12.004 PMID:19150350.

[24] Eramo A, Lotti F, Sette G et al. (2008). Identification and expansion of the tumorigenic lung cancer stem cell population. *Cell Death Differ*, 15:504–514. http://dx.doi.org/10.1038/sj.cdd.4402283 PMID:18049477.

[25] Fang D, Nguyen TK, Leishear K et al. (2005). A tumorigenic subpopulation with stem cell properties in melanomas. *Cancer Res*, 65:9328–9337. http://dx.doi.org/10.1158/0008-5472.CAN-05-1343 PMID:16230395.

[26] Tang KH, Dai YD, Tong M et al. (2013). A CD90 + tumor-initiating cell population with an aggressive signature and metastatic capacity in esophageal cancer. *Cancer Res*, 73:2322–2332. http://dx.doi.org/10.1158/0008-5472.CAN-12-2991 PMID:23382045.

[27] Zhao JS, Li WJ, Ge D et al. (2011). Tumor initiating cells in esophageal squamous cell carcinomas express high levels of CD44.*PLoS One*, 6:e21419. http://dx.doi.org/10.1371/journal.pone.0021419 PMID:21731740.

[28] Baba T, Convery PA, Matsumura N et al. (2009). Epigenetic regulation of CD133 and tumorigenicity of CD133+ ovarian cancer cells. *Oncogene*, 28:209–218. http://dx.doi.org/10.1038/onc.2008.374 PMID:18836486.

[29] Hermann PC, Huber SL, Herrler T et al. (2007). Distinct populations of cancer stem cells determine tumor growth and metastatic activity in human pancreatic cancer. *Cell Stem Cell*, 1:313–323. http://dx.doi.org/10.1016/j.stem.2007.06.002 PMID:18371365.

[30] Collins AT, Berry PA, Hyde C et al. (2005). Prospective identification of tumorigenic prostate cancer stem cells. *Cancer Res*, 65:10946–10951. http://dx.doi.org/10.1158/0008-5472.CAN-05-2018 PMID:16322242.

[31] Yin AH, Miraglia S, Zanjani ED et al. (1997). AC133, a novel marker for human hematopoietic stem and progenitor cells. *Blood*, 90:5002–5012. PMID:9389720.

[32] Bjerkvig R, Tysnes BB, Aboody KS et al. (2005). The origin of the cancer stem cell: current controversies and new insights. *Nat Rev Cancer*, 5:899–904. http://dx.doi.org/10.1038/nrc1740 PMID:16327766.

[33] Boiani M, Schöler HR (2005). Regulatory networks in embryo-derived pluripotent stem cells. *Nat Rev Mol Cell Biol*, 6:872–884. http://dx.doi.org/10.1038/nrm1744 PMID:16227977.

[34] Erlandsson A, Morshead CM (2006). Exploiting the properties of adult stem cells for the treatment of disease. *Curr Opin Mol Ther*, 8:331–337. PMID:16955696.

[35] Visvader JE, Lindeman GJ (2012). Cancer stem cells: current status and evolving complexities. *Cell Stem Cell*, 10: 717–728. http://dx.doi.org/10.1016/j.stem.2012.05.007 PMID:22704512.

3.6 干细胞和癌症干细胞

肿瘤微环境

3. 癌症生物学

罗伯特·R. 兰利（Robert R. Langley）
克里斯·帕拉斯科瓦（Chris Paraskeva，评审）
特丽萨·L. 怀特塞德（Theresa L.Whiteside，评审）
吉日·扎瓦迪尔（Jiri Zavadil，评审）

摘 要

· 肿瘤微环境系指一种包含肿瘤的生物化学和细胞内成分，这是一种形形色色的异质群体组合，包括癌细胞、各种非癌细胞、可溶蛋白、血管、癌周淋巴管以及某种支撑性结构组织。

· 癌症细胞和基质细胞之间的双向信号促进了肿瘤细胞的分裂，抑制了免疫细胞的功能，抵抗了治疗干预，所有这些都导致了较差的临床结果。

· 癌症相关的炎症与癌症并行发展，使肿瘤成为"无法治愈的伤口"。

· 越来越多的证据表明，一方面攻击癌细胞（如化疗），一方面改变肿瘤微环境（即抗血管生成疗法）的综合治疗方案，效果优于仅仅针对癌细胞的疗法。

过去几年中，人们越来越清楚地认识到，癌细胞与周围组织中的细胞和分子成分之间互相交换的信号在肿瘤的生长、转移和治疗响应中扮演着决定性的角色。肿瘤的生长伴随着不断增加的"补充招募"和原先静止细胞的激活，这种累积的反应正是一种永久存在的疾病发展过程（见图 3.7.1）。存在于肿瘤微环境的一组奇特的生理参数阻碍了治疗的进程。因此，现在人们正在努力开展一些治疗策略的研究，既针对癌细胞又针对肿瘤微环境的改变。本章介绍肿瘤微环境的几个关键方面。

肿瘤血管系统

一个癌细胞周围的血管决定了它的命运。癌细胞如果处于一根 75 μm 的血管中，则会进入细胞分裂周期，但是如果癌细胞处于超过 150 μm 的一根血管中，则会进入程序性细胞死亡周期[1]。肿瘤生长的尺寸，如果超过直径几毫米，就会缺乏氧气和营养，这会激活"血管生成开关"，这样肿瘤才能继续发展[2]。癌细胞产生细胞因子和生长因子，以自分泌的方式促进其自身的扩张，并以旁分泌的方式把信息传达到静止的邻近细胞。释放信号的癌细胞，初始的目标细胞是"居住"在微血管里的内皮细胞，这些细胞的反应是激活一些程序，把新的血管网络的形成推向最高潮，即血管生成（见图 3.7.2）。血管生成缓解了癌细胞不受限制的分裂带来的代谢压力，增大了癌细胞传播的可能性。肿瘤微环境富集了血管内皮生长因子（VEGF），成为病理性血管发生的一个主要媒介。

在不同类型的肿瘤中，新血管形成反应的强烈程度是不同的，在肿瘤和正常组织的交界处，血管生成最显著（见图 3.7.3）。血管生成，在胶质母细胞瘤和肾癌中强度最高，在前列腺癌和肺癌中强度最低[3]。还有一些癌细胞（如黑色素瘤细胞）完全放弃血管生成，沿着原先的血管增殖以满足它们的代谢需求，这一过程称为血管征用。当受到抗血管生成药物攻击时，癌细胞可以征用血管。

血管发生的药物抑制是人们重点研究的肿瘤生长控制手段之一。血管内皮生长因子信号通道的几种抑制剂现在已经进入临床应用，其中单克隆抗体贝伐单抗（bevacizumab）可以中和血管内皮生长因子，此外还有酪氨酸激酶受体 VEGFR2 的小分子抑制剂，

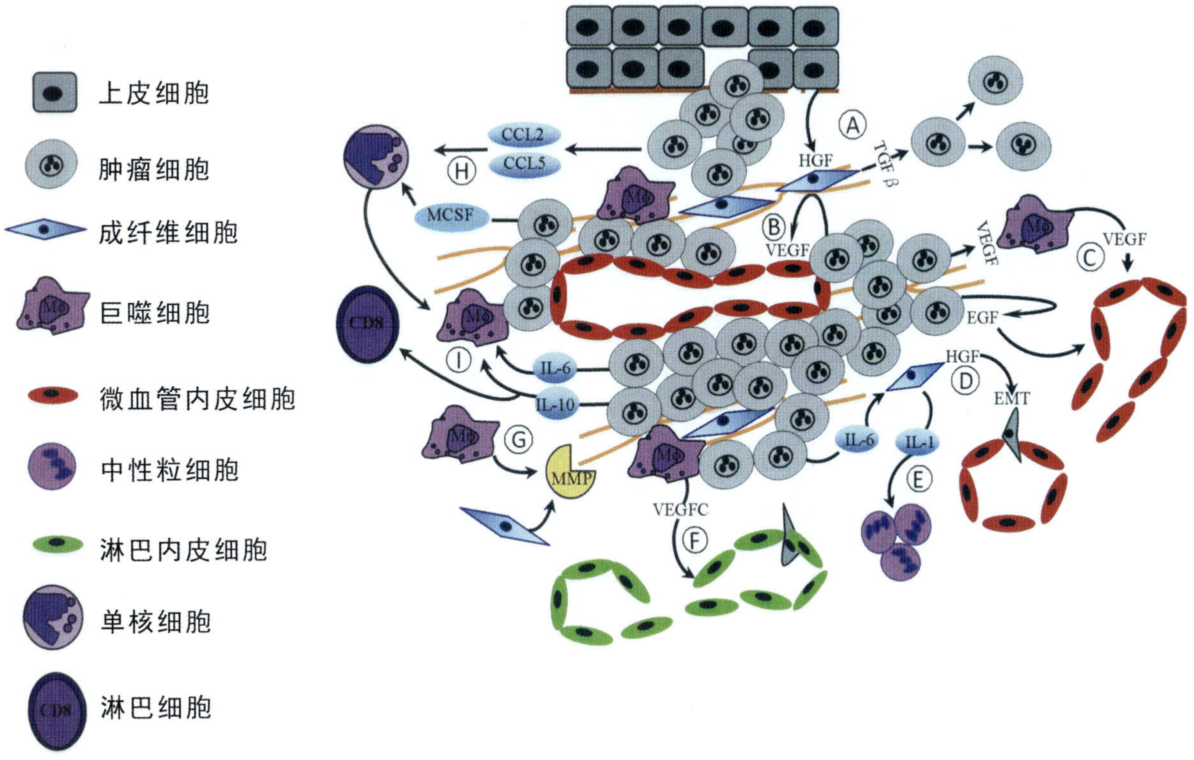

图 3.7.1 癌细胞和基质细胞之间相互作用的复杂性

注：（A）上皮细胞产生的转化生长因子（TGF-β）激活组织成纤维细胞。活化的成纤维细胞产生肝细胞生长因子（HGF），结合上皮细胞的受体，激活信号通路转导，促进细胞分裂、运动和抗凋亡。（B）癌细胞产生的促血管生成蛋白—血管内皮生长因子（VEGF），对氧张力下降产生应答。（C）VEGF 是巨噬细胞的趋化因子，这有助于促血管生成的蛋白聚集。（D）成肌纤维细胞源性肝细胞生长因子激活癌细胞侵袭和迁移程序，让它们渗透结构缺陷的新生血管并向远端组织播散。（E）肌纤维母细胞的白细胞介素 -1（IL-1）引起炎性细胞募集。（F）肿瘤相关巨噬细胞 VEGFC 信号生成和淋巴管生成，增加了淋巴结转移的可能性。（G）巨噬细胞和成纤维细胞分泌基质金属蛋白酶（MMP），重塑细胞外基质。（H）癌细胞趋化因子包括趋化因子配体 2（CCL2 和 CCL5），直接引起单核细胞循环至肿瘤部位。巨噬细胞集落刺激因子（MCSF）促进单核细胞分化为巨噬细胞。（I）肿瘤细胞产生的 IL-6 和 IL-10 极化巨噬细胞 M2 表型，促进血管生成和免疫抑制。

例如索拉非尼（sorafenib）、舒尼替尼（sunitinib）。贝伐单抗的标准治疗发现，这种药物可以增加晚期恶性肿瘤患者的整体存活率，包括非小细胞肺癌和转移性结直肠癌。对于抗血管生成药物，很多肿瘤具有顽强的抵抗能力，这些肿瘤起初对治疗有反应，但是最终会变得难以治疗并且会复发。

一些独立的研究得出结论：癌细胞通过上调血管生成蛋白，例如基本成纤维细胞生长因子和白细胞介素 -8，设法规避抗 VEGF 疗法。最近的数据表明，基质细胞也阻碍了抗 VEGF 药物的作用。事实上，一些微阵列跨物种杂交的临床前研究结论是，非小细胞肺癌的获得性贝伐单抗抵抗能力相关基因的表达变化，绝大部分发生在基质细胞上[4]。在贝伐单抗耐药性非小细胞肺癌的基质细胞上，识别出一个激活的网络枢纽，即表皮生长因子受体（EGFR）基因。在共定位研究中发现，与对照组相比，实验室中贝伐单抗耐药性的激活 EGFR 癌周表达的数量增加了 10 倍。如果对 VEGFR 和 EGFR 途径进行双重抑制，不仅可以减少肿瘤血管覆盖面，还可以推迟耐药表型的出现[4]。

在癌症的其他动物模型中，抗 VEGF 治疗的耐受性取决于肿瘤的"补充招募"CD11b+Gr1+ 粒细胞—巨噬胞[5]。癌细胞和肿瘤相关的成纤维细胞的合成，分泌出粒细胞—巨噬细胞群体的刺激因子和基质细胞的生长因子 -1，这些因子会刺激骨髓内发生"补充招募"，并使之进入肿瘤微环境。除了提供血管生成蛋白富集存储区，CD11b+Gr1+ 细胞还通过几种不同的机制抑制 CD4+ 和 CD8+ T 细胞的免疫应答，包括活性氧类、一氧化氮和免疫抑制细胞因子的上调。

肿瘤微环境的生理参数

肿瘤血管与正常血管完全不同，它们扩张膨胀、弯弯曲曲、分布路线杂乱无章，结构上含有激活的内皮细胞。虽然缺乏功能性瘤内淋巴管，但是 VEGF 使肿瘤血管床具有对大分子的高渗透性，因此积累在肿瘤组织中的蛋白类流体可以溢出。因此，肿瘤间隙胶体的渗透压明显高于正常组织

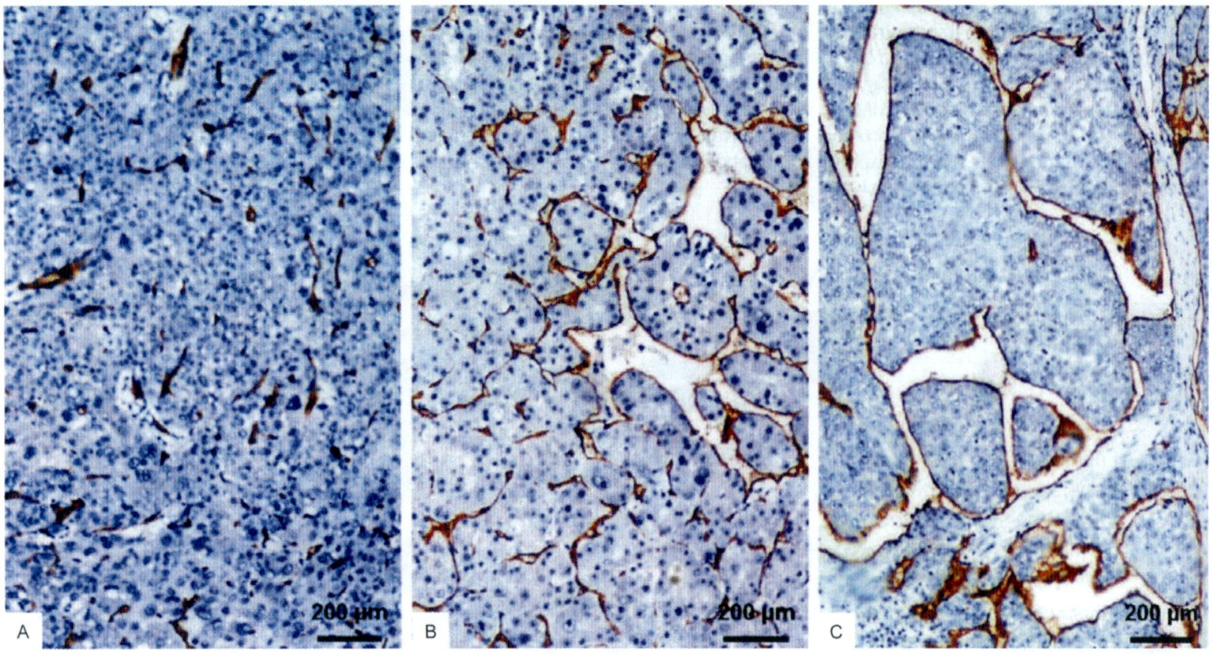

图 3.7.2 肝癌中肿瘤血管的形态分类

注：三类人肝癌用抗 CD34 抗体染色，显示各自血管。脉管可以是毛细管状样微血管（A），毛细管样和正弦曲线状脉管系统（B），或正弦曲线状脉管系统的混合物（C）。具有这三种类型血管的患者预后不同，毛细血管样微血管对应最佳预后，血窦状肿瘤血管对应最差预后。

的渗透压，大多数肿瘤都有很高的组织间隙流体压力。升高的组织间隙流体压力，形成了毛细管运送的一道屏障，限制肿瘤治疗药剂的吸收。根据报道，干预降低组织间隙流体压力，如抗 VEGF 疗法，可以使肿瘤血管正常化，改善药物的摄取。

化疗和放疗需要最佳的肿瘤血流以达到最大的疗效，而抗血管生成疗法和血管破坏药物则是设法彻底切断肿瘤的血流。肿瘤的血流是异质性的，即使在同一解剖部位，组织学分类相同的肿瘤之间也存在着明显的差异[6]。升高的组织间隙液压可以挤压肿瘤血管而减少肿瘤的血流。肿瘤的血液循环中经常发生血流量的波动（和血流停滞），这与组织缺氧的周期有关。在肿瘤的血管中，红细胞流通量的波动往往造成肿瘤细胞短暂缺氧或恢复供氧。

根据估计，在 50% ～ 60% 的晚期肿瘤中，含有分布不均匀的缺氧地区。人类肿瘤中缺氧形式有两种。弥散限制缺氧，系指氧气从血管中弥散出去的距离限制，从肿瘤血管中，氧气的弥散距离已经检测出来为大约 120μm。灌注限制缺氧，系指肿瘤血管引起了结构和功能的改变，导致不均匀的血流模式。例如，一个迅速扩大的肿瘤可能冲击血管系统，造成短暂或永久性的血流阻断，从而形成一个缺氧的部位。动静脉分流也是肿瘤血液循环的一种共同特征，动脉血液的大约 1/3 流经肿瘤，并不参与微循环交换过程。

肿瘤的氧合状态具有重要的临床意义。在有氧环境中，放疗和化疗的效果更加显著。放疗效果的敏感程度，需氧细胞是低氧细胞的 3 倍。缺氧的作用相当于各种变异的一种生理性选择压力，这会减少细胞凋亡的可能性，增强遗传不稳定性，增大癌症的侵袭能力。在头颈部癌症和宫颈癌患者中，缺氧与转移增强和预后较差相关。

在评价基质间隔的遗传稳定性的研究中，发现了互相矛盾的结果。福尔马林固定、石蜡包埋的存档肿瘤检查报告了与癌症相关的成纤维细胞的杂合性缺失和某些基因位点拷贝数的变化，但是在新鲜冷冻组织上进行的研究中，没有发现与癌症相关成纤维细胞的染色体改变。最近，在新鲜冷冻的乳腺癌和卵巢癌的一项全基因组复制数量和杂合性缺失的分析中，采用阵列方法分析了数十万个单核苷酸多态性，研究的结果报告显示，与癌症相关的成纤维细胞中，杂合性缺失和复制数量改变是极为罕见的[7]。

炎症在致癌作用和肿瘤进展中的重要性方面没有争议（参见第 2.4 章）。流行病学的报告表明，某些器官的慢性炎症增大了癌症发展的风险，非类固醇消炎药物可以减少某些类型癌症的发病率和死亡率[8]。在肿瘤的微环境中也发现了一种炎症成分，这种炎症成分与流行病学的炎症没有关系。在一般情况下，癌症相关的炎症与癌症并行发展，有利于癌细胞的分裂、存活、血管生成、转移、颠覆适应性免疫，从而会降低治疗的效果[8]。

肿瘤相关的巨噬细胞

在肿瘤微环境中，巨噬细胞是常见的先天免疫细胞。在许多人类肿瘤中，巨噬细胞含量高与预后较差相关。循环单核细胞响应趋化因子而流向肿瘤，这些趋化因子包括趋化因子配体2（CCL2）和配体5（CCL5），生长因子（如血管内皮生长因子 VEGF）以及血管活性肽（包括内皮素）。癌症细胞驱动的因子，介导这些单核细胞的分化和取向。巨噬细胞集落刺激因子促进单核细胞向当地的巨噬细胞分化，但是白介素-6（IL-6）和白介素（IL-10）把巨噬细胞向一种 M2 表型转化[9]。临床和实验研究的结果表明，这种 M2 巨噬细胞的功能性特点有利于肿瘤的发展。M2 巨噬细胞的抗原表现能力有限，在抑制 Th1 适应性免疫的同时，M2 巨噬细胞积极促进血管生成和组织重塑的过程。

肿瘤相关的巨噬细胞，也是基质金属蛋白酶（MMP）的主要来源，这是一种含锌的内肽酶家族，在组织重塑中发挥着关键作用。MMP 最初表达为失活酶原，其激活需要自体抑制原结构域（pro-domain）的分裂。在血管生成和中性粒细胞补充（"补充招募"）的过程中，MMP 介导细胞外基质的蛋白水解破坏，释放出基质包埋生物活性碎片和生长因子，促进癌细胞的分裂。在大多数人类癌症中，MMP 的表达水平和活性水平的上调与晚期的肿瘤分期相关，侵袭和转移增大，生存期缩短[10]。

巨噬细胞表达出很多促血管生成蛋白（pro-angiogenic proteins），这足以启动血管生成开关，或者放大一个正在进行中的新血管形成反应。增强巨噬细胞中血管生成活性的条件包括缺氧，以及丙酮酸、乳酸盐和氢离子水平的提高，所有这些都是肿瘤微环境的特性。巨噬细胞产生的血管内皮生长因子和前列腺素增加了肿瘤血管的渗透性，从而降低了内皮细胞的屏障功能。巨噬细胞产生的 VEGF-C 和 VEGF-D 配体信号，发送给肿瘤周围的淋巴管，可能增强癌细胞向局部淋巴结的扩散。

转移的微环境

大部分癌症导致的死亡源自癌症为了抵抗常规疗法而不断发生的转移。转移的过程涉及一系列复杂、相互关联的步骤，从癌细胞脱离主要实体侵入周围的基质开始（见图3.7.4）。在入侵之前，癌细胞采取的形态学特征和基因表达模式的特点，是一种间充质细胞过程，称为上皮—间质转化（EMT）。EMT 在胚胎发育过程中扮演着关键角色，并且有助于成人组织的修复过程。癌细胞的传播重新激活这一发展程序，抑制上皮蛋白 E 钙粘蛋白（E-cadherin）、β 连环蛋白（β-catenin）和细胞角蛋白（cytokeratin）上调间质相关的蛋白 N- 钙粘蛋白（N-cadherin）、波形蛋白（vimentin）和纤维连接蛋白。最近的研究表明，癌细胞经历 EMT 之后，还可以获得干细胞样属性，对癌症治疗产生抵抗力[11]。根据报告，在某些实验模型中，癌细胞和癌症相关成纤维细胞之间的通信刺激了 EMT。癌细胞穿透薄壁血管和淋巴管，侵入全身的循环系统。通过附着于微脉管的内皮细胞或次级内皮基底膜，循环的癌细胞滞留在目标器官上。人们认为在次生组织中，渗透的癌细胞经历了间质—上皮的转换，但具体的机制目前还不清楚。如果癌细胞离开了细胞周期或者无法开启血管生成开关，可能进入休眠期或者凋亡。

转移过程的效率非常低，循环的癌细胞中，最终形成转移的癌细胞不到 0.1%。人们认为，某些肿瘤有一种倾向，只向特定的器官上转移，这是"种子和土壤"假设的基础，这种设定已经提出了一个多世纪。本质上，佩吉特假说（Paget's hypothesis）认为，癌细胞（种子）优先成长在选择的器

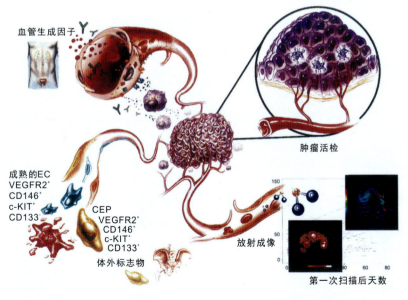

图 3.7.3　测量肿瘤血管生成活性替代标志物的新型实验

注：血管生成抑制剂的复杂生物学特性已经强调了开发可用于评估生物标志物影响技术的必要。多个检测数据的汇总，包括血清、血浆和尿液中血管生成因子的测量；肿瘤活检分析；放射成像；及最近的体外分离外周血细胞分析（标记循环内皮细胞），可能有利于为后续临床研究确定血管生成抑制剂的最佳使用生物剂量。

官微环境（土壤）中。下文将重点介绍脑部和骨骼微环境，这是癌症转移两种常见的目标器官。

脑微环境

据估计，美国每年发生大约200000例癌症脑转移，20% ~ 40%的全身癌症患者的疾病发展过程中会发生脑转移。脑转移没有解决的几项临床问题是临床相关的肿瘤模型很少，且没有专门针对脑转移的靶向疗法，未经治疗患者的平均存活时间是5周[12]。大多数脑转移的原发肿瘤起源于肺癌（40% ~ 50%）、乳腺癌（15% ~ 20%）或皮肤癌（5% ~ 10%）。患者往往呈现多发性脑转移，其中80%发生在大脑半球。

通过对比基因组表达分析，人们研究了介导乳腺癌细胞突破屏障渗透到脑部的分子机制，已经识别出乳腺癌细胞突破血液和大脑屏障的关键调节分子：环氧合酶-2（cox-3）、肝素结合EGF样生长因子（HB-EGF）以及α-2,6-唾液酸转移酶5（ST6GALNAC5[13]）。ST6GALNAC5提高了乳腺癌细胞与脑血管内皮细胞的亲和力，COX-2增加了大脑脉管系统的渗透性。通过HB-EGF信号，乳腺癌细胞EGFR的自分泌激活侵入了脑实质。

实时成像的研究结果表明，癌细胞在中枢神经系统的生存依赖于它们与血管内皮细胞进行通信的能力。如果无法刺激血管生成，那么肺腺癌细胞的脑转移就会衰退，如果无法征

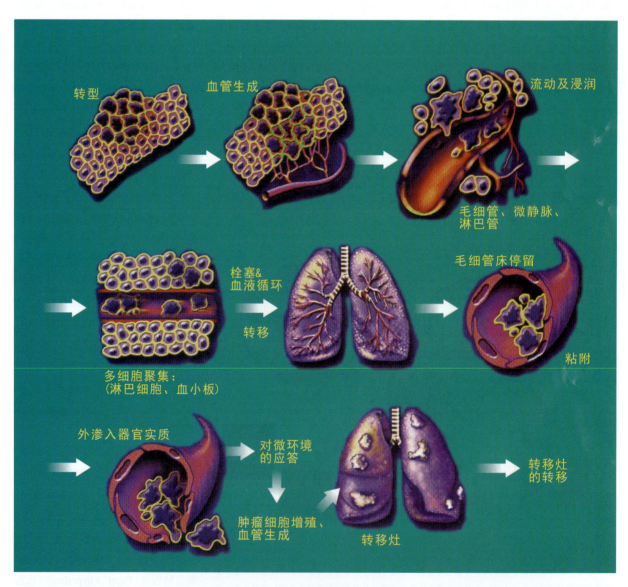

图 3.7.4　癌细胞的转移
注：转移的过程由连续、相互关联和有选择性的步骤构成。在肿瘤细胞不能有效地完成任何步骤而结束进程时，转移过程中的每一步都被认为是限速的。临床相关转移的形成代表着预先存在于原发肿瘤处独特亚细胞群的生存和生长。转移过程各个步骤的详细描述请参见正文。

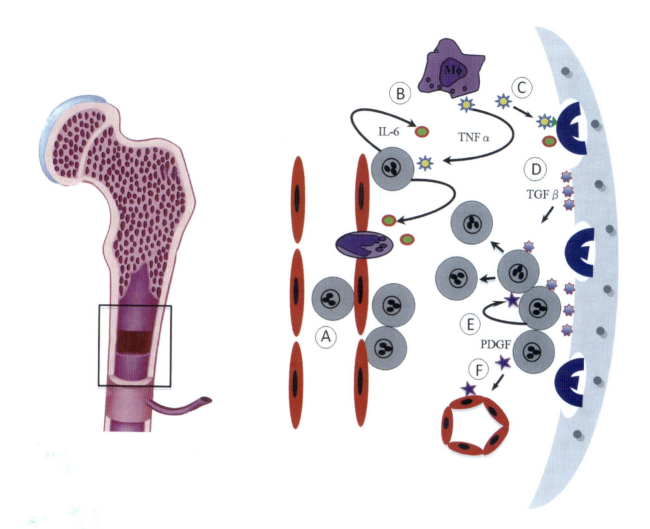

图 3.7.5　血小板源性生长因子受体（PDGFR-β）在激素难治性前列腺癌骨转移的发病机制中的作用

注：（A）循环前列腺癌细胞利用唾液酸 Lewisx 抗原黏附于骨血管内皮细胞表达的 E- 选择素，确保其在骨中停留。（B）外溢的肿瘤细胞表达白介素 -6（IL-6），引起单核细胞的趋化功能，并赋予巨噬细胞 M2 表型。巨噬细胞产生的肿瘤坏死因子（TNFα）刺激前列腺癌细胞生成 IL-6。（C）TNFα 激活破骨细胞和骨重塑信号。（D）骨基质结合部位释放的转化生长因子（TGFβ）结合前列腺癌细胞的受体，刺激血小板源性生长因子（PDGF）的生成。（E）PDGF 以自分泌方式结合癌细胞表面的 PDGFR-β，刺激细胞分裂。（F）肿瘤相关的血管内皮细胞 PDGFR-β 磷酸化促进内皮细胞血管生成。

用脑血管，那么黑色素瘤的脑转移中细胞死亡程序就会激活[14]。在化疗中，脑内皮细胞还会保护脑转移规避细胞毒性作用。与其他局部循环的内皮细胞不同，顶膜中的脑内皮细胞组始终表达 P- 糖蛋白输送因子介导几种化疗药物的活性消逝，包括长春碱（vinblastine）、甲氨喋呤（methotrexate）、长春新碱（vincristine）、阿霉素（doxorubicin）和依托泊苷（etoposide）。P- 糖蛋白也限制了中枢神经系统对几种小分子靶向治疗药物的吸收，例如厄洛替尼（erlotinib）吉非替尼（gefitinib）

和伊马替尼（imatinib）。

人类脑转移的一大特点是反应性星形变化，在这一过程中星形细胞改变了它们的基因表达模式。星形变化的特征是名称为"神经胶质纤维酸性蛋白"的中间丝蛋白出现上调，星形细胞趋向肥大。星形细胞包围和渗透脑转移，星形细胞的增长与肿瘤生长平行。现在还不清楚星形变化的准确机制。从星形细胞和人类癌症细胞的共同培养系统获得的结果表明，星形细胞保护癌细胞对抗化疗药剂，它通过缝隙联

接点介导的通信，导致癌细胞中残存的 GSTA5 基因、BCL2L1 基因和 TWIST1 基因的上调[15]。

骨微环境

骨转移也是一种严重的公共健康问题。在乳腺癌或前列腺癌的晚期，将近 70% 的患者发生骨转移；在肺癌或肾癌中，大约 40% 的患者发生骨转移。骨转移的病理生理学涉及几种不同的细胞群体和多种调控蛋白。骨转移分为成骨细胞性转移和溶骨性转移，

在病理学上，分类方法取决于涉及骨形成还是骨破坏。病理性骨重塑，导致严重的骨骼并发症，包括疼痛、高钙血症、骨折、脊髓压迫和瘫痪。

在长骨、肋骨和椎骨的顶端（癌细胞"居住"的骨骼目标部位）可以发现血管丰富的干骺端骨。这些骨头富集多种细胞活性因子和生长因子，这也是癌细胞"居住"的信号。研究表明，基质细胞衍生因子（stromal cell-derived factor 1）及其受体 CXCR4 可以指示多种癌细胞到骨转移的迁移。在骨微环境中，通过成纤维细胞、内皮细胞和成骨细胞，基质细胞衍生因子 1 始终在表达。在前列腺和乳腺癌细胞中，发现了抗体的中和与肽拮抗剂的合成，这是一些针对 CXCR4 的表达，在实验模型中可以减少骨转移转移酶的数量。人们已经识别出 CXCR4 是介导乳腺癌向骨转移的少数基因之一。癌细胞中 CXCR4 的激活、转换依赖 Src（Src-dependent）生存信号，增加了它们与微脉管内皮细胞的亲和力。

有几个因素伴随着骨癌转移的骨骼重塑。人们研究最多的骨转移介导因子，是甲状旁腺激素相关的肽（PTHrP）。90% 以上的乳腺癌骨转移是 PTHrP 阳性，相比之下，只有 20% 的乳腺癌非骨转移部位表达 PTHrP。在造骨细胞上，乳腺癌细胞产生的 PTHrP 结合甲状旁腺激素受体 1，刺激核因子 κB 配体的受体激活因子上调（RANKL）。然后，RANKL 结合破骨细胞的受体，促进细胞的分化和活化。骨基质转化生长因子 β 进行骨骼的再吸收，然后结合癌细胞受体，癌细胞产生 PTHrP 的信号增强，激活一种正反馈回路。现在骨转移患者的标准治疗方法是使用靶向 RANKL 的药物，干扰破骨细胞的形成，减少骨骼并发症的发病率[16]。

前列腺癌的死亡率往往是因为前列腺癌细胞的转移，而激素很难治疗这种转移。人们认为，前列腺癌向骨骼的扩散涉及解剖学成分，即巴特森静脉丛，以及前列腺癌细胞的四糖唾液酸 Lewis^X 抗原及其受体 E- 选择蛋白（骨骼内皮细胞始终进行这些表达）之间位点特异的分子黏附相互作用。在小鼠骨骼植入与雄激素无关的前列腺癌细胞，调查血小板衍生的生长因子受体 β（PDGFR-β）的潜伏期，发现在转移进程中，伊马替尼（imatinib）的治疗抑制了 PDGFR-β 的激活，造成癌细胞和肿瘤有关血管的凋亡。PDGFR-β 的信号促进骨内皮细胞的存活和受体的表达，形成肿瘤相关内皮细胞的磷酸化，以及前列腺癌患者临床骨髓样品中癌细胞的磷酸化。人们已经识别出 PDGFR-β 是前列腺切除术后预测复发的 5 个基因之一。图 3.7.5 是前列腺癌骨转移中，激素难以治疗的 PDGFR-β 的作用示意图。

结论

在过去的 5 年中，肿瘤微环境中细胞相互作用的研究数量急剧增加。在这个时期，美国国家癌症研究院和欧盟委员会启动了重点研究，专门针对如何更好地理解肿瘤细胞和基质间隔（stromal compartment）之间发生的通信活动。这些努力的一个结果是，人们已经认识到，必须同时把癌细胞和微环境组成成分作为治疗的靶点才能改善临床效果。继续研究癌转移目标器官的微环境与癌细胞之间的复杂"交互对话"，有可能找到治疗性干预的新机会。

注释

[1] Fidler IJ, Yano S, Zhang RD et al. (2002). The seed and soil hypothesis: vascularisation and brain metastases. *Lancet Oncol*, 3:53–57. http://dx.doi.org/10.1016/S1470-2045(01)00622-2 PMID:11905606.

[2] Weis SM, Cheresh DA (2011). Tumor angiogenesis: molecular pathways and therapeutic targets. *Nat Med*, 17:1359–1370. http://dx.doi.org/10.1038/nm.2537 PMID:22064426.

[3] Eberhard A, Kahlert S, Goede V et al. (2000). Heterogeneity of angiogenesis and blood vessel maturation in human tumors: implications for antiangiogenic tumor therapies. *Cancer Res*, 60:1388–1393. PMID:10728704.

[4] Cascone T, Herynk MH, Xu L et al. (2011). Upregulated stromal EGFR and vascular remodeling in mouse xenograft models of angiogenesis inhibitor-resistant human lung adenocarcinoma. *J Clin Invest*, 121:1313–1328. http://dx.doi.org/10.1172/JCI42405 PMID:21436589.

[5] Shojaei F, Wu X, Malik AK et al. (2007). Tumor refractoriness to anti-VEGF treatment is mediated by CD11b +Gr1 + myeloid cells. *Nat Biotechnol*, 25:911–920. http://dx.doi.org/10.1038/nbt1323 PMID:17664940.

[6] Vaupel P, Kallinowski F, Okunieff P (1989). Blood flow, oxygen and nutrient supply, and metabolic microenvironment of human tumors: a review. *Cancer Res*, 49:6449–6465. PMID:2684393.

[7] Qiu W, Hu M, Sridhar A et al. (2008). No evidence of clonal somatic genetic alterations in cancer-associated fibroblasts from human breast and ovarian carcinomas. *Nat Genet*, 40:650–655. http://dx.doi.org/10.1038/ng.117 PMID:18408720.

[8] Colotta F, Allavena P, Sica A et al. (2009). Cancer-related inflammation, the seventh hallmark of cancer: links to genetic instability. *Carcinogenesis*, 30:1073–1081. http://dx.doi.org/10.1093/carcin/bgp127 PMID:19468060.

[9] Sica A, Allavena P, Mantovani A (2008). Cancer related inflammation: the macrophage connection. *Cancer Lett*, 267: 204–215. http://dx.doi.org/10.1016/j.canlet.2008.03.028 PMID:18448242.

[10] Page-McCaw A, Ewald AJ, Werb Z (2007). Matrix metalloproteinases and the regulation of tissue remodelling. *Nat Rev Mol Cell Biol*, 8:221–233. http://dx.doi.org/10.1038/nrm2125 PMID:17318226.

[11] Thiery JP, Acloque H, Huang RY, Nieto MA (2009). Epithelial-mesenchymal transitions in development and disease. *Cell*, 139:871–890. http://dx.doi.org/10.1016/j.cell.2009.11.007 PMID:19945376.

[12] Langley RR, Fidler IJ (2013). The biology of brain metastasis. *Clin Chem*, 59:180–189.http://dx.doi.org/10.1373/clinchem.2012.193342 PMID:23115057.

[13] Bos PD, Zhang XH, Nadal C et al. (2009). Genes that mediate breast cancer metastasis to the brain. *Nature*, 459:1005–1009. http://dx.doi.org/10.1038/nature08021 PMID:19421193.

[14] Kienast Y, von Baumgarten L, Fuhrmann M et al. (2010). Real-time imaging reveals the single steps of brain metastasis formation. *Nat Med*, 16:116–122. http://dx.doi.org/10.1038/nm.2072 PMID:20023634.

[15] Kim SJ, Kim JS, Park ES et al. (2011). Astrocytes upregulate survival genes in tumor cells and induce protection from chemotherapy. *Neoplasia*, 13:286–298. PMID:21390191.

[16] Weilbaecher KN, Guise TA, McCauley LK (2011). Cancer to bone: a fatal attraction. *Nat Rev Cancer*, 11:411–425. http://dx.doi.org/10.1038/nrc3055 PMID:21593787.

参考网站

Tumor Microenvironment Network: http://tmen.nci.nih.gov/.

MicroEnviMet: Seventh Framework Programme: http://www.microenvimet.eu/.

3. 癌症生物学

3.8 信号转导和靶向治疗

3. 癌症生物学

法比奥·萨瓦雷斯（Fabio Savarese）
马丁·霍尔克曼（Martin Holcmann）
玛丽亚·西比里亚（Maria Sibilia）
兹登科·赫尔西格（Zdenko Herceg，评审）
迈克尔·P.布朗（Michael P.Brown，贡献者）
尼克·伯德特（Nikki Burdett，贡献者）

摘　要

·在复杂有机体的所有细胞中，信号通路调节着数量巨大的生物学过程。

·伴随着介导细胞生存、增殖、生长因子响应以及相关的生物学过程，在不同类型的癌症中，这种信号通路的组分往往受到突变或表观遗传效应的各种修饰。

·人们把很多小分子抑制因子和单克隆抗体归类为靶向治疗药物，因为这些药物可以有针对性地修复恶性肿瘤对这些信号传导通路的干扰破坏。

·人们深入研究的一种信号网络是表皮生长因子受体（EGFR）通路。这些信号通路的作用是维持癌症的转型表型，例如非小细胞肺癌和头颈部鳞状细胞癌的转型表型，这种 EGFR 信号通路是药理学抑制的一个特别重要的目标。

·以抑制信号通路为目标的疗法中有一个主要难题是，癌细胞可以施展出各种应对策略，使得药物治疗癌症变得非常困难。

·现代化的全基因组测序技术，为面向个体的靶向治疗提供了巨大发展潜力，并且已经在临床上取得初步的成功。

回应细胞外的信号是所有活的生物体的基本属性。例如，通过跨膜受体介导的信号传导，使细菌感应到环境中的营养梯度[1]。在哺乳动物的复杂性中，这种受体介导的信号传导形态达到最高的复杂水平。成千上万种不同类型的细胞互相通信，其中既有本地通信也有旁分泌系统的通信，这些通信通过非常遥远的距离，被内分泌系统识别出来。事实上，每一个生物过程至少是由细胞和器官细胞外的信号综合体共同调节的。本章的重点是介导信号传导的分子时间并介绍在癌症中这些信号通路是如何失调的，如何针对这些信号网络来提高癌症治疗的效力。

受体酪氨酸激酶的分子生物学及功能

在人类的健康和疾病中，分子属性截然不同的各种信号传导级联，发挥着关键的作用。在各种肿瘤中，介

导器官发育和正常组织动态平衡的主要信号通路受到了干扰（见表 3.8.1）。受体酪氨酸激酶识别一组特定的受体分子[2]。在人体中，已经识别出了58 种不同的受体酪氨酸激酶，分类为 20 个亚家族。ErbB 受体亚家族的成员 ErbB1［又称表皮生长因子受体（EGFR）］、ErbB2、ErbB3 和 ErbB4 都在发育和动态平衡中发挥重要作用，但在各种人类肿瘤中失调，因此它们成为癌症治疗的靶向目标[3]。

一般来说，受体酪氨酸激酶发挥功能的形式是同源二聚体（homodimers）和异二聚体，包括 ErbB 家族的成员。每一个单体包括一个细胞外的 N- 端结构域，其主要作用是结合各种配体；一个疏水跨膜结构域；一个细胞内 C- 端区域，包含催化激酶结构域（见图 3.8.1）。当一个受体分子的细胞外结构域与一个配体结合时，信号传导启动，当涉及第二个相同的受体分子时，诱导产生同源二聚体，当涉及一个不同的受体分子时，诱导产生异二聚体（通常属于同一个家族），随后发生构象变化。这种二聚化激活受体内的细胞内激酶

表 3.8.1　主要信号转导通路的特点及这些通路发挥作用的代表性癌症

通路	信号传导的分子特征	相关的癌症实例
RTKs	受体酪氨酸激酶（RTK）启动涉及衔接蛋白和各种促分裂原活化蛋白激酶（MAPK）的级联磷酸化，最终调节参与细胞增殖和分化基因的转录	大多数癌症
PI3K	活化的 RTK 导致细胞膜组分的化学修饰，通过一个多步过程促进细胞生长和存活	卵巢癌
JAK-STAT	激活受体，如细胞因子受体或 RTK 家族。直接激活信号转导与转录活化剂（STAT）	淋巴瘤
NF-κB	细胞因子受体激活一个复杂的蛋白网络，通过抑制因子的蛋白水解最终导致核易位及 NF-κB 家族转录因子活化	淋巴瘤、乳腺癌
Notch	跨膜受体 Notch 的激活导致细胞内结构域的蛋白水解，胞内结构域可以穿梭到细胞核，并最终发挥转录因子的作用	胰腺癌
Hedgehog	配体与受体 Patched 结合导致其失活，抑制 Patched 对另一个受体 Smoothened 的抑制作用。活化的 Smoothened 启动信号级联，导致基因表达改变	基底细胞癌、髓母细胞瘤
WNT	在非常复杂的信号级联反应中，WNT 配体激活多种受体，抑制重要的胞质激酶 GSK3B 的活性，这反过来又稳定随后穿梭到细胞并作为转录因子的 β-连环蛋白	结肠癌
TGF-β	TGF-β 受体磷酸化蛋白即 Smad 蛋白激活后，进入细胞核并调节诸如增殖或细胞运动过程相关基因的表达	乳腺癌、结肠癌

注：NF-κB，核因子表示活化 B 细胞的 κ 轻链增强因子；PI3K 表示磷脂酰肌醇 3-激酶；TGF-β 表示转化生长因子 β。

结构域导致这些蛋白 C-端部分的各种酪氨酸残基的磷酸化（通常是转型）（见图 3.8.1）。如果借用生物化学术语，ATP 的磷酸基（PO4）大多数生化反应的磷酸供体通过激酶结构域的催化活性，共价链接受体的一个酪氨酸残基。后面将会讨论这两个步骤——受体的二聚化和 ATP 催化，这正是靶向治疗针对的信号通路[4]。

一旦发生受体的磷酸化，多种蛋白确保原始信号被放大，并在细胞中发送到不同的腔室。衔接蛋白结合到受体酪氨酸激酶的磷酸化残基，传播蛋白与蛋白相互作用的刺激，其中许多相互作用造成更多的磷酸化事件。ErbB 受体启动的信号级联中的特定传播因子是蛋白 SOS 和小的 GTPase RAS，它们在各种癌症中经常发生突变。ErbB 信号影响细胞的过程包括：（1）基因表达的调控，主要是介导促进分裂活性的蛋白激酶（MAPK）调节活化蛋白 1（AP1）转录因子；（2）AKT 介导的细胞存活；（3）RHO 和 RAC 蛋白控制的细胞运动性的变化。这种信号级联保持在一种动态状态中，成

为介导激活的受体酪氨酸激酶进行周转（turnover）的多分子机制。这些机制，从磷酸酶的胞质脱磷酸作用到受体复合体的内吞和泛素介导的降解，所有变化都趋向于终止信号的激活。激活的受体酪氨酸激酶的关闭需要基因发生突变，这有助于癌症的发展。

健康和疾病中 ErbB 信号的功能

基因编码各种 ErbB 受体（ErbB receptors），分析携带突变等位基因的小鼠，非常有助于理解这些蛋白在各种组织和器官的作用。一般情况下，*ErbB2*、*ErbB3* 或 *ErbB4* 的遗传失活（genetic inactivation）会导致小鼠早期胚胎期的死亡[5]。与此类似，缺乏 Egfr 的小鼠也会在胚胎期死亡，或者在出生几周内死亡，这取决于遗传背景，以及它们的几种上皮细胞（epithelia）和大脑中存在的缺陷[6]。*EGFR* 等位基因的有条件失活有助于克服这种早期的致死，因此可以帮助人们更好地理解成人组织和 *EGFR* 信号的功能[7]。在动

物的分析中，不同细胞类型中 *EGFR* 的突变非常显著，揭示出上皮发育和分化，以及肝脏再生和正常的大脑图案化和功能中 EGFR 的作用。这些组织中的 EGFR 信号可以：（1）以增殖为代价抑制分化；（2）诱导促生存信号。增殖和异常细胞的存活有利于癌症的发展，人们进行了各种各样的研究，揭示出小鼠不同的肿瘤发生模型中异常 EGFR 信号的作用。

在癌症中，ErbB 信号网络的多种成分可以发生突变。表皮生长因子受体（EGFR）刺激基本的细胞功能，如细胞增殖和细胞存活，但在癌细胞中经常发现突变造成 EGFR 信号的增强[8]。通过表皮生长因子受体（EGFR），几个不同的突变可能引起致瘤性信号，其中最明显的信号涉及：（1）过度表达；（2）激活突变；（3）与其他 ErbB 家族成员的异源二聚化；（4）产生自分泌配体；（5）降低 ErbB 信号的下调（见图 3.8.2）。有趣的是，在不同类型的肿瘤中发现了不同的突变。例如，EGFR 过度表达常见于脑癌、肝癌和结肠癌，而激活突变常见于非小细胞

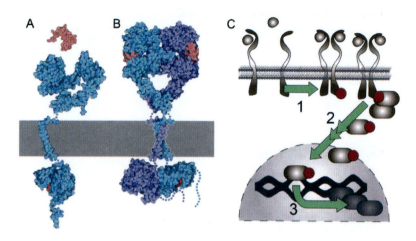

图 3.8.1 跨膜蛋白，表皮生长因子受体（EGFR）与其配体结合引起的结构变化

注：（A）表皮生长因子受体（蓝色）是一种跨膜受体，具有一个胞外配体结合结构域（配体 EGF 显示为红色），一个跨膜结构域（膜显示为灰色）和胞内域。（B）EGF 的结合导致受体二聚化和细胞内激酶结构域激活。（C）通过 ERBB 受体信号传导原则：（1）配体结合导致受体二聚化和细胞内激酶结构域激活；（2）各种适配蛋白和激酶将信号传导到细胞核内；（3）转录因子的激活引起基因表达的诱导。

肺癌（如 EGFRL858R）和胶质母细胞瘤（如 EGFRvIII：外显子 2～7 的缺失）。从机制上看，基因的过度表达呈现为基因扩增或者基因转录活性较高。在罹患某一种特定类型癌症的患者中，往往可以观察到转录活性和基因复制的增大，这种变化是独立存在的，或者是与激活的突变一起存在的，例如结直肠癌或非小细胞肺癌。

不同类型癌症中 EGFR 的作用
EGFR 和胶质母细胞瘤

在多形性胶质母细胞瘤（glioblastoma multiforme）患者身上，可以同时发现基因扩增和 EGFR 激活突变。根据个体发生学，胶质母细胞瘤可以分为两种亚型：从头开始的原发胶质母细胞瘤，以及由低等星形细胞瘤发展的继发性胶质母细胞瘤。有趣的是，97% 的原发胶质母细胞瘤含有很多 EGFR 基因复制副本，但是 TP53 编码的肿瘤抑制因子 p53 蛋白没有发生突变。除了 EGFR 扩增，胶质母细胞瘤还经常出现 EGFRvIII 突变。整体来说，60% 以上的各类胶质母细胞瘤显示出 EGFR

表达或功能的失调。与此相反，继发性胶质母细胞瘤与 TP53 的频繁突变关联，EGFR 的扩增或突变非常罕见。遗憾的是，在胶质母细胞瘤的治疗中，抗 EGFR 靶向疗法取得了非常有限的成功[9]。

EGFR、皮肤癌、头颈部肿瘤

皮肤癌是世界上最常见的人类疾病之一。皮肤癌最常见的形式之一是鳞状细胞癌，在这种癌症中 EGFR 往往扩增和过度表达。黑色素瘤是经常转移的皮肤癌，这种癌症的晚期 EGFR 往往也扩增。

除了皮肤癌的鳞状细胞以外，在头颈部的鳞状细胞癌（HNSCCs）中，EGFR 往往出现过度表达，这类癌症发生在头颈部的黏膜上皮（唇、口腔、鼻腔、喉或咽）。所有的头颈部鳞状细胞癌中，有 90% 发现 EGFR 的水平升高，并预示着预后不良。与已经检出 EGFR 过度表达的患者中 25% 的患者对比，在正常 EGFR 表达的头颈部鳞状细胞癌中，超过 80% 的患者生存期在 5 年以上。目前，头颈部鳞状细胞癌患者最常用的治疗方法是放射治疗

和靶向抗 EGFR 治疗的组合[10]。

EGFR 和非小细胞肺癌

非小细胞肺癌系指小细胞肺癌以外所有类型的上皮肺癌。肺癌占世界所有癌症死亡的大约 1/3，在所有肺癌中，超过 80% 归类为非小细胞肺癌，主要是腺癌和鳞状细胞癌。在非小细胞肺癌中，最常见的基因突变影响 EGFR 和 K-RAS 的表达，这是受体酪氨酸激酶下游的信号传导蛋白，表明失调的 ErbB 信号在这类疾病中的作用。EGFR 和 K-RAS 突变不是互相排斥的，表明 ERBB 级联活性的下游介导因子（RAS）并不需要增加受体水平即可导致肿瘤形成。非小细胞肺癌往往显示特殊的、在其他癌症中很少观察到的 EGFR 突变，这种突变的 EGFR 蛋白始终表达在活跃的激酶结构域。携带这些基因突变的患者使用抗 EGFR 靶向疗法非常有效，但是最终会因为癌症抵抗力的发展而受到限制[11]。

靶向信号转导的治疗方法

现在，许多临床实验正在研发促使癌基因功能性失活的各种分子疗法[3]。但是，所有这类抑制受体酪氨酸激酶的抗癌药物，要么属于小分子抑制剂类，要么是结合和抑制特定受体的重组抗体（见表 3.8.2）。只有在蛋白结构方面取得新的进展之后，才能设计出专门针对癌基因蛋白（oncoproteins）的小型靶向分子。按照这种思路，一种蛋白要想成为药品，蛋白上必须有一个活性结构域（active domain）的"形状"，好像一种"裂缝"或者一种"口袋"可以容留水分。蛋白激酶的小分子抑制剂，例如 ErbB 受体的细胞内结构域，通过抑制激酶结构域中发生的 ATP 催化反应影响酶的活性（见

图 3.8.3）。

几个参数影响小分子抑制剂的功效。与可逆性抑制剂的活性相比，"结合"的药物不可能永久性逆转抑制激酶的功能。不可逆的抑制剂更为有效，但是毒性更大。另一个参数是药物的特异性，要么针对一个激酶的 ATP 结合结构域（这通常是针对性很强的一种药物），要么针对的靶点是 ATP 本身。最近的研究证明，蛋白激酶抑制剂与许多其他蛋白激酶之间经常发生交互作用，以前人们相信它们具有针对性。这些"脱靶"效应是一种严峻的挑战，因为它们可能导致潜在、有害的副作用。但在某些情况下，这种较强的"非选择性"可以证明是有益的，例如索拉非尼（sorafenib）[12]。索拉非尼最初被识别为 RAF 抑制剂，但是这种药剂临床成功的原因是对血管内皮生长因子受体 2（VEGFR2）激酶、血小板衍生的生长因子受体（PDGFR）激酶，以及成纤维细胞生长因子受体（FGFR）激酶的抑制效果。同样地，口服多激酶抑制剂，如舒尼替尼（sunitinib）、靶 向 PDFGRs、VEGFRs、KIT、RET CSF1R 和 FLT3 已经成功用于肾癌和伊马替尼（imatinib）耐药的胃肠道间质瘤的治疗。

在某些癌症治疗中，已经成功验证了小分子抑制剂和单克隆抗体对跨膜受体细胞外结构域的作用[13]。其中一个例子是嵌合抗体西妥昔单抗（cetuximab），它抑制异二聚体化，以及随后发生在 EGFR 信号级联下游的激活（见图 3.8.3）。此外，借助依赖抗体的细胞毒性，抗体可以通过诱导某种抗肿瘤免疫应答发挥作用。图 3.8.3 中，给出了小分子抑制剂厄洛替尼（erlotinib）和抗体西妥昔单抗之间的尺寸差距。

靶向治疗的临床应用

在大多数情况下，非小细胞肺癌

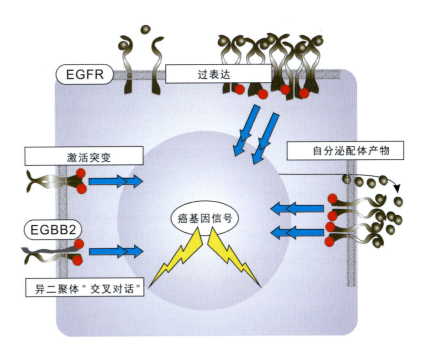

图 3.8.2　肿瘤细胞中可导致 ERBB 表达改变的结构变化的各种类型

的肿瘤表现出极其活跃的 EGFR（表皮生长因子受体）信号传导。因此，选择性抑制 EGFR 的药物，小分子抑制剂吉非替尼（gefitinib）和厄洛替尼（erlotinib）成为预期的有效治疗这种疾病的首选药物。然而在开始的时候，临床实验表明，只有一小部分患者对治疗出现反应[14]。后来人们才发现，这种疗法仅仅对携带 EGFR 激酶结构域突变的患者有效，对于过度表达野生型 EGFR 的肿瘤患者无效。但是，出现二次 EGFR 突变以后，患者开始对吉非替尼和厄洛替尼产生明显的反应，通过这些化合物，突变抑制了蛋白耐药性。临床前实验中，对这种吉非替尼 / 厄洛替尼耐药肿瘤细胞采用其他药物治疗，如 EGFR/ErbB2 的抑制剂拉帕替尼（lapatinib）或不可逆激酶抑制剂阿法替尼（afatinib），可以克服肿瘤的抗 EGFR 治疗耐药性。不过，由于毒性较强，临床上尚未采用组合治疗。

头颈部鳞状细胞癌患者中，检测出异常激活的 EGFR 信号，现在广泛采用的是组合治疗，即放疗和 EGFR

靶向抗体西妥昔单抗组合疗法。西妥昔单抗是一种人源化的小鼠抗体，这种抗体结合 EGFR 的细胞外部分，不仅抑制下游信号传导级联的激活，还能抑制受体周转，降低肿瘤细胞的免疫能力，使得抗体依赖性的细胞毒性水平增加。但是，与吉非替尼和厄洛替尼治疗非小细胞肺癌患者类似，头颈部鳞状细胞癌患者也很快产生西妥昔单抗耐药性[15]。一般情况下，现在使用 EGFR 靶向药物只是延长癌症确诊患者的生存期，无法降低死亡率。

综上所述，使用药物抑制 EGFR 和其他受体酪氨酸激酶在一般的观察中只是在初期有反应，再次生长的肿瘤会对这些药物产生抗药性。原因是内在遗传不稳定性，这也是快速突变的证据。新的突变在受体酪氨酸激酶抑制剂治疗的选择压力下出现，在药物治疗期间肿瘤细胞继续生长。理想的解决方案是，识别出二次突变，找出新的治疗策略。虽然靶向抗癌药物已经取得很大进步，但是这仅仅适合一些预先选择的患者，并且目前还无法全面阐明耐药性的机制。

如果更好地理解耐药性的机制，就可以有针对性地设计和开发新的靶向药物。重要的是，必须了解多种药物的耐药性机制，区分出特定药物的特定过程。找出生物标志物，预测某些肿瘤或患者的治疗反应，这些是许多制药公司和研究实验室的工作重点[16]。

寻找抗癌疗法：获得性耐药性

近年来，信号通路靶向疗法（包括抗 EGFR 药物）的抗药性机制研究越来越多。目前，得到承认的抗 EGFR 药物的抗药性机制包括：（1）EGFR 的其他突变；（2）来自其他受体的补偿性信号，如 VEGFR、胰岛素样生长因子受体（IGFR）和 AXL；（3）VEGF 的表达增加，血管内皮生长因子调节血管生成，降低局部药物浓度；（4）EGFR 的下游分子，如 RAS 或 RAF 出现突变（见图 3.8.4）。这种下游激活的突变，赋予癌细胞独立于 EGFR 的功能，因此能顽固对抗针对 EGFR 的治疗[17]。

肿瘤中常常发生的 EGFR 信号下游调节因子的突变，既不是 EGFR 突变，也不是过度表达。其中一个例子涉及转移性黑色素瘤，在 BRAF 中常常发现一个激活的突变 V600E。最近，用 BRAF 抑制剂威罗菲尼（vemurafenib）治疗转移性黑色素瘤取得了初步成果[18]。在一项临床研究中，与没有使用威罗菲尼的患者相比，使用威罗菲尼的患者中 50% 以上延长了生存期。在一项独立研究中，与没有治疗的患者相比，80% 以上的患者出现局部肿瘤完全消退。但是，这种肿瘤消退仅仅持续了 2～18 个月，然后患者出现了威罗菲尼耐药性的肿

表 3.8.2　目前临床上针对不同的信号传导途径使用的单克隆抗体和小分子抑制剂

通用名称	目标	FDA 批准的适应症	EMA 批准的适应症
单克隆抗体			
贝伐单抗	VEGF	转移性结直肠癌、非小细胞肺癌、胶质母细胞瘤，转移性肾癌	转移性结直肠癌、乳腺癌、非小细胞肺癌、肾癌、IV 级胶质瘤、卵巢上皮癌、输卵管、或原发性腹膜癌
西妥昔单抗	EGFR	头颈部鳞状细胞癌、EGFR 阳性结直肠癌	头颈部鳞状细胞癌 EGFR 阳性的 K-RAS 野生型结直肠癌
易普利姆玛	CTLA-4	不可切除或转移性黑色素瘤	不可切除或转移性黑色素瘤
帕尼单抗	EGFR	K-RAS 阴性转移性结直肠癌	K-RAS 野生型转移性结直肠癌（有条件的）
帕妥珠单抗	HER2	HER2 阳性转移性乳腺癌	HER2 阳性不可切除或转移性乳腺癌
曲妥珠单抗	HER2	HER2 阳性乳腺癌、HER2 阳性胃癌或胃食管交界处癌	
小分子抑制剂			
阿法替尼	EGFR, HER2, HER4	FDA 批准检测，发现为转移性非小细胞肺癌，肿瘤有 EGFR 外显子 19 缺失或外显子 21（L858R）置换突变患者的一线治疗	具有局部晚期或转移性非小细胞肺癌活化 EGFR 突变（多个）成人患者，经单纯的 EGFR 酪氨酸激酶抑制剂的治疗
阿西替尼	VEGFR, PDGFR	晚期肾癌	晚期肾癌
卡博替尼	VEGFR, MET, RET	转移性甲状腺髓样癌	无
克唑替尼	ALK, MET	ALK 阳性非小细胞肺癌	ALK 阳性非小细胞肺癌（有条件的）
达拉非尼	V600E BRAF	BRAF V600E 阳性不可切除转移性黑色素瘤	无
厄洛替尼	EGFR	非小细胞肺癌、胰腺癌	EGFR 突变阳性的非小细胞肺癌、胰腺癌
吉非替尼	EGFR	非小细胞肺癌	局部晚期或转移性 EGFR 突变阳性的非小细胞肺癌
伊马替尼	PDGFR, KIT	KIT 阳性的胃肠道间质肿瘤，辅助或不可切除的肿瘤	KIT 阳性的胃肠道间质肿瘤，辅助或不可切除的肿瘤
拉帕替尼	EGFR, HER2	HER2 阳性乳腺癌	HER2 阳性乳腺癌（有条件的）
帕唑帕尼	VEGER, KIT, PDGFR	晚期肾癌、晚期软组织肉瘤	晚期肾癌、晚期软组织肉瘤（有条件的）
戈瑞非尼	PDGFR, KIT, RET, VEGFR	转移性结直肠癌	无

索拉非尼	VEGR, PDGFR, CRAF, FLT3	不可切除的肝癌、晚期肾癌	肝癌，晚期肾癌
舒尼替尼	VEGFR, PDGFR, KIT, FLT3, RET, CSF1R	晚期肾癌、进展期胃肠道间质瘤、胰腺神经内分泌肿瘤	晚期肾癌、不可切除或转移性的恶性胃肠道间质瘤，胰腺神经内分泌肿瘤
曲美替尼	V600 BRAF	BRAF V600 阳性不可切除或转移性黑色素瘤	无
凡德他尼	VEGFR, EGER, RET	甲状腺髓样癌	甲状腺髓样癌（有条件的）
维罗非尼	V600 BRAF	BRAF V600E 阳性不可切除或转移性黑色素瘤	BRAF V600 阳性不可切除或转移性黑色素瘤
小分子变构抑制剂			
依维莫司	mTOR	晚期肾癌，不可切除的胰腺神经内分泌肿瘤，室管膜下巨细胞星形细胞瘤，激素受体阳性、HER2 阴性的绝经后乳腺癌患者	晚期肾细胞癌，不可切除的胰腺神经内分泌肿瘤，激素受体阳性、HER2 阴性的绝经后乳腺癌，室管膜下巨细胞星形细胞瘤（有条件的）
坦西莫司	mTOR	晚期肾癌	晚期肾癌
小分子 Smoothened 拮抗剂			
维莫德吉	平滑肌受体	转移或复发的基底细胞癌	无
重组诱饵受体			
阿柏西普	VEGFR	转移性结直肠癌	转移性结直肠癌
抗体 - 药物偶联物			
曲妥珠单抗 Emtansine	HER2	HER2 阳性转移性乳腺癌	无
激素类药物			
阿比特龙	雄激素合成 - 抑制 CYP17A1	转移性去势抵抗性的前列腺癌	转移性去势抵抗性的前列腺癌
阿那曲唑	芳香化酶	激素受体阳性的绝经后乳腺癌，或他莫昔芬治疗后激素受体阴性的疾病	无
比卡鲁胺	雄激素受体	转移性前列腺癌	无
加瑞克	GnRH 受体	晚期前列腺癌	晚期前列腺癌
恩扎鲁胺	雄激素受体	转移性去势抵抗性的前列腺癌	无
依西美坦	芳香化酶	雌激素受体阳性的绝经后乳腺癌，或他莫昔芬治疗后雌激素受体阴性的疾病	无
氟他胺	雄激素受体	前列腺癌	无
戈舍瑞林	GnRH 受体	前列腺癌，绝经前乳腺癌的姑息治疗	无
来曲唑	芳香化酶	绝经后乳腺癌	无
醋酸亮丙瑞林	GnRH 受体	前列腺癌的姑息性治疗	无
他莫昔芬	雌激素受体	转移性乳腺癌	无

注：FDA 是美国食品和药物管理局；EMA 是欧洲药品管理局。

瘤。此外，威罗菲尼有严重的副作用，在某些情况下可以引起皮肤鳞状细胞癌或角化棘皮瘤[19]。

基因组革命带来的新见解

在新千年的时候，人们看到人类基因组和其他重要生物体和病原体基因组完成了测序。最近的全基因组测序是现代医学的一场革命[20]。在一项急性骨髓性白血病患者癌细胞和正常细胞完整基因组的对比研究中，研究者发现了恶性细胞中的各种体细胞突变，受到影响的基因之一是编码受体酪氨酸激酶 FLT3 的基因[21]，这展示出现代基因技术的威力。这种强大的工具有可能达成癌症治疗的一个主要目标，识别出造成癌症发展的遗传突变，以及癌症发展过程中发生的突变。这样一来，在癌症发展过程中，人们可以根据遗传变化调整治疗方案。特别应予以注意的是，在细胞过程中"驾驭"肿瘤发生的突变出现在治疗性干预的"热点"上。尤其值得注意的是，超过一半的"肿瘤驱动器"基因类别都是信号通路要素构成的[22]。癌症患者的全基因组测序，可以预测一位患

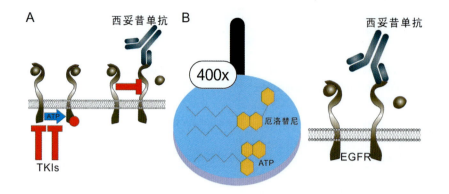

图 3.8.3　酪氨酸激酶抑制剂（TKIs）和抑制性抗体（西妥昔单抗）的作用

注：酪氨酸激酶抑制剂通过阻断激酶结构域抑制受体的激活而抑制信号传导。相比之下，西妥昔单抗削弱表皮生长因子受体（EGFR）的二聚化。ATP 和厄洛替尼，EGFR 和西妥昔单抗间的大小比较如图 B。厄洛替尼是一种小分子抑制剂，是与 ATP 近似相同大小的分子，对二聚化受体的磷酸化是必需的。西妥昔单抗和 EGFR 约为前者的 400 倍大，通过放大镜显示。

者或者一个肿瘤对某种药物反应的序列变化，这被称为药物基因组学[23]。

远景

信号传导网络不断扩大的知识蕴含着新的药物和改进的抗癌策略的设计。然而，在当代的肿瘤生物学理解中，知识越多生物学复杂程度越高。因此，治疗每一个特定通路上靶点的每一种药物，在最初的预期成功之后，就会面对多种耐药机制。如果这些新药可以普遍应用，那么我们将面临的挑战是极其艰巨的，但可以通过以下的几点思考改进。

首先，各种药物的靶点蛋白介导着信号级联反应的每一个步骤，这种"剧目"在不断扩大，以改善二次突变和后续突变。其次，更重要的是，基因表达模式的现代筛选技术，或者某一个肿瘤新的生物标志物的识别，将为我们组合治疗的发展提供更多的信息，提高患者治疗成功的概率。采用大规模并行 DNA 测序技术，将以较低的成本迅速提供全面的数据。"个性化医疗"一词将不再意味着某一单独药物的反应，而是意味着根据每一个肿瘤

的生物学特性，参照肿瘤的实时（real time）发展进程制定治疗方案[24]。

我们感谢托马斯·鲍尔（Thomas Bauer）设计和制作图表。

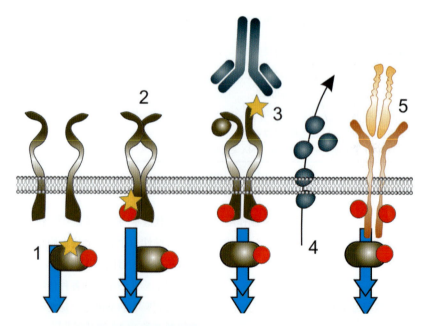

图 3.8.4　以 ERBB 信号网络为靶点药物的耐药机制

注：（1）下游效应分子的激活突变，使通路完全独立于受体的功能；（2）激酶结构域的突变导致组成性地激活受体；（3）胞外结构域的突变干扰西妥昔单抗的结合；（4）血管内皮生长因子（VEGF）的生成过剩导致新生血管的改变和药物暴露的减少；（5）通过其他受体补偿信号。

注释

[1] Falke JJ, Bass RB, Butler SL et al. (1997). The two-component signaling pathway of bacterial chemotaxis: a molecular view of signal transduction by receptors, kinases, and adaptation enzymes. *Annu Rev Cell Dev Biol*, 13:457–512.http://dx.doi.org/10.1146/annurev.cellbio.13.1.457 PMID:9442881.

[2] Lemmon MA, Schlessinger J (2010). Cell signaling by receptor tyrosine kinases. *Cell*, 141:1117–1134. http://dx.doi.org/10.1016/j.cell.2010.06.011 PMID:20602996.

[3] Levitzki A, Klein S (2010). Signal transduction therapy of cancer. *Mol Aspects Med*, 31:287–329. http://dx.doi.org/10.1016/j.mam.2010.04.001 PMID:20451549.

[4] Schlessinger J (2002). Ligand-induced, receptor-mediated dimerization and activation of EGF receptor. *Cell,* 110:669–672. http://dx.doi.org/10.1016/S0092-8674(02)00966-2 PMID:12297041.

[5] Sibilia M, Kroismayr R, Lichtenberger BM et al. (2007). The epidermal growth factor receptor:from development to tumorigenesis. *Differentiation*,75:770–787. http://dx.doi.org/10.1111/j.1432-0436.2007.00238.x PMID:17999740.

[6] Sibilia M, Wagner EF (1995). Strain-dependent epithelial defects in mice lacking the EGF receptor. *Science*, 269: 234–238. http://dx.doi.org/10.1126/science.7618085 PMID:7618085.

[7] Wagner B, Natarajan A, Grünaug S et al. (2006). Neuronal survival depends on EGFR signaling in cortical but not midbrain astrocytes. *EMBO J*,25:752–762.http://dx.doi.org/10.1038/sj.emboj.7600988 PMID:16467848.

[8] Normanno N, De Luca A, Bianco C et al. (2006). Epidermal growth factor receptor (EGFR) signaling in cancer. *Gene*, 366:2–16. http://dx.doi.org/10.1016/j.gene.2005.10.018 PMID:16377102.

[9] Mellinghoff IK, Wang MY, Vivanco I et al. (2005). Molecular determinants of the response of glioblastomas to EGFR kinase inhibitors. *N Engl J Med*, 353:2012–2024. http://dx.doi.org/10.1056/NEJMoa051918 PMID:16282176.

[10] Sundvall M, Karrila A, Nordberg J et al. (2010). EGFR targeting drugs in the treatment of head and neck squamous cell carcinoma. *Expert Opin Emerg Drugs*, 15:185–201. http://dx.doi.org/10.1517/14728211003716442 PMID:20415599.

[11] da Cunha Santos G, Shepherd FA, Tsao MS (2011). EGFR mutations and lung cancer. *Annu Rev Pathol*, 6:49–69. http://dx.doi.org/10.1146/annurev-pathol-011110-130206 PMID:20887192.

[12] Adnane L, Trail PA, Taylor I, Wilhelm SM (2006). Sorafenib (BAY 43-9006, Nexavar), a dual-action inhibitor that targets RAF/MEK/ERK pathway in tumor cells and tyrosine kinases VEGFR/PDGFR in tumor vasculature. *Methods Enzymol*, 407:597–612. http://dx.doi.org/10.1016/S0076-6879(05)07047-3 PMID:16757355.

[13] Astsaturov I, Cohen RB, Harari P (2007). EGFR-targeting monoclonal antibodies in head and neck cancer. *Curr Cancer Drug Targets*, 7:650–665. http://dx.doi.org/10.2174/156800907782418365 PMID:18045070.

[14] Sridhar SS, Seymour L, Shepherd FA (2003). Inhibitors of epidermal-growth-factor receptors: a review of clinical research with a focus on non-small-cell lung cancer. *Lancet Oncol*, 4:397–406. http://dx.doi.org/10.1016/S1470-2045(03)01137-9 PMID:12850190.

[15] Brand TM, Iida M, Wheeler DL (2011). Molecular mechanisms of resistance to the EGFR monoclonal antibody cetuximab. *Cancer Biol Ther*, 11:777–792. http://dx.doi.org/10.4161/cbt.11.9.15050 PMID:21293176.

[16] Brooks JD (2012). Translational genomics: the challenge of developing cancer biomarkers. *Genome Res*, 22:183–187. http://dx.doi.org/10.1101/gr.124347.111 PMID:22301132.

[17] Wheeler DL, Dunn EF, Harari PM (2010). Understanding resistance to EGFR inhibitors– impact on future treatment strategies. *Nat Rev Clin Oncol*, 7:493–507. http://dx.doi.org/10.1038/nrclinonc.2010.97 PMID:20551942.

[18] Chapman PB, Hauschild A, Robert C et al. BRIM-3 Study Group (2011). Improved survival with vemurafenib in melanoma with BRAF V600E mutation. *N Engl J Med*, 364:2507–2516. http://dx.doi.org/10.1056/NEJMoa1103782 PMID:21639808.

[19] Anforth R, Fernandez-Peñas P, Long GV (2013). Cutaneous toxicities of RAF inhibitors. *Lancet Oncol*, 14:e11–e18. http://dx.doi.org/10.1016/S1470-2045(12)70413-8 PMID:23276366.

[20] Kilpivaara O, Aaltonen LA (2013). Diagnostic cancer genome sequencing and the contribution of germline variants. *Science*, 339:1559–1562. http://dx.doi.org/10.1126/science.1233899 PMID:23539595.

[21] Ley TJ, Mardis ER, Ding L et al. (2008). DNA sequencing of a cytogenetically normal acute myeloid leukaemia genome. *Nature*, 456:66–72. http://dx.doi.org/10.1038/nature07485 PMID:18987736.

[22] Vogelstein B, Papadopoulos N, Velculescu VE et al. (2013). Cancer genome landscapes. *Science*, 339:1546–1558. http://dx.doi.org/10.1126/science.1235122 PMID:23539594.

[23] McLeod HL (2013). Cancer pharmacogenomics: early promise, but concerted effort needed. *Science*, 339:1563–1566. http://dx.doi.org/10.1126/science.1234139 PMID:23539596.

[24] van't Veer LJ, Bernards R (2008). Enabling personalized cancer medicine through analysis of gene-expression patterns. *Nature*, 452:564–570. http://dx.doi.org/10.1038/nature06915 PMID:18385730.

3. 癌症生物学

免疫学和免疫疗法

乔治·特林基耶里（Giorgio Trinchieri）
让 – 皮埃尔·阿巴斯达多（Jean-Pierre Abastado，评审）

摘 要

· 炎症和免疫影响癌症的发生、进展、传播、合并症和治疗反应。癌症往往起源于感染或其他原因所造成的慢性发炎组织。肿瘤引起的炎症会促进癌症的发展和传播。通过消除炎症的病因或者长期使用非甾体抗炎药物，可以降低癌症的发病率。

· 在形成的肿瘤中，抗肿瘤免疫明显存在，且可以影响肿瘤向负面或正面发展。活跃的免疫反应组织学证据与较好的预后有关。但是，肿瘤会采取各种机制逃避免疫反应。

· 肿瘤免疫治疗方案已经成功地运用了促炎性治疗、细胞因子、抗体、适应性 T 细胞转移，以及各种治疗疫苗的混合治疗。阻断免疫检验点的抗体，可能阻止肿瘤规避免疫。如果获得成功，与细胞毒性或靶向疗法相比，免疫治疗可以提供更持久的缓解时间，这表明联合治疗方案可能是有效的。

癌细胞保持着它们最初起源组织的特点，同时形态和功能发生了改变，看起来这似乎是一种讽刺。生物体不会忽视生长的肿瘤，但是它做出的反应与组织损伤引起的反应类似，并且与伤口的修复一样形成一种共生关系（symbiotic relationship），这有利于肿瘤的生长和传播。与对抗外来的病原体常常发生的情况一样，适应性免疫反应对肿瘤的生长产生各种影响。炎症和免疫力在癌症的发生、进展、播散、合并症（如厌食 / 恶病质）等方面发挥着重要作用[1]（见图 3.9.1）。

癌症发病机理的早期研究和治疗靶点的识别集中在固有的癌细胞性状上，这些性状影响着恶性细胞的增殖、侵入局部或远处组织的能力[2]。一个肿瘤的形成及其转移，重要的不仅是转型的细胞（种子），同等重要的还有接收它们的组织（土壤）[3]。因此，肿瘤微环境是一个关键，微环境不仅是肿瘤发展的参与者，也是可能的治疗靶点[2]。肿瘤是转型的克隆细胞和基质细胞两者形成的非常复杂的组织。成功的恶性细胞的遗传和表观遗传演化，取决于它们对微环境的适应能力，使它们达成最佳的营养吸收和组织重建。先天的和适应性免疫炎性细胞渗入大部分肿瘤的微环境，影响着转型细胞的生存和变化。

炎症和癌症

细菌、病毒或寄生虫感染有关的慢性炎症与全世界大约 1/5 的癌症病例的发病机理相关联，尤其是在发展中国家或欠发达国家中[4]。这些癌症患者中，大部分病因是特殊的病原体感染，例如幽门螺杆菌、人乳头瘤病毒（HPV）、EB 病毒、乙肝病毒和丙肝病毒。其中一些病原体，如 HPV 人乳头瘤病毒或 EB 病毒，直接改变感染的细胞；另一些病原体，如幽门螺杆菌，诱导组织的炎症导致癌症的产生和发展（见图 3.9.2）。炎症的致癌病原体的反应发挥着肿瘤启动因子的作用。感染导致的癌症，通过接种疫苗可以预防，例如人乳头瘤病毒 HPV 和乙型肝炎病毒，对于幽门螺旋杆菌可以用抗生素治疗。早期的数据表明，HPV 疫苗非常有效，它不仅可以预防感染，还可以预防宫颈和其他解剖学部位癌前病变的发展[5]。在美国和世界其他地区的白种人中，幽门螺旋杆菌的流行程度降低了，平行发生的胃癌发病率也大幅下降。但是，食管癌的发病率却增加了，这可能与幽门螺杆菌消失同时发生的其他情况相关联，例如上消化道的细菌生态失调、肥胖和胃食管反流[6]。癌症诱导感染的慢性特点，以及恶性细胞中致病基因的持久力表明，针对感染造成的癌症，需要开发暴露后疫苗，防止癌症的发展，或者开发治疗性疫苗，对形成的癌症进行治疗。

与感染无关的其他癌症起源于受到化学或物理媒介伤害的，长期发炎

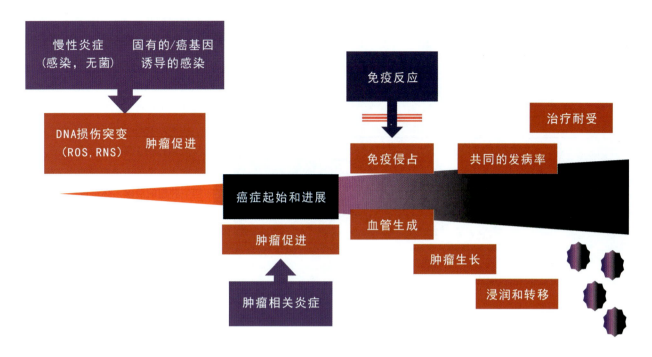

图 3.9.1　炎症和癌症之间的多重联系
注：随着时间的推移（左到右），肿瘤在大小和转移（右）上的进展。炎症（在肿瘤起源组织的内部或由肿瘤生长所诱导，紫色的）会导致肿瘤的诱发及进展、共同的发病率或治疗耐受（红色）。肿瘤特异性免疫反应（蓝色）一般具有抗肿瘤作用，可以避免或重定向肿瘤以防止其进展。ROS 代表活性率；RNS 代表活性氮。

的组织，例如辐射、刺激肺部的微粒粒子、消化酶的突变或炎症基因的突变造成的致病条件。在病原体缺乏的条件下，在身体各种交界部位共生菌群之间成分的改变或相互作用，可能造成局部和全身性失调性炎症状态，促使癌症的发生。其中一个例子是，以肠道生态失调和慢性肠炎为特点的炎性肠部疾病患者，罹患结肠癌的风险增大。在肥胖人群中，肠道生态失调也可以介导癌症发病率的增加、癌症的并发症以及化疗的副作用[1]。

炎症组织的特点是渗透的炎性和免疫造血细胞，但是也会产生上皮细胞、间质细胞和内皮细胞，并对炎症介导做出反应，影响它们的增殖和功能，吸引造血细胞。癌基因（如 Ras、Myc、Ret 和 Src）的激活与固有炎症相关的生长因子、细胞因子、趋化因子和组织重塑酶（tissue remodelling enzymes）通过产生一种自分泌反馈回路作用在转型的细胞上。与此同时，它们重新编程肿瘤微环境，吸引造血细胞，影响它们的功能分化[7]。

慢性炎症通过多种机制促使癌症的发生，例如炎症引起中毒之后，活性氧介导了一部分遗传和表观遗传不稳定性，造成 DNA 损伤或者放大 DNA 损伤。炎症还发挥着肿瘤启动因子的作用，提供生长因子和组织重塑因子，支持血管生成。一旦肿瘤形成，肿瘤相关造血细胞显示在绝大多数肿瘤中，自始至终存在癌症引起的炎症，包括组织中不明起源的发炎。肿瘤诱导的炎症介导癌症的发生，促进癌症的传播，创造一种具有免疫抑制的环境，变成免疫逃避[8]。例如，癌基因刺激分泌的粒细胞—巨噬细胞集落刺激因子（GM-CSF），把免疫抑制性赋予肿瘤浸润骨髓细胞。

抗炎疗法和癌症预防

长期规律地服用阿司匹林或其他非甾体类消炎药可以降低癌症的发病率，尤其是降低结直肠癌或息肉复发的风险[9]。根据心血管疾病预防随机实验的荟萃分析，如果患者每天服用阿司匹林超过 7.5 年，那么癌症死亡的 20 年风险，在胃肠道癌症中降低 40%，在所有的实体癌症中降低大约 20%，其中包括肺癌、脑癌、前列腺癌和黑色素瘤[10]。非甾体类抗炎药物抑制环氧合酶 COX-1 和 COX-2，这些酶催化脂肪酸产生前列腺素。阿司匹林类的药物可以抑制 COX-1 和 COX-2，因此对胃和肠道内壁是有毒的。此外，COX-2 抑制剂不会改变胃和肠的动态平衡，因为心血管毒性严重限制了它们的用途，尤其是用于预防疗法。环氧合酶抑制剂可以消炎，它们对癌症的预防可能是由于前列腺素抗炎有关的效果，例如使血管舒张、血管新生、DNA 突变率，以及上皮细胞黏附或细胞凋亡。在专门针对心血管的研究中，阿司匹林抑制环氧合酶，但是对癌症相关炎症的主要信号通路没有作用，例如激活的 B- 细胞核因子

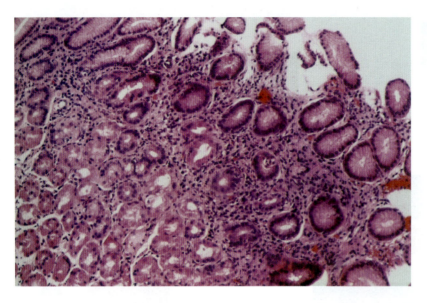

图 3.9.2　幽门螺杆菌感染引起的胃体慢性（淋巴浆细胞）和活跃性（中性粒细胞）炎症

κ 轻链增强因子（NF-KB）激活下游的信号通路，只有在剂量非常高的时候才会对 NF-KB 产生抑制作用。肿瘤"绑架"炎症信号通路，启动它们自己的发展，这需要生理组织动态平衡，抵抗感染以及对组织损伤的反应。针对这些分子信号通路而不影响其生理作用可能是困难的。

抗肿瘤免疫和免疫监视

肿瘤细胞的免疫原性，系指肿瘤细胞表达免疫系统可以识别的抗原的能力。这些肿瘤抗原可以是：癌症胚系基因编码的分子，中枢耐受诱导胸腺髓质上皮细胞通常不会有效地产生这些分子；肿瘤特有的抗原多肽，从关键的调控基因突变产生，例如激活的癌基因产物；肿瘤选择性过度表达的分子，包括野生型 p53[11]。为了被 T 细胞识别，抗原肽表现为主要组织相容性复合体（MHC）分子，分为两类：Ⅰ 类是 CD8 细胞毒性 T 细胞（CD8 cytotoxic T cells），Ⅱ 类是 CD4 辅助性 T 细胞（CD4 helper T cells）。MHC 表达的缺失阻止肿瘤的免疫原性（immunogenicity），抗原提呈细胞可提交交叉的肿瘤抗原，例如肿瘤微环境中的树突状细胞。肿瘤抗原暴露在细胞表面，抗肿瘤抗体识别肿瘤抗原以达到抗肿瘤作用（参见后文《乳腺发育和乳腺癌中先天和获得性免疫系统的作用》）。与此类似，抗肿瘤 T 细胞介导的免疫可能对肿瘤生长产生不同的影响。某些类型的免疫反应，特别是 T 辅助 1 型（Th1）反应一般认为是抗肿瘤的，而 Th2 反应有利于肿瘤的生长或转移的形成[12]。根据最近的描述，在不同的情况下，Th17 反应可以是亲肿瘤的，抑或是抗肿瘤的。

在癌旁神经系统退化（paraneoplastic neurological degeneration）和阴燃肿瘤（smouldering tumour）的患者身上表现出了抗癌免疫的证据，肿瘤细胞中表达的神经元抗原的一种抗体反应触发了神经失调[13]。从历史上看，在几种类型的肿瘤中，肿瘤出现渗透的淋巴细胞曾经被认为是积极的预后因素。在人类的结肠癌中，一种特定的免疫构造特征为，在原发肿瘤的中央和浸润边缘出现了浓度较高的 Th1/细胞毒性记忆 T 淋巴细胞——这与"无病"和总体生存率正相关，并且复发和转移的发生率比较低[14]，这一发现正在扩展到其他类型的肿瘤中。这种免疫得分（immunoscore）的分类在癌症的早期和晚期阶段都可以用于区分高风险和低风险患者，这是一种信息量超过常规分期方法的独立方法。

实验动物的研究识别出抗肿瘤免疫反应调控的主要阶段，因此研究者最近重新定义了免疫监视的历史概念，即初生肿瘤的清除，休眠肿瘤的平衡，进展中肿瘤的编辑，直至最终肿瘤的逃离和不受限制的生长[15]。人类免疫监视的角色之一是在免疫抑制的患者中，癌症发病率在增加。例如，肾移植接受者或 HIV 病毒感染者中，以病毒为病因的肿瘤风险正在急剧增多。其他类型肿瘤风险增加的流行病学证据不太引人注意，例如在免疫缺陷的小鼠中，结肠癌和乳腺癌的发病率增大。免疫缺陷的小鼠感染增加和微生物生态失调，这些效应与缺乏免疫力混合，影响着肿瘤的易感性。人们经常观察到长期的临床癌症休眠，例如乳腺癌和黑色素瘤的幸存者，如果把这些患者的器官移植到免疫抑制的受体身上，就会打断休眠，造成供体肿瘤的发展。但是，与其他自我平衡机制对临床癌症休眠的贡献相比，免疫平衡的相对贡献仍然有待更为全面的定义[16]。

肿瘤免疫逃逸

虽然人体存在免疫力，但临床肿瘤还会继续发展和扩散，肿瘤的自发性衰退非常罕见。肿瘤的生长部分归因于无效的免疫反应，例如在免疫抑制的微环境中，出现 Th2 而不是 Th1。在肿瘤微环境中，抑制了 T 细胞和 B 细胞，以及抗原提呈细胞的活性。免疫细胞类型维持着肿瘤的免疫抑制，例如调节的 T 细胞和 B 细胞以及骨髓驱动的抑制细胞。免疫抑制分子或抗炎分子，如白细胞介素 -10（IL-10）、血管内皮细胞生长

乳腺发育和乳腺癌中先天和获得性免疫系统的作用

泽娜·韦伯（Zena Werb）

很久以来，人们就认识到免疫系统在肿瘤中的作用。产后乳腺发育发生在免疫功能环境中。在乳腺癌中，免疫环境受损导致肿瘤的发展和转移。在发育的乳腺中，抗原提呈细胞激活的 CD4⁺ T 细胞是明显的，负向调节产后乳腺发育的 T 辅助 1 型（Th1）效应 T 细胞调节产生 γ-干扰素。

第一，在小鼠体内以及体外主要器官类型的三维培养中，导管侵袭和上皮分支的增多，消耗了 CD11c^{high}/MHCII^{high} 乳房抗原提呈细胞，证明了组织抗原提呈细胞的重要性。第二，α/β T 细胞的消耗阻碍了 MHCII、CD4 和 T 细胞增殖检测的抗体，这些分析表明：乳腺产后器官形成的调控是抗原介导的，由抗原提呈细胞和 CD4⁺ T 细胞完成。Th1 感应细胞直接作用在乳腺管腔上皮细胞上，抑制了乳腺产后器官形成，产生了 γ-干扰素。这些结果表明，在正常组织的重塑中，即使没有发生损伤或炎症，适应性免疫系统也产生了一种新的调节作用。

随着肿瘤的发展，炎症区出现戏剧性变化。在恶性病变发生之前的很长时间，肿瘤相关的巨噬细胞、抗原提呈细胞和 CD11b⁺Gr1⁺ 细胞出现显著的增加。肿瘤抗原提呈细胞仍然与 T 细胞发生交互作用，但是 T 细胞抗肿瘤功能不再被激活。距离原发肿瘤很远的组织中，骨髓细胞也增多了，成为癌症转移的部位。炎性细胞的扩张刺激肿瘤生长和转移事件的发生。寻找这群细胞的分子通路特性，可以识别出这些通路和分子，有针对性地预防肿瘤的进展和转移。

参考文献

[1] Egeblad M et al. (2010). Dev Cell, 18:884–901. http://dx.doi.org/10.1016/j.devcel.2010.05.012 PMID:20627072.

因子、转化生长因子 β、IL-4、IL-13、一氧化氮、精氨酸酶（arginase）、吲哚胺 2,3- 双加氧酶（indoleamine 2,3-dioxygenase），这些都是在肿瘤微环境中产生的[12]。

肿瘤逃逸（tumour escape）的主要机制之一是肿瘤抗原（tumour antigens）的丢失或突变。在免疫活性动物的实验中，肿瘤细胞表现出的免疫编辑（immmunoediting），以及细胞表面 MHC 表达的减少或者丧失[15]。

免疫力由抗原提呈细胞和 T 细胞上一系列共刺激受体与配体相互作用，并介导以放大 T 细胞在抗原 MHC 复合物上的反应[17]。CD28/B7 家族是共刺激分子（co-stimulatory molecules）的最好例子。这个家族的其他成员是共抑制分子（co-inhibitor molecules），例如 CTLA-4，在不需要它们的时候下调免疫反应。肿瘤可以运用在免疫反应中的生理作用逃避免疫反应。程序性细胞死亡 1（PD1）受体及其配体 PD-L1（也称为 B7-H1）的关联比较特别，因为 PD-L1 与 B7-1/B7-2 不同，在许多人类肿瘤细胞中，PD-L1 会选择性上调（见图 3.9.3）。

肿瘤的免疫疗法

自从科莱（Coley）在早年利用细菌制剂（科莱毒素）试图治疗实体肿瘤以来，科研人员一直在试图驾驭免疫系统来抗击癌症，刺激先天抵抗力（innate resistance），或者利用适应性免疫（adaptive immunity）治疗癌症。人们用各种细菌制剂诱导炎症和先天抵抗力，取得了一定的正面效果，其中包括使用卡介苗（BCG）进行膀胱癌的局部治疗[18]。人们根据炎症反应中先天受体的作用制造细菌制剂。在癌症治疗中，人们已经研发出 Toll样受体（TLR）的配体，也已经批准TLR7 配体咪喹莫特（imiquimod）用于皮肤癌，TLR4 配位单磷酰脂质 A（monophosphoryl lipid A）用于辅助 HPV 疫苗。

在动物实验中，曾经发现很多可能有希望的促炎症细胞因子，但在临床实验中，这被证明是无效的或者是毒性很高的。I 型干扰素（interferon）和 IL-2 已经被批准用于治疗癌症。干扰素被批准用于黑色素瘤的辅助治疗，以及某些造血系统的恶性肿瘤和卡波西肉瘤（Kaposi sarcoma）的治疗，并且与抗血管生成的化合物结合治疗肾癌。随着靶向治疗的发展，干扰素治疗黑色素瘤已经很少使用了。IL-2 已被批准用于晚期黑色素瘤和肾癌。影响 T 细胞增殖和活化的其他免疫调节细胞因子，如 IL-7、IL-12 和 IL-15，正在进行临床实验，它们可以单独使用，或作为免疫增强治疗的一部分。粒细胞集落刺激因子（G-CSF）和粒

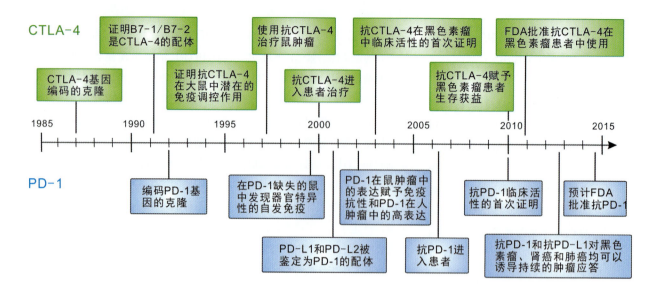

图 3.9.3 从基因发现到临床开发，抗 CTLA-4 和抗 PD-1 治疗发展的时间表和里程碑

细胞—巨噬细胞集落刺激因子（GM-CSF）已经批准用于缩短嗜中性粒细胞（neutrophil）的恢复时间，以减少癌症化疗后感染的发生率。

免疫疗法有的是基于过继转移天然肿瘤渗透 T 细胞，或工程化明确表达编码抗肿瘤 T 细胞受体基因的 T 细胞，或在很大比例转移癌患者中设计嵌合受体，介导肿瘤消退，尤其是淋巴耗竭（lymphodepletion）之后的灌注[19]。目前研究者的努力主要集中在更准确地针对肿瘤抗原和相关的血管系统，识别和提纯 T 细胞亚群（T-cell subsets），这些 T 细胞亚群可以有效地扩张，介导肿瘤的根除。

单克隆抗体技术开始发展以来，人们致力于使用抗体治疗癌症[20]。这些治疗性抗体可以对抗选择性表达在肿瘤细胞表面的抗原。通过依赖抗体细胞介导的细胞毒性，这些抗体造成肿瘤细胞的死亡。此外，通过把免疫球蛋白 G 抗体的 Fc 部分，结合到感应细胞表达的 Fc 受体上可以恢复感应细胞，例如自然杀伤细胞和巨噬细胞。通过结合放射性同位素、细胞毒素药物或抗体的毒素，可以增强细胞毒效应。此外，嵌合抗体结合肿瘤

抗原的特异性以及免疫细胞中激活的受体的特异性，可以增进细胞介导的细菌毒性，在激活细胞毒素机制以后作用于交叉联系的肿瘤和效应细胞。未偶联的抗 CD20 和抗 CD5 抗体，偶联放射性同位素或者单抗偶联的抗 CD20 和抗 CD33 抗体，已经被批准用于造血系统恶性肿瘤治疗，未偶联的抗 HER2 抗体已经用于乳腺癌治疗。癌症中抗体作用的另一种机制是功能性抑制生长因子受体或促肿瘤因子。抗表皮生长因子受体和抗血管内皮生长因子未偶联的抗体，已经被批准用于结直肠癌和其他实体肿瘤治疗。

虽然致癌病毒的预防性疫苗取得了成功，但是研发诱导免疫反应对抗已形成的肿瘤的高效治疗性疫苗依然困难重重。肿瘤免疫机制的知识，在实验中已经得到了广泛应用，但是测试的癌症疫苗的临床反应一般，疫苗诱导的 T 细胞介导的抗肿瘤免疫，仅仅在少数患者身上出现临床反应[19]。抗原和辅助剂的不同配方，包括基于基因的疫苗，已经测试了树突状细胞的免疫刺激能力（immunostimulatory ability），通过细胞在体外被激活并与肿瘤抗原接触之后的过继转移，

或者在体内用肿瘤抗原偶联抗体直接靶向它们的表面受体[21]。与激素无关的前列腺癌唯一被批准的疫苗 Sipuleucel-T，已经做过很多临床实验，生存期延长大约 4 个月[19]。Sipuleucel-T 可以给患者的树突细胞提供一种融合蛋白，包含 GM-CSF 和抗原前列腺酸性磷酸酶。

癌症疫苗的疗效较差可能是由于肿瘤免疫微环境极其顽固，阻止了抗肿瘤反应的发展[18]。如果开发出更好的辅助剂，或者阻断抑制因子，如转化生长因子 β、吲哚胺 2,3 双加氧酶或 IL-10，有可能逆转免疫抑制。采用阻断共抑制分子的抗体也是有前途的办法。针对 CTLA-4（易普利姆玛）的单克隆抗体已经被批准用于治疗转移性黑色素瘤。该病生存率的增大是有道理的，因为内源性抗肿瘤 T 细胞的反应被扩大了（见图 3.9.4）。在几项临床实验中，对抗 PD1 受体或其配体 PD-L1 的抗体，在黑色素瘤患者和其他实体肿瘤（如肺癌）患者身上出现了显著反应[17]。这些新的药物可以放大癌症疫苗引发的抗肿瘤免疫反应，或者放大某些疗法摧毁肿瘤引发的内源性免疫反应。逆转生理学免疫

检验点来增强抗肿瘤免疫力的任何疗法都会出现下降趋势，因为这类方法也影响了自身耐受力（self-tolerance）和抗菌抵抗力，也可能影响自体免疫（autoimmune），带来炎性副作用。

化疗、靶向治疗和免疫治疗的结合

细胞毒性药物曾经是癌症治疗的基础。现在，人们已经开发出越来越多的药物，专门针对恶性转化的分子信号通路（参见第3.8章）。细胞毒性药物和靶向药物都可能会对抗肿瘤免疫反应产生不利影响。在实验动物中，某些药物，包括一些广泛使用的化疗药物，引起了免疫原性细胞的死亡，这有利于产生一种肿瘤特定的免疫反应，清除肿瘤或者延缓肿瘤的发展。

免疫原性细胞死亡的特征在于，内源性激活因子的表达——内质网蛋白钙网蛋白（endoplasmic reticulum protein calreticulin）的表面暴露，释放 ATP 和高迁移率族蛋白 1，导致肿瘤抗原和保护性抗癌免疫有效的交叉呈现[22]（参见后文《肿瘤治疗中产生的免疫原性信号：死前自噬和内质网压力》）。此外，某些化疗药物诱导 T 细胞吸引趋化因子在肿瘤内的表达[23]。

非特异性的或者靶向的肿瘤疗法与免疫治疗方法相结合，可以提供成功的癌症治疗。虽然细胞毒素治疗和靶向治疗是有效的，但临床反应往往是暂时性的。实验和临床证据表明，免疫疗法在成功的时候反应相当持久，甚至可以清除肿瘤[18]。免疫力能够摧毁肿瘤干细胞，而干细胞对标准疗法

或靶向治疗没有反应。细胞毒性疗法或者靶向疗法可以选择那些不敏感的肿瘤细胞，或者选择那些目标基因发生突变的肿瘤细胞，强大的抗癌免疫力可以摧毁肿瘤中一小部分发生突变的携带肿瘤抗原的肿瘤。抗肿瘤免疫力，不仅介导抗原肿瘤细胞的直接细胞毒性，而且还能激活体液炎症和细胞炎症机制，破坏肿瘤细胞及其微环境、间质以及血管系统（在基质抗原提呈细胞上，交叉递呈肿瘤抗原）。更好地了解这些机制可以帮助人们制订最佳的临床方案，把免疫疗法与不同的治疗方法结合起来。

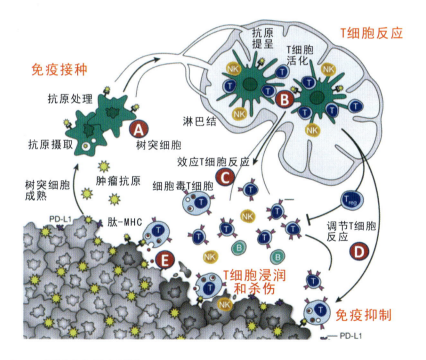

图 3.9.4　抗肿瘤免疫的产生和调节
注：主动免疫治疗可能的靶点是树突状细胞层存在的抗原，可以促进抗癌 T 细胞生成，逆转肿瘤微环境的免疫抑制机制。树突状细胞俘获来自死亡和将近死亡的肿瘤细胞（A）迁移至引流淋巴结，在那里它们捕获主要组织相容性复合体（MHC）Ⅱ类和Ⅰ类分子上的抗原肽到 T 细胞（B），当免疫原性成熟刺激存在时，诱导抗癌效应 T 细胞反应（C）或者在它们不存在的情况下，诱导免疫耐受和免疫抑制（D）。根据成熟的刺激，树突状细胞将差异表达共刺激分子，产生免疫调节细胞因子，影响 T 细胞反应的质量和级别。CD28，或有 B7-1、B7-2 分子的 OX40 或 OX40L 交互支持保护性的 T 细胞反应，而 B7-1、B7-2 与 CTLA-4 的相互作用或者 PD-1 与 PD-L1、PD-L2 的相互作用会抑制 T 细胞的反应。效应 T 细胞会再次进入肿瘤微环境（E），在那里它们的抗癌活性将会被免疫抑制机制所限制，包括 PD-L1 和 PD-L2 在癌细胞表面的上调和 IL-10、血管内皮生长因子、转化生长因子 β、IL-4、IL-13、一氧化氮、精氨酸，以及吲哚胺 2,3- 双加氧酶的释放。NK 细胞表示自然杀伤细胞；T_{reg} 表示调节性 T 细胞。

肿瘤治疗中产生的免疫原性信号：死前自噬和内质网压力

在圭多·克勒默（Guido Kroemer）

抗癌疗法的最终目标是造成肿瘤细胞的死亡。生理性细胞死亡的发生是细胞从不中断的更新换代的副产品，是非免疫原性的，甚至是致耐受性的，因此规避了自身免疫。但是，放射治疗和某些化疗药物引起的肿瘤细胞死亡，例如蒽环类药物（anthracyclines）和奥沙利铂（oxaliplatin）可以是免疫原性的。免疫原性死亡涉及细胞表面成分的改变。此外还按照一种确定的时间顺序，释放可溶性免疫原性信号（soluble immunogenic signals）。然后，这把"钥匙"操控树突状细胞"锁"表达的一系列受体，肿瘤抗原提呈给 T 细胞，启动一种有益的免疫反应。免疫原性细胞死亡的特征在于，钙网蛋白（calreticulin）细胞表面的早期暴露，这是树突细胞摄取肿瘤抗原的决定因素。然后，释放高迁移率族蛋白 1（high-mobility group box 1 protein）作用在 Toll 样受体 4（Toll-like receptor 4）上，这是濒死的肿瘤细胞应该出现的抗原。此外，濒死的细胞释放 ATP，导致树突细胞 NLRP3 炎性体（NLRP3 inflammasome）的 P2RX7 嘌呤受体依赖性激活。因此，使它们释放白细胞介素 1β，朝向一种 Tc1 细胞因子模式，极化肿瘤抗原特定 CD8 T 细胞。

可以做出这样的假设：免疫系统决定了抗癌疗法的长期成功，如果这种免疫反应可以"指示"免疫原性肿瘤的细胞死亡。因此，免疫原性细胞死亡（不是细胞死亡）的失败，导致癌症治疗的失败。如果药物无法诱导免疫细胞的死亡，意味着无法获得癌症治疗的长期成功。此外，从本质上来说，肿瘤不可能形成免疫原性细胞死亡，所以肿瘤是无法治愈的。重要的是，似乎线粒体事件（mitochondrial events）决定了癌细胞是否响应化疗而死亡，与此同时，内质网压力结合自噬决定了这个细胞的死亡是否可以理解为免疫原性的。在缺乏自我吞噬或内质网压力的背景中，可以研发一些策略，恢复细胞死亡的免疫原性。

参考文献

[1] Senovilla L et al. (2012). *Science*, 337: 1678–1684. http://dx.doi.org/10.1126/science.1224922 PMID:23019653.

注释

[1] Trinchieri G (2012). Cancer and inflammation: an old intuition with rapidly evolving new concepts. *Annu Rev Immunol*, 30:677–706. http://dx.doi.org/10.1146/annurev-immunol-020711-075008 PMID:22224761.

[2] Hanahan D, Weinberg RA (2011). Hallmarks of cancer: the next generation. *Cell*, 144:646–674. http://dx.doi.org/10.1016/j.cell.2011.02.013 PMID:21376230.

[3] Fidler IJ (2003). The pathogenesis of cancer metastasis: the 'seed and soil' hypothesis revisited. *Nat Rev Cancer*, 3:453–458. http://dx.doi.org/10.1038/nrc1098 PMID:12778135.

[4] de Martel C, Ferlay J, Franceschi S et al. (2012). Global burden of cancers attributable to infections in 2008: a review and synthetic analysis. *Lancet Oncol,* 13:607–615. http://dx.doi.org/10.1016/S1470-2045(12)70137-7 PMID:22575588.

[5] Lowy DR, Schiller JT (2012). Reducing HPV-associated cancer globally. *Cancer Prev Res (Phila)*, 5:18–23.http://dx.doi.org/10.1158/1940-6207.CAPR-11-0542 PMID:22219162.

[6] Atherton JC, Blaser MJ (2009). Coadaptation of Helicobacter pylori and humans: ancient history, modern implications. *J Clin Invest*, 119:2475–2487. http://dx.doi.org/10.1172/JCI38605 PMID:19729845.

[7] Mantovani A, Allavena P, Sica A, Balkwill F (2008). Cancer-related inflammation. *Nature*, 454:436–444.http://dx.doi.org/10.1038/nature07205 PMID:18650914.

[8] Grivennikov SI, Greten FR, Karin M (2010). Immunity, inflammation, and cancer. *Cell*, 140:883–899.http://dx.doi.org/10.1016/j.cell.2010.01.025 PMID:20303878.

[9] Wang D, Dubois RN (2010). Eicosanoids and cancer. *Nat Rev Cancer*, 10:181–193. http://dx.doi.org/10.1038/nrc2809PMID:20168319.

[10] Rothwell PM (2013). Aspirin in prevention of sporadic colorectal cancer: current clinical evidence and overall balance of risks and benefits. *Recent Results Cancer Res*, 191:121–142. http://dx.doi.org/10.1007/978-3-642-30331-9_7 PMID:22893203.

[11] Blankenstein T, Coulie PG, Gilboa E, Jaffee EM (2012). The determinants of tumour immunogenicity. *Nat Rev Cancer*, 12:307–313. http://dx.doi.org/10.1038/nrc3246 PMID:22378190.

[12] Coussens LM, Zitvogel L, Palucka AK (2013). Neutralizing tumor-promoting chronic inflammation: a magic bullet? *Science*, 339:286–291. http://dx.doi.org/10.1126/science.1232227 PMID:23329041.

[13] Albert ML, Darnell RB (2004). Paraneoplastic neurological degenerations: keys to tumour immunity. Nat *Rev Cancer*, 4:36–44. http://dx.doi.org/10.1038/nrc1255 PMID:14708025.

[14] Fridman WH, Pagès F, Sautès-Fridman C, Galon J (2012). The immune contexture in human tumours: impact on clinical outcome. *Nat Rev Cancer*, 12:298–306. http://dx.doi.org/10.1038/nrc3245 PMID:22419253.

[15] Schreiber RD, Old LJ, Smyth MJ (2011). Cancer immunoediting: integrating immunity's roles in cancer suppression and promotion. *Science*, 331:1565–1570. http://dx.doi.org/10.1126/science.1203486 PMID:21436444.

[16] Uhr JW, Pantel K (2011). Controversies in clinical cancer dormancy. *Proc Natl Acad Sci U S A*, 108:12396–12400.http://dx.doi.org/10.1073/pnas.1106613108 PMID:21746894.

[17] Pardoll DM (2012). Immunology beats cancer: a blueprint for successful translation. *Nat Immunol*, 13:1129–1132.http://dx.doi.org/10.1038/ni.2392 PMID:23160205.

[18] Mellman I, Coukos G, Dranoff G (2011). Cancer immunotherapy comes of age. *Nature*, 480:480–489.http://dx.doi.org/10.1038/nature10673 PMID:22193102.

[19] Restifo NP, Dudley ME, Rosenberg SA (2012). Adoptive immunotherapy for cancer: harnessing the T cell response. *Nat RevImmunol*, 12:269–281. http://dx.doi.org/10.1038/nri3191 PMID:22437939.

[20] Weiner LM, Surana R, Wang S (2010). Monoclonal antibodies: versatile platforms for cancer immunotherapy. *Nat Rev Immunol*,10:317–327. http://dx.doi.org/10.1038/nri2744 PMID:20414205.

[21] Palucka K, Banchereau J (2012). Cancer immunotherapy via dendritic cells. *Nat Rev Cancer*, 12:265–277.http://dx.doi.org/10.1038/nrc3258 PMID:22437871.

[22] Zitvogel L, Kepp O, Kroemer G (2011). Immune parameters affecting the efficacy of chemotherapeutic regimens. *Nat Rev ClinOncol*, 8:151–160. http://dx.doi.org/10.1038/nrclinonc.2010.223 PMID:21364688.

[23] Abastado JP (2012). The next challenge in cancer immunotherapy: controlling T-cell traffic to the tumor. *Cancer Res*, 72:2159–2161. http://dx.doi.org/10.1158/0008-5472.CAN-11-3538 PMID:22549945.

3. 癌症生物学

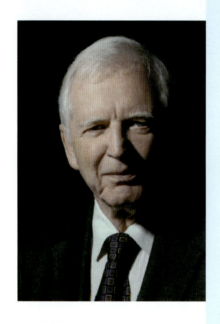

哈拉尔德·楚尔·豪森（Harald zur Hausen）
与埃塞尔·米歇尔·德·维里埃（Ethel-Michele de Villiers）合作
产前感染与随后的免疫耐受能够解释常见的儿童癌症的流行病学

作为科学家，哈拉尔德·楚尔·豪森（Harald zur Hausen）的一生都奉献给了传染性病原体如何造成人类癌症的研究。他的研究成果获得了2008年诺贝尔生理学或医学奖，他证明人类乳头状瘤病毒（HPV）会引起宫颈癌，并且识别出HPV感染的高风险类型。他的工作成果改进了宫颈癌的筛查和治疗，铺平了高风险HPV疫苗开发的道路。楚尔·豪森博士曾经在波恩、汉堡和杜塞尔多夫的大学学习医学。他是维尔茨堡大学（University of Würzburg）、埃尔兰根-纽伦堡大学（University of Erlangen-Nürnberg）和弗莱堡大学（University of Freiburg）的研究人员和教授。在1983～2003年，他曾经担任德国癌症研究中心（Deutsches Krebsforschungszentrum）的科研主任。楚尔·豪森博士在病毒学领域的贡献，使我们更多地理解了感染和慢性疾病之间的联系。

摘　要

· 这篇文章总结了关于以下内容的流行病学数据：儿童早期肿瘤的病因往往是特定宿主细胞的染色体改变与传染病事件之间相互作用的结果。这里主要讨论急性淋巴细胞白血病，也会谈到成神经母细胞瘤和脑肿瘤。与过去的大多数报告相反，本文强调的证据支持一种产前感染导致了感染介导的免疫耐受。游离基因顽固持有的单链DNA病毒具有圆形基因组，在这里作为讨论的候选对象。根据文献资料，扭矩塔诺病毒（TT viruses）会造成产前感染，它们在所有的人类群体中普遍分布，在骨髓细胞和外周血细胞中复制，对干扰素治疗没有反应。迄今为止，由于这一病毒部分家族的异质性，因此没有后续的研究可以证明产前感染的病例诱导了免疫耐受。

如果我们把与EB病毒（Epstein-Barr virus）感染有关的大约10%的胃癌包括进来，加上与高危型人乳头瘤病毒（HPV）感染有关的头颈部肿瘤的比例，那么与感染事件有关的全球癌症发病率超过了20%[1]。许多现在

承认的关联，最初的识别基础是流行病学的观察。这就提出了一个有趣的问题：我们能不能识别出恶性疾病，流行病学数据可能指向一个感染源，虽然没有令人信服的支持性证据，但是否已经通过不同的途径获得了很多线索。在开始讨论之前，这篇文章就是从这个角度考虑癌症的[2]。

特别的儿童恶性肿瘤

这篇文章将集中讨论一组特别的儿童恶性肿瘤：急性淋巴细胞白血病（ALL）、成神经母细胞瘤（neuroblastomas）和中枢神经系统癌症，我们在这里避开了急性髓细胞白血病（AML）和霍奇金病（Hodgkin disease）。这里讨论的恶性肿瘤没有一种与传染性疾病是始终相关的，除了霍奇金病，在发达国家25%～35%的霍奇金病病例与EB病毒感染有关。由于大多数流行病学研究已经分析了急性淋巴细胞白血病的数据，所以需要特别强调这种癌症。

至少两个事件对急性淋巴细胞白血病的发展做出了贡献，根据普遍的观点解释，这两个事件分别是在胎儿

期（fetal period）获得的染色体改变，以及一个附加的产后事件，通常是一种没有详细说明的感染[3～6]。特定的染色体易位，例如 *TEL-AML* 和 t（11；19）（q23；p13），在胎儿期已经做出了记录[7, 8]。但是，与累积性发病率和疾病风险相比，上述染色体异位在出生以前发生的频率远远高得多（约高100倍），这反映出一种出生后发生的互补性需求或者二次遗传事件的需求[8]，因此，不足以引起白血病[9]。

这个观点总结出了一套流行病学数据库，倾向于特定的分子修饰（molecular modifications）与感染事件的交互作用。与过去的大多数报告相反，本文强调的证据支持产前感染导致了感染媒介的免疫耐受（immune tolerance）。

介导保护的感染

过去的几十年中，几份报告曾经描述了儿童早期多重感染的一种保护作用，包括成神经母细胞瘤[12～14]、中枢神经系统的癌症，和霍奇金病[16, 17]。没有什么研究可以证实关于白血病的这些观察[10, 11]。某些报告提出，妊娠期间的母亲感染之后，急性淋巴细胞白血病发展的风险比较高[10]。对b型流感嗜血杆菌的早期免疫，似乎可以减少急性淋巴细胞白血病的风险[18,19]，甚至人类白细胞抗原单倍型（HLA haplotype），也可能影响ALL的易感性[20,21]。有趣的是，大约2%的儿童癌症出现在分娩的时候。在这里讨论的肿瘤中，成神经母细胞瘤是最常见的肿瘤，其次是中枢神经系统（CNS）肿瘤和白血病[22]。

在生命的第一年里，参加日托中心（day-care centres）、较多的兄弟姐妹数量、较少的哺乳，都是多重感染和儿童感染可能性关联的标记。很多报告重复提出，母乳喂养6个月以上是急性淋巴细胞白血病发展的一种保护因素[10, 11]。在美国的五个州进行的汇总分析（pooled analysis）以丰富的数据证明，与第一个出生的孩子相比，后续的兄弟姐妹们的风险比较低，因为交往接触形成了一种保护作用[13]。此外，生命第一年的获得性过敏（allergies acquired）已被识别为保护因素。迄今为止的大部分研究报道，过敏与儿童白血病之间是负相关的[23]。

至此，我们已经讨论了急性淋巴细胞白血病的保护因素，并且有限地讨论了成神经细胞瘤和CNS肿瘤的保护因素。还有几个风险因素也可以清楚地识别出来，这些因素尤其与较高的社会经济状态和受保护的环境有关。非常明显的是，急性淋巴细胞白血病的发病率在生活标准较高的国家更高[24]。但是，压倒一切的风险因素是发生在子宫内生命阶段的分子变化，尤其是染色体易位[4～8,25]。这些观察很快得出了结论：急性淋巴细胞白血病在子宫内已经出现了，虽然人们很快发现了一些遗传修饰，但这不足以发展成为白血病[8,9]。现在常见的假设是，作为一种常规过程，首先在胎儿时期发生了一个遗传事件，随后在出生后的阶段发生了第二个事件，而这可能是一种感染。

具体的预测

如果感染涉及了这里讨论的儿童癌症的病因，出生时的成神经母细胞瘤、中枢神经系统肿瘤和急性淋巴细胞白血病的发生，将是出生之前（胎儿）的感染与特定的染色体改变之间相互作用的表现，而这种可能性相当高。产前的感染在产后继续存在，导致载体的免疫系统接受相应的抗原，因此带来免疫耐受[26～28]。产前感染及其持续存在带来的免疫耐受，预期如下：

• 在免疫反应被抑制（在器官移植的接受者和HIV感染者中）的条件下，肿瘤应该不会增大；

• 药物应该保留对于抗病毒细胞因子的易感性（如干扰素）；

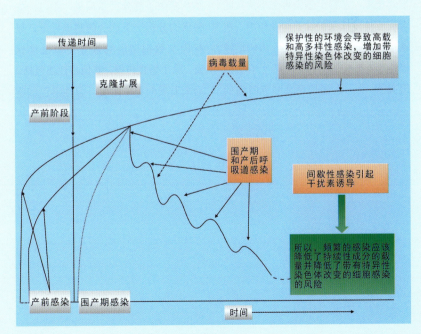

图 P3.1　基于产前或围产期TT病毒感染的靶细胞条件模型

注：胎盘以及围产期感染导致病毒持续感染和病毒载量的增加。带有干扰素诱导剂的多间歇性感染可以大幅降低病毒载量，从而减少病毒诱发染色体改变的风险。

・干扰素诱导的非特异（nonspecific）感染应该对疑似的感染产生负面影响；

・干扰素诱导的过敏性疾病也应该对疑似的感染产生负面影响；

・出现在母乳中的干扰素也应该有防护属性；

・在儿童早期避免多重感染会增大这些肿瘤的风险；

・第一个出生的孩子（儿童早期感染风险较低）其癌症风险应该高于后来的兄弟姐妹们（交流性感染的风险较高）；

・产前染色体的改变已被识别为风险因素，但是应该不足以诱发癌症。因此，在这些改变和每一次感染之间应该存在一种同步致癌的相互作用。这里讨论的肿瘤抗原相关的免疫耐受尚未被证明。有的时候，存在潜在的致癌媒介的抗原，可以预料的是，抑制免疫反应不应有利于增强各类肿瘤的产生。但是，抗病毒细胞因子（如干扰素 - γ）的合成并不是完全由淋巴系统控制的，在抗病毒的防卫中，应该保留着一种广泛的功能[29]。与此类似，非特定感染带来干扰素的合成应该发挥保护性的相互作用。在这个方面令人感兴趣的是，人们已经描述了过敏性条件下干扰素 γ 合成的增强[30～33]，在延长母乳喂养时间的

人乳中也证明了这一点[34～37]。

主要的风险因素很明显是特定的染色体易位和基因修饰，正如前面的讨论，虽然这些风险因素的发生非常清楚，但不足以引发恶性病变。这里分析的肿瘤类型的其他重要诱发因素似乎是生命的第一年中缺乏多次感染和多次交际接触，婴儿的环境暴露不存在恶劣的卫生条件。

如果我们认同产前感染和由此造成的免疫耐受，那么所有这些数据都与我们 2005 年提出的一种模型完全相符[38]。图 P3.1 就是这个模型，其中做了一些小的修改。图中，如果"围产期和产后呼吸道感染"替换为"由于过敏条件或延长哺乳产生 γ 干扰素"，这幅图的基本特征仍然不变。

胎儿期感染相关

如果胎儿期感染确实存在，那它是如何存在和运作的呢？显然，我们已经识别出胎儿时期发生的几个感染，其中巨细胞病毒（cytomegalovirus）和风疹（rubella）的感染对发育中的胎儿产生了部分严重后果。不过，如果我们分析一下适合的感染标准，只有极少数识别出的媒介可以继续保留。除了垂直传播，其他特性还包括：后来发展的免疫耐受，急性淋巴细胞

白血病可能还有这里讨论的其他癌症病毒在前体细胞中的复制或有效的持续时间，以及对干扰素的反应。多瘤病毒（polyomaviruses）和指环病毒（anelloviruses）（TT 病毒）作为潜在的候选者已经出现[11,38]。

指环病毒似乎特别有希望作为候选者。通过脐带血检测，已经证实指环病毒 DNA 的垂直传播[39～41]。这些病毒在骨髓和外周血的单核细胞中复制[42～44]，如果用丙型肝炎病毒携带者的干扰素治疗，它们对干扰素治疗的反应很好[45～47]。在出生前感染这些病毒之后，是否诱导了免疫耐受的问题仍然是开放的，由于它们突出的异质性，目前的研究非常困难。它们的分析被复杂化了，因为观察到频繁的基因组内重组，从而产生新的开放阅读框（open reading frames）[48,49]。特定细胞遗传修饰的协同功能仍然需要进一步调查。

关于这里讨论的与肿瘤病因相关的、已经公布的流行病学可用数据，如果可能，要与一系列的突变事件协调一致起来，这是非常困难的。但是，产前感染和导致的免疫耐受性，与细胞基因的改变形成同步致癌作用，似乎与迄今为止报道的所有流行病学观察是一致的。然而，病毒学研究还没有识别出对此负责的感染因素。

注释

[1] zur Hausen H (2006). *Infections Causing Human Cancer*. Weinheim, Germany: Wiley. http://dx.doi.org/10.1002/3527609318.

[2] zur Hausen H (2009). The search for infectious causes of human cancers: where and why. *Virology*, 392:1–10.http://dx.doi.org/10.1016/j.virol.2009.06.001 PMID:19720205.

[3] Greaves MF, Alexander FE (1993). An infectious etiology for common acute lymphoblastic leukemia in childhood? *Leukemia*, 7:349–360. PMID:8445941.

[4] Greaves M (1999). Molecular genetics, natural history and the demise of childhood leukaemia [Review]. *Eur J Cancer*, 35:1941–1953. http://dx.doi.org/10.1016/S0959-8049(99)00296-8 PMID:10711237.

[5] Taub JW, Ge Y (2004). The prenatal origin of childhood acute lymphoblastic leukemia. *Leuk Lymphoma*, 45:19–25.http://dx.doi.org/10.1080/1042819031000149403 PMID:15061193.

[6] Kim AS, Eastmond DA, Preston RJ (2006). Childhood acute lymphocytic leukemia and perspectives on risk assessment of early-life stage exposures. *Mutat Res*, 613:138–160. http://dx.doi.org/10.1016/j.mrrev.2006.09.001 PMID:17049456.

[7] Mahmoud HH, Ridge SA, Behm FG et al. (1995). Intrauterine monoclonal origin of neonatal concordant acute lymphoblastic leukemia in monozygotic twins. *Med Pediatr Oncol*, 24:77–81. http://dx.doi.org/10.1002/mpo.2950240203 PMID:7990767.

[8] Greaves M (2005). In utero origins of childhood leukaemia. *Early Hum Dev*, 81:123–129. http://dx.doi.org/10.1016/j.earlhumdev.2004.10.004 PMID:15707724.

[9] Greaves MF, Wiemels J (2003). Origins of chromosome translocations in childhood leukaemia. *Nat Rev Cancer*, 3:639–649. http://dx.doi.org/10.1038/nrc1164 PMID:12951583.

[10] O'Connor SM, Boneva RS (2007). Infectious etiologies of childhood leukemia: plausibility and challenges to proof. *Environ Health Perspect*, 115:146–150. http://dx.doi.org/10.1289/ehp.9024 PMID:17366835.

[11] zur Hausen H (2009). Childhood leukemias and other hematopoietic malignancies: interdependence between an infectious event and chromosomal modifications. *Int J Cancer*, 125:1764–1770. http://dx.doi.org/10.1002/ijc.24365 PMID:19330827.

[12] Menegaux F, Olshan AF, Neglia JP et al. (2004). Day care, childhood infections, and risk of neuroblastoma. *Am J Epidemiol*, 159:843–851. http://dx.doi.org/10.1093/aje/kwh111 PMID:15105177.

[13] Von Behren J, Spector LG, Mueller BA et al. (2011). Birth order and risk of childhood cancer: a pooled analysis from five US States. *Int J Cancer*, 128:2709–2716. http://dx.doi.org/10.1002/ijc.25593 PMID:20715170.

[14] Maule MM, Zuccolo L, Magnani C et al. (2006). Bayesian methods for early detection of changes in childhood cancer incidence: trends for acute lymphoblastic leukaemia are consistent with an infectious aetiology. *Eur J Cancer*, 42:78–83. http://dx.doi.org/10.1016/j.ejca.2005.07.028 PMID:16324832.

[15] Altieri A, Castro F, Bermejo JL, Hemminki K (2006). Association between number of siblings and nervous system tumors suggests an infectious etiology. *Neurology*, 67:1979–1983. http://dx.doi.org/10.1212/01.wnl.0000247036.98444.38 PMID:17159104.

[16] Paffenbarger RS Jr, Wing AL, Hyde RT (1977). Characteristics in youth indicative of adult-onset Hodgkin's disease. *J Natl Cancer Inst*, 58:1489–1491. PMID:857036.

[17] Roman E, Ansell P, Bull D (1997). Leukaemia and non-Hodgkin's lymphoma in children and young adults: are prenatal and neonatal factors important determinants of disease? *Br J Cancer*, 76:406–415. http://dx.doi.org/10.1038/bjc.1997.399 PMID:9252212.

[18] Groves FD, Gridley G, Wacholder S et al. (1999). Infant vaccinations and risk of childhood acute lymphoblastic leukaemia in the USA. *Br J Cancer*, 81:175–178. http://dx.doi.org/10.1038/sj.bjc.6690668 PMID:10487630.

[19] Groves F, Auvinen A, Hakulinen T (2000). Haemophilus influenzae type b vaccination and risk of childhood leukemia in a vaccine trial in Finland [Abstract]. *Ann Epidemiol*, 10:474. http://dx.doi.org/10.1016/S1047-2797(00)00110-1 PMID:11018411.

[20] Dorak MT, Oguz FS, Yalman N et al. (2002). A male-specific increase in the HLA-DRB4 (DR53) frequency in high-risk and relapsed childhood ALL. *Leuk Res*, 26:651–656. http://dx.doi.org/10.1016/S0145-2126(01)00189-8 PMID:12008082.

[21] Taylor GM, Dearden S, Payne N et al. (1998). Evidence that an HLA-DQA1–DQB1 haplotype influences susceptibility to childhood common acute lymphoblastic leukaemia in boys provides further support for an infection-related aetiology. *Br J Cancer*, 78:561–565. http://dx.doi.org/10.1038/bjc.1998.540 PMID:9744491.

[22] Moore SW, Satgé D, Sasco AJ et al. (2003). The epidemiology of neonatal tumours. Report of an international working group. *Pediatr Surg Int*, 19:509–519. http://dx.doi.org/10.1007/s00383-003-1048-8 PMID:14523568.

[23] Chang JS, Wiemels JL, Buffler PA (2009). Allergies and childhood leukemia. *Blood Cells Mol Dis*, 42:99–104. http://dx.doi.org/10.1016/j.bcmd.2008.10.003 PMID:19049852.

[24] Pisani P, Parkin DM, Bray F, Ferlay J (1999). Estimates of the worldwide mortality from 25 cancers in 1990. *Int J Cancer*, 83:18–29. http://dx.doi.org/10.1002/(SICI)1097-0215(19990924)83:1<18::AID-IJC5>3.0.CO;2-M PMID:10449602.

[25] Gruhn B, Taub JW, Ge Y et al. (2008). Prenatal origin of childhood acute lymphoblastic leukemia, association with birth weight and hyperdiploidy. *Leukemia*, 22:1692–1697. http://dx.doi.org/10.1038/leu.2008.152 PMID:18548099.

[26] Jamieson BD, Ahmed R (1988). T-cell tolerance: exposure to virus in utero does not cause a permanent deletion of specific T cells. *Proc Natl Acad Sci U S A*, 85:2265–2268. http://dx.doi.org/10.1073/pnas.85.7.2265 PMID:3258424.

[27] Dietert RR (2009). Developmental immunotoxicity (DIT), postnatal immune dysfunction and childhood leukemia [Review]. *Blood Cells Mol Dis*, 42:108–112. http://dx.doi.org/10.1016/j.bcmd.2008.10.005 PMID:19019708.

[28] Malhotra I, Dent A, Mungai P et al. (2009). Can prenatal malaria exposure produce an immune tolerant phenotype? A prospective birth cohort study in Kenya. *PLoS Med*, 6:e1000116. http://dx.doi.org/10.1371/journal.pmed.1000116 PMID:19636353.

[29] Hara T, Ohashi S, Yamashita Y et al. (1996). Human V delta 2+ gamma delta T-cell tolerance to foreign antigens of Toxoplasma gondii. *Proc Natl Acad Sci U S A*, 93:5136–5140. http://dx.doi.org/10.1073/pnas.93.10.5136 PMID:8643541.

[30] Smart JM, Horak E, Kemp AS et al. (2002). Polyclonal and allergen-induced cytokine responses in adults with asthma: resolution of asthma is associated with normalization of IFN-gamma responses. *J Allergy Clin Immunol*, 110:450–456. http://dx.doi.org/10.1067/mai.2002.127283 PMID:12209093.

[31] Brown V, Warke TJ, Shields MD, Ennis M (2003). T cell cytokine profiles in childhood asthma. *Thorax*, 58:311–316. http://dx.doi.org/10.1136/thorax.58.4.311 PMID:12668793.

[32] Friedlander SL, Jackson DJ, Gangnon RE et al. (2005). Viral infections, cytokine dysregulation and the origins of childhood asthma and allergic diseases. *Pediatr Infect Dis J*, 24 Suppl:S170–S176, discussion S174–S175.PMID:16378042.

[33] Simon D, Braathen LR, Simon HU (2007). Increased lipopolysaccharide-induced tumour necrosis factor-alpha,

interferongamma and interleukin-10 production in atopic dermatitis. *Br J Dermatol*, 157:583–586. http://dx.doi.org/10.1111/j.1365-2133.2007.08050.x PMID:17596153.

[34] Daniels JL, Olshan AF, Pollock BH et al. (2002). Breast-feeding and neuroblastoma, USA and Canada. *Cancer Causes Control*, 13:401–405. http://dx.doi.org/10.1023/A:1015746701922 PMID:12146844.

[35] Kwan ML, Buffler PA, Abrams B, Kiley VA (2004). Breastfeeding and the risk of childhood leukemia: a meta-analysis. *Public Health Rep*, 119:521–535. http://dx.doi.org/10.1016/j.phr.2004.09.002 PMID:15504444.

[36] Martin RM, Gunnell D, Owen CG, Smith GD (2005). Breast-feeding and childhood cancer: a systematic review with metaanalysis. *Int J Cancer*, 117:1020–1031. http://dx.doi.org/10.1002/ijc.21274 PMID:15986434.

[37] Tomicić S, Johansson G, Voor T et al. (2010). Breast milk cytokine and IgA composition differ in Estonian and Swedish mothers–relationship to microbial pressure and infant allergy. *Pediatr Res*, 68:330–334. http://dx.doi.org/10.1203/PDR.0b013e3181ee049d PMID:20581738.

[38] zur Hausen H, de Villiers EM (2005). Virus target cell conditioning model to explain some epidemiologic characteristics of childhood leukemias and lymphomas. *Int J Cancer*, 115:1–5. http://dx.doi.org/10.1002/ijc.20905 PMID:15688417.

[39] Gerner P, Oettinger R, Gerner W et al. (2000). Mother-to-infant transmission of TT virus: prevalence, extent and mechanism of vertical transmission. *Pediatr Infect Dis J*, 19:1074–1077. http://dx.doi.org/10.1097/00006454-200011000-00009 PMID:11099089.

[40] Goto K, Sugiyama K, Ando T et al. (2000). Detection rates of TT virus DNA in serum of umbilical cord blood, breast milk and saliva. *Tohoku J Exp Med*, 191:203–207. http://dx.doi.org/10.1620/tjem.191.203 PMID:11038012.

[41] Martínez-Guinó L, Kekarainen T, Segalés J (2009). Evidence of Torque teno virus (TTV) vertical transmission in swine. *Theriogenology*, 71:1390–1395. http://dx.doi.org/10.1016/j.theriogenology.2009.01.010 PMID:19249089.

[42] Okamoto H, Takahashi M, Nishizawa T et al. (2000). Replicative forms of TT virus DNA in bone marrow cells. *Biochem Biophys Res Commun*, 270:657–662. http://dx.doi.org/10.1006/bbrc.2000.2481 PMID:10753679.

[43] Mariscal LF, López-Alcorocho JM, Rodríguez-Iñigo E et al. (2002). TT virus replicates in stimulated but not in nonstimulated peripheral blood mononuclear cells. *Virology*, 301:121–129. http://dx.doi.org/10.1006/viro.2002.1545 PMID:12359452 .

[44] Kakkola L, Hedman K, Qiu J et al. (2009). Replication of and protein synthesis by TT viruses [Review]. *Curr Top Microbiol Immunol*, 331:53–64. http://dx.doi.org/10.1007/978-3-540-70972-5_4 PMID:19230557.

[45] Maggi F, Pistello M, Vatteroni M et al. (2001). Dynamics of persistent TT virus infection, as determined in patients treated with alpha interferon for concomitant hepatitis C virus infection. *J Virol*, 75:11999–12004. http://dx.doi.org/10.1128/JVI.75.24.11999-12004.2001 PMID:11711590.

[46] Lai YC, Hu RT, Yang SS, Wu CH (2002). Coinfection of TT virus and response to interferon therapy in patients with chronic hepatitis B or C. *World J Gastroenterol*, 8:567–570. PMID:12046094.

[47] Moreno J, Moraleda G, Barcena R et al. (2004). Response of TT virus to IFN plus ribavirin treatment in patients with chronic hepatitis C. *World J Gastroenterol*, 10:143–146. PMID:14695786.

[48] de Villiers EM, Kimmel R, Leppik L, Gunst K (2009). Intragenomic rearrangement in TT viruses: a possible role in the pathogenesis of disease. *Curr Top Microbiol Immunol*, 331:91–107. http://dx.doi.org/10.1007/978-3-540-70972-5_6 PMID:19230559.

[49] de Villiers EM, Borkosky SS, Kimmel R et al. (2011). The diversity of torque teno viruses: in vitro replication leads to the formation of additional replication-competent subviral molecules. *J Virol*, 85:7284–7295. http://dx.doi.org/10.1128/JVI.02472-10 PMID:21593173.

4

癌症预防

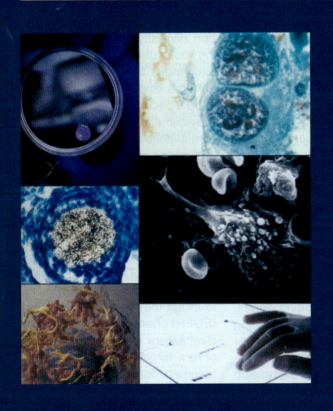

    根据癌症的起因，避免暴露于特定的致癌物质可以预防癌症。预防癌症的优先次序在国家之间是有区别的，有时是局部或者规模不同。研究者已经确认某些个人生活方式是降低癌症发病率的关键。与烟草相关的死亡率，促使人们形成支持戒烟的措施，并正式通过了一个国际公约。在社区内，如果癌症明确归因于饮酒和/或可以避免的日光暴露，相应的行为改变是必要的。除了暴露于特定的致癌物质之外，各种癌症都是饮食、肥胖和缺乏体育活动的综合作用的结果，必须采取各种措施防治糖尿病、心脏疾病和癌症，尤其是高收入国家。一级预防是采用疫苗预防某些感染引起的癌症，并采取一些已被证实有效的措施，减少或消除工作场所和环境污染造成的癌症。二级预防是通过检测癌前病变或癌症的早期阶段，降低特定肿瘤的发病率和死亡率。

4.1 改变习惯——烟草管制

4. 癌症预防

罗恩·波尔兰德（Ron Borland）

玛丽亚·E. 莱昂（Maria E.Leon）

弗兰克·J. 查卢普卡（Frank J.Chaloupka，评审）

哈纳·罗斯（Hana Ross，评审）

梅拉妮·韦克菲尔德（Melanie Wakefield，评审）

摘 要

·烟草使用，特别是吸烟，在癌症和其他疾病防控领域中依然是重中之重。

·《世界卫生组织烟草控制框架公约》（*WHO Framework Convention on Tobacco Control*）是减少有关烟草危害的国际合作行动的中心。

·个人烟草使用的摄取量和延续性取决于个人、社会和环境因素的影响。烟草公司积极推销它们的产品是一个重要的影响因素。

·在约束烟草行业活动、制止烟草的使用、鼓励吸烟者戒烟等方面，政府支持的烟草管制政策是必不可少的。

·全面的烟草管制规划必须包括相关的政策法规，从而全面彻底地规范烟草公司的活动。例如：限制烟草公司推销烟草产品；尽量减少烟草制品的危害性和诱惑力；通过高税收抑制烟草产品的使用；保护非自愿吸烟者；确保充分告知公众烟草危害的相关知识；支持各种服务活动，给予那些因没有外界协助而无法戒烟的人及时的支持服务。

吸烟是最常见的一种烟草使用方式，也是癌症和许多其他疾病的主要病因。戒烟可以逆转一些损害，同时预防持续上升的其他风险[1]。其他形式的烟草使用也是有害的。大多数对健康的危害，来自吸烟时输入的致癌物和其他毒物，但不是尼古丁——尼古丁是烟草中主要的精神活性物质，同时是人们使用并连续使用烟草的核心因素。烟草使用的原因，部分来自使用者的信念，部分来自烟草使用者的社会角色——这两者都受到烟草行业营销的影响。让无烟环境成为一种常态，可以促进戒烟，但是对许多吸烟者来说，这还远远不够。需要保护非吸烟者以避免非自愿吸烟。通过《世界卫生组织烟草控制框架公约》（FCTC），国际社会已经认识到烟草管制以及必需的国际性协调行动[2]对健康的重要性。

预防吸烟和促进戒烟是减少吸烟的两个主要努力目标，与保护其他人免于非自愿吸烟，减少烟草产品的危害共同形成了综合管制烟草的四大支柱。最理想的是预防烟草的摄取，但是这很难普及，因此，必须制定其他的具体策略。这一章的重点是减少吸烟，但是这里很多的论述，可以推广到其他形式烟草使用的管制方面。

烟草使用：挑战的范围

在世界范围内，吸烟流行的状况大不相同，男女吸烟的情况差异也很大[3]，但是几乎每一个地方，吸烟率都高得令人无法接受。在一些国家，

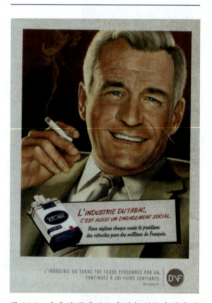

图 4.1.1 来自法国非吸烟者的权利协会的竞选海报："烟草行业也承担社会责任"

注：每年，烟草行业解决法国成千上万靠领退休金生活的人的问题，但每年也夺走 73000 人的性命。情况将继续如此。

男性吸烟率超过 50%，其中包括三个大国：中国、印度尼西亚和俄罗斯。而在一些非洲国家，男性吸烟率低于10%。总体而言，女性吸烟比男性少得多。在一些小国，女性吸烟率超过40%，但是很多国家的女性吸烟率低于 5%，包括中国。其他烟草制品，尤其是比迪烟（bidis），在印度和南亚其他地区非常流行。南亚和非洲部分地区，最流行的是各种各样的无烟烟草制品，女性主要的烟草使用形式是无烟烟草，该制品在斯堪的纳维亚半岛的部分地区也非常受男性欢迎。

烟草的使用可以成瘾，因为尼古丁具有精神兴奋方面的作用。但是，与药物本身相比，尼古丁的递送方式更具有成瘾性。香烟的尼古丁递送方式，是最容易上瘾的形式，然而尼古丁的皮肤贴片可以促进戒烟，并呈现非成瘾性的可能。这一点证明，尼古丁似乎并不具备令人成瘾的潜力。有证据表明，相对于香烟而言，无烟烟草的使用更容易戒除[4]。因此，烟草成瘾性或依赖性的形成和维持过程，属于一种生物心理现象（biopsychosocial phenomenon）[5,6]。烟草使用作为一种礼仪，已成为社会习俗的一部分，所以吸烟变成一种很难放弃的行为。通常从青春期开始，随着烟草使用的累积效应，吸烟发展成烟草依赖（tobacco dependence），最后，这成为戒烟的一种生理障碍或心理障碍[7]。

大多数吸烟者是十几岁开始使用烟草的，在高收入国家，开始吸烟的年龄比中低收入国家更小[8]。烟草使用者习惯形成的阶段包括从不吸烟、尝试吸烟、体验吸烟、成为吸烟者（具有不同程度的依赖），接着往往是重复多次的戒烟尝试和戒烟失败，最后，有的人永久性戒烟了，有的人继续吸烟[9]。烟草管制政策最重要的目标是防止最初的吸烟尝试和此后烟草的连续使用，戒烟可以有效地消除健康风险，但是有一些吸烟者会坚持继续使用烟草，因此尚需额外的努力。

烟草管制的基础是烟草使用行为习惯的危害性。吸烟习惯的维持，来自两类因素：体验到烟草使用的效果，以及烟草使用成为有用的社会习俗。吸烟变得越来越普遍，因为这种习惯已经成为某些国家主流文化的一部分，给别人提供香烟有助于自己融入社会，香烟还可以作为礼物馈赠。这些因素不仅有助于烟草的持续使用，还为烟草的使用提供了理由，并且为反对管制烟草找到了借口。吸烟的反规范化需要尽可能消除烟草使用带来的这些社会益处，对于有戒烟动机的吸烟者仅留下有待克服的烟草体验。改变需要时间，而正面的影响一部分来自强有力的公众教育活动，另一部分来自无烟场所的推广。当吸烟的社交价值变得越来越低以后，政策制定者更容易制定一些强有力的法律法规，进一步限制烟草的使用从而产生一种良性循环。改变社会环境或者社会规范，劝阻烟草的使用，减少开始吸烟或者持续吸烟的诱因，就会使戒烟更加容易。但是，吸烟成瘾部分源自个人的原因，因此，规范化改变有助于减缓吸烟的流行状况，但是这还远远不够，没有外来的帮助，许多吸烟者仍然无法戒烟[10]。

措施与评估

减少烟草流行的系统性科学基础是定期规范地监测吸烟的流行程度，高质量地评估各种管制措施的影响。现在，人们正在通过国际合作，协调监测烟草的使用[11]。关键的依据是《全球成人烟草调查》（Global Adult Tobacco Survey）[12]和《全球青年烟草调查》（Global Youth Tobacco Survey）[13]。《全球成人烟草调查》是一项比较新的创举，尚未推广到多个国家。《全球青年烟草调查》的范围更加广泛。在大部分发达国家，也曾经做过成人和儿童的类似调查。

调查资料所显示的趋势提供了研究的主要方向。调查范围必须足够大，以提供有关重要亚群（subgroups）的数据，例如要揭示跨越社会经济状况水平或者性别的研究，是否具有同等意义。在青年人的调查中，关键是监测防止开始吸烟的努力是否奏效。

国际癌症研究署（IARC）的《癌症预防手册》（IARC Handbooks of Cancer Prevention）第 12 卷涵盖了评价烟草管制政策的多种方法，根据监测烟草自然使用历史的多项调查搜集的资料，提出了一套涵盖广泛措施或变量的评价体系[14]。不过，很多调查的覆盖面是重复的，虽然提出了评估烟草流行及其变化的好方法，但是没有具体揭示出哪些机制导致了观察到的那些变化。在这些方面，队列研究（cohort studies）或专项研究（panel studies）的威力更加强大。一个很好的高质量评价的例子是"国际烟草控制政策评估"（International Tobacco Control Policy Evaluation）项目，这个项目不仅采用了多国大量吸烟的人群数据，而且试图评测各项政策作用的主要理论效应，以及政策范围和近期影响的指标。这些数据是在不同国家平行调查产生的，在某一个国家实施的政策，在其他国家没有实施，各国对照调查的数据就是这样形成的。这套办法也可以探索不同文化传统的影响，或者不同配套政策的影响，以及历史上戒烟努力的影响。这一套方法还可以帮助我们梳理出多种政策之间的相互作用。我们之所以采用这套方法，是因为我们认识到，《世界卫生组织烟草控制框架公约》应该是一个以证据为基础的公约，通过试行各种政策，在有效科学数据基础上形成的公约。

控烟干预措施

在这一节里，我们讨论两个主要领域及烟草管制的关键点（见图4.1.2）[14]。第一个领域是烟草行业的管制，这里包括规范行业的营销资源，目标是产品、价格、供应和包装。第二个领域是烟草使用的管制，重点是更直接地面向烟草使用者，或者可能转变成烟草使用者的易感群体，包括吸烟场所的限制、健康教育的干预及戒烟支持的提供。这两种类型的管制详见表4.1.1。

价格和税收

理论上，价格可以影响烟草消费量，这与人们认为烟草是否有害于身体健康无关。在人群中，强迫征收烟草税费，提高烟草零售价格，可以减少烟草流行程度和频度。同样道理，降低烟草零售价格，人们会消费更多的烟草。征税被认为是改变吸烟习惯最有效的一种干预措施[15,16]，但是，可能因为税收的影响很容易被量化，所以通常提高价格之后，人们的吸烟习惯立即发生变化，而其他的策略，例如健康教育干预，影响比较分散，属于长期效应。

烟价上涨可以降低烟草消费量和吸烟率，所以确保烟草价格尽可能昂贵是烟草管制的一项关键策略。烟草产品零售价的很大一部分是税收，税率是政府左右零售价格的主要手段。虽然WHO建议消费税应占烟草零售价的至少70%，但是世界上只有少数几个国家能达到这一水平[17,18]，甚至有时只有部分烟草产品能达到这一水平。除了税收以外，政府可以影响烟草零售价格的其他手段还包括禁止购买香烟作为馈赠、制定香烟最低价格的法律法规以及对逃避烟草税费的案例进行严惩的强力执法管制。为了确保这些措施的执行，国家必须登记生产厂家并监督生产，坚决打击走私[16]。目前，在《世界卫生组织烟草控制框架公约》中已经提出了一份名为《消除非法烟草制品贸易议定书》（Protocol to Eliminate Illicit Trade in Tobacco Products）的草案，一旦贯彻实施以后，人们便可以通过国际协调减少非法烟草制品贸易——这也是目前某些国家的一个主要难题[2]。

提高烟草税收还会带来一些合法应对增税的举措[16]。例如，为了应对税收增高，烟草公司会降低利润率，限制价格上涨，这类对策的目标是青年人或低收入的烟草使用者。烟草公司也可以把一次突然的加税转变成一系列逐步售价的提高，希望消费者不会注意到这种加价，减少对消费的一些冲击。如果对不同的产品进行差异性的增税，消费者可以转而消费征税较少、比较便宜的烟草产品。

烟草产品的需求与价格呈负相关的关系。这种反应幅度通过烟草产品需求的价格弹性来测量，一般表达形式为价格增加10%以后需求变化的百分比。烟草需求的价格弹性越大，提高价格就会越有效地降低需求。估算需求的价格弹性的办法是，在调查的基础上，汇总数据，根据家庭层次或个人层次的数据为基础进行估计。个人层次上价格影响消费的数据估算，要从性别、年龄组、社会经济状况和人口的其他属性等方面评估价格对消费的影响，揭示出价格变动作用于各个亚组的价格敏感性时，各亚组间的差异。综合的数据是无法与烟草流行效应完全分开的，但这与每个个体的消费是无关的。

在所有国家，香烟价格与香烟消

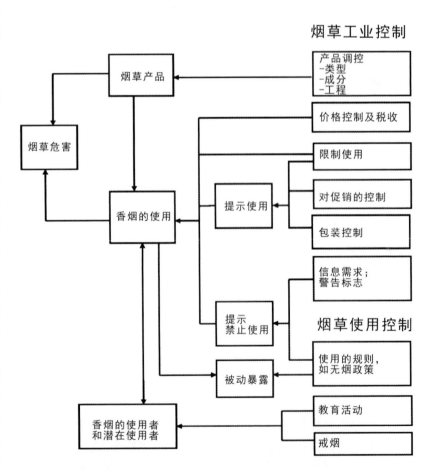

图 4.1.2　烟草控制干预的概述以及它们与烟草产品、吸烟者和潜在吸烟者的相关性

表 4.1.1　烟草控制干预

干预	目的	例子
烟草行业控制——针对生产者		
产品控制	减少使用，减少产品的危害性	规定阻止生产新的产品（在欧盟，除瑞典以外，禁止销售鼻烟）；规定限制产品的吸引力（禁止使用香料或成分的使用限制）；规定限制释放物的成分和水平（焦油、尼古丁和一氧化碳使用上限）
价格控制	减少当前吸烟者的消费，阻止未吸烟者和以前吸烟者的消费	增加转嫁到烟草产品的零售价消费税，价格政策，其中包括一个最低价格底线，以抵消行业的营销优惠
促销控制	减少产品消费和产品吸引力	禁止有偿广告、赞助以及产品布局，包括包装（通用包装）限制；禁止以低产品价格促销
可用性控制	降低产品的可用性和劝阻在某些场所的使用	限制店铺的数量和类型；限制产品可卖的对象（年龄限制和自动售货机）；禁止在酒吧销售
包装控制	减少消费的线索，并使产品的吸引力降低	规定对包装的内容描述；禁止销售单支香烟；建立最小包装尺寸
警告的内容和形式	鼓励使用，并告知市民对健康的不利影响	烟草使用对健康的危害事实或戒烟的好处；毒素水平的信息
符合税收指令的检测	限制烟草逃税和避税	跟踪和追查烟草制品对印花税票及系统的使用
烟草使用控制——针对用户或潜在用户		
有关使用规则	减少使用，保护非吸烟者	保护非吸烟者的无烟政策，也对吸烟者有影响（减少消费）
公共宣传活动	传播给尽可能多的人反烟运动的消息	大众媒体宣传推广，旨在提醒的同时尽量减少人们烟草尝试的风险
宣传戒烟服务可用性的节目	提高有关戒烟的资源信息化水平，以增加其利用	规划调控戒烟的药物服务、可用性和存在的药物和服务补贴（其中戒烟热线、"戒烟赢"活动，来自医生、护士和／或其他卫生保健提供者的简要建议）

费量均是负相关关系。根据美国和英国已经进行的大量研究数据表明，烟草需求的价格弹性约为 -0.4（范围是 -0.6 ～ -0.2）；也就是说，如果价格增加了 10%，就可以观察到烟草消费减少 4%[8]。其他高收入国家的弹性估计往往变化较大。对中低收入国家的观察，往往发现价格弹性更高，估计范围在 -0.8 ～ -0.2[16]。在弹性估计值非常低的环境中，或是香烟非常便宜，或是在人们负担得起烟价的显著上升（由于收入增加）的情况下，增加烟税的效果较差。

少量已经进行的针对成年人的研究揭示了提高香烟价格与戒烟的关系。如果税收和烟价较高，那么个人吸烟时间缩短，戒烟尝试增多，戒烟成功的人数会增加[16,19]。价格提高的影响作用，大约一半在于影响成人的吸烟流行程度，另一半在于影响成人吸烟者消费的香烟数量[16]。有限的证

据表明，所有其他的烟草产品都具有类似的价格弹性。一些研究已经证明，如果提高香烟的价格，人们会在香烟及其替代品之间动摇，尤其是提高香烟税收以后，人们在香烟和无烟烟草之间动摇，提高香烟价格以后，人们会在香烟和雪茄之间动摇[20]。

国家烟草产品的价格弹性还取决于消费者的收入水平。事实上，考虑到潜在的混杂因素，如果总收入增加，烟草的总需求通常也会增加。这给我们制定政策的启示是：烟草产品的价格提高，至少须与居民收入的增长一样快，以免烟草产品变得相对更便宜。与成人相比，青年烟草使用者对价格或税收的提高更加敏感，因为他们的可支配收入比较少，烟草依赖水平比较低[16]。青年烟草使用者也更容易受到同龄人的影响；与长期的健康成本相比，青年人比较关心眼前的直接支出成本。这些预测已经得到证实，随

着卷烟价格上涨，青年人的吸烟率和吸烟强度立即下降。大部分研究正在高收入国家进行，总体价格弹性大约在 -1.2 ～ -0.5[16]。

限制烟草促销

烟草销售中，许多营销方式被广泛使用，并被销售者们所青睐[21,22]。广告和其他促销方式是扩大产品使用的强大力量。因此，立法禁止烟草广告是烟草管制工作（《世界卫生组织烟草控制框架公约》第 13 条）（见表 4.1.2）的一个重要方面。广告的范畴远远超越电视广告、广告牌和报纸广告，还包括推销海报、产品销售点的招贴画和展示，以及品牌宣传和包装设计。互联网广告也是一种广告，监管互联网广告必须依靠国际合作。必须用一套全面彻底的综合战略，确保香烟离开人们的视线——消除大型的、引人注目的香烟展示——

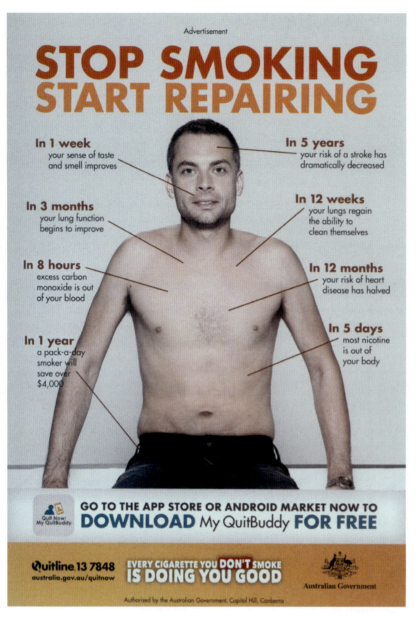

图 4.1.3　澳大利亚健康和老龄化部门活动海报描述戒烟对人体具有逐步积极影响

弱烟草的功效，因为过滤器过滤尼古丁，而使其无法有效进入肺部，减少了烟草对消费者的吸引力。如果香烟和其他形式的有烟烟草长期使用，过滤很重要，因为过滤可以尽量降低这些产品的毒性。由于过滤器能够去除无烟烟草中大量的毒素，所以使用过滤器减少无烟烟草危害是一个可行的策略。低毒的无烟烟草的毒害，远远低于其他形式的烟草[24]，但是，低毒的无烟烟草确实含有致癌物[25]。这些产品还含有尼古丁，能够维持人们的长期使用，从而延长吸烟习惯的持续时间，增加烟草使用量的积累，增加损害健康的可能性。

长期以来，产品监管的主要形式是对焦油、尼古丁和一氧化碳的含量设限，这是标准化的香烟生产机器决定的。这促使烟草公司向市场推出某些味道轻的（light）和味道中等（mild）的产品，意思是这些产品危害较小，有时暗示它们可以替代戒烟。但是，长期使用香烟的消费者，并不使用输送实际尼古丁水平较低的香烟。为了解决这个问题，制造商采用了过滤流通空气的办法，在过滤器周围留出一些微孔，使空气混入烟雾。这样一来，虽然香烟焦油和尼古丁含量较低，但吸烟者实际吸入尼古丁和焦油的含量与普通香烟类似[26]。吸烟者也在设法补偿这种稀释效应，他们会堵住一些微孔，采用更大和更深的烟斗[27]。《世界卫生组织烟草控制框架公约》授权禁止误导性使用味道中等和轻等名词，建议取消包装上的尼古丁和焦油含量标注[28]。这些禁令已经产生了一定的影响[28]。消费者体验到这些香烟比浓重的香烟味道淡一些，也不会感到排斥，因为危害减少了[29]。但是，过滤通风的核心问题还是没有得到解决，这个难题仍然存在[27]。

《世界卫生组织烟草控制框架公约》的文章 9 和文章 10 的目标之一是减少烟草产品的毒性（见表 4.1.2）。

尽最大可能去掉包装中的商标，最终改为素面包装（plain packaging）（参见后文《澳大利亚烟草制品的素面包装》）。必须设置合理的广告范围，广告使用前必须接受检查，因为烟草的销售渠道仍然是许可的[8]。

可用的产品

烟草仍然是市场上最容易获得的消费产品之一。许多国家已经立法禁止向未成年人销售香烟。少数国家，例如法国，会限制烟草行业零售商。但是，在大多数国家仍然可以在便利店买到香烟，这是孩子们经常光顾的地方。烟草销售网点的密度，与当地的吸烟比例有关[23]。人们必须更加关注销售限制，首先制定前期政策，然后决定哪些地方可以销售烟草产品。

产品监管

使用过滤器是净化烟草烟雾的唯一可行途径。但是，过滤器会严重削

表 4.1.2　《世界卫生组织烟草控制框架公约》对烟草控制的关键条款

文章	描述
文章 5.3	旨在限制烟草业与条约执行相关决策上的影响
文章 6	价格和税收措施，减少对烟草的需求。指南建议试图提高税收，至少占烟草零售价格的 70%
文章 8	防止接触烟草烟雾
文章 9	管制烟草制品的内容
文章 10	管制烟草制品的泄漏
文章 11	烟草制品的包装和标签。授权健康警语覆盖包装的两个主表面的至少 30%。指南建议图片警语覆盖至少占 50% 的包装和普通包装
文章 12	教育、沟通、培训和公众意识。要求公共教育和卫生专业人员参加培训，并参与民间社会类似的活动
文章 13	烟草广告、促销和赞助，在宪法限制内尽量禁止
文章 14	减少需求的措施，授权开发服务指导方针，提供有效的援助和计划，帮助吸烟者戒烟
文章 15	烟草制品非法贸易。扩大该条约的第一协议，需要一系列的行动来控制国际贸易以消除非法贸易
文章 16	销售给未成年人。为了阻止向未成年人销售，建议禁止自动售货机和其他可能会有问题的销售渠道
文章 20～22	研究，包括监测、干预进展和评估，保证《世界卫生组织烟草控制框架公约》是循证的，进步是可以监测的

烟草产品的管制，既要考虑成瘾性，同时又要考虑烟草制品吸引力的持续危害。在几个国家，包括加拿大和巴西，现在禁止使用增加香烟风味的所有或者几乎所有香烟添加剂。这些高浓度毒素产品，在许多国家依然主导着市场。

最近兴起的一种产品引起了人们的兴趣。电子香烟（又称 e-cigarettes）可以减少危害，又被称为一种电子尼古丁输送系统（ENDS）。这种产品不必经过燃烧，就可以向肺部提供尼古丁。几组曾经的吸烟者试用过这种产品，宣称电子香烟是一种危害较低的香烟替代品。人们正在研究这种辅助戒烟产品的安全性和有效性。正如无烟烟草一样，电子香烟减少吸烟的潜在作用还不清楚[30]，但有证据表明，电子香烟将是一种更容易转换使用的产品，可能是有效的戒烟辅助手段[31]。

无烟法律

无烟法律的主要目的是保护非吸烟者。全面的法律如果得到很好的贯彻执行，就会大大减少非自愿吸烟人数。无烟政策也有助于减少吸烟者每天的香烟消费水平，降低吸烟率，阻止青年人开始吸烟[32,33]。如果工作场所禁止吸烟，个人就会相应减少平均每天 2～4 根香烟的吸烟量。一项美国的大型研究发现，控制了潜在的混杂因素，无烟空气法律覆盖了一个国家人口的很大比例之后，那些可能易于尝试吸烟的人、正在吸烟的人和已经形成吸烟习惯的青少年，都会出现吸烟概率的减少[33]。全面彻底的无烟政策可以营造强烈反对吸烟的社会规范，引发自愿性干预，例如私人住宅禁止吸烟可降低儿童二手烟的暴露，达成减少成人吸烟的效果。必须定期提醒人们无烟环境的健康益处，包括大规模的禁烟运动，传播各种戒烟服务或者药物戒烟的信息。

在全球范围内，各个国家的二手烟暴露完全不同，世界人口的很大一部分迄今仍然暴露在非自愿吸烟的健康危害之下，既包括家里，也包括工作场所。例如 63% 的中国员工报告说，他们在自己的工作岗位上暴露于烟草的烟雾中，参见后文《烟草与中国》。甚至在高收入国家的家庭里，如果家里有其他人吸烟，很大一部分青少年也暴露在烟雾里。

教育工作

虽然人们以烟草使用有害健康的知识为中心管制烟草，但是事实证明，尽管有的时候这种知识几乎十分普及，但是采取某些干预措施依然相当困难。告知公众的两种主要方式是大众媒体和盛行的互联网媒体以及烟草包装上警示性的信息。对青年人来说，学校教育是另一个信息来源，但是教育只能防止人们开始吸烟，如果不辅以其他手段，往往作用有限[34]。包装上的警示可以强化知识，造成吸烟的担忧，刺激戒烟尝试的增多[35]，但是这种方式对戒烟的净效应可能比较小。大型图形警示是最有效的。大众媒体是大多数人获取健康信息的主要来源，即

澳大利亚烟草制品的素面包装

西蒙·查普曼（Simon Chapman）

2012年12月1日，澳大利亚成为要求所有在售烟草产品采用标准"素面"（plain）包装的第一个国家。《烟草素面包装法案2011》（*Tobacco Plain Packaging Act 2011*）正式规定，所有品牌的全部包装面，都要遵循统一的标准[1]。原先执行的法律要求健康警示图形化，这也是世界上最大的图形警示，占包装正面的75%、背面的90%[2]。现在，所有品牌都用完全相同的沉闷的淡灰色包装出售；唯一的区别是品牌名称及其变型，用标准字体印在正面。这种新设计投入使用后，对消费者的吸引力最小，也引起了消费者对健康的最大关注，这也印证了之前研究的结论[3]。

澳大利亚政府根据预防保健工作队（Preventative Health Task Force）的提议制定出这一法案，工作队指出，澳大利亚的烟草广告禁令失败了，因为存在一个很大的漏洞，那就是包装的广告作用。与所有其他行业一样，烟草行业使用其内部文件与烟草贸易媒体直言不讳地讨论，在提升品牌吸引力和对吸烟者的吸引力方面，包装发挥了核心作用。

素面包装预期对年龄较大的、严重依赖型吸烟者的影响不大，他们往往忠实于某些品牌，受图形画面的影响较小。但是如果没有品牌宣传，未来后代的成长过程中，在富有吸引力的包装盒里永远看不到A类致癌物。今天20岁的澳大利亚青年，从来没有见过当地的烟草广告，青少年吸烟率正处于一个历史性最低点。预计素面包装将以更大的力度促进这一趋势。

法案开始执行之前，人们曾经大规模评估包装的影响。早期的反馈表明，许多吸烟者认为现在的香烟味道比以前糟糕多了——这正是市场研究预期的一种效果，包装可以有效地塑造期望和影响消费者的产品体验。很多研究有一个共同的发现，吸烟者觉得大型健康警示图片令人感到不安和尴尬。

在澳大利亚高等法院（Australian High Court），新的法律遭到一家烟草公司的挑战，在七位法官中，只有一位法官不支持政府。烟草公司私下活动大力反对这一政策，表示要大大降低价格，试图向世界表明这一政策是失败的，不应在其他地方采用。但是，政府可以通过增加烟草税收抵消这个问题。

澳大利亚历史性的素面香烟包装立法，现已成为武器级别的公共卫生政策，引起国际烟草行业的担忧，因为这一法律有可能对其他国家的烟草管制政策产生多米诺骨牌效应。从来没有任何其他产品遭遇过如此绝对的管制，这是在向人们发出一个强有力的信息：如果没有异乎寻常的管制，烟草制品会异乎寻常地严重危害人类健康。

注释

[1] Australian Government, Department of Health and Ageing (2012). Tobacco. Plain packaging of tobacco products. Available at http://www.health.gov.au/internet/main/publishing.nsf/content/tobacco-plain.

[2] Australian Government, Department of Health and Ageing (2012). Tobacco. Health warnings. Available at http://www.health.gov.au/internet/main/publishing.nsf/content/tobacco-warn.

[3] Australian Government, Department of Health and Ageing (2012). Market Research Reports on tobacco plain packaging and graphic health warnings. Available at http://www.health.gov.au/internet/yourhealth/publishing.nsf/Content/mr-plainpack#.UOpDL7ZhNT4.

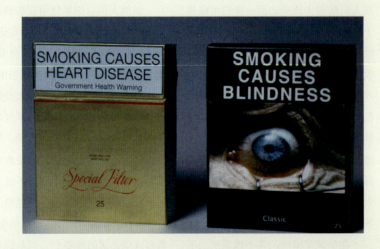

图B4.1.1 澳大利亚的烟草包装

注：从只有文本的健康警告（左）到2006年5月1日图片健康警语的引入，再到2012年12月1日新的烟害警示包装的引入（右），澳大利亚烟草包装的健康警告声明已经发展得很成熟。

使加上互联网，大众媒体依然是一种主动获取信息的主要来源。大众媒体传达最新资讯，不断提醒人们那些他们已知的知识，因为人们往往会忘记或忽略已知的知识（参见第4.3章）。大众媒体越重视烟草，就会有越多的戒烟相关活动发生[36]。

精心设计吸烟危害的广告，勾画出烟草危害的轮廓，使烟草的危害与每一个人更加息息相关，进而鼓励吸烟者戒烟，同时让其他人不要尝试吸烟，或使已戒烟者不要复吸[37,38]。作为预防效果的一部分，与其从未来的健康角度出发，不如从吸烟相关性疾病入手，烟草令人讨厌，吸烟毁伤容貌——要使厌恶烟草成为一条主线。禁烟广告的效果，本质上与烟草包装上健康警示的机理是相同的。与烟草包装相比，电视广告的信息传递效果好得多，不过有些吸烟者并不经常看电视。广告是昂贵的，但是广告可以涉及大量的人群，以非常低的成本影响每一个人，所以广告是非常划算的。

大众媒体可以有效地涉及社会经济地位较低的吸烟者群体，尤其是把广告方案设计为既可以被大众看到，又可以在电视节目中出现的形式，这样至少可以有效影响那些社会经济地位较高、有影响力的吸烟者群体。社会经济地位较低的弱势群体吸烟者，可能需要更深入的协助才能使他们成功地戒烟。通过大众媒体，突出吸烟争议，还可以激励卫生专业人员更加熟悉烟草问题，使他们更容易与他们的患者探讨烟草问题。对于烟草管制，新的社交媒体，包括互联网和移动电话，既提供了巨大的挑战，又提供了巨大的机遇。挑战来自管制吸烟活动的难度；机遇在于社交媒体能够提供更为真实的个人接触，消息灵通的社区成员可以成为活跃的信息传递人。

戒烟协助

目前药物戒烟的有效时间仍限于一个范围，用药时间为6～12周[39～41]。这些药物都已证明有效，包括尼古丁本身（例如尼古丁替代疗法），外加其他三种药物——安非他酮（bupropion），伐尼克兰（varenicline）和金雀花碱（cytisine），这些药物作用于大脑奖励系统（brain's reward system）的不同方面。证据表明，这些药物可以长期使用，至少可以延缓再次吸烟，但是仅限于使用药物的期间内。

大范围的行为干预，包括结构化的自助手册、量身定制安排的自助资源、设定戒烟的期限以及个人或团体面对面的对话方案等。多进行几次沟通活动有助于吸烟者戒烟，参与程度越高，成功概率越大[40,42]。这种干预的有效性与沟通的强度直接相关，通常用支持程度进行衡量，至少要开四次重要的沟通会议，但是除此之外，几乎没有证据表明强度更大的干预是奏效的。也可以不用面对面的沟通，而是采用其他强力的干预方案，例如通过电话交流，加大咨询建议的强度。现在，自动化建议方案正在显著增多，例如通过互联网或者手机进行简短的、频繁的、量身定制的个性化咨询。两种形式的自动化智能方案都是有效的。乍看起来，咨询建议方案和药物治疗在很大程度上是互不相关的，但是二者的结合运用可以取得最佳的结果[40]。没有证据证明，干预结束后可以减少再次复吸[43]。

影响吸烟者尝试戒烟的因素，与那些影响戒烟成功的因素是不同的[44]。证据显示，刚刚开始时带来短期成功的决定性因素，与那些确保长期维持戒烟的决定性因素，可能是不同的[10]。如果事实确实如此，那么在最艰难的最初几周的策略，与维持长期戒烟而战胜终极挑战的策略，应该是不同的。对这一问题的研究为数极少，但是大规模人群的研究显示，只有很少一部分曾经的吸烟者，仍然继续用尼古丁替代疗法长期维持戒烟。现在，电子烟是绝大多数吸烟者最有希望的可行替代品，但是作为一种戒烟的辅助手段，电子烟的安全性和有效性还需要进一步的研究和验证。

干预的运用，不仅在于这些干预是否有效，还在于多少吸烟者愿意接受这些干预来辅助戒烟。如上所述，我们通过媒体驱使人们寻求帮助，改变吸烟的行为习惯，正如烟草广告促使人们去吸烟一样。为了达成最高的戒烟率，必须是吸烟者主动要求戒烟，才能使他们获得最好的帮助，才能使戒烟取得最大限度的成功。但是迄今为止，愿意接受帮助，特别是咨询建议型帮助的人数仍然偏低，尽管这些服务是有补贴的，甚至是免费的。这种现象的原因也许是出于"我自己的事情我自己可以处理好"的信念，外加上改变烟草使用或依赖时的深层次思想矛盾。人们是否接受某一服务，也受到提供这种服务方式的影响。例如，在英国，人们更愿意接受面对面的服务，虽然在这种服务之外，还有一套组织良好的、随时可用的其他网络服务。但是，在系统提供帮助的大多数其他国家，电话戒烟热线比面对面的服务更受欢迎，至少部分原因是电话比较方便。

全面的努力

正如《世界卫生组织烟草控制框架公约》中已经认识到的，如果希望在烟草管制中取得显著进步，则需要多个方面的共同努力[2]，这里存在着巨大的挑战。在中低收入国家，政府可能有其他的优先事项，有时缺乏基础设施支持烟草管制政策。在高收入国家，吸烟越来越集中在社会经济的弱势群体，进一步加剧了不平等。关于控烟还有许多事情要做，但是我们已经取得了一定的进展。

烟草与中国

朱迪思·麦凯（Judith Mackay）

流行病

中国拥有世界上最大的烟草公司。中国是最大的烟草生产国和消费国，大约有3.5亿吸烟者，其中大部分是男性。全世界所有香烟的1/3都是在中国吸食的。据估计，2010年，中国53%的男性和2.4%的女性是吸烟者[1]。目前在中国，烟草每年导致120万人死亡（相当于每天3000人死亡），这个数字超过世界上任何一个国家，预计这一数字还将持续上升，预计2030年将超过300万人[2]。超过70%的人口常年暴露于二手烟中。迄今为止，试图戒烟的人数很少。

经济成本

吸烟对经济发展造成巨大的压力。2000～2008年，中国烟草使用的成本翻了两番，从大约72亿美元增加到大约289亿美元，换句话说，占国内生产总值（GDP）的0.7%[3]。

烟草管制行动

1979年，卫生部、财政部和农业部联合下发《吸烟有害和管制吸烟的公告》。1980年以来，中央和地方政府已经通过和扩充了一些法律法规，禁止在公共场所吸烟，保护未成年人，禁止烟草促销，并发布了许多通告。1997年，北京主办了"第10届烟草和健康世界大会"，江泽民主席出席开幕式，使得人们相当关注吸烟问题；2005年，中国批准《世界卫生组织烟草控制框架公约》（FCTC）；2013年，中国成为签署《消除非法烟草制品贸易议定书》的第二个国家。中国既在《国家发展计划》中，又在《联合国发展援助框架》中，是都包括烟草管制的仅有的四个国家之一。

障碍和挑战

大多数国家面临的障碍和挑战是共同的，包括专注于治疗，不重视预防和药物干预。国家烟草专卖的司法权高于中国绝大多数烟草管制措施——这是一种明显的利益冲突。公众仍然缺乏对于吸烟和二手烟危害性的正确认识。由于没有国家的禁令，在公共场所和工作场所吸烟的情况依然非常普遍。市级无烟倡议既不完备，也不强制执行。中国烟草包装的警示文辞无力，没有图形警示。有些烟草品牌非常便宜，无法劝阻吸烟者戒烟。尽管对直接的烟草广告有一些禁令，但是烟草推销堪称泛滥，可通过项目赞助、室外宣传广告和娱乐媒体等方式进行[2]。

未来

作为全面烟草管制行动的一部分，对于烟草管制立法和《世界卫生组织烟草控制框架公约》的责任而言，中国应该取消国家烟草专卖的垄断，还应再加上有效的税收政策。

注释

[1] Centers for Disease Control and Prevention (2010). Global Adult Tobacco Survey (GATS) Fact Sheet China: 2010. Available at http://apps.nccd.cdc.gov/gtssdata/Ancillary/DataReports.aspx?CAID=1.

[2] International Tobacco Control Policy Evaluation Project (2012). ITC China Project Report. Findings from the Wave 1 to 3 Surveys (2006–2009). Waterloo, Ontario, Canada: University of Waterloo; Beijing, China: Office of Tobacco Control, Chinese Center for Disease Control and Prevention. Available at http://www.itcproject.org/documents/keyfindings/itcchinanrenglishwebdec142012finalpdf.

[3] Yang L, Sung H-Y, Mao Z et al. (2011). Tob Control, 20:266–272. http://dx.doi.org/10.1136/t c.2010.0420-28 PMID:21339491.

注释

[1] IARC (2007). IARC Handbooks of Cancer Prevention, Vol. 11: *Tobacco Control: Reversal of Risk After Quitting Smoking*. Lyon: IARC.

[2] WHO (2003). *WHO Framework Convention on Tobacco Control*. Geneva: WHO. Available at http://www.who.int/fctc/en/index.html.

[3] Eriksen M, Mackay J, Ross H (2012). *The Tobacco Atlas*, 4th ed. Atlanta, GA: American Cancer Society, World Lung Foundation. Available at http://www.tobaccoatlas.org.

[4] Fagerström K, Eissenberg T (2012). Dependence on tobacco and nicotine products: a case for product-specific assessment. *Nicotine Tob Res*, 14:1382–1390. http://dx.doi.org/10.1093/ntr/nts007 PMID:22459798.

[5] West R, Brown J (2013). *Theory of Addiction*, 2nd ed. Oxford: Wiley.

[6] Henningfield JE, Benowitz NL (2010). Pharmacology of tobacco addiction. In: Boyle P, Gray N, Henningfield J et al., eds. *Tobacco: Science, Policy, and Public Health*, 2nd ed. Oxford: Oxford University Press, pp. 155–170.

[7] DiFranza JR, Savageau JA, Fletcher K et al. (2002). Measuring the loss of autonomy over nicotine use in adolescents: the DANDY (Development and Assessment of Nicotine Dependence in Youths) study. *Arch Pediatr Adolesc Med*, 156:397–403. http://dx.doi.org/10.1001/archpedi.156.4.397 PMID:11929376.

[8] Jha P, Chaloupka FJ, eds (1999). *Curbing the Epidemic: Governments and the Economics of Tobacco Control*. Washington, DC: World Bank.

[9] Partos TR, Borland R, Yong HH et al. (2013). The quitting rollercoaster: how recent quitting history affects future cessation outcomes (data from the International Tobacco Control 4-country cohort study). Nicotine Tob Res, 15:1578–1587. http://dx.doi.org/10.1093/ntr/ntt025 PMID:23493370.

[10] Borland R. (2014). *Understanding Hard to Maintain Behaviour Change: A Dual Process Approach*. Oxford: Wiley.

[11] Global Tobacco Surveillance System Collaborating Group (2005). Global Tobacco Surveillance System (GTSS): purpose, production, and potential. *J Sch Health*, 75:15–24. http://dx.doi.org/10.1111/j.1746-1561.2005.tb00004.x PMID:15779140.

[12] WHO (2012). Global Adult Tobacco Survey. Available at http://www.who.int/tobacco/surveillance/gats/en.

[13] WHO (2012). Global Youth Tobacco Survey. Available at http://www.who.int/tobacco/surveillance/gyts/en/.

[14] IARC (2008). IARC Handbooks of Cancer Prevention, Vol. 12: Tobacco Control: Methods for Evaluating *Tobacco Control Policies*. Lyon: IARC.

[15] WHO (2008). *WHO Report on the Global Tobacco Epidemic*, 2008: The MPOWER Package. Geneva: WHO.

[16] IARC (2011). IARC Handbooks of Cancer Prevention, Vol. 14: *Tobacco Control: Effectiveness of Tax and Price Policies for Tobacco Control*. Lyon: IARC.

[17] WHO (2013). *WHO Report on the Global Tobacco Epidemic, 2013: Enforcing Bans on Tobacco Advertising, Promotion and Sponsorship*. Geneva: WHO. Available at http://apps.who.int/iris/bitstream/10665/85380/1/9789241505871_eng.pdf.

[18] WHO (2010). WHO *Technical Manual on Tobacco Tax Administration*. Geneva: WHO. Available at http://www.who.int/tobacco/publications/tax_administration/en/.

[19] Franz GA (2008). Price effects on the smoking behaviour of adult age groups. *Public Health*, 122:1343–1348. http://dx.doi.org/10.1016/j.puhe.2008.05.019 PMID:18951594.

[20] Delnevo CD, Hrywna M, Foulds J, Steinberg MB (2004). Cigar use before and after a cigarette excise tax increase in New Jersey. Addict Behav, 29:1799–1807. http://dx.doi.org/10.1016/j.addbeh.2004.04.024 PMID:15530722.

[21] Brandt AM (2007). *The Cigarette Century: The Rise, Fall, and Deadly Persistence of the Product That Defined America*. New York: Basic Books.

[22] Proctor RN (2012). *Golden Holocaust: Origins of the Cigarette Catastrophe and the Case for Abolition*. Berkeley, CA: University of California Press.

[23] Chuang Y-C, Cubbin C, Ahn D, Winkleby MA (2005). Effects of neighbourhood socioeconomic status and convenience store concentration on individual level smoking. *J Epidemiol Community Health*, 59:568–573. http://dx.doi.org/10.1136/jech.2004.029041 PMID:15965140

[24] Royal College of Physicians (2007). *Harm Reduction in Nicotine Addiction: Helping People Who Can't Quit*. A report by the Tobacco Advisory Group of the Royal College of Physicians. London: Royal College of Physicians.

[25] IARC (2012). Personal habits and indoor combustions. *IARC Monogr Eval Carcinog Risks Hum*, 100E:1–575. PMID:23193840.

[26] Kozlowski LT, Frecker RC, Khouw V, Pope MA (1980). The misuse of 'less-hazardous' cigarettes and its detection: hole-blocking of ventilated filters. *Am J Public Health*, 70:1202–1203. http://dx.doi.org/10.2105/AJPH.70.11.1202 PMID:7425194.

[27] Kozlowski LT, O'Connor RJ (2002). Cigarette filter ventilation is a defective design because of misleading taste, bigger puffs, and blocked vents. *Tob Control*, 11 Suppl 1:I40–I50. http://dx.doi.org/10.1136/tc.11.suppl_1.i40 PMID:11893814.

[28] Yong HH, Borland R, Cummings KM et al. (2011). Impact of the removal of misleading terms on cigarette pack on smokers beliefs about 'light/mild' cigarettes: cross-country comparisons. *Addiction*, 106:2204–2213. http://dx.doi.org/10.1111/j.1360-0443.2011.03533.x PMID:21658140.

[29] Shiffman S, Pillitteri JL, Burton SL et al. (2001). Smokers' beliefs about 'light' and 'ultra light' cigarettes. Tob Control, 10 Suppl 1:i17–i23. PMID:11740040.

[30] Etter J-F, Bullen C, Flouris AD et al. (2011). Electronic nicotine delivery systems: a research agenda. Tob Control, 20:243–248. http://dx.doi.org/10.1136/tc.2010.042168 PMID:21415064.

[31] Bullen C, Howe C, Laugesen M et al. (2013). Electronic cigarettes for smoking cessation: a randomised controlled trial. *Lancet*, 382:1629–1637. http://dx.doi.org/10.1016/S0140-6736(13)61842-5 PMID:24029165.

[32] IARC (2009). IARC Handbooks of Cancer Prevention, Vol. 13: *Tobacco Control*: Evaluating the Effectiveness of Smoke-free Policies. Lyon: IARC.

[33] Farrelly MC, Loomis BR, Han B et al. (2013). A comprehensive examination of the influence of state tobacco control programs and policies on youth smoking. *Am J Public Health*, 103:549–555. http://dx.doi.org/10.2105/AJPH.2012.300948 PMID:23327252.

[34] Pierce JP, Distefan JM, Hill D (2010). Adolescent smoking. In: Boyle P, Gray N, Henningfield J et al., eds. *Tobacco: Science, Policy, and Public Health*, 2nd ed. Oxford: Oxford University Press, pp. 313–322.

[35] Borland R, Yong H-H, Wilson N et al. (2009). How reactions to cigarette packet health warnings influence quitting: findings from the ITC Four-Country survey. *Addiction*, 104:669–675. http://dx.doi.org/10.1111/j.1360-0443.2009.02508.x PMID:19215595.

[36] Pierce JP, Gilpin EA (2001). News media coverage of smoking and health is associated with changes in population rates of smoking cessation but not initiation. *Tob Control*, 10:145–153. http://dx.doi.org/10.1136/tc.10.2.145 PMID:11387535.

[37] Durkin S, Brennan E, Wakefield M (2012). Mass media campaigns to promote smoking cessation among adults: an integrative review. *Tob Control*, 21:127–138. http://dx.doi.org/10.1136/tobaccocontrol-2011-050345

PMID:22345235.

[38] Wakefield MA, Loken B, Hornik RC (2010). Use of mass media campaigns to change health behaviour. *Lancet*, 376:1261–1271. http://dx.doi.org/10.1016/S0140-6736(10)60809-4 PMID:20933263.

[39] Cahill K, Stevens S, Perera R, Lancaster T (2013). Pharmacological interventions for smoking cessation: an overview and network meta-analysis. *Cochrane Database Syst Rev*, 5:CD009329. http://dx.doi.org/10.1002/14651858.CD009329.pub2 PMID:23728690.

[40] Treatobacco (2012). Available at www.treatobacco.net.

[41] Hartmann-Boyce J, Stead LF, Cahill K, Lancaster T (2013). Efficacy of interventions to combat tobacco addiction: Cochrane update of 2012 reviews. *Addiction*, 108:1711–1721. http://dx.doi.org/10.1111/add.12291 PMID:23834141.

[42] The Cochrane Library (2012). Tobacco. Available at www.thecochranelibrary. com/view/0/index.html#http://www.thecochranelibrary.com/view/0/browse.html.

[43] Hajek P, Stead LF, West R et al. (2009). Relapse prevention interventions for smoking cessation. *Cochrane Database Syst Rev*, 8:CD003999. http://dx.doi.org/10.1002/14651858.CD003999.pub4 PMID:23963584.

[44] Vangeli E, Stapleton J, Smit ES et al. (2011). Predictors of attempts to stop smoking and their success in adult general population samples: a systematic review. *Addiction*, 106:2110–2121. http://dx.doi.org/10.1111/j.1360-0443.2011.03565.x PMID:21752135.

参考网站

Global Adult Tobacco Survey (GATS): http://www.who.int/tobacco/surveillance/gats/en/.

Global Youth Tobacco Survey (GYTS): http://www.who.int/tobacco/surveillance/gyts/en/.

Global Youth Tobacco Survey Results: www.cdc.gov/tobacco/global/gtss/tobacco_atlas/pdfs/part3.pdf.

The International Tobacco Control Policy Evaluation Project: http://www.itcproject.org.

The Tobacco Atlas: http://www.tobaccoatlas.org.

WHO Framework Convention on Tobacco Control: http://www.who.int/fctc/en/index.html.

4.2 | 改变习惯行为——体育锻炼和体重控制

4. 癌症预防

瑞纳·R. 温（Rena R.Wing）
凯瑟琳·R. 米德尔顿（Kathryn R.Middleton）
克里斯廷·M. 弗雷登雷希（Christine M.Friedenreich，评审）
伊莎贝尔·罗缪（Isabelle Romieu，评审）

摘 要

· 实验发现，减肥和增加体育活动可以减少罹患糖尿病的风险。

· 典型情况下，行为体重管理计划可在 6～12 个月的治疗后减重 7%～10%，如果继续执行附加课程可能将继续减肥。

· 行为减肥计划的典型目标包括：每天减少 500～1000 卡路里（2000～4000 千焦）的热量摄入，参与强度适中的体育活动（每周 250 分钟或者更多）。

· 行为体重管理计划主要依靠自我监控解决问题，按照行为的前因和后果的改变设定目标。

· 有关的实验发现，减肥、体育活动和执行保健指导方针还会带来其他好处，与降低癌症发病率有关。

本报告前面的章节（第 2.6 章和第 3.5 章）中已经讲述，可信的观测性证据表明，肥胖和缺乏体育活动可能与某些癌症的发展有关（参见后文《热量限制、年龄和癌症风险》），并且猜测这种关联的生物学通路可能是符合事实的。事实上，流行病学研究已经发现，体育活动和减肥可以降低乳腺癌的风险，提高存活率。研究人员已经获得的证据启示我们必须通过临床实验研究进一步查明行为体重管理对预防癌症和提高癌症存活率的影响[1]。为了开展这样的研究，重要的是首先搞清楚哪些基本战略可以帮助人们改变他们的体重或体育活动，这些战略可能取得什么类型的结果。

行为减肥计划的成果

行为减肥计划经 6～12 个月的实施后，通常可以使体重比初始体重减少 7%～10%。已经证明，这些减肥具有显著的临床健康益处。最有力的证据来自"糖尿病预防计划"（Diabetes Prevention Program）——一项多中心随机对照实验，这项实验证明，与服用二甲双胍（metformin）进行治疗相比，行为减肥可以更显著地降低糖尿病的发病率[2]。在这项研究中，超过 3000 名超重或肥胖的、葡萄糖耐受性（glucose tolerance）受损的参与者，随机接受三种对照实验：生活方式干预、服用二甲双胍（治疗糖尿病的常用药物）或者安慰剂。生活方式干预的目标是比初始体重至少减少 7%，办法是减少饮食中脂肪的摄入量，减少总热量摄入，增加体育活动，更多参与中等强度的体育活动（每周 150 分钟）。为了达到这些目标，在前 6 个月的研究中，研究者给每一位参与者分发了 16 套核心总课程，在剩余的实验时间内，继续保持随访接触（至少每 2 个月一次）。在平均 3.2 年的随访之后，这项"糖尿病预防计划"实验提前终止了，因为生活方式的干预已经对糖尿病发病率产生了正面效果。

生活方式干预带来的结果是，在核心总课程结束时，参与者平均减肥 6.5 千克，在 3 年之后，参与者进一步减肥 4.5 千克。这一部分参与者中，49% 的人在 6 个月内达成 7% 的减肥目标，在最后的随访中，37% 的人达成 7% 的减肥目标。平均来看，在核心总课程结束时，体育活动增加至每周 224 分钟，在实验结束时，体育活动增加至每周 227 分钟。在 24 周后，74% 的参与者达到锻炼的目标，在最后的随访中，67% 的参与者达到锻炼的目标。

虽然他们的活动量都比较适中，但是减肥和增加体育活动对糖尿病的

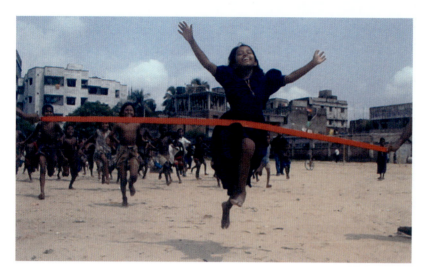

图 4.2.1　来自孟加拉国达卡地区的一个 8 岁小女孩，在比赛中首先冲线

注：对运动积极的体验和态度会在糖尿病和癌症上长期受益。

发病率产生了显著性的效果。与安慰剂对照组相比，生活方式干预可以降低 58% 的糖尿病发病风险。减肥是糖尿病发病率降低的主要预测指标（predictor）。此外，在 10 年后随访参与者的时候，三个对照组之间已经没有减肥的任何差异，但生活方式干预组的预防糖尿病优势仍然非常明显。现在已经证明，糖尿病可以作为癌症死亡率的一种独立预测指标（超出身体质量指数）[3]，干预糖尿病发病率的效应表明，这些实验可能有利于降低癌症死亡率。

这些来自"糖尿病预防计划"的发现证明，只要适度地减肥和增加体育活动，就可以带来重大的健康益处。最近，另一项临床实验也再次确认了这些发现，这项临床实验叫作"向前看"（Look Ahead）。超过 5000 名超重或肥胖的 II 型糖尿病患者参加了"向前看"，这些人被分配到强化生活方式干预组或者对照组[4]。这个"向前看"实验采取的生活方式干预与"糖尿病预防计划"类似，但是要求参与者参加更多的体育活动（每周 175 分钟），鼓励他们达成减去 10% 初始体重的目标，向他们提供肉类的替代品，要求

他们遵守饮食处方。整个实验组的干预模式是定期个别谈话：前 6 个月每周随访 1 次；第 7 ～ 12 个月每月随访 3 次，此后或者是随访，或者是通过电话或 E-mail 交流。经过 1 年之后，生活方式干预组的参与者平均减重 8.6%（对照组仅为 0.7%）。在第 4 年，强化生活方式干预组的参与者维持着比初始体重平均减少 4.7% 的体重数，而对照组维持着比初始体重平均减少 1.1% 的体重数。在第 1 年和第 4 年，强化生活方式干预组参加健身活动的水平也明显高于对照组。在整个 4 年里，在血糖控制和几个其他重要的心血管危险因素的改善方面，强化生活方式干预组都明显优于对照组[5]。从"向前看"实验的长期结果来看，强化生活方式干预可以带来许多健康益处，但是缺乏关于心血管疾病发病率和死亡率益处的介绍，这有待未来发表的文献进行描述。

早在 10 年以前，行为减肥计划可能对癌症带来好处的证据就已经出现了。在乳腺癌幸存者（n=68）的一项体育活动为主的体重管理计划中，发现治疗组比对照组减重更多（治疗组减重 5.7 千克，对照组减重 0.2

千克），干预的参与者炎性细胞因子（inflammatory cytokines）发生有利的变化，未干预者则没有变化[6]。此外，分配到治疗组的参与者中，白细胞介素 -6（interleukin-6）向有利方向的改变，明显与体育活动有关。

行为减肥计划的理论前提

行为减肥计划，例如在"糖尿病预防计划"和"向前看"实验中采用的计划，主要的理论基础是社会学习理论（social learning theory）[7]。这些计划侧重于帮助某些个体行为习惯的长期改变，既有饮食习惯，也有锻炼行为习惯，从而达成和维持常年的减肥效果。这套方法认为仅仅提供饮食和锻炼的信息虽然是重要和有益的，但是远远不够。更加重要的是，计划要帮助人们理解他们现在的饮食习惯和锻炼行为，以及为什么要改变某些行为（例如喜欢在看电影的时候吃爆米花）。然后通过行为治疗计划（behavioural treatment programmes）向参与者传授一些策略，促使他们改变不健康的饮食习惯和"久坐不动的习惯行为"（sedentary behaviour），评估他们的饮食习惯和锻炼习惯改变后的效果，最终减少他们的体重。

行为减肥计划的模式

通常情况下，行为减肥计划需要划分小组，10 ～ 20 名参与者被安排在一起治疗。各组往往是封闭的，参与者都从相同的时间开始实施计划，并且一直在同一组里。在前 6 个月里，小组每周举行一次活动（时间通常约 60 分钟），在后续 6 个月里，小组每两周举行一次活动，再后的 6 个月里，小组每月举行一次活动。已证实这种延长的接触日程方案可以改善长期的预后[8]。通常由一个多学科团队，包

热量限制、年龄和癌症风险

皮特·范·登·勃兰特 (Piet van den Brandt)

热量限制（CR）——减少能量摄入并保证营养均衡——是迄今为止最稳健的营养干预，可以增加许多物种的寿命，例如酵母、线虫、果蝇和哺乳动物[1]。如果对年幼的啮齿动物（年龄为1~3个月）进行热量限制，可以抑制多处器官的自发肿瘤和诱发肿瘤。热量限制对中年啮齿动物癌症风险的影响目前还不太清楚，但在各个年龄段都可以看到热量限制的有利影响。如果小鼠的热量限制为低于通常自由采食量的15%~53%，那么就会带来20%~62%的肿瘤发病率的线性下降。热量限制似乎对自发肿瘤（spontaneous tumour）的效应比较大，一项荟萃分析显示：根据研究的特性，例如年龄、热量限制持续时间、热量限制程度以及营养类型，可以减少55%自发性乳腺肿瘤的发生，并在各个特性之间没有异质性（heterogeneity）。

两个长达20年的非人类灵长类动物随机实验评估了长期热量限制对猕猴（rhesus monkeys）死亡率和患癌风险的影响。在威斯康星州国家灵长类动物研究中心（WNPRC）的实验中，成年动物30%的热量限制没有显著降低总死亡率；但是，与猿猴的随意喂食相比，癌症（胃癌与肠癌）的发病率降低了50%。美国国家老年研究所（National Institute on Aging, NIA）在年轻猴子和老年猴子身上试验中度热量限制，发现存活率没有出现差异。但是与对照组相比，热量限制的年轻猴子的癌症发病率明显降低[2]。这两项实验存在几点差异，使我们受到局限，难以做出结论，其中包括热量限制少、没有更健康的控制饮食，以及国家老年研究所的实验没有随意控制。

观察性研究发现，热量限制也许对人类癌症是重要的。超重是一种与能量平衡正相关的指标，超重与多种癌症风险正相关。关于热量限制，荷兰和挪威的队列研究发现，在第二次世界大战期间，那些在生命早期减少50%~70%的食物配给量（为期不到1年）的人，后来罹患直肠癌的风险降低[3]，乳腺癌的发病风险也持续降低，这个结果可能部分由于混杂（confounding）因素和营养不良。非营养不良的热量限制的生态学证据来自冲绳，这里人群消费的热量比日本本土低15%，癌症死亡率也明显低很多。

最近的一次随机对照实验研究了超重对象的短期热量限制（6~12个月内减少20%~25%的热量）的效果。热量限制改善了心血管疾病和癌症的风险因素，不过长期实验组不能采用这么低的热量限制。在健康研究中，如果我们把热量限制运用在正常体重的参与者身上，试图达到身体质量指数小于21BMI（就像在非人类研究中做过的），低于正常体重，获得的结果与热量限制运用在超重或肥胖个体中不同，无法带来健康的效果[1]。

热量限制有益作用的机制可能是对热量限制的代谢适应，以及热量限制对致瘤过程的影响，例如提高DNA的修复能力，减少胰岛素/IGF-1/mTOR的代谢途径[1]，以及降低表观遗传的影响[3]。综上所述，在不同的物种中，热量限制对长寿和降低癌症发病率都有积极的影响；热量限制对年轻生物的影响似乎更为明显。这很可能对人类也有益，但是仍然不确定，因为随机对照实验比较少，难以做出结论。

注释

[1] Omodei D, Fontana L (2011). *FEBS Lett*, 585:1537–1542. http://dx.doi.org/10.1016/j.febslet.2011.03.015 PMID:21402069.

[2] Mattison JA et al. (2012). *Nature*, 489:318–321. http://dx.doi.org/10.1038/nature11432 PMID:22932268.

[3] Hughes LAE et al. (2009). *PLoS One*, 4:e7951. http://dx.doi.org/10.1371/journal.pone.0007951 PMID:19956740.

括营养师、运动生理学家和行为治疗专家指导这些小组。在"糖尿病预防计划"和"向前看"实验的协议书中，生活方式干预可以在线实施。

能量平衡

体重的变化受到热量摄入与消耗平衡的影响。因此，行为干预通常集中在降低热量摄入[通常每天减少500～1000卡路里(2000～4000千焦)]以及同时增加体育活动上。下面论述达成膳食和体育活动能量平衡的构成，并且提出一些建议。

饮食

参与者的卡路里目标设定，通常根据基础体重的不同而有所区别[9]。如果基础体重在200磅(90千克)或以下的个体，每天的热量目标大约为1200卡路里(5000千焦)，如果体重在200磅(90千克)以上，每天的热量目标大约为1500～1800卡路里(6250～7500千焦)。摄入热量达到以上这些目标，是每天消耗500～1000卡路里(2000～4000千焦)，这相当于每周减肥1～2磅(0.5～1千克)。此外，建议参与者减少脂肪的摄取量，一般来说脂肪的热量摄入低于25%。此外，观察研究发现有些食物可能与肥胖有关，例如含糖饮料和高脂肪的零食——在鼓励参与者减少这些食物摄入的同时，

要增加水果和蔬菜的摄入[10]。

体育活动

要鼓励行为减肥计划的参与者，不仅减少热量摄入，还要增加参与体育活动的强度。常见的两种方式为：(1)多参加中等强度的体育活动；(2)增加整体生活方式中的体育活动。美国运动医学学院(American College of Sports Medicine)[11]建议：如果试图保持体重，每周需进行150～200分钟的中等强度活动(如快走)，如果试图减肥，每周的活动时间应超过250分钟。鼓励参与者每周增加10分钟的运动时间，以逐步达到这些目标。此外，通常参与者的活动是非组织性的，最好使用计步器(pedometers)或加速计(accelerometers)记录日常生活中的体育活动，逐步增加活动量，最后达到每天10000步的目标。

体重管理计划的关键组成部分

除了提供饮食和体育活动的信息，体重管理计划的其他关键点还在于努力提高自我调节能力，改变饮食和体育活动行为的前因和后果。下面论述这些关键问题。

目标设定

自律通常被视为一个内部过程，

包括目标设定、自我监测以及评估目标实现的成功或失败，这为设定热量摄入和体育活动的明确目标奠定了结构和方向。鼓励个人设定的目标应该是短期目标(通常为每周减肥目标以及目标体重)、可衡量的目标(例如每周3天吃一个苹果或吃更多水果)和可实现的目标(例如设置起始运动目标是每周3天走路15分钟或每天跑步1小时)。

自我监测

自我监测是评估自己是否接近目标的关键措施，包括体重保持的记录、热量摄入的记录(按照消费食物上所指导的)和体育活动的记录(使用计步器或加速计)。自我监测是本人自己评估自己的进步，同时接受自己目标导向行为的充分反馈。已经证实采取自我监测与成功实现减肥和减肥的长期维持两个目标显著相关[12]。

解决问题的能力

解决问题是一个过程：个人可以解决某些障碍，也可以改变自己的行为习惯[13]。通常情况下，解决问题的能力包括五个明确的步骤(参见框图4.2.1)。图4.2.2是参与者解决问题工作表的一个例子。五步解决问题的模型通常是一种反复重复的过程，如果选择的解决方案无法克服障碍，要鼓

第1步
积极的问题导向
将问题视为行为改变的正常组成部分与整体失败的证据。

第2步
问题的定义
个人清晰地描述出改变的障碍，不带

偏见，措辞具体。

第3步
寻求解决问题的替代方案
个人通过"头脑风暴"研讨可能的解决方案，寻求方案数量，优先于质量。

第4步
决策

参与者评估和决策：对于给定的问题，哪些是最佳解决方案。

第5步
解决方案的实施和验证
参与者实施选定的解决方案和评估(通过自我监测)这种解决方案是否有效。

框图 4.2.1　解决问题的技能培训：五步法问题 - 解决模型

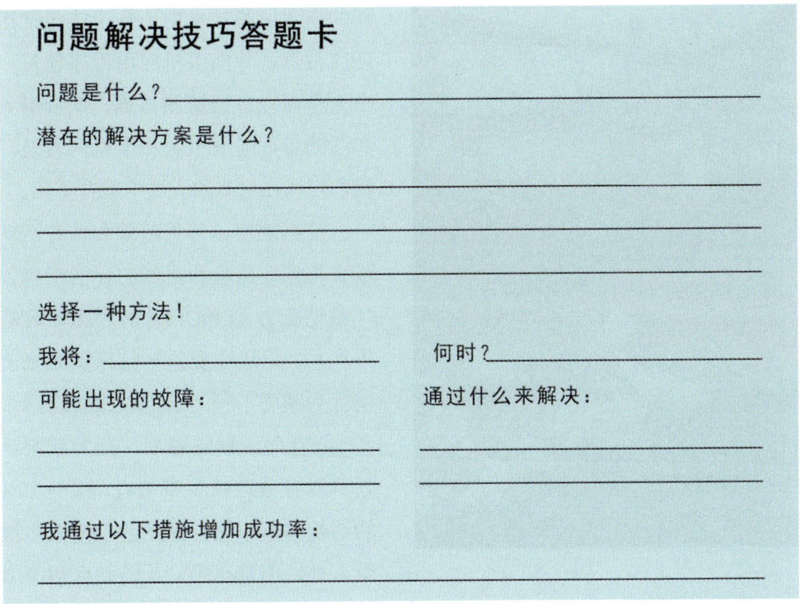

问题解决技巧答题卡

问题是什么？ _____

潜在的解决方案是什么？

_____

_____

_____

选择一种方法！

我将：_____   何时？_____

可能出现的故障：   通过什么来解决：

_____   _____

_____   _____

我通过以下措施增加成功率：

_____

图 4.2.2　项目参与者解决问题工作表样板

励参与者重复步骤 3 和步骤 4，找到其他的变通方案。

改变行为前因

行为既受到前因（某一行为发生之前的事件）的影响，也受到结果的影响，结果包括行为之后发生的正面事件或者负面事件（见图 4.2.3）。例如，一个人选择午餐时会受到环境影响，尤其是附近餐馆的影响，以及思想和感觉的影响（例如生理欲望、感到压力或者不安）。参与者往往可以操控这些前因，帮助健康行为习惯的改变，如下所述。

激发控制

已经证明，环境因素可以影响饮食行为习惯和体育活动。例如，非常方便可得的高热量、美味可口的垃圾食品可以增加热量的摄入，缺乏娱乐设施、缺乏安全行走区域或人行道会减少人们的体育活动。但是，人们可以在某种程度上控制他们的环境，把家里和工作场所改变成一种积极向上

的环境。

改变认知

如图 4.2.3 所示，思想和感情也属于前因。根据认知行为模型（cognitive behavioural model），一个人的想法影响自己的感觉，这种感觉又会影响行为。因此，如果一个人在思想上认为"我永远也不可能减肥"，那他很可能会感觉心烦、沮丧或恼怒，这会导致暴饮暴食或者不按照计划锻炼的行为。认知的重建过程包括找出不正确的思想，并把这些想法标注出来，用

更加理性的思维取代它们。例如，"我永远也不可能减肥"的想法可以用这样的思想代之："我又面对着具有挑战性的一周，迄今为止，我已经减掉了 15 磅，我绝不能因为这一点挫折，让体重又恢复原样。"

改变行为结果

除了改变行为的前因，行为的结果也可以改变，从而影响未来的行为。如果某项行为的结果是奖励和惩罚二者择一，人们会更加乐于从事与奖励有关的行为。因此，操纵行为的结果，能够导致积极的行为改变。一般情况下，非食物的奖励可以鼓励一个人，例如贴标签、写表扬信、购买新衣物，诸如此类。研究者已经证明：行为的改变，如果得到的社会支持越多，采用的程序化激励越多，越能导向积极向上的行为改变。

社会支持

在生活方式的体重管理干预中，采用分组的模式，正是为了唤起个人行为改变的社会支持。虽然有些人希望单独治疗，但已证明，小组的凝聚力可以增强体重管理治疗的效果。与整个小组一起分享行为改变的成功可以得到正面的支持，化为社会对个人的一种奖励。

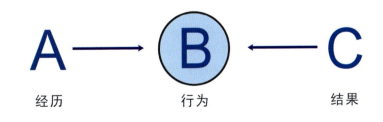

经历　　　　　　行为　　　　　　结果

· 食物的气味、视觉效果　　· 饮食摄入量　　· 短期结果
· 思想　　　　　　　　　　· 久坐不动　　　· 长期结果
· 感情　　　　　　　　　　· 体育运动

图 4.2.3　行为 A-B-C 模型

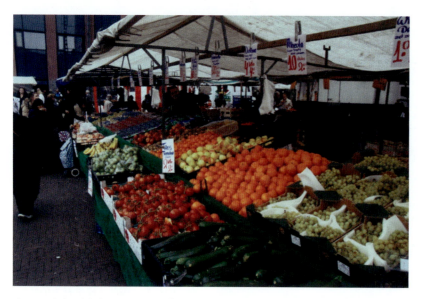

图 4.2.4 在荷兰莱市货摊上展示的新鲜农产品
注：增加新鲜水果和蔬菜的摄入量，避免高脂肪食品摄入，对健康有好处。

激励机制

体重管理的核心是行为经济学（behavioural economics）中的激励机制，行为经济学理论认为，人们往往倾向于短期的利益，不愿考虑长期的回报。这些理论同样适用于体重管理，改善饮食和行为活动的长期好处包括减肥和减少代谢的危险因素，而更能产生激励效果的是短期利益，例如品尝美食和久坐不动带来的不同愉悦。激励行为改变和减肥，可以额外增强图4.2.3中模型的效果。长期收益好像存款合同，只有当参与者达到计划的目标之后，存款才能回到他们手里，现金奖励则是初期治疗结果良好的证明，但是还不清楚长期的影响[14]。

减肥的维持

减肥的长期维持，仍然是一个严峻的挑战[15,16]。干预结束后，体重往往会反弹，一般来说，治疗结束一年内，减少的体重将恢复1/3 ～ 1/2，治疗结束3 ～ 5年后，体重会恢复到原来的基础体重[17]。现在的研究集中于找出能改善维持长期减肥成果的因素。迄今为止，最成功的因素之一是继续执行减肥措施。维持减肥成果的最近一

项总结是：如果延长减肥措施，干预结束的17.6个月之后，维持减肥组比对照组可以多减少3.2千克的体重[8]。目前，研究人员正在致力于开发更多方法，改善减肥成果使其长期维持。

此外，研究发现，个人因素也会影响减肥的长期维持。有一个国家的登记显示，有些人成功减肥至少13.6千克，并且维持这种减肥成果至少1年。研究人员发现，这些人之所以成功地保持减肥成果，是因为他们持续保持低热量摄入、低脂肪饮食、吃早餐、习惯性自我监控体重和食物摄入量，同时参加高强度的体育活动[18]。

推广与新型干预

行为体重管理计划的有效性已经得到证实，但是推广这种治疗方法仍然存在障碍。成本和训练有素的工作人员的缺乏往往限制了这些计划，尤其是高强度的计划需要配备很多科研人员。通常3 ～ 6个月的每周小组聚会，若干个月的长期治疗小组活动，后期每两周一次和每月一次的聚会等都需要专业人员介入。因此，现在越来越多的研究集中到一些低成本方案，例如分阶段实施计划以及用手机和互联网为主要手段的执行计划等。采用

新的自我监测技术的干预措施包括活动监视器，智能手机应用程序使每一个人都可以自己监测体重、饮食摄入和活动量，随着电脑和手机的普及，我们可以在更多的人群中展开干预。

证据表明，体重超重和体育活动过少与癌症风险和更低的存活率有关（参见后文《EPIC，一种模型研究载体》），但还需要进行临床实验来确定行为减肥干预是否可以改善存活率和 / 或有助于预防癌症。行为减肥计划可以有效地减少参与者7% ～ 10%的初始体重，这种减肥会带来很多健康益处，但是在癌症预防和存活率方面，仍然需要进一步的评估。现在正在40个研究中心进行一项随机对照实验，针对962例结肠癌幸存者，调查体育活动对癌症预后的影响[19]。

坚持体重控制和体育活动影响癌症预后的相关数据现在正在得到人们的认可。2000 ～ 2002 年，根据世界癌症研究基金会（World Cancer Research Fund）的建议，大约30000 名无乳腺癌病史，年龄在50 ～ 76 岁的绝经后妇女参与了监测。如果她们遵循防癌建议，特别是有关酒精和体脂的建议，以及植物性食品摄入的建议，可以降低乳腺癌的发病率[20]。此外，研究者还观察到对癌症幸存者的益处[21]。在癌症筛查中发现，推广体育活动，改变饮食也能预防癌症[22]。人们还需要进一步的研究，调查减肥和增加体育活动对各种肿瘤类型的初级预防作用。

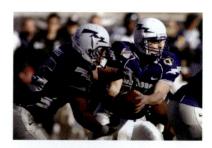

图 4.2.5 电视中播放的体育节目
注：比较奇怪的是，电视上播放的体育节目对于久坐不动的行为可能产生正面作用。

EPIC，一种模型研究载体

埃利奥·李波里（Elio Riboli）

"欧洲癌症和营养的前瞻性研究"（European Prospective Investigation into Cancer and Nutrition，EPIC），是 IARC 开展的与几个主要国家级研究机构密切协作的一项长期多中心前瞻性队列研究。这项研究专门设计研究西欧的生活方式、饮食与癌症之间的关系。EPIC 参与者的招募起始于 1992 年，在某些地理区域的一般人群中，邀请 35 ～ 70 岁的健康个体参与。2000 年招募阶段结束，EPIC 成为调查癌症病因学（cancer etiology）最大的一项前瞻性队列研究，以生物样本库（biorepository）为基础，10 个欧洲国家的 23 个研究中心征集了 521330 人参与。

参与者完成了饮食和生活方式因素（包括体育活动）的问卷调查，接受了人体特性测量（例如体重、身高、腰围和臀围），以及血压和脉搏的测量。匿名的

数据存储在 IARC 的中央保险数据库。EPIC 是第一次搜集和储存了如此众多的大量参与者血样的前瞻性研究，它包括 388467 份血液样品，每一份均为 30 毫升，按照相等的数量分装在 28 个塑料试管里，存贮在液氮中，并在 IARC 和每个国家的研究中心的生物样本库，按照同样的分量分别存储这些血样。从初始的基础收集开始，该项目随访跟踪监测 EPIC 参与者的主要饮食和生活方式因素的变化。随访的目标是确认 EPIC 队列中出现癌症病例的时间和死亡原因，并且与人口的癌症登记、地区或国家的死亡登记等主要数据联系起来 [1]。

EPIC 队列的设计是促进肿瘤病因学研究的一项重大进展。这是世界上第一次大规模预先制备生物样本库的前瞻性研究。广阔的地理覆盖面，意味着 EPIC 人群涵盖了不同的饮食和生活习惯，具有不同的潜在癌症发病

率。这一战略构想，可以大大增强确认饮食—疾病关系的统计学威力。在同一群体中，数据的范围和诊断之前收集的生物样品，使得研究人员可以综合分析癌症风险因素。最后，该研究通过跨度将近 20 年的长期随访，获得超过 60000 个新发癌症病例的报道，这就为人们提供了可以集中精力研究的一个范围。

现在已经证明，EPIC 是调查研究错综复杂的营养、代谢、遗传特性和癌症风险之间关联的一个强大资源。其中一个例子是，运用 EPIC 鉴定识别代谢综合征（metabolic syndrome）和癌症风险之间的联系。代谢综合征是指包括腹部肥胖、血压升高、糖代谢异常和血脂异常的一组代谢紊乱症候群。现在已经发现，代谢综合征的某些症状，如胰岛素抵抗（测量血清 C- 肽水平）、向心性肥胖（central obesity）与几种癌症风险增大有关 [2]。虽然代谢综合征表现出与直肠癌的风

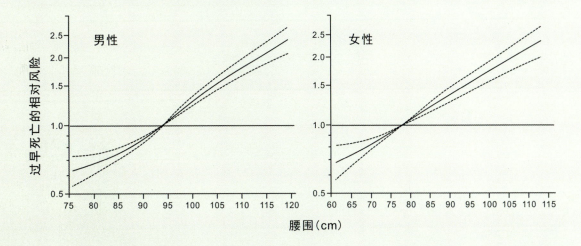

图 B4.2.1　EPIC 过早死亡的相对风险
注：在 EPIC 模型中男性和女性过早死亡的相对危险度与腰围有关，可以通过身体质量指数、年龄、吸烟状况、受教育程度、饮酒、体育活动和身高进行调整。

险有关，但这可以解释为代谢综合征的某些单一症状，即糖代谢异常和向心性肥胖，表明代谢综合征定义复杂，在临床上无法识别个体结直肠癌的风险增加。

关于向心性肥胖，EPIC的数据也澄清了一些明显矛盾的表象，成年人中，特别消瘦的人（身体质量指数BMI为$20 \sim 23kg/m^2$）和超重的人（BMI为$26 \sim 30kg/m^2$），全部死因的死亡率风险是类似的，都高于中等BMI（$24 \sim 25kg/m^2$）个体。这种矛盾通常被解释为BMI与死亡率之间是一种J形风险函数（J-shaped risk function）。EPIC表明：调整BMI之后，腰围与过早死亡风险是线性关系，腰围越细，死亡率越低，即使身体质量指数BMI很低，但是肌肉太少，腹部过度肥胖，显然也是过度不正常的表现（见图B4.2.1）[3]。

注释

[1] Bingham S, Riboli E (2004). *Nat Rev Cancer*, 4:206–215. http://dx.doi.org/10.1038/nrc1298 PMID: 14993902.

[2] Jenab M et al. (2007). *Int J Cancer*, 121:368–376. http://dx.doi.org/10.1002/ijc.22697 MID:17372899.

[3] Pischon T et al. (2008). *N Engl J Med*, 359:2105–2120. http://dx.doi.org/10.1056/NEJMoa0801891 PMID: 19005195.

注释

[1] Ballard-Barbash R, Hunsberger S, Alciati MH et al. (2009). Physical activity, weight control, and breast cancer risk and survival:clinical trial rationale and design considerations. *J Natl Cancer Inst*, 101:630–643. http://dx.doi.org/10.1093/jnci/djp068 PMID:19401543.

[2] Knowler WC, Barrett-Connor E, Fowler SE et al.; Diabetes Prevention Program Research Group (2002). Reduction in the incidence of type 2 diabetes with lifestyle intervention or metformin. *N Engl J Med*, 346:393–403. http://dx.doi.org/10.1056/NEJMoa012512 PMID:11832527.

[3] Coughlin SS, Calle EE, Teras LR et al. (2004). Diabetes mellitus as a predictor of cancer mortality in a large cohort of US adults. *Am J Epidemiol*, 159:1160–1167. http://dx.doi.org/10.1093/aje/kwh161 PMID:15191933.

[4] Wadden TA, Neiberg RH, Wing RR et al.; Look AHEAD Research Group (2011). Four-year weight losses in the Look AHEAD study: factors associated with long-term success. *Obesity (Silver Spring)*, 19:1987–1998. http://dx.doi.org/10.1038/oby.2011.230 PMID:21779086.

[5] Jakicic JM, Egan CM, Fabricatore AN et al. (2013). Four-year change in ardiorespiratory fitness and influence on glycemic control in adults with type 2 diabetes in a randomized trial: the Look AHEAD trial. *Diabetes Care*, 36:1297–1303. http://dx.doi.org/10.2337/dc12-0712 PMID:23223405.

[6] Pakiz B, Flatt SW, Bardwell WA et al. (2001). Effects of a weight loss intervention on body mass, fitness, and inflammatory biomarkers in overweight or obese breast cancer survivors. *Int J Behav Med*, 18:333–341. http://dx.doi.org/10.1007/s12529-010-9079-8 PMID:21336679.

[7] Bandura A (1986). *Social Foundations of Thought and Action: A Social Cognitive Theory*. Englewood Cliffs, NJ: Prentice-Hall.

[8] Ross Middleton KM, Patidar SA, Perri MG (2012). The impact of extended care on the long-term maintenance of weight loss: a systematic review and meta-analysis. *Obes Rev*, 13:509–517. http://dx.doi.org/10.1111/j.1467-789X.2011.00972.x PMID:22212682.

[9] Wing RR (2008). Behavioral approaches to the treatment of obesity. In: Bray GA, Bouchard C, eds. Handbook of Obesity: *Clinical Applications*, 3rd ed. New York: Informa Healthcare, pp. 227–248.

[10] Mozaffarian D, Hao T, Rimm EB et al. (2011). Changes in diet and lifestyle and long-term weight gain in women and men. *N Engl J Med*, 364:2392–2404. http://dx.doi.org/10.1056/NEJMoa1014296 PMID:21696306.

[11] Donnelly JE, Blair SN, Jakicic JM et al.; American College of Sports Medicine (2009). American College of Sports Medicine Position Stand. Appropriate physical activity intervention strategies for weight loss and prevention of weight regain for adults. *Med Sci Sports Exerc*, 41:459–471. http://dx.doi.org/10.1249/MSS.0b013e3181949333 PMID:19127177.

[12] Burke LE, Wang J, Sevick MA (2011). Self-monitoring in weight loss: a systematic review of the literature. *J Am Diet Assoc*, 111:92–102. http://dx.doi.org/10.1016/j.jada.2010.10.008 PMID:21185970.

[13] D'Zurilla T, Nezu AM (2006). *Problem-Solving Therapy: A Positive Approach to Clinical Intervention*, 3rd ed. New York: Springer.

[14] Burns RJ, Donovan AS, Ackermann RT et al. (2012). A theoretically grounded systematic review of material incentives for weight loss: implications for interventions. *Ann Behav Med*, 44:375–388. http://dx.doi.org/10.1007/s12160-012-9403-4 PMID:22907712.

[15] Jeffery RW, Drewnowski A, Epstein LH et al. (2000). Long-term maintenance of weight loss: current status. *Health Psychol*, 19 Suppl: 5–16. http://dx.doi.org/10.1037/0278-6133.19.Suppl1.5 PMID:10709944.

[16] Perri MG, Foreyt JP, Anton SD (2008). Preventing weight regain after loss. In: Bray GA, Bouchard C, eds. *Handbook of Obesity: Clinical Applications*, 3rd ed. New York: Informa Healthcare, pp. 249–268.

[17] Thomas PR, Stern JS (1995). *Weighing the Options: Criteria for Evaluating Weight-Management Programs*. Washington, DC: National Academy Press.

[18] Wing RR, Hill JO (2001). Successful weight loss maintenance. *Annu Rev Nutr*, 21:323–341. http://dx.doi.org/10.1146/annurev.nutr.21.1.323 PMID:11375440.

[19] Courneya KS, Booth CM, Gill S et al. (2008). The Colon Health and Life-Long Exercise Change trial: a randomized trial of the National Cancer Institute of Canada Clinical Trials Group. *Curr Oncol*, 15:279–285. http://dx.doi.org/10.3747/co.v15i6.378 PMID:19079628.

[20] Hastert TA, Beresford SAA, Patterson RE et al. (2013). Adherence to WCRF/AICR cancer prevention recommendations and risk of postmenopausal breast cancer. *Cancer Epidemiol Biomarkers Prev*, 22:1498–1508. http://dx.doi.org/10.1158/1055-9965.EPI-13-0210 PMID:23780838.

[21] Inoue-Choi M, Lazovich D, Prizment AE, Robien K (2013). Adherence to the World Cancer Research Fund/American Institute for Cancer Research recommendations for cancer prevention is associated with better health-related quality of life among elderly female cancer survivors. *J Clin Oncol*, 31:1758–1766. http://dx.doi.org/10.1200/JCO.2012.45.4462 PMID:23569318.

[22] Anderson AS, Mackison D, Boath C, Steele R (2013). Promoting changes in diet and physical activity in breast and colorectal cancer screening settings: an unexplored opportunity for endorsing healthy behaviors. *Cancer Prev Res* (Phila), 6:165–172. http://dx.doi.org/10.1158/1940-6207.CAPR-12-0385 PMID:23324132.

参考网站

Diabetes Prevention Program Study Documents Web Site: http://www.bsc.gwu.edu/DPP/index.htmlvdoc

Look AHEAD: Action for Health in Diabetes: https://www.lookaheadtrial.org/

4.3 设计和评估人口范围的运动

4. 癌症预防

大卫·希尔（David Hill）
梅拉妮·韦克菲尔德（Melanie Wakefield）
乔金·迪尔尼（Joakim Dillner，评审）
苏伦德拉·S. 夏斯特里（Surendra S.Shastri，评审）

摘 要

· 在个体沟通和沟通渠道不畅的人群中，开展整个人口范围的运动是改变癌症风险的一种有力和有效的方式。

· 这类运动的设计和评价必须权衡各种影响，要考虑癌症相关的个人行为发生的环境和背景，以及这些行为个人内心的决定因素。

· 必须事先假设发生个人转变的因果途径，这些假设将是运动的干预重点、措施及其效果的定义和诠释。

· 活动的信息要考虑到各种心理因素，包括反对、促进和改变癌症相关行为的心理因素。

· 所有活动都必须使用专用标准来评估，尤其是对于新的元素。

· 证据表明，如果运动对当地文化因素敏感，许多运动可以成功地反复使用，或者适用于不同的国家。

运动的正确途径在何时

如果某一种流行癌症的风险或危险因素在某一群体广泛传播，则可考虑开展整个人口范围的运动，以作为癌症的一级或二级预防（primary or secondary prevention）。这类运动的很多做法往往是利用大众媒体，采用精心策划的付费广告，同步开展交流和政策干预。这些运动通常不会考虑用于罕见的肿瘤，或者集中发生在某些亚群的肿瘤，例如某些职业或岗位的肿瘤，或者影响较小的人口统计学亚群（demographic subgroups）的风险行为。在此类案例中，几乎肯定可以找到更有效的变通方案进行直接沟通并影响风险因素，例如在产前门诊对吸烟的孕妇集中进行沟通交流，或者在目标人口亚群中，用当地最合适的语言传播或散发印刷材料。

预防癌症的运动，通常是有时间限制的，一般由公共卫生管理机构策划和资助，但是在现实中由于无法长期维持时间、精力和金钱的投入，很少能够达成既定的目标。一个癌症预防运动最好被视为一种卫生服务活动，因为这种需求是持续的（类似临终关怀），而不是规定了结束期限的一项"工程"。

本章所述的活动，目标是在明确界定的人群中改变成员与癌症有关的一个确定的行为。这不是关于癌症的"警示宣告"活动。事实上，这种运动的公共卫生价值是存在疑问的。有时候，警示宣告活动是有害的，例如前列腺癌警示引起不适当的筛查，至少可以说，带来的伤害超过受益[1,2]。这些运动也不可以替代有效的公共卫生政策和法规。相反，通过这些运动，建立良好的政策，产生公众接受的必要法规，才能促进人们改变那些已知的可能增加癌症风险的行为。

运动可以视为一级或二级预防的执行，但是在二级预防中，运动的效用是有限的。因为二级预防的启动主要取决于邀请或者说服目标群体在当地进行保健服务（筛查、诊断和治疗）之前，已经准备好足够的早期诊断和有效治疗的各种措施。作为一种服务，向个人直接发送邀请函，比公开的广告更有效[3]，所以开展运动一般不是二级预防的主要做法。此外，除非医疗服务可以平等地提供给目标人群的所有成员，否则整个人口范围的运动将会出现无法满足的需求。所以，如果整个人口的筛查服务是分阶段实施的，利用大众媒体进行交流几乎没有任何意义。但是，假设所有必需的服务都准备就绪，大众媒体在早期交流中可能发挥有限的作用，例如在个人

的邀请信函抵达之前发出公告，使人们做好准备。在计划施行期间，当人们的参与率开始降低，大众媒体也可以再次提升大众的兴趣[4]。总而言之，仅仅依靠大众媒体的运动，不太可能达到二级预防计划期望的参与率。

习惯性行为和非习惯性行为

各种战略的设计存在着根本的差别，有的战略是为了改变有风险的习惯行为，例如烟草使用、营养过度、锻炼过少以及酒精消费较多等；有的战略是驱使人们参加 1～2 次活动，例如人乳头瘤病毒（HPV）或乙型肝炎病毒（HBV）的疫苗接种，或者间歇的活动，例如做有效的筛查。在实施中，改变习惯性行为的运动成功的难度大很多。这类效果逐级递增的运动规范，最好是一定比例的人口参与习惯性目标行为的改变，当参与率接近 50% 时，可能必须立刻跟进一次筛查或疫苗接种服务，这时需要发送个人邀请函和媒体的支持[5,6]。

习惯是一个人终生操作性学习的历史结果，习惯通常会非常顽固地抵制改变。至少在戒烟问题上，扭转吸烟习惯的难度，比尼古丁成瘾更加错综复杂。但是，已经证明运动可以有效改变人口的风险行为，包括烟草使用，尽管这个过程是逐步递增性的改变。值得注意的是，如果某一危险因素是共同的，又属于比较大的相对风险，那么危险因素行为的很小比例的变化，就是大量人口的行为改变，可以减少大量的过早死亡。此外，很小比例的变化持续几年累积起来，就会产生巨大的效应。由于启动了一种趋势，运动在维持这些改变方面，发挥着至关重要的作用[7,8]。

运动信息的类型

制定运动信息，即在交流沟通过程中向目标个体实际传递什么、如何进行传递，是运动策划的核心。灵活运用心理学知识是必不可少的，至少是很有帮助的。重要的是，运动策划者必须非常明确地告知，他们希望这些信息带给接收者什么影响，因为这将使干预的重点更加鲜明突出，帮助人们制定一些措施来评估这次运动是否"发挥作用"了。许多实验室研究已经调查了有效卫生信息的本质，例如增加或减少醒目警句的相对优劣性[9]，但是仍然无法确定获得的结果是否适用于整个人口范围。在宣传癌症预防运动的警句应用方面，人们已经进行了探索信息特点的少量研究[10]。

一个常见的问题是，什么时候使用，什么时候不使用对抗性的、令人震惊的或者"令人恐怖"的信息内容[11]。有人会不愿意使用这些信息内容来敦促人们参与癌症筛查。这是因为人们考虑是否参与癌症筛查时，很可能出现"接近—回避"的心理冲突状态，一方面，人们受到吸引，他们希望得到一个令人放心的"完全正常"的筛查报告；另一方面，他们也害怕（并且希望回避）诊断发现癌症的可能性。因此，传递强调癌症多么糟糕的信息，可能只会放大"回避"的趋势，影响了"接近"的趋势。如果进行消除参与者恐惧的正面描述，例如检测结果是有益无害的，可能会更加有效。与此相反，"令人恐怖"的信息适合正在考虑戒烟同时又处于"接近—回避"心理冲突的人，他们既希望避免肺癌，又希望避免戒瘾症状（withdrawal symptoms）。此类信息可以增强避免肺癌的渴望——或者使用生动的图像，或者通过个人经历简介引发强大的负面情绪，或者戏剧化地表现某一个人直接面对的某种进退两难的困境，使目标受众成员联想到自己也陷入同样

的困境——这样一来，可以打破吸烟者改变习惯行为的摇摆不定的状态，他们更乐于接受戒瘾症状，避免可怕的肺癌恶果。

近年来，在世界不同人群中，研究者们开展了特定癌症预防信息的有效性研究，找到了一些原则。至少在烟草管制方面，吸烟严重危害健康的信息，引发大众严重的不安情绪，世界许多国家的吸烟者都产生了类似的反应，由此可见，在不同的司法管辖区域，分享和循环重复广告宣传的潜力巨大。这种信息令人记忆深刻，在各个国家间和国家内的许多人口亚群中，引发了改变吸烟行为的早期前兆反应，在运动波及的人群中，更容易促成戒烟尝试。由此证明，这类做法可能是适合广泛传播有效信息的[12～16]。总体而言，这些研究支持许多运动的基本假设，即健康行为改变的内在动力源自减少心理不适的一种愿望，如果持续维持风险行为，就会感觉到这些心理不适。

运动的规划

策划和实施预防运动的专业团队通常拥有不同的背景，他们的贡献来自其专业技能。这些团队可能包括行为科学家、医学专家和保健推广专家、撰稿人、平面设计师、电影制作人、媒体专家、新闻记者，等等。所以，信息必须前后连贯一致，大家一起分享信息达成共识，这些信息，将对运动中目标人群的行为产生期望的影响。理想情况下，一个小团体中应该包括经历过这类运动的行为科学家，由行为科学家开发适合这一次运动的行为模型。框图 4.3.1 中是适用的模型[17,18]。

建立模型的原则源于行为科学的基础研究，例如认知领域、社会学习、作用条件反射（正—负强化）、记忆、建立模型、动机、自我效能等领域的知识。根据这些领域的性

希尔（Hill）和迪克森（Dixon）[18] 提出了他们称之为"五大"的一套原则，蕴含着对于人类行为具有决定性因素的大量心理学和行为学研究。

与癌症相关的行为几乎很少是某个单一影响的结果，所以在一场运动中，可以同时启动的决定性因素越多，带来的变化就可能越大。

一个人行为变化的可能程度为：

1. 想做这件事（动机）；
2. 观察其他人如何做（建立模型）；
3. 具有做这件事的能力（资源和自我效能的信念）；
4. 记得做这件事（记忆）；
5. 被强迫做这件事，或者强忍着不做这件事（正面和负面的强化）。

在策划一场运动时，可以按照这"五大"原则的清单研究设计，达成人群行为改变力度的最大化。

框图 4.3.1　行为改变的"五大"原则

质，理论上模型是复杂而全面的，但是如果把理论上的模型，试图全面运用于某一次运动的规划，并不都是有用的。应该采取的做法是，从这些理论寻找灵感，然后创建适合这一次运动的模型并且清晰地表述这种模型。这个模型是推行这运动的所有人发挥创新性聪明才智的基准点[19]。

除了清晰明确地描述运动交流的影响途径外，如果编制出干预机会的一个清单，则还可以丰富这次运动行为模型的要素。大多数行为，以及某些预防癌症行为，都有多种"原因"。因此，越深入探索影响运动的可能原因，这些行为的改变越可能发生。例如，在一次运动的模型中，不仅加入一位

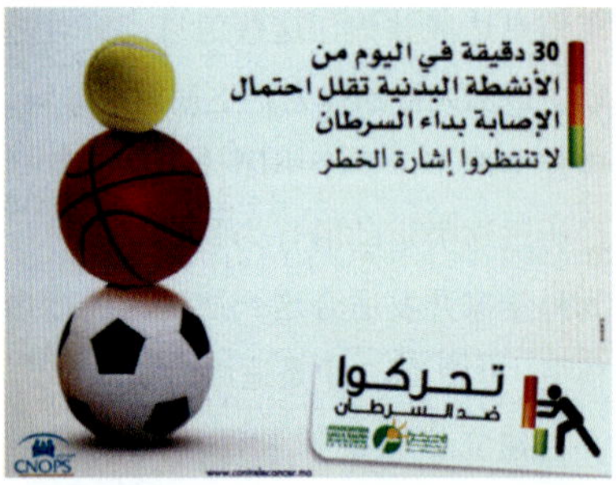

图 4.3.1　萨尔玛抗癌协会（摩洛哥）的"运动抗肿瘤"活动
注：海报内容大意为每天锻炼 30 分钟可足以减少癌症的风险，别等危险降临，运动对抗癌症。

受尊重人物的鼓励行为，还通过交流一种新鲜的改变理由和承诺正面强化，增强了改变的动机，这就比仅仅做模型更有效力。

市场的细分

商业营销假定，一种产品或多种产品，可以设法对消费者展现更大的吸引力。人们可以针对细分的人群创造、改变和包装出不同的产品，但是保健行为建议则无法做到这一点。即使我们假定一种行为可以等同于一种产品，但是为了适应不同人群的要求，一个人不能简单地创造出行为的"变型"。

根据一级预防运动的经验，一般认为，在一段给定的时间里，只有当风险占据一定比例后才需要考虑行为改变。这是大众传媒最可能激活的一个细分部分。这也是为什么各种运动都要延续一段较长时间的原因，这样一来，运动将会影响每一个新的人口群体或者人群"波浪"，以使之做好改变的准备。

身体健康和避免疾病是一种普适性（即"非细分"）的人类愿望，这可能解释了我们的幸运发现：高收入国家的电视戒烟广告，在中低收入国家的运动中也容易被接受，并得到有效的应用[12,16,20]。

沟通渠道

达到目标受众的渠道选择，必须以分析人口群体暴露于各种沟通渠道之下为基础产生。在中低收入国家和高收入国家，这类数据通常可以通过商业渠道获得。这种分析是媒体策划决策的基础：在电视、广播、印刷品、户外交通和直接邮寄等形式之间，投入和支出做到相对平衡。

社交媒体（如 Facebook 和 Twitter）可能也是达成期望目标、增强宣传运动影响以改变癌症相关行为的一种手段，但是证据不足[21]。不过，在低收入和中等收入国家（包括越南和埃及）的开创性工作已经报告了可喜的成果[22,23]。

评估

如果把运动视为一种假设（或一组假设），则有助于进行检验。运动是否"有用"，永远无法事先知道，无论此前的研究工作奠定了多么好的基础。每一次新的运动都有新的要素，不能认为执行新的要素就会与特定文化产生共鸣。对于那些实施的运动，必须高度重视执行效果的评估，因为这是一条持续改进之路。

运动启动之前，预先精心检测运动要素，可以达成最终沟通交流的改善。预先检测有助于查明人们如何接受运动，如何应对误解或者其他可能出现的困难[23]。大部分运动在很大程度上依赖于个人的自我报告，所以运用质疑非常重要。质疑可以最大限度地减少反应偏差[24]，达成更加客观的验证（例如吸烟状况的生物化学验证，或不引人注意的观察）。

如前所述，如果要增强运动的效力，就要明确地投资于假设的"影响途径"上的那些结合部位。评价运动的目标，要针对"影响途径"上尽可能多的位点，找出这些位点的定量变

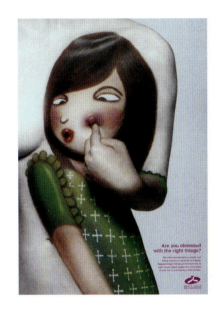

图 4.3.2　新加坡预防乳腺癌的宣传海报
注：海报内容为"你沉迷于正确的事情吗？粉刺和乳腺癌之间的区别是，生命和死亡。常规乳腺检查是对抗乳腺癌的最好办法。买一条粉红丝带吧，支持你生活中的女性"。

化，而不仅仅是针对高风险行为本身。例如，一个运动的目标是促使吸烟者自愿戒烟，传播关于黄斑变性（macular degeneration）的新消息，通过抽样调查，找出人群中黄斑变性的改变，检查这种知识是不是促成人们形成戒烟的意向，找出随着时间变化而发生的戒烟行为本身的变化。

如果产生了效果，运动就具有成本效益——这意味着，与其他方法相比，达成预防效果的人均成本比较低。例如，充分的证据表明，反烟运动和皮肤癌预防运动具有成本效益[25,26]。毋庸置疑，烟草管制运动（包括严格的评估）是最常见的运动，积累了大量经验，其中一些经验有助于其他癌症风险行为运动的开展。

成功运动的例子
反对烟草

早期一项里程碑意义的运动是澳大利亚新南威尔士州的"戒烟，为了生命"（Quit. For Life）运动（始于1983 年），这次运动使用了令人印象深刻的画面：烟草烟雾中的焦油从海绵挤压出来送到肺部，积聚成致癌物微粒。这一运动的结果是短期内吸烟率减少大约 2.8 个百分点[27]。第二年，在美国弗吉尼亚州及其邻近州的运动中，再次重现了这种效应[28]。

美国加利福尼亚州进行了一场资金投入庞大的长期运动，降低了吸烟率，导致 1995 年加州与美国其他地区的吸烟率出现 4 个百分点的差异，但是后来这种势头减弱了，可能是政府的资金减少了，而且之前的烟草广告增加了[29]。

美国纽约州曾经发起具有强有力的画面感和煽情内容的电视大众媒体运动，辅以广告宣传，帮助吸烟者树立戒烟的信心。2003 ～ 2009 年的报道显示：该地区的吸烟率下降了 18 个百分点，高于全美仅有的 5 个百分点的吸烟下降率[30]。

1993 年，美国马萨诸塞州推出了一次全面的运动，大大提高香烟的价格（税收），吸烟率的年平均下降率为 4 个百分点，一直持续到 1999 年，相比之下美国其他地区很少或根本没有改变，但不包括美国加利福尼亚州[31]。

印度的一个全国性电视和广播运动提醒人们使用无烟烟草的危害，证明对行为改变的先兆产生了影响，包括目标人群中出现改变无烟烟草使用的意图[32]。

日晒防护

1998 年，澳大利亚维多利亚州启动 SunSmart 活动之后，人们关于阳光的理解和行为显著改变了，晒伤（假定为致癌风险的中间标志物）的发病率明显减少，当时观察发现，紫外线辐射的周围水平得到了调整[33]，长期随访证实，这种效果仍在持续[34]。

饮食和营养

美国西弗吉尼亚州惠灵市（Wheel-ing）的"1% 或更少"活动是一次集中在 6 周内的大众媒体运动，敦促人们饮用低脂牛奶。活动之后，34% 的人表示，他们已经改用低脂牛奶，而对照社区仅为 3.6%[35]。在干预的社区，低脂牛奶销售量由 29% 增加至 46%。

体育活动

VERB 运动（见图 4.3.3）是2002 ～ 2006 年美国开展的全国性运动，通过商业广告和营销技术提高儿童的体育活动水平。报道的运动效果显示，人们的态度和行为发生了改变[36]。

应用于亚群体的活动原理

2004 ～ 2006 年，美国加利福尼亚州的阿拉梅达县（Alameda）和圣克拉拉县（Santa Clara）用越南语媒体开展了一次活动，推动越南裔美国人参与结直肠癌的筛查，结果显示，参与筛查的人数超过了没有参加这次运动的对照社区[37]。

在得克萨斯州的休斯敦，运用越

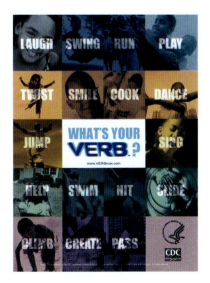

图 4.3.3　一张美国用于 VERB 运动的海报
注：2002 ～ 2006 年该运动旨在增加和维持青少年（9 ～ 13 岁）的体育活动。

4.3 设计和评估人口范围的运动

南语媒体推动 3 ～ 18 岁越南裔美国孩子们接种 3 种乙肝病毒疫苗，这些孩子的家长获得了更多这类疫苗的知识，疫苗接种增幅也明显高于对照社区 [38]。

癌症预防的环境

所有的行为，既是内在个人因素的产物，也是行为发生环境的产物。发生在当时的社会、政策和监管环境下的运动受到的影响既有正面的，也有负面的。所以最好的运动不仅仅取决于一个有利的环境；成功的预防运动有助于创造这样的环境。

理想情况下，为了形成一种公众健康的影响力，社会和监管环境应与公众传播运动的连续阶段互相呼应，保持一致。

[1] Chapman S, Barratt A, Stockler M (2010). *Let Sleeping Dogs Lie? What Men Should Know before Getting Tested for Prostate Cancer.* Sydney, Australia: Sydney University Press.

[2] Schroder FH, Hugosson J, Roobol MJ et al.; ERSPC Investigators (2009). Screening and prostate-cancer mortality in a randomized European study. *N Engl J Med*, 360:1320-1328. http://dx.doi.org/10.1056/NEJMoa0810084 PMID:19297566.

[3] Ferroni E, Camilloni L, Jimenez B et al.; Methods to Increase Participation Working Group (2012). How to increase uptake in oncologic screening: a systematic review of studies comparing population-based screening programs and spontaneous access. *Prev Med*, 55:587-596. http://dx.doi.org/10.1016/_i.ypmed.2012.10.007 PMID:23064024.

[4] Mullins R, Wakefield M, Broun K (2008). Encouraging the right women to attend for cervical cancer screening: results from a targeted television campaign in Victoria, Australia. *Health Educ Res*, 23:477-486. http://dx.doi.org/10.1093/her/cym021 PMID:17615181.

[5] Ladner J, Besson MH, Hampshire R et al. (2012). Assessment of eight HPV vaccination programs implemented in lowest income countries. *BMC Public Health*, 12:370. http://dx.doi.org/10.1186/1471-2458-12-370 PMID:22621342.

[6] Brotherton J, Gertig D, Chappell G et al. (2011). Catching up with the catch-up: HPV vaccination coverage data for Australian women aged 18-26 years from the National HPV Vaccination Program Register. *Commun Dis Intell Q Rep*, 35:197-201. PMID:22010515.

[7] Wakefield MA, Bowe SJ, Durkin SJ et al. (2013). Does tobacco-control mass media campaign exposure prevent relapse among recent quitters? *Nicotine Tob Res*, 15:385-392. http://dx.doi.org/10.1093/ntr/nts134 PMID:22949574.

[8] Niederdeppe J, Farrelly MC, Hersey JC, Davis KC (2008). Consequences of dramatic reductions in state tobacco control funds: Florida, 1998-2000. *Tob Control*, 17:205-210. http://dx.doi.org/10.1136/tc.2007.024331 PMID:18390911.

[9] Gallagher KM, Updegraff JA (2012). Health message framing effects on attitudes, intentions, and behavior: a meta-analytic review. *Ann BehavMed*, 43:101-116. http://dx.doi.org/10.1007/s12160-011-9308-7 PMID:21993844.

[10] Durkin S, Brennan E, Wakefield M (2012). Mass media campaigns to promote smoking cessation among adults: an integrative review.*Tob Control*, 21:127-138. http://dx.doi.org/10.1136/tobac cocontrol-2011-050345 PMID: 22345235.

[11] Hill D, Chapman S, Donovan R (1998). The return of scare tactics. *Tob Control*, 7:5-8. http://dx.doi.org/10.1136/tc.7.1.5 PMID:9706747.

[12] Wakefield M, Durrant R, Terry-McElrath Y et al. (2003). Appraisal of anti-smoking advertising by youth at risk for regular. smoking: a comparative study in the United States, Australia, and Britain. *Tob Control*, 12 Suppl 2:ii82-ii86. http://dx.doi.org/10.1136/tc.12.suppl_2.ii82 PMID:12878778.

[13] Durkin SJ, Biener L, Wakefield MA (2009). Effects of different types of antismoking ads on reducing disparities in smoking cessation among socioeconomic subgroups. *Am J Public Health*, 99:2217-2223. http://dx.doi.org/10.2105/AJPH.2009.161638 PMID:19833980.

[14] Farrelly MC, Duke JC, Davis KC et al. (2012). Promotion of smoking cessation with emotional and/or graphic antismoking advertising. *Am J Prev Med*, 43:475482. http://dx.doi.org/10.1016/j.amepre.2012.07.023 PMID:23079169.

[15] Davis KC, Nonnemaker J, Duke J et al. (2013). Perceived effectiveness of cessation advertisements: the importance of audience reactions and practical implications for media campaign planning. *Health Commun*, 28:461 -72. http://dx.doi.org/10.1080/1041 0236.2012.696535 PMID:22812702.

[16] Wakefield M, Bayly M, Durkin S et al.; International Anti-Tobacco Advertisement Rating Study Team (2013). Smokers'. responses to television advertisements about the serious harms of tobacco use: pre-testing results from 10 low- to middle-income countries. *Tob Control*, 22:24-31. http://dx.doi.org/10.1136/tobaccocontrol-2011-050171 PMID:21994276.

[17] Hornik R, Yanovitzky I (2003). Using theory to design evaluations of communication campaigns: the case of the national youth anti-drug media campaign. *Commun Theory*, 13:204-224. http://dx.doi.org/10.1111/j.1468-2885.2003.tb00289.x.

[18] Hill D, Dixon H (2010). Achieving behavioural changes in individuals and populations. In: Elwood JM, Sutcliffe SB, eds.*Cancer Control*. Oxford: Oxford University Press, pp. 43-61.

[19] Hill D, Carroll T (2003). Australia's National Tobacco Campaign. *Tob Control*, 12 Suppl 2:ii9-ii14.http://dx.doi.org/10.1136/tc.12.suppl_2.ii9 PMID:12878768.

[20] Cotter T, Perez D, Dunlop S et al. (2010). The case for recycling and adapting anti-tobacco mass media campaigns.

Tob Control,19:514-517. http://dx.doi.org/10.1136/tc.2009.035022 PMID:20852321.

[21] Chou WY, Prestin A, Lyons C, Wen KY (2013). Web 2.0 for health promotion: reviewing the current evidence. *Am J Public Health*, 103:e9-e18. http://dx.doi.org/10.2105/AJPH.2012.301071 PMID:23153164.

[22] Hefler M, Freeman B, Chapman S (2012). Tobacco control advocacy in the age of social media: using Facebook, Twitter and Change. *Tob Control*, 22:210-214. http://dx.doi.org/10.1136/tobaccocontrol-2012-050721 PMID:23047890.

[23] World Lung Foundation Tobacco Control Mass Media Resource. 360 Mass Media Process. Available at http://67.199.72.89/mmr/english/3 60formativeResearch.html.

[24] Dillman DA (1978). *Mail and Telephone Surveys: The Total Design Method*. New York: Wiley.

[25] Hurley SF, Matthews JP (2008). Cost-effectiveness of the Australian National Tobacco Campaign. *Tob Control*, 17:379-384. http://dx.doi.org/10.1136/tc.2008.025213 PMID:18719075.

[26] Carter R, Marks R, Hill D (1999). Could a national skin cancer primary prevention campaign in Australia be worthwhile? An economic perspective. *Health Promot Int*, 14:73-82. http://dx.doi.org/10.1093/heapro/14.1.73.

[27] Dwyer T, Pierce JP, Hannam CD, Burke N (1986). Evaluation of the Sydney "Quit. For Life" anti-smoking campaign. Part 2. Changes in smoking prevalence. *Med J Aust*, 144:344-347. PMID:3485760.

[28] Pierce JP, Macaskill P, Hill D (1990). Long-term effectiveness of mass media led antismoking campaigns in Australia. *Am J Public Health*, 80:565-569. http://dx.doi.org/10.2105/AJPH.80.5.565 PMID:2327533.

[29] Pierce JP, Gilpin EA, Emery SL et al. (1998). Has the California tobacco control program reduced smoking? *JAMA*, 280:893 899. http://dx.doi.org/10.1001/jama.280.10.893 PMID:9739973.

[30] Davis KC, Farrelly MC, Duke J et al. (2012). Antismoking media campaign and smoking cessation outcomes, New York State, 2003-2009. *Prev Chronic Dis*, 9:E40. http://dx.doi.org/10.5888/pcd9.110102 PMID:22261250.

[31] Biener L, Harris JE, Hamilton W (2000). Impact of the Massachusetts tobacco control programme: population based trend analysis. *BMJ*, 321:351-354. http://dx.doi.org/10.1136/bmj.321.7257.351 PMID:10926595.

4. 癌症预防

[32] Murukutla N, Turk T, Prasad CV et al. (2012). Results of a national mass media campaign in India to warn against the dangers of smokeless tobacco consumption. *Tob Control*, 21:12-17. http://dx.doi.org/10.1136/tc.2010.039438 PMID:21508418.

[33] Hill D, White V, Marks R, Borland R (1993). Changes in sun-related attitudes and behaviours, and reduced sunburn prevalence in a population at high risk of melanoma. *Eur J Cancer Prev*, 2:447-456. http://dx.doi.org/10.1097/00008469-199311000- 00003 PMID:8287008.

[34] Dobbinson SJ, Wakefield MA, Jamsen KM et al. (2008). Weekend sun protection and sunburn in Australia: trends (1987-2002) and association with SunSmart television advertising. *Am J Prev Med*, 34:94-101. http://dx.doi.org/10.1016/_i.amepre.2007.09.024 PMID:18201638.

[35] Reger B, Wootan MG, Booth-Butterfield S (1999). Using mass media to promote healthy eating: a community-based demonstration project. *Prev Med*, 29:414421. http://dx.doi.org/10.1006/pmed.1998.0570 PMID:10564633.

[36] Huhman ME, Potter LD, Duke JC et al. (2007). Evaluation of a national physical activity intervention for children: VERB campaign, 2002-2004. *Am J Prev Med*, 32:38-43. http://dx.doi.org/10.1016/j.amepre.2006.08.030 PMID:17218189.

[37] Nguyen BH, McPhee SJ, Stewart SL, Doan HT (2010). Effectiveness of a controlled trial to promote colorectal cancer screening in Vietnamese Americans. *Am J Public Health*, 100:870-876. http://dx.doi.org/10.2105/AJPH.2009.166231 PMID:20299659.

[38] McPhee SJ, Nguyen T, Euler GL et al. (2003). Successful promotion of hepatitis B vaccinations among Vietnamese –American children ages 3 to 18: results of a controlled trial. *Pediatrics*, 111:1278-1288. http://dx.doi.org/10.1542/peds. 111.6.1278 PMID: 12777542.

4.4 非传染性疾病的共同预防策略

4. 癌症预防

佩卡·普斯卡（Pekka Puska）
提拉伍德·库哈普列玛（Thiravud Khuhaprem，评审）
理查德·穆瓦格（Richard Muwonge，评审）

摘　要

·过去几十年的大量研究为预防癌症和其他重要的非传染性疾病提供了有力证据。高风险人群的预防措施固然重要，应对肿瘤的措施也很多。但在普通人群中最具潜力的癌症预防方法为大力推广针对某些生活方式类风险因素的综合性健康政策，预防非传染性疾病。

·"世界卫生组织非传染性疾病预防和控制的全球战略"（WHO Global Strategy for the Prevention and Control of Noncommunicable Diseases）针对四种行为风险因素——吸烟、不健康饮食、缺乏体育活动和伤害性使用酒精——提出了具体对策。

·《世界卫生组织烟草控制框架公约》提出了最有效的措施，尤其是减少需求，要求缔约国严格执行。

·"世界卫生组织饮食、体育活动和健康全球战略"（WHO Global Strategy on Diet, Physical Activity and Health）包含一系列有循证依据的干预措施，影响普通人群的饮食和体育活动。重点措施在于促进更健康的食品菜肴的生产、流通和销售。

·"世界卫生组织减少伤害性使用酒精的全球战略"（WHO Global Strategy to Reduce the Harmful Use of Alcohol）描述了减少伤害性使用酒精的举措，重点是酒精政策。

·构建非传染性疾病预防措施的主要挑战是，疾病风险的科学知识与运用知识降低发病率之间存在着鸿沟。

过去的 20 年中，公共卫生优先事项的全球化发展迅速。世界范围的疾病负担研究已经确认：无论发达国家还是发展中国家，非传染性疾病（NCD）现已成为死亡的主因[1]。《2002 年世界卫生报告》（The World Health Report 2002）具有里程碑意义，这份报告既论述了疾病负担的变迁，又阐明了主要风险因素的影响[2]。

由于新兴的非传染性疾病大规模流行，2000 年的世界卫生大会通过了"世界卫生组织非传染性疾病预防和控制的全球战略"[3]。这份报告是基于非传染性疾病的全球性增长、某些与行为相关风险因素的因果作用，以及积累的科学证据和数个国家的经验，阐明了预防非传染性疾病的可能性。

非传染性疾病预防的潜力

"世界卫生组织非传染性疾病预防和控制的全球战略"首次确认，非传染性疾病成为世界卫生组织（WHO）工作的优先领域[3]。这一战略集中于四类主要的非传染性疾病——心血管疾病、癌症、糖尿病和慢性肺部疾病。这个战略包括非传染性疾病的综合性防治活动，强调预防是公共保健策略的关键。

早在 2000 年之前，人们已经毫无悬念地确认了非传染性疾病主要风险因素的因果关系，此后对非传染性疾病预防巨大潜力的了解开始迅速增多。在芬兰，特定年龄段的心血管疾病和癌症的发病率大幅度下降，这正是 20 世纪 70 年代开展预防工作的结果[4]。

早年预防非传染性疾病的重点是早期发现、个体化治疗以及针对发病原因的健康教育。这是现在公认的一种"高风险"做法。现在，无论从流行病学角度来看，还是从行为或社会学角度来看，强调"全民预防"才是最有效的公共保健方法[5,6]。

在"世界卫生组织非传染性疾病预防和控制的全球战略"中推出了综合预防（integrated prevention）的概

念。人们认识到，针对不同的疾病，必须开展不同的活动，但是最有效的公共卫生方法是干预，只有干预才能减少对全部人口的影响，因为几种主要非传染性疾病的风险因素是共同的。WHO 的战略专门针对烟草使用、不健康饮食、缺乏体育活动和伤害性使用酒精。

本章从非传染性疾病综合预防的角度，论述普通人群中的癌症预防。这是最具有成本效益、可持续的公共健康方法，可以实现普通人群癌症负担的大幅度减少。但是也应认识到，本报告其他章节论述的一些其他措施，也大大有助于癌症预防。这些措施包括各种筛查计划；某些传染病的控制措施；限制紫外线辐射暴露预防皮肤癌；解决室外和室内空气污染预防肺癌，特别是相关国家的"清洁炉灶"计划。

非传染性疾病全民综合预防的目标是把社区内风险相关的行为或生活方式作为一个整体，找出其中的重点，塑造出可以转变生活方式的社会环境，实施广泛的健康促进和政策干预。这要求我们考虑特定生活方式的社会决定性因素，以及影响特定生活方式的各种可能性[7]。早期的办法只是健康教育，现在还需设法改变环境包括自然环境和社会环境。这样一种"生态型"解决方案是要求不同行政部门参与的一种综合行动，等同于多部门联合行动，不同的政府部门提供各自的政策措施，例如芬兰首创的"总体健康政策"（Health in All Policies）[8]。

2000 年，WHO 发布非传染性疾病战略之后，已经开发出数个国家干预的重要方法和工具，针对的是四种行为风险因素：烟草使用、不健康饮食、缺乏体育活动和伤害性使用酒精。

《世界卫生组织烟草控制框架公约》

2003 年《世界卫生组织烟草控制框架公约》（FCTC）通过[9]。截至 2013 年 9 月，177 个国家批准了这项公约。这是第一次在公共卫生领域运用国际法。《世界卫生组织烟草控制框架公约》根据成功烟草管制的证据，做出了一些明确的规定，大多数举措是降低烟草产品的需求。通过教育和交流，可以减少人们对烟草的需求（见图 4.4.1）。全方位的教育，提高公众意识，各种烟草管制的培训计划，直接针对医务人员、其他专业人士、社会团体和决策人士。减少烟草使用是困难的，既由于尼古丁很强的成瘾性，也因为社会的依赖性。现在已经开发出两类方案可以有效辅助吸烟者戒烟，即药物方案和非药物方案（后者包括心理学和教育学的方法）。烟草管制政策中，必须包括提供戒烟服务的各种措施[10]。

全球范围的烟草流行病是跨国烟草行业强大杠杆力量的直接后果，他们运用了各种广告推广、市场营销、企业赞助以及政治游说等手段。因此，烟草管制的一个重要组成部分是全面彻底地禁止所有广告、促销和赞助。关于这一挑战，签订一项国际协议是非常重要的，因为广告是可以跨越国境线传播的。

价格和税收措施可减少人们的烟草消费，这是制约青年人吸烟的有效和重要手段（参见第 4.1 章）。所有烟草产品都是不安全的，因此国家级机构或其他权威机构可以制定各种烟草产品检验规范和鉴定条例，不允许烟草产品中的某些成分高于一定水平，或者不允许排放。

二手烟草烟雾暴露，特别是室内暴露，已经公认能够导致多种非传染性疾病[11]，严重影响人口中易受伤害的群体，例如儿童和青少年。无烟环境可以阻止人们开始吸烟或继续吸烟。因此，所有烟草管制政策必须包括室内工作场所禁烟、公共交通工具禁烟

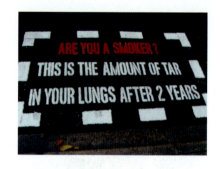

图 4.4.1　新加坡乌节路地区人行横道上的反吸烟涂鸦

和其他室内禁烟，以及公共场所（如体育场馆）禁烟。

烟草制品的包装上，不得利用误导信息推销产品。这类误导信息包括诸如"低焦油""味淡""超轻"和"柔和"，等等。烟草的包装必须包括醒目、明白无误的文字形式和画面形式的健康警示，不允许出现广告（见图 4.4.2）。澳大利亚是全世界第一个采用香烟素面包装的国家[12]。

《世界卫生组织烟草控制框架公约》详细制定了减少烟草供应量的一系列措施。必须全面贯彻执行严禁向未成年人出售烟草的立法。自动售货机必须设置成孩子们无法获得使用权限。出人意料的是，全球范围的烟草使用中，走私、非法制造或伪造的烟草制品比例非常高。因此，消除烟草制品非法贸易是一个必须由执法机关跨国合作来解决的问题。

虽然烟草管制的科学基础已经非常坚固，但还需要在几个方面开展进一步研究，例如特定人群的脆弱性。在每一个国家，按照当地环境自行开展研究是非常重要的。在一般人群和亚群中，监测烟草使用的趋势是至关重要的。同样重要的是监测烟草使用的模式和决定因素以及烟草管制活动的相关影响。

2009 年，《世界卫生组织烟草控制框架公约》秘书处发表了这项公约的全球执行情况的报告 [13]。这份报

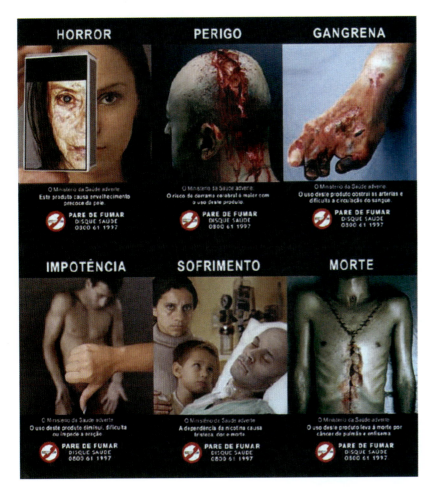

图 4.4.2　一些国家正在使用新的吸烟警告和图形
注：如巴西这个例子，包括"惊恐、危险、坏疽、阳痿、痛苦、死亡"。虽然公众对吸烟导致肺癌的认知已占主导地位，但是不可否认吸烟也会增加呼吸系统疾病、心血管系统疾病和其他疾病的发病率和死亡率。

告的结论是各地区贯彻实施的差异很大。总体来看，大多数国家报告在包装和标签上标明禁止向未成年人销售，以及教育和培训措施等方面，各种方法的执行率比较高。总体来看，戒烟计划的执行率仍然很低。

促进健康饮食和体育活动

饮食和体育活动在许多基本方面不同于吸烟[14]。吸烟是非常有害的行为，原则上吸烟没有任何必要，饮食和体育活动则是日常生活的一部分。我们要推广体育活动和健康饮食的积极行为[15]。饮食对健康的影响是多方面且极其复杂的。尽管一些一般性的建议已被提出，但不同的营养物和食物与不同的非传染性疾病的关系也是变化的。

2004 年，WHO 通过了"饮食、体育活动和健康的全球战略"（Global Strategy on Diet, Physical Activity, and Health）[16]。这一战略为各国提供的建议，全方位影响各国人口的饮食习惯和体育活动。作为这一战略的支持，WHO 与世界粮农组织合作发表了《饮食、营养和慢性疾病预防》（Diet, Nutrition and Prevention of Chronic Diseases）报告[17]。根据专家的意见，这份报告审议了营养属于一种预防手段的证据，包括预防心血管疾病、癌症、糖尿病、肥胖症、骨质疏松和龋齿。

关于群体和个人饮食，WHO 战略建议如下：

- 达到能量平衡和健康的体重。
- 从总脂肪量上限制能量摄入，从消费饱和脂肪向消费不饱和脂肪转移；消除反式脂肪酸的摄入（又称反式脂肪）。
- 增加水果、蔬菜、豆类、全谷类和坚果的消费量。
- 限制游离糖的摄入。
- 限制盐（钠）的消费。

该战略鼓励个人通过日常生活达到体育活动的最佳水平。为了实现不同的健康效果，必须进行不同类型和不同运动量的体育活动。在大多数情况下，日常进行至少 30 分钟规律的中等强度体育活动，可以降低患心血管疾病、糖尿病（见图 4.4.3）和结肠癌的风险，很可能也会降低患乳腺癌的风险。

战略（包括政策和实现这些目标的必要行动）必须全面贯彻实施，社会的方方面面都要从长期角度出发参与其中。必须认识到，这是个人选择、社会规范、经济和环境因素之间的一种错综复杂的相互作用。需要使人们确立这是一种终身事业的观念，各种策略也应属于社会公共健康计划的组成部分。各种活动必须优先针对最低收入的群体和社区。

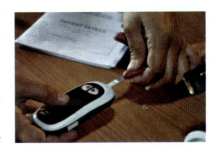

图 4.4.3　使用血糖仪检测血糖，用于糖尿病的日常管理
注：减肥有益于降低糖尿病、心血管疾病和某些类型肿瘤的发病率。人们可以通过采用更好的饮食习惯和增加运动达到效果。

政府

政府要居于主导地位，在全方位非传染性疾病预防和健康促进的背景下，敦促政府行动起来。国家层面的战略应该确定所需采取的措施，必须包括具体的目标、对象和行动。各国政府应该在下列领域采取行动：

- 教育、交流和公众意识。
- 市场营销、广告、赞助和促销。
- 食品的标签。
- 健康效应。

学校的政策和方案，必须支持采用健康的饮食和适当的儿童体育活动，保健服务必须贴合患者和普通人群的生活习惯。各国政府也应该投入资金，研究和评估普通人群的营养和体育活动。在各种计划的实施、监测和评估中，负责公共保健、营养和体育活动的国家级研究机构承担着重要的责任。

私营部门和民间团体

私营部门也可以影响饮食习惯和体育活动[18]。食品行业、零售行业、餐饮机构（包括学校或工作场所的餐饮供应商）、体育用品生产商、广告企业、娱乐公司和媒体，都可能协助人们接受良好的保健习惯。此外，有评论注意到，食品系统很少主动为人们提供最佳饮食，他们主要追求利润最大化，直接导致的结果就是肥胖人口的增加[19]。

建议食品加工行业采取以下措施：

- 限制饱和脂肪、反式脂肪、糖和盐的产量。
- 不断研究，为消费者提供经济实惠、健康、营养的选择。
- 研制出比以前更具营养价值的新产品。
- 为消费者提供充分的、易理解的产品和营养信息。
- 实行负责任的市场营销。
- 提供简单、清晰、符合事实的食品标签，标明基于证据的健康功效。
- 协助体育活动计划的制订和实施。

工作场所的设置也要考虑促进健康和预防疾病，必须预先安排健康食品，鼓励体育活动。

民间团体和非政府组织也可以倡导健康的生活方式，进而影响食品行业提供健康的产品。这类组织能够调动社区的态度，同时影响公共议事日程。非政府组织和民间团体可以支持健康饮食和体育活动的信息传播。

酒精管制

酒精消费是全球死亡的十大原因之一，每年导致 200 万～300 万人死亡[20]。非传染性疾病也属于酒精消费的不良健康后果，因醉酒导致的严重恶果包括各类事故、反社会行为、慢性损伤（包括肝脏疾病）、某些癌症（见图 4.4.4）和心血管疾病。

酒精消费的特点之一是成瘾性。

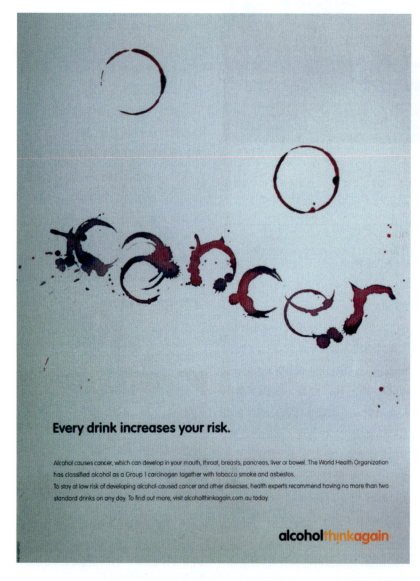

图 4.4.4　澳大利亚西部政府 2012 年关于酒精与癌症风险的宣传海报
注：众所周知的饮酒危害是中毒和成瘾；但其引起的慢性疾病，如癌症，可能鲜为人知。

慢性非传染性疾病的全球经济

费利西亚·玛丽·克瑙尔（Felicia Marie Knaul）

安德鲁·马克斯（Andrew Marx）

慢性非传染性疾病对全球贫困、金融安全和公平产生巨大影响[1,2]。《世界经济论坛 2010 年全球风险》（*The World Economic Forum's Global Risks 2010*）报告中显示，慢性疾病被列为全球正在面临的最可能和最严重的三大风险之一，潜在经济损失超过 1 万亿美元[1]。

2005 ～ 2015 年，仅中风、心脏病和糖尿病三种疾病导致的经济收入损失在中国为 5580 亿美元，在印度为 2370 亿美元[3]。随着时间的推移，慢性非传染性疾病对中低收入国家的经济影响将变得越来越严峻，特别是会影响劳动力人口。虽然预计 2030 年，年龄在 15 ～ 59 岁非传染性疾病死亡人数的比例会呈现全球范围内下降的趋势，但在中低收入国家这一数字还将继续上升[2]。

烟草是中低收入国家一个巨大的经济风险。估计烟草每年造成 5000 亿美元的医疗负担，超过了所有中低收入国家全年医疗开支的总和。烟草消费每年导致的损失估计占全球 GDP 的 3.6%。如果烟草消费继续上升，到 2020 ～ 2030 年，烟草造成的全球年度经济损失估计会达到 1 万亿美元[4]。

如果每年开展大规模降低风险因素（如吸烟和伤害性饮酒）的干预，估计所有中低收入国家的干预成本总和仅为每年 20 亿美元（人均低于 0.4 美元）。如果加上更多的干预（例如接种乙肝病毒疫苗预防肝癌，接种人乳头瘤病毒疫苗预防宫颈癌）的话，每年干预成本会增加到 94 亿美元，相当于在低收入国家每年人均投资低于 1 美元，中等偏下收入国家每年人均投资低于 1.50 美元，中等偏上收入国家每年人均投资低于 3 美元[3]。

按照预测，2002 ～ 2030 年，如果拉丁美洲慢性疾病的发病率和死亡率上升 50%，全年经济增长减缓可能超过 2%，这进一步扩大了高收入国家与中低收入国家之间的差距[5]。这种预测的经济负担超过了迄今为止任何负担，包括疟疾和艾滋病负担[3]。

慢性非传染性疾病对经济富裕的家庭也会带来巨大的负面影响。慢性非传染性疾病，尤其是癌症，增加灾难性卫生支出的风险，削弱家庭教育和营养的投资能力。例如在南亚，癌症住院产生巨额开支的概率比传染病高 160%[6]。埃及的典型数据为：罹患非传染性疾病的患者被聘用的概率降低 25%[7]。此外，看护病人的负担普遍落在妇女和女孩身上，这进一步加剧了性别不平等，因为这减少了她们成为劳动人口以及获得教育的机会[2]。

在预防和治疗慢性非传染性疾病方面，如果投资不足，这属于目光短浅和方向性错误[1]。面对紧张的资源，短期的一个观点是，仅仅鼓励中低收入国家集中精力实现联合国的"千年发展目标"（Millennium Development Goals）。然而，忽视慢性非传染性疾病的很多国家，反而没有达到"千年发展目标"的许多要求，原因在于不断上涨的医疗费用，以及母亲、婴儿和少年儿童的健康风险[3]。面对能够预防的健康风险，如果我们没有做到保护人民，那么我们将在经济发展和社会福祉两个方面，遭到不可避免的惨痛损失[3]。

注释

[1] Global Risk Network of the World Economic Forum (2010). *Global Risks 2010: A Global Risk Network Report*. Geneva: World Economic Forum.

[2] Nikolic IA et al. (2011). *Chronic Emergency: Why NCDs Matter*. Health, Nutrition and Population (HNP) Discussion Paper. Washington, DC: World Bank.

[3] WHO (2011). *Global Status Report on Noncommunicable Diseases 2010*. Geneva: WHO.

[4] Shafey O, Eriksen M, Ross H, Mackay J (2009). *The Tobacco Atlas*, 3rd ed. Atlanta, GA: American Cancer Society.

[5] Stuckler D (2008). Milbank Q, 86:273-326. http://dx.doi.org/10.1111/j.1468-0009.2008.00522.x PMID:18522614.

[6] Engelgau MM et al. (2011). *Capitalizing on the Demographic Transition: Tackling Noncommunicable Diseases in South Asia*. Washington, DC: World Bank.

[7] Rocco L et al. (2011). *Chronic Diseases and Labor Market Outcomes in Egypt*. Policy Research Working Paper 5575. Washington, DC: World Bank.

4. 癌症预防

因此，酒精属于"非普通商品"（no ordinary commodity）[21]。饮酒会带来某些不健康的后果，包括交通事故和强奸，这些通常属于"有害使用"的结果，在普通人群中，有害使用的流行与酒精消费水平密切相关。因此，不应该仅限于对问题用户的"高风险干预"，而应宣传一般的酒精政策，实行大规模人群的干预。现在人们已经达成共识，减少酒精消费是有效的干预[21]。价格和供货是最有效的干预手段。其他干预措施包括限制酒后驾车，以及卫生服务中的小型干预（mini-interventions）。单纯的信息传递运动，似乎无法产生直接的影响。

2010年，WHO通过了"世界卫生组织减少伤害性使用酒精的全球战略"（WHO Global Strategy to Reduce the Harmful Use of Alcohol）[22]。这一战略包括以证据为基础的价格、供货和销售的政策和措施。价格政策非常重要，因为消费者对酒精价格的变化比较敏感。政策选项包括：税收，尤其要考虑到特殊饮料的酒精含量；禁止降价促销；制定最低价格；以及非酒精饮料的优惠价格。制定价格政策的时候，要随着时间的推移，考虑通货膨胀和收入变化等因素。还可以通过一些策略、法规和政策调节酒精的供货，包括配套的制度体系，规范生产，批发和服务（政策法规可以包括政府专卖权，严格规定销售的天数和时间，销售的地点，或者某些事件期间限制销售）；青少年允许购买酒精产品的最低年龄；减少非法生产或走私的政策等。营销政策的目标在于减少广告及其他营销的影响，尤其是对青年人的影响。要建立一种框架，限定营销支出和赞助的性质和金额。

在酒精导致的各种问题中，卫生服务处于缓解个人酒精伤害的中心地位。卫生服务应当在个人及家庭层面降低酒精消耗，并进行治疗干预。研究已经证明，小型干预（鉴定个人风险和短期治疗）具有成本效益。

结论

根据现有的证据，已经找到多种干预措施，可以减少癌症和其他非传染性疾病共同的、主要与生活方式有关的风险因素的不利影响。随着近年来全球政治的发展，这个问题取得了共识：2011年，在纽约举办的"联合国预防和控制非传染性疾病问题高级别会议"（United Nations High-Level Meeting on the Prevention and Control of Noncommunicable Diseases）使之达到一个巅峰[23]。消除多种主要非传染性疾病共同行为风险因素的影响对普通人群具有成本效益，是一种可持续发展的公共健康模式，与癌症的预防直接相关。虽然癌症患者的治疗是必需的，但人们现在已经认识到，应该更加致力于癌症预防，否则势必会增大这类恶性疾病的负担。

注释

[1] WHO (2008). *The Global Burden of Disease: 2004 Update*. Geneva: WHO.

[2] WHO (2002). The World Health Report 2002: Reducing Risks, Promoting Healthy Life. Geneva: WHO.

[3] WHO (2000). Global Strategy for the *Prevention and Control of Noncommunicable Diseases (WHAA53/14)*. Geneva: WHO.

[4] Puska P, Vartiainen E, Laatikainen T et al., eds (2009). *The North Karelia Project: From North Karelia to National Action*. Helsinki: National Institute for Health and Welfare.

[5] Rose G (1992). *The Strategy of Preventive Medicine*. Oxford: Oxford University Press.

[6] Puska P (2005). Community change and the role of public health. In: Marmot M, Elliott P, eds. *Coronary Heart Disease Epidemiology: From Aetiology to Public Health*. New York: Oxford University Press, pp. 893-907.

[7] WHO (2008). *Closing the Gap in a Generation: Health Equity through Action on the Social Determinants of Health. Final Report of the Commission on Social Determinants of Health*. Geneva: WHO.

[8] Puska P, Stahl T (2010). Health in All Policies - the Finnish initiative: background, principles, and current issues. *Annu Rev Public Health*, 31:315-328. http://dx.doi.org/10.1146/annurev.publhealth.012809.103658 PMID: 20070201.

[9] WHO (2003). *WHO Framework Convention on Tobacco Control*. Geneva: WHO.

[10] Pirie K, Peto R, Reeves GK et al.; Million Women Study Collaborators (2013). The 21st century hazards of smoking and benefits of stopping: a prospective study of one million women in the UK. *Lancet*, 381:133-141. http://dx.doi.org/10.1016/S0140- 6736(12)61720-6 PMID:23107252.

[11] Oberg M, Jaakkola MS, Woodward A et al. (2010). Worldwide burden of disease from exposure to second-hand smoke: a retrospective analysis of data from 192 countries. *Lancet*, 377:139-146. http://dx.doi.org/10.1016/S0140-6736(10)61388-8 PMID:21112082.

[12] Wakefield MA, Hayes L, Durkin S, Borland R (2013). Introduction effects of the Australian plain packaging policy on adult smokers: a cross-sectional study. *BMJ Open*, 3:e003175. http://dx.doi.org/10.1136/bmjopen-2013-003175 PMID:23878174.

[13] WHO (2009). *2009 Summary Report on Global Progress in Implementation of the WHO Framework Convention on Tobacco Control*. Geneva: WHO.

[14] Friel S, Labonte R, Sanders D (2013). Measuring progress on diet-related NCDs: the need to address the causes of the causes. *Lancet*, 381:903-904. http://dx.doi.org/10.1016/S0140-6736(13)60669-8 PMID:23499037.

[15] Lee I-M, Shiroma EJ, Lobelo F et al.; Lancet Physical Activity Series Working Group (2012). Effect of physical inactivity on major non-communicable diseases worldwide: an analysis of burden of disease and life expectancy. *Lancet*, 380:219-229. http://dx.doi.org/10.1016/S0140-6736(12)61031-9 PMID:22818936.

[16] WHO (2004). *Global Strategy on Diet, Physical Activity and Health*. Geneva: WHO.

[17] Joint WHO/FAO Expert Consultation on Diet, Nutrition and the Prevention of Chronic Diseases (2003). *Diet, Nutrition and the Prevention of Chronic Diseases: Report of a Joint FAO/WHO Expert Consultation*. Geneva: WHO (WHO Technical Report No. 916).

[18] Hancock C, Kingo L, Raynaud O (2011). The private sector, international development and NCDs. *Global Health*, 7:23. http://dx.doi.org/10.1186/1744-8603-7-23 PMID:21798001.

[19] Stuckler D, Nestle M (2012). Big food, food systems, and global health. PLoS Med, 9:e1001242.http://dx.doi.org/10.1371/journal.pmed.1001242 PMID:22723746

[20] WHO (2009). *Global Health Risks: Mortality and Burden of Disease Attributable to Selected Major Risk Factors*. Geneva: WHO.

[21] Babor T, Caetano R, Casswell S et al. (2010). Alcohol: No Ordinary Commodity. *Research and Public Policy*, 2nd ed. Oxford: Oxford University Press.

[22] WHO (2010). *Global Strategy to Reduce the Harmful Use of Alcohol. Geneva*: WHO.

[23] United Nations (2011). Political Declaration of the High-Level Meeting of the General Assembly on the Prevention and Control of Non-communicable Diseases. New York: United Nations. Available at www.who.int/nmh/events/un_ncd_summit2011/political_declaration_en.pdf.

4. 癌症预防

4.5 立法和监管

4. 癌症预防

伯纳德·W.斯图尔特（Bernard W.Stewart）
罗伯特·A.班恩（Robert A.Baan）
文森特·克里雅诺（Vincent Cogliano，评审）
乔纳森·利伯曼（Jonathan Liberman，评审）
克里斯托弗·J.波特尔（Christopher J.Portier，评审）

摘 要

· 全面的立法措施和配套的规章制度可以影响致癌物暴露，虽然这方面的论述很少。

· 某些行为会造成个人致癌物暴露，主要包括吸烟、饮酒或故意在阳光下暴晒。立法措施能够影响这些风险，并且能反映社会的态度和焦点，因此立法时不必专门提及致癌风险。

· 《世界卫生组织烟草控制框架公约》超越国家级或者次国家级范畴，属于一项国际公约，各方的条约缔结义务必须制定配套的法律，而不是仅仅采取一些政策和措施。

· 预防职业性癌症需要严禁少数媒介（包括石棉）的暴露，制定明确的规范防止工作场所的许多其他致癌物的暴露。但是，在无法确定与工作有关的致癌风险来自哪种特定媒介时，不适合这种办法。

· 可以通过监管减少污染物暴露，降低因大气、水源或食源性污染导致的癌症发病率。有些例证已经证明这样做对健康有利。

· 与其采取很多措施影响人们的行为来减少暴露，不如制定法律法规并告知公众。防止和限制致癌物暴露，重点通常是防止特殊环境下的无意识暴露。

范围

一系列的立法过程，包括国际条约、国家级和次国家级（subnational）的立法，以及配套的监管措施，都是直接面向癌症控制的，或者与癌症控制有关的。这些措施依靠医学研究和科学研究（包括行为研究）的成果，我们在这一章将论述相关内容。这种方法代表了一个非常有限的视角。癌症控制的立法过程必须考虑得面面俱到，不仅要描述相关措施，还要描述贯彻执行中的监督和检查、诉讼和重大司法判决中的解释等（参见第 6.6 章），此外还要考虑这些法律的影响，例如研究特定的措施是不是确实能够有效地减少暴露，是不是最终能够减少疾病的相关负担。

根据立法批准的各种法规措施，针对致癌物暴露的风险，立法往往会禁止特定类别的媒介暴露或环境暴露。法律监管的暴露包括职业暴露、环境暴露、农药暴露、医药暴露和食物暴露等。美国具有此类最发达的监管框架之一。美国的相关立法包括《清洁空气法案》（*Clean Air Act*）、《清洁水法案》（*Clean Water Act*）、《有毒物质管制法案》（*Toxic Substances Control Act*）、《食品质量保护法案》（*Food Quality Protection Act*）、《环境反应、赔偿与责任综合法案》（*Comprehensive Environmental Response, Compensation, and Liability Act*）、《职业安全与保健法案》（*Occupational Safety and Health Act*），以及《食品、药品和化妆品法案》（*Food, Drug and Cosmetic Act*）。其他国家也通过了类似的法案，旨在限制致癌物暴露。专门关于预防癌症的法案很少（如果有的话）；但是，美国的《食品、药品和化妆品法案》的一项修正案，1958 年的德莱尼条款（Delaney Clause 1958，现已废除）是一个例外。不管怎样，作为限制和预防致癌物暴露的一种办法，制定法规和启动立法程序都是至关重要的。针对癌症控制有关的事项和对象设立法律或法规的进程，是随着人们对"环境"

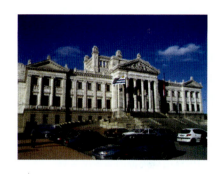

图 4.5.1 乌拉圭，蒙得维的亚立法院
注：全世界各国政府已经通过立法来调控致癌物的暴露，如消费者使用特定类别的产品和其他产品。

一词（参见后文《环境污染：旧的和新的》）理解的延伸而不断发展的。

除了限制致癌物暴露之外，立法涵盖的范畴更为宽泛，可以更好地控制癌症。保健预算是许多国家经济的主要预算之一，预算可以提供一笔用于癌症控制的专款，特别是用于这种恶性疾病的诊断、治疗、康复和缓解。划拨预算是"少花钱多办事"的好办法，例如对全体人口进行癌症筛查或者推广疫苗接种计划等服务。通过法定行动，可以支持全体人口的癌症登记作业。整个卫生保健队伍的建立依赖于教育和培训，因此需要立法支持教育和培训。这些大背景的论述超出了本章的范畴，本章论述仅限于防止和减少各种环境下致癌物暴露的措施。

致癌物暴露的发生，往往分为两种情况：一种是行为暴露，另一种是不可避免的情况或非自愿的情况[2]。人们往往不会认识到，或者不会怀疑到强制性禁令是宏观上杜绝致癌物的立法性管制。对于行为性致癌物暴露，禁止某些特定的产品或媒介往往是无法实现的，即使明确告诉人们这里存在着一种特定的因果关系。对于行为性暴露，仅仅发布禁令是不够的，必须用立法手段才会使致癌物暴露产生引人注目的明显效果。

行为暴露的最小化

与行为有关的致癌风险环境，首先在大多数高收入国家得到确认，但是现在发现，这类情况在世界各地都出现了。这些与行为相关的暴露包括：吸烟、酒精消费、食物过度摄入和不必要的阳光暴晒，特别是皮肤白皙人口的阳光暴晒。虽然不良健康行为是癌症的主要原因之一，但癌症往往才是社区关注的焦点，因为人们一般认为癌症是最可怕的疾病。因此，倡导相关的措施时，最好围绕癌症进行。采取应对措施的好处是，减少致癌物暴露的各种行为，可以减少癌症的发病率。

吸烟

《世界卫生组织烟草控制框架公约》是有史以来 WHO 制定的关于健康的第一个国际公约，成为通过立法措施减少疾病负担的一个巅峰[3]。《世界卫生组织烟草控制框架公约》是吸烟导致多种类型疾病（尤其是癌症）的医学和生物学证据产生的成果之一。同样是经过科学研究得以确认的，通过立法同样可以减少烟草消费。因此，这项公约批准了很多具体措施。《世界卫生组织烟草控制框架公约》的所有缔约方承诺，提高烟草税收；保护公民在工作场所和其他场所免受烟草烟雾暴露；严禁烟草广告、促销和赞助，对于"烟草广告属合法"的地方实施限制以达成彻底的禁止；禁止使用欺骗性条款如"淡"和"柔和"；规范烟草产品的包装和标签，包括采用健康警示标注；规范烟草产品的排放测试；提升烟草控制的公众认知；提供戒烟的实施方案；采取措施打击非法烟草贸易；禁止向未成年人出售烟草制品；制定政策解决烟草

工人、烟草种植者和个人经销商的替代收入来源问题。

其中的一些条款，例如戒烟计划，没有立即执行并通过立法解决。否则直接通过立法，就可以实现烟草产品使用的减少。其实，禁止烟草产品的生产和销售，既不是《世界卫生组织烟草控制框架公约》的设想，也不是大部分国家的选择。但是，立法措施有助于管制或阻止不健康的做法，带来癌症控制的重大潜在利好。

某些国家或同盟国家采取了一系列措施落实控烟立法，他们的术语设计和执行的时间框架并不一样。某些情况下，最高司法机构可以把特别立法的责任赋予国家级政府或省级政府。吸烟，既与肺癌息息相关，又与很多其他疾病的相对风险息息相关，所以一旦立法阻止吸烟，效果将非常明显，病例数会很快下降，并不需要很多其他癌症预防措施。例如，1988～1997年期间，加利福尼亚州的肺癌发病率与美国其他州的差别十分明显，正是因为加利福尼亚州对烟草使用采取了立法措施[4]。

在发展中国家，尤其需要立法控制烟草使用，因为许多发展中国家的烟草消费正在急剧上升。目前人们正在解决这一问题。例如，印度从执行《1975 年香烟法案》（*Cigarettes Act of 1975*）开始，通过一些法律策略和计划阻止烟草的使用，但是成效有限；现在执行《2003 年香烟和其他烟草产品法案》（*Cigarettes and Other Tobacco Products Act of 2003*）的目的，也是遏制烟草的使用，保护和促进公众健康[5]。中国也正在开展烟草控制活动[6]。

酒精消费

在一些国家，酒精饮料的消费是合法的，同时政府鼓励人们对自己的

环境污染：旧的和新的

鲁道夫·撒拉西（Rodolfo Saracci）

术语"环境污染"泛指污染了人类的环境，对人类健康有毒害的所有媒介。在广义上，"环境"涵盖一个个体除遗传禀赋之外的所有一切。因此，血液是身体的内部环境；食品、化妆品和烟草烟雾是个人的外部环境。家、建筑物、工作场所、户外的空气、土壤和水构成的环境，词义比较严格，但也更容易感受到。

严格意义上的有毒环境污染，自古以来就被视为洪水猛兽。在长达数百年的时间里，由于排水能力不足，下水道污物形成的水污染曾经导致传染病和死亡。早期的工业发展加剧了城市的过度拥挤，促使病原微生物的传播，

垃圾和工业有毒化学物质大量增加。直至今天，同样的事情在继续发生，特别是有着数百万人口大都市的低收入地区，大量污染暴露，既有"旧的"传染病风险，也有近年来更加严峻而紧迫的"新的"污染暴露风险，这会导致慢性呼吸系统疾病和各种癌症，这些疾病在暴露开始以后，会缓慢发展几年或几十年。

环境污染导致癌症的发生，取决于几种情况。高收入国家的污染浓度较低、影响较弱，保健设施有效，法律法规健全。污染增加癌症风险，有几种致癌污染物常常共同出现，活跃在同样的环境下，例如城市空气中的多环芳烃、苯、砷和其他无机化合物，以及饮用水中的氯化副产品。

污染暴露时间的作用也很大，例如在围产期或生命早期的暴露，可能诱发童年时期和成年时期的癌症。在一般的环境中，污染物的浓度往往相对较低，在起源点周围可能出现局部的高浓度，典型的污染是向空气中排放工业烟雾，向水和土壤中排放废物垃圾。各种暴露环境不同，致癌污染造成的癌症比例也因地而异，同时会随着时间推移而变化。人们曾经试图做出适用于整个国家或地区的"总体"估算，归因分数从1%（或更少）到5%～10%。

酒后行为负责，并且采取了一系列的监管措施，所以酒精消费的危害是有限的。与烟草使用不同，不负责任的饮酒引发的危害是立即发生的，例如交通事故和暴力攻击。长期来看，饮酒会导致慢性疾病，包括癌症。WHO已经批准了"减少伤害性使用酒精的全球战略"（Global Strategy to Reduce the Harmful Use of Alcohol），希望政府部门针对酒精产品的购买能力、供货和酒精营销做出法定监管。WHO提出的这些倡议，针对的是中低收入国家酒精产品市场扩大的趋势。例如，泰国的酒精消费曾经很低，后来从1961年的成人人均消费0.26升，增加到了2001年的8.47升[7]。

过去10年里，欧盟、澳大利亚和新西兰通过了立法试图减少酒精造成的癌症和其他危害，但是这些立法属于温和的适度立法，与其他国家涉及酒精行业的立法不同[8]。加拿大和

一些国家采取了类似的做法：制定法定最低饮酒年龄，限制对未成年人的服务，制定酒后驾车的法规，制定针对酒精价格的措施，控制经销网点的密度，以及对服务人员、管制体系和社区进行干预[9]。至少15个国家已经通过了酒精饮料的警示标签法规，提到对健康的影响，一些国家的法规还包括对未出生胎儿的影响，表4.5.1是其中的一些警示语。虽然减少酒精消费有助于降低口腔癌、食道癌、肝癌、女性乳腺癌，以及一些其他部位癌症的发病率，但是这些警示语的内容很少涉及癌症。

紫外线辐射暴露

与所有其他致癌物不同，紫外线辐射主要来自太阳，且仅与一个特定的种族群体有关（皮肤白皙的人群风险较大）。在此类人群中，要根据行

为和环境，尽可能避免阳光暴露。对于孩子，人们公认必需制定阳光保护政策，包括多项约束以保证安全[10]。特别的司法裁定已经认定，儿童保育中心（托儿所）必须采取符合要求的监管措施，例如德国提出的各种要求[11]。

人们最初的呼吁重点仅限于商业性室内日光浴，保护青春期孩子和青年人。IARC专著100D卷提出，使用紫外线辐射的日光浴设备，导致黑色素瘤（melanoma）的风险增大，已经有确凿无误的证据，此后，世界各国对室内日光浴做出越来越多的限制[12]。未来的几年里，澳大利亚大多数州将禁止商业性日光浴设备，其他国家可以效仿澳大利亚。

对于从事户外工作的人员，特定的行为必须采用适当的防晒措施，需要提供防护服，这可能需要制定相关的法规。敦促成年人认识到休闲性阳光暴露是有害的，这种保健教育曾经

存在争议。但是现在人们已经取得了有限的进步。鼓励青年人聪明地利用阳光（sunsmart）——这是澳大利亚运动中使用的一个术语——促使人们考虑其他选项，这一点也有可能制定法规[13]。

饮食

肥胖的监管措施与癌症控制有关，但这是在控制糖尿病和心血管疾病的更大背景下采用的措施。这些措施鼓励人们摄取均衡的营养，以便更好地发育成长（参见后文《含糖饮料的税收：巴西的例子》），但是这些措施的目标，并不是针对公认的致癌物暴露。关于食物造成的非自愿致癌物暴露，人们关注的焦点一直集中在黄曲霉素污染上[14]。食品污染导致癌症的唯一焦点，历史性地改变了美国的立法——这就是德莱尼条款（Delaney Clause），但是现在人们认为，任何这类风险，最好在食品安全法的内容里得到体现[15]。

防止非自愿暴露

保护人们免于遭受无控制的暴露造成的损伤，是政府特定的职责。

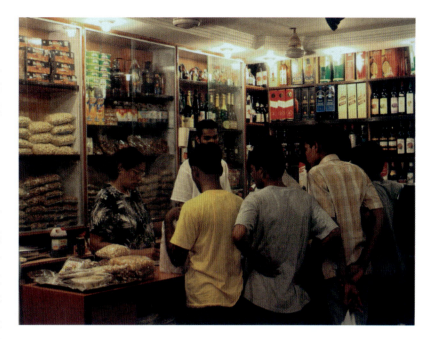

图 4.5.2 印度年轻人在本地市场供应商处购买酒精制品
注：在允许出售含酒精饮料的国家，酒精消费主要是个人选择。但是，社区仍可以加以规定，例如购买酒精的人必须达到最低饮酒年龄才视为合法。

这类范围非常广泛，预期与癌症存在因果关系，或者已经证明与癌症存在因果关系，需要推动一系列的立法措施，这取决于相关暴露可能发生的环境。

职业暴露

为了预防职业性肿瘤，人们已经广泛避免各种不良工作场所的影响——这些场所里存在着影响健康的很多媒介。如果已经证明某种或多种化学物质与职业性肿瘤呈因果关系，那么通过监管措施则完全可以预防，这与人们由于从事某种特殊职业而风险增大的情况截然不同。对致癌物的职业暴露设定一个极限值是一种最基本的监管方法，一般会涉及国家标准的设定[16]。《化学品的注册、评估、许可和限制法案》（Registration, Evaluation, Authorisation and Restriction of Chemicals）[17]已经在欧洲执行。

表 4.5.1 8 个国家的酒精警告标签内容

国家	标签内容
巴西	"避免饮酒过量的风险"
厄瓜多尔	"警告。饮酒过量会影响驾驶及机器操作能力，有损健康，并对你的家人产生危害"
墨西哥	"此产品过度有损健康"
葡萄牙	"饮酒要适量"
韩国	三个信息中的一个，包括"警告：饮酒过量可能会导致肝硬化或肝癌，特别指出，孕妇饮酒会增加婴儿先天畸形的风险"
泰国	"警告：饮用白酒降低驾驶能力"，"未满 18 岁禁止出售" "政府警告"
美国	"外科医生建议，由于存在婴儿先天缺陷的风险，女性不宜在怀孕期间饮用酒精饮料"或"饮酒会影响你驾驶或机器操作的能力，并可能导致健康问题"
津巴布韦	"酒精过量会危害健康"或"禁止酒后操作机械或驾驶"

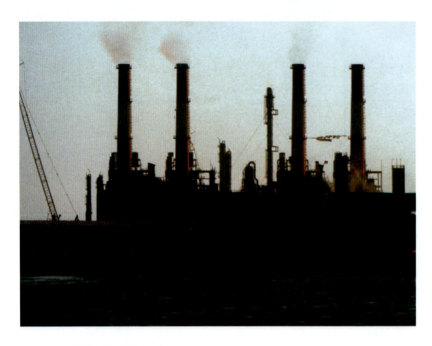

图4.5.3　土耳其的聚氯乙烯生产厂
注：特定致癌物质的职业暴露，例如氯乙烯，容易通过在工作场所调节浓度进行控制；非特定废物产品的职业暴露，或其更广泛的社区影响，很难控制解决。

与高收入国家相比，中低收入国家很多职业性致癌物暴露发生水平可能更高。法律规定有毒物质的职业暴露极限值必须是全球同步的，例如中国就是这样倡导的[18]。可以从相应的监管标准找到详细的具体信息。在IARC的各种专著中，已经系统地汇总了工业化学品中致癌物的国际标准。我们可以举一个例子：工业化学品邻甲基苯胺（ortho-toluidine），IARC归

类为组别1（人类致癌物），这种归类的依据是某些工人因此患膀胱癌的充分证据，世界各国已经接受了暴露的极限值（见表4.5.2）。

从致癌数据到监管控制

预防职业性肿瘤或其他癌症的措施往往要执行很多年，有的时候甚至几十年过后，致癌风险的明显证据依

然存在。许多法定权威机构评估致癌性的证据，并在这一领域进行国际合作，国际癌症研究署的专著（IARC Monographs）正是国际合作的一个缩影。最初，从20世纪70年代早期开始，国际癌症研究署专著计划的评估基础是流行病学证据，以及动物的生物鉴定数据（如果可行的话）。这些评估程序已经扩大到机制数据（mechanistic data），并且允许存在对人类危害的认识不足，例如某些媒介对实验动物是致癌的，但是缺乏这些媒介的流行病学证据。反过来，如果从某些生物学数据发现，啮齿类动物与人类的肿瘤诱导机制可能存在差异，那么这些生物学数据又可以用来验证生物鉴定的结果。

这种总体权衡各种证据（包括机制研究的证据）的考虑，是在IARC评估过程中形成的。在组别1（使人类致癌）或组别2A（可能使人类致癌）的评估中，由于流行病学证据不足，有些评估无法进行。由此带来的结果是急需权威机构立法监管，而不是继续等待更权威、明确的流行病学数据。分析是否出现进展或存在局限，是否走向下一步（从致癌性的分类走向立法监管的执行）内在是复杂的，因为这很大程度上需要国家级或跨国级的

表4.5.2　邻甲基苯胺的国际限值（2007年）

国家	限值（8小时）		限值（短期）	
	ppm	mg/m³	ppm	mg/m³
比利时	2	8.9		
加拿大（魁北克）	2	8.8		
丹麦	2	9	4	18
法国	2	9		
匈牙利				0.5
波兰		3		9
西班牙	0.2（皮肤）	0.89（皮肤）		
瑞士	0.1	0.5		
美国，OSHA	5	22		
英国	0.2	0.89		

注：OSHA，美国职业安全和健康管理局。

表 4.5.3　证据、IARC 的评估及美国关于铍的法规

年份	事件
20 世纪 30 年代	铍的第一次工业使用和铍相关性肺炎病例的首次报道
1946 年	慢性铍病的首次报道
1949 年	AEC 规定的武器工人接触限值：2.0μg/m³
1970 年	有呼吸系统病史的铍工人报道有高肺癌发病率
1971 年	OSHA 采用的接触限值：2.0μg/m³
1972 年	IARC 专著第 1 卷：人的证据不足；动物有足够的证据
1979 年	IARC 专著补充第 1 类：组别 2B（较低可能对人类致癌）
1980 年	三个铍工人研究，都显示肺癌的发病率增加
1980 年	IARC 专著第 23 卷：在人类中证据有限；组别 2A（较高可能对人类致癌）
1987 年	IARC 专著补充第 7 条：在人类中证实证据有限
1989 年	美国能源部为能源部武器工人和清理工提出了一个 0.5μg/m³ 的接触限值
1993 年	IARC 专著第 58 卷：在人体内有足够证据；组别 1（对人类致癌）
1999 年	美国能源部为能源部武器工人和清理工提出 0.2μg/m3 的接触限值（8 小时 TWA）
2006 年	加州 OSHSB 采用 0.2μg/m³ 的接触限值（8 小时 TWA）
2009 年	ACGIH 建议 0.05μg/m³ 的接触限值（8 小时 TWA）
2012 年	OSHA 暴露极限值，2.0μg/m³；NIOSH 建议的暴露极限值，EPA 环境空气限值为 0.01μg/m³（30 天 TWA）

注：ACGIH，美国政府工业卫生学家会议；AEC，美国原子能委员会；EPA，美国环保署；NIOSH，国家职业安全与健康研究所；OSHA，美国职业安全与健康管理局；OSHSB，职业安全与健康标准委员会；TWA，时间加权平均值。

最高司法权威的决定。所以，无论有无进展，都要毫不犹豫地对风险媒介采取行动。

人们曾经期待石棉的国际禁令[19]，但是这种国际禁令的推进花费了几十年时间。根据各种无可置疑的流行病学调查结果，石棉最终归类为"人类致癌物"。1973 年，在 IARC 的专著中第一次提出，1935 年已经有报告显示石棉与肺癌有关，并且提供了石棉暴露和支气管癌（bronchial carcinoma）及间皮瘤（mesothelioma）的患病风险增大有关的"流行病学证据"。此后，关于石棉危害的资料在半个世纪里越积累越多，但是人们最终开始采取立法规范行动既不是因为各项研究成果，也是不因为权威评估了全部已有的数据，而是因为发生了一场司法诉讼，诉讼确认了因果关系，并且要求赔偿[20]。

20 世纪 30 年代，铍（beryllium）引入工业过程不久，很快出现了相关肺炎和慢性铍疾病的第一次报告。几十年后，铍的致癌性越来越明显，肺癌的发病率极高，特别是曾经患有呼吸系统疾病，后来又经历铍暴露的员工。在长达 40 年的时间里，IARC 的专著对铍进行了一系列评估，作为补充，含义明确的动物实验数据也相继证实了无可置疑的流行病学发现。1993 年，铍最终被纳入组别 A 类致癌物（见表 4.5.3）。在各种科学发现发布的几十年里，人们也陆陆续续出台过一些越来越严格针对铍的限制。铍引发的毒害不仅是癌症，在某些情况下，还导致多种呼吸系统疾病，这最终促使人们采取了立法规范行动。

污染

正如第 2.9 章所述，空气污染导致高收入国家的一小部分人口患肺癌。空气污染中的致癌物，例如苯、甲醛和 1,3- 丁二烯，一般情况下是受到立法管制的，例如美国《清洁空气法案》的立法[21]。在许多司法裁决中，也对汽车尾气的排放进行监管[22,23]。这些立法监管措施正在逐步发挥效力，不断减少大气污染对健康的不利影响[24]。

一方面，美国和类似高收入国家的这些进步令人鼓舞，另一方面，形成鲜明对比的是，全球源自空气污染的疾病负担中，2/3 发生在东南亚的中低收入国家[25]。在北美和欧盟地区以外，普遍缺乏空气污染方面的监测数据，由此可见，在全球的大部分人口中，仍然普遍缺乏空气污染的立法监管措施。1990～2005 年，大气中出现的细微颗粒物加权全球人口得出的平均浓度增加了 6%，其中亚洲东部、南部和东南亚的浓度增长最多，北美和欧洲则出现减少。

许多国家的法律明确规定了特定

含糖饮料的税收：巴西的例子

拉斐尔·莫雷拉·克拉罗（Rafael Moreira Claro）

世界各国越来越多的政府开始逐渐集中精力解决一个难题，那就是如何修正实施了几十年的政府财政补贴，使各种粮食与其他饮食有助于解决人们不良的健康状况[1]。WHO 早在 10 年以前已经建议采取某些政策影响粮食价格，鼓励人们健康饮食。巴西市场的证据表明，增加含糖饮料的税收是控制和减少这些产品消费的有效途径[2]。

1986～2003 年，研究者调查了含糖饮料的价格和消费趋势。研究者在巴西的 11 个主要城市抽样调查了 3 个家庭的预算，调查结果清楚地显示价格变化如何影响产品的消费（见图 B4.5.1）。当含糖饮料的价格从 5.7 雷亚尔 /1000 kcal 下降到 3.6 雷亚尔 /1000 kcal，其消费显著上升，含糖饮料占家庭消费总热量从 0.8% 增加到 2.2%。在这期间，

由于所有其他食品和饮料的价格保持稳定，含糖饮料价格的降低很可能更加显著地影响了人群的选择。

我们利用 21 世纪早期的全国抽样数据评估了巴西含糖饮料税收增加的影响[2]。这些产品的消费量呈现统计学的显著性减少，预计是价格增加的结果。在巴西人口中，含糖饮料价格每增加 1%，消费就会减少 0.84%。

无论是哪一种类型，含糖饮料都是有害健康的。最初，没有热量的甜饮料免税，以避免各类含糖饮料之间的互相替代[1]。此外，无论这些饮料在哪些场所消费，有效税收的影响就会延伸到哪里——无论是在家庭里，或是在家庭之外。

如果不考虑这些收入的用途，增加含糖饮料的税收可以潜在地促进健康，如果考虑把这些收入用于支持促进健康生活方式的计划或政策（例如提高学校健康饮食计划），响应这

种倡议的人口可能大大增加[3]。2008～2009 年最新的国家食品摄入调查结果显示，巴西人在一年的研究时期内，消费了大约 68 亿升含糖饮料（约 750 毫升 / 人 / 周）。因此，如果消费税为每升 30%，则每升价格的平均增幅为 0.3 雷亚尔，这个税收高得足以显著减少消费，同时也产生大约 22 亿雷亚尔（约 10 亿美元）的收入，这笔资金足以支持投资推广一种健康的生活方式，或者补贴健康食品。

注释

[1] Brownell KD et al. (2009). *N Engl J Med*, 361:1599-1605. http://dx.doi.org/10.1056/NEJMhpr0905723 PMID:19759377.

[2] Claro RM et al. (2012). *Am J Public Health*, 102:178-183. http://dx.doi.org/10.2105/AJPH.2011.300313 PMID:22095333.

[3] Caraher M, Cowburn G (2005). *Public Health Nutr*, 8:1242-1249. http://dx.doi.org/10.1079/PHN2005755 PMID:16372919.

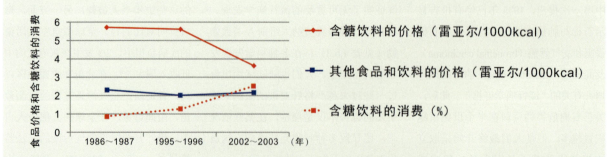

图 B4.5.1　1986～1987 年，1995～1996 年和 2002～2003 年，巴西主要城市食品价格和含糖饮料的消费趋势

注：食品价格因为通胀调整为 2009 年 1 月的价格。含糖饮料消费量用家庭消费总热量百分比表示。

水污染物的最大允许含量。在癌症控制方面，最紧迫和最严峻的问题是砷（arsenic）。其他公认的水污染致癌物包括苯、三氯乙烯（trichloroethylene）和六价铬（chromium VI）。1942年，美国制定的砷标准是50μg/L；2001年，这项砷标准改为10μg/L；1992年，WHO采纳了美国标准作为饮用水的指导方针。但是在发展中国家引进合适的立法监管比较复杂，由于人口众多，饮用水的砷浓度比较高，往往超过100μg/L[26]。

立法权威机构与消费者保护

因使用特定的商品而造成不利的健康影响，往往与立法权威机构的失职有关，例如在农药或消费产品（包括化妆品）的许可证审核中没有运用权力。有些国家的保护消费者条款比较详尽，禁止在儿童睡衣中使用阻燃剂三（2，3-二溴丙基）磷酸酯[27]。某些国家的立法条款禁止广告误导，禁止使用"淡"或"柔和"等术语推销香烟，因为这是一些无效的个人感受，并不表示这些产品对健康的危害低于市场上其他产品[28]。巴西和欧盟是第一批采取司法管辖行动的国家[29]。

通常情况下，立法权威机构的责任，或者立法保护消费者的后果，并不涉及癌症控制的详细规范。但是，公众的愤怒往往在于，面对致癌物暴露，人们感到没有受到足够的保护，而大众传媒往往过多关注非自愿的暴露，同时立法监管不作为。对比之下，社区比较容易认识到必须针对非自愿的暴露监管干预，才能防止或减少致癌物暴露，例如工作场所暴露或污染暴露。但是唯有进行立法，才能对癌症发病率和死亡率影响最大的那些行为进行有效的监管。

注释

[1] Appel A (1995). Delaney Clause heads for the history books. *Nature*, 376:109. http://dx.doi.org/10.1038/376109a0 PMID:7603551.

[2] Stewart BW (2012). Priorities for cancer prevention: lifestyle choices versus unavoidable exposures. *Lancet Oncol*, 13:e126- e133. http://dx.doi.org/10.1016/S1470-2045(11)70221-2 PMID:22381935.

[3] Fong GT, Cummings KM, Borland R et al. (2006). The conceptual framework of the International Tobacco Control (ITC) Policy Evaluation Project. *Tob Control*, 15 Suppl 3:iii3-iii11. http://dx.doi.org/10.1136/tc.2005.015438 PMID:16754944.

[4] Jemal A, Thun MJ, Ries LA et al. (2008). Annual report to the nation on the status of cancer, 1975-2005, featuring trends in lung cancer, tobacco use, and tobacco control. *J Natl Cancer Inst*, 100:1672-1694. http://dx.doi.org/10.1093/jnci/djn389 PMID:19033571.

[5] Mehrotra R, Mehrotra V, Jandoo T (2010). Tobacco control legislation in India: past and present. *Indian J Cancer*, 47 Suppl 1:75-80. http://dx.doi.org/10.4103/0019-509X.63870 PMID:20622419.

[6] Huang J, Zheng R, Emery S (2013). Assessing the impact of the national smoking ban in indoor public places in China: evidence from quit smoking related online searches. *PLoS One*, 8:e65577. http://dx.doi.org/10.1371/journal.pone.0065577 PMID:23776504.

[7] Casswell S, Thamarangsi T (2009). Reducing harm from alcohol: call to action. *Lancet*, 373:2247-2257. http://dx.doi.org/10.1016/S0140-6736(09)60745-5 PMID:19560606.

[8] Davoren SL (2011). Legal interventions to reduce alcohol-related cancers. *Public Health*, 125:882-888. http://dx.doi.org/10.1016/j.puhe.2011.09.024 PMID:22036194.

[9] Giesbrecht N, Stockwell T, Kendall P et al. (2011). Alcohol in Canada: reducing the toll through focused interventions and public health policies. *CMAJ*, 183:450-455. http://dx.doi.org/10.1503/cmaj.100825 PMID:21324848.

[10] Buller DB, Geller AC, Cantor M et al. (2002). Sun protection policies and nvironmental features in US elementary schools. *Arch Dermatol*, 138:771-774. http://dx.doi.org/10.1001/archderm.138.6.771 PMID:12056958.

[11] Aulbert W, Parpart C, Schulz-Hornbostel R et al. (2009). Certification of sun protection practices in a German child daycare centre improves children's sun protection - the 'SunPass' pilot study. *Br J Dermatol*, 161 Suppl 3:5-12. http://dx.doi.org/10.1111/j.1365-2133.2009.09443.x PMID:19775351.

[12] Pawlak MT, Bui M, Amir M et al. (2012). Legislation restricting access to indoor tanning throughout the world. *Arch Dermatol*,148:1006-1012. http://dx.doi.org/10.1001/archdermatol.2012.2080 PMID:22801924.

[13] Goulart JM, Wang SQ (2010). Knowledge, motivation, and behavior patterns of the general public towards sun protection. *Photochem Photobiol Sci*, 9:432-438. http://dx.doi.org/10.1039/b9pp00122k PMID:20354635.

[14] Pitt JI, Wild CP, Baan RA et al., eds (2012). *Improving Public Health through Mycotoxin Control*. Lyon: IARC (IARC Scientific Publications Series, No. 158).

[15] Merrill RA (1997). Food safety regulation: reforming the Delaney Clause. *Annu Rev Public Health*, 18:313-340.http://dx.doi.org/10.1146/annurev.publhealth. 18.1.313 PMID:9143722.

[16] Bolt HM, Huici-Montagud A (2008). Strategy of the scientific committee on occupational exposure limits (SCOEL) in the derivation of occupational exposure limits for carcinogens and mutagens. *Arch Toxicol*, 82:61-64. http://dx.doi.org/10.1007/s00204-007-0260-z PMID:18008062.

[17] Milan C, Schifanella O, Roncaglioni A, Benfenati E (2011). Comparison and possible use of in silico tools for carcinogenicity within REACH legislation. *J Environ Sci Health C Environ Carcinog Ecotoxicol Rev*, 29:300-323. http://dx.doi.org/10.1080/105 90501.2011.629973 PMID: 22107165.

[18] Liang Y, Wong O, Yang L et al. (2006). The development and regulation of occupational exposure limits in China. *Regul Toxicol Pharmacol*, 46:107-113. http://dx.doi.org/10.1016/j.yrtph.2006.02.007 PMID:16624464.

[19] Sim MR (2013). A worldwide ban on asbestos production and use: some recent progress, but more still to be done. *Occup Environ Med*, 70:1-2. http://dx.doi.org/10.1136/oemed-2012-101290 PMID:23248187.

[20] Gee D, Greenberg M (2001). Asbestos: from 'magic' to malevolent mineral. In: Harremoes P, Gee D, MacGarvin M et al., eds. *Late Lessons from Early Warnings: The Precautionary Principle 1896-2000*. Copenhagen: European Environmental Agency, pp. 52-63.

[21] Woodruff TJ, Axelrad DA, Caldwell J et al. (1998). Public health implications of 1990 air toxics concentrations across the United States. *Environ Health Perspect*, 106:245-251. http://dx.doi.org/10.1289/ehp.98106245 PMID:9518474.

[22] Bahadur R, Feng Y, Russell LM, Ramanathan V (2011). Impact of California's air pollution laws on black carbon and their implications for direct radiative forcing. *Atmos Environ*, 45:1162-1167. http://dx.doi.org/10.1016/j.atmosenv.2010.10.054.

[23] Zhou Y, Wu Y, Yang L et al. (2010). The impact of transportation control measures on emission reductions during the 2008 Olympic Games in Beijing, China. *Atmos Environ*, 44:285-293. http://dx.doi.org/10.1016/j.atmosenv.2009.10.040.

[24] Lioy PJ, Georgopoulos PG (2011). New Jersey: a case study of the reduction in urban and suburban air pollution from the 1950s to 2010. *Environ Health Perspect*, 119:1351-1355. http://dx.doi.org/10.1289/ehp.1103540 PMID:21622086.

[25] Brauer M, Amann M, Burnett RT et al. (2012). Exposure assessment for estimation of the global burden of disease attributable to outdoor air pollution. *Environ Sci Technol*, 46:652-660. http://dx.doi.org/10.1021/es2025752 PMID:22148428.

[26] Smith AH, Smith MM (2004). Arsenic drinking water regulations in developing countries with extensive exposure. *Toxicology*, 198:39-44. http://dx.doi.org/10.1016/j.tox.2004.02.024 PMID: 15138028.

[27] de Boer JG, Mirsalis JC, Provost GS et al. (1996). Spectrum of mutations in kidney, stomach, and liver from lacI transgenic mice recovered after treatment with tris(2,3-dibromopropyl) phosphate. *Environ Mol Mutagen*, 28:418-423. http://dx.doi.org/10.1002/(SICI)1098-2280(1996)28:4<418::AID-EM17>3.0.CO;2-I PMID:8991072.

[28] Anderson SJ, Ling PM, Glantz SA (2007). Implications of the federal court order banning the terms "light" and "mild": what difference could it make? *Tob Control*, 16:275-279. http://dx.doi.org/10.1136/tc.2006.019349 PMID:17652244.

[29] Borland R, Fong GT, Yong HH et al. (2008). What happened to smokers' beliefs about light cigarettes when "light/mild" brand descriptors were banned in the UK? Findings from the International Tobacco Control (ITC) Four Country Survey. *Tob Control*, 17:256-262. http://dx.doi.org/10.1136/tc.2007.023812 PMID: 18426868.

4.6 　疫苗

4. 癌症预防

罗兰多·雷罗（Rolando Herrero）

西尔维娅·弗朗切斯奇（Silvia Franceschi）

安德鲁·J. 霍尔（Andrew J.Hall，评审）

爱德华多·拉兹卡诺·庞塞（Eduardo Lazcano Ponce，评审）

马克·希夫曼（Mark Schiffman，评审）

摘 要

·乙型肝炎病毒（HBV）可以导致慢性肝炎、肝硬化和很大一部分肝癌，是世界某些地区非常常见的传染病。

·1982 年上市的抗乙肝和肝癌的疫苗非常有效，大多数国家的儿童免疫计划中，都包括接种乙肝疫苗。

·大约有 12 种人乳头瘤病毒（HPV），尤其是 HPV16 和 HPV18，可以导致绝大部分的宫颈癌和肛门癌，同时是外阴、阴道、阴茎和口咽等癌症的重要致癌因素。

·最近开发的两种预防疫苗可以剥离 HPV16 和 HPV18 的病毒外壳。这些疫苗是安全的，对于原先没有暴露的个体，可以几乎 100% 预防肛门和生殖器感染以及癌前病变，在全世界的癌症控制中具有巨大潜力。

·现在正在推广青春期少女接种人乳头瘤病毒疫苗，并且将逐步推广到中低收入国家，世界 80% 以上的宫颈癌病例发生在中低收入国家。

人类罹患的癌症中，相当大的比例（16%）是由感染引起的，其中很大一部分可以通过干预有效地预防[1]。与癌症有关的最重要的感染是乙型肝炎病毒、丙型肝炎病毒、人乳头瘤病毒和幽门螺旋杆菌（参见第 2.4 节）。

慢性乙型肝炎病毒感染是全球肝癌（肝细胞肿瘤）最重要的病因之一，在某些地区非常流行，例如撒哈拉以南非洲、亚马逊河流域、中国、韩国和东南亚各国[2]。乙肝疫苗已经使用了几十年，接种乙肝疫苗已经成为世界各地儿童免疫接种计划的一部分。现在已经越来越清楚地证明，儿童和青少年接种乙肝疫苗可以有效地预防

慢性乙肝和肝癌。可以预期，当乙肝疫苗接种者成年后，许多地区的成人肝癌发病率将会下降。

人乳头瘤病毒是一种非常常见的性传播病毒，如果不清除这些人乳头瘤病毒，就会导致宫颈、肛门、外阴、阴道、阴茎和口咽部位的癌症。最近，人们已经开发出高度有效的疫苗可以预防 HPV16 和 HPV18 病毒的感染，这两类病毒会造成绝大部分与人乳头瘤病毒相关的癌症。对于以前没有人乳头瘤病毒暴露的女性，这些疫苗的有效性和成本效益最大，现在发达国

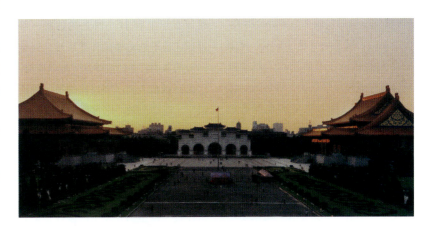

图 4.6.1　在台北中正纪念堂看到的视野

注：中国台湾，1984 年 7 月推出新生儿在全台湾范围内接种乙型肝炎病毒疫苗计划。

家和发展中国家的青春期少女中正逐步推广接种人乳头瘤病毒疫苗。在已经调查的所有解剖部位，这些疫苗都可以有效预防感染和癌前病变。预计大规模的疫苗接种计划在未来的几十年里，可以有效地降低与人乳头瘤病毒相关癌症的发病率和死亡率[3]。本章综述乙肝病毒和人乳头瘤病毒感染及与其相关肿瘤的流行病学特点，并讨论对抗这些感染的疫苗的性能。

乙肝病毒
乙肝病毒和肝癌

乙型肝炎病毒是一种传染性极强的 DNA 病毒，感染途径是血液暴露和其他体液暴露，其他体液包括精液和阴道液体。这种病毒可以从母亲传染给婴儿，也可以在孩子间传染，并且可以通过不安全的注射、性行为和输血等途径传染。在流行病高发地区，围产期的传染非常普遍。感染的母亲传给新生儿，再从一个孩子传染给另一个孩子，这种病毒也可以通过污染物传染[4]。

乙型肝炎病毒传染是一个重大的全球性健康问题。在世界范围内，估计已有 20 亿人感染了乙肝病毒，超过 3.6 亿人患有慢性肝脏感染疾病。乙型肝炎病毒引起致命的肝脏感染，即乙型肝炎，进而往往发展为慢性肝病。慢性感染的发病率与年龄负相关，围产期的乙肝感染率超过 90%，健康成年人的感染率不到 5%[5]。乙型肝炎病毒促成持续性肝炎、肝坏死、再生性增殖，从而导致肝硬化和肝细胞癌的生成。在慢性感染的人群中，估计 25% 将死于肝脏疾病，包括癌症。在高风险地区，乙肝病毒导致的肝癌占所有病例的 50% ～ 90%[6]。即使不伴随肝组织纤维化，这些癌症也会形成，因为乙肝病毒具有直接致癌作用[4]。

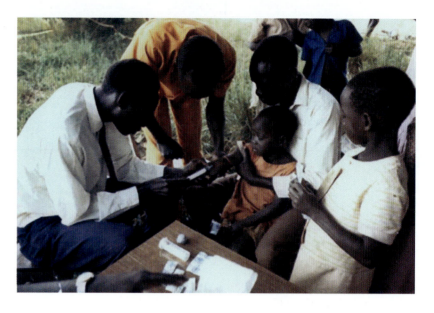

图 4.6.2　冈比亚，一个孩子正在接种疫苗
注：乙肝病毒疫苗试验，预计在未来几年内会取得成果。

乙型肝炎病毒疫苗

1982 年，抗乙肝病毒的疫苗上市。目前疫苗的生产方法是，把酵母菌或哺乳动物细胞产生的乙肝病毒表面抗原（surface antigen）与已经嵌入质粒（plasmids）的乙肝病毒表面抗原结合起来。表达的乙型肝炎病毒表面抗原，"自组装"进入球形微粒，这些球形微粒暴露在非常容易诱发高度免疫能力的抗原决定簇（determinant）中，通常用磷酸铝（aluminium phosphate）作为一种辅助剂。乙肝病毒疫苗通常分为三次推荐剂量，第一次初始剂量建议在出生后 24 小时之内注射，可以预防乙肝病毒感染和其后慢性感染 95% 的效力，即使抗体水平难以检测，这也是抵抗人类主要癌症的第一种疫苗[7]。根据记录，这种疫苗的安全性和有效性非常令人满意。自 1982 年以来，全世界已经使用的乙肝疫苗超过 10 亿次剂量。在许多国家，以前有 8%～15% 的儿童慢性感染乙肝病毒，但在接种疫苗的儿童中，慢性感染的比例减少至 1% 以下。

1984 年 7 月，在中国为新生儿启动了全国性乙肝病毒免疫接种计划，根据儿童和青少年早期疫苗接种的队列研究，研究者证明免疫接种可以预防肝癌[8,9]。免疫接种可以减少慢性乙肝病毒携带者的流行，降低肝癌的发病率和急性肝炎的死亡率[10]。这些结果在 1981 ～ 1984 年出生的队列中也很明显，这些孩子接种疫苗的时间不是在婴儿时期，而是在幼儿时期。韩国也在 20 世纪 80 年代初启动了大规模乙肝疫苗接种计划[11]。

中国启东市具有很高的肝癌发病率，主要原因是乙肝病毒感染和黄曲霉素暴露，于是该地区进行了新生儿乙肝疫苗接种和饮食干预。根据近年的报道，该地区肝癌发病率已经大幅下降，与 1980 ～ 1983 年期间肝癌发病率相比，2005 ～ 2008 年 20 ～ 24 岁人群中肝癌发病率显著降低，这与其他队列研究的结果一致[12]。

2010 年，179 个国家开展了乙肝疫苗的国家级婴儿免疫接种计划，与 1992 年的 31 个国家相比增长巨大。1992 年，世界卫生大会通过一项决议，建议全球接种乙肝疫苗。现在，全球将近 70% 的新生婴儿会接种三次剂量

不丹的 HPV 疫苗早期接种和监测

唐丁·道尔吉（Tandin Dorji）

乌金·沙莫（Ugyen Tshomo）

不丹是对宫颈癌的必然原因人乳头瘤病毒（HPV）接种疫苗的第一个低收入国家。宫颈癌是不丹女性最常见的癌症。为了预防这类疾病，卫生部制定了国家疫苗接种计划。卫生部的考虑包括：发病率、有限范围的筛查、晚期诊断的不良后果，以及一套 HPV 疫苗接种计划的可行性规划。作为国家级 HPV 疫苗计划，卫生部建议 12 岁的女孩接种"四合一"（HPV6、HPV11、HPV16、HPV18）疫苗，并在计划实施的第一年对 13～18 岁的女孩展开一套"补救"计划。2010 年，医药公司为 12～18 岁的所有女孩免费接种了"四合一" HPV 疫苗，并在此后的 5 年里，由澳大利亚宫颈癌基金会（Australian Cervical Cancer Foundation）资助 12 岁的女孩接

种疫苗。医疗保健人员在学校提供疫苗，对于不在学校的女孩，由保健体系提供疫苗。2010 年，"四合一" HPV 疫苗的接种剂量超过 13 万次，三次剂量的疫苗接种覆盖率达到 92%。没有发生严重的不良反应，疫苗的耐受性良好，实施快速，可以接受。这次国家级 HPV 疫苗"补救"计划的成功，归功于强有力的政治承诺和运作良好的基础卫生保健体系。不丹的经验是其他低收入国家考虑接种 HPV 疫苗的一个范例。

HPV 疫苗的监测具有挑战性，因为癌症登记数据需要 20～30 年之后才能明显地看出疫苗接种对宫颈癌发病率的影响。在短期内，接种疫苗最可信的和最多的结果是 HPV 感染率的下降，最值得注意的是，在性行为活跃的青少年和青年女性人群中，观察和对比已经接种疫苗预防 HPV 感染的比例与没有疫苗接种的 HPV 感染比

例的变化。如果及时展示不丹接种疫苗的有效性，可以促进其他低收入国家效仿并继续努力。因此，2012 年不丹卫生部吉格梅·多吉·旺楚克国家中心医院（Jigme Dorji Wangchuck National Referral Hospital）和国际癌症研究署合作启动了一项研究，在 18 岁或以上的女性宫颈细胞和尿液样本中，定期评估 HPV 的感染率。到 2016 年，疫苗接种的早期影响，将在 25 岁以下的女性中开始能够检测出来。不丹政府还在考虑一个框架计划，即在同一项计划中推广宫颈癌的筛查，从当前的细胞学筛查转变到以 HPV 为基础的筛查。这项投资可以更好地预防中老年妇女患宫颈癌，最终可能成为长期监测疫苗接种效果的一个基础。

参考文献

[1] Ladner J et al. (2012). *BMC Public Health*, 12:370. http://dx.doi.org/10.1186/1471-2458-12-370 PMID:22621342.

的乙肝病毒疫苗。

人乳头瘤病毒
人乳头瘤病毒与癌症

人乳头瘤病毒是宫颈癌的绝对病因，几乎 100% 的宫颈癌起因于人乳头瘤病毒感染。过去 30 多年的流行病学研究已经证实，大约 13 种人乳头瘤病毒是宫颈癌的病因。在大约 70% 的肿瘤中，可以检出病毒 HPV16 和 HPV18。现在人们已经查清宫颈癌病变的自然过程和分子机制[13]。

绝大多数女性在第一次性行为后，通过性传播宫颈很快感染人乳头瘤病毒。人乳头瘤病毒感染最常见的形态学表现包括少量的上皮异常（初步的细胞变化不很明显）。大部分女性的初次感染可以自然而然地消退，但是有些女性的感染长期顽固存在，可以发展为癌前病变（严重的上皮内瘤样病变）。如果不进行治疗，几年之后这些癌前病变会发展成宫颈癌。人们已经发现了人乳头瘤病毒的癌基因，这些基因与宿主的抑癌基因蛋白（tumour suppressor gene proteins）相

互作用，诱导恶性转变[14]。很明显地，防控一种致病的必然因素目的在于预防这种疾病的发生。

肛门和其他生殖器癌症，包括肛门、外阴、阴道、阴茎等部位的癌症，也与人乳头瘤病毒相关。在这些肿瘤中，HPV16 是最强的占主导地位的病毒类型。根据观察，分子机制（molecular mechanisms）可能与宫颈癌类似，但是人们对这些肿瘤的自然历史认识仍然有限[13]。重要的是，与宫颈癌类似，大部分这类肿瘤也呈现出重要的免疫缺陷增加。人乳头瘤病毒不仅危害男

性和女性的肛门和生殖器，也与口咽部位的癌变有关，只是在解剖位置和病理学上有所差异[15]。近年来，在一些发达国家，这种癌症的发病率呈现增长趋势。事实上，根据观察，美国口咽癌的发病率主要在男性中增多，在未来的几十年里，预计与人乳头瘤病毒相关癌症的数量，男性将高于女性，原因在于女性的筛查大大降低了美国宫颈癌的发病率[16]。HPV16型病毒与大约60%的宫颈癌有关，与人乳头瘤病毒相关的肛门和其他生殖器部位的癌症以及口咽部位的癌症，病毒HPV16与肿瘤的相关性更强，占HPV阳性病例的大约90%。

人乳头瘤病毒疫苗

人们已经研发出两种抗HPV的非传染性亚单位疫苗，两种疫苗的主要成分都是病毒样颗粒：HPV L1基因插入昆虫细胞（二价疫苗）或者酵母（四价疫苗）表达产生。L1基因编码大部分病毒壳体蛋白，制造出L1蛋白后自行组装成为病毒样颗粒，具有高度的抗原性。它们引发强烈的抗体反应，

接触感染时使黏膜中的感染病毒失效，从而预防了感染。关于这方面研究完备全面的论述已于近期发表[3]。

二价疫苗（bivalent vaccine）包含HPV16和HPV18的病毒样颗粒，生产时需要一个复杂的辅助系统（ASO4），这个辅助系统包括单磷酰脂质A（mono phosphoryl lipid A）和明矾（alum）。四价疫苗（quadrivalent vaccine）用明矾辅佐剂生产，除了HPV16和HPV18的病毒样颗粒以外，还有HPV6和HPV11的病毒样颗粒，后者可以治疗大部分良性尖锐湿疣。

如果原先没有感染致癌病毒（HPV16和HPV18），那么这两种疫苗都可以几乎100%有效预防宫颈的人乳头瘤病毒感染和癌前病变，因此主要推荐尚未开始性行为的青春期少女接种这两种疫苗。表4.6.1摘要汇总了这两种宫颈癌疫苗的功效[3]。虽然证据表明，这两种疫苗都可以抵抗25岁以上女性的HPV感染和疾病，但是成本效益较低，部分原因是很多感染HPV的女性会自然消退，发病率较低[17]。

这两种疫苗也可以有限地对抗

与HPV16和HPV18有关的HPV类病毒。目前已经研发出可以持续"交叉对抗"这类病毒长达6个月以上的疫苗：对抗HPV31的四价疫苗，对抗HPV31、HPV33、HPV52、HPV45和HPV51的二价疫苗。不过，目前还不清楚早期对抗这些病毒的意义，需要长期监测查明是否可以对抗宫颈癌。这些疫苗对已经发生的感染无效[18]。

已经证明，四价疫苗可以预防HPV16和HPV18导致的多种外阴和阴道的HPV感染和病变，以及HPV6和HPV11导致的生殖器湿疣。已经证明，二价疫苗可预防年轻女性肛门的HPV16和HPV18感染（见表4.6.1）。根据澳大利亚家庭门诊计划，接受宫颈涂片筛查的18～24岁女性的局部抽样研究中，与接种四价疫苗之前（2005～2007年）相比，在广泛接种四价疫苗之后（2009～2010年），HPV类型病毒的感染下降了77%[19]。在男性中，四价疫苗已被证明可以有效预防外生殖器病变，包括尖锐湿疣，阴茎、肛围或会阴的上皮内病变；在男性同性性行为中，可以预防肛门上皮内瘤样病变（anal intraepithelial neoplasia）。

人们已经从感染和最终危害位点方面评估了二价疫苗和四价疫苗的试验[20]。其中，对于HPV阴性的女性，这两种疫苗都表现出持续对抗HPV感染和宫颈癌前病变的强大效力。四价疫苗可以有效地（大于75%疫苗效力）对抗任何外阴、阴道和肛门癌症更严重的前兆。

这两种疫苗已经获得了许可证，并在大多数发达国家纳入疫苗接种计划以来，一直保持着良好的安全记录。人们建议对性行为开始之前的女孩接种，还有一些国家对青年女性展开"补救"计划。虽然尚未证实疫苗对更年轻女性是否有效，但免疫原性的衔

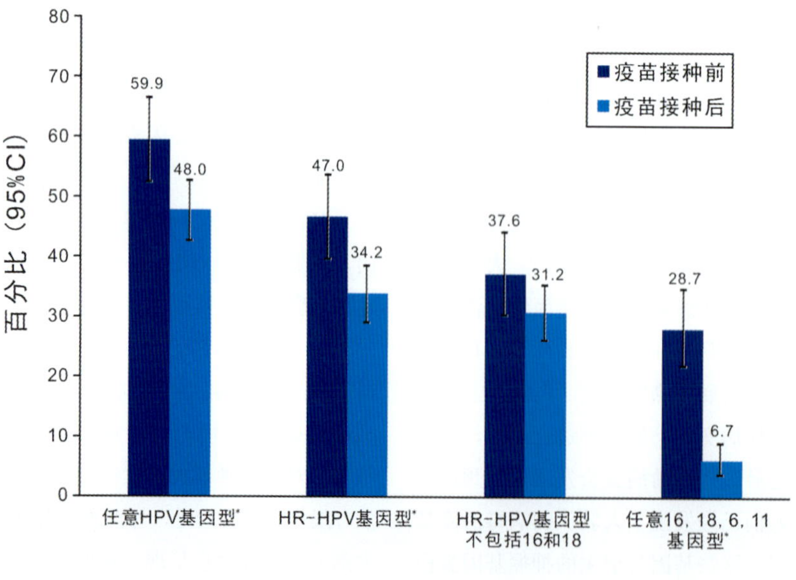

图4.6.3 疫苗接种前后人类乳头瘤病毒（HPV）的患病率
注：* P<0.05为不同组之间的百分比差异。CI表示置信区间；HR-HPV表示高危型HPV。

卢旺达国家 HPV 疫苗接种计划的实施和监测

艾格尼丝·毕纳瓦赫（Agnes Binagwaho）
莫里斯·加特拉（Maurice Gatera）
非德勒·加博（Fidele Ngabo）

宫颈癌是卢旺达女性最常见的癌症，在 2011 年之前，卢旺达的公共卫生部门既没有做过宫颈癌筛查，也没有做过人乳头瘤病毒（HPV）疫苗接种。然而在 2010 年，卢旺达卫生部制定了一项"宫颈病变和癌症预防、控制和管理的国家战略计划"（National Strategic Plan

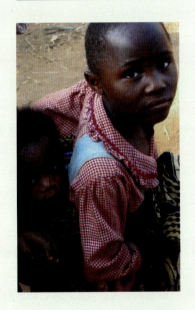

图 B4.6.1　一位年轻的卢旺达母亲和她的孩子

for the Prevention, Control, and Management of Cervical Lesions and Cancer）。由一个多学科委员会负责一套国家 HPV 疫苗接种计划的战略规划编制、实施和评估，其中的要素包括：（1）与一家制药公司实行"公私合作"的伙伴关系，该公司免费提供 3 年的 HPV 疫苗，并且以后将继续提供较低价格的疫苗；（2）根据学校的年级实施接种计划；（3）通过社区的强力参与，鉴别没有接种或者没有报名参加学校接种的女孩；（4）第一批疫苗交付之前，展开全国范围的宣传活动。

2011 年以来，就读小学六个年级的女孩已接受全部三次剂量的 HPV 疫苗接种，少量不在学校的 12 岁女孩也接种了疫苗。在该计划的第二年和第三年（2012 年和 2013 年），"补救"计划面向初中三个年级的女生进行疫苗接种，确保全面覆盖青春期之前和青春期的所有少女。2014 年以后，只针对小学六个年级的女生接种疫苗。

卢旺达的 HPV 疫苗接种计划实施的第一年，估计 98762 名符合条件的六个年级的女孩完成了三次剂量的疫苗接种，覆盖率达到 93.2%。卢旺达是符合全球

疫苗免疫联盟（GAVI）的条件，在 GAVI 支持下成功实施全国性 HPV 疫苗接种的第一个国家，这个范例将激励其他国家拓展疫苗接种计划（包括 HPV 疫苗）。具体计划的制定应该根据各国具体的流行病学、经济、政治和保健系统的情况而定。全球疫苗免疫联盟的疫苗套件里增加 HPV 疫苗是非常及时的，现在在获得全球疫苗免疫联盟支持的国家，一套疫苗的价格低于 5 美元。

卢旺达的 HPV 疫苗接种计划预计将对卢旺达未来的宫颈癌负担产生重要影响。在短期内，还不会出现疫苗接种计划有效性的可靠证据，但如果期望全国性规划的制定者继续投资这项计划，这些证据是至关重要的。因此，IARC 正在提供合作，设法及时找出疫苗接种计划对 HPV 感染产生影响的高质量数据。疫苗有效性的这类证据，也有利于促进其他中低收入国家成功开展疫苗接种计划。

参考文献

[1] Binagwaho A et al. (2012). *Bull World Health Organ*, 90:623-628. http://dx.doi.org/10.2471/BLT.11.09-7253 PMID:22893746 Human papillomavirus vaccines.

接性研究（immunogenicity bridging studies）已经证明，青春期男孩和女孩的疫苗抗体反应水平高于青年女性[21]。一般情况下，在女性和各年龄段的男性中，这些疫苗可以诱导抗原产生持续至少 8 年的强效免疫力，而且直到今天，也没有出现免疫效力下降

的证据。

超过 40 个国家已经开展 HPV 疫苗接种，主要面向女性[22]，有的地区接种很多，有的地区则完全没有接种。可能需要等到接种疫苗几十年之后，才能看到疫苗将宫颈癌的发病率降到什么程度，这是因为直到近年来，发

展中国家才刚刚启动这类疫苗接种计划（参见前文《不丹的 HPV 疫苗早期接种和监测》和后文《卢旺达国家 HPV 疫苗接种计划的实施和监测》）。在一些发达国家，男孩子接种疫苗是为了预防某些男性癌症，并且可以预防感染到女性。有些地区用变通的方

4. 癌症预防

表 4.6.1　HPV 病毒样颗粒（VLP）疫苗临床试验的主要结论

研究组	结果	二价疫苗	四价疫苗
年轻女性	感染功效	已验证	已验证
	CIN2+ 疗效	已验证	已验证
	CIN3疗效	已验证	已验证
	VIN 和 VaIN2/3 疗效	已验证 [a]	已验证 [a]
	尖锐湿疣疗效	不是靶目标	已验证
	肛门感染疗效	已验证	尚未验证 [b]
	部分交叉保护感染	已验证	已验证
	部分交叉保护 CIN2+	已验证	已验证
	治疗效果	无	无
	安全性	无隐患	无隐患
中年妇女 [c]	感染功效	已验证 [a]	已验证
	CIN2+ 疗效	尚未验证	已验证
	免疫原性	已验证	已验证
	安全性	无隐患	无隐患
年轻男性	感染功效	尚未验证	已验证
	尖锐湿疣疗效	不是靶目标	已验证
	肛门感染疗效	尚未验证	已验证
	AIN2+ 疗效	尚未验证	已验证
	安全性	无隐患	无隐患
儿童	感染功效	尚未验证	尚未验证
	疾病疗效	尚未验证	尚未验证
	免疫原性	已验证	已验证
	安全性	无隐患	无隐患

注：AIN2+，肛门上皮内瘤样病变，2 级或更严重；CIN，宫颈上皮内瘤样病变；HPV，人乳头瘤病毒；VaIN，阴道上皮内瘤样病变；VIN，外阴上皮内瘤样病变；VLP，病毒样颗粒。

[a] 会议摘要，尚未发表。

[b] "尚未验证"是指没有报道的数据。

[c] 见文中关于此研究组成本效益的评论。

案实施疫苗接种计划，接种疫苗只用两个剂量，原因是免疫原性数据显示出这个剂量与常规剂量具有非常相似的抗体反应，特别是对青年女性。此外，哥斯达黎加的临床试验数据显示出这样的证据，二价疫苗的三次剂量对相关病毒类型的持续抵抗力反而比较低[23]。在这些试验中，接种疫苗 4 年以后，口腔 HPV 感染的患病率明显降低，这种结果表示接种疫苗可以预防 HPV 导致的口咽癌症，这一做法越来越普遍地被采用[24]。

人们正在研制新的疫苗，可以克服目前一些 HPV 疫苗的局限性，特别是新的疫苗可以对其他 HPV 病毒类型进行额外的保护，并且最终可能消除筛查的必要。与此同时，必须对已经接种疫苗的人群采用其他的筛查方案，对于目前仍然存活的大多数女性，原先的筛查活动必须持续下去，因为这些女性无法受益于这种特殊的疫苗保护手段。

注释

[1] de Martel C, Ferlay J, Franceschi S et al. (2012). Global burden of cancers attributable to infections in 2008: a review and synthetic analysis. *Lancet Oncol*, 13:607-615. http://dx.doi.org/10.1016/S1470-2045(12)70137-7 PMID:22575588.

[2] WHO (2006). WHO/UNICEF coverage estimates 1980-2005. Countries having introduced HepB vaccine and infant HepB3 coverage, 2005. Geneva: WHO.

[3] Schiller JT, Castellsague X, Garland SM (2012). A review of clinical trials of human papillomavirus prophylactic vaccines. *Vaccine*, 30 Suppl 5:F123-F138. http://dx.doi.org/10.1016/j.vaccine.2012.04.108 PMID:23199956.

[4] IARC (2012). Biological agents. *IARC Monogr Eval Carcinog Risks Hum*, 100B: 1-441. PMID:23189750.

[5] Hyams KC (1995). Risks of chronicity following acute hepatitis B virus infection: a review. *Clin Infect Dis*, 20:992-1000. http://dx.doi.org/10.1093/clinids/20.4.992 PMID:7795104.

[6] Chen CJ, Yu MW, Liaw YF (1997). Epidemiological characteristics and risk factors of hepatocellular carcinoma. *J Gastroenterol Hepatol*, 12:S294-S308. http://dx.doi.org/10.1111/j.1440-1746.1997.tb00513.x PMID:9407350.

[7] WHO (2009). Hepatitis B vaccines. *Wkly Epidemiol Rec*, 84:405419. http://www.who.int/wer/2009/wer8440.pdf PMID:19817017.

[8] Chang MH, Chen CJ, Lai MS et al.; Taiwan Childhood Hepatoma Study Group (1997). Universal hepatitis B vaccination in Taiwan and the incidence of hepatocellular carcinoma in children. *N Engl J Med*, 336:1855-1859. http://dx.doi.org/10.1056/NEJM199706263362602 PMID:9197213.

[9] Chang MH, Shau WY, Chen CJ et al.; Taiwan Childhood Hepatoma Study Group (2000). Hepatitis B vaccination and hepatocellular carcinoma rates in boys and girls. *JAMA*, 284:3040-3042. http://dx.doi.org/10.1001/jama.284.23.3040 PMID:11122592.

[10] Chiang CJ, Yang YW, You SL et al. (2013). Thirty-year outcomes of the national hepatitis B immunization program in Taiwan. *JAMA*, 310:974-976. http://dx.doi.org/10.1001/jama.2013.276701 PMID:24002285.

[11] Chen TW (2013). Paths towards hepatitis B immunization in Republic of Korea and Taiwan, China. *Clin Exp Vaccine Res*, 2:76 82. http://dx.doi.org/10.7774/cevr.2013.2.2.76 PMID:23858397.

[12] Sun Z, Chen T, Thorgeirsson SS et al. (2013). Dramatic reduction of liver cancer incidence in young adults: 28 year follow-up of etiological interventions in an endemic area of China. *Carcinogenesis*, 34:1800-1805. http://dx.doi.org/10.1093/carcin/bgt007 PMID:23322152.

[13] Moscicki AB, Schiffman M, Burchell A et al. (2012). Updating the natural history of human papillomavirus and anogenital cancers. *Vaccine*, 30 Suppl 5:F24-F33. http://dx.doi.org/10.1016/j.vaccine.2012.05.089 PMID:23199964.

[14] Doorbar J, Quint W, Banks L et al. (2012). The biology and life-cycle of human papillomaviruses. *Vaccine*, 30 Suppl 5:F55-F70. http://dx.doi.org/10.1016/j.vaccine.2012.06.083 PMID:23199966.

[15] Gillison ML, Alemany L, Snijders PJ et al. (2012). Human papillomavirus and diseases of the upper airway: head and neck cancer and respiratory papillomatosis. *Vaccine*, 30 Suppl 5:F34-F54. http://dx.doi.org/10.1016/j-vaccine.2012.05.070 PMID:23199965.

[16] Chaturvedi AK, Engels EA, Pfeiffer RM et al. (2011). Human papillomavirus and rising oropharyngeal cancer incidence in the United States. *J Clin Oncol*, 29:4294^301. http://dx.doi.org/10.1200/JCQ.2011.36.4596 PMID:21969503.

[17] Westra TA, Rozenbaum MH, Rogoza RM et al. (2011). Until which age should women be vaccinated against HPV infection? Recommendation based on cost-effectiveness analyses. *J Infect Dis*, 204:377-384. http://dx.doi.org/10.1093/infdis/jir281 PMID:21742836.

[18] Hildesheim A, Herrero R, Wacholder S et al.; Costa Rican HPV Vaccine Trial Group (2007). Effect of human papillomavirus 16/18 L1 viruslike particle vaccine among young women with preexisting infection: a randomized trial. *JAMA*, 298:743-753. http://dx.doi.org/10.1001/jama.298.7.743 PMID:17699008.

[19] Tabrizi SN, Brotherton JM, Kaldor JM et al. (2012). Fall in human papillomavirus prevalence following a national vaccination program. *J Infect Dis*, 206:1645-1651. http://dx.doi.org/10.1093/infdis/jis590 PMID:23087430.

[20] Lehtinen M, Dillner J (2013). Clinical trials of human papillomavirus vaccines and beyond. *Nat Rev Clin Oncol*, 10:400-410. http://dx.doi.org/10.1038/nrclinonc.2013.84 PMID:23736648.

[21] Block SL, Nolan T, Sattler C et al.; Protocol 016 Study Group (2006). Comparison of the immunogenicity and reactogenicity of a prophylactic quadrivalent human papillomavirus (types 6, 11, 16, and 18) L1 virus-like particle vaccine in male and female adolescents and young adult women. *Pediatrics*, 118:2135-2145. http://dx.doi.org/10.1542/peds.2006-0461 PMID:17079588.

[22] Markowitz LE, Tsu V, Deeks SL et al. (2012). Human papillomavirus vaccine introduction - the first five years. *Vaccine*, 30 Suppl 5:F139-F148. http://dx.doi.org/10.1016/j.vaccine.2012.05.039 PMID:23199957.

[23] Kreimer AR, Rodriguez AC, Hildesheim A et al.; CVT Vaccine Group (2011). Proof-of-principle evaluation of the efficacy of fewer than three doses of a bivalent HPV16/18 vaccine. *J Natl Cancer Inst*, 103:1444-1451. http://dx.doi.org/10.1093/jnci/4jr319 PMID:21908768.

[24] Herrero R, Quint W, Hildesheim A et al.; CVT Vaccine Group (2013). Reduced prevalence of oral human papillomavirus (HPV) 4 years after bivalent HPV vaccination in a randomized clinical trial in Costa Rica. *PLoS One*, 8:e68329. http://dx.doi.org/10.1371/journal.pone.0068329 PMID:23873171.

4.7 筛查及原则

4. 癌症预防

劳伦斯·冯·卡尔萨（Lawrence von Karsa）
彼得·B. 迪恩（Peter B. Dean）
西尔维纳·阿罗斯（Silvina Arrossi）
林伽斯瓦米·桑卡拉那衍难（Rengaswamy Sankaranarayanan）
阿赫蒂·安蒂拉（Ahti Anttila，评审）
安东尼·米勒（Anthony B. Miller，评审）

摘　要

· 癌症的早期发现和治疗必须具备充足的人力、资金和技术资源以便提供方便优质的保健服务。

· 质量较高的全体人群筛查计划可以降低乳腺癌、宫颈癌和结直肠癌的发病率和死亡率。根据当地条件检测并找出证据的筛查计划是早期发现疾病的一种有效的变通方案。

· 宫颈癌筛查包括宫颈视诊、宫颈细胞学检查和人类乳头瘤病毒检测。

· 结直肠癌筛查测试包括排泄物潜隐血检测、排泄物免疫化学检测，也可采用乙状结肠镜检查和结肠镜检查。

· 可用乳腺 X 线摄影筛查早期乳腺癌。

· 为了最大限度提高效益和降低伤害，基于人群的筛查计划应充分地规划并配备充足的培训资源，对经过鉴别和邀请的目标人群，要有足够的把握。

· 如果缺乏政府承诺提供必要的可持续资源，癌症筛查计划的成功实施可能面临严重障碍。

对于早期发现的癌症，提供及时适当的治疗是控制癌症的重要因素。早期发现的目的是降低死亡率和减轻其他晚期疾病的严重后果。如果早期发现癌症我们就可以做到较早治疗以改善生存预期，将疾病控制在局部以提高生活质量，在相同有效的治疗下产生较少的副作用（见图 4.7.1）。如果实现癌症的早期发现，就可以取得主动，选择各种及时有效的诊断和治疗服务。在总的效益和内在风险之间维持适当的平衡，必不可少的基础是全面多学科的优质保障。1968 年，威尔逊（Wilson）和琼格纳尔（Jungner）出版了具有里程碑意义的报告后，癌症早期发现的概念开始发展起来[1]。最近几十年来，根据这份报告的原则，人们实施了多项全体人群的筛查计划，积累了丰富的经验[2]。肿瘤早期发现的有效性和适用性问题比较复杂，本章将概述一些关键概念和信息来源，并且指出，筛查提供了发现肿瘤的机会，但也存在着局限性。

早期发现
早期发现有症状的病例

早期发现特别适用于乳腺癌、宫颈癌、口腔癌、喉癌、结肠癌、直肠癌和皮肤癌。以证据为基础的筛查方法面世以前，早期发现的办法是改善诊断和治疗方法，通过卫生保健专业人员和普通公众的教育，力争达到疾病症状的早期识别。癌症的一些早期症状包括肿块、无法治愈的溃疡、异常出血、持续性消化不良以及慢性声音嘶哑等。人们越来越意识到，癌症的警示征兆对疾病负担的影响非常显著，特别是对于中低收入国家的卫生保健系统，这些国家的绝大多数患者确诊时，恶性肿瘤往往已经发展到晚期[3]。很多国家仍然普遍缺乏充分的诊断和治疗手段，这是控制有症状疾病的一个严重障碍。

早期发现无症状癌症

在高收入国家已经证明，全体人群的筛查可以有效地降低特定癌症的死亡率，同时也是乳腺癌、宫颈癌和结直肠癌早期症状检查的补充[4～6]。筛查的主要目的是及早发现这类基本上完全没有症状的潜在疾病，在癌症成为某些个人更加严重的威胁和社区额外负担之前，得到充分的治疗[1]。浸润性病变的早期治疗包括早期浸润

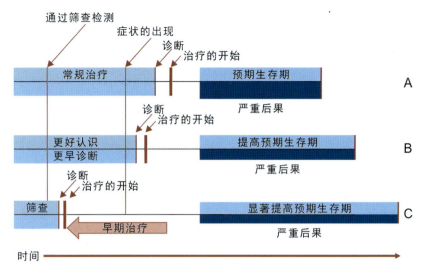

通过筛查检测

症状的出现

诊断

治疗的开始

| 常规治疗 | 预期生存期 | A |

严重后果

诊断

治疗的开始

| 更好认识 更早诊断 | 提高预期生存期 | B |

严重后果

诊断

治疗的开始

| 筛查 | 显著提高预期生存期 | C |

早期治疗

严重后果

时间

图 4.7.1　通过症状或筛查对选择的癌种进行早期检测

注：（A）在症状出现和癌症开始治疗之间通常存在延误。延误治疗或治疗的无效性是世界范围内严重的问题。（B）更好地意识到症状会使某些癌症的诊断和治疗更早，可能会延长寿命，减少该疾病的严重后果。（C）筛查一些无症状癌症以便更早检测和治疗可以显著延长寿命，并进一步减少该疾病的严重后果（方法参见表 4.7.1）。理想情况下，症状、诊断和癌症治疗开始之间的延迟应该尽可能地短。有组织的筛查计划也趋于缩短诊断和开始治疗之间的时间间隔。

性乳腺癌的外科手术切除，或者早期结直肠癌的内窥镜切除（endoscopic resection），这些治疗方法都比出现症状之后再进行治疗对患者伤害小得多[7,8]。此外，如果发现了癌前病变，例如发现上皮内宫颈肿瘤形成之后，可以采用冷冻疗法（cryotherapy）或者环形电切除术（loop electrosurgical excision），防止其发展为宫颈癌，又如发现结直肠腺瘤之后，可以采用内窥镜切除术治疗，防止其发展成结直肠癌[5,8,9]。对某些受邀参加筛查计划的人口进行的随机实验已经证明，宫颈癌和结直肠癌的发病率和死亡率的人均风险降低了[6,9]。

过去几十年里，在 38 个国家的对比中发现，筛查可以使宫颈癌的发病趋势明显下降[10]。收入最高的国家宫颈癌发病趋势下降特别明显，在低收入国家，变化并不明显，有的国家还出现了上升（见图 4.7.2）。乳腺 X 线筛查可以提高生存率，减少乳腺癌的致死人数。经过超过 20 年的随访，人们发现乳腺癌筛查的全面优越性变

得越来越明显。一项大型随机实验连续 29 年随访了 133065 名参与者，结果证明筛查组的乳腺癌死亡率比对照组的死亡率降低了 31%；此外，预防筛查的大部分死亡发生在随访 10 年以后。最近的两项研究也使人们更加深入地了解结直肠癌筛查的长期影响[12]。有一份报告估计，在超过 22 年的时间里，通过结肠镜筛查了 88902 人，预防了 40% 的结直肠癌。另一份报告发现，30 年随访 46551 人

每年排泄物的潜隐血（occult blood）测试，降低了 32% 的死亡率。

仅筛查相当短的时间就足以证明在 55 ～ 64 岁的人群中使用一次性乙状结肠镜进行肠癌筛查的功效。在 170038 名参与者的一项随机对照研究中，经过大约 11 年的随访，与对照组相比，筛查组结直肠癌的发病率和死亡率分别降低了 23% 和 31%[13]。

全体人群的筛查计划在检测无症状病例时，同时还能查出有症状的病例，但是，平均来看，筛查出的早期治疗患者中，无症状病例比有症状病例更多。因此，可以预见全体人群筛查计划的质量越高，检测出的癌症患者中，就会有更多预后较好的病例。随着时间的推移，将会出现更有效的诊断方法和治疗手段，与仅仅只早期发现有症状的患者相比，无症状癌症患者的死亡率势必会出现更大的下降。不过，早期发现也可能只是确诊或延长疾病的过程，并不会改善患者的预后。因此，人们正在进行一些随机对照实验，研究如何消除癌症筛查效果评估中准备时间和执行时间过长，以及选择偏向（selection bias）等问题[4]。

表 4.7.1 是以证据为基础的筛查计划中，目前正在运用的筛查方法。宫颈癌筛查使用的检查办法包括宫颈取样的传统细胞学检查，即巴氏涂片

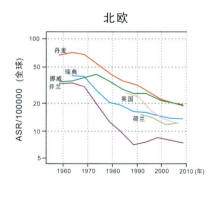

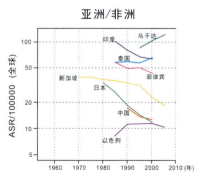

图 4.7.2　北欧以及亚洲／非洲国家，30 ～ 74 岁宫颈癌年龄标准化发病趋势比较

表 4.7.1　目前一些国家或地区癌症筛选项目中使用的以证据为基础的筛查方法

目标癌症	筛查方法
乳腺癌	乳房 X 光检查
宫颈癌	细胞学检查（常规和液基） 人乳头瘤病毒检测 乙酸子宫颈的视诊
结直肠癌	粪便隐血试验或粪便免疫化学测试 可屈性乙状结肠镜检查 结肠镜检查

（见图 4.7.3），或者液基细胞学检查（liquid-based cytology）；人乳头瘤病毒感染的检查；醋酸化宫颈的视诊（见图 4.7.4）。乳房的 X 线筛查（见图 4.7.5）可以发现很小的早期乳腺癌，此时绝大部分乳腺癌还没有转移，可以成功治疗，但是其中一些乳腺癌在人的一生中永远不会在临床中出现，即所谓过度诊断（over-diagnosis）。肠道癌症的筛查办法包括排泄物的潜隐血检查和乙状结肠镜检查和结肠镜检查。这些检查可以诊断出结直肠息肉（见图 4.7.6），在结肠镜检查过程中可以去除这些息肉，预防息肉发展成为结直肠癌。检查还能早期发现可以有效治疗的结直肠癌，并通过内窥镜切除或外科手术切除。以证据为基础的全体人群的筛查还不能用于检查其他的主要癌症，例如卵巢癌、肝癌、食道癌、肺癌和前列腺癌。

对于高风险的群体，视诊筛查（见图 4.7.7）已被证明可以有效地早期发现并预防口腔癌引起的死亡[14]。美国的一项大型随机对照实验结果表明，根据年龄和烟史判定肺癌高危人群，采用低剂量计算机断层扫描（computed tomography）进行筛查，可以减少肺癌的死亡人数[15]。美国预防服务工作组（United States Preventive Services Task Force）最近公布的一项年度筛查草案建议高危人群采用这种方案进行肺癌筛查[16]。

危害和收益的决定因素

必须详细考虑权衡危害和收益两个方面后，才能启动筛查。除了给参与癌症筛查的人们带来经济成本之外，现在已经研究发展出保健经济学和成本效益分析方法，可以预测潜在的保健收益和风险[17～19]。启动筛查计划之前，必须分析预期的成本与收益：分析相应保健环境下的试点数据和可行性研究数据。在既定计划中，每隔一段时间（通常每 10 年）必须重复分析一次，然后才能对现有草案进行重大的修改。这类成本效益分析的方法

相当复杂，解读分析结果时，必须时刻牢记筛查的既定假设以及权衡最重要的效益和危害。

虽然宫颈癌和结直肠癌的筛查预防侵袭性癌的潜力相当大（检测和治疗癌前病变），但是这类筛查效益的关键衡量标准并不是增加癌症的早期发现，而是降低死亡率。早期确诊的第二个好处是，因为早期的癌症比较小，无论手术还是药物治疗都是轻度的，通常都不必大动干戈。

筛查的主要危害是检查和诊断过程带来的发病率和死亡率，以及筛查促成的治疗带来的副作用。这类风险暴露不会带来任何直接的健康益处，因此特别令人担心。这类情况可能会出现在"假阳性"的检查或手术过程中，或者出现在过度诊断中，亦即，某个人在筛查中发现的癌症，可能在他的一生中都不会出现任何症状。不幸的是，我们无法逐个地确认这是不是属于过度诊断的癌症。这类过度诊断病例的大致数量，可以这样估算出来：以一个从未筛查的人群作为对

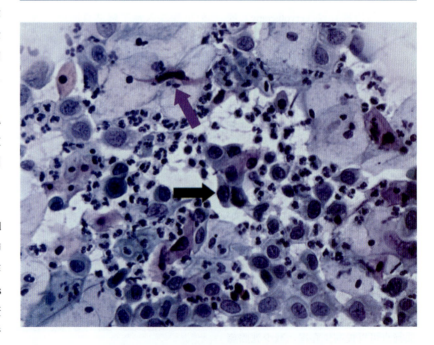

图 4.7.3　宫颈涂片检查提示高度癌前病变，宫颈上皮内瘤变 3 级（CIN3）
注：炎症涂片中含有许多旁基底细胞，细胞核增大，有不规则的染色质（黑色箭头）和一些嗜酸性胞浆细胞（紫色箭头）。

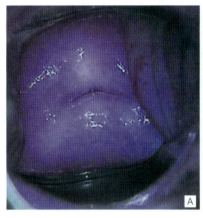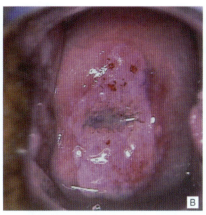

图 4.7.4　使用醋酸对宫颈视诊的结果：（A）阴性（B）阳性
注：右侧（B）宫颈周围醋酸白病变暗示宫颈上皮内瘤变。

照组，对随机筛查试验进行多年的随访。除了过度诊断，筛查的另一个潜在危害是过度治疗（overtreatment）。过度治疗发生于这类情况下：对早期的癌症先兆没有制定比较轻度的治疗方案，或者制定了轻度治疗方案，但是没有认真执行。

想要把过度诊断和过度治疗限定在适当范围内，质量控制承担着重要任务。欧洲针对乳腺癌筛查引起过度治疗的研究表明，在引进全部人群的乳腺 X 线筛查后，乳房切除术（mastectomy）的比例显著下降[20,21]。两项最近的评审估计，每一个或两个过度诊断病例中，如果能至少避免一个乳腺癌病例的死亡，那么收益和危害之间的平衡即属于适度的[22,23]。

通过测定血清前列腺特异性抗原水平进行前列腺癌筛查时发生过度诊断的可能性极大[24]。来自"美国前列腺、肺、结直肠和卵巢的癌症筛查实验"（Prostate, Lung, Colorectal, and Ovarian Cancer Screening Trial）[25] 的数据与"欧洲前列腺癌筛查随机研究"（European Randomized Study of Screening for Prostate Cancer）[26] 的数据不同，没有证明特定疾病的死亡率降低，但两项实验结果显示，系统化的筛查会导致显著的过度诊断。由于收益和风险的不确定性，

现有的证据并不支持全体人群的前列腺癌筛查。

由于过度诊断的估计需要运用复杂的统计方法，因此所有这些估计都存在不确定性。以癌症登记为基础的研究往往不精确，并且会低估筛查的好处，如果根据精确的个人数据，按照死亡率来计算效益，往往是高度准确的。尽管许多人认为，避免癌症死亡的好处大大超过过度诊断和过度治疗，但是必须坚

持执行严格的质量保证措施，使筛查带来的所有风险最小化。

筛查的组织

在全体人群筛查中，根据年龄、性别以及肿瘤类型的癌症负担决定选择哪些人。在大多数国家，乳腺癌筛查针对 40 ～ 50 岁正常风险（normal-risk）的妇女，典型情况下，按照 2 年的时间间隔一直延续到 70 ～ 75 岁。宫颈癌筛查通常针对 25 ～ 30 岁的女性，一直延续到 60 ～ 65 岁。推荐的时间间隔，通常可以做 3 ～ 5 年的变动。在中低收入国家，宫颈癌筛查的年龄范围更窄，或者一生中仅仅提供一次或几次筛查。结直肠癌的筛查，一般面向 50 岁以上的女性和男性，延续到 74 岁。根据筛查草案，可以使用排泄物潜隐血检查、排泄物免疫化学检测，以及乙状结肠镜或者结肠镜检查，推荐的时间间隔通常为 2 ～ 10 年，内窥镜筛查（endoscopic screening）在一生中只做一次[27,28]。

高风险群体的筛查一般不考虑采

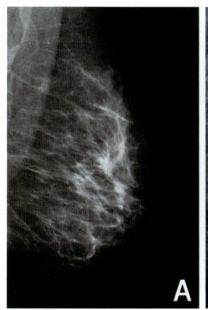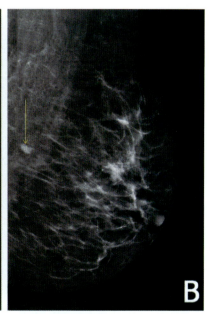

图 4.7.5　乳房 X 光筛查乳腺癌
注：（A）无症状的 57 岁女子左侧乳房的正常斜位乳房 X 光检查。（B）两年后筛查发现一个小浸润性癌。乳房摄影检测到之后，触诊依然检测不到。

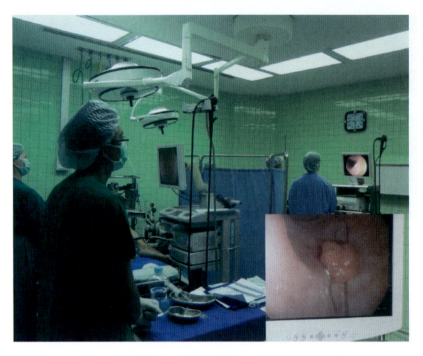

图 4.7.6 正在执行的结肠镜检查
注：这是泰国南邦省结直肠癌筛查计划的一部分。右下角插图显示结肠镜检查过程中大肠息肉被摘除。

取全体人群的策略，因为仅仅涉及总人口的较小一部分人[3]。对于以证据为基础的高危人群筛查，可以推荐一种程序化的方法，保证筛查的质量和筛查过程的成本效益。

有组织的计划

一项有组织的筛查计划必须要依据法律，具有公开成文的癌症筛查政策，或者官方的规定、决议、指令或建议。这些政策，至少必须限定筛查草案和重复的时间间隔，以及筛查资格的决定因素。筛查必须得到公共资源的财政支持（在高收入国家，可能部分成本由个人分担）。推荐有组织的筛查条款，因为这些条款包括提供服务的行政管理架构、质量保证和评估[29]。

有组织筛查计划的规章制度一般包括一支国家级或区域级的团队负责执行计划，例如协调筛查服务，维持必要的质量，报告执行的情况和结果。这类组织性和管理性要素一般是监督和监测筛选过程中绝大多数步骤，制定标准操作程序的全面指导方针和规范。此外，质量保证体系是必需的，并且需采用一套有效的方法来查明该疾病的人口负担，使得该筛查计划能够予以评价[4]。

全部人群的计划

全部人群筛查方案是指确定并邀请人群中符合条件的每一个人参加每一轮筛查。发放至个人的邀请函其目的是使人群中符合条件的每一个人享受人口筛查的平等机会，减少医疗的不平等[29]。对那些难以接触筛查的群体，例如社会经济的弱势群体，必须利用有效的通信手段支持这种个人邀请。另一方面，这种通信手段又使参与者获得足够的信息，支持他们做出是否参与筛查的决定，这些信息包括筛查的风险和好处[30,31]。在资源充沛地区，包含日期、时间和地点的邀请函效果最好。这些邀请函通常是信函邮寄送达，如果收件人没有反应，往往要多次发函提醒。最近的经验表明，通过呼叫中心和手机信息的通信方法，有助于未来这种筛查的开展[30]。

机会主义的计划

所谓"机会主义"的筛查是一种较低成本效益形式的筛查，在全体人群的筛查中，比较难以保证质量。这种筛查是医疗保健提供者主动提供筛查，或者鼓励个人参与筛查计划，或者在筛查计划的范围之外采取的筛查行为，被称为野生筛查（wild screening）。在资源充沛的地区，机会主义筛查的整体影响较小，参与度较低[32]。此外，机会主义筛查消耗的资源总量显著偏高。这会导致部分目标人口的筛查资源使用过度，其他人口则会资源不足，或者筛查覆盖不足[33,34]。

质量保证的重要性

保证癌症筛查质量的重要性在于，以最小的风险和最大的收益，确保达成充分和有效的干预，以超过任何其他医疗干预。在任何一段时间里，只有很小的一部分人（通常少于1%）接受邀请参加全体人群筛查，有效地治疗那些没有发现的癌症或癌前病变。因此，只有少数人可以从筛查中获得直接的健康益处。然而，所有参与者都暴露于筛查风险中，虽然风险很小，但是这种风险是累积的。所以，为了实现癌症筛查的好处，筛查过程的每一步都必须保证最佳质量，包括确定每一个符合条件的个人，发送个人邀请；确保筛查的试验、检查或过程的质量；及时发现异常的病情诊断；必要时的治疗、监测和善后（见图4.7.8）[6]。在实践中，筛查的过程比图4.7.8显示的复杂得多。例如，确保质量的结直肠癌筛查计划中，要使用排泄物潜隐血试剂盒，获得的检查结果将决定是

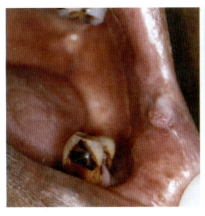
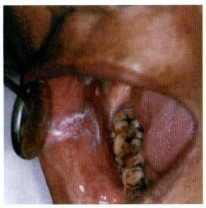

图 4.7.7　视诊筛查发现的早期口腔癌

否需要病情诊断，这些诊断必须涉及至少五项不同的活动。筛查发现癌前病变之后，其病情诊断和临床管理需有多学科团队的合作，这些工作可能非常复杂。这就是为什么有组织、有质量保证的筛查计划要遵循全面质量保证的指导方针（包括以证据为基础的标准）、规程和最佳实施方案，并且要持续不断地改进和完善这些方案 [6,7,35]。

评估筛查计划对癌症死亡率的影响是质量保证的一个长期目标。实际的效果无法准确地量化，因为筛查人口的死亡率，必须与同一人口群体中，没有参加筛查的人口死亡率进行对比。为了评估这种影响，人们已经研究和试用了不同的办法，例如对比筛查和没有筛查的死亡率时间趋势、病例对照研究和模拟研究。但是，认识的提高和治疗手段的变化无法从筛查计划的成果中完全分离出来。从高收入国家的筛查计划中，已经得到全体人群癌症筛查有效性的大量证据。

要全面评估筛查计划的影响，也必须确定上述的潜在危害，例如假阳性检查和过度诊断。由于筛查计划的全面影响只有经过很多年之后才能显现出来，所以我们有必要积极主动地检测，从一开始就不断提高筛查过程中所有活动的性能，并且要在实际影响显现之前就要这样做。这将使我们及时发现必须改进的地方，不断提升沟通和组织能力，以及专业性能和设备水平。

目标人群的覆盖率低，会大大限制筛查计划的有效性和成本效益。医疗保健专业人员、主管部门和政府应该意识到，这个问题和其他约束条件可能会限制癌症筛查计划的影响。一个常见的错误做法是采用了未经验证的工作模式和方法。拥有足够的、可以持续使用的人力、资金和技术资源是保证筛查计划维持适当利害平衡的重要条件。

展望

人们可能需要几年时间才能完成一项全体人群的癌症筛查计划（从规划开始，到整个国家或地区的全部轮替实施结束）。人们已经发展出多种全体人群的癌症筛查计划，可以成功筛查任何目标癌症。第 4.8 章将论述这些方案的实施。我们将看到，在所有的资源水平上提供多学科的筛查服务，为什么必须要有全面的质量保证。普遍获得及时有效的诊断和治疗服务是非常重要的，这是通过早期发现改善癌症控制的一个共同目标。

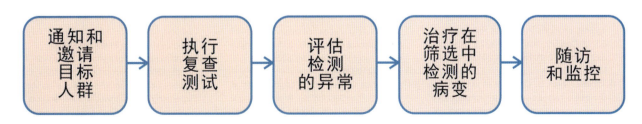

图 4.7.8　癌症筛查过程

通知和邀请目标人群 → 执行复查测试 → 评估检测的异常 → 治疗在筛选中检测的病变 → 随访和监控

[1] Wilson JMG, Jungner G (1968). *Principles and Practice of Screening for Disease*. Geneva: WHO. Available at http://whqlibdoc. who. int/php/WHO_PHP_3 4 .pdf/.

[2] Lansdorp-Vogelaar I, von Karsa L (2012). European guidelines for quality assurance in colorectal cancer screening and diagnosis. First edition - Introduction. *Endoscopy*, 44 Suppl 3:SE15-SE30. http://dx.doi.org/10.1055/s-0032-1308898 PMID:23012118.

[3] WHO (2007). *Cancer Control: Knowledge into Action. WHO Guide for Effective Programmes*. Module 3: Early Detection. Geneva: WHO. Available at http://www. who.int/cancer/publications/cancer_control_ detection/en/index.html.

[4] IARC (2002). IARC Handbooks of Cancer Prevention, Vol. 7: *Breast Cancer Screening*. Lyon: IARC.

[5] IARC (2005). IARC Handbooks of Cancer Prevention, Vol. 10: *Cervix Cancer Screening*. Lyon: IARC.

[6] von Karsa L, Patnick J, Segnan N et al.; European Colorectal Cancer Screening Guidelines Working Group (2013). European guidelines for quality assurance in colorectal cancer screening and diagnosis: overview and introduction to the full supplement publication. *Endoscopy*, 45:51-59. http://dx.doi.org/10.1055/s-0032-1325997 PMID:23212726.

[7] Perry N, Broeders M, de Wolf C et al. (2008). European guidelines for quality assurance in breast cancer screening and diagnosis. Fourth edition - Summary document. *Ann Oncol*, 19:614-622. http://dx.doi.org/10.1093/annonc/mdm481 PMID:18024988.

[8] Segnan N, Patnick J, von Karsa L, eds (2010). *European Guidelines for Quality Assurance in Colorectal Cancer Screening and Diagnosis - First Edition*. Luxembourg: European Commission, Publications Office of the European Union.

[9] Sankaranarayanan R, Nene BM, Shastri SS et al. (2009). HPV screening for cervical cancer in rural India. *N Engl J Med*, 360:1385-1394. http://dx.doi.org/10.1056/NEJMoa0808516 PMID:19339719.

[10] Vaccarella S, Lortet-Tieulent J, Plummer M et al. (2013). Worldwide trends in cervical cancer incidence: Impact of screening against changes in disease risk factors. *Eur J Cancer*, 49:3262-3273. http://dx.doi.org/10.1016/j.ejca.2013.04.024 PMID:23751569.

[11] Tabar L, Vitak B, Chen TH et al. (2011). Swedish two-county trial: impact of mammographic screening on breast cancer mortality during 3 decades. *Radiology*, 260:658-663. http://dx.doi.org/10.1148/ radiol. 11110469 PMID:21712474.

[12] Levin TR, Corley DA (2013). Colorectal-cancer screening - coming of age. *N Engl J Med*, 369:1164-1166. http://dx.doi.org/10.1056/NEJMe1308253 PMID:24047066.

[13] Atkin WS, Edwards R, Kralj-Hans I et al. (2010). Once-only flexible sigmoidoscopy screening in prevention of colorectal cancer: a multicentre randomised controlled trial. *Lancet*, 375:1624-1633. http://dx.doi.org/10.1016/S0140-6736(10)60551-X PMID:20430429.

[14] Sankaranarayanan R, Ramadas K, Somanathan T et al. (2013). Long term effect of visual screening on oral cancer incidence and mortality in a randomized trial in Kerala, India. *Oral Oncol*, 49:314-321. http://dx.doi.org/10.1016/j.oraloncology.2012.11.004 PMID:23265945.

[15] Church TR, Black WC, Aberle DR et al.; National Lung Screening Trial Research Team (2013). Results of initial low-dose computed tomographic screening for lung cancer. *N Engl J Med*, 368:1980-1991. http://dx.doi.org/10.1056/NEJMoa1209120 PMID:23697514.

[16] U.S. Preventive Services Task Force (2013). Screening for Lung Cancer: Draft Recommendation Statement. AHRQ Publication No. 13-05196-EF-3. Available at http://www.uspreventiveservicestaskforce. org/uspstf13/lungcan/lungcandraftrec.htm.

[17] Wilschut JA, Habbema JD, van Leerdam ME et al. (2011). Fecal occult blood testing when colonoscopy capacity is limited. *J Natl Cancer Inst*, 103:1741-1751. http://dx.doi.org/10.1093/jnci/djr385 PMID:22076285.

[18] de Kok IM, van Rosmalen J, Dillner J et al. (2012). Primary screening for human papillomavirus compared with cytology screening for cervical cancer in European settings: cost effectiveness analysis based on a Dutch microsimulation model. *BMJ*, 344:e670. http://dx.doi.org/10.1136/bm_ j.e670 PMID:22391612.

[19] Heijnsdijk EA, Wever EM, Auvinen A et al. (2012). Quality-of-life effects of prostate-specific antigen screening. *N Engl J Med*, 367:595-605. http://dx.doi.org/10.1056/NEJMoa1201637 PMID:22894572.

[20] Paci E, Duffy SW, Giorgi D et al. (2002). Are breast cancer screening programmes increasing rates of mastectomy? Observational study. *BMJ*, 325:418. http://dx.doi.org/10.1136/bmj.325.7361.418 PMID:12193357.

[21] Lawrence G, Kearins O, Lagord C et al. (2011). *The Second All Breast Cancer Report*. London: National Cancer Intelligence Network. Available at http://www.ncin.org.uk/view.aspx?rid=612.

[22] Paci E; EUROSCREEN Working Group (2012). Summary of the evidence of breast cancer service screening outcomes in Europe and first estimate of the benefit and harm balance sheet. *J Med Screen*, 19 Suppl 1:5-13. http://dx.doi.org/10.1258/ jms.2012.012077 PMID:22972806.

[23] Marmot MG, Altman D, Cameron D et al.; Independent UK Panel on Breast Cancer Screening (2012). *The Benefits and Harms of Breast Cancer Screening: An Independent Review*. Cancer Research UK and the Department of Health (England). Available at www.cruk.org/breast screeningreview.

[24] Draisma G, Etzioni R, Tsodikov A et al. (2009). Lead time and overdiagnosis in prostate-specific antigen screening: importance of methods and context. *J Natl Cancer Inst*, 101:374-383. http://dx.doi.org/10.1093/jnci/djp001 PMID:19276453.

[25] Andriole GL, Crawford ED, Grubb RL 3rd et al.; PLCO Project Team (2012). Prostate cancer screening in the randomized Prostate, Lung, Colorectal, and Ovarian Cancer Screening Trial: mortality results after 13 years of follow-up. *J Natl Cancer Inst*, 104:125-132. http://dx.doi.org/10.1093/ jnci/djr500 PMID:22228146.

[26] Schroder FH, Hugosson J, Carlsson S et al. (2012). Screening for prostate cancer decreases the risk of developing metastatic disease: findings from the European Randomized Study of Screening for Prostate Cancer (ERSPC). *Eur Urol*, 62:745-752. http://dx.doi.org/10.1016/ j.eururo.2012.05.068 PMID:22704366.

[27] von Karsa L, Anttila A, Ronco G et al. (2008). *Cancer Screening in the European Union: Report on the Implementation of the Council Recommendation on Cancer Screening - First Report*. Luxembourg: European Communities. Available at http ://ec.europa.eu/health/ph_ determinants/genetics/documents/cancer_ screening. pdf.

[28] International Cancer Screening Network (2013). Cancer Sites. National Cancer Institute. Available at http://appliedresearch. cancer.gov/icsn/sites.html.

[29] Karsa LV, Lignini TA, Patnick J et al. (2010). The dimensions of the CRC problem. *Best Pract Res Clin Gastroenterol*, 24:381 396. http://dx.doi.org/10.1016/ j.bpg.2010.06.004 PMID:20833343.

[30] Austoker J, Giordano L, Hewitson P et al. (2012). European guidelines for quality assurance in colorectal cancer screening and diagnosis. First edition - Communication. *Endoscopy*, 44 Suppl 3:SE164-SE185. http://dx.doi.org/10.1055/ s-0032-1309809 PMID:23012120.

[31] von Karsa L (1995). Mammography screening - comprehensive, population-based quality assurance is required! [in German] *Z Allgemeinmed*, 71:1863 -1867.

[32] Malila N, Senore C, Armaroli P (2012). European guidelines for quality assurance in colorectal cancer screening and diagnosis. First edition - Organisation. *Endoscopy*, 44 Suppl 3:SE31-SE48. http://dx.doi.org/10.1055/s-0032-1309783 PMID:23012121.

[33] Arbyn M, Anttila A, Jordan J et al. (2010). European guidelines for quality assurance in cervical cancer screening. Second edition - Summary document. *Ann Oncol*, 21:448458. http://dx.doi.org/10.1093/annonc/mdp471 PMID:20176693.

[34] Anttila A, von Karsa L, Aasmaa A et al. (2009). Cervical cancer screening policies and coverage in Europe. *Eur J Cancer*, 45:2649-2658. http://dx.doi.org/10.1016/j.ejca.2009.07.020 PMID:19699081.

[35] Cancer Care Ontario (2012). Colorectal cancer screening. Surveillance guidelines. Available at https://www.cancercare.on.ca/pcs/screening/coloscreening/cccstandardsguidelines/.

参考网站

International Cancer Screening Network: http://appliedresearch.cancer.gov/icsn/.

Screening Group, Section of Early Detection and Prevention, IARC: http://www.iarc.fr/en/research-groups/SCR/index.php.

4. 癌症预防

4.8 | 筛查及实施

4. 癌症预防

劳伦斯·冯·卡尔萨（Lawrence von Karsa）

乔友林（You-Lin Qiao）

昆纳姆巴斯·拉马达斯（Kunnambath Ramadas）

纳莫里·凯塔（Namory Keita）

西尔维纳·阿洛斯（Silvina Arrossi）

彼得·B. 迪恩（Peter B. Dean）

纳达·阿尔·阿尔文（Nada Al Alwan）

林伽斯瓦米·桑卡拉那衍难（Rengaswamy Sankaranarayanan）

阿赫蒂·安蒂拉（Ahti Anttila，评审）

安东尼·B. 米勒（Anthony B.Miller，评审）

摘　要

· 全世界实施的全体人群癌症筛查揭示出非均匀性，全面的认知仅限于 3 种癌症，即乳腺癌、宫颈癌和结直肠癌。

· 在许多高收入国家和部分中等收入国家，乳腺癌和子宫颈癌的全体人群筛查计划有的执行了几十年，有的时间较短，其中一些计划已经达成癌症死亡率的明显下降。结直肠癌的筛查计划出现的时间比较晚。

· 目前，实施全体人群筛查计划的中低收入国家很少。

· 筛查计划需要政治承诺、民间团体参与、主管监督而充足的可持续的资源。

· 项目管理必须有权协调提供筛查服务所必需的所有活动，包括培训、文档制备、监督和其他的质量保证措施。

· 筛查计划必须逐步实施，根据卫生保健系统的能力量体裁衣扩展筛查服务，最大限度地服务于目标人群的弱势群体。

保证质量的全体人群的癌症筛查计划的实施，影响波及符合条件的年龄范围内数量巨大的人群（参见第 4.7 章）。这个过程需要很多年，从完备的质量保证体系的开发和测试开始，确保为全部目标人群提供有成本效益的、价格适中的、可以接受的服务。这就要求精心的策划，时间和资金的长期投资，因为全体人群癌症筛查计划的影响远远超出了计划提供的服务。筛查能够激励卫生系统的发展，提高医疗专家和普通大众的癌症症状的意识水平。实施一项保证质量的全体人群癌症筛查计划可以提高整个医学界的癌症诊断和治疗标准。培训出来的专业人士，不仅满足筛查计划的标准，还可以照顾筛查计划以外的其他患者。这些因素的综合，带来的是癌症治疗水平的整体提升 [1]。

筛查成功实施的标准

全体人群癌症筛查计划的成功实施需要预防活动专业人士的共同努力，才能成功预防癌症，这些专业领域包括组织动员、交流沟通和强化支援等 [2]。动员大量的卫生保健专业人员和其他利益相关者，以及目标人群本身，集体行动专注于一个共同目标，这种组织动员的能力对任何筛查计划的成功都是至关重要的 [3]。

筛查计划实施的第一步是规划和可行性研究阶段，包括大规模的试点研究，评估策划的筛查是否满足关键性能目标，是否具备成本效益。这个阶段可能需要几年时间，包括收集足够的数据，获得例行实施的有效结论，根据筛选协议保证的试验结果进行必要的调整，以及确保筛查计划的成功实施。每个国家都必须进行试点研究，找出筛查的成本效益相关的信息。试点研究成功之后，须严格控制质量地转入全国范围轮替启动，医疗保健系统把握筛查计划推进的步骤，尤其是工作人员的专业化培训和基础设施的

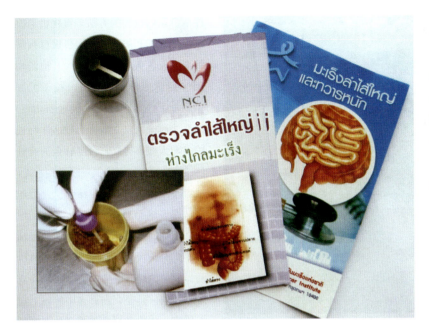

图 4.8.1　泰国南邦省结直肠癌筛查项目使用的粪便隐血免疫化学测试盒

投资。整个实施过程在 10 年之内能够完成的极其罕见[1]。

为了确保全体人群癌症筛查计划的质量，某些条件是必不可少的，例如长期的政治承诺和主管监督，充沛的可持续资源、社区的参与、国际性合作、有效协调所有活动的自主计划管理（特别是沟通和培训）、有组织的发展，以及筛查计划资源的控制[4]。计划资源包括：专项预算和专门的工作人员，计算机信息系统，癌症、人口和筛查的登记体系（所有数据都是个人数据）[5]。成功实施有效的筛查计划需要国家投资[6]。在高收入国家的一项获批的完备筛查计划中，专门用于保证质量的支出比例最少也会达到 10% ～ 20%[7]。这些资源的很大比例用于良好组织的信息系统，例如那些癌症和筛查的登记系统，为参与者和保健人员提供测试结果报告，确认筛查检测呈阳性时采取了适当的行动，监测绩效，评估筛查计划的影响[4]。

实施筛查计划的优先次序安排

全体人群癌症筛查计划的成功必须调配大量的资源，改进癌症早期检测的努力必须纳入国家级综合癌症控制计划，确定健康规划的轻重缓急通盘安排，把所有的相关活动都要考虑进去，例如，国家级或地区级生殖健康计划[8,9]。

在大多数高收入国家，癌症的负担迫使人们协调致力于全体人群癌症筛查计划，面向所有的肿瘤类型，其中，以证据为基础的癌症筛查方法已经形成（乳腺癌，宫颈癌和结直肠癌）。在其他国家，成功实施全体人群癌症筛查计划还需要相当长的时间，应该根据癌症发病率和死亡率的时间变化趋势，考虑潜在目标癌症筛查的优先顺序[1]。在此基础上，在中低收入国家目前适合实施筛查的癌症包括撒哈拉以南非洲、印度和拉丁美洲的子宫颈癌；拉丁美洲、中东和亚洲一些国家的乳腺癌；在转型中的国家，如巴西和中国的结直肠癌。在一个国家做出部署筛查计划的承诺之前，首先要考虑该计划对该国的潜在效益。如果试点研究表明拯救一个生命的年度干预成本低于人均国民生产总值，那么，在这个环境下的筛查计划即可视为具

有较高的成本效益[10]。

在筛查高危人群时，或者早期发现和治疗有症状的疾病（此处晚期确诊患者的比例较高，人数较多）时，同样适用全体人群癌症筛查的质量保证原则。现在，提供充沛的资源，培训合格的专业人员，把诊断和治疗有症状疾病放在优先位置的做法已经越来越普遍。在有些发病率较低的国家，如果对没有临床症状的人群展开全体人群的筛查理由不充分，可以考虑早期检测的替代战略进行及时的诊断和治疗。例如，最近在伊拉克的调查发现，即使受过教育的人们，乳腺癌知识也明显欠缺：不知道乳腺癌的严重性，也不知道自我检查，因此，可通过提高人们的认识，改善乳腺癌的早期发现[11]。根据 2010 ～ 2019 年的国家级癌症控制计划，摩洛哥现在正在建立一套综合性的癌症诊断、治疗和姑息治疗（palliative care）的普及体制，其中包括全国范围内的临床检测乳腺癌的早期检测计划[12]。

高收入国家的筛查计划

20 世纪 60 ～ 80 年代，中等收入国家和高收入国家推出了第一批全体人群癌症筛查计划——子宫颈癌筛查。这些计划的基础是常规细胞学检查，筛查实施 20 ～ 30 年之后，许多计划使得宫颈癌的死亡率降低了 50% ～ 80%[13]。近年来，人们已经确认，通过人乳头瘤病毒（HPV）检测，原发性宫颈癌的筛查结果更准确和有效。因此，从中长期的角度来看，HPV 检测有望成为子宫颈癌的首选筛查检查方法[14,15]。

20 世纪 80 年代末期，随机对照实验证明筛查的有效性之后，欧洲、加拿大和澳大利亚启动了第一批全体人群癌症筛查计划，通过乳房 X 光检查进行乳腺癌筛查[16,17]。到 2012

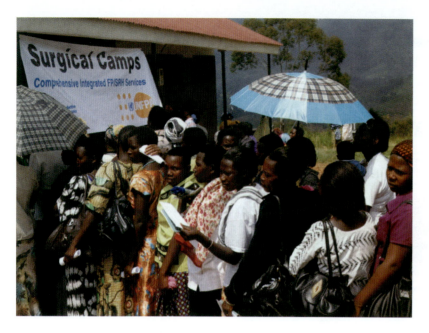

图 4.8.2 乌干达女性在卡农古保健四中心排队接受艾滋病咨询和宫颈癌筛查，详细了解可用的计划生育服务

评估宫颈癌控制的方法，重视机遇改进组织管理和质量保证，引进宫颈癌筛查的人乳头瘤病毒（HPV）检测和HPV疫苗接种[25]。此外，拉丁美洲也调查了"自我取样"（self-sampling）的办法，证明自我取样可以增加筛查的参与人数，提高宫颈癌筛查的有效性，尤其是有些女性很难联系到本人，或者不经常参加宫颈癌筛查[26]。近年来，许多这类筛查计划进行了重新组织，例如，阿根廷和墨西哥在例行筛查中，分阶段纳入了人乳头瘤病毒检测。偶尔的机会主义的乳腺X线筛查非常普遍，但是，在许多中等偏上收入国家，尚未发展到覆盖全体人群的乳腺癌筛查计划。结直肠癌筛查不常见，但乌拉圭推出了一项相关的国家级计划。

中低收入国家和低收入国家的筛查计划

在非洲、亚洲、中美洲和加勒比地区的中低收入国家和低收入国家，尽管宫颈癌的风险较高，乳腺癌的发病率在这些地区也越来越多，但是，癌症筛查计划几乎不存在可操作性。由于资源有限，卫生服务发展不足，大部分国家目前无法开展筛查计划。这些国家面临的挑战

年，规范实施和开始实施全体人群乳腺癌筛查计划的国家为欧盟的 24 个国家以及亚洲和美洲的几个国家。数字化乳腺摄影术正在越来越多地取代屏胶片乳房摄影术（screen-film mammography）[18]。现在，欧洲的几项全体人群癌症筛查计划已经实施了20 多年，人们已经用方法学评估了筛查的影响，并从服务筛查计划获得的数据评估了过度诊断的水平[19]。

如果按照癌症的登记研究分析随着时间推移的群体中的乳腺癌死亡率，就会低估筛查对乳腺癌死亡率的影响，因为我们无法排除筛查之前诊断为乳腺癌的女性的死亡，我们也无法区分已筛查和未筛查的女性的数据，因为在一个国家或者地区，一项筛查计划是分阶段逐步实施的[20]。

关于欧洲的筛查的影响，一些研究者根据已经积累的丰富的纵向个人数据（直接联系到每一个女性死亡原因的筛查历史），最近的一份报告对所有的观察性研究做出了总结。这些研究者认为，乳腺癌死亡率降低比例的最可靠估计为：收到筛查邀请的女

性降低了 25% ～ 31%，实际进行筛查的女性降低了 38 ～ 48%[21]。

回顾所有的随机临床实验，评估每年一次或两年一次的愈创树脂（guaiac）粪便潜血检查，其结果显示：做过筛查的参与者，结直肠癌死亡率的相对风险降低了 16%[22]。发达国家的全体人群结直肠癌筛查计划是最近开始的，大多数国家还处于逐步发展的阶段。基于随机实验和常规项目的欧洲全体人群结直肠癌筛查计划，最近都取得了显著的成绩[23]。许多国家正在努力提高这类计划的成效[24]。

中等偏上收入国家的筛查计划

多年以来，一些中等偏上收入国家引导了机会主义的大规模宫颈癌筛查。这类筛查对宫颈癌的发病率和死亡率的影响有限，因为覆盖面不大，细胞学筛查的质量保证欠缺，筛查阳性的女性坚持进一步诊断和治疗的情况不理想，信息系统缺失而无法监测进展和评估影响。接受这类教训之后，拉丁美洲改变了做法，人们重新

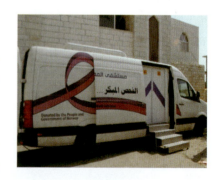

图 4.8.3 耶路撒冷的奥古斯塔维多利亚医院经营的移动乳腺X线摄影装置
注：该设备用于检出早期阶段的乳腺癌，让患者尽快到医院治疗，以期更好的预后和结果。

包括引进细胞学筛查和改善阳性筛查结果女性的治疗，以及在中等偏上收入国家宫颈涂片筛查的有限影响。因此，在低资源配置地区应寻找替代性筛查方法和估算办法进行宫颈癌控制。现在的替代性方法为：人乳头瘤病毒（HPV）检测和用醋酸进行子宫颈的目视检查，随访仅做一次，包括在同一次筛查中结果阳性女性的诊断和治疗，并且这些地方一直在探索改善治疗依从性的方法。最近，这些研究结果已经推广，用醋酸进行子宫颈目视检查的筛查计划已经引进孟加拉[27]、印度的泰米尔纳德邦（Tamil Nadu）、泰国[28]、赞比亚[29]、中国 31 个省的 43 个县、撒哈拉以南非洲的几个国家（见图 4.8.4）和中美洲的示范项目。醋酸类筛查的实施，可以推动筛查基础设施的建设，反过来，基础设施的完善，又使得人乳头瘤病毒筛查更简单、更便宜，有利于病毒测试的普及推广。

大多数中低收入国家和低收入国家，其有限的资源和卫生服务的发展不足阻碍了乳房 X 线筛查计划的开展。在这类地区，提高乳腺癌的认识有助于出现症状女性的早期临床诊断，但是，如果这些女性无法得到及时的诊断和治疗服务，这些努力可能会适得其反。由于同样的原因，在目前缺乏足够的诊断和治疗服务的国家，通过乳房检查及 X 线成像的系统方法，虽然可以早期发现乳腺癌，但是也增加了这类国家的乳腺癌负担[30,31]。在任何低收入国家和中等偏下收入国家都没有出现针对结直肠癌的全体人群筛查计划，只有泰国例外：推出一项结直肠癌筛查试点计划为先导，分阶段全国推广。

展望

乳腺癌、宫颈癌和结直肠癌的筛

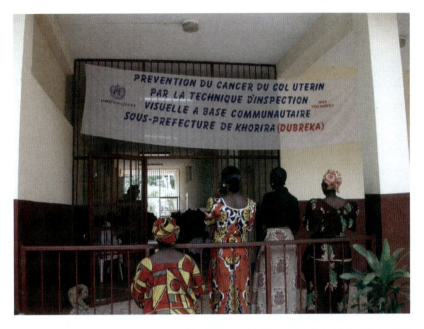

图 4.8.4　几内亚共和国，国际癌症研究机构和科纳克里大学附属医院主办的宫颈癌防治活动，女性正在等待筛查

查计划正在全球范围内持续改进中（确保质量、效率和效力）。在某些国家，新的研究成果促使人们在策划和组织新的筛查计划[32]。在可以预见的未来，HPV 疫苗接种计划非常可能减少这种病毒的感染及相关的癌前病变的流行，因此需要更加敏感和客观的筛查试验[33]。研究表明，乳房 X 线检查和排泄物潜隐血筛查的效力为全体人群的筛查计划铺平了道路。其他肿瘤类型的筛查，例如肺癌、卵巢癌、食管癌、胃癌和前列腺癌的筛查，目前正在按照调查设定进行研究（见图 4.8.5），韩国正在针对胃癌研究和开展全体人群的癌症筛查计划[34]。如果这些实验和研究无法证明有效性、可行性和不同环境下的成本效益，那么，人们将无法策划组织和推广实施全体人群的癌症筛查计划。

在许多高收入国家，乳腺癌、宫颈癌和结直肠癌的全体人群筛查计划已经纳入国家癌症控制的一部分。在大多数低收入和中等收入国家，还没有推广全体人群癌症筛查计划，大部分癌症主要是通过非常晚期阶段的症

状被发现的，许多病例没有报告。最近的研究可能产生新的方法，即提高有症状疾病的意识，达成早期发现和治疗，对无症状人群进行全体人群筛查。癌症负担的成功降低，取决于接受人口的筛查计划，这种筛查计划的基础是全面完备的、结构良好的一套癌症控制计划，建立在一套卫生保健系统的能力之上，这套保健系统可以为早期发现的病例普遍地提供高效率的、适当的诊断和治疗服务。提供充沛的资源是关键要素。

国际合作可以使各国避免筛查计划和其他早期发现计划的执行中常见的陷阱，同时这也是分享成功方法和知识的一个方式。分享专业知识可以使一个国家成功实施筛查计划方案，避免不必要的开支和延误。

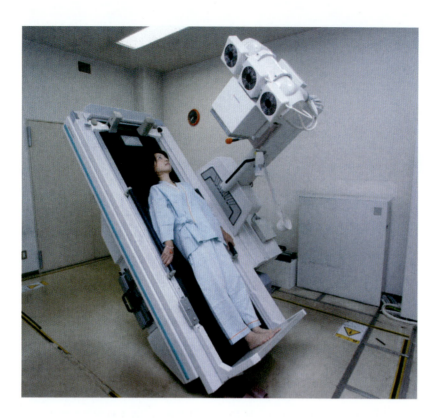

图 4.8.5 大阪癌症预防与检测中心，一个妇女正在进行胃癌筛查，这是日本对胃癌直接开展的以人群为基础的方案研究

注释

[1] Karsa LV, Lignini TA, Patnick J et al. (2010). The dimensions of the CRC problem. *Best Pract Res Clin Gastroenterol*, 24:381396. http://dx.doi.org/10.1016/j.bpg.2010.06.004 PMID:20833343.

[2] Hill D, Dixon H (2010). Achieving behavioural changes in individuals and populations. In: Elwood JM, Sutcliffe SB, eds. *Cancer Control*. Oxford: Oxford University Press, pp. 43-61.

[3] Hanleybrown F, Kania J, Kramer M (2012). Channeling change: making collective impact work. *Stanford Social Innovation Review*, 1-8. Available at http://www.ssireview.org/blog/entry/channeling_change_making_collective_impact_work/.

[4] Lynge E, Tornberg S, von Karsa L et al. (2012). Determinants of successful implementation of population-based cancer screening programmes. *Eur J Cancer*, 48:743-748. http://dx.doi.org/10.1016/j.ejca.2011.06.051 pMiD:21788130.

[5] von Karsa L, Arrossi S (2013). Development and implementation of guidelines for quality assurance in breast cancer screening: the European experience. *Salud Publica Mex*, 55:318-328. PMID:23912545.

[6] National Colorectal Screening Programme (2011). *International Peer Review Panel Report of Quality Assurance Standards*, 1011 March 2011. NCSS/PUB/Q-3 Rev 2. Dublin, Ireland: National Cancer Screening Service. Available at http://www.cancerscreening.ie/publications/Colorectal_Peer_Review_Report_Rev_2.pdf.

[7] von Karsa L, Suonio E, Lignini TA et al., eds (2012). *Current Status and Future Directions of Breast and Cervical Cancer Prevention and Early Detection in Belarus*. Cancer Control Assessment and Advice Requested by the Belarus Ministry of Health. Report of Expert Mission to Minsk, Belarus, 15-18 February 2011. Lyon: IARC. Available at http://www.iarc.fr/en/publications/pdfs-online/wrk/wrk6/Belarus_Report.pdf.

[8] WHO (2006). *Cancer Control: Knowledge into Action. WHO Guide for Effective Programmes*. Module 1: Planning. Geneva: WHO. Available at http://www.who.int/cancer/publications/cancer_control_planning/en/index.html.

[9] WHO (2007). *Cancer Control: Knowledge into Action. WHO Guide for Effective Programmes*. Module 3: Early Detection. Geneva: WHO. Available at http://www.who.int/cancer/publications/cancer_control_detection/en/index.html.

[10] Ginsberg GM, Lauer JA, Zelle S et al. (2012). Cost effectiveness of strategies to combat breast, cervical, and colorectal cancer in sub-Saharan Africa and South East Asia: mathematical modelling study. *BMJ*, 344:e614. http://dx.doi.org/10.1136/bmj.e614 PMID:22389347.

[11] Alwan NA, Al-Attar WM, Eliessa RA et al. (2012). Knowledge, attitude and practice regarding breast cancer and breast self examination among a sample of the educated population in Iraq. *East Mediterr*

Health J, 18:337-345. PMID:22768695.

[12] Lalla Salma Association Against Cancer (2009). *National Cancer Prevention and Control Plan*, 2010-2019: Strategic axes and measures. Available at http://www.nccp-uicc.org/sites/default/files/plans/Morocco%20National-Cancer-Axes-and-Measures.pdf.

[13] Hakama M, Chamberlain J, Day NE et al. (1985). Evaluation of screening programmes for gynaecological cancer. *Br J Cancer*, 52:669-673. http://dx.doi.org/10.1038/bjc.1985.241 PMID:4063143.

[14] Arbyn M, Ronco G, Anttila A et al. (2012). Evidence regarding human papillomavirus testing in secondary prevention of cervical cancer. *Vaccine*, 30 Suppl 5:F88-F99. http://dx.doi.org/10.1016/j.vaccine.2012.06.095 PMID:23199969.

[15] Cuzick J, Bergeron C, von Knebel Doeberitz M et al. (2012). New technologies and procedures for cervical cancer screening. *Vaccine*, 30 Suppl 5:F107-F116. http://dx.doi.org/10.1016/j.vaccine.2012.05.088 PMID:23199953.

[16] Shapiro S, Strax P, Venet L (1971). Periodic breast cancer screening in reducing mortality from breast cancer. *JAMA*, 215:17771785. http://dx.doi.org/10.1001/jama.1971.03180240027005 PMID:5107709.

[17] Tabar L, Fagerberg CJ, Gad A et al. (1985). Reduction in mortality from breast cancer after mass screening with mammography. Randomised trial from the Breast Cancer Screening Working Group of the Swedish National Board of Health and Welfare. *Lancet*, 1:829-832. http://dx.doi.org/10.1016/S0140-6736(85)92204-4 PMID:2858707.

[18] Timmers JM, den Heeten GJ, Adang EM et al. (2012). Dutch digital breast cancer screening: implications for breast cancer care. *Eur J Public Health*, 22:925-929. http://dx.doi.org/10.1093/eurpub/ckr170 PMID:22158996.

[19] Paci E; EUROSCREEN Working Group (2012). Summary of the evidence of breast cancer service screening outcomes in Europe and first estimate of the benefit and harm balance sheet. *J Med Screen*, 19 Suppl 1:5-13. http://dx.doi.org/10.1258/jms.2012.012077 PMID:22972806.

[20] Moss SM, Nystrom L, Jonsson H et al.; Euroscreen Working Group (2012). The impact of mammographic screening on breast cancer mortality in Europe: a review of trend studies. *J Med Screen*, 19 Suppl 1:26-32. http://dx.doi.org/10.1258/jms.2012.012079 PMID:22972808.

[21] Broeders M, Moss S, Nystrom L et al.; EUROSCREEN Working Group (2012). The impact of mammographic screening on breast cancer mortality in Europe: a review of observational studies. *J Med Screen*, 19 Suppl 1:14-25. http://dx.doi.org/10.1258/jms.2012.012078 PMID:22972807.

[22] Hewitson P, Glasziou P, Watson E et al. (2008). Cochrane systematic review of colorectal cancer screening using the fecal occult blood test (hemoccult): an update. *Am J Gastroenterol*, 103:1541-1549. http://dx.doi.org/10.1111/j.1572-0241.2008.01875.x PMID:18479499.

[23] von Karsa L, Patnick J, Segnan N (2012). European guidelines for quality assurance in colorectal cancer screening and diagnosis. First edition - Executive summary. *Endoscopy*, 44 Suppl 3:SE1-SE8. http://dx.doi.org/10.1055/s-0032-1309822 PMID:23012113.

[24] Benson VS, Atkin WS, Green J et al.; International Colorectal Cancer Screening Network (2012). Toward standardizing and reporting colorectal cancer screening indicators on an international level: The International Colorectal Cancer Screening Network. *Int J Cancer*, 130:2961-2973. http://dx.doi.org/10.1002/ijc.26310 PMID:21792895.

[25] Herrero R (2012). A new era begins for cervical cancer control. *HPV Today. Latin America Special Issue*, 27:2. Available at www.g-o-c.org/uploads/12nov_hpvtoday.pdf.

[26] Hernandez - Avila M, Lazcano-Ponce E, Cruz-Valdes A et al. (2012). Self-sampled vaginal testing to determine HPV DNA: appropriate technology for women who do not regularly attend cervical screening. *HPV Today. Latin America Special Issue*, 27:7. Available at www.g-o-c.org/uploads/12nov_hpvtoday.pdf.

[27] Nessa A, Hussain MA, Rahman JN et al. (2010). Screening for cervical neoplasia in Bangladesh using visual inspection with acetic acid. *Int J Gynaecol Obstet*, 111:115-118. http://dx.doi.org/10.1016/j.ijgo.2010.06.004 PMID:20674919.

[28] Chumworathayi B, Blumenthal PD, Limpaphayom KK et al. (2010). Effect of single-visit VIA and cryotherapy cervical cancer prevention program in Roi Et, Thailand: a preliminary report. *J Obstet Gynaecol Res*, 36:79-85. http://dx.doi.org/10.1111/j.1447- 0756.2009.01089.x PMID:20178531.

[29] Pfaendler KS, Mwanahamuntu MH, Sahasrabuddhe VV et al. (2008). Management of cryotherapy-ineligible women in a "screen-and-treat" cervical cancer prevention program targeting HIV-infected women in Zambia: lessons from the field. *Gynecol Oncol*, 110:402-407. http://dx.doi.org/10.1016/j.ygyno.2008.04.031 PMID:18556050.

[30] Mittra I, Mishra GA, Singh S et al. (2010). A cluster randomized, controlled trial of breast and cervix cancer screening in Mumbai, India: methodology and interim results after three rounds of screening. *Int J Cancer*, 126:976-984. http://dx.doi.org/10.1002/ijc.24840 PMID:19697326.

[31] Sankaranarayanan R, Ramadas K, Thara S et al. (2011). Clinical breast examination: preliminary results from a cluster randomized controlled trial in India. *J Natl Cancer Inst*, 103:1476-1480. http://dx.doi.org/10.1093/jnci/djr304 PMID:21862730.

[32] Sankaranarayanan R, Sauvaget C, Ramadas K et al. (2011). Clinical trials of cancer screening in the developing world and their impact on cancer healthcare. *Ann Oncol*, 22 Suppl 7:vii20-vii28. http://dx.doi.org/10.1093/annonc/mdr422 PMID:22039141.

[33] Sankaranarayanan R, Nene BM, Shastri SS et al. (2009). HPV screening for cervical cancer in rural India. *N Engl J Med*, 360:1385-1394. http://dx.doi.org/10.1056/NEJMoa0808516 PMID:19339719.

[34] Kim Y, Jun JK, Choi KS et al. (2011). Overview of the national cancer screening programme and the cancer screening status in Korea. *Asian Pac J Cancer Prev*, 12:725-730. PMID:21627372.

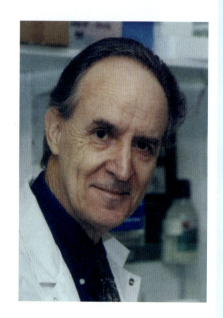

癌症控制的进化基础

梅尔·格里夫斯（Mel Greaves）

梅尔文·"梅尔"格里夫斯（Melvyn "Mel" Greaves）是伦敦癌症研究院（Institute of Cancer Research in London）的细胞生物学教授。1984年，格里夫斯在这个研究院里建立了白血病研究基金中心（Leukaemia Research Fund Centre）。在专注于癌症和白血病的研究之前，格里夫斯在伦敦大学学院（University College London）学习过动物学，获得免疫学博士学位。他的开创性工作包括：开发白血病生物学分类的新方法，查明急性淋巴细胞白血病（ALL）在子宫内的发展，识别出导致急性淋巴细胞白血病的肿瘤干细胞（cancer stem cells）。在过去的30年里，他的研究极大地促成了儿童白血病死亡率的大幅度下降。他的主要研究目标包括：确认常见的儿童感染在白血病发展中的作用，识别疾病的主要因果关系要素。格里夫斯教授也是一位成功的科普作家，他鼓励面向科学家和普通公众的科学写作。

摘 要

·流行病学家、细胞和分子生物学家、遗传学家、基因组学专家和肿瘤学家都宣称自己对癌症及其病因和治疗认识的进步做出了显著的贡献。但是，一个明明白白的事实是，癌症仍然是世界范围的一个巨大负担，而且在不断增大，各种治疗方法对绝大多数晚期癌症或者转移性癌都收效甚微。人们打着个性化医疗和靶向治疗的名义，花费了数十亿美元挽救危局，但是，我们真正充分地把握了其中根本的生物学含义吗？我们是不是已经有一个条理清晰的框架，适应和合理化其中存在的全部多层次的错综复杂的关系了呢？我在这里提前提出一个争议之说：癌症是一种复杂的自适应系统，它的因果关系、它的逐步呈现、它对治疗的抗衡，全部遵循着某种进化生物学逻辑。这种观点的含义对癌症控制的影响值得深思。

"如果没有进化的光明，生物学将一片黑暗。" ——T. 杜布赞斯基（1973年）

达尔文进化论的自然选择是生物学的基本法则，提供了对生命世界整体的一种理解框架，囊括范围从极端特异的物种到人类的多样性（diversity）。现代的基因组学通过揭示各物种的系统发生（phylogenetic）关系和优先、阳性选择，为这些进化原则提供了一种显著的确认。然而，令人非常奇怪的是直到最近，原本旨在医治生物学功能失调的医疗实践依然不符合这一原则[1]。我们如何理解紧急的传染性疾病、抗生素耐药性、现代慢性疾病、癌症抗药性，难道在进化的过程中，我们的生物学已经塑造出我们面对癌症束手无策的弱点了吗？从这个视角，我总结出如下论点：进化生物学提供了一个条理清晰的框架，合理解释了癌症固有的多层次复杂度。这套框架既容纳了癌症的直接病因，又容纳了以基因为中心的癌症观。从一个不同的角度可以看出，我们面对癌症存在明显弱点，我们治疗晚期癌症成功率有限。而且关键的是，进化生物学范例可以激发我们新的灵感和思路，使我们更好地应对控制癌症的挑战。

关于这些思路的历史背景，更为详细的数据和论点，请参阅文后的参考文献[2～8]。

原则	倾向	对癌症的影响
原则1 进化只是选择最可用的变异	设计、功能以及特异性的限制或缺陷	1. 错误倾向的复制 2. 错误倾向的 DNA 修复 3. 干细胞具有内在的恶性潜力：广泛的、重复的、潜在迁移表型，及平静的选择 4. 有益的适应性响应：炎症，伤口愈合，血管生成利于癌症发展 5. 没有目标底物的内在诱变酶：RAGs（淋巴癌），APOBECs/AID（多个癌种 / 淋巴癌）
原则2 进化"对未来没有眼睛"；它只是选择现在最适合什么	当环境改变，以前有益表型变得与我们的遗传基因不匹配	当代的生活方式，尤其是在富裕或"发达"的社会，人类无法适应更多的旧环境 1. 高紫外线照射对应的皮肤黑化：皮肤癌 2. 第一次怀孕延迟，最少的母乳喂养，雌激素刺激的饮食对应的非季节性发情：乳腺癌，卵巢癌 3. 婴儿期感染减少对应的免疫系统预期感染：儿童急性淋巴细胞白血病
原则3 自然选择只作用于对生存和繁殖有影响的表型	绝经期有害的表型，进化的弹性很少或没有。有利于生殖生命的自适应功能在后来都会增加一个权衡或惩罚（拮抗基因多效性）	1. 我们的自适应表型用于生殖生命与广泛的生殖后（几十年）寿命优化：事件发生的时间（通过上述倾向1和倾向2）(＝年龄相关的癌症发病率)
原则4 自然选择总是发生在当复制单位有多样性和存在资源竞争和选择压力时，资源竞争和选择压力影响繁殖的适宜性，并在时间和空间上变化	无性系逃生	1. 更强大或更有弹性的无性系变异，转移及耐药性的进一步选择

注：AID 表示活化诱导脱氨酶；APOBECs 表示载脂蛋白 B mRNA 编辑酶，催化多肽样物质；RAGs 表示重组激活基因。

面对癌症弱点的进化决定因素

进化是通过随机或随意的遗传变异达成的，由环境的选择性压力造成这些选择变异。幸存和繁衍下来的优胜者具备最好的适应性显型（phenotypes），或者恰好符合当时流行的选择压力。这与智能设计非常不同，进化仅仅是在先前形式的随机变异中选择，或从当时存在的最好变异中选择。这是一个短期性的修复（fix）策略，没有"涉及未来"[9]。不妙的是通过选择而留下的那些包袱、累赘和限制也会不可避免地传承下去（见表 P4.1）。这些考虑，有助于理解癌症内在发展过程中那些违反直觉的或自相矛盾的角色的合理性，突变体克隆和癌前病变的无处不在以及现代社会老龄人群癌症的极高发病率。

从进化的角度考虑，也可以帮助我们理解为什么特定癌症的内在易感性（如乳腺癌或前列腺癌）在人群中的变化如此巨大。最近的全基因组关联研究可以帮助我们审核那些风险增大的遗传基因变异[10]。等位基因高度渗透性突变，例如 *BRCA1* 和 *BRCA2* 在某些人群中存在的频率相对较高[11]。更多常见的等位基因变异，与低得多的风险水平有关（数值为 1.01 ~ 1.3）[10]。但是，为什么这种有害的变异也是常见的呢？影响乳腺癌和前列腺癌基因变异的一个重要基因片段，该基因负责编码雌激素或雄激素的新陈代谢、信号传输和反应通路的蛋白[12 ~ 14]。另一种可能性是，这些等位基因的频率相对比较高，这也是一种正面选择的反应，它们对提高生育能力是有益的[15]。基因组签名（genomic signatures）可以揭示出在人类进化期

间这些基因是否积极地进行自适应选择，以及涉及的大概时间框架[16]。

克隆进化和细胞适应性

癌症是一种复杂的自适应系统，具有突变性质，其中某些性质与宿主既是一致的又是有害的，尤其是转移性和耐药性。细胞适应性源自两种主要来源：基因的或者突变的多样性，以及表观遗传的或表型的可塑性。在癌症中，这两者都是至关重要的。

过去的 30 亿年，每一次繁衍，实体（分子、细胞或个体）都会变得多样化，并且面临一种充满挑战和竞争的环境，继而自然选择下的进化发生了（见表 P4.1 的原则4）[17]。在体细胞水平上，这是癌症的特征之一，甚至可以说是癌症的标志，令人奇怪的是，如此论述癌症的文献并不多[18]。癌细胞的十大特点被认为是癌症

癌症控制的进化基础

病例B：儿童急性淋巴细胞白血病（ALL）
ETV6-RUNX1+

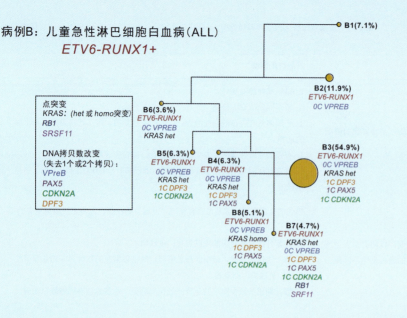

图 P4.1　癌症克隆的物种形成
注：图表显示的是急性淋巴细胞白血病（ALL）的 7 个基因多样化亚克隆的系统发育树或进化关系，所有亚克隆均来自一个共同的祖先细胞。经检查有 7 个突变的细胞都在左边方框里列出。这些突变是由外显子组测序和单核苷酸多态性数组对整个白血病样本 B1（7.1%）正常细胞测定得到的。0 c 表示失去两个拷贝；1 c 表示失去一个拷贝；het 表示杂合子；homo 表示纯合子。

标志，包括血管生成、避免细胞死亡和免疫逃避[18]，所有这些都是适应生存、适应繁衍，最终进化成功的结果。多年染色体研究的证据得出一种理念，癌症涉及细胞中连续的基因改变[19,20]。1976 年，彼得·诺埃尔（Peter Nowell）第一次明确地假设，这是一种克隆进化（clonal evolution）的范例[2]。此后，研究界出现遗传学、基因组学、细胞分选以及显微镜和聚合酶链式反应实验等一系列先进技术，最后在单细胞基因组学[21～23]确认了这一概念，并且揭示出癌症中存在着广泛和动态的内在克隆（intraclonal）的遗传多样性[7]。人们初始的想象消

失了：这与达尔文生态系统的进化性物种形成（speciation）观点类似[2]，现在人们已经清楚地认识到了这一点[7]。

每一位患者的癌症都有一个独一无二的进化轨迹（evolutionary trajectory）或者系统进化树（phylogenetic tree），具备分支的克隆架构，正如我们长期以来承认的生态学物种形成（见图 P4.1）。在系统发生树的树根或树干上，某些突变自始至终存在于所有的细胞中，这表明它们可能属于创始者（founder）或者初始的病灶，例如在急性淋巴细胞白血病中的 *ETV6-RUNX1* 突变[23,24]，以及在肾癌中的（von Hippel-Lindau，*VHL*）基

因突变[25]。癌症遗传上截然不同的亚克隆（subclones）常常存在于人体组织特有的不同解剖区域[25,26]。这正是预期的进化原则（想一想加拉帕戈斯群岛的雀科鸣鸟），同时也是对于活检取样和预测的传统方法，以及活检基因组学引发的一个相当大的难题[27]。虽然在原发肿瘤、转移病灶以及治疗后病情恶化和癌症复发等方面连续采样开展的集成化研究很少[8,24,28]，但是这些集成化研究显现出来的模型是克隆架构出现动态转变，选择性清除后伴随着次要的亚克隆出现（见图 P4.1）。在病情恶化[29]、耐药性复发[30,31]或者癌症转移[28]中占优势的克隆，源于那些先前次要的亚克隆。这些次要亚克隆的存在可以追溯到原始样本。

癌症的进化动力学是极其多变的，从起始到确诊的时间间隔是 1～50 年。进化步伐的特点是长期的停滞或者缓慢的变化，伴随着偶然的突变或灾难性的变化[8,32]，以及生态学演变与片段平衡并行存在[33]。在我们所有人身上，癌基因突变是非常普遍的，癌前病变可能无处不在，但是只有其中一小部分会发展成高分化的恶性肿瘤[34]。这种温和的进化型浸润的含义是遏制性力量非常有效，刺激性要素可能是关键。流行病学家面临的挑战是考虑这个持久的和"缓慢的"自然历史，特别是关于诱发暴露的时间。对于那些令人感兴趣的因果关系，癌症基因组学可以提供一些重要的线索。尽管突变是随机起源的，但测序揭示了突变的签名（mutational signature），该签名表明突变的潜在机制，同时在某些情况下，反映出遗传毒性暴露的性质[35～37]。

与生态学中的物种形成一样，克隆进化可能发生的条件是生态系统（组织源性或筛选）中的选择性压力由遗传的易感性和机会进行调节（见

表 P4.2　癌症细胞的进化适应能力和耐受治疗的路径

组成	耐受／适应性基础
遗传多样性	药物（或免疫）靶标或引起细胞响应性突变的成分[61]
	药物靶标（如突变蛋白）在亚克隆中是分开的[a]
表观遗传可塑性	细胞绕过被药物阻断的冗长信号通路[45]
	干细胞采用静态"抵制"状态[62,63]

注：[a] 由突变的克隆多样性所揭示[24,25]。

图 P4.2）。在癌症的进化生物学中，机会是无孔不入的，因为基因编码的功能中，基因突变是随机发生的[3]。亚克隆伴随特别的假定"驱动"突变的出现，可以视为选择性压力的适应性反应，其中环境性暴露和治疗性暴露是明显的例子。强烈的治疗选择性压力，得到的结果往往适得其反——原先沉寂无声、完全无害的亚克隆反而成为一种正面选择。转移可能需要适应异位的组织，是进一步进化的持续发酵。通过有利的突变，癌细胞获得了适应性，并且包括两个方面：既有获得功能突变体（激活癌基因），又有失去功能突变体（删除抑癌基因），类似于细菌适应恶劣环境条件的过程[38]。单个肿瘤细胞复杂的突变谱（mutation profiles）反应出分子水平适变异的综合效应，在某些情况下，基因突变的上位相互作用是进化中普遍发生的现象[39]。遗传的不稳定性和染色体的非整倍性（aneuploidy）是癌症的共同特征，也是另外的自适应策略；该策略加快多元化的步伐同时增加有益突变产生的概率。在面对环境条件的挑战时，细菌也运用同样的进化策略：盲目但是更加频繁地旋转轮盘来下赌注（见图 P4.2）。

表观遗传可塑性

癌细胞的自适应恢复力并非仅仅依赖于突变。个体遗传的均质的克隆细胞具有表观遗传可塑性和可供选择的不同表型，可以在多种时间和空间中表达出来（见图 P4.3A）[40~42]。这有助于逃避治疗的挑战（见表 P4.2），在单细胞水平上进一步证明了细胞的适应能力。每一个细胞都有一套广泛而复杂的信号网络；它们高度动态、稳健、适应性强（见图 P4.3B）[43]。在癌症中，与功能有关的所有基因突变[44]都能有效地"腐蚀"这些网络，导致调节异常，或者重新设定一种新的稳定状

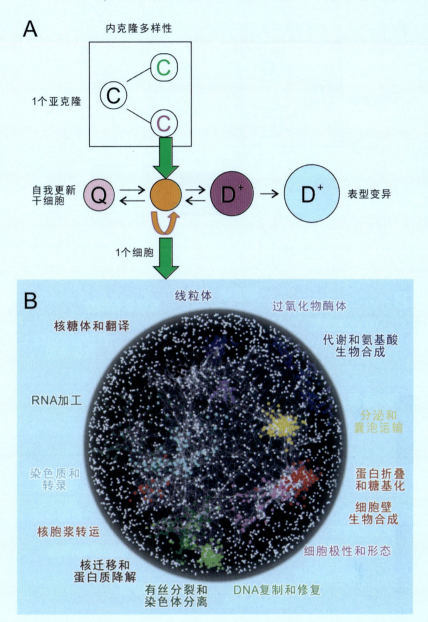

图 P4.2　癌症克隆进化的组件
注：不同的颜色代表截然不同的基因亚克隆。轮盘象征着机会在所有组件中的作用。内源性选择性压力包括炎症、缺氧和代谢压力[57]。

表 P4.3　进化参数是对癌症的发展和临床结果的预测

进化参数	临床结果
遗传多样性的措施（基材选择）	巴雷特食管[64]和慢性淋巴细胞白血病[65]的进展 头颈部肿瘤[66]的生存
干细胞的负担（选择单位）	多种癌症的进展和成果[67, 68]
生态系统多样性（选择压力）	乳腺癌[69]的生存。数学建模[70]

4. 癌症预防

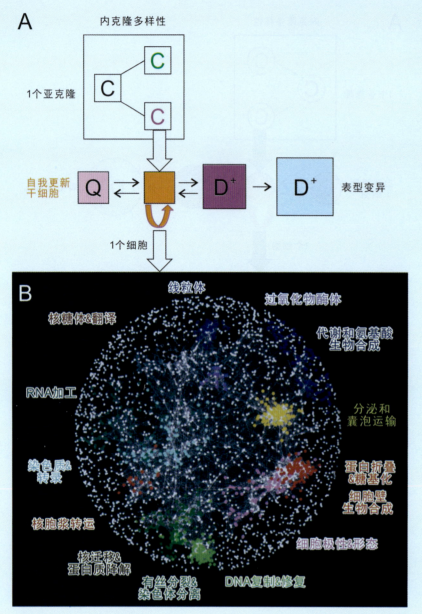

A 内克隆多样性

1个亚克隆

C
C
C

自我更新干细胞 Q ⇄ [橙色方块] ⇄ D+ → D+ 表型变异

1个细胞

B 线粒体

过氧化物酶体

核糖体&翻译

代谢和氨基酸生物合成

RNA加工

分泌和囊泡运输

染色质&转录

蛋白折叠&糖基化

细胞壁生物合成

核胞浆转运

细胞极性&形态

核迁移&蛋白质降解

有丝分裂&染色体分离

DNA复制&修复

图 P4.3　癌细胞的表观遗传可塑性
注：图 A 是一个单一亚克隆的表型变化图。C 代表细胞；D+ 代表分化细胞；Q 代表静态（外循环）细胞。图 B 描述个体细胞复杂的和动态的信号网络[43]；密集的彩色区域表明关键信号路径。细胞外周表示的是涉及的通路。这些数据来自酵母细胞基因相互作用的遗传（基因突变）分析。目前对人体细胞没有这种接线图。这张图因为是单稳态条件下相互作用网络，复杂性被低估了。实际情况是更加动态和复杂的。

态（例如把增殖设定为"打开"）。在正常细胞以及癌细胞的信号传导网络的关键节点处都设置了一些冗余（redundancy），正是这里为癌症提供了另一些逃避克隆的自适应途径，例如逃避靶向治疗（见表 P4.2）[45]。细胞的内在适应性或表观遗传可塑性是其自身的一个古老的进化产物，反映了应对逆境的内置的安全措施，尤

其是更复杂的长寿生物的造血干细胞。面对化疗挑战时，肿瘤干细胞会进入"沉潜待发"或者进入"冬眠"（或不活动）的状态[46]，这是相当悠久的进化之后形成的一套自适应策略[47]。内部具有亚克隆的那些细胞具备自我更新或者干细胞的能力[48]，这对克隆进展和适应能力都是至关重要的，原因在于，按照进化术语它们是"选择

单位"（units of selection）[49]，因为它们拥有广泛的或是无限的自我更新和增殖的能力[50]。每一个患者的肿瘤干细胞，根据"选择单位"的状态，在遗传上是多样化的[24]，表观遗传是可塑的[41]。

我们可以预测和击败癌症的进化适应力吗？

尽管人们对癌症治疗热情很高，并且在基因组为指导的个性化治疗和靶向治疗中取得了一些成功，但是一个明显的事实摆在面前，通常最后胜出的还是癌细胞的适应力，人类与细胞的遗传适应性和表观遗传适应性的战斗，取得的不过是皮洛士式胜利（意思是付出极大代价而获得的胜利）（见表 P4.2）。物竞天择的进化原则表明，通过定量测量克隆多样性和选择的主要驱动程序，治疗失败的可能性应该是可预见的。在微生物物种的菌株中，耐药突变体的概率可以预测突变率[51]。同样的方法早已用于预测癌症，但是因为亚克隆的动态变化和形貌特征，在这里突变率很难测量。然而，其他进化参数（evolutionary parameters）是可预测的，例如基于突变的抗药性（drug resistance）的可能性；还有一些是可以定量分析的，如克隆中的遗传多样性，可选择的干细胞舱（stem cell compartment）的大小和生态系统的多样性。最近的数据证实了这些预期（见表 P4.3），因为鼓励人们参加测试具有相当大的影响，可以预测早期病变的癌症进展，或者预测癌症对治疗的抵抗。治疗本身的含义是主要的。而我们是"修剪"癌症克隆系统发生树上的一些主要分支，基本上忽略癌症的架构和内在适应力。常见的结果往往是这样的：治疗之后，取得肿瘤短期缩小的虚幻成功，但是残余的较小克隆适应新环境之后不久，癌症又蓬勃地复发了。

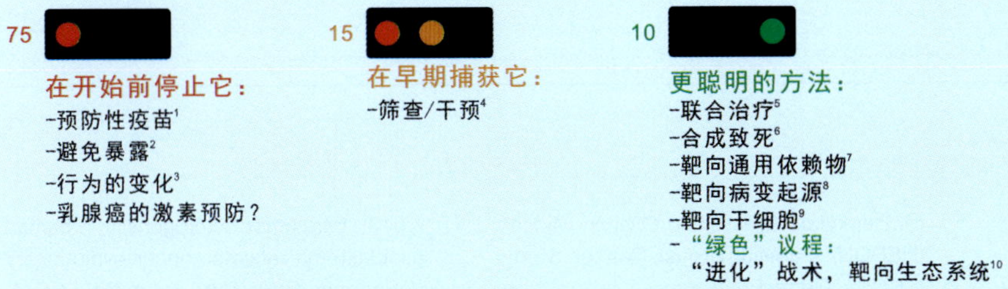

75	15	10
在开始前停止它：	**在早期捕获它：**	**更聪明的方法：**
-预防性疫苗[1]	-筛查/干预[4]	-联合治疗[5]
-避免暴露[2]		-合成致死[6]
-行为的变化[3]		-靶向通用依赖物[7]
-乳腺癌的激素预防？		-靶向病变起源[8]
		-靶向干细胞[9]
		-"绿色"议程：
		"进化"战术，靶向生态系统[10]

图 P4.4　我们怎样才能挫败癌症的进化适应力？左边的数字表示可以通过实施三种方法预防或控制癌症的比例。75% 的预防比例基于朵尔和皮托的原始估计

注：（1）感染相关的癌症疫苗包括人乳头瘤病毒、EB 病毒、乙型肝炎病毒、丙型肝炎病毒和幽门螺杆菌等。（2）吸烟、慢性或间歇性暴露于强紫外线 B 辐射。（3）饮食和锻炼。（4）一些癌前病变（皮肤、结肠、宫颈）的手术；非甾体类抗炎药（如阿司匹林）用于胃肠道和其他的癌前病变[72]。（5）预防 HIV 的措施[52]，应用于癌症[74]。（6）见文后参考文献。（7）癌细胞总是依赖或沉迷的分子，例如活化的 MYC 基因、热休克蛋白和自我更新信号。（8）系统进化树的底部或主干的创始者病变[24,25,76]。以每一个肿瘤细胞为目标，例如慢性粒细胞白血病 ABL 激酶的靶向药伊马替尼[77]。（9）针对不同于正常干细胞的那些肿瘤干细胞的自我更新的鲜明特性[63,78,79]。（10）抗血管生成剂、抗炎药、中度细胞生长抑制剂和更强的细胞毒疗法；见文后参考文献。

考虑到细胞非凡的适应能力、增殖周期的惊人数量（在小肠和骨髓中是每天 1011 次），以及突变的内在风险，隐藏的肿瘤无处不在[49]，也许令人惊讶的是，在我们幼年时期并不是每一个人身上都有恶性肿瘤[52]。这里的原因是大约 6 亿年前发生了一项进化的创新，即多细胞的成功，为了保护和维持一个组织的完整性，必须对克隆的扩增设置多重限制，其中包括基因功能的创新，该基因功能也可以对肿瘤抑制起作用[52～54]。此外，虽然人类放纵不良行为，但我们的一生中，在进化意义上"有用的"繁殖期内，这些限制大部分成功保持下来

了。但是，富有挑战性的现实是，大约 1/3 的人将被确认罹患威胁生命的癌症。从进化观点来看，应该提出的问题是"我们如何能够最好地挫败癌症的进化适应力"。同样的问题，也是耐药的结核病、疟疾和 HIV 控制问题的核心[55]。一般情况下，我们已经知道如何应对癌症（见图 P4.4），可问题在于我们的精力和资源应该针对哪里，我们应该采取什么特殊战术。最好的办法当然是停止进化，从一开始就扼止了癌症。但是，一旦癌症启动和发展，我们还有一些截然不同于现行或传统的策略，其中包括探索癌症的进化特点和生态学依存关系（见

图 P4.4）[56～60]。要有效地做到这些，就要在相当大程度上重新定义目前的癌症研究和治疗的轻重缓急，而且要认识到癌症不可磨灭的、进化的特性。

仅以此篇文章，纪念帕特·比夫莱教授（Pat Buffler）。

（译注：Pat Buffler，即 Patricia Buffler，加州大学伯克利公共卫生学院院长，世界著名儿童白血病专家和公共保健专家，2013 年因心脏病突发去世。）

注释

[1] Stearns SC, Nesse RM, Govindaraju DR, Ellison PT (2010). Evolution in health and medicine Sackler colloquium: evolutionary perspectives on health and medicine. *Proc Natl Acad Sci U S A*, 107 Suppl 1:1691-1695. http://dx.doi.org/10.1073/pnas.0914475107 PMID:20133821.

[2] Nowell PC (1976). The clonal evolution of tumor cell populations. *Science*, 194:23-28. http://dx.doi.org/10.1126/science.959840 PMID:959840.

[3] Greaves M (2000). *Cancer: The Evolutionary Legacy*. Oxford: Oxford University Press.

[4] Crespi B, Summers K (2005). Evolutionary biology of cancer. *Trends Ecol Evol*, 20:545-552. http://dx.doi.org/10.1016/j.tree.2005.07.007 PMID:16701433.

[5] Merlo LMF, Pepper JW, Reid BJ, Maley CC (2006). Cancer as an evolutionary and ecological process. *Nat Rev Cancer*, 6: 924-935. http://dx.doi.org/10.1038/nrc2013 PMID:17109012.

[6] Greaves M (2007). Darwinian medicine: a case for cancer. *Nat Rev Cancer*,7:213-221. http://dx.doi.org/10.1038/nrc2071 PMID:17301845.

[7] Greaves M, Maley CC (2012). Clonal evolution in cancer. *Nature*, 481:306-313. http://dx.doi.org/10.1038/nature10762 PMID:22258609.

[8] Yates LR, Campbell PJ (2012). Evolution of the cancer genome. *Nat Rev Genet*, 13: 795-806. http://dx.doi.org/10.1038/nrg3317 PMID:23044827.

[9] Williams GC (1966). *Adaptation and Natural Selection. Princeton*, NJ: Princeton University Press.

[10] Fletcher O, Houlston RS (2010). Architecture of inherited susceptibility to common cancer. *Nat Rev Cancer*, 10:353-361. http://dx.doi.org/10.1038/nrc2840 PMID:20414203.

[11] Szabo CI, King M-C (1997). Population genetics of BRCA1 and BRCA2. *Am J Hum Genet*, 60:1013-1020.PMID:9150148.

[12] Low YL, Li Y, Humphreys K et al. (2010). Multi-variant pathway association analysis reveals the importance of genetic determinants of estrogen metabolism in breast and endometrial cancer susceptibility. *PLoS Genet*, 6:e1001012. http://dx.doi.org/10.1371/journal.pgen.1001012 PMID:20617168.

[13] Eeles RA, Kote-Jarai Z, Giles GG et al.; UK Genetic Prostate Cancer Study Collaborators; British Association of Urological Surgeons' Section of Oncology; UK ProtecT Study Collaborators (2008). Multiple newly identified loci associated with prostate cancer susceptibility. *Nat Genet*, 40:316-321. http://dx.doi.org/10.1038/ng.90 PMID:18264097.

[14] Ghoussaini M, Fletcher O, Michailidou K et al.; Netherlands Collaborative Group

on Hereditary Breast and Ovarian Cancer (HEBON); Familial Breast Cancer Study (FBCS); Gene Environment Interaction of Breast Cancer in Germany (GENICA) Network; kConFab Investigators; Australian Ovarian Cancer Study Group (2012). Genome-wide association analysis identifies three new breast cancer susceptibility loci. *Nat Genet*, 44:312-318. http://dx.doi.org/10.1038/ng.1049 PMID:22267197.

[15] Greaves M (2002). Cancer causation: the Darwinian downside of past success? *Lancet Oncol*, 3:244-251.http://dx.doi.org/10.1016/S1470-2045(02)00716-7 PMID:12067687.

[16] Harris EE, Meyer D (2006). The molecular signature of selection underlying human adaptations. *Am J Phys Anthropol*, 131 Suppl 43:89-130. http://dx.doi.org/10.1002/ajpa.20518 PMID:17103426.

[17] Buss LW (1987). *The Evolution of Individuality*. Princeton, NJ: Princeton University Press.

[18] Hanahan D, Weinberg RA (2011). Hallmarks of cancer: the next generation. *Cell*, 144:646-674.http://dx.doi.org/10.1016/j.cell.2011.02.013 PMID:21376230.

[19] Boveri T (1929). *The Origin of Malignant Tumors*. London: Bailliere, Tindall & Cox.

[20] Sandberg AA, Hossfeld DK (1970). Chromosomal abnormalities in human neoplasia. *Annu Rev Med*, 21:379-408. http://dx.doi.org/10.1146/annurev.me.21.020170.002115 PMID:4247449.

[21] Zong C, Lu S, Chapman AR, Xie XS (2012). Genome-wide detection of single-nucleotide and copy-number variations of a single human cell. *Science*, 338:1622-1626. http://dx.doi.org/10.1126/science.1229164 PMID:23258894.

[22] Baslan T, Kendall J, Rodgers L et al. (2012). Genome-wide copy number analysis of single cells. *Nat Protoc*, 7:1024 1041. http://dx.doi.org/10.1038/nprot.2012.039 PMID:22555242.

[23] Potter NE, Ermini L, Papaemmanuil E et al. (2013). Single cell mutational profiling and clonal phylogeny in cancer. *Genome Res*, [epub ahead of print]. http://dx.doi.org/10.1101/gr.159913.113 PMID:24056532.

[24] Anderson K, Lutz C, van Delft FW et al. (2011). Genetic variegation of clonal architecture and propagating cells in leukaemia. *Nature*, 469:356-361. http://dx.doi.org/10.1038/nature09650 PMID:21160474.

[25] Gerlinger M, Rowan AJ, Horswell S et al. (2012). Intratumor heterogeneity and branched evolution revealed by multiregion sequencing. *N Engl J Med*, 366:883-892. http://dx.doi.org/10.1056/NEJMoa1113205 PMID:22397650.

[26] Sottoriva A, Spiteri I, Piccirillo SGM et al.

(2013). Intratumor heterogeneity in human glioblastoma reflects cancer evolutionary dynamics. *Proc Natl Acad Sci U S A*, 110:4009^014. http://dx.doi.org/10.1073/pnas.1219747110 PMID:23412337.

[27] Swanton C (2012). Intratumor heterogeneity: evolution through space and time. *Cancer Res*, 72:4875^882. http://dx.doi.org/10.1158/0008-5472.CAN-12-2217 PMID:23002210.

[28] Yachida S, Jones S, Bozic I et al. (2010). Distant metastasis occurs late during the genetic evolution of pancreatic cancer. *Nature*, 467:1114-1117. http://dx.doi.org/10.1038/nature09515 PMID:20981102.

[29] Mullighan CG, Phillips LA, Su X et al. (2008). Genomic analysis of the clonal origins of relapsed acute lymphoblastic leukemia. *Science*, 322:1377-1380. http://dx.doi.org/10.1126/science.1164266 PMID:19039135.

[30] Meyer JA, Wang J, Hogan LE et al. (2013). Relapse-specific mutations in NT5C2 in childhood acute lymphoblastic leukemia. *Nat Genet*, 45:290-294. http://dx.doi.org/10.1038/ng.2558 PMID:23377183.

[31] Diaz LA Jr, Williams RT, Wu J et al. (2012). The molecular evolution of acquired resistance to targeted EGFR blockade in colorectal cancers. *Nature*, 486:537-540. http://dx.doi.org/10.1038/nature11219 PMID:22722843.

[32] Baca SC, Prandi D, Lawrence MS et al. (2013). Punctuated evolution of prostate cancer genomes. *Cell*, 153:666-677. http://dx.doi.org/10.1016Zi.cell.2013.03.021 PMID:23622249.

[33] Gould SJ, Eldredge N (1993). Punctuated equilibrium comes of age. *Nature*, 366:223-227. http://dx.doi.org/10.1038/36 6223a0 PMID:8232582.

[34] Greaves M (2013). Does everyone develop covert cancer? *Nat Rev Cancer*, (in press).

[35] Alexandrov LB, Nik-Zainal S, Wedge DC et al.; Australian Pancreatic Cancer Genome Initiative; ICGC Breast Cancer Consortium; ICGC MMML-Seq Consortium; ICGC PedBrain (2013). Signatures of mutational processes in human cancer. *Nature*, 500:415-421. http://dx.doi.org/10.1038/nature12477 PMID:23945592.

[36] Poon SL, Pang S-T, McPherson JR et al. (2013). Genome-wide mutational signatures of aristolochic acid and its application as a screening tool. Sci Transl *Med*, 5:ra101. http://dx.doi.org/10.1126/scitranslmed.3006086 PMID:23926199.

[37] Pfeifer GP (2010). Environmental exposures and mutational patterns of cancer genomes. *Genome Med*, 2:54. http://dx.doi.org/10.1186/gm175 PMID:20707934.

[38] Hottes AK, Freddolino PL, Khare A et al. (2013). Bacterial adaptation through loss of

function. *PLoS Genet*, 9:e1003617. http://dx.doi.org/10.1371/journal.pgen.1003617 PMID:23874220.

[39] Breen MS, Kemena C, Vlasov PK et al. (2012). Epistasis as the primary factor in molecular evolution. *Nature*, 490:535 538. http://dx.doi.org/10.1038/nature11510 PMID:23064225.

[40] Friedl P, Alexander S (2011). Cancer invasion and the microenvironment: plasticity and reciprocity. *Cell*, 147:992-1009. http://dx.doi.org/10.1016/j.cell.2011.11.016 PMID:22118458.

[41] Kreso A, O'Brien CA, van Galen P et al. (2013). Variable clonal repopulation dynamics influence chemotherapy response in colorectal cancer. *Science*, 339:543-548. http://dx.doi.org/10.1126/science.1227670 PMID:23239622.

[42] Biddle A, Liang X, Gammon L et al. (2011). Cancer stem cells in squamous cell carcinoma switch between two distinct pheno-types that are preferentially migratory or proliferative. *Cancer Res*, 71:5317-5326. http://dx.doi.org/10.1158/0008- 5472.CAN-11-1059 PMID:21685475.

[43] Costanzo M, Baryshnikova A, Bellay J et al. (2010). The genetic landscape of a cell. *Science*, 327:425-431. http://dx.doi.org/10.1126/science.1180823 PMID:20093466.

[44] Vogelstein B, Papadopoulos N, Velculescu VE et al. (2013). Cancer genome landscapes. *Science*, 339:1546-1558. http://dx.doi.org/10.1126/science.1235122 PMID:23539594.

[45] Wilson TR, Fridlyand J, Yan Y et al. (2012). Widespread potential for growth-factor-driven resistance to anticancer kinase inhibitors. *Nature*, 487:505-509. http://dx.doi.org/10.1038/nature11249 PMID:22763448.

[46] Frank NY, Schatton T, Frank MH (2010). The therapeutic promise of the cancer stem cell concept. *J Clin Invest*, 120: 41 50. http://dx.doi.org/10.1172/JCI41004 PMID:20051635.

[47] Lewis K (2007). Persister cells, dormancy and infectious disease. *Nat Rev Microbiol*, 5:48-56. http://dx.doi.org/10.1038/nrmicro1557 PMID:17143318.

[48] Dick JE (2008). Stem cell concepts renew cancer research. *Blood*, 112:47 93-4807. http://dx.doi.org/10.1182/blood-2008-08-077941 PMID:19064739.

[49] Greaves M (2013). Cancer stem cells as 'units of selection'. *Evol Appl*, 6:102-108. http://dx.doi.org/10.1111/eva.12017 PMID:23396760.

[50] O'Brien CA, Kreso A, Jamieson CHM (2010). Cancer stem cells and self-renewal. *Clin Cancer Res*, 16:3113-3120. http://dx.doi.org/10.1158/1078-0432.CCR-09-2824 PMID:20530701.

[51] Ford CB, Shah RR, Maeda MK et al. (2013). Mycobacterium tuberculosis mutation rate estimates from different lineages predict substantial differences in the emergence of drug-resistant tuberculosis. *Nat Genet*, 45:784-790. http://dx.doi.org/10.1038/ng.2656 PMID:23749189.

[52] Bissell MJ, Hines WC (2011). Why don't we get more cancer? A proposed role of the microenvironment in restraining cancer progression. *Nat Med*, 17:320-329. http://dx.doi.org/10.1038/nm.2328 PMID:21383745.

[53] Nakajima Y, Meyer EJ, Kroesen A et al. (2013). Epithelial junctions maintain tissue architecture by directing planar spindle orientation. *Nature*, 500:359-362. http://dx.doi.org/10.1038/nature12335 PMID:23873041.

[54] Domazet-Loso T, Tautz D (2010). Phylostratigraphic tracking of cancer genes suggests a link to the emergence of multicellularity in metazoa. *BMC Biol*, 8:66. http://dx.doi.org/10.1186/1741-7007-8-66 PMID:20492640.

[55] Goldberg DE, Siliciano RF, Jacobs WR Jr (2012). Outwitting evolution: fighting drug-resistant TB, malaria, and HIV. *Cell*, 148:1271-1283. http://dx.doi.org/10.1016/j.cell.2012.02.021 PMID:22424234.

[56] Pienta KJ, McGregor N, Axelrod R, Axelrod DE (2008). Ecological therapy for cancer: defining tumors using an ecosystem paradigm suggests new opportunities for novel cancer treatments. *Transl Oncol*, 1:158-164. PMID:19043526.

[57] Gillies RJ, Verduzco D, Gatenby RA (2012). Evolutionary dynamics of carcinogenesis and why targeted therapy does not work. *Nat Rev Cancer*, 12:487-493. http://dx.doi.org/10.1038/nrc3298 PMID:22695393.

[58] Silva AS, Kam Y, Khin ZP et al. (2012). Evolutionary approaches to prolong progression-free survival in breast cancer. *Cancer Res*, 72:6362-6370. http://dx.doi.org/10.1158/0008-5472.CAN-12-2235 PMID:23066036.

[59] Gatenby RA, Brown J, Vincent T (2009). Lessons from applied ecology: cancer control using an evolutionary double bind. *Cancer Res*, 69:7499-7502. http://dx.doi.org/10.1158/0008-5472.CAN-09-1354 PMID:19752088.

[60] Gatenby RA, Silva AS, Gillies RJ, Frieden BR (2009). Adaptive therapy. *Cancer Res*, 69:4894-4903. http://dx.doi.org/10.1158/0008-5472.CAN-08-3658 PMID:19487300.

[61] Redmond KM, Wilson TR, Johnston PG, Longley DB (2008). Resistance mechanisms to cancer chemotherapy. *Front Biosci*, 13:5138-5154. http://dx.doi.org/10.2741/3070 PMID:18508576.

[62] Ishikawa F, Yoshida S, Saito Y et al. (2007). Chemotherapy-resistant human AML stem cells home to and engraft within the bone-marrow endosteal region. *Nat Biotechnol*, 25:1315-1321. http://dx.doi.org/10.1038/nbt1350 PMID:17952057.

[63] Saito Y, Uchida N, Tanaka S et al. (2010). Induction of cell cycle entry eliminates human leukemia stem cells in a mouse model of AML. *Nat Biotechnol*, 28:275-280. http://dx.doi.org/10.1038/nbt.1607 PMID:20160717.

[64] Maley CC, Galipeau PC, Finley JC et al. (2006). Genetic clonal diversity predicts progression to esophageal adenocarcinoma. *Nat Genet*, 38:468-473. http://dx.doi.org/10.1038/ng1768 PMID:16565718.

[65] Landau DA, Carter SL, Stojanov P et al. (2013). Evolution and impact of subclonal mutations in chronic lymphocytic leukemia. *Cell*, 152:714-726. http://dx.doi.org/10.1016/j.cell.2013.01.019 PMID:23415222.

[66] Mroz EA, Tward AD, Pickering CR et al. (2013). High intratumor genetic heterogeneity is related to worse outcome in patients with head and neck squamous cell carcinoma. *Cancer*, 119:3034-3042. http://dx.doi.org/10.1002/cncr.28150 PMID:23696076.

[67] Greaves M (2011). Cancer stem cells renew their impact. *Nat Med*, 17:1046-1048. http://dx.doi.org/10.1038/nm.2458 PMID:21900918.

[68] Lapouge G, Beck B, Nassar D et al. (2012). Skin squamous cell carcinoma propagating cells increase with tumour progression and invasiveness. *EMBO J*, 31:4563-4575. http://dx.doi.org/10.1038/emboj.2012.312 PMID:23188079.

[69] Yuan Y, Failmezger H, Rueda OM et al. (2012). Quantitative image analysis of cellular heterogeneity in breast tumors complements genomic profiling. *Sci Transl Med*, 4:ra143. http://dx.doi.org/10.1126/scitranslmed.3004330 PMID:23100629.

[70] Anderson ARA, Weaver AM, Cummings PT, Quaranta V (2006). Tumor morphology and phenotypic evolution driven by selective pressure from the microenvironment. *Cell*, 127:905-915. http://dx.doi.org/10.1016/j.cell.2006.09.042 PMID:17129778.

[71] Doll R, Peto R (1981). *The Causes of Cancer*. Oxford: Oxford University Press.

[72] Rothwell PM, Fowkes FGR, Belch JFF et al. (2011). Effect of daily aspirin on long-term risk of death due to cancer: analysis of individual patient data from randomised trials. *Lancet*, 377:31-41. http://dx.doi.org/10.1016/S0140- 736(10)62110-1 PMID:21144578.

[73] Al-Lazikani B, Baneiji U, Workman P (2012). Combinatorial drug therapy for cancer in the post-genomic era. *Nat Biotechnol*, 30:679-692. http://dx.doi.org/10.1038/nbt. 2284 PMID:22781697.

[74] Sullivan RJ, Lorusso PM, Flaherty KT (2013). The intersection of immune -directed and molecularly targeted therapy in advanced melanoma: where we have been, are, and will be. *Clin Cancer Res*, 19:5283-5291. http://dx.doi.org/10.1158/1078-0432.CCR-13-2151 PMID:24089441.

[75] Ashworth A, Lord CJ, Reis-Filho JS (2011). Genetic interactions in cancer progression and treatment. *Cell*, 145:30-38. http://dx.doi.org/10.1016/j.cell.2011.03.020 PMID:21458666.

[76] Yap TA, Gerlinger M, Futreal PA et al. (2012). Intratumor heterogeneity: seeing the wood for the trees. *Sci Transl Med*, 4:27ps10. http://dx.doi.org/10.1126/scitranslmed.3003854 PMID:22461637.

[77] Druker BJ (2008). Translation of the Philadelphia chromosome into therapy for

CML. *Blood*, 112:4808-4817. http://dx.doi.org/10.1182/blood-2008-07-077958 PMID:19064740.

[78] Gupta PB, Onder TT, Jiang G et al. (2009). Identification of selective inhibitors of cancer stem cells by high-throughput screening. *Cell*, 138:645-659. http://dx.doi.org/10.1016/j.cell.2009.06.034

PMID:19682730.

[79] Abrahamsson AE, Geron I, Gotlib J et al. (2009). Glycogen synthase kinase 3beta missplicing contributes to leukemia stem cell generation. *Proc Natl Acad Sci USA*, 106:3925-3929. http://dx.doi.org/10.1073/pnas.0900189106 PMID:19237556.

5

器官部位的癌症

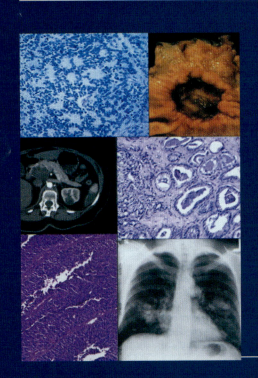

　　不同的肿瘤类型，其分类特征主要参照流行病学、病因学、病理学、遗传学和预防的标准。这些领域现有的知识，已达到几十年研究（如果不是若干世纪）的巅峰，但是，各个领域的进展并不一致。值得注意的是，重大的进步往往是通过特定的方法，在一个较短时期累积的。这一版《世界癌症报告》的特点在于展现了一个新的维度，即提出癌症是一种遗传性疾病。单一基因的研究（癌基因和抑癌基因的缩影）已经黯然失色，每一个主要肿瘤类型的完整基因组、转录组、表观基因组或类似实体的测序，一般需要多家机构的合作和成千上万的样本。根据肿瘤类型的不同，研究带来的好处也明显不同，这些好处包括易感性的定义、诊断手段的改进和靶向治疗的发展。现在已经非常清楚，癌症并非单一疾病，而是不同疾病的复合（multiplicity）。外源性病因的识别、筛查的方法、高危群体、诊断技术和有效的治疗手段，都根据肿瘤类型而有所改变。迄今为止的大多数情况下，出于复杂的理解而扩大肿瘤分类范围已经没有任何意义，癌症知识必须细化针对每一种肿瘤类型。

《世界癌症报告》的流行病学数据指南

发病率

发病率的定义是在一个特定人口范围中，在一个给定的时期内，一种疾病的新发病例出现的数量。常用的表示方法，可以是每年的绝对病例数字，或是每年每10万人（100000人，或其他分母）中的比例。这种比率显示出某种癌症发展的平均风险的近似值。

死亡率

死亡率的定义是在一个特定人口范围中，在一个给定的时期内，因为某一具体原因导致的死亡数量。表示方法，可以是每年的绝对死亡数字，或是每年的每10万人（100000人，或其他分母）中的比例。

年龄标准化

本报告中，所有的发病率和死亡率都是年龄标准化数据。年龄标准化比率（ASR）是某一个人口比率的综合衡量指标，假设这一人口具有一个标准年龄结构。在对比几种人口（或对比不同时间点的同一人口）时必须实行标准化；年龄对癌症风险的影响很大，不同人口的年龄分布也不同。这里的ASR采用《世界标准人口》（即Segi[1]，Doll *et al* 进行了修正[2]）。因此，计算出的发病率和死亡率称为世界年龄标准化发病率和死亡率，传统上按照每100000人中的比例表示。

图表

在全球癌症负担的概述中（见第1章），以及按照特定部位论述的各个章节（见第5章）中运用了柱状图、饼状图和趋势图。在第5章的各节中，

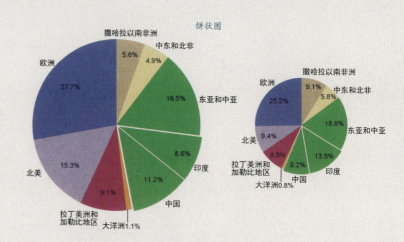

饼状图

当发病率和死亡率用饼状图表示时，死亡率的饼状面积与新发病例中的死亡人数成正比。

对于证据显示有很大差别的（如乳腺癌和结直肠癌）饼状图和趋势图既提供了发病率数据，也提供了死亡率数据。对于存活率比较低的癌症，或者变化较少的癌症，图中主要介绍发病率（如肺癌和胰腺癌）。一般来说不同性别的数据分开表示，另外对于特定部位的癌症，如需对比性别差异（如白血病），以及部分癌症需突出强调性别的特点（如甲状腺癌），可以选择将男性和女性的趋势和模式放在一起对比。

数据来源

图形有三种数据源。第一，饼状图的数据，来自 "2012年全球肿瘤流行病统计数据"（GLOBOCAN 2012）[3]。其中包括全球范围的184个国家，27个部位的癌症，以及所有癌症的发病率、死亡率和患病率。数据评估过程的基本原则是根据每个国家最可信的癌症发病率和死亡率数据，汇总形成一幅全球的数据图。根据国家的不同，数据的精确程度有高有低，这取决于当地可用数据的范围和准确程度。第二，发病率时间趋势图和条形图是根据地区性或全国性人口癌症登记获得

的数据，摘自《五大洲癌症发病率》（CI5）1-10卷[4,5]，再用癌症登记网站上的更新数据予以完善。第三，死亡率数据的时间趋势图和条形图来自"世界卫生组织死亡率数据库"（WHO Mortality Database）[6]或美国的疾病预防控制中心[7]。除了中国以外，这些数据都是国家级数据。

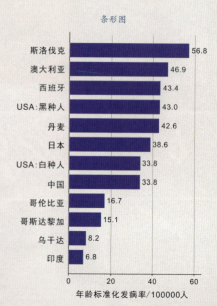

条形图

在1.1章中给出了癌症发病率和死亡率的条形图，以及各个国家记录在案的所有组织部位综合计算的癌症发病率和死亡率。

310

趋势图

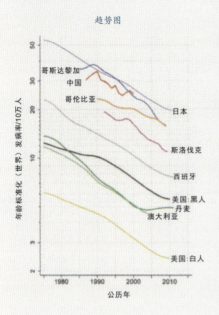

趋势图

为了突出显示近年来的癌症发展，我们描述了从1975年前后开始癌症发病率的时间趋势。对于所有的癌症部位，我们选择的数据覆盖了同一组国家中的11个国家的发病率和9个国家的死亡率（在乌干达和印度没有死亡病例数据，在中国只有特定癌症部位的死亡率数据）。在美国，我们分别给出了黑人和白人群体的发病率和死亡率数据。年龄标准化的比率采用对数刻度，以显示各个群体之间趋势的差异。

局部加权回归曲线（locally weighted regression curves）是通过公历年的年龄标准化散点图拟合出的平滑曲线，采用的带宽是0.3，亦即在拟合平滑线条时使用了数据的30%。七个具体部位的癌症（食道、肝脏、胰腺、肾脏、睾丸、甲状腺和神经系统）采用的带宽是0.5，因为这些部位的病例较少。乌干达没有年度数据，所以采用三次数据插值方法得出预测数值，替代了没有数据的那些年份。在对比发病率图表（时间趋势或柱状图）的时候应注意，各个图表的垂直轴采用的比例可能不一样。

条形图的注解

中国的年平均死亡率的年份范围是1996～2000年。澳大利亚的年平均死亡率的年份范围是2000～2004年。

注释

[1] Segi M (1960). Cancer Mortality for Selected Sites in 24 Countries (1950-57). Department of Public Health, Tohoku University of Medicine, Sendai, Japan.

[2] Doll R, Payne P, Waterhouse JAH, eds (1966). Cancer Incidence in Five Continents, Vol. I. Geneva: International Union Against Cancer.

[3] Ferlay J, Soerjomataram I, Ervik M et al. (2013). GLOBOCAN 2012 v1.0, Cancer Incidence and Mortality Worldwide: IARC CancerBase No. 11 [Internet]. Lyon: IARC. Available at http://globocan.iarc.fr.

[4] Ferlay J, Parkin DM, Curado MP et al. (2010). Cancer Incidence in Five Continents, Volumes I to IX: IARC CancerBase No.9 [Internet]. Lyon: IARC. Available at http://ci5.iarc.fr.

[5] Forman D, Bray F, Brewster DH et al., eds (2013). Cancer Incidence in Five Continents, Vol. X. Available at http://ci5.iarc.fr.

[6] WHO Mortality Database. Available at http://www.who.int/healthinfo/statistics/mortality_rawdata/en/index.html.

[7] National Center for Health Statistics, U.S. Centers for Disease Control and Prevention. Available at http://www.cdc.gov/nchs/.

5.1　肺癌

5. 器官部位的癌症

伊丽莎白·布兰比拉（Elisabeth Brambilla）
威廉·D. 特拉维斯（William D.Travis）
保罗·布伦南（Paul Brennan，评审）
柯蒂斯 C. 哈里斯（Curtis C.Harris，评审）
何塞·罗赫略·佩雷斯·帕迪拉（Jose Rogelio Perez Padilla，评审）

摘　要

·肺癌是男性中第一常见、女性中第三常见的癌症。

·全球范围内，肺癌占主导地位的病因是吸烟，包括二手烟。肺癌的其他原因包括氡、多环芳烃、某些金属、石棉、结晶二氧化硅等的职业暴露，以及特定行业的职业暴露，室外空气污染暴露（尤其是微粒和柴油发动机排放）和室内空气污染（包括二手烟草烟雾和家用燃煤排放）。

·从历史上看，人们已区分出小细胞肺癌与非小细胞肺癌，后者的组织学类型包括腺癌、鳞状细胞癌和大细胞癌。人们在分子学基础上正在进一步将之分门别类。

·腺癌具有驱动突变（driver mutation），最常见的突变包括 EGFR 突变、KRAS 突变以及 ALK 融合（ALK fusion）；鳞状细胞癌在 SOX2、TP63、FGFR1 和 DDR2 上发生分子改变；大多数小细胞癌可以表达神经内分泌标志物（neuroendocrine markers），并出现 TP53 突变和 RB1 突变。吸烟者出现肺癌突变的数量比不吸烟者高 10 倍。

·肺癌筛查正在研究开发中。

·肺癌是最具侵略性的人类癌症之一，5 年总生存率为 10% ～ 15%。

肺癌有四种主要的组织学类型，分别为腺癌（adenocarcinoma）、鳞状细胞癌（squamous cell carcinoma）、小细胞癌（small cell lung carcinoma）和大细胞癌（large cell carcinoma）。这些肿瘤最初根据形态定义，然而在过去的十年，这些肿瘤已开始根据免疫组织化学和遗传特性进行分类。

病因学

肺癌最常见的原因是吸烟；所有已知的致癌物中，烟草烟雾的研究最为深入广泛[1]。当地吸烟的方式也很重要，例如印度的比迪烟（bidis）。肺癌风险往往与吸烟的数量（每年吸食多少包香烟）和吸烟持续的时间有关，但是还可以找到更精确的衡量指标。肺癌的发病率与从未吸烟者年龄的四次方（fourth power）成正比，过量吸烟者的发病率与吸烟持续年数的四次方和每天吸烟数量的乘积成正比[2]。最近在欧洲和加拿大的研究表明，在从不吸烟者和女性群体中，腺癌是最常见的肺癌亚型；鳞状细胞癌（鳞癌）则在男性吸烟群体中占主导地位。与鳞癌和小细胞肺癌相比，吸烟会产生一个显著的风险坡度变化[3]。呼吸组织受到损伤的各种标志物可能与肿瘤起因相关，在临床症状出现之前，已经相当明显（参见后文《烟草导致气管损伤的早期分子证据》）。随着戒烟的努力，不吸烟群体中肺癌比例也越来越高，特别是腺癌。

在高收入国家，尽管吸烟人数估计约占肺癌病例的 90%，但还有很多其他因素被认为也会导致肺癌，虽然相关的证据尚未明确。国际癌症研究署（IARC）第 1 组别致癌物评审中，认为职业背景在癌症病因中占主导地位，并且在这些方面投入了最多精力，所以在 IARC 的专著中，有两卷（但不限于这两卷）都论述了这些问题。

流行病学
肺癌

肺癌仍然是世界范围内最常见的癌症，新发病例超过 180 万人（占癌症发病率的 13%），将近有 160 万人死亡（占癌症死亡率的 20%）。根据估算，2012 年发生在中国的肺癌新发病例，超过所有新确诊病例的 1/3。

肺癌是 87 个国家的男性和 26 个国家的女性癌症死亡的首要原因。在各个国家之间，年龄标准化比率的差异达到 80 倍，北美、欧洲和东亚地区最高，许多非洲国家和一些亚洲国家仍然相对比较低。

由于这种恶性疾病的发病数居高不下，不管某一国家的资源水平如何，发病率和死亡率的格局和趋势都比较相似。

肺癌的最新趋势反映出吸烟流行的变化情况。在很多高度发达的国家，在烟草流行的晚期阶段，男性的发病率已达到巅峰，女性的发病率也在持续上升。

只有少数国家（澳大利亚和美国）烟草流行进入最晚期阶段，吸烟流行程度已经下降了几十年，女性发病率近年也呈现下降趋势。

其中一卷研究砷、金属、纤维和粉尘[4]。另一卷主要研究有机化合物[5]，不仅是具体的化学物质，还包括某些类别的职业，包括画家和橡胶行业者。在英国的职业癌症负担分析中，迄今为止数量最多的病例源自石棉暴露[6]。氡也被确认为是肺癌的风险因素[7]。

一篇社论文章报道，公开出版的包括 9 项欧洲研究的 17 个队列荟萃分析特别强调空气污染也是肺癌的病因之一。这些数据包括肺癌风险和微粒之间的一种统计学显著相关性，这些微粒的直径小于 10μm（PM10）（风险比为 1.22；置信区间为 1.03 ~ 1.45）[8]。IARC 最近做出结论，长期暴露于污染的室外空气，尤其是空气中的微粒会导致肺癌[9]。这些发现涉及室外空气污染（参见后文《空气污染的生物标记》）。导致肺癌的公认空气污染类型还包括二手烟草烟雾暴露，以及煤炭家用燃烧排放暴露[10,11]。

根据定义术语，世界癌症研究基金会（World Cancer Research Fund）的报告提出具有说服力的证据，证明饮用水中的砷与 β - 胡萝卜素与肺癌存在因果关系，如果增加水果和含有类胡萝卜素食物的摄入，会降低肺癌

风险[12]。家族性病例的发生比较罕见，非家族性病例的患者在较早期的病理分期就有表现，并且腺癌亚型更多[13]。

病理学和遗传学

从历史上看，小细胞肺癌已经与非小细胞肺癌（NSCLC）区别开来。非小细胞肺癌的组织学类型包括腺癌、鳞状细胞癌和大细胞癌。在过去的十年中，人们越来越多地认识到腺癌和鳞状细胞癌之间的区别，因为它们在遗传学上存在重大差异，对特定疗法的反应差异也很大[14]。因此，人们现在越来越多地根据分子亚型（molecular subtypes）对肺癌进行分类，以特定的遗传变异及其驱动和维持的肺部肿瘤为分类基础。这种驱动突变（driver mutations），外加那些特定的活性突变体信号转导蛋白，是肿瘤细胞存活的关键，同时引领新的靶向治疗的发展。现在，人们最熟悉的是腺癌的这类驱动突变。最近，研究人员列出一份识别鳞状细胞癌的致癌驱动突变清单，以便人们研发潜在的靶向治疗药物。但是，对于大多数肺癌，目前还没有针对某一特定驱动签名（driver signature）的首选化疗方案。

与某些肿瘤类型的易感性不同，人们已经全面深入研究了肺癌易感性（susceptibility）的遗传学基础。通过大规模合作性的全基因组关联研究，人们已经确定了三个不同的基因位点与肺癌有关（分别为 5p15、6p21 和 15q25），其中包括调节尼古丁乙酰胆碱受体（nicotinic acetylcholine receptors）的基因和与端粒酶生产有关的基因。然而，还有许多遗传风险仍然有待发现，基因的变异（如 CHEK2 基因的变异）越少见，说明它们有可能残留着越多的遗传易感性[15]。从致癌物代谢的角度，以及 DNA 修复促成烟草烟雾诱发癌症病变易感性的角度进行各项单核苷酸多态性研究提供的发现有限。

肺腺癌

美国的腺癌占所有肺癌的 40%[16]。大多数确诊的肺腺癌出现在肺的边缘（见图 5.1.1）。根据 2011 年肺癌研究国家协会（International Association for the Study of Lung Cancer）、美国胸科协会（American Thoraci Society）和欧洲呼吸学会（European Respiratory Society）的

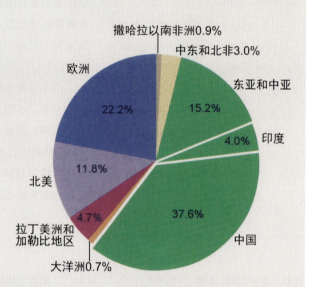

发病数：估计180万新增病例

撒哈拉以南非洲0.9%
中东和北非2.9%
欧洲 22.5%
东亚和中亚 15.6%
印度 3.9%
北美 13.1%
中国 35.8%
拉丁美洲和加勒比地区 4.6%
大洋洲0.8%

死亡数：估计160万例

撒哈拉以南非洲0.9%
中东和北非3.0%
欧洲 22.2%
东亚和中亚 15.2%
印度 4.0%
北美 11.8%
中国 37.6%
拉丁美洲和加勒比地区 4.7%
大洋洲0.7%

饼状图 5.1.1　估计的全球两性肺癌新增病例和死亡人数在世界主要地区的比例分布，2012 年

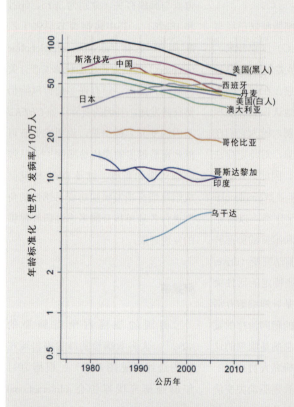

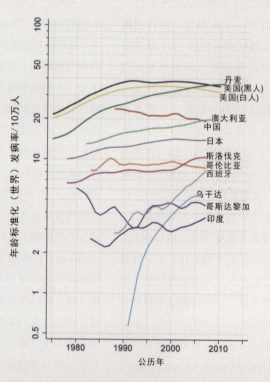

趋势图 5.1.1　选中的群体中，男性肺癌患者每 10 万人年龄标准化（世界）逐年发病率，年份范围为 1975 ～ 2012 年

趋势图 5.1.2　选中的群体中，女性肺癌患者每 10 万人年龄标准化（世界）逐年发病率，年份范围为 1975 ～ 2012 年

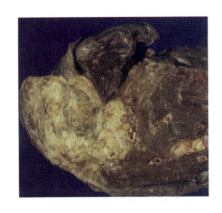

图 5.1.1　肺腺癌的大体外观
注：肿瘤位于肺的周边，包括有棕褐色切面，表面呈灰白色的胸膜组织。

肺癌分类办法，2004 年世界卫生组织制定的肺癌分类出现了重大变化[17]。术语"细支气管肺泡癌"（bronchioloalveolar carcinoma）一词不再使用。

在小的活检或细胞学标本中，如果发现肿瘤显示出清楚的腺形态，例如腺泡（acinar）、乳突（papillary）、胚层（lepidic）或者带有黏液形态的固体，那么这类肿瘤分类为腺癌。如果肿瘤没有出现任何明显的腺癌或鳞状细胞癌的肿瘤形态，那么要通过免疫组织化学（immunohistochemistry）方法进一步评估这类肿瘤，用一个腺癌标志物（即 TTF-1）和鳞状标志物（即 P63 或 P40）进行简单的测试。如果肿瘤是 TTF-1 阳性、鳞状标记阴性，那么这个肿瘤分类为"非小细胞肺癌，倾向于腺癌"（NSCLC，favour adenocarcinoma）[17]。但是，如果从形态学和免疫组织化学染色，仍然看不出来腺癌或鳞状细胞癌的差异，那么这个肿瘤分类为"非小细胞肺癌—未另作详细说明"（NSCLC-not otherwise specified）。要尽可能多地保留组织以进行分子检测。

原位腺癌（adenocarcinoma in situ）是纯粹的胚层（鳞屑）状态生长的腺癌，无浸润，尺寸在 3cm 以下。最小浸润腺癌（minimally invasive

adenocarcinoma）是以胚层为主的腺癌，尺寸在 3cm 以下，甚至还有更小的浸润成分，尺寸在 5mm 以下[17]。现在，人们根据主要的浸润亚型对腺癌进行分类。这种分类是根据复杂组织学亚型进行的分类，按照增量为 5% ～ 10% 的半定量方式，评估不同的组织学模式（见图 5.1.2）。

多项研究已经证明，生存者与主要亚型的相关性是始终一致的，预后类型分为"预后非常良好"（原位腺癌、最小浸润腺癌、胚层状）、"预后中等"（腺泡、乳突状）和"预后较差"（固体、微小乳突）。正如人们的预期，截至目前，报告的原位腺癌和最小浸润腺癌的所有病例，5 年无病生存率

为 100%[14]。

从不吸烟的肺腺癌患者，大都是在 EGFR 或 HER2（ERBB2）基因上出现了一个突变，或者出现涉及 ALK 或 ROS1 的一个融合（fusion）[18]。腺癌的驱动突变（driver mutations）发 生 在 EGFR、HER2（ERBB2）、KRAS、ALK、BRAF、PIK3CA 和 ROS1 基因上（图 5.1.3A）。在 KRAS 和 EGFR 基因上的突变是相互排斥的，例如上面列出的大部分激酶结构域突变（kinase domain mutations），但不包括 PIK3CA[19,20]。这些基因中，有几个基因可以增加基因复制的数量或基因扩增（amplification），主要是突变体等位基因。这些突变体等位

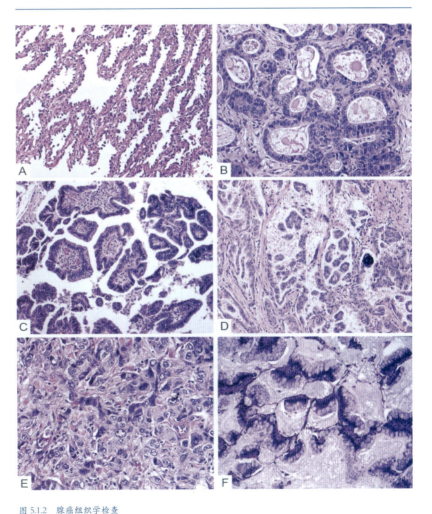

图 5.1.2　腺癌组织学检查
注：（A）鳞屑型：非典型肺泡排成肺泡壁，无侵入性成分。（B）腺泡模式：细胞学恶性肿瘤细胞形成圆形至椭圆形腺体。（C）乳头状图案：恶性腺细胞沿纤维血管芯的表面生长。（D）微乳头型：这些肿瘤细胞形成乳头缺乏纤维血管核心。（E）固体模式：这些恶性细胞在平板生长，核深染。（F）浸润性黏液腺癌：恶性细胞以腺泡和鳞屑模式成长。肿瘤细胞具有丰富的黏蛋白和小的、基部导向的细胞核。

烟草导致气管损伤的早期分子证据

阿夫鲁·斯皮拉（Avrum Spira）

香烟烟雾毒物导致的所有呼吸道上皮细胞的暴露，产生了一个分子水平的"受损场所"（见图 B5.1.1）。人们从早期的尸检观察早已知道，吸烟者的全部呼吸道的细胞异常，也就是说吸烟造成的细胞损伤涉及整个呼吸道。多项研究表明，不论是否罹患肺癌，吸烟者和曾经的吸烟者的支气管气道上皮细胞，都显示出等位基因的缺失、TP53 的突变、启动子甲基化的变化以及非癌变支气管上皮细胞端粒酶活性的变化 [1]。最近，多个群体的检查已经证明，在进行支气管镜检查时，人们收集的支气管气道上皮细胞的全基因组的基因表达，反映出了香烟烟雾暴露的生理反应和损害。DNA 甲基化的改变和毒物暴露的微小 RNA 表达的响应，可以部分调节气管转录组（transcriptome）与吸烟有关的变化。绝大多数这类染色体组变化（包括致癌物代谢和氧化应激带来的变化）在戒烟几个月之后就会发生逆转，但是在曾经吸烟者的群体（包括已经停止吸烟超过 10 年的人）中，这些转录组变化的一个子集（subset）是不可逆转的，所以在曾经的吸烟者中，与吸烟有关的肺癌风险可能比较大。

由于支气管气道的染色体组对吸烟的反应存在着异质性（heterogeneity），因此人们已经找出细胞学上正常的支气管气道上皮细胞的基因表达生物标志物

（gene expression biomarkers），在临床疑似病例的评估中，可以早期发现目前的吸烟者或曾经吸烟者是否罹患肺癌 [2]。气管中这些基因表达的改变还证明和反映出，高危吸烟者的致癌信号传导途径已经被激活，可以通过靶向这些传导途径的化学预防药剂逆转这种情况。此外，从痰液中检测出来的与癌症有关基因启动子区域（promoter region）的甲基化改变已被证明与吸烟者的肺癌风险有关。这个分子水平的"受损场所"，最近已经扩展到慢性阻塞性肺病（obstructive pulmonary disease）方面：吸烟者阻塞性气道疾病中，已经发现支气管气道基因表达的改变。

这些观察结果表明，整个"呼吸树"（respiratory tree）都受到香烟烟雾的影响，由于上气道细胞很容易取得，所以在吸烟者的

上气道细胞中，可以深入了解上皮细胞受损的类型和程度。最近的研究发现，支气管气道出现的对吸烟的基因表达反应也出现在靠近嘴部和鼻子的胸腔外气道的上皮细胞中 [3]。这样一来，我们就可以在这些非侵入取样的生物样本中找出烟草暴露和疾病风险的染色体组生物标志物，应用于大规模人群的研究。

注释

[1] Steiling K et al. (2008). *Cancer Prev Res (Phila)*, 1:396-403. http://dx.doi.org/10.1158/1940-6207.CAPR-08-0174 PMID:19138985.

[2] Spira A et al. (2007). *Nat Med*, 13:361-366. http://dx.doi.org/10.1038/nm1556 PMID:17334370.

[3] Zhang X et al. (2010). *Physiol Genomics*, 41:1-8. http://dx.doi.org/10.1152/physiolgenomics.00167.2009 PMID:19952278.

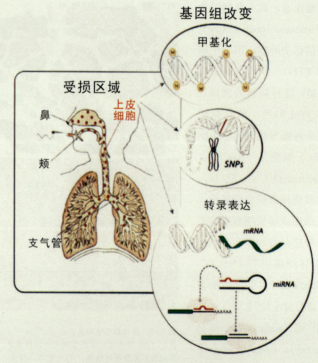

图 B5.1.1　整个呼吸道气道上皮细胞常见的分子层面损伤
注：miRNA 表示微小 RNA；mRNA 表示信使 RNA；SNPs 表示单核苷酸多态性。

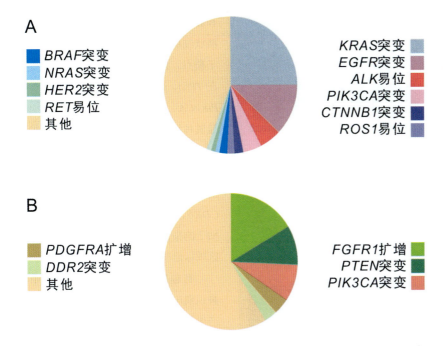

A
- BRAF突变
- NRAS突变
- HER2突变
- RET易位
- 其他

- KRAS突变
- EGFR突变
- ALK易位
- PIK3CA突变
- CTNNB1突变
- ROS1易位

B
- PDGFRA扩增
- DDR2突变
- 其他

- FGFR1扩增
- PTEN突变
- PIK3CA突变

图 5.1.3 腺癌和鳞状细胞癌的基因突变谱
注：（A）腺癌的基因突变谱。位于 TP53 和 STK11/LKB1 的突变屡见不鲜，不包括饼图中由于其他基因产生的高度重叠突变。（B）鳞状细胞癌的基因突变谱。TP53 突变很常见，不包括饼图中由于其他原因产生的高度重叠突变。

基因中，优先扩增的是 EGFR（突变频率为 20%）、HER2（突变频率为 2%）和 MET（突变频率为 1%）。在抵抗疾病时，MET 的扩增更加频繁，并与 EGFR 酪氨酸激酶抑制（EGFR tyrosine kinase inhibition）有关联。所有这些突变，都为靶向治疗提供了可能，然而目前仅仅批准了三种可以采用药物进行的靶向治疗：吉非替尼（gefitinib）或厄洛替尼（erlotinib）用于 EGFR 突变，克唑替尼（crizotinib）用于 ALK 和 ROS1 融合。其他的靶向治疗药物的研发，现在处于第二阶段或第三阶段（见表 5.1.1）。

研究者在 183 对腺癌肿瘤和正常组织的对比中进行了全外显子组（whole-exome）和全基因组（whole-genome）的 DNA 测序，得到很多发现，其中包括剪接因子基因 U2AF1（splicing factor gene U2AF1）的统计学复发的体细胞突变以及可以影响 RBM10 和 ARID1A 的截断突变（truncating mutations）[21]。

与吸烟者或者曾经吸烟者相比，从不吸烟的腺癌患者，其 EGFR 突变频率较高（突变率分别为 38% 和 14%），ALK 重排的比率较高（重排

率分别为 12% 和 2%）[22]。人们在 17 个患者中进行了这种对照，在非小细胞肺癌（NSCLC）和邻近的正常组织对比中识别出了 3726 处突变，在编码序列中找到了 90 个插入（insertions）或缺失（deletions），吸烟者的平均突变频率，比不吸烟者高 10 倍以上（见图 5.1.4）。在基因中识别出的较新改变是染色质（chromatin）修饰和 DNA 修复路径，如 DACH1、CFTR、RELN、ABCB5 和 HGF[23]。

肺鳞状细胞癌

在美国，鳞状细胞癌占所有肺癌比例的大约 20%[16]。诊断时，大多数鳞状细胞癌位于肺部的中央，但是最近几年，鳞状细胞癌出现在肺部边缘的情况似乎一直在增加。

在切除的标本中，这种类型的肿瘤被细分为鳞状细胞癌、基底细胞（basaloid）、透明细胞（clear cell）和小细胞变体（small cell variants）。鳞状的分化在形态学上构成细胞之间的搭桥，形成鳞状圆珠，以及单

表 5.1.1 肺癌的分子靶向治疗

基因或遗传改变	组织学类型	治疗
靶向治疗 a		
EGFR 突变	晚期腺癌	EGFR 酪氨酸激酶抑制剂埃罗替尼，吉非替尼
ALK 融合	腺癌	克唑替尼
ROS1 融合	晚期腺癌	克唑替尼
在开发的药物		
HER2	腺癌	阿法替尼
PI3KCA	NSCLC	曲妥珠单抗，PI3K 抑制剂
BRAF	NSCLC	索拉非尼?
Met	NSCLC	阶段 2: 利珠单抗，MetMAb
RAS	腺癌	PI3K +MEK 抑制剂

注：NSCLC 表示非小细胞肺癌；PI3K 表示磷脂酰肌醇 3- 激酶。
a 美国食品和药物管理局批准。
MetMAb，Met 受体的单克隆抗体。

5. 器官部位的癌症

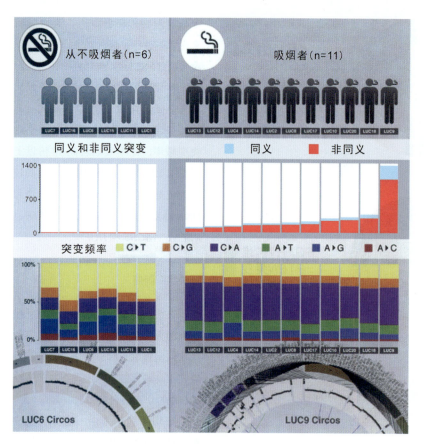

和 *DDR2*（4%），可以考虑大约一半鳞状细胞肺癌的遗传改变是潜在的分子靶点。患者肿瘤其他最常见的突变在 *TP53*、*CDKN2A*（*P16*）、*PTEN*、*PIK3CA*、*KEAP1* 和 *MLL2*[24,25]。明显的体细胞拷贝数改变的区域包括扩增，如先前检测到的 *SOX2*、*PI3KCA* 和 *FGFR1*[26]；以及在 *CDKN2A* 发生的缺失[24]。在包含 *NFE2L2*、*MYC*、*CDK6*、*MDM2*、*FOXP1*、*PTEN* 和 *NF1* 的染色体片段上，还发现了其他区域标记基因复制的变化[24]。

有趣的是，许多鳞状细胞癌中被识别出的体细胞改变被认为是肿瘤产生和进展的驱动力。遗传改变影响的两个途径是氧化应激反应途径和鳞状分化途径。氧化应激反应途径涉及 *NFE2L2* 和 *KEAP1* 或 *CUL3*，在 30% 以上的病例中很明显，并且这些改变相互排斥。鳞状分化途径占病例的 44%，涉及的基因包括 *SOX2* 和 *TP63*（这些基因与相关的 Notch1 或 Notch2

图 5.1.4　吸烟者和从不吸烟者的肺癌组织和邻近正常组织的基因组突变程度差异的摘要图（详细叙述请参照文献[23]）

个细胞角质化（keratinization）（见图 5.1.5）。在小的活检或细胞学标本中，如果肿瘤没有充分地分化，则不能显示出清晰的鳞状形态，并且肿瘤是 p63 或 p40 阳性，而 TTF-1 是阴性，则这种肿瘤归类为"非小细胞肺癌，倾向于鳞状细胞癌"（NSCLC, favour squamous cell carcinoma）。

鳞状细胞癌的遗传改变已成为癌症基因图谱（Cancer Genome Atlas）工程的一部分，数据涉及 178 个鳞状细胞肺癌基因组和表观遗传的改变。原先识别出的大部分驱动突变被证实，又发现了其他几个突变[24,25]。虽然鳞状细胞癌被视为是没有特异性分子异常的肿瘤，但新的发现表明大部分鳞状细胞癌的特征与现有的靶向治疗有关（见图 5.1.3B）。如果突变发生在 *PIK3CA*（20%～30%）、*FGFR1*（20%）

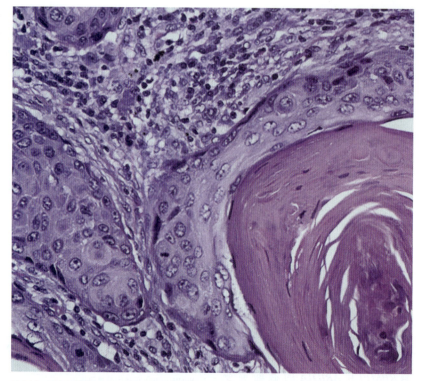

图 5.1.5　鳞状细胞癌
注：肿瘤由含有丰富嗜酸性细胞质的恶性细胞癌巢组成，并存在大量的胞外角蛋白。

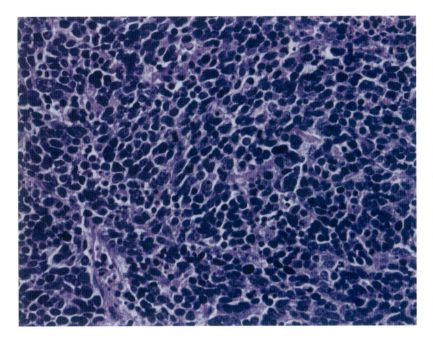

图 5.1.6　小细胞肺癌。肿瘤由缺少细胞质、核染色质细颗粒状、有丝分裂频繁、无核仁的小肿瘤细胞组成

已经发表，包括总共 63 个病例的单核苷酸多态性阵列分析（single-nucleotide polymorphism array analysis）、转录组测序（transcriptome sequencing）和全基因组测序（full-genome sequencing）的结果（见表 5.1.2）[28]。除了 P53/Rb 的失活始终不变以外，还发现了 CREBBP、EP300 和 MLL 上的基因突变，这些基因全部可以修改组蛋白的编码。此外，还发现了 PTEN、SLIT2 和 EPHA7 上的突变，以及 FGFR1 酪氨酸激酶基因（FGFR1）的局部复制。由此表明，未来的致癌驱动事件可能对靶向治疗具有易感性，所以可以开发相应的靶向治疗方法。以下是一个很好的例子：对于烟草烟雾的致癌效应，如何通过集成计算基因组分析，从一个高度突变的癌症基因组的内含物中，找出实用的、易于处理的信息。

ALSCL4 的功能缺失突变相互排斥）以及 FOXP1 的局部缺失。信使 RNA（mRNA）的表达谱显示出表达改变，这些改变会增强致癌驱动事件的识别。治疗 DDR2 突变的药物达沙替尼（dasatinib）和治疗 FGFR1 复制（FGFR1 酪氨酸激酶抑制剂）的药物已经上市，美国 FDA 目前正在审批针对 PIK3CA 的药物。

小细胞肺癌

在美国，小细胞肺癌占所有肺癌的 15%[16]。大多数情况下，这种类型肿瘤的诊断基于肺门肿块（perihilar mass）。这种肿瘤细胞体积较小，像一个小圆纺锤，细胞浆较少，微粒状核染色质，核仁（nucleoli）缺失或者不明显（见图 5.1.6）[27]。坏死非常广泛，有丝分裂比例（mitotic rates）高，平均每 2mm² 有 80 个有丝分裂[27]。小细胞肺癌可以通过小活检和细胞样本做出可靠的诊断。

小细胞肺癌通常出现在重度吸烟者身上，其特点是在所有肺部恶性肿瘤中浸润性增殖最活跃。任何一种分子靶向药物对小细胞肺癌都没有显示出任何临床效果。直到最近，除了普遍存在 TP53 和 RB1 的失活突变（inactivating mutations），分子遗传学仍归纳不出这种癌症的特点。但是，现在全球肺癌基因组研究的结果

大细胞肺癌

在美国，大细胞癌占所有肺癌的 3%[16]。大细胞癌包括片状和鸟巢状（nests）的大型多角细胞，核仁有小泡或者凸起。诊断办法为：通过光学显微镜，在排除鳞状细胞或者腺分化

表 5.1.2　小细胞肺癌的遗传学变异

显著改变的(一个或多个等位)基因(启动子)	模式	百分比
TP53	失活	100
RB1	失活	100
CREBBP	突变	18
EP300	突变	18
MLL	突变	10
PTEN	突变	10
SLIT2	突变	10
EPHA7	突变	5
FGFR1	扩增	4
MYCL	扩增	16
E2F2	扩增	5
CCN2	扩增	5

空气污染的生物标记

保罗·温尼斯（Paolo Vineis）

空气污染通过多种机制诱发癌症（特别是肺癌），其中包括破坏 DNA 结构。对空气污染有关的生物标志物（biomarkers）进行检测，可以改善其对健康影响的研究，并促进暴露评估技术，增进人们对其致癌机制的理解，进一步找出生物学上的合理解释。

德米特里奥（Demetriou）等人[1]曾全面研究过这类生物标志物，文献中有一致的证据支持环境空气污染影响流行病学的研究结果。文中对选定的多项研究得出的流行病学证据采用同一套衡量标准，评估其可信度。这套标准要考虑调查对象的总数量、多项研究结果重复的程度，防止出现偏差（bias）和混淆（confounding）。共有 524 篇论文已被评估，这些文献描述了周围大气污染、生物标志物的剂量和早期反应之间的关系。这些研究被分级为 A（强）到 C（弱）。达到 A 或 B 评分标准的生物标志物为 1- 羟基芘（1-hydroxypyrene）、DNA 加合物（译注：DNA 与致癌化学物共价键结合）、染色体畸变（chromosomal aberrations）、微核（micronuclei）、碱基的氧化损伤和甲基化变化（methylation changes）。这些生物标志物涵盖了所有疾病的发生、发展以及肿瘤形成的外部暴露。有的生物标志物可能用于对未来癌症风险的预测，加强对因果关系的推理（见图 B5.1.2）。

总体而言，现有的生物标志物虽然不是专门针对肺癌，但可以加强对空气污染与肺癌之间因果关系性质的了解。DNA 加合、染色体畸变、微核和碱基氧化的标记可以预示癌症风险。1- 羟基芘是内部剂量生物标志物，DNA 加合和氧化核酸碱基（oxidized nucleobases）是生物有效剂量的标志物，微核、染色体畸变和 DNA 甲基化是早期生物效果的良好标记。氧化碱基标志物的可用证据很有说服力，这些生物标志物支持的机制很可能是空气污染引发肺癌生物学过程的核心。

不过，流行病学研究采用的生物标志物在某些方面仍有待验证，包括涉及实验室间和技术手段的可靠性。

虽然慢性炎症可能与微粒诱导的肺癌有关，但是目前还缺乏完整的证据。空气污染暴露与呼吸道的急性炎症有关，也与炎症的系统性标志物的水平升高有关，如 C- 反应蛋白（C-reactive protein）和纤维蛋白原（fibrinogen）。最新研究发现，交通导致的空气污染的长期暴露，可能会导致炎性和内皮反应（endothelial response）增加，尤其是对于糖尿病患者[2]。到目前为止，炎性反应被认为主要与心血管疾病风险而非与癌症相关[3]。

注释

[1] Demetriou CA et al. (2012). *Occup Environ Med*, 69:619-627. http://dx.doi.org/10.1136/oemed-2011-100566 PMID: 22773658.

[2] Alexeeff SE et al. (2011). *Environ Health Perspect*, 119:481486. http://dx.doi.org/10.1289/ehp.1002560 PMID:21349799.

[3] Frampton MW (2006). *Clin Occup Environ Med*, 5:797-815. PMID:17110293.

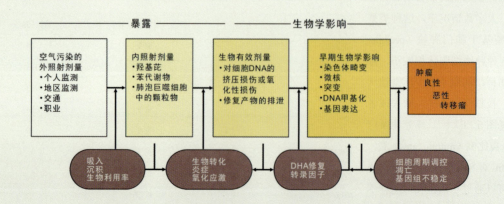

图 B5.1.2　暴露的生物学标志物和空气污染的影响

出现的基础上做出确诊[27]。大细胞癌的确诊不能用小活检或细胞样本，而需要一个切除的样本。

前景
预防

肺癌的主要预防方法是戒烟，已经证明无论男性还是女性，戒烟都是有效的。这里不讨论这个问题，可详见本报告的专门论述部分（参见第4.1章）。在欧洲，鼓励女性戒烟没有产生大的效果，所以欧洲女性的肺癌死亡率仍在增加。本书在第4.5章论述了预防职业性肿瘤和各种解决空气污染的监管措施。在中国的一个地区，增装一个烟囱就可以降低肺癌风险，这是因为改进家庭炉灶可以减少燃煤烟雾排放的暴露[29]。

筛查

降低肺癌死亡率的选项之一是开展全体人口筛查。欧洲正在进行低剂量X射线断层扫描（CT）筛查的几个小型随机实验。美国2002～2004年的"全国肺癌筛实验"（National Lung Screening Trial）[30]筛查了53454人，采用低剂量X射线断层扫描或者胸部X射线摄影术，得出了一个

确定性的结果，两组人群的肺癌发病率相同。低剂量CT筛查组的肺癌死亡率相对降低20%（$P=0.004$）。与X射线摄影组相比，不论因何死亡，低剂量CT组的死亡率都降低了6.7%（$P=0.02$），这表明筛查可以从根本上减少肺癌的死亡。美国预防服务工作组（United States Preventive Services Task Force）提出建议，年龄在55～79岁，有30年以上吸烟史，并在过去15年里一直吸烟的人应接受CT检查——估计人数在1000万人左右。

欧洲筛查实验的数据存在局限性，因为数据全部来自健康志愿者，这种结果可能有偏差。此外，现在扫描仪器的技术水平也比这些实验时的仪器更加先进。上述的美国实验是在非常著名的医学机构进行的，他们在放射线诊断和治疗癌症方面的专业经验得到公认。如果将实验组和对照组引起死亡的因素控制到"没有肺癌引起的死亡"，其总体死亡率仍只减少3.2%，无统计学显著性——显然，低剂量CT筛查虽具有成本效益，但是必须与其他干预对比后考虑，尤其是戒烟。

肺癌早期检测的其他方法包括血液、痰液、尿液中特殊分子标志物等的检测。人们还在研究美国大学放射成像网络（American College of

Radiology Imaging Network）获得的一些样本，但是尚未最终完成。遗憾的是，目前人们还没找出能够用于肺癌检测的生物标志物[31]。

预后

肺癌是攻击性最强的人类癌症之一，5年生存率仅为10%～15%[16]。临床IV期肺癌患者的5年生存率为2%，即使在最早期的IA期，总的5年生存率也仅为50%。肺癌占全部癌症的13%，但占全部癌症死亡率的20%。在美国，肺癌是男性和女性第二位最常见癌症，占男性和女性癌症病例的14%，并且是男性和女性癌症死亡的最常见原因，分别占癌症死亡的29%和26%[33]。肺癌患者存活率较低的原因（至少部分原因）在于80%确诊的患者已经发生转移，超过一半的患者已经发生远端转移[16]，并且晚期肺癌对传统化疗存在抗药性。最近组织学和遗传学疗法取得了令人兴奋的进展。辅助性化疗（adjuvant chemotherapy）的设计不仅可以区分*KRAS*密码子（codons）12和13上的突变，并且根据密码子12上的特殊突变，还可以区分不同的氨基酸替换（amino acid substitutions）[34]。

[1] IARC (2012). Personal habits and indoor combustions. *IARC Monogr Eval Carcinog Risks Hum*, 100E: 1-575. PMID:23193840.

[2] Peto J (2012). That the effects of smoking should be measured in pack-years: misconceptions 4. *Br J Cancer*, 107:406-407. http://dx.doi.org/10.1038/bjc.2012.97 PMID:22828655.

[3] Pesch B, Kendzia B, Gustavsson P et al. (2012). Cigarette smoking and lung cancer -relative risk estimates for the major histological types from a pooled analysis of case-control studies. *Int J Cancer*, 131:1210-1219.http://dx.doi.org/10.1002/ijc.27339 PMID:22052329.

[4] Straif K, Benbrahim-Tallaa L, Baan R et al.; WHO International Agency for Research on Cancer Monograph Working Group (2009). A review of human carcinogens - Part C: metals, arsenic, dusts, and fibres. *Lancet Oncol*, 10:453~454. http://dx.doi.org/10.1016/S1470-2045(09)70134-2 PMID:19418618.

[5] Baan R, Grosse Y, Straif K et al.; WHO International Agency for Research on Cancer Monograph Working Group (2009). A review of human carcinogens - Part F: chemical agents and related occupations. *Lancet Oncol*, 10:1143-1144. http://dx.doi.org/10.1016/S1470-2045(09)70358-4 PMID:19998521.

[6] Brown T, Darnton A, Fortunato L, Rushton L; British Occupational Cancer Burden Study Group (2012). Occupational cancer in Britain. Respiratory cancer sites: larynx, lung and mesothelioma. *Br J Cancer*, 107 Suppl 1:S56-S70. http://dx.doi.org/10.1038/bjc.2012.119 PMID:22710680.

[7] IARC (2012). Radiation. *IARC Monogr Eval Carcinog Risks Hum*, 100D:1-437. PMID:23189752.

[8] Yorifuji T, Kashima S (2013). Air pollution: another cause of lung cancer. *Lancet Oncol*, 14:788-789. http://dx.doi.org/10.1016/S1470-2045(13)70302-4 PMID:23849839.

[9] Loomis D, Grosse Y, Lauby-Secretan B et al. (2013). The carcinogenicity of outdoor air pollution. *Lancet Oncol*, 14:1262-1263. http://dx.doi.org/10.1016/S1470-2045(13)70487-X.

[10] Secretan B, Straif K, Baan R et al.; WHO International Agency for Research on Cancer Monograph Working Group (2009). A review of human carcinogens - Part E: tobacco, areca nut, alcohol, coal smoke, and salted fish. *Lancet Oncol*, 10:1033-1034. http://dx.doi.org/10.1016/S1470-2045(09)70326-2 PMID:19891056.

[11] Barone-Adesi F, Chapman RS, Silverman DT et al. (2012). Risk of lung cancer associated with domestic use of coal in Xuanwei, China: retrospective cohort study. *BMJ*, 345:e5414. http://dx.doi.org/10.1136/bmj.e5414 PMID:22936785.

[12] World Cancer Research Fund/American Institute for Cancer Research (2007). *Food, Nutrition, Physical Activity, and the Prevention of Cancer: A Global Perspective*. Washington, DC: American Institute for Cancer Research.

[13] Haraguchi S, Koizumi K, Mikami I et al. (2012). Clinicopathological characteristics and prognosis of non-small cell lung cancer patients associated with a family history of lung cancer. *Int J Med Sci*, 9:68-73. http://dx.doi.org/10.7150/ijms.9-68 PMID:22211092.

[14] Travis WD, Brambilla E, Riely GJ (2013). New pathologic classification of lung cancer: relevance for clinical practice and clinical trials. *J Clin Oncol*, 31:992-1001. http://dx.doi.org/10.1200/JCO.2012.46.9270 PMID:23401443.

[15] Brennan P, Hainaut P, Boffetta P (2011). Genetics of lung-cancer susceptibility. *Lancet Oncol*, 12:399408.http://dx.doi.org/10.1016/S1470-2045(10)70126-1 PMID:20951091.

[16] Howlader N, Noone AM, Krapcho M et al. (2012). Lung cancer. In: SEER Cancer Statistics Review, 1975-2009 (Vintage 2009 Populations). Bethesda, MD: National Cancer Institute. Available at http://seer.cancer.gov/csr/1975_2009_pops09/.

[17] Travis WD, Brambilla E, Noguchi M et al. (2011). International Association for the Study of Lung Cancer/American Thoracic Society/European Respiratory Society international multidisciplinary classification of lung adenocarcinoma. *J Thorac Oncol*, 6:244-285. http://dx.doi.org/10.1097/JTQ.0b013e318206a221 PMID:21252716.

[18] Pao W, Hutchinson KE (2012). Chipping away at the lung cancer genome. *Nat Med*, 18:349-351. http://dx.doi.org/10.1038/nm.2697 PMID:22395697.

[19] Pao W, Girard N (2011). New driver mutations in non-small-cell lung cancer. *Lancet Oncol*, 12:175-180. http://dx.doi.org/10.1016/S1470-2045(10)70087-5 PMID:21277552.

[20] Ding L, Getz G, Wheeler DA et al. (2008). Somatic mutations affect key pathways in lung adenocarcinoma. *Nature*, 455:1069 1075. http://dx.doi.org/10.1038/nature07423 PMID:18948947.

[21] Imielinski M, Berger AH, Hammerman PS et al. (2012). Mapping the hallmarks of lung adenocarcinoma with massively parallel sequencing. *Cell*, 150:1107-1120. http://dx.doi.org/10.1016/j.cell.2012.08.029 PMID:22980975.

[22] Paik PK, Johnson ML, D'Angelo SP et al. (2012). Driver mutations determine survival in smokers and never-smokers with stage IIIB/IV lung adenocarcinomas. *Cancer*, 118:5840-5847. http://dx.doi.org/10.1002/cncr.27637 PMID:22605530.

[23] Govindan R, Ding L, Griffith M et al. (2012). Genomic landscape of non-small cell lung cancer in smokers and never-smokers.*Cell*, 150:1121-1134. http://dx.doi.org/10.1016/j.cell.2012.08.024 PMID:22980976.

[24] Hammerman PS, Hayes DN, Wilkerson MD et al.; Cancer Genome Atlas Research Network (2012). Comprehensive genomic characterization of squamous cell lung cancers. *Nature*, 489:519-525. http://dx.doi.org/10.1038/nature11404 PMID:22960745.

[25] Drilon A, Rekhtman N, Ladanyi M, Paik P (2012). Squamous-cell carcinomas of the lung: emerging biology, controversies, and the promise of targeted therapy. *Lancet Oncol*, 13:e418-e426. http://dx.doi.org/10.1016/S1470-2045(12)70291-7 PMID:23026827.

[26] Weiss J, Sos ML, Seidel D et al. (2010). Frequent and focal FGFR1 amplification associates with therapeutically tractable FGFR1 dependency in squamous cell lung cancer. *Sci Transl Med*, 2:62ra93. http://dx.doi.org/10.1126/scitranslmed.3001451 PMID:21160078.

[27] Travis WD, Brambilla E, Muller-Hermelink HK, Harris CC, eds (2004). *Pathology and Genetics of Tumours of the Lung, Pleura,Thymus and Heart*. Lyon: IARC.

[28] Peifer M, Fernandez-Cuesta L, Sos ML et al. (2012). Integrative genome analyses identify key somatic driver mutations of small cell lung cancer. *Nat Genet*, 44:1104-1110. http://dx.doi.org/10.1038/ng.2396 PMID:22941188.

[29] Lee KM, Chapman RS, Shen M et al. (2010). Differential effects of smoking on lung cancer mortality before and after household stove improvement in Xuanwei, China. *Br J Cancer*, 103:727-729. http://dx.doi.org/10.1038/sj.bjc.6605791 PMID:20648014.

[30] Aberle DR, Adams AM, Berg CD et al.; National Lung Screening Trial Research Team (2011). Reduced lung-cancer mortality with low-dose computed tomographic screening. *N Engl J Med*, 365:395-409. http://dx.doi.org/10.1056/NEJMoa1102873

PMID:21714641.

[31] Hassanein M, Callison JC, Callaway-Lane C et al. (2012). The state of molecular biomarkers for the early detection of lung cancer. *Cancer Prev Res (Phila)*, 5:992-1006. http://dx.doi.org/10.1158/1940-6207.CAPR-11-0441 PMID:22689914.

[32] Goldstraw P, Crowley J, Chansky K et al.; International Association for the Study of Lung Cancer International Staging Committee; Participating Institutions (2007). The IASLC Lung Cancer Staging Project: proposals for the revision of the TNM stage groupings in the forthcoming (seventh) edition of the TNM Classification of Malignant Tumours. *J Thorac Oncol*, 2:706714. http://dx.doi.org/10.1097/JTQ.0b013e31812f3c1a PMID:17762336.

[33] Siegel R, Naishadham D, Jemal A (2012). Cancer statistics, 2012. *CA Cancer J Clin*, 62:10-29.
http://dx.doi.org/10.3322/caac.20138

PMID:22237781.

[34] Shepherd FA, Domerg C, Hainaut P et al. (2013). Pooled analysis of the prognostic and predictive effects of KRAS mutation status and KRAS mutation subtype in early-stage resected non-small-cell lung cancer in four trials of adjuvant chemotherapy. *J Clin Oncol*, 31:2173-2181. http://dx.doi.org/10.1200/JCQ.2012.48.1390 PMID:23630215.

5.2 | 乳腺癌

5. 器官部位的癌症

斯图尔特·J. 施尼特（Stuart J.Schnitt）
苏尼尔·R. 拉克哈尼（Sunil R.Lakhani）
本杰明·O. 安德森（Benjamin O.Anderson，评审）
比拉·莎拉·马修（Beela Sarah Mathew，评审）
坦贾拉贾·拉库玛尔（Thangarajan Rajkumar，评审）

摘 要

·乳腺癌是全世界女性最常见的癌症。这一章将论述女性乳腺癌。

·乳腺癌的风险因素特征明显，包括年龄、家族病史、生殖因素、乳房摄影密度和早期良性乳腺活检异型。导致乳腺癌的媒介包括酒精摄入、服用雌激素—孕激素联合避孕药和绝经期疗法、X 射线和 Y 射线暴露。

·小部分乳腺癌的起因是高外显率乳腺癌易感基因（BRCA1 和 BRCA2）的遗传突变。另外，几个低外显率基因与乳腺癌也有关，还有许多其他位点（loci）也与乳腺癌风险增加相关。

·最近的分子和遗传学研究强调，乳腺癌是一组高度异质性的疾病，其预后和对治疗的反应各不相同。

·进一步理解乳腺癌不同亚型的分子途径和基因改变有助于更具针对性和个性化的治疗乳腺癌。

病因

乳腺癌的病因有很多，涉及内分泌和生殖因素，包括从未生育、30 岁以后生育第一胎和激素历史；环境因素如酒精饮料的摄入、使用某些避孕药和绝经（激素替代）疗法和电离辐射暴露；生活方式因素，如高热量饮食和缺乏锻炼（参见后文《通过体育活动减少乳腺癌风险的生物学机制》）。在已经存在这种生活方式因素的工业化国家，年发病率有时可以达到每 10 万个女性中有 70 ~ 90 个新发病例。在正在进入工业化的国家中，这种生活方式是一种新现象，因此发病率正在上升，死亡率也比较高。

根据德国的一项对照研究，在所有浸润性肿瘤中，不可改变的乳腺癌风险因素（月经初潮年龄、绝经年龄、多次生育、良性乳腺疾病、乳腺癌家族史）的人群归因风险（95% 置信区间）为 37.2%（27.1% ~ 47.2%），浸润性肿瘤可以改变的风险因素中，使用激素治疗和缺乏体育活动的影响最大，人群归因风险分别为 19.4%（15.9% ~ 23.2%）和 12.8%（5.5% ~ 20.8%）；所有这些发现的结果都是可变的，主要取决于肿瘤的雌激素和孕激素受体的状态[1]。

小部分乳腺癌呈现家族遗传倾向，人们已经确认了两个高风险的高外显率（high-penetrance）基因：BRCA1 和 BRCA2。这些基因的突变会极大地增加乳腺癌的风险。人们已经确认几个低外显率基因与癌症风险有关，并且发现基因组的多处位点（loci）与风险的增加有关，但是尚未确定哪些具体的基因（参见下述病理学和遗传学部分）与此相关。

因此，对大多数乳腺癌患者来说，肿瘤的进展涉及许多因素，包括个人和家族病史、生殖和生活方式等。

病理

乳腺癌不是单纯的一种疾病，在临床上和形态上都呈现出异质性。目前《世界卫生组织乳房肿瘤分类》（第 4 版）（WHO Classification of Tumours of the Breast，4th edition）[2] 中，区分出了超过 20 个不同的亚型。

大多数乳腺癌起源于上皮细胞的癌变；这些肿瘤分为原位癌和浸润性病变。原位癌是浸润前病变（pre-invasive lesions），恶性上皮细胞仍然局限在乳房的导管—小叶树（ductal-obular tree）、基底膜（basement membrane），在整个范围内仍然完整

• 乳腺癌是目前确诊的癌症中最为常见的一种癌症，也是造成女性死亡最多的癌症。2012 年估计数据显示有 170 万新发病例（占女性所有癌症的 25%），50 万人死于乳腺癌（占所有癌症死亡女性的 15%）。

• 乳腺癌在 140 个国家中是女性确诊的最常见癌症，在 101 个国家中是癌症死亡最常见的病因。

• 年龄标准化发病率最高的地区是西欧，最低的地区是东亚。在人类发展水平最高的国家，发病率往往比较高。发展水平最高和最低的国家之间发病率差距超过 2 倍。

• 据估计，新发病例的大约 43%、癌症死亡人数的大约 34% 在欧洲和北美。

• 在全球范围内，死亡率的差异为 2 ~ 5 倍；人类发展水平越高的国家，患者死亡率越低。

• 虽然发病率在世界大部分地区曾经普遍上升，但是已经过了巅峰时期，过去 10 年里，很多高度发达国家的发病率开始下降。

• 从 20 世纪 80 年代晚期和 90 年代早期开始，很多高度发达国家的死亡率开始下降，这归因于综合防治，包括改进检查手段、早期诊断（全体人口的筛查）和更有效的治疗方案。

无缺地包围着导管和小叶，没有被癌细胞穿透。这种浸润前病变进一步细分为导管原位癌（ductal carcinoma in situ）和小叶原位癌（lobular carcinoma in situ）。虽然我们继续沿用"导管"和"小叶"这样的术语，但实际上人们早已确认了一个事实，那就是几乎所有的乳腺癌都是从乳房结构性和功能性单元发生的，这种单元称为"终端导管小叶单元"（terminal duct lobular unit）[3]。导管原位癌和小叶原位癌之间的区别并不是起源点（导管或小叶）微观解剖部位的不同，而是细胞的"建筑结构"特点和细胞学特点的不同。导管原位癌和小叶原位癌在乳房中的分布位置、双侧乳房的发病风险和它们的自然病程均不同。

导管原位癌和小叶原位癌的亚群（subsets）也已得到承认。导管原位癌的分类是根据核级（nuclear grade）和"建筑结构"的特点。与低核级导管原位癌相比，高核级导管原位癌的复发风险和进展为浸润性癌症的风险比较大[4]。小叶原位癌通常是一种多病灶（multifocal）、多中心（multicentric）的疾病，并有进展到双侧乳房的风险[5]。在典型情况下，小叶原位癌进展为浸润性癌症的风险比较小，进展时间需要 20 ~ 25 年。近年来发现了一种高核级变型、多形性小叶原位癌（pleomorphic lobular carcinoma in situ），但是目前尚不清楚这种变型的自然病程[6]。

浸润性癌症的特点是"没有特殊类型"，也被称为没有特殊类型的导管癌或浸润性导管癌，是浸润性乳腺癌最大的一个亚型。这一名称定义了一个异质性群体，其中包括特定形态学特征的"特殊亚型"不易归类的群体。因此，"特殊亚型"不能命名的肿瘤（约占 70%）在诊断时全部默认属于浸润性癌症。最常见的特殊亚型包括小叶癌（lobular carcinoma）、导管癌（tubular carcinoma）、黏液癌（mucinous carcinoma）、髓质和顶浆分泌乳腺癌（carcinoma with medullary and apocrine features）、微乳突和乳头状癌（micro papillary and papillary carcinomas）以及化生性癌（metaplastic carcinomas）（见图 5.2.1）。

乳腺肿瘤既有肿瘤间（intratumour）的异质性，又有肿瘤内（intertumour）的异质性。组织学分级是一种手段，可以更详细地描述肿瘤起源的组织，也是病理报告的组成部分。目前的分级系统评估肿瘤的三个参数是：（1）结构分化（小管形成）的程度；（2）核的同质异型状态（核级）；（3）增殖（有丝分裂计数/指数）。每个参数的得分是 1 ~ 3，三个参数相加得出总的评分。肿瘤总评分 3 ~ 5 分属于 1 级（低级），6 ~ 7 分属于 2 级（中级），8 ~ 9 分属于 3 级（高级）。这种半定量的办法，虽然平均了许多肿瘤内的异质性，但是这种做法仍然是患者预后的一种很有用的指标（见表 5.2.1）。

与组织学分级紧密相关的因素包括组织学类型；分子改变模式，如雌激素受体（estrogen receptor）和孕酮受体（progesterone receptor）的表达；人体表皮生长因子受体 2（HER2）的蛋白过度表达和基因扩增。

乳腺癌组织病理学分析提供了疾病进展分期的信息，它提示了疾病进展到了什么程度。确定的方式有两种，肿瘤大小和局部淋巴结侵袭的评估。在患者的治疗中，这两个参数都提供了非常有用的预后信息。患者的整体分期是由美国联合委员会（American Joint Committee on Cancer）采用肿瘤—

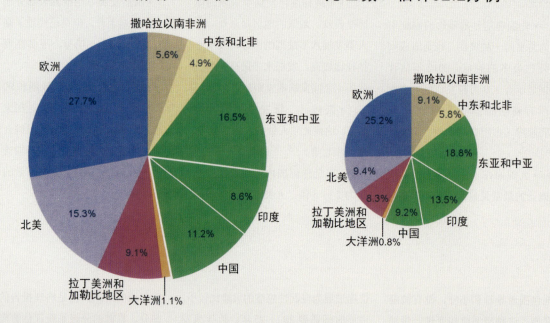

发病数：估计新增170万例　　　　死亡数：估计52.2万例

饼状图 5.2.1　估计的全球乳腺癌新增病例和死亡人数在世界主要地区的比例分布，2012 年

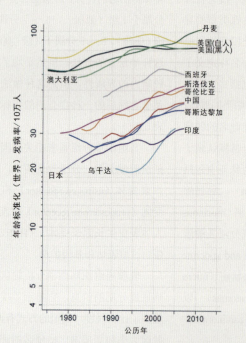 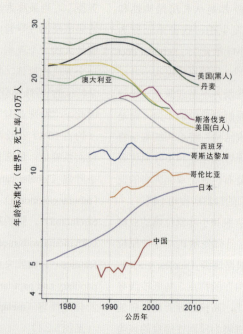

趋势图 5.2.1　选中的群体中女性乳腺癌每年每 100000 人年龄标准化（世界）发病率，年代范围大约为 1975 ～ 2012 年

趋势图 5.2.2　选中的群体中女性乳腺癌每 100000 人年龄标准化（世界）逐年死亡率，年代范围大约为 1975 ～ 2012 年

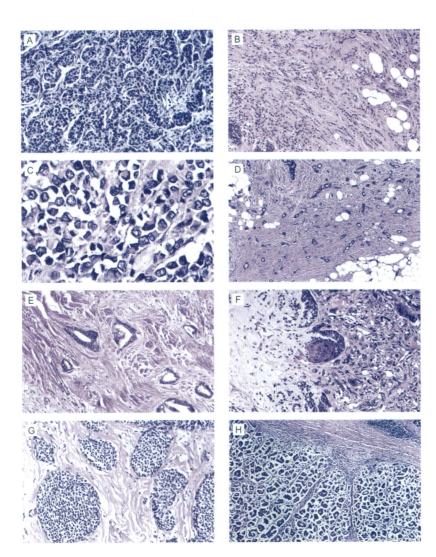

图 5.2.1　浸润性乳腺癌常见特殊亚型的组织学检查

注：（A）为没有特殊类型的浸润性癌，2 级。（B）为经典浸润性小叶癌，与（C）相比，细胞呈均匀单一排列。（C）为浸润性多形性小叶癌，具有多形性、不规则核的特征。（D）为小管癌。圆形和斜角管腔开放呈无规律分布，并只由一层上皮细胞将其与丰富的活性、成纤维细胞基质分隔开来。（E）为赘生性细胞衬里，泪滴管状，缺乏显著异形性。（F）为混合化生性癌，伴有纺锤状、间叶细胞样的（线粒体状的）鳞状分化。（G）为乳腺神经内分泌癌，圆形固体巢穴的梭形细胞入侵致密胶原基质的肺泡模式。（H）为浸润性微乳头状癌，肿瘤细胞丛簇在空基质区不规则的中央区域增殖。一些细胞簇出现反极性的、由内向外的形态。

淋巴结转移（tumour-node- metastasis）的分类方法记录。其他的预后数据也可以用于其他场合，如淋巴血管的侵袭渗透，以及新辅助疗法的反应程度，也可以采用组织病理学评估。

上述的肿瘤病理评估方法成本低且速度快，为进一步制定治疗方案提供了有用的信息。当然，目前也存在一些局限性，具有相似类型或分级的乳腺癌可能对治疗有不同的反应或长期疗效不同。在过去 30 年里，人们对乳腺癌的生物学理解更加深入，把分子数据转换成临床实践的能力也取得了很大的进步。

遗传学

采用免疫组织化学（immunohis-tochemistry）评估雌激素受体（ER）和孕酮受体（PR）的状态，采用免疫组织化学和原位杂交（in situ hybridization）评估 HER2 的状态——这是较为发达国家对原发性乳腺癌的常规治疗方法。这种评估可以预先判断（并提供预测性数据）抗雌激素疗法（如他莫昔芬）和抗 HER2 治疗（如曲妥单抗）的疗效[7]。这些疗法对大约 15% 的肿瘤不适用，即所谓三阴性（triple-negative）肿瘤，顾名思义，这些肿瘤缺乏 ER、PR 和 HER2 的表达。

基因表达谱分析（gene expression profiling）采用的 DNA 微阵列技术（DNA microarray technology）能够同时进行数千个基因的检测，这种技术已经用于乳腺癌的分类，作为检测乳腺癌预后"良好"还是预后"不好"的标记（signatures），确定肿瘤对特定的治疗有无反应[8]。这种分析方法不仅可以用于验证乳腺癌两个大的子类——ER 阳性和 ER 阴性——而且还能事先找出雌激素受体类别中的差异。在 ER 阳性肿瘤中，管腔上皮 B 型（luminal B subset）比管腔上皮 A 型乳腺癌（luminal A subset）的预后差，可能（至少部分）是由于管腔上皮 B 型乳腺癌的增殖活性比较高。在 ER 阴性肿瘤中，已识别出三阴性（ER、PR 和 HER2 阴性）和"基底样"（basal-like）型，这些类型并不属于同类，但是表现出相当多的重叠。所谓基底样类型，是在正常乳房的收缩性肌上皮细胞层表达蛋白，如 CK14 和 CK5/6 的一类肿瘤，这类肿瘤亚型具有早期复发倾向，尤其是大脑和肺部的转移复发[9]。人们已经充分认识这种类型的肿瘤，并确立了应对方案，希望通过临床实验，找出更好的靶向治疗方法。

十几年来，基因表达谱分析已经应用于定义乳腺癌的分子表型（molecular pheno-types）。上面谈到的管腔上皮 A 型和"基底样"乳腺癌，就是已经识别出来的 5 类分子表型中 2 类主要的分子表型（见图 5.2.3）。在一项差异评估中发现，管腔上皮 A 型乳腺癌的标记基因是涉及脂肪酸代谢和类固醇激素调节信号传导通路（尤

5. 器官部位的癌症

通过体育活动减少乳腺癌风险的生物学机制

克里斯廷·M. 弗里德里希 (Christine M. Friedenreich)

体育活动可以使乳腺癌的风险减少 25% ～ 30%，现在人们在集中研究介导这种关联的生物学机制，目的在于找出体育活动的最佳类型、运动量和时间，最大限度地降低风险。目前人们已经假设出几种机制（参见图 B5.2.1)[1]，根据这些思路，人们已经对绝经女性、不爱活动的女性和健康的女性进行了多种干预实验研究 [2]。研究发现，运动可以减少内源性雌激素、肥胖、胰岛素抗性（insulin resistance）、瘦蛋白（leptin）和炎症的发生，

这些要素每一个都可以单独增加乳腺癌的患病风险。最近新提出的其他机制包括氧化应激和基因组不稳定性。

对于绝经前的女性，运动通过诱导出现无排卵性月经周期（anovulatory menstrual cycles）、闭经（amenorrhea）或其他机制，降低内源性雌激素水平。对于绝经后的女性，锻炼活动可以直接减少雌激素循环，可以间接减少体重。肥胖的危害包括显著提高人体胰岛素抗性，改变胰岛素样生长因子 1（IGF-1）的水平（这种因子捆绑蛋白 IGFBP-3)，改变脂肪因子（adipokines)，尤其是瘦蛋白（leptin）和脂联素（adiponectin）

的水平——这些都可以增加乳腺癌患病风险。此外，这些机制并非仅仅与改变身体脂肪有关。运动能够显著增加骨骼肌的胰岛素敏感性和葡萄糖摄入，通过这种方式骨骼肌可以维持高强度的活动。随着循环胰岛素的减少，游离 IGF-1 的水平也可能会降低，这是由于生长激素调节的肝脏合成 IGF-1 减少，或 IGFBP-1 合成增加。

慢性炎症与持续增殖和氧化应激有关，可以共同促进恶性病变。慢性轻度全身性炎症（chronic low-grade systemic inflammation）的标志物——C-反应蛋白（C-reactive protein）可以预测乳腺癌的风险。通过

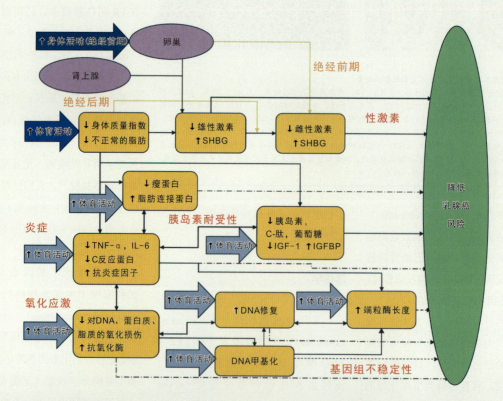

图 B5.2.1　生物机制决定身体活动所需的最佳类型、剂量和时间，用以最大程度降低乳腺癌的风险
注：IL-6 代表白细胞介素 -6；SHBG 代表性激素结合蛋白；TNF-α 代表肿瘤坏死因子α。

运动可以预防绝经后的乳腺癌，其机制在于可以逐渐产生一种抵抗炎症的环境，从而防止慢性轻度炎症。运动锻炼还可以通过减肥和其他途径减少炎症。

乳腺癌的恶性病变中，氧化应激（oxidative stress）的作用非常重要——具体地说，DNA氧化可以致癌并且促进肿瘤发展。流行病学数据也表明，氧化应激和乳腺癌有关。作为一种有利的生物适应性反应，运动锻炼可以增强抗氧化能力和氧化损伤修复酶的活性，进而减少氧化损伤。

研究人员希望开展运动锻炼和乳腺癌发病率关系的实验，找出预防乳腺癌所需体育活动的类型、运动量和运动时间等直接证据，但是因为所需经费较高，时间较长，目前尚未开展这类研究[3]。所以迄今为止在健康人群中进行的流行病学研究仅限于乳腺癌中间点（intermediate end-points）的证据。然而，无论怎样，现有的证据已经表明，这些问题都很容易通过运动来改变。

注释

[1] Neilson HK et al. (2009). *Cancer Epidemiol Biomarkers Prev*, 18:11-27. http://dx.doi.org/10.1158/1055-9965. EPI-08-0756 PMID:19124476.

[2] Winzer BM et al. (2011). *Cancer Causes Control*, 22:811-826. http://dx.doi.org/10.1007/s10552-011-9761-4 PMID:21461921.

[3] Ballard-Barbash R et al. (2009). *J Natl Cancer Inst*, 101:630-643. http://dx.doi.org/10.1093/jnci/djp068 PMID:19401543.

其是ER信号）的基因，"基底样"亚型的标记基因则是涉及细胞增殖和分化、p21调节通道和G1-S细胞周期检验点（cell-cycle checkpoint）的基因。可以明显区分开这两个亚型的基因数量仅有54个[10]。

这种分子水平的分析也与生存有关。在一项研究中，研究者采用了信使RNA（mRNA）、拷贝数变化、微RNA和甲基化实验模型[11]，结果发现，对于所有乳腺癌，预后良好的最强预测因子是获得这样的一个基因标记：在对2型辅助性T淋巴细胞（Th2）进行免疫时，1型辅助性T淋巴细胞（Th1）/细胞毒素T淋巴细胞（cytotoxic T lymphocyte）反应倾向较高。

新一代的测序技术现已经用于对100个乳腺癌基因组进行体内细胞复制数量变化以及蛋白编码基因编码外显子（coding exons）中突变的检测[12]。结果发现，每一个肿瘤之间，体细胞突变的数量差异都非常大。在突变、癌症确诊年龄、癌症组织学分级之间明显存在着很强的相关性。大约10%的肿瘤观察到多突变标记（multiple mutational signatures），其特征之一是TpC双核苷酸（TpC dinucleotides）上胞嘧啶（cytosine）的大量突变。在几个新的癌基因上，也发现了驱动突变（driver mutations），这些癌基因包括AKT2、ARID1B、CASP8、CDKN1B、MAP3K1、MAP3K13、NCOR1、SMARCD1和TBX3（见图5.2.4）。在100个乳腺癌肿瘤中，驱动突变发生在至少40个癌基因和73

表 5.2.1　半定量方法评估组织学分级

特征	得分
小管和腺的形成	
多数肿瘤（>75%）	1
中等程度（10%～75%）	2
很少或没有（<10%）	3
核多形性	
小，有规律、单一的细胞	1
大小、变异性中等增长	2
显著不同	3
有丝分裂计数	
依赖于显微镜的区域	1～3
最终得分	
小管和腺的形成、核多形性和有丝分裂的分数	
级别1	总得分，3～5
级别2	总得分，6或7
级别3	总得分，8或9

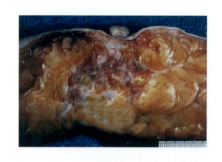

图 5.2.2 乳头下方乳腺癌的横截面

个突变癌基因的不同组合上。总体来说，对乳腺癌的发展影响最大的基因之一是 *TP53*。虽然可能涉及仅 25% 的癌症，但 *TP53* 对乳腺癌亚型（如三阴性和基底样亚型）的影响大得多。人们曾经的预想是实现患者特定的靶向治疗和个性化医疗干预，但是在种类如此少的癌症中，发现数量如此多的基因，说明我们的预想面临着更大挑战。

由于人们对 *BRCA1* 和 *BRCA2* 的胚系突变（germline mutations）引发的家族性乳腺癌已经理解得比较深入，所以可以制定最佳的患者治疗方案（参

见后文《根据 *BRCA1/2* 突变决定治疗方案》）。现在，人们对这些肿瘤的病理理解得非常详细，已经查明，大多数 *BRCA1* 相关的乳腺癌是高级别（high-grade）、髓质样（medullary-like）、三阴性（triple-negative），以及一种基底样（basal-like）表型[13]。此外有数据表明，*BRCA1* 突变的患者中有一部分是 ER 阳性患者，是由 *BRCA1* 基因的失活引起的，并且这种情况不是偶然发生的[14]。*BRCA2* 相关肿瘤的形态特点虽然多种多样，但绝大多数是高级别乳腺癌。把病理学与个人和家族病史因素相结合开发出来的多种算法（algorithms）可以预测携带 *BRCA1* 基因突变的风险，这种做法已用于临床并取得不同程度的进展。

远景

预防

迄今为止，大多数乳腺癌的预防策略主要都集中于降低女性乳腺癌发

展的风险，而这种疾病属于中度风险还是高度风险，判断标准基于某些预测模型的计算或者根据高外显率的乳腺癌易感基因（*BRCA1* 和 *BRCA2*）中是否存在胚系突变（germline mutations）。

在几项临床实验中评估了应用选择性雌激素受体调节剂（selective ER modulators）和芳香酶抑制剂的内分泌干预对乳腺癌进展的影响。"国家外科辅助乳腺与肠道工程"（National Surgical Adjuvant Breast and Bowel Project）的"乳腺癌预防实验"（Breast Cancer Prevention Trial）[15] 和《他莫昔芬和雷洛昔芬研究的试验》（Study of Tamoxifen and Raloxifene Trial）[16] 的结果表明，选择性雌激素受体调节剂（SERMs）他莫昔芬和雷洛昔芬，可以减少大约 50% 的乳腺癌进展，根据盖尔风险评估模型（Gail risk assessment model），参与实验的这些女性属于中度乳腺癌风险。在另外两项预防实验中，他莫昔芬可以更大幅度地减少乳腺癌的进展。但是，

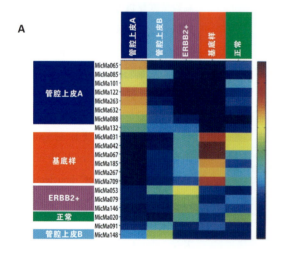

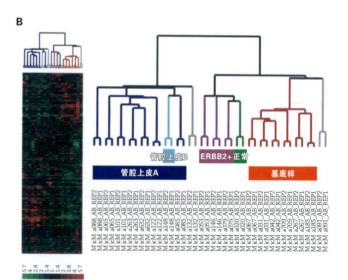

图 5.2.3 乳腺癌亚型的识别
注：（A）为乳腺癌样本和 5 种公认的乳腺癌亚型之间的关联。在这项分析中，552 例中的 526 例之前被确认为"内在"基因，呈十字交叉映射并服从层次聚类。（B）为未确认层次聚类的 20 个乳腺肿瘤组织，采用 526 个映射内在基因分析（每个样本的两个微阵列复制如图所示）。相对于所有样本的基因平均水平，每个样本中的每一个基因的表达水平在关键处使用色标表示（绿色表示低于中位数；黑色表示等于平均数；红色表示中位数以上）。（左侧面板中）526 个内在基因和 20 个组织样本的全部集群采用缩小比例表示。（右侧面板中）实验系统树图显示，肿瘤集群为 3 个不同的亚型。

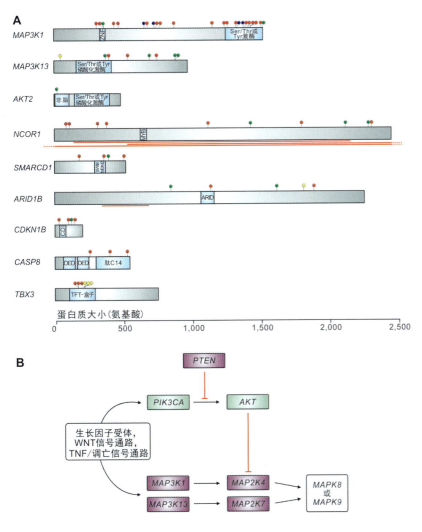

A

MAP3K1 — ZNF / Ser/Thr或Tyr激酶
MAP3K13 — Ser/Thr或Tyr磷酸化激酶
AKT2 — 非脂 / Ser/Thr或Tyr磷酸化激酶
NCOR1 — MYB
SMARCD1 — SWIB / MORC
ARID1B — ARID
CDKN1B — CDI
CASP8 — DED DED / 肽C14
TBX3 — TFT-盒子

蛋白质大小（氨基酸）

0　　500　　1,000　　1,500　　2,000　　2,500

B

PTEN

PIK3CA → AKT

生长因子受体，
WNT信号通路，
TNF/调亡信号通路

MAP3K1 → MAP2K4 → MAPK8 或 MAPK9
MAP3K13 → MAP2K7

图 5.2.4　最新发现的乳腺癌基因和 JNK 激酶信号通路的参与

注：（A）为与乳腺癌有关的蛋白编码序列和主要基因区域的表达。肿瘤体细胞突变显示为圆形，截断（红色）、基本拼接点（蓝色）、错义（绿色）和框内插入或缺失（黄色），红线表示为大纯合子缺失的位置。（B）为 JNK 激酶 MAP2K4 和 MAP2K7 的通路调节，提示一系列的基因突变，绿色为被突变激活的基因，而紫色为灭活的基因。

经后的女性糖尿病患者采用二甲双胍治疗，能够降低乳腺癌的发病率[21]。人们正在研制可能预防乳腺癌的其他非内分泌药物，包括环氧合酶-2抑制剂（cyclooxygenase 2 inhibitors）、类视黄醇（retinoids）、受体酪氨酸激酶抑制剂（receptor tyrosine kinase inhibitors）等。但是，这些药物对乳腺癌的预防作用还需要临床试验进行评估。

双侧预防性乳房切除术（bilateral prophylactic mastectomy）是一种预防携带 BRCA 基因突变的女性发展为乳腺癌的有效方法。这种方法可以减少90%的乳腺癌发生，如果是曾经切除卵巢的女性，这种方法能够降低95%的乳腺癌发生[22]。如果一些女性的发病风险较高，可以在社区得到护理，并且不属于转诊中心（referral centres）的重点选择对象，那么这些女性实施双侧预防性乳房切除术，可以更大程度地减少乳腺癌的发生，有效率超过99%[23]。近年来，乳房整形修复手术（oncoplastic surgery）技术的不断进步，已经可以重建切除的乳房，具有更好的美容效果，所以预防

这两个实验中的一些女性还接受了激素替代疗法，这种做法可能削弱他莫昔芬带来的化学预防作用[17,18]。在降低乳腺癌进展方面，虽然已经证明他莫昔芬和雷洛昔芬是有效的，但是在化学预防中，接受这些选择性雌激素受体调节剂的患者有限。

应用芳香酶抑制剂（aromatase inhibitors）预防乳腺癌也是一个活跃的研究领域。最近的一项研究发现，在乳腺癌风险中度增大的绝经后女性中，如果采用依西美坦（exemestane）进行治疗，浸润性乳腺癌的年度发病率可以相对减少65%，并且没有严重的毒性，对生活质量影响最小[19]。阿那曲唑（anastrozole）的化学预防作用目前正在进行评估。此外，这些内分泌干预相关的乳腺癌发病率明显降低，在 ER 阳性肿瘤中表现较为明显。上述这些药物都无法有效地降低 ER 阴性肿瘤的发生，这些肿瘤占乳腺癌的20%～30%，且往往预后较差[20]，为此人们正在积极研发针对非内分泌信号传导途径的各种预防乳腺癌的药物。例如，"妇女健康倡议"（Women's Health Initiative）最新数据表明，绝

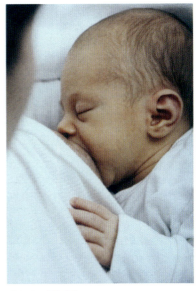

图 5.2.5　女性哺乳

注：30 岁之前怀孕和哺乳会减少女性一生的月经周期总数，这两个因素与降低乳腺癌的风险相关（更多细节，请参阅第 2.5 章）。

5. 器官部位的癌症

根据 *BRCA1/2* 突变决定治疗方案

苏珊·M.多姆切克（Susan M.Domchek）

BRCA1 和 *BRCA2* 基因的胚系突变（germline mutations）可以增大乳腺癌和卵巢癌的终身风险，以及其他癌症风险，例如男性乳腺癌、前列腺癌和胰腺癌。具有这两种基因突变的女性，乳腺癌的终身风险为 60%～70%。多个观察性队列研究发现，干预措施（如预防性乳房切除术和预防性卵巢切除术）可以降低乳腺癌和卵巢癌风险。降低风险的卵巢切除术（oophorectomy）还可以改善总体生存率[1]。已经确诊罹患乳腺癌的女性，在斟酌局部治疗的决定时，还要考虑双侧乳房切除术，因为局部治疗会增大二次原发性乳腺癌的风险。

根据 *BRCA1* 和 *BRCA2* 的生物学功能，特别是它们修复双链断裂（double-strand breaks）DNA 损伤时的作用，人们已经推测出，在对 *BRCA1/2* 相关的肿瘤实施不同类型的全身治疗时，可能出现不同的反应。一般情况下，BRCA 相关的癌症（包括乳腺癌和卵巢）对化疗的反应似乎比偶发癌症对化疗的反应更加敏感。最新的数据比较了特定的化疗类型在临床上的效果，几项小型研究报告显示，无论是手术前还是癌症发生转移时化疗，乳腺癌对以顺铂（cisplatin）为主的化疗反应率都比较高[2]。例如，在 *BRCA1* 阳性转移性乳腺癌的 20 例患者中，顺铂化疗（cisplatin chemotherapy）的客观反应率为 80%。现在，还没有其他药物的随机研究数据可与顺铂对比，此外已经报告的反应率和无进展生存期（progression-free survival）的数据也是令人鼓舞的。

有些 *BRCA1* 和 *BRCA2* 突变的携带者既有转移性乳腺癌，又有卵巢癌复发。人们正在研究一些新型药物应对这种情况，这类药物的名称为多聚（ADP-核糖）聚合酶抑制剂 [poly（ADP-ribose）polymerase（PARP）inhibitors]，简称 PARP 抑制剂。这类药物仍然处于临床试验阶段，借助所谓的合成致死（synthetic lethality）概念，旨在解决 *BRCA1/2* 相关癌症治疗的根本性缺陷。合成致死是指两种通路抑制和突变导致细胞死亡，而单独的抑制或突变均无法造成细胞死亡。初步报告显示，*BRCA1/2* 相关的转移性乳腺癌和卵巢癌复发的两类情况都呈现高反应率[3]。有趣的是，虽然 PARP 抑制剂似乎对随机偶发的三阴性乳腺癌不具备活性，但是在随机偶发性浆液卵巢癌（serous ovarian cancer）中的研究结果令人兴奋。

人们已经开始对顺铂和 PARP 抑制剂的抗癌机制做出解释。其中一种非常有趣的机制是所谓的第二次或"再版"突变，这种突变可以恢复全部长度的蛋白。人们正在进行一些研究，希望找出 *BRCA1/2* 突变携带者的铂类药物（platinum agents）和 PARP 抑制剂的最佳使用方案。

注释

[1] Domchek SM et al. (2010). *JAMA*, 304:967-975. http://dx.doi.org/10.1001/jama.2010.1237 PMID:20810374.

[2] Byrski T et al. (2012). *Breast Cancer Res*, 14:R110. http://dx.doi.org/10.1186/bcr3231 PMID:22817698.

[3] Tutt A et al. (2010). *Lancet*, 376:235-244. http://dx.doi.org/10.1016/S0140-6736(10)60892-6 PMID:20609467.

性乳房切除术比过去更受欢迎。此外，改变饮食和生活方式等因素对预防乳腺癌的影响，也正在积极研究中[24]。

筛查

乳房 X 线摄影术仍然是全体人群乳腺癌筛查的主要手段，世界各国的乳腺癌筛查方案差别很大，有些办法不适用于大多数发展中国家。乳房 X 线摄影可以检查出更多的原位病变，以及级别较低、往往呈淋巴结阴性（node-negative）的较小的浸润性病变，还可以检查出更多特殊类型的乳腺肿瘤（尤其是管状癌），比在非筛选的人群中更为常见。在乳腺癌筛查方面，仍然还有一些争议，例如死亡率降低的幅度、患者年龄上限和下限的筛查，以及最有成本效益的筛查时间间隔[25]。此外，乳房 X 线筛查可能会导致过度诊断（检测出的肿瘤实际不会威胁生命）、活检数量过多以及患者的担心焦虑等[25,26]。

近年来，技术进步提高了至少小部分女性乳房 X 射线摄影术的灵敏度[25]。特别值得注意的是，一项大型临床实验结果显示，青年女性

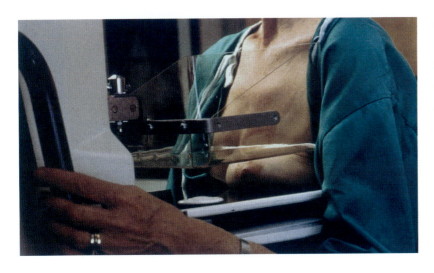

图 5.2.6　一个妇女正在接受筛查性乳房 X 光检查
注：她的乳房正在被压紧以获得最佳的乳房影像。

（年龄小于 50 岁或绝经前）或者乳房密度较高的女性对数字化乳房摄影术，相比于传统的乳房 X 射线摄影术更为敏感。乳腺断层摄影（breast tomosynthesis）是数字化乳房摄影术的技术变型，可以产生三维的乳房数字图像，但是还不能证明比标准的数字化乳房摄影术灵敏度更高。超声和核磁共振成像在选定的病例中对乳房 X 射线摄影术均有一定的辅助价值。但这些技术都有较高的假阳性率，因此不推荐用于一般人口的筛查 [25]。不过，在筛查中核磁共振成像可以检测女性携带的 BRCA1 基因胚系突变。

一些新型的癌症筛查技术可能最终会在乳腺癌筛查中发挥作用，例如分子影像技术（molecular imaging）和功能成像技术（functional imaging techniques）[27]。人们正在研究乳腺癌筛查中的乳房 X 光检查的替代方法（特别是在发展中国家），包括增强乳腺癌意识和临床乳房检查（参见第 4.8 章）。

靶向药物

乳腺癌治疗，尤其是全身性治疗方案的选择，目前主要根据临床因素和病理因素，并以激素受体和 HER2 的状态作为补充。现在流行的全身性治疗的标准选项包括激素疗法（hormone therapy）、细胞毒性治疗（cytotoxic therapy）和 HER2 靶向治疗（HER2-targeted therapy），这些疗法可以单独使用，或者通过各种组合方式使用。随着对导致乳腺癌发生的分子事件（molecular events）和信号通路（signalling pathways）知识了解的更加深入，人们已经识别出越来越多新的治疗靶点（therapeutic targets），并积极研发针对这些靶点的靶向治疗药物。目前，世界各国正在进行多项临床试验，评估这些新靶向疗法在乳腺癌患者治疗中的作用。许多新的靶向疗法已经或正在进行评估，包括血管生成抑制剂、酪氨酸激酶抑制剂、雷帕霉素的哺乳动物靶向抑制剂（mTOR）、多聚（ADP-核糖）聚合酶 1（PARP1）抑制剂、胰岛素样生长因子 1 受体抑制剂、蛋白酶体抑制剂，以及磷脂酰肌醇 3-激酶（PI3K）抑制剂 [28]，通过单独或者组合使用，与传统的细胞毒素药物进行对比。这些研究的终极目的是以肿瘤的特定分子特征为基础，为每一位患者"量身定制"乳腺癌的治疗方案。

注释

[1] Barnes BB, Steindorf K, Hein R et al. (2011). Population attributable risk of invasive postmenopausal breast cancer and breast cancer subtypes for modifiable and non-modifiable risk factors. *Cancer Epidemiol*, 35:345-352. http://dx.doi.org/10.1016/j.canep.2010.11.003 PMID:21159569.

[2] Lakhani SR, Ellis IO, Schnitt SJ et al., eds (2012). *WHO Classification of Tumours of the Breast*, 4th ed. Lyon: IARC.

[3] Wellings SR, Jensen HM, Marcum RG (1975). An atlas of subgross pathology of the human breast with special reference to possible precancerous lesions. *J Natl Cancer Inst*, 55:231-273. PMID:169369.

[4] Silverstein MJ, Poller DN, Waisman JR et al. (1995). Prognostic classification of breast ductal carcinoma-in-situ. *Lancet*, 345:1154-1157. http://dx.doi.org/10.1016/S0140-6736(95)90982-6 PMID:7723550.

[5] Beute BJ, Kalisher L, Hutter RV (1991). Lobular carcinoma in situ of the breast: clinical, pathologic, and mammographic features. *AJR Am J Roentgenol*, 157:257-265. http://dx.doi.org/10.2214/ajr.157.2.1853802 PMID:1853802.

[6] Eusebi V, Magalhaes F, Azzopardi JG (1992). Pleomorphic lobular carcinoma of the breast: an aggressive tumor showing apocrine differentiation. *Hum Pathol*, 23:655-662. http://dx.doi.org/10.1016/0046-8177(92)90321-S PMID: 1592388.

[7] Hammond ME, Hayes DF, Dowsett M et al. (2010). American Society of Clinical Oncology/College of American Pathologists guideline recommendations for immunohistochemical testing of estrogen and progesterone receptors in breast cancer. *J Clin Oncol*, 28:2784-2795. http://dx.doi.org/10.1200/JCQ.2009.25.6529 PMID:20404251.

[8] van de Vijver MJ, He YD, van't Veer LJ et al. (2002). A gene-expression signature as a predictor of survival in breast cancer. *N Engl J Med*, 347:1999-2009. http://dx.doi.org/10.1056/NEJMoa021967 PMID:12490681.

[9] Fulford LG, Reis-Filho JS, Ryder K et al. (2007). Basal-like grade III invasive ductal carcinoma of the breast: patterns of metastasis and long-term survival. *Breast Cancer Res*, 9:R4. http://dx.doi.org/10.1186/bcr1636 PMID:17217540.

[10] S0rlie T, Wang Y, Xiao C et al. (2006). Distinct molecular mechanisms underlying clinically relevant subtypes of breast cancer:gene expression analyses across three different platforms. *BMC Genomics*, 7:127. http://dx.doi.org/10.1186/1471-2164-7-127 PMID:16729877.

[11] Kristensen VN, Vaske CJ, Ursini-Siegel J et al. (2012). Integrated molecular profiles of invasive breast tumors and ductalcarcinoma in situ (DCIS) reveal differential vascular and interleukin signaling. *Proc Natl Acad Sci U S A*, 109:2802-2807. http://dx.doi.org/10.1073/pnas.1108781108 PMID:21908711.

[12] Stephens PJ, Tarpey PS, Davies H et al.; Oslo Breast Cancer Consortium (OSBREAC) (2012). The landscape of cancer genes and mutational processes in breast cancer. *Nature*, 486:400-404. http://dx.doi.org/10.1038/nature11017 PMID:22722201.

[13] Lakhani SR, Reis-Filho JS, Fulford L et al.; Breast Cancer Linkage Consortium (2005). Prediction of BRCA1 status in patients with breast cancer using estrogen receptor and basal phenotype. *Clin Cancer Res*, 11:5175-5180. http://dx.doi.org/10.1158/1078-0432.CCR-04-2424 PMID:16033833.

[14] Tung N, Miron A, Schnitt SJ et al. (2010). Prevalence and predictors of loss of wild type BRCA1 in estrogen receptor positive and negative BRCA1 -associated breast cancers. *Breast Cancer Res*, 12:R95. http://dx.doi.org/10.1186/bcr2776 PMID:21080930.

[15] Fisher B, Costantino JP, Wickerham DL et al. (1998). Tamoxifen for prevention of breast cancer: report of the National Surgical Adjuvant Breast and Bowel Project P-1 Study. *J Natl Cancer Inst*, 90:1371-1388. http://dx.doi.org/10.1093/jnci/90.18.1371 PMID:9747868.

[16] Vogel VG, Costantino JP, Wickerham DL et al.; National Surgical Adjuvant Breast and Bowel Project (NSABP) (2006). Effects of tamoxifen vs raloxifene on the risk of developing invasive breast cancer and other disease outcomes: the NSABP Study of Tamoxifen and Raloxifene (STAR) P-2 trial. *JAMA*, 295:2727-2741. http://dx.doi.org/10.1001/jama.295.23.joc60074 PMID:16754727.

[17] Cuzick J, Forbes JF, Sestak I et al.; International Breast Cancer Intervention Study I Investigators (2007). Long-term results of tamoxifen prophylaxis for breast cancer - 96-month follow-up of the randomized IBIS-I trial. *J Natl Cancer Inst*, 99:272-282. http://dx.doi.org/10.1093/jnci/djk049 PMID:17312304.

[18] Powles TJ, Ashley S, Tidy A et al. (2007). Twenty-year follow-up of the Royal Marsden randomized, double-blinded tamoxifen breast cancer prevention trial. *J Natl Cancer Inst*, 99:283-290. http://dx.doi.org/10.1093/jnci/djk050 PMID:17312305.

[19] Goss PE, Ingle JN, Ales-Martinez JE et al.; NCIC CTG MAP.3 Study Investigators (2011). Exemestane for breast-cancer prevention in postmenopausal women. *N Engl J Med*, 364:2381-2391. http://dx.doi.org/10.1056/NEJMoa1103507 PMID:21639806.

[20] Cazzaniga M, Bonanni B (2012). Prevention of ER-negative breast cancer: where do we stand? *Eur J Cancer Prev*, 21:171-181. http://dx.doi.org/10.1097/CEJ.0b013e32834c9c26 PMID:21968686.

[21] Chlebowski RT, McTiernan A, Wactawski-Wende J et al. (2012). Diabetes, metformin, and breast cancer in postmenopausal women. *J Clin Oncol*, 30:2844-2852. http://dx.doi.org/10.1200/JCQ.2011.39.7505 PMID: 22689798.

[22] Rebbeck TR, Friebel T, Lynch HT et al. (2004). Bilateral prophylactic mastectomy reduces breast cancer risk in BRCA1 and BRCA2 mutation carriers: the PROSE Study Group. *J Clin Oncol*, 22:1055-1062. http://dx.doi.org/10.1200/JCO.2004.04.188 PMID:14981104.

[23] Geiger AM, Yu O, Herrinton LJ et al. (2005). A population-based study of bilateral prophylactic mastectomy efficacy in women at elevated risk for breast cancer in community practices. *Arch Intern Med*, 165:516-520. http://dx.doi.org/10.1001/archinte.165.5.516 PMID:15767526.

[24] Willett WC, Tamimi RM, Hankinson SE et al. (2010). Nongenetic factors in the causation of breast cancer. In: Harris JR, Lippman ME, Morrow M et al., eds. *Diseases of the Breast*, 4th ed. Philadelphia: Lippincott Williams & Wilkins, pp. 248-290.

[25] Warner E (2011). Clinical practice. Breast-cancer screening. *N Engl J Med*, 365:1025-1032. http://dx.doi.org/10.1056/NEJMcp1101540 PMID:21916640.

[26] Lebovic GS, Hollingsworth A, Feig SA (2010). Risk assessment, screening and prevention of breast cancer: a look at cost-effectiveness. *Breast*, 19:260-267. http://dx.doi.org/10.1016/j.breast.2010.03.013 PMID:20399656.

[27] Yang WT (2011). Emerging techniques and molecular imaging in breast cancer. *Semin Ultrasound CT MR*, 32:288-299.http://dx.doi.org/10.1053/j.sult.2011.03.003 PMID:21782119.

[28] Perez EA, Spano JP (2012). Current and emerging targeted therapies for metastatic breast cancer. *Cancer*, 118:3014-3025. http://dx.doi.org/10.1002/cncr.26356 PMID: 22006669.

5.3 食道癌

5. 器官部位的癌症

伊丽莎白・A. 蒙哥马利（Elizabeth A.Montgomery）
福瑞德・A. 博斯曼（Fred T.Bosman，评审）
保罗・布伦南（Paul Brennan，评审）
列扎・马勒扎德（Reza Malekzadeh，评审）

摘 要

· 食道癌虽然不如结肠癌和胃癌常见，但往往致命，因为大部分病例确诊的时候已属于晚期。

· 食道癌分为两大类：鳞状细胞癌和腺癌。

· 这两类食道癌男性均多于女性，在资源匮乏地区，鳞状细胞癌比较多，在资源丰富地区，腺癌比较多。

· 对于早期发病的患者，这两类食道癌可以通过黏膜消融的方法得到有效控制，而对于晚期患者，放化疗法的效果有限但也在逐渐改善。

· 食道腺癌的筛查方案仍不完善。

食道癌是一种发生在食道上皮的恶性病变，最常见的形态为鳞状、腺体（腺癌）或神经内分泌分化。其他类型食道恶性肿瘤比较罕见，如腺样囊性癌（adenoid cystic carcinoma）、腺鳞癌（adenosquamous carcinoma）、黏液表皮样癌（muco-epidermoid carcinoma）、混合鳞状内分泌腺癌（mixed adenoneuro endocrine carcinoma）、各种肉瘤和黑色素瘤。在这里，我们仅论述鳞状细胞癌（squamous cell carcinoma）和腺癌（adenocarcinoma），因为绝大部分食道癌都属于这两类。

食道鳞状细胞癌

食道的鳞状细胞是一种恶性上皮肿瘤，由伴有鳞状分化（squamous differentiation）的角质形成细胞（keratinocyte cells）组成，常产生角蛋白（keratin）和细胞间桥（intercellular bridges）。

病因

食道鳞状细胞癌的地理分布具有很大的差异。高发病率（大于50/100000）地区分布在伊朗的戈勒斯坦省（发病率大于100/100000）、中国的部分地区（如河南省林县的发病率超过130/100000）以及津巴布韦。中等发病率的地区分布在东非、巴西南部、加勒比地区、中国大部分地区、中亚、印度北部和南部欧洲的部分。低发病率地区分布在北美、欧洲北部和非洲西部。还有一些数据显示，罹患鳞状细胞癌的风险可能与种族有关，中亚的土耳其人和蒙古人比北美的非洲裔美国人罹患鳞状细胞癌的可能性更大。

发展成食管鳞状细胞癌的最大风险因素包括饮酒、吸烟和口嚼香烟，这些影响也呈现显著的地域性差异。不过一旦戒烟，与吸烟有关的风险将大大降低。摄入温度较高的饮料（南美洲部分地区的热饮料，其他地方的热茶、热咖啡或热汤）会增加食管鳞状细胞癌的风险，风险程度类似于摄入腐蚀毒性物质（如服毒自杀未遂和儿童误食家庭毒物等）。某些饮食习惯（较少摄入新鲜水果和蔬菜、新鲜的肉或鱼、奶制品，大量摄入烤肉和泡菜，会导致 N- 亚硝基化合物暴露）也与食管鳞状细胞癌的高发病率有关。吸食鸦片、不注意口腔卫生、营养不良等因素都会影响高危地区食管鳞状细胞癌的预后。例如在伊朗伊斯兰共和国，如果不调整计算模型，在单变量分析（univariate analysis）中，鸦片摄入量与预后较差有关[1]，而在调整后的模型中则不然。其他环境下可能增加风险的因素包括普鲁默—文森综合症（又称缺铁性吞咽困难，包括食管蹼、舌炎和缺铁性贫血，通常出现于绝经后的女性中）、腹腔疾病（coeliac disease）和贲门失弛缓症（achalasia）。此外，电离辐射暴露（经常源自乳腺癌治疗）也是一个风险因素。

食道鳞癌已知的两大诱因是酒精摄入和吸烟。一项澳大利亚的研究在 305 个病例和 1554 个对照人群中评估吸烟和喝酒人群的归因分数（population attributable fractions）。其结果表明，食道鳞状细胞癌病例归因于吸烟和喝酒的比例分别为 49%（95% 置信区间，38% ～ 60%）和 32%（95%

5. 器官部位的癌症

• 食道癌是全世界第八位最常见的癌症，2012 年的数据显示，食道癌的新发病例为 45.6 万例（占所有癌症的 3%），死亡病例 40 万例（占所有癌症死亡人数的 5%），大约有 73% 的新发病例在中低发展水平国家，中国新发病例占所有新发病例的 49%。

• 在中亚、东亚和非洲东部，发病率和死亡率都在上升，非洲西部和拉美一些国家，发病率相对较低。

• 世界范围内的各个国家发病率差异较大，男性达到 15 倍，女性将近 20 倍。与女性相比，男性发病率和死亡率高出 2～4 倍。

• 由于致死率很高，不考虑性别差异和人类发展水平等因素，食道癌的发病率接近死亡率。

• 发病率和死亡率的趋势在变化，反映出食道癌及其主要病理亚型（腺癌与鳞状细胞癌）风险因素的流行情况也在变化。现在人们倾向于把胃食管交界处癌归类为腺癌，不再归类为贲门癌（gastric cardia cancer），这也可能对食道癌的整体趋势产生了影响。

置信区间，25%～40%）。75% 以上男性食道鳞状细胞癌负担可归因于高酒精摄入的吸烟者[2]。上呼吸—消化道癌症（upper aero-digestive tract cancer）的个人易感性主要源于乙醛脱氢酶 2（ALDH2）的多态性（polymorphisms），如果患者的 ALDH2 失活，则食道鳞状细胞癌的风险增加[3]。亚洲人的 ALDH 基因家族（gene family）多态性与食道鳞状细胞癌的风险变化有关。这些多态性效应会与饮酒、吸烟发生协同作用。此外，与食道癌有关的 ALDH 多态性还会导致乙醛积累，这种乙醛积累造成大约 1/3 的东亚人（中国人、日本人和韩国人）摄入酒精之后出现脸红心跳等症状，称为"亚洲红脸"（Asian flush）[4]。在中国人的全基因组关联分析中，已经识别出几个易感位点（susceptibility loci），集中在 5q11、6p21、10q23、12q24、21q22 以及那些与编码 ALDH 有关的基因上。在中国人和日本人中都存在饮酒与食道鳞状细胞癌之间的关联[5,6]。食道鳞状上皮发育异常（oesophageal squamous dysplasia）与浸润性食道鳞状细胞癌的患病率往往同步发展，在中国的中北部（世界最高发地区）35 岁以上的成年男性中，发病率达到 25% 或更高[7]。

病理学和遗传学

食道鳞状细胞癌的定义是鳞状肿瘤穿透上皮基底膜（basement membrane）进入固有层（lamina propria）、黏膜下层（submucosa）、肌层（muscularis propria）或更深。组织可以观察到不同程度的角质化（keratinization），细胞显示出鲜明的嗜酸性不透明细胞质（eosinophilic opaque cytoplasm）（见图 5.3.1A 和 B），从侵入固有层开始呈现出肿瘤鳞状上皮的网络状突起增殖。食道鳞状细胞癌还可以观察到水平和垂直的扩散。肿瘤可以垂直穿透食管壁，渗透和侵入肌壁间的淋巴管和静脉。

人们认为，食道鳞状细胞癌的发展是多步骤的过程，从正常的鳞状上皮发展到上皮内瘤变（见图 5.3.1C），并在浸润性癌生长过程中累积。TP53 基因的突变是其发展的一个早期事件，有时可以在上皮内瘤变（intraepithelial neoplasia）形成过程中发现这种突变。此外，这些肿瘤的 20%～30% 出现细胞周期蛋白 D1 扩增（cyclin D1 amplification）。CDKN2A 的失活，或者源于纯合子缺失，或者源自重新甲基化，但似乎都与晚期癌症有关。

分子生物学分析已经用于所有类型肿瘤的研究，目前已识别出食管鳞状细胞癌中的基因变化、蛋白变化和微小 RNA 的变化，每个类别有 10 个或更多种研究。表观遗传学异常（epigenetic abnormalities）表现在 DNA 甲基化（DNA methylation）、组蛋白脱乙酰化（histone deacetylation）、染色质重塑（chromatin remodelling）、基因印记（gene imprinting）以及非编码 RNA 调控的研究中[8]。对转移肿瘤进行高通量基因分型（high-throughput genotyping）的研究，已经识别出明显的体细胞突变（somatic mutations）中的 BRAF 突变和磷脂酰肌醇 3-激酶（phosphatidylinositol 3-kinase）突变[9]。另一项研究结果显示，在美国，食管鳞状细胞癌发现 NOTCH1 的失活突变为 21%，但是这在中国很少出现[10]。

食道癌的家族易感性主要与非表皮松解性掌跖角化病（non-epidermo

336

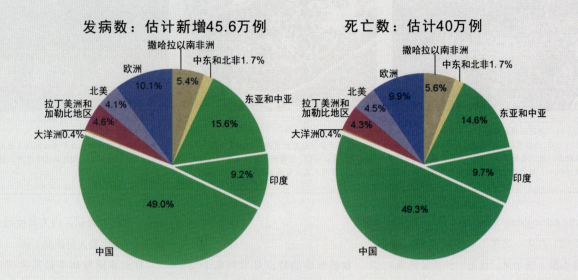

发病数：估计新增45.6万例

撒哈拉以南非洲
中东和北非1.7%
欧洲 10.1%
北美 4.1%
拉丁美洲和加勒比地区 4.6%
大洋洲0.4%
东亚和中亚 15.6%
5.4%
印度 9.2%
中国 49.0%

死亡数：估计40万例

撒哈拉以南非洲
中东和北非1.7%
欧洲 9.9%
北美 4.5%
拉丁美洲和加勒比地区 4.3%
大洋洲0.4%
东亚和中亚 14.6%
5.6%
印度 9.7%
中国 49.3%

饼状图 5.3.1　估计的全球两性食管癌新增病例和死亡人数在世界主要地区的比例分布，2012 年

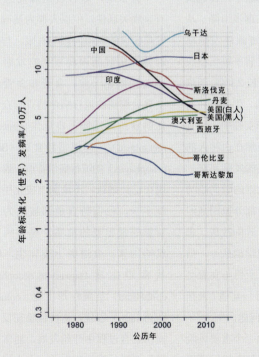

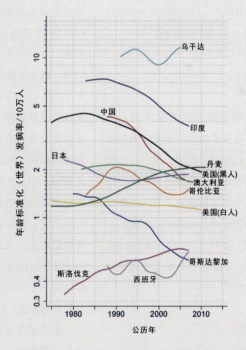

趋势图 5.3.1　选中的群体中男性食管癌每年每100000 人年龄标准化（世界）发病率，年份范围为1975 ～ 2012 年

趋势图 5.3.2　选中的群体中女性食管癌每年每100000 人年龄标准化（世界）发病率，年份范围为1975 ～ 2012 年

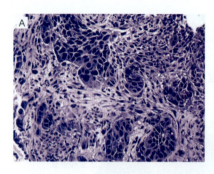 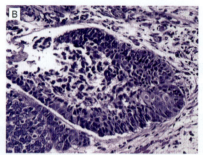 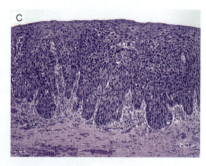

图 5.3.1 浸润性鳞状细胞癌和前体病变

注：（A）为癌巢细胞具有透明嗜酸性胞浆，伴有角质化，黏膜活组织切片出现嵌入间质反应。（B）所示的鳞状细胞癌嗜碱性，由于其细胞核/质比高，细胞小、黑。表明为鳞状细胞癌的证据是区域右侧的明显角质化。（C）为高级别鳞状上皮细胞发育不良（上皮内瘤）的食管，这种病变并没有入侵基底膜（Tis），但产生了明显的细胞学改变。在食道，这些病变通常与人乳头瘤病毒无关。

lytic palmoplantar keratoderma，俗称胼胝症）有关，这在工业化国家（低风险人群）很罕见。这是一种常染色体显性遗传病，出现在手掌和足底皮肤表面，与食道癌有关。在致病位点，胼胝食道癌（TOC）的基因映射到17q25，把错义突变（c.557T → C[p.Ile186Thr] 和 c.566C → T[p.Pro189Leu]）携带到 RHBDF2，使得 RHBDF2 编码形成失活的菱形蛋白酶 RHBDF2（rhomboid protease RHBDF2），又称为 iRhom2[11]。

远景

食道鳞状细胞癌的总体预后仍然很差，最主要的原因是确诊的绝大部分患者已经属于晚期。现在，已经在某些高危人群中实施筛查计划，检测病变前兆和早期病变。射频消融疗法（radiofrequency ablation therapy）和其他的内窥镜治疗（endoscopic treatments）方法似乎有希望彻底根除早期病变[12,13]。

食道腺癌

食道腺癌（oesophageal adenocarcinoma）是恶性上皮肿瘤，主要是巴雷特黏膜（Barrett mucosa）产生的腺体分化，通常出现在食道下方 1/3 的部位。

病因

食道腺癌的特点是男性高于女性（比例为 1:4 ～ 1:7），在白种人（Caucasians）以及社会经济地位较高的人群中发病率较高[14,15]。根据报道，20 世纪的最后几十年里，很多发达国家的食道腺癌发病率和患病率开始上升[14～16]。例如，美国的腺癌发病率已经显著上升，相比之下，食道鳞状细胞癌的发病率正在逐步下降。从 1999 年到 2008 年，食道腺癌发病率大幅上升，白人男性发病率每年增长 1.8%，白人女性每年增长 2.1%，西班牙裔男性每年增长 2.8%。但是，在其他族裔或种族的男性和女性中，没有观察到显著的变化。虽然在白种人的某些人群中，食道腺癌的发病率在一直增加，但是从登记数据的时间趋势中很难做出定量分析，部分原因是组织学信息记录和获取方式的改进（患者数量减少，且无组织学确认），另外一部分原因是这些位于胃与食管交界处癌（从胃贲门或胃、其他/未指定部位到食道）的分类问题。

肥胖是食道腺癌的一个重要风险因素，因为这是一种胃与食道回流疾病。食道腺癌发病率增多的趋势，与日益增多的肥胖和胃与食道回流患病率增多是平行发展的[15]。尽管有数据显示，黑人男性和女性的肥胖率高于白人男性和女性[15]，然而美国 2012 年的一项研究显示，白人男性的食道腺癌发病率比黑人男性高 7 倍。

食道腺癌发病率最高的国家是英国、澳大利亚、荷兰和美国。根据报告，欧洲东部到斯堪的纳维亚半岛东部的发病率相对较低。在拉丁美洲、亚洲和非洲，食道腺癌仍然很常见，但是可能报告较少，特别是在拉丁美洲。

据报道，尽管食道腺癌患者具有家族关联性，但以人群为基础的研究显示家族风险的影响有限，与很多群体在短时间内观察到的发病率快速改变则相一致。食管和食管与胃交界处癌的流行病学特点与众所周知的食道远端肠上皮化生（intestinal metaplasia），即巴雷特食道（Barrett oesophagus）的流行病学特点一致[15]。现在已经确认，不论肠上皮化生的长度多少，巴雷特食道都被认为是食管腺癌最重要的前兆性癌前病变和风险因素。食道肠上皮化生，即鳞状食道上皮（squamous oesophageal epithelium）被圆柱形上皮（columnar epithelium）取代，这种现象在反复的损伤愈合过程中开始发展，通常也和胃与食道反流疾病有关。在大多数食道腺癌的患者中，可以检查出肠上皮化生（intestinal metaplasia）[17]。

巴雷特食道患者的一项荟萃分析研究表明，巴雷特食道发展成腺癌的发病率大约为 6.1/1000 人年，

巴雷特食道患者恶性发展的风险

利亚姆·J.默里（Liam J.Murray）

巴雷特食道是食管腺癌的前兆。巴雷特食道发展成为癌症的风险程度对于确定筛查、监测或治疗获益是否大于风险，以及这种方法是否符合成本效益至关重要。已报道的巴雷特食管恶性肿瘤的发病率差别很大，从 0～35.5/1000 人年[1]。迄今为止，大规模的研究较少，各种研究报告也证明风险较高[2]。其他涉及的问题包括巴雷特食道患者的队列不具有代表性（如患者来自三级转诊中心），患者包括高风险进展人群（如高度异型增殖的患者基线）、不完整随访的患者，以及无法排除的早期（最可能流行）癌症等，这些都会导致过高估计巴雷特食道患者的恶性风险。巴雷特食道诊断的不同标准（例如是否排除无特异的肠上皮化生患者）、恶性进展的不同定义（如是否纳入或排除高级别的肠上皮化生），使观察到的发病率有所不同。与单独评估食管腺癌风险相比，综合食道腺癌和高级别肠上皮化生的风险可以更好地评估恶性风险。这样做可能过高估计，

因为并非所有罹患高级别肠上皮化生的患者在没有治疗介入的情况下都会发展成为癌症[3]。

巴雷特食道恶性进展的最佳评估办法是在患病（排除那些基线上的高级别肠上皮化生患者）比例较高的人群中，进行全部人群的研究，长期随访，排除确诊之后立刻发生的事件。最近，已经公布了几项类似的研究[4~8]。在这些研究中，不同的巴雷特食道定义、基线上的低级别肠上皮化生（low-grade dysplasia）的患者比例不同、处理方法不同，以及随访的完整性不同，得出的恶性进展的评估也不同。在没有罹患基线上的低级别肠上皮化生患者中，食道腺癌/高级别肠上皮化生的发病率范围为 2.2/1000 人年[4] 到 5.2/1000 人年[6,8]；但是，较高的评估不是源于对所有确诊病例的随访，而是源于高风险。与在基线上无低级别肠上皮化生的患者相比，基线上出现低级别肠上皮化生的患者罹患食道腺癌/高级别肠上皮化生的风险要高 2～6 倍。

根据目前现有的数据，还很难对巴雷特食道的癌变风险给出明确的结论，但是困难要低于原

先的想象：基线测量时无低级别肠上皮化生的患者，比罹患食道腺癌/高级别肠上皮化生的患者似乎少 5 个病例/1000 人年。

注释

[1] Yousef F et al. (2008). *Am J Epidemiol*, 168:237-249. http://dx.doi.org/10.1093/aje/kwn121 PMID:18550563.

[2] Shaheen NJ et al. (2000). *Gastroenterology*, 119:333-338. http://dx.doi.org/10.1053/gast.2000.9302 PMID:10930368.

[3] Schnell TG et al. (2001). *Gastroenterology*, 120:1607-1619. http://dx.doi.org/10.1053/gast.2001.25065 PMID:11375943.

4.Hvid-Jensen F et al. (2011). *N Engl J Med*, 365:1375-1383. http://dx.doi.org/10.1056/NEJMoa1103042 PMID:21995385.

[5] Bhat S et al. (2011). *J Natl Cancer Inst*, 103:1049-1057. http://dx.doi.org/10.1093/jnci/djr203 PMID:21680910.

[6] de Jonge PJ et al. (2010). *Gut*, 59: 1030-1036. http://dx.doi.org/10.1136/gut.2009.176701 PMID:20639249.

[7] Jung KW et al. (2011). *Am J Gastroenterol*, 106:1447-1455. http://dx.doi.org/10.1038/ajg.2011.130 PMID:21483461.

[8] Rugge M et al. (2012). *Ann Surg*, 256:788-794. http://dx.doi.org/10.1097/SLA.0b013e3182737a7e PMID:23095623.

如果只考虑其中的高质量研究，则减少到 3.9/1000 人年[18]，这些患者的终生风险约为 10%。但是，这些结果可能属于过高估计，反映出研究中发生的各种偏差。最近，爱尔兰的一项报告显示腺癌发病率为 3.8/1000人年[19]，而丹麦的一项研究得到的发病率很低，仅为 0.12/1000 人年[20]，

因为丹麦人的肥胖流行程度远远低于美国或爱尔兰（参见前文《巴雷特食道患者恶性发展的风险》）。

慢性胃食道反流病（chronic gastro-oesophageal reflux disease）是黏膜损伤的常见病因，这种损伤的愈合过程提供了一种异常的会诱发肠化生和腺癌的环境。瑞典的一项大型研究

显示，患有长期和严重的胃食道反流病的患者，罹患食道腺癌的风险增加了 40 倍[21]。实验和临床数据表明，如果食道同时暴露于胃酸和十二指肠内容物（胆汁酸和胰腺酶），似乎比仅仅暴露于胃液，或者仅仅暴露于十二指肠内容物，更容易致癌。饮酒与食道腺癌之间的关系，至今没有得

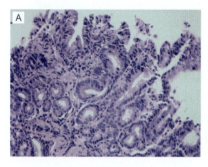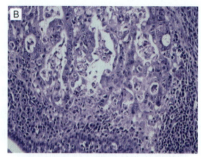

图 5.3.2　食管腺癌与前体病变

注：（A）高分化的巴雷特食管柱状上皮发育不良，注意样本表面（黏膜活检切片）明显的细胞核浓染，这是腺黏膜进展成腺癌的前兆。（B）食管腺癌，在劳伦胃肠癌的分类中，这个腺型的恶性肿瘤为外观呈肠形的腺癌。

到很好的确认。食道腺癌的风险降低与幽门螺杆菌感染有关，特别是带有 CagA 蛋白的幽门螺旋杆菌菌株。人们猜测，建议使用非甾体类抗炎药作为保护措施，但是并非所有的研究数据都支持这一猜测。

病理学和遗传学

巴雷特食道向腺癌的发展，要经历形态学上可以识别的一系列癌前病变，称之为"肠上皮化生"（dysplasia）。肠上皮化生通过细胞学和结构（architectural）异型性（atypia）及其出现的程度进行诊断[22]。低级别的肠上皮化生在相对保留结构异型性的情况下，显示出一些凹坑（pits）或最小的变形和一些已经出现异型细胞核（atypical nuclei）的细胞，这些异型细胞核局限在细胞质（cytoplasm）的基底部分（basal portion）。高级别肠上皮化生通过出现显著细胞学异常，和/或腺体明显的结构异型性进行复杂的诊断（见图 5.3.2A）。细胞学异常包括细胞核多形性（nuclear pleomorphism）、极性丧失（loss of polarity）、细胞核轮廓不规则（irregularity of nuclear contour）以及细胞核—细胞质之比（nuclear-to-cytoplasmic ratio）增加。高级别结构异型的变化包括隐窝出芽（crypt budding）、分支（branching）、明显拥挤（marked crowding）现象，还有一种情况非常罕见，即筛状生长模式（cribriform growth pattern）。

黏膜内腺癌（intramucosal adenocarcinoma）（侵入固有层，T1a 期），显示出很多单个细胞或者互相紧密连接的腺体，呈现筛状或实体状扩散、邻近隐窝（crypts）变形及高度扭曲和不规则的腺体增生，无法从原先存在的腺体增生得到解释。出现坏死（necrosis）和纤维组织增生是腺癌的有力证据，尽管这些特点局限于黏膜（mucosa）中，在癌症中很少出现。

食道腺癌通常是乳头状和/或管状。大多数情况下是劳伦（Lauren）分类法中的肠型（intestinal type）（见图 5.3.2B），有一些是弥漫型（diffuse type）。巴雷特食道进展和演变成为食道腺癌，涉及多种遗传学改变，包括抑癌基因、癌基因、生长因子受体以及在多种细胞功能中发挥作用的酶，这些功能包括细胞周期控制、细胞凋亡、细胞信号传导、细胞粘附及遗传稳定性、信号转导和 DNA 修复等。已报道在区域 8q（c-myc 区域）和 20q 有获取（gain），在区域 3p（FHIT）、4q、5q（APC）和 18q（SMAD4，DCC）有缺失（losses）。随着化生的染色体异常，上皮内瘤变（intraepithelial neoplasia）逐步发展，最终到癌症。启动子的甲基化造成的基因沉默常常出现在 CDH1（这个基因编码 E- 钙粘蛋白）、APC、P16、MGMT 和 HPP1 基因上。此外，还发现了 ARID 的失调。

最近，报告了食道腺癌的 149 个外显子组和 15 个全基因组测序[23]。AA 二核苷酸的一种高度普遍的从 A 到 C 的颠换（A → C transversions）被定义为高患病率突变标记。在 26 个显著突变的基因中，前期已发现的是 TP53、CDKN2、SMAD4、ARID4 和 PIK3CA。新发现的显著突变基因包括染色质修饰因子（chromatin modifying factors）和候

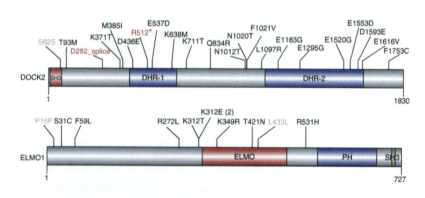

图 5.3.3　通过全外显子组测序检测出食管腺癌 DOCK2 和 ELMO1 蛋白改变的示意图

注：食管腺癌的编码改变包括黑色（错义）或红色（剪接位点或无义密码子）；沉默突变用灰色描述。保守域绘制摘自 UniProt。DHR 即 Dlg 同源区域；ELMO 即吞噬迁移蛋白；PH 即酶底物同源结构域；SH3 即 SRC 同源结构域 3。

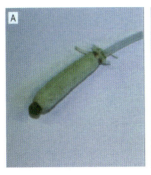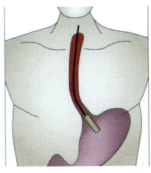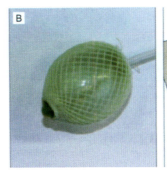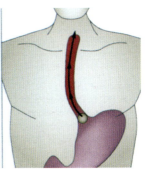

图 5.3.4 使用非内窥镜设备收集食管细胞
注：（A）泄气的气球插入胃。（B）一旦进入胃里后，通过附加的导管使气球膨胀，食管上提。黏膜细胞粘附于气球上，然后气球放气和移出。与 cytosponge 类似的程序也可以使用。

选贡献者（candidate contributors），如 *SPG20*、*TLR4*、*ELMO1* 和 *DOCK2*（见图 5.3.3）。对 *ELMO1* 相关突变的分析，确定了其增加细胞侵袭的功能。

远景

新型的内窥镜技术，使食管腺癌的早期发现和治疗成为可能。腺癌最大的风险因素——高级别肠上皮化生的消融疗法（ablation therapy），可能具有成本效益[24]。在高危患者群体中，进行全体人群的筛查是最理想的对策，但是这种办法目前没有什么进展，而且结果并不一致。

最近的一篇综述[25]已经证明，内窥镜检查可以扩散癌症、成本高昂、容易出错，并且易产生抽样偏差和主观性的肠上皮化生诊断。与内窥镜检查相比，非内窥镜细胞取样的方法（见图 5.3.4）创伤较小、更具成本效益，但是异型（atypia）细胞评估的敏感性和特殊性一直不理想。采用泛食道细胞采集设备（pan-oesophageal cell collection devices）搜集样本进行生物标志物的分析，有望改善诊断的准确性。

注释

[1] Aghcheli K, Marjani HA, Nasrollahzadeh D et al. (2011). Prognostic factors for esophageal squamous cell carcinoma - a population-based study in Golestan Province, Iran, a high incidence area. *PLoS One*, 6:e22152. http://dx.doi.org/10.1371/journal.pone.0022152 PMID:21811567.

[2] Pandeya N, Olsen CM, Whiteman DC (2013). Sex differences in the proportion of esophageal squamous cell carcinoma cases attributable to tobacco smoking and alcohol consumption. *Cancer Epidemiol*, 37:579-584. http://dx.doi.org/10.1016/j.canep.2013.05.011 PMID:23830137.

[3] Morita M, Kumashiro R, Kubo N et al. (2010). Alcohol drinking, cigarette smoking, and the development of squamous cell carcinoma of the esophagus: epidemiology, clinical findings, and prevention. *Int J Clin Oncol*, 15:126-134. http://dx.doi.org/10.1007/s10147-010-0056-7 PMID:20224884.

[4] Brooks PJ, Enoch MA, Goldman D et al. (2009). The alcohol flushing response: an unrecognized risk factor for esophageal cancer from alcohol consumption [Review]. *PLoS Med*, 6:e50. http://dx.doi.org/10.1371/journal.pmed.1000050 PMID:19320537.

[5] Wu C, Kraft P, Zhai K et al. (2012). Genomewide association analyses of esophageal squamous cell carcinoma in Chinese identify multiple susceptibility loci and geneenvironment interactions. *Nat Genet*, 44:1090-1097. http://dx.doi.org/10.1038/ng.2411 PMID:22960999.

[6] Wu C, Hu Z, He Z et al. (2011). Genomewide association study identifies three new susceptibility loci for esophageal squamous-cell carcinoma in Chinese populations. *Nat Genet*, 43:679-684. http://dx.doi.org/10.1038/ng.849 PMID:21642993.

[7] Taylor PR, Abnet CC, Dawsey SM (2013). Squamous dysplasia - the precursor lesion for esophageal squamous cell carcinoma. *Cancer Epidemiol Biomarkers Prev*, 22:540-552. http://dx.doi.org/10.1158/1055-9965.EPI-12-1347 PMID:23549398.

[8] Chen J, Kwong DL, Cao T et al. (2013). Esophageal squamous cell carcinoma (ESCC): advance in genomics and molecular genetics. *Dis Esophagus*, http://dx.doi.org/10.1111/dote.12088 PMID:23796192.

[9] Maeng CH, Lee J, van Hummelen P et al. (2012). High-throughput genotyping in metastatic esophageal squamous cell carcinoma identifies phosphoinositide-3-kinase and BRAF mutations. *PLoS One*, 7:e41655. http://dx.doi.org/10.1371/journal.pone.0041655 PMID:22870241.

[10] Agrawal N, Jiao Y, Bettegowda C et al. (2012). Comparative genomic analysis of esophageal adenocarcinoma and squamous cell carcinoma. *Cancer Discov*, 2:899-905. http://dx.doi.org/10.1158/2159-8290.CD-12-0189 PMID:22877736.

[11] Blaydon DC, Etheridge SL, Risk JM et al. (2012). RHBDF2 mutations are associated with tylosis, a familial esophageal cancer syndrome. *Am J Hum Genet*, 90:340-346. http://dx.doi.org/10.1016/j.ajhg.2011.12.008 PMID:22265016.

[12] Dubecz A, Gall I, Solymosi N et al. (2012). Temporal trends in long-term survival and cure rates in esophageal cancer: a SEER database analysis. *J Thorac Oncol*, 7:443-447. http://dx.doi.org/10.1097/JTQ.0b013e3182397751 PMID:22173700.

[13] Bergman JJ, Zhang YM, He S et al. (2011). Outcomes from a prospective trial of endoscopic radiofrequency ablation of early squamous cell neoplasia of the esophagus. *Gastrointest Endosc*, 74:1181-1190. http://dx.doi.org/10.1016/j.gie.2011.05.024 PMID:21839994.

[14] Engel LS, Chow WH, Vaughan TL et al. (2003). Population attributable risks of esophageal and gastric cancers. *J Natl Cancer Inst*, 95:1404-1413. http://dx.doi.org/10.1093/jnci/djg047 PMID:13130116.

[15] Simard EP, Ward EM, Siegel R, Jemal A (2012). Cancers with increasing incidence trends in the United States: 1999 through 2008. *CA Cancer J Clin*, 62:118-128. http://dx.doi.org/10.3322/caac.20141 PMID:22281605.

[16] Dikken JL, Lemmens VE, Wouters MW et al. (2012). Increased incidence and survival for oesophageal cancer but not for gastric cardia cancer in the Netherlands. *Eur J Cancer*, 48:1624-1632. http://dx.doi.org/10.1016/j.ejca.2012.01.009 PMID:22317953.

[17] Chandrasoma P, Wijetunge S, DeMeester S et al. (2012). Columnar-lined esophagus without intestinal metaplasia has no proven risk of adenocarcinoma. *Am J Surg Pathol*, 36:1-7. http://dx.doi.org/10.1097/PAS.0b013e31822a5a2c PMID:21959311.

[18] Yousef F, Cardwell C, Cantwell MM et al. (2008). The incidence of esophageal cancer and high-grade dysplasia in Barrett's esophagus: a systematic review and metaanalysis. *Am J Epidemiol*, 168:237-249. http://dx.doi.org/10.1093/aje/kwn121 PMID:18550563.

[19] Bhat S, Coleman HG, Yousef F et al. (2011). Risk of malignant progression in Barrett's esophagus patients: results from a large population-based study. *J Natl Cancer Inst*, 103:1049-1057. http://dx.doi.org/10.1093/jnci/djr203 PMID:21680910.

[20] Hvid-Jensen F, Pedersen L, Drewes AM et al. (2011). Incidence of adenocarcinoma among patients with Barrett's esophagus. *N Engl J Med*, 365:1375-1383. http://dx.doi.org/10.1056/NEJMoa1103042 PMID:21995385.

[21] Lagergren J, Bergstrom R, Lindgren A, Nyren O (1999). Symptomatic gastroesophageal reflux as a risk factor for esophageal adenocarcinoma. *N Engl J Med*, 340:825-831. http://dx.doi.org/10.1056/NEJM199903183401101 PMID:10080844.

[22] Montgomery E, Bronner MP, Goldblum JR et al. (2001). Reproducibility of the diagnosis of dysplasia in Barrett esophagus: a reaffirmation. *Hum Pathol*, 32:368-378. http://dx.doi.org/10.1053/hupa.2001.23510 PMID:11331953.

[23] Dulak AM, Stojanov P, Peng S et al. (2013). Exome and whole-genome sequencing of esophageal adenocarcinoma identifies recurrent driver events and mutational complexity. *Nat Genet*, 45:478-486. http://dx.doi.org/10.1038/ng.2591 PMID:23525077.

[24] Hur C, Choi SE, Rubenstein JH et al. (2012). The cost effectiveness of radiofrequency ablation for Barrett's esophagus. *Gastroenterology*, 143:567-575. http://dx.doi.org/10.1053/j.gastro.2012.05.010 PMID:22626608.

[25] Lao-Sirieix P, Fitzgerald RC (2012). Screening for oesophageal cancer. *Nat Rev Clin Oncol*, 9:278-287. http://dx.doi.org/10.1038/nrclinonc.2012.35 PMID:22430857.

5.4 | 胃癌

5. 器官部位的癌症

法蒂玛·卡内罗（Fatima Carneiro）

班容觉（Yung-Jue Bang，评审）

Takanori Hattori，评审

伊丽莎白·A.蒙哥马利（Elizabeth A.Montgomery，评审）

摘 要

· 大部分胃癌（90%）是偶发的。在过去的几十年里，几乎所有国家的胃癌死亡率都在逐步下降。

· 幽门螺杆菌是胃癌发展的主要环境因素。增加风险的其他因素包括饮食结构，尤其是摄入腌制蔬菜和吸烟。

· 胃癌发病的分子机制是复杂的。受体酪氨酸激酶（RTK）/RAS 信号传导的有关基因被频繁扩增，尤其是 FGFR2、KRAS、ERBB2、EGFR 和 MET。无论是过度表达还是扩增，HER2 癌基因的产物都是一种预后因素。

· 遗传性胃癌占胃癌负担的 1%～3%。已经确定的两种综合症为遗传性弥漫型胃癌、胃腺癌和胃近端息肉。

· 遗传性弥漫型胃癌的病因是 E-钙黏蛋白（CDH1）基因的胚系改变；对于携带致病性 CDH1 突变的无症状携带者，建议实施预防性胃切除术。

大部分胃癌是胃部的一种恶性上皮肿瘤。胃部的非上皮肿瘤主要包括淋巴瘤和间质肿瘤（mesenchymal tumours）。胃癌是一种生物遗传异质性肿瘤，具有多种因素，包括环境和遗传因素。胃癌的特征在于广泛的形态学异质性，体现在"构造"（architecture）和生长、细胞分化（cell differentiation）、组织发生（histogenesis）和分子发病机理（molecular pathogenesis）等方面。

大多数情况下胃癌是偶发的，观察到的家族性发病占所有病例的大约10%。遗传性胃癌占病例的比例很低（1%～3%），已表征两种遗传综合症：遗传性弥漫型胃癌和胃腺癌与胃近端息肉。此外，其他遗传性癌症综合症也可能发展为胃癌。

病因

胃癌是一种多阶段多因素的过程，在许多情况下，从正常的黏膜发展到慢性胃炎（胃黏膜的慢性炎症）、萎缩性胃炎（丧失胃腺）、肠组织变异（胃上皮被肠上皮替换）、肠上皮化生（上皮内瘤形成），直到成为癌症，是一系列可能持续若干年的事件。这一系列多过程胃部癌变事件，已被命名为"科雷亚级联"（Correa cascade）[1]。但是，科雷亚模型不能解释胃癌的所有致癌病变阶段。实际上，有一定比例的胃腺癌发生在"非肠病变"黏膜（non-intestinalized mucosa），保持着胃的表型（gastric phenotype），即在胃的肠上皮化生也可以观察到胃分化（gastric differentiation），肠上皮化生是胃腺癌的最终癌前病变。另外，近期已识别出综合性胃腺癌和胃近端息肉（下文讨论），胃异型增生（gastric dysplasia）和胃癌的基底腺息肉（fundic gland polyps）与肠上皮化生无关而与小凹增生（foveolar hyperplasia）有关。总而言之，这些证据表明，胃癌发生在胃上皮细胞。这些发现挑战了经典的胃癌发展过程——从慢性萎缩性胃炎经过肠化生成为胃腺癌（具有腺结构）——按照劳伦分类法，这类病例常常被命名为肠癌（intestinal carcinoma），但这属于命名不当。另一类胃癌称为弥漫型胃癌（按劳伦分类法），可能从胃黏膜开始发生。这

流行病学
胃癌

• 胃癌是世界上排名第五位的最常见癌症，2012 年大约有 95.2 万例新发病例（占癌症总发病率的 7%），72.3 万例死亡病例（占癌症总死亡率的 9%）。新发病例中，将近 3/4 发生在亚洲，超过 2/5 发生在中国。

• 胃癌发病率的国际差异是 10 倍，观察到的男性发病率大约是女性的 2 倍。

• 最高的年龄标准化发病率在东亚、欧洲中部和东部。非洲和北美洲的发病率相对比较低。

• 在人类发展水平较高的国家，病死率（总体死亡率与发病率的比例）较低，为 0.65；在人类发展水平低或中等的国家，病死率较高，为 0.83。

• 过去的 50 年里，在几乎所有国家，非贲门型（non-cardia type）胃癌的发病率和死亡率都在下降；但是，胃贲门癌（gastric cardia cancer）的发病率和死亡率，在过去的 20 ～ 30 年里一直保持稳定或增长。

类胃癌的表征除了遗传因素以外，迄今尚未找出前兆性癌前病变的特征。

增加胃癌风险的环境因素中，最主要的是幽门螺杆菌感染。几乎所有的非贲门型胃癌发展都存在幽门螺旋杆菌对黏膜的感染[2]。幽门螺旋杆菌是一种革兰氏阴性细菌，位于胃黏膜。1994 年，IARC 根据当时的流行病学研究结果，把幽门螺旋杆菌分类为胃癌的第 1 组别致癌物[3]，这个结论后来被证实。幽门螺旋杆菌的检测方法包括胃黏膜常规染色检查，例如苏木精—伊红染色法（haematoxylin-eosin）、改良的吉姆萨染色法（modified Giemsa），以及其他辅助方法，例如沃辛－斯塔里（lWarthin-Starry）染色和免疫组织化学（见图 5.4.1）。感染通常是儿童时期获得的，如果不根除将持续整个成年时期。

与幽门螺旋杆菌的寄居特异性和致病性有关的因素包括毒性因素—cag 致病岛（cag-pathogenicity island）、cagA 和空泡细胞毒素 *vacA*[4]—以及细菌的外膜蛋白（outer membrane proteins）。菌株产生 cagA 蛋白诱导更严重的炎症，进一步增加了胃癌癌前病变和癌变发展到胃远端（distal stomach）的风险[4]。虽然在欧洲和北美的一些国家已经发现 vacA 基因型（vacA genotype）与胃癌风险有关，但是在东亚国家未观察到这种关系，这说明空泡活性（vacuolating activity）变化的结果依赖于地理区域。文献资料论述中绝大多数胃炎表现出的多灶性胃萎缩、胃酸过少（hypochlorhydria）或者胃酸缺乏（achlorhydria），在感染幽门螺旋杆菌的人群中仅占约 1%。胃内 pH 值水平变化的一个直接后果是，胃内的微

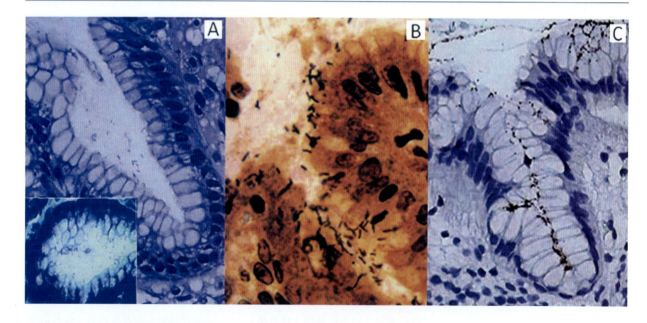

图 5.4.1　胃腺腔和附着在顶端极上皮细胞的幽门螺旋杆菌检测
注；（A）苏木精—伊红染色（插图为改良的吉姆萨染色）；（B）特殊染色；（C）免疫组织化学染色。

发病数：估计新增95.2万例

撒哈拉以南非洲1.9%
中东和北非2.4%

欧洲
14.7%

北美2.6%

拉丁美洲和
加勒比地区
6.4%

大洋洲0.3%

42.6%

中国

东亚和中亚
22.6%

6.6%

印度

死亡数：估计72.3万例

撒哈拉以南非洲2.4%
中东和北非2.7%

欧洲
14.8%

北美1.9%

拉丁美洲和
加勒比地区
7.1%

大洋洲0.2%

45.0%

中国

东亚和中亚
17.7%

8.2%

印度

饼状图 5.4.1　估计的全球两性胃癌新增病例和死亡人数在世界主要地区的比例分布，2012 年

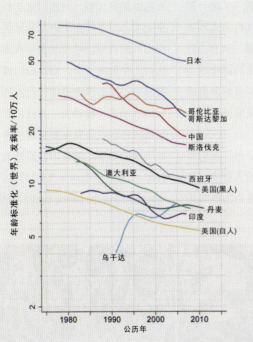

趋势图 5.4.1　选中的群体中男性胃癌每年每 100000 人年龄标准化（世界）发病率，年份范围为 1975 ～ 2012 年

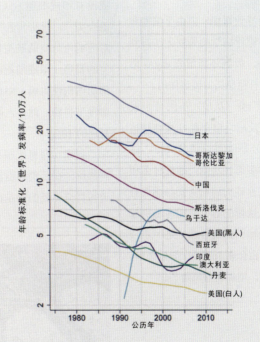

趋势图 5.4.2　选中的群体中女性胃癌每年每 100000 人年龄标准化（世界）发病率，年份范围为 1975 ～ 2012 年

5. 器官部位的癌症

生物群落会发生一种变化，使厌氧菌的繁殖形成亚硝胺类（nitrosamines）致癌物质。

某些饮食习惯与胃癌风险增加有关[5]，包括腌制食物、熏制食品的高摄入，新鲜水果和蔬菜的低摄入。60多项研究分析显示，摄入腌制蔬菜使罹患胃癌的潜在风险提高50%，韩国人和中国人特别喜爱摄入腌制蔬菜（见图5.4.2）[6]。摄取所有类型的肉类，特别是红肉和加工的肉类，也与胃远端发生胃癌的风险增加有关。已经证明，采取所谓"地中海饮食"（Mediterranean diet）与胃癌发病率的风险显著降低有关；这种饮食的特点是大量摄入水果、蔬菜、谷类、豆类、坚果和种子、海鲜，以橄榄油为主要脂肪来源，适量饮酒（尤其是红酒），少量或适量摄入乳制品，相对少量摄入加工的肉类。

吸烟会导致胃癌，但由于偏差和混淆因素，流行病学的关联无法得到解释。此外，吸烟还能增强cagA-阳性幽门螺旋杆菌感染的致癌作用。

白介素1β（*IL1β*）基因可引发和扩大炎症反应，白介素-1受体拮抗剂（*IL1RN*）基因可以调节炎症，这两种基因的多态性与幽门螺旋杆菌相关的个人或家族的癌症病变易感性有关。有些人携带的等位基因容易引起炎症和感染幽门螺旋杆菌，进一步使胃部产生的白介素1p增加，导致严重、持续的炎症，增加胃癌风险[7]。

病理

1965年，劳伦（Lauren）描述了胃癌的两种主要类型[8]：肠型（intestinal type）和弥漫型（diffuse type），这两种类型的差别在于临床病理和分子发病机制不同，此外，这两种类型的流行病学方面也往往不同。目前，WHO认可五种类型的胃癌，分别为管状（tubular）（见图5.4.3A）、乳突状

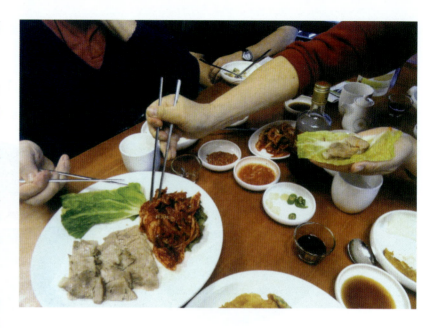

图5.4.2　韩国首尔的饮食，以泡菜为典型，这种食物与胃癌风险的增加有关

（papillary）、黏蛋白（mucinous）、结合力较差（poorly cohesive）（即有或没有印戒细胞）（见图5.4.3B）和混合类[9]。管状和乳突状胃癌大致可对应劳伦分类的肠型胃癌，结合力较差的胃癌（印戒细胞决定的部分或全部的结构性胃癌）对应于劳伦分类的弥漫型胃癌。此外，罕见变异型约占胃癌的10%。

胃窦（即胃远端）是最常见的胃癌部位。在北美和欧洲的人群中，食道与胃交界处的癌是已报告的最常见的癌症，这些癌症与胃和食道的反流疾病有关，其他特征也与巴雷特食道引起的腺癌类似，与幽门螺旋杆菌感染无关。但是，在亚洲部分地区（如中国）的胃癌，以及北美和欧洲诊断出的一个肿瘤子类，则是幽门螺旋杆菌感染引发的慢性萎缩性胃炎环境造成的近端胃肿瘤癌变，其特征类似于远端胃癌。完全发生在食道与胃交界处下方的腺癌，应认为其原发部位在胃部，不鼓励采用误导性的"胃贲门癌"（carcinoma of the gastric cardia）的称呼，

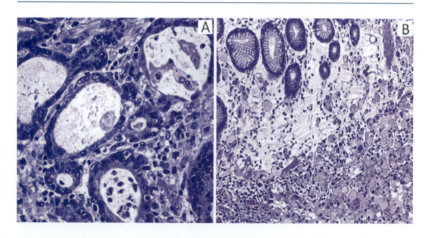

图5.4.3　胃癌的主要组织学类型

注：（A）肠道癌（劳伦分类法），管式型（WHO分类法）；（B）弥漫型癌（劳伦分类法），低内聚伴有印戒细胞型（WHO分类法）。

建议采用"胃近端癌"（carcinoma of the proximal stomach）这一表述。

早期胃癌，系指仅限于黏膜或粘膜下层的一种浸润性癌，考虑淋巴结状态（nodal status）。术语"早期"并不意味着癌症发生的一个阶段，而是意味着这些胃癌通常可以被治愈。但是如果不予治疗，早期胃癌的 63% 在 5 年内可以发展成为晚期肿瘤。在胃癌发病率较高的国家，如果筛查无症状的患者，会发现早期胃癌的发病率很高：日本和韩国的发病率是 30%～50%，西欧和北美数据较低，为 16%～24%。所有的早期胃癌中，10%～20% 会发生淋巴结转移，伴随着更深的黏膜下浸润，肿瘤直径增大。

晚期胃癌会侵入胃的固有肌层（muscularis propria）或者更深。大多数晚期胃癌患者会出现淋巴结转移，只能考虑姑息性手术（palliative surgery）。晚期患者往往还会发生淋巴管和血管侵袭，预示预后较差。胃癌还可以直接扩散至邻近器官，发生远处转移或腹膜转移（peritoneal dissemination）。肠型胃癌优先通过血管转移至肝脏，结合性差的细胞形成的胃癌（弥漫型）优先转移至腹膜表面（peritoneal surfaces）。混合型胃癌表现出这两种类型的转移模式。当肿瘤穿透浆膜（serosa），就会出现大量的腹膜转移。

遗传易感性和遗传性综合症

胃癌患者的一级亲属发展成为胃癌的几率是普通人群的将近 3 倍。其中一部分原因是在家族中普遍存在的幽门螺旋杆菌感染，以及 IL-1 基因多态性的潜在作用。此外，对致癌物的易感性也可能发挥作用，例如编码谷胱甘肽 S- 转移酶（glutathione S-transferase enzymes）基因的多态性，已知的烟草相关代谢产物的致癌性和 N- 乙酰转移酶 1（N-acetyltransferase 1）

会增加胃癌发生的风险。家族聚集性（familial clustering）的证据也已被发现，大约 10% 的胃癌显示出家族成分的证据，1%～3% 的胃癌是一种遗传倾向（inherited predisposition）的结果，其中的主要类型是遗传性弥漫型胃癌[10]。全基因组协会研究已经涉及前列腺干细胞抗原（PSCA）基因和黏蛋白 1（MUC1）基因的易感性。日本的人群中，大约 95% 具有两种风险基因型中的至少一种，大约有 56% 的人同时具有两种风险基因型[11]。

遗传性弥漫型胃癌

在临床标准的基础上，国际胃癌联合协会（International Gastric Cancer Linkage Consortium）定义的家庭遗传性弥漫型胃癌综合症需要满足两个条件之一：（1）在一级或二级亲属中，有两个以上的弥漫型胃癌的记录，其中至少一人的确诊年龄低于 50 岁；（2）在一级或二级亲属中，有三个以上的弥漫型胃癌的记录，不论确诊年龄大小[12]。这些家庭中的女性，乳腺小叶癌（lobular breast cancer）的风险较高。遗传学检测的标准在 2010 年进行了更新[13]。

编码 E- 钙黏蛋白的 CDH1 基因的改变，是遗传性弥漫型胃癌的遗传因果事件[14]。临床上定义的遗传性弥漫型胃癌可以在 30%～40% 的病例中检出 CDH1 基因突变。大部分（75%～80%）是截断突变（truncating mutations），而其余的是错义突变（missense mutations）。除了点突变（point mutations）以外，在点突变阴性的遗传性弥漫型胃癌家族中，还发现了大的胚系缺失（large germline deletions）。

目前推测，CDH1 基因突变携带者弥漫型胃癌的一种早期发展模式为：前体（上皮内）病变（原位癌和印戒细胞的骨炎样传播），早期黏膜内

癌，直至晚期癌症[15]。

胃腺癌和胃近端息肉

最近，已经确定了一种新的遗传性综合症：胃腺癌和胃近端息肉，其特征是基底腺息肉（fundic gland polyposis）的常染色体显性遗传，包括肠上皮化生或肠型胃腺癌（intestinal-type gastric adenocarcinoma）区域，这仅局限在近端胃，不包括结直肠息肉、十二指肠息肉或其他遗传性胃肠癌症综合症。这些综合症背后的遗传缺陷尚未得到解释[16]。

其他遗传性癌症综合症中的胃癌

显性遗传的癌症倾向综合症（cancer predisposition syndromes）也增加了胃癌的风险，如家族性腺瘤性息肉病（familial adenomatous poly-posis）、林奇症候群（Lynch syndrome）以及出现 TP53 胚系突变的李一佛美尼综合症（Li-Fraumeni syndrome）。

分子病理学

胃癌从根本上是基因组损伤累积对细胞功能影响的结果，生长信号"自给自足"（self-sufficiency），逃避抗生长信号（anti-growth signals），对抗细胞凋亡，具有持续复制潜力，诱导血管再生，进而形成侵袭或转移能力。这些基因的变化体现在三种基因组的不稳定性上：微卫星不稳定、染色体不稳定和 CpG 岛甲基化表型不稳定。此外，遗传变化和表观变化对癌基因和抑癌基因也会产生影响[17]。

某些癌基因在某一种特定类型的胃癌中优先改变，如肠型中的 HER2 和 KRAS。人类表皮生长因子受体 2 的过度表达和 / 或扩增存在于 10%～20% 的胃癌中，因此，人们认为 HER2 过度表达和 / 或扩增，可能

胃癌的预防

‖ 乔治·朱

胃癌的预防包括一级预防（消除可能的病因）和二级预防（早期发现）。一级预防被认为是一种可行的办法，工业化国家过去一个世纪的胃癌发病率显著下降。这种下降表明，环境因素是影响胃癌发生的主要因素。膳食干预，包括增加新鲜水果和蔬菜的摄入，减少盐、加工或熏制的肉类摄入是主要的一级预防战略。

根除幽门螺旋杆菌是另一种有前景的战略。尽管非常重要，但目前仅有两项研究评估了胃癌进展的主要结果。第一项（2004年中国高风险地区的1630位健康个体）的研究发现，在7.5年的时间里，根除幽门螺旋杆菌组的胃癌发病率与安慰剂组的胃癌发病率相似[1]。从这些结果来看，在一般人群中，幽门螺旋杆菌的根除目前不认为属于明确的支持型证据。但是，在没有癌前病变的萎缩或肠化生的亚组（subgroup）中，根除幽门螺旋杆菌可能会减少胃癌的发生。第二项研究（2008年日本544位随机早期胃癌患者，曾经接受内窥镜切除）显示，在3年随访中，根除幽门螺旋杆菌组的异时性胃癌（metachronous gastric carcinoma）风险降低到1/3[2]。这是第一项随机研究证明根除幽门螺旋杆菌可以有效预防胃癌；但是，这项研究的局限在于其非盲性且随访时间较短。

目前韩国正在开展一项研究（临床实验NCT01678027），在高危人群中招募胃癌患者家属。此外，在高危区域的人群中实施这一方案之前，还需要足够具有统计学意义的研究，即在一般人群中大规模招募患者。

二级预防是胃癌预防的另一个重要方面。韩国是全世界胃癌发病率最高的国家，自1999年以来，国家癌症筛查计划（National Cancer Screening Program）对40岁以上的人口提供两年一次的胃癌筛查。这是一种独特的筛查方案，采用内窥镜（比钡餐造影灵敏度更高）作为主要的筛查工具。可能是筛查起到的效果，韩国的胃癌患者5年生存率有所提高，从1996～2000年的46.6%，提高到2006～2010年的67.0%。此外，2年时间间隔内窥镜筛查发现的胃癌大多是局限于黏膜或黏膜下层（submucosal layers）的早期胃癌（见图B5.4.1），许多这样的癌症可以通过内窥镜下切除术，而非胃切除术[3]进行治疗。

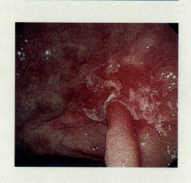

图B5.4.1　采用内窥镜筛查早期胃癌

注释

[1] Wong BC et al. (2004). *JAMA*, 291:187-194. http://dx.doi.org/10.1001/jama.291.2.187 PMID: 14722144.
[2] Fukase K etal. (2008). *Lancet*, 372:392-397. http://dx.doi.org/10.1016/S0140-6736(08)61159-9 PMID:18675689.
[3] Nam SY et al. (2009). *Eur J Gastroenterol Hepatol*, 21:855-860. http://dx.doi.org/10.1097/MEG.0b013e328318ed42 PMID: 19369882.

与胃癌相关的分子异常有一定的关系，对预后产生不良影响[18]。最近，一项关于胃癌基因组改变的全面调查研究揭示了分子排他性的系统模式，以及受体酪氨酸激酶（RTK）/RAS信号通路相关的基因，包括*FGFR2*（占肿瘤的9%）、*KRAS*（占肿瘤的9%）、*EGFR*（占肿瘤的8%）、*ErbB2*（占肿瘤的7%）和MET（占肿瘤的4%）[19]。这些基因以相互排他的方式，在胃癌中频繁扩增（见图5.4.4），形成五种截然不同的胃癌患者亚组。总的来说，这些亚组的研究表明，如果研发出针对（RTK）/RAS的治疗方法，至少37%的胃癌患者是可以治疗的。另一项独立研究发现，在来自英国、日本、新加坡的胃癌样本中，4.2%出现了*KRAS*突变，由此说明*KRAS*突变和DNA错配修复缺陷在小部分肿瘤人群亚组中有一定的作用[20]。

一些癌基因在弥漫型胃癌中优先改变，如*BCL2*和*FGFR2*（原K-*sam*）。在肠型胃癌和弥漫型胃癌中，还有其他癌基因也发生改变，如*CTNNB1*（编

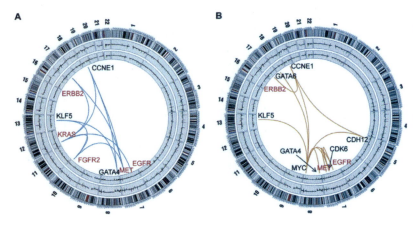

图 5.4.4　胃癌的基因改变：互相排斥和复合扩增
注：（A）焦点区域表现出相互排斥的基因组扩增模式。外层环形轨道为染色体基因组位置（黑线为细胞遗传带，红线为着丝粒）。蓝线为双焦点区域（基因），表现为重要的相互排斥的基因组扩增模式。受体酪氨酸激酶（RTK）/RAS 信号中的基因用红色突出显示。（B）焦点区域表现为基因组复合扩增模式。橙色线为双焦点区域（基因）的显著基因组复合扩增模式。（RTK）/RAS 信号中的基因用红色突出显示。

码 β- 连环蛋白）、*MET* 和 *MYC*。此外，许多抑癌基因也参与了胃癌的进展，包括肠型胃癌中的 *APC* 和 *DCC*，弥漫型胃癌中的 *CDH1* 和 *RB1*。在肠型和弥漫型这两种胃癌中，也有其他的抑癌基因发生改变，如 *PTEN* 和 *TP53*，并且这些改变在肠型胃癌中更为普遍。

预防、筛查和靶向药物

改善饮食和减少幽门螺旋杆菌的传播，可以在人口水平上显著降低胃癌发病率。随着经济的发展，在许多人口群体中已经发生了这两种变化，并且可以解释观察到胃癌发病率的下降。对人群的积极干预需要证明干预的有效性，证明办法只能来自随机实验。预防胃癌是日本[21]和韩国的一项非常重要的公共卫生问题（参见 前文《胃癌的预防》）。

在日本，大规模筛查的方法是钡餐和 X 射线透视，如果发现异常，则使用内窥镜。在韩国，主要筛查方法是内镜检查术（endoscopy）。测试血清胃蛋白酶原（serum pepsinogen），用于评估筛查和识别高风险患者，利

于发现早期胃癌。

内镜检查术非常敏感，特别适合胃癌的诊断测试。虽然色素内镜（chromo-endoscopy）和窄带成像（narrow-band imaging）技术改善了早期胃癌的癌前病变检查，但是仍有极大数量的病变无法检测出来。在决定治疗方案之前，需要用内镜超声术（endoscopic ultrasonography）根据肿瘤的特征进行肿瘤分期（tumour staging），但是内镜超声很少用于淋巴结分期（lymph-node staging），人们常用计算断层扫描（CT）检测淋巴结和肝转移。在术前分期时，联合运用正电子发射计算机断层显像（PET）与 CT 成像技术，可能比单独使用其中一种成像技术更有效。腹腔镜分期（laparoscopic staging）可能是排除腹膜种植（peritoneal seeding）的唯一途径。

现在，人们倾向于通过免疫组织化学和原位杂交技术检测胃癌的 *HER2* 表达，因为有证据表明，这类肿瘤可能对单克隆抗体曲妥单抗的治疗反应良好[22]。欧洲药品管理局（European Medicines Agency）和类似的权威机构推荐，通过免疫组织化学

和荧光原位杂交检测 *HER2* 可以确定哪些患者可能从曲妥单抗靶向治疗中受益。

对于符合遗传性弥漫型胃癌标准的家族，需筛查 *CDH1* 胚系改变（*CDH1* germline alterations）。由于降低风险的策略，*CDH1* 基因无症状携带者，可以进行预防性全胃切除术（total prophylactic gastrectomy），或者进行年度内窥镜筛查（在选定的分组里）。

注释

[1] Correa P (1992). Human gastric carcinogenesis: a multistep and multifactorial process - First American Cancer Society Award Lecture on Cancer Epidemiology and Prevention. *Cancer Res*, 52:6735-6740. PMID:1458460.

[2] IARC (2012). Biological agents. *IARC Monogr Eval Carcinog Risks Hum*, 100B:1-441. PMID:23189750.

[3] IARC (1994). Schistosomes, liver flukes and Helicobacter pylori. *IARC Monogr Eval Carcinog Risks Hum*, 61: 1-241. PMID:7715068.

[4] Basso D, Zambon CF, Letley DP et al. (2008). Clinical relevance of Helicobacter pylori cagA and vacA gene polymorphisms. *Gastroenterology*, 135:91-99. http://dx.doi.org/10.1053/j.gastro.2008.03.041 PMID:18474244.

[5] World Cancer Research Fund/American Institute for Cancer Research (2007). *Food, Nutrition, Physical Activity, and the Prevention of Cancer: A Global Perspective*. Washington, DC: American Institute for Cancer Research.

[6] Ren JS, Kamangar F, Forman D, Islami F (2012). Pickled food and risk of gastric cancer - a systematic review and meta-analysis of English and Chinese literature. *Cancer Epidemiol Biomarkers Prev*, 21:905-915. http://dx.doi.org/10.1158/1055-9965. EPI-12- 0202 PMID:22499775.

[7] El-Omar EM, Carrington M, Chow W-H et al. (2000). Interleukin-1 polymorphisms associated with increased risk of gastric cancer. *Nature*, 404:398-402. http://dx.doi.org/10.1038/35006081 PMID:10746728.

[8] Lauren P (1965). The two histological main types of gastric carcinoma: diffuse and so-called intestinal-type carcinoma. *An attempt at a histo-clinical classification*. Acta Pathol Microbiol Scand, 64:31-49. PMID:14320675.

[9] Lauwers GY, Carneiro F, Graham DY et al. (2010). Gastric carcinoma. In: Bosman FT, Carneiro F, Hruban RH, Theise ND, eds. *WHO Classification of Tumours of the Digestive System*, 4th ed. Lyon: IARC, pp. 48-58.

[10] Carneiro F, Charlton A, Huntsman DG (2010). Hereditary diffuse gastric cancer. In: Bosman FT, Carneiro F, Hruban RH, Theise ND, eds. *WHO Classification of Tumours of the Digestive System*, 4th ed. Lyon: IARC, pp. 59-63.

[11] Saeki N, Ono H, Sakamoto H, Yoshida T (2013). Genetic factors related to gastric cancer susceptibility identified using a genome-wide association study. *Cancer Sci*, 104:1-8. http://dx.doi.org/10.1111/cas.12042 PMID:23057512.

[12] Caldas C, Carneiro F, Lynch HT et al. (1999). Familial gastric cancer: overview and guidelines for management. *J Med Genet*, 36:873-880. PMID:10593993.

[13] Fitzgerald RC, Hardwick R, Huntsman D et al.; International Gastric Cancer Linkage Consortium (2010). Hereditary diffuse gastric cancer: updated consensus guidelines for clinical management and directions for future research. *J Med Genet*, 47:436444. http://dx.doi.org/10.1136/jmg.2009.074237 PMID:20591882.

[14] Guilford P, Hopkins J, Harraway J et al. (1998). E-cadherin germline mutations in familial gastric cancer. *Nature*, 392:402-405.http://dx.doi.org/10.1038/32918 PMID: 9537325.

[15] Carneiro F, Huntsman DG, Smyrk TC et al. (2004). Model of the early development of diffuse gastric cancer in E-cadherin mutation carriers and its implications for patient screening. *J Pathol*, 203:681-687. http://dx.doi.org/10.1002/path.1564 PMID:15141383.

[16] Worthley DL, Phillips KD, Wayte N et al. (2012). Gastric adenocarcinoma and proximal polyposis of the stomach (GAPPS): a new autosomal dominant syndrome. *Gut*, 61:774-779. http://dx.doi.org/10.1136/gutjnl-2011-300348 PMID:21813476.

[17] Carneiro F, Oliveira C, Leite M, Seruca R (2008). Molecular targets and biological modifiers in gastric cancer. *Semin Diagn Pathol*, 25:274-287. http://dx.doi.org/10.1053/j.semdp.2008.07.004 PMID:19013893.

[18] J0rgensen JT, Hersom M (2012). HER2 as a prognostic marker in gastric cancer - a systematic analysis of data from the literature. *J Cancer*, 3:137-144. http://dx.doi.org/10.7150/jca.4090 PMID:22481979.

[19] Deng N, Goh LK, Wang H et al. (2012). A comprehensive survey of genomic alterations in gastric cancer reveals systematic patterns of molecular exclusivity and co-occurrence among distinct therapeutic targets. *Gut*, 61:673-684. http://dx.doi.org/10.1136/gutjnl-2011-301839 PMID:22315472.

[20] van Grieken NC, Aoyma T, Chambers PA et al. (2013). KRAS and BRAF mutations are rare and related to DNA mismatch repair deficiency in gastric cancer from the East and the West: results from a large international multicentre study. *Br J Cancer*, 108:1495-1501. http://dx.doi.org/10.1038/bjc.2013.109 PMID:23511561.

[21] Asaka M (2013). A new approach for elimination of gastric cancer deaths in Japan. *Int J Cancer*, 132:1272-1276. http://dx.doi.org/10.1002/ijc.27965 PMID:23180638.

[22] Bang YJ, Van Cutsem E, Feyereislova A et al.; ToGA Trial Investigators (2010). Trastuzumab in combination with chemotherapy versus chemotherapy alone for treatment of HER2-positive advanced gastric or gastro-oesophageal junction cancer (ToGA): a phase 3, open-label, randomised controlled trial. *Lancet*, 376: 687-697. http://dx.doi.org/10.1016/S0140-6736(10)61121-X PMID:20728210.

5.5 | 结直肠癌

弗雷德·T.博斯曼
斯坦利·R.汉密尔顿（Fred T.Bosman，评审）
勒内·兰伯特（Rene Lambert，评审）

摘 要

· 结直肠癌是男性和女性中最常见的癌症之一，几乎占全球癌症发病率的 10%。

· 已经确定饮食结构、肥胖和缺乏体育活动是结直肠癌的风险因素，但是潜在的致病生物过程还没能确定。

· 大多数结直肠癌是按照腺瘤到癌的顺序发展，以结肠镜筛查为基础的腺瘤性息肉切除可作为预防措施之一。

· 结直肠癌有三种分子途径可以发生作用：（1）染色体不稳定途径，特征为 *APC*、*TP53* 和 *TGF-β* 基因的失活突变，*KRAS* 突变和端粒酶的活化；（2）微卫星不稳定性途径，特征为错配修复缺失，由错配修复基因的突变，或者 *MLH1* 的启动子甲基化的突变引起，导致一种超突变状态；（3）CpG 岛甲基化途径特征为基因启动子甲基化水平较高，典型的形态学表现为固着锯齿状腺瘤形式的前体病变。

· 家族性结直肠癌由不同症状组成，包括家族性腺瘤息肉、遗传性非息肉性结肠癌或林奇（Lynch）综合症、*MUTYH* 相关的息肉以及错构息肉综合症。

· 长期的肠炎疾病容易罹患结直肠癌。

· *KRAS* 突变可以作为预后因素，因其使抗EGFR药很难对肿瘤产生效果。

结直肠癌（colorectal cancer）定义为发生在结肠或直肠的恶性上皮肿瘤，通常是腺癌[1]。术语"结直肠癌"让人们感觉是同一类疾病，但是实际并非如此。术语"结直肠"是表征部位的习惯性用法，在实践中直肠癌（rectal cancer）的治疗方法与结肠癌（colon cancer）的治疗差异显著，主要原因是直肠的解剖学环境完全不同，直肠嵌入在靠近泌尿生殖器的狭小空间内。右侧结肠（盲肠、升结肠）癌与左侧结肠（从脾脏弯曲部分以下）癌在生物学上也不同，具体地说，是在分子特性和对靶向治疗的反应不同。在家族性综合症或者肠内炎症的背景下，虽特点不同，但均可发展成结直肠癌。最近的分子表达谱分析研究表明，结直肠癌的异质性或多或少超出了结直肠癌现有的分类[1～4]。

病因

世界癌症研究基金会（World Can-cer Research Fund）的一项评估[2]已经表明，体育活动预防结直肠癌具有一定的说服力；其他令人信服的证据包括红肉和加工肉类的摄入、酒精饮料摄入（男性，也可能包括女性）、身体肥胖和腹部脂肪、导致成年人身高增加的因素等是结直肠癌的病因。大蒜、牛奶和钙的摄入也有可能预防结直肠癌。

因此，引起结直肠癌风险增加的特定食物，重点关注的是肉类。虽然流行病学的这些证据确凿无误，但是相关的生物学过程目前尚不清楚。烹调后的肉类含有两类致癌物：杂环胺（heterocyclic amines）和多环芳香烃（polycyclic aromatic hydrocarbons），但是这些不太可能带来显著的风险[3]。这个问题的复杂程度可以从实验观察看到：膳食脂肪可以改变小鼠的肠道菌群（gut microbiota），然后间接影响胆汁酸（bile acids），直至促成肠炎疾病（参见下文）[4]。目前，对于饮食与癌变的这种直接关联，补充了新的认识，即肥胖可能在介导炎症到癌变的过程中起着至关重要的作用[5]。"肥胖增强炎症"的主要途径为：增加脂肪组织的巨噬细胞，导致

5.5 结直肠癌

5. 器官部位的癌症

•2012 年，结直肠癌几乎占全球癌症发病率负担的 10%，是男性中第三位最常见的癌症（估计有 74.6 万病例），女性中第二位最常见的癌症（61.4 万病例）。结直肠癌是全球癌症死亡第四位最常见的原因，估计导致 69.4 万人死亡。

•超过 65% 的新发病例发生在人类发展水平高或极高的国家；估计近半数的新发病例发生在欧洲和美洲。结直肠癌是目前在人类发展水平较高国家中的第三位常见癌症，中欧（斯洛伐克、匈牙利、捷克）和韩国男性的发病率最高。

•世界范围内各国的发病率相差 10 倍（男性和女性都是如此），许多非洲国家的发病率相对较低。与发病率相比，女性的死亡率低于男性，加勒比地区例外。

•结直肠癌发病负担（incidence burden）的规模和当前疾病发展情况，与该国的人类发展转型的各项指标密切相关，在许多正在向更高人类发展水平转型的国家中，结直肠癌的发病率和死亡率都在增加。与此相反，在已经达到人类发展最高水平的国家，结直肠癌的趋势似乎已经稳定或者下降。

炎性细胞因子的分泌，包括肿瘤坏死因子 α（TNF-α）、单核细胞趋化蛋白 1（monocyte chemoattractant protein 1）以及白介素 -6（IL-6）。所有这些途径，都与结直肠癌有关 [6]。

人们认为，结直肠癌主要是一种"生活方式"疾病，在饮食中热量较高、动物脂肪较多及久坐不动的人群中发病率较高。由于缺乏多个因素对风险产生影响的确切认识，防治措施仅仅是，也只能是广泛采用化疗。在预防腺瘤发展为癌症方面，非甾体抗炎药的防治效果证据可靠 [7]。

发病机理

在结直肠癌的发展过程中，有三种截然不同的途径，分别为染色体不稳定途径、微卫星不稳定途径和 CpG 岛甲基化途径 [8-10]。

染色体不稳定途径

在大约 85% 的偶发结直肠癌中，发现了染色体不稳定途径（chromosomal instability pathway），这是恶性肿瘤分子演化的原型。染色体异常（主要是等位基因的缺失和获得的组合）中通常包括新发现的染色体易位（chromosomal translocations）[11]。此类结直肠癌的特点是，Wnt 通路基因 *APC*（Wnt pathway genes *APC*）（70%）或 *CTNNB*（30%）发生的突变是分子癌变的关键因素 [12]。45% 的病例中发现了 *KRAS* 突变，通常发生在密码子 12 和 13 上，*KRAS* 突变影响抗表皮生长因子受体 EGFR 疗法的疗效。此外，70% 的病例出现 *TP53* 突变。*SMAD4*（其功能是 TGF-β2 受体下调）缺失主要发生在癌症晚期，提示预后较差。除了这些基因以外，最新证据指出了 20 多个频繁发生突变的基因，包括 *ARID1A*、*SOX9* 和 *FAM123B*/

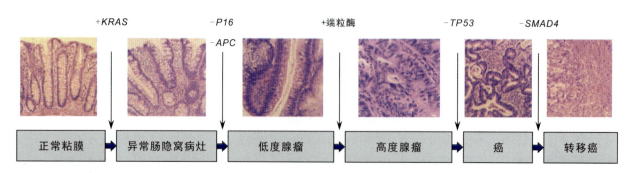

图 5.5.1 结直肠癌发展中的染色体不稳定途径 [8、9]

注：形态学上，腺瘤腺癌开始于轻微扰乱的腺窝和细胞核的异型性，称之为异常肠隐窝病灶。在这些病灶中常常出现 *KRAS* 突变的激活（+）。其中一些可能显示上皮异型增生（如第二个图所示），继续发展成为腺瘤。在这种情况下，经常出现 *APC* 突变失活（-）。低级的腺瘤都很小，主要呈管状，细胞核和异型增生有限。一旦端粒酶被激活（+），病变常为高级别的特征，即大的、绒毛状结构，细胞核高度异型增生（极性、核多形性、有丝分裂活动的消失）。浸润性癌的渐变过程常常伴随着 *TP53* 的突变。转移癌的渐变过程（肝脏最常出现造血性转移，如最右图所示）有进一步的分子事件，比如 *SMAD4* 的失活（-）。

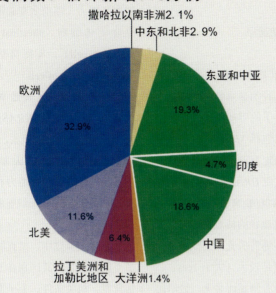

发病数：估计新增140万例

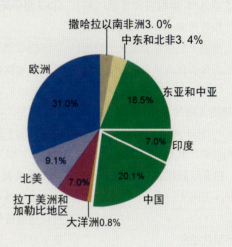

死亡数：估计69.4万例

饼状图 5.5.1 估计的全球两性结直肠癌新增病例和死亡人数在世界主要地区的比例分布，2012 年

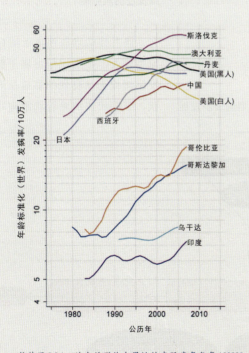

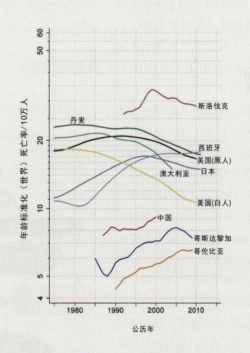

趋势图 5.5.1 选中的群体中男性结直肠癌每年每100000人年龄标准化（世界）发病率，年份范围为1975～2012 年

趋势图 5.5.2 选中的群体中男性结直肠癌每年每100000人年龄标准化（世界）死亡率，年份范围为1975～2012 年

WXT[11]。

从形态上看，这一系列最有可能始于一个异常隐窝病灶（aberrant crypt focus），粘膜中的某一小病灶，由于 *KRAS* 或 *APC* 基因突变干扰，粘膜隐窝结构被破坏。*APC* 突变造成隐窝病灶，形态上呈现肠上皮化生的迹象，表现出癌前病变状态。随后端粒酶活化（activation of telomerase）赋予腺瘤细胞无限的生存期（unlimited lifespan）。*TP53* 突变使早期腺瘤进展为晚期腺瘤。其他一些基因（包括 *SMAD*）把非浸润性腺瘤发展成为浸润癌病变（见图 5.5.1）。

微卫星不稳定途径

大约 15% 的偶发结直肠癌存在微卫星不稳定途径（microsatellite instability pathway）。这种遗传特点源自一种"不合格"的 DNA 错配修复系统（DNA mismatch repair system），是 *MLH1* 启动子甲基化的结果（偶发的微卫星不稳定途径的结直肠癌），或者是错配修复基因（*MLH1*、*MSH2*、*MSH6* 或 *PMS2*）体细胞突变的结果。另外，林奇综合征患者中，错配修复基因中的某一个基因发生胚系突变，也可以归于这一类型[10,13]，这些癌症中 *BRAF*（V600E）基因突变的频率相对较高。癌病变的早期发展阶段指的是腺瘤到腺癌的发展，腺瘤可能呈现无柄锯齿型（sessile serrated type）的肠上皮化生，其中一些腺瘤进一步发展成浸润性癌。这些癌倾向位于右半结肠，常伴有黏液或髓质组织学形态，宿主反应以淋巴细胞浸润为特征，这种途径产生的癌症预后较好，但其对标准辅助化疗的反应不一样，对 5-氟尿嘧啶（5-fluorouracil）的敏感性较低。对于微卫星不稳定的癌症患者，如果加入奥沙利铂（oxaliplatin），可以维持较好的生存率。不过，与微卫星稳定的肿瘤相比，加入依立替康（irinotecan）似乎并不会改善生存率，但是这些需要进一步确认[14]。

CpG 岛甲基化途径

CpG 岛甲基化途径[15,16] 与微卫星不稳定性途径明显重叠，其特点为多种基因启动子的甲基化（CpG 岛甲基化表型），包括 *MLH1*，由此产生的微卫星不稳定有助于其他遗传异常的积累，以发生 *BRAF* 基因的早期突变（通常是 V600E 突变）为特征。CpG 岛甲基化途径的特点是形态学上可识别的前体癌前病变，类似于良性增生息肉，但是较大（大于 1cm）、扁平，在结肠右侧显而易见，显示出不规则的隐窝结构，但不一定具备肠上皮化生的特点，与传统的腺瘤—癌病变过程有所区别（见图 5.5.2）。这些病变若是无柄锯齿状腺瘤（sessile serrated adenomas）或息肉，则发展成结直肠癌的风险增加，其程度仍有待确定。

病理学和遗传学

结直肠癌是一种典型的逐步发展的疾病[8,9]，从最初的良性癌前病变（腺瘤）开始，可最终发展为浸润性癌病变（腺癌），具有转移（转移性腺癌）能力。癌前病变起源于一个肠克隆前体细胞（intestinal clonogenic precursor cell），即隐窝基底干细胞（crypt base stem cell）[17]，随着基因变异的积累，尤其是 Wnt 通路中 *APC* 的失活突变、*KRAS* 的激活突变等突变形式开始积累，导致随后 TGF-β 通道 *TP53* 基因发生突变，进一步赋予肿瘤侵袭能力和转移能力（参见后文《Lgr5 干细胞的自我更新和肠癌》）。

在上述概述中，结直肠癌包括许多不同的亚型，其区别在于形态、遗传背景、相关条件、分子谱系、临床行为和治疗的反应等。结直肠癌是偶发的，与炎症性肠病或家族性倾向有关，临床上与家族性结直肠癌综合症有关。

偶发性结直肠癌

偶发性结直肠癌属于结直肠的原型癌类，在组织学上属于腺癌，发展规律为从良性的腺瘤息肉（管状、绒毛状或绒毛管状结构）开始

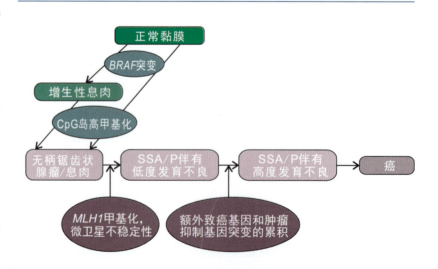

图 5.5.2　结直肠癌 CpG 岛甲基化的示意图
注：染色体不稳定性和微卫星不稳定性通路的一个重要区别是早期发生的 CpG 岛甲基化与 BRAF 突变。在之后的通路中，也出现了经常发生在其他通路中的基因时变。SSA/P 表示无柄锯齿状腺瘤息肉。

Lgr5 干细胞的自我更新和肠癌

汉斯·克莱沃斯（Hans Clevers）

肠上皮（intestinal epithelium）是成年哺乳动物自我更新速度最快的组织。Lgr5 最初识别为一个 Wnt 靶向基因，在结肠癌细胞中发生转录。嵌入两个等位基因，就可以揭示出隐窝柱状细胞（columnar cells at the crypt base）中的 Lgr5 在循环中的独特表达。研究人员使用一个可诱导的 Cre 敲除的等位基因（Cre knock-in allele）和 Rosa26-LacZ 报告株（reporter strain），在成年小鼠中进行谱系追踪实验。在整个生命周期里，Lgr5 阳性隐窝基底柱状细胞可分化成所有的上皮谱系（epithelial lineages），说明这些细胞代表的是小肠和结肠干细胞（stem cells）。在头发毛囊和胃上皮细胞也有类似的发现。

在三维培养体系（three-dimensional culture）中，单排序 Lgr5 阳性干细胞可以不断扩大隐窝—绒毛类类器官（crypt-villus organoids）。跟踪试验表明，Lgr5 阳性干细胞的层次结构在这类器官中得到保持。数据表明，肠隐窝—绒毛单元（intestinal crypt-villus units）是"自我组织"结构，它可以由一个单独的干细胞构建，不需要一种非上皮细胞微环境。同样的技术已被用于 Lgr5 阳性胃癌干细胞。

Wnt 传导通路激活的基因突变（如 APC）启动了肠癌。在绝大多数癌症中，很难找出那个起源的细胞。从干细胞，而非其他隐窝细胞中"删除"APC，再逐步生长，成为瘤样病变（neoplasia），这时识别出的干细胞就是腺瘤（adenomas）的起源细胞。此外，干细胞 / 祖细胞（progenitor cell）的层次结构依然保持在早期干细胞衍生的腺瘤中，进一步支持了"肿瘤干细胞"（cancer stem cell）这一概念。采用多彩 Cre 报告基因绘制的单一干细胞的命运映射图显示，Lgr5 干细胞是终身持有的，而隐窝（crypts）会在 1 ～ 6 个月内变成克隆体（clonality）。Lgr5 干细胞的分裂呈对称性。细胞动力学（cellular dynamics）符合这样的模型，"常驻"干细胞的数量，每天都会成倍增长，"随机收容"的干细胞或者端粒酶激活剂（telomerase activator）在细胞分裂之后就消亡了。Lgr5 干细胞，散布在帕内特细胞（Paneth cell）不同的端点之间，已知 Lgr5 干细胞可以产生抑菌物质。帕内特细胞是 CD24 阳性细胞，表达 EGF、TGF-a、Wnt3 和 Notch 配体 Dll4，在培养体系中维持着干细胞生长所需的全部信号。分类干细胞和帕内特（Paneth）细胞共同培养，可以显著改善类器官形成（organoid formation）。这种帕内特细胞需求可由一个外源 Wnt 脉冲替代。去除帕内特细胞遗传基因的结果是：随后发生的 Lgr5 干细胞的损失。在结肠隐窝，CD24 阳性细胞位于 Lgr5 干细胞之间，可能等同于帕内特细胞。数据表明，Lgr5 干细胞竞争的基本生态位信号是由帕内特细胞的特定子细胞提供。

[译注：这篇插入文章的作者在全球第一个发现肠干细胞，是世界干细胞研究最高权威之一。脸书与谷歌等企业设立的世界最大科学奖"生命科学突破奖"（Breakthrough Prize in Life Sciences），奖金 300 万美元，用于奖励"延长人类生命的研究"。从 2013 年第一次颁发该奖，本文作者是迄今获奖的唯一欧洲人。]

注释

[1] Schepers AG et al. (2012). *Science*, 337: 730-735. http://dx.doi.org/10.1126/science.1224676 PMID:22855427.

[2] Huch M et al. (2013). *Nature*, 494:247-250. http://dx.doi.org/10.1038/nature11826 PMID: 23354049.

5. 器官部位的癌症

发展，其中仅有限的一部分（估计约为10%）发展成为癌症。大型绒毛状结构的腺瘤发展成癌症的风险较高[1]。内镜息肉切除术可以作为腺瘤的治疗方法。

结直肠腺癌的主要扩散方式是前期侵入肠壁，转移到局部淋巴结；后期发生肝转移和肺转移。结直肠癌通常采用手术治疗（部分结肠切除术），（辅助）化疗的使用取决于疾病的分期。直肠癌（rectal cancer）常常采用新辅助化疗及放疗方案，之后采用手术治疗。癌症的分期决定其预后和治疗方案（见表5.5.1），尤其是当需要考虑辅助治疗方案时。晚期结直肠癌可以采用靶向治疗，针对EGFR（表皮生长因子受体）使用单克隆抗体（西妥昔单抗，帕尼单抗）。但是，这类方法仅仅适用于 KRAS 野生型肿瘤（KRAS wild-type tumours），因为 KRAS 突变会使肿瘤对"抗 EGFR 疗法"（anti-EGFR therapy）不敏感[18]。

炎症性肠病

通用术语"炎症性肠病"（inflammatory bowel disease）系指两类特定的实体病变：克罗恩病（Crohn disease）和溃疡性结肠炎（ulcerative colitis）。溃疡性结肠炎局限在结肠或直肠，特征是局限性黏膜和黏膜下层慢性炎性反应。克罗恩病的特征是透壁性炎症（transmural inflammation）和肉芽肿（granulomas），可影响胃肠道的任何部分，但最常见的影响是回肠末端（terminal ileum）。由于结肠和直肠受到慢性炎症的损伤，这两种疾病均增加了恶性肿瘤的风险[19]。流行病学证据显示，慢性结直肠血吸虫病（schistosomiasis）会增加结直肠癌的发病率[20]。炎症和癌症之间的关联，转录因子 NF-κB 是一个关键的媒介，主要机制为诱导促炎介质 COX-2

和 TNF-α 的表达，COX-2 和 TNF-α 在结直肠的癌变中均发挥作用（参见后文《结直肠癌中肿瘤引起的炎症和恶性进展》）。炎症性肠病中的结直肠癌基因组异常类似于偶发结直肠癌，但是 TP53 突变往往发生较早。APC 基因突变不常见。

炎症性肠病向结直肠癌的发展遵循"肠上皮化生—癌症"的顺序（见图5.5.3）。通过内窥镜检查早期发现肠上皮化生并施行部分结肠切除术，可防止其向浸润性癌发展。

家族性结直肠癌综合症

大约20%的结直肠病例呈现家族型聚集（cancer cluster），其中只有不到一半的病例可以精确地诊断出家族性结直肠癌综合症。如果一个或多个亲属确诊为这种恶性肿瘤，随着受影响家族成员人数的增加、确诊亲属年龄的增大，诊断出这类癌症的风险可增加2～6倍.虽然染色体位点（chromosomal loci）各不相同，但是最近单核苷酸的多态性（见表5.5.2）已被确定是结直肠癌风险增加的相关因素，不过这些低外显率基因和／或基因与环境之间的相互作用与家族性疾病群之间的关系目前还尚不清楚[12,13]。

家族性腺瘤型息肉综合症（familial adenomatous polyposis syndrome）在所有结直肠癌中约占1%，其特点是在结肠中有成百上千个腺瘤性息肉（adenomatous polyps）的早期发展（见图5.5.4）。同样，在管道性内脏中，尤其是在胃部，黏膜肿瘤（mucosal neoplasms）比较常见。该综合症是由 APC 基因突变引起。正常情况下，Wnt 信号通路中的 APC 蛋白通常与 β-连环蛋白结合（在正常上皮细胞中，整合到 E-钙黏蛋白—连环蛋白细胞粘附复合物），引起蛋白酶体（proteasome）的降解[13]。如

果 APC 缺失，导致细胞核中的 β-连环蛋白积累，它作为一种转录因子，促进增殖刺激基因（proliferation-stimulating genes）的转录，如 MYC 和细胞周期蛋白 D1（cyclin D1）。基因型与表型存在截然不同的相关性（genotype-phenotype correlations）[12,13]：有一些突变（密码子1250-1464）与严重的息肉（>1000腺瘤）相关，而另一些突变（在密码子157之前，密码子1595之后的突变，选择性剪切外显子9区域的突变）与毒性较弱的腺瘤型息肉疾病相关（通常10～100个腺体，结直肠癌终生风险为70%）。

加德纳综合症（Gardner syndrome）表现为许多胃肠息肉并发其他肿瘤的发生，包括骨瘤（osteomas）、硬纤维瘤（desmoid tumours）、表皮囊肿（epidermoid cysts）甚至牙齿异常（dental anomalies）。加德纳综合症的病源是 β-连环蛋白结合位点的局部编码发生 APC 突变。

错配修复缺陷综合症（mismatch repair deficiency syndrome），也称为遗传性非息肉型结肠癌（hereditary non-polyposis colon cancer），或者林奇综合症（Lynch syndrome），是一种最常见的遗传性结直肠癌易感综合症（大约占所有家族型直肠癌症综合症的3%），具有约80%的终生风险[13]。这种综合症的常染色体显性（autosomal dominant）起因于 DNA 错配修复基因（如染色体 3p21 的 MLH1、2p16 的 MSH2、2p16 的 MSH6，以及 7p22 的 PMS2）中的某一个基因发生突变。突变包括错配修复蛋白复合体（mismatch repair protein complex）修正 DNA 复制过程中发生的碱基错配、小的插入或缺失。常发生在 MLH1 和 MSH2（突变频率约80%）上。MSH2 缺失发生的可能机制是：TACSTD1 是一个直接上调 MSH2 的基因，在 TACSTD1 的转录通读时，由于基因沉默，造成

表 5.5.1　结直肠癌的 TNM 分期

T- 原发性肿瘤

TX: 不能诊断出的原发性肿瘤

T0: 没有证据的原发性肿瘤

Tis: 原位癌, 上皮内或固有层浸润

T1: 肿瘤侵入黏膜下层

T2: 肿瘤侵入黏膜肌层

T3: 肿瘤侵入浆膜下层或非结肠周旁或直肠周旁

T4: 肿瘤穿过腹膜脏层和 / 或直接侵入其他组织和结构

T4a: 肿瘤瘤穿过腹膜脏层

T4b: 肿瘤直接侵入其他器官或结构

N- 局部淋巴结

NX: 不能诊断出局部淋巴结

N0: 没有局部淋巴结转移

N1:1 ～ 3 个局部淋巴结转移

N1a:1 个局部淋巴结转移

N1b:2 个或 3 个局部淋巴结转移

N1c: 肿瘤沉积, 即在浆膜下层或非结肠周旁或直肠软组织不存在局部淋巴结转移的附属区

N2:4 个或更多个局部淋巴结转移

N2a:4 ～ 6 个局部淋巴结转移

N2b:7 个或更多个局部淋巴结转移

M- 远处转移

M0: 没有远处转移

M1: 远处转移

M1a: 限于 1 个器官的转移

M1b: 超过 1 个器官或腹膜的转移

分期

阶段	T	N	M
阶段 0	Tis	N0	M0
阶段 I	T1, T2	N0	M0
阶段 II	T3, T4	N0	M0
阶段 II A	T3	N0	M0
阶段 II B	T4a	N0	M0
阶段 II C	T4b	N0	M0
阶段 III	任何 T	N1, N2	M0
阶段 III A	T1, T2	N1	M0
	T1	N2a	M0
	T3, T4a	N1	M0
阶段 III B	T2, T3	N2a	M0
	T1, T2	N2b	M0
	T4a	N2a	M0
阶段 III C	T3, T4a	N2b	M0
	T4b	N1, N2	M0
阶段 IV A	任何 T	任何 N	M1a
阶段 IV B	任何 T	任何 N	M1b

MSH2 缺失。MSH2 编码 Ep-CAM 蛋白（Ep-CAM protein）, TACSTD1 最后的外显子（last exons）的胚系缺失（germline deletion）的结果是, 转录在 MSH2 继续延伸, 但是 MSH2 已经功能性丧失其活性。

这些癌症表现出微卫星不稳定性, 在整个基因组中二核苷酸（dinucleotide）重复长度的变异性增加。这不一定致病, 但当它们发生在细胞增殖、凋亡或 DNA 修复等过程的关键基因中时, 影响较大。错配修复缺陷型癌症的特征是点突变（point mutations）或称超突变（hypermutation）, 染色体重排和等位基因失衡（allelic imbalances）比较少见。

错配修复缺陷型癌症（mismatch repair-deficient cancers）遵循腺瘤到癌的发展顺序, 与息肉无关, 通常发生在右侧结肠, 组织学上往往属于黏蛋白型或髓质型, 淋巴宿主反应显著。与能够修复错配的癌症相比, 预后较好, 但是对辅助化疗的反应较差。这类癌症也可能发生在其他器官, 包括（按递减顺序排列）子宫内膜、卵巢、十二指肠、泌尿道、胃、胰腺、胆道系统和脑。

最近已经确定与 MUTYH 相关的息肉（MAP）综合症 [MUTYH-associated polyposis（MAP）syndrome], 简称 MAP 综合症, 估计约占结直肠癌的 2%。MAP 综合症与家族性腺瘤型息肉类似, 在结直肠出现许多腺瘤型息肉且结直肠癌的终生风险较高。腺瘤的数量范围从极少数到几百不等。因此, MAP 综合症有些类似于毒性较弱的家族性腺瘤型息肉病。其肠外症状主要包括十二指肠腺瘤或腺癌, 以及各种肠外肿瘤。MAP 是一种常染色体隐性遗传病（autosomal recessive disorder）, 是由 MUTYH 基因的等位基因突变（biallelic mutations）引

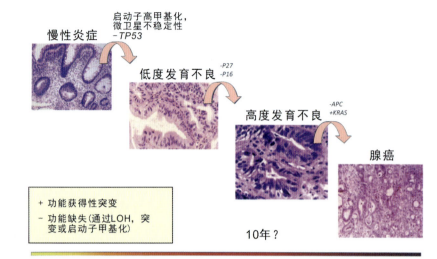

图 5.5.3　炎症性肠道疾病中结直肠癌的异型增生到癌的渐变

注：慢性炎症不断释放氧自由基和炎症细胞因子，导致诱变和生长的刺激。TP53 突变发生在这个过程的早期，并且与低级的异型增生有关。此外，CpG 岛的过度甲基化导致 P16 和 P27 启动子沉默。这些事件的累积导致了高度异型增生的形成。另外，如 KRAS 突变和 Wnt 通路的激活，可以通过 APC 突变参与浸润性癌的形成。LOH 表示杂合性缺失。

起的常染色体隐性遗传病，位于染色体 1p。该基因编码的蛋白在 DNA 碱基切除修复途径（DNA base excision repair pathway）中具有重要功能。

预后和预测因素

目前人们从最终辅助化疗的角度对结肠癌患者使用分级治疗的标准，主要根据经典的肿瘤—淋巴结—转移（TNM）的分期参数，找出肿瘤扩展（T）和淋巴结转移（N）的参数。但是，这种做法缺乏精确度（见表 5.5.1），现在迫切需要更好的参数。

微卫星不稳定癌症的预后优于微卫星稳定的癌症[10]。但是微卫星不稳定的癌症患者可能无法从 5-FU 为基础的化疗方案中获益，不过这仍然存在争议。微卫星稳定的癌症，BRAF V600E 突变导致预后较差，尤其是复发后的生存期短。从 II 期 /III 期患者总生存期来看，KRAS 基因突变状态对预后的影响无显著差异[21]。最新公布的研究，如 Oncotype DX 测试（基于多重逆转录聚合酶链式反应）和 ColoPrint（微阵列），可能对预后有

一定的参考价值，但是尚未得到独立的证实[22]。人们正在开发新的预后分类方法[11, 23~25]，但仍需进行临床验证。

KRAS 基因突变的检测已经成为晚期结直肠癌的主要治疗手段，因为 KRAS 突变的癌症对抗 EGFR 疗法（西妥昔单抗，帕尼单抗）不敏感。这是由于在 MAPK 通路上，KRAS 是 EGFR 的下游，这使上游 EGFR 靶向治疗无效。只有大约 40% 的 KRAS 野生型结直肠癌，对抗 EGFR 疗法有反应，说明有其他基因参与，包括 PIK3CA、BRAF、NRAS、pTEN 以及其他尚未识别的基因[21]。

远景

结直肠癌的筛查方法主要采用粪便隐血测试（faecal occult blood test），这种方法的灵敏度适中，特异性（specificity）较低。已有证据表明，乙状结肠镜筛查可以大大减少结直肠癌的发病率和死亡率。人们越来越提倡使用结肠镜检查，从原理上来讲结肠镜息肉切除术可以彻底根除疾病。目前正在开发分子检测方法，在排泄物或血液中，检测疾病的特定 DNA 异常[26]。

结直肠癌的异质性（heterogeneity）始终在挑战临床医生和病理学家。为什么在组织学上相似分期的癌症在复发和对化疗反应上表现出不同的特点，这长期以来一直是个谜。在结直肠癌分类中，加入分子参数，改善了目前使用的分类系统[27]。大量结直肠癌的分子解释，详细的随访数据，可能会使人们在这些异质性的分子机制研究上有新的认知。"癌症基因组图谱"（Cancer Genome Atlas）数据[11] 以及最新的结直肠癌分子分类的方法[23,24]，在不久的将来会重新定义结直肠癌亚型，对临床治疗产生影响。最新的数据指向至少五种分子定义的亚型[24]，虽然一部分与现有的分类（微卫星不稳定性）互相重叠，但却增加了额外的复杂性，这可能产生更精细的子分类。此外，还将出现新的治疗靶点、预后和预测性生物标志物。

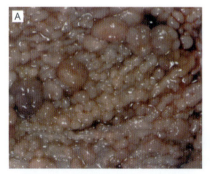

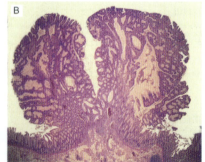

图 5.5.4　家族性结直肠癌综合征

注：（A）一个 24 岁患有家族性腺瘤息肉的男性患者，进行全结肠切除术的结肠黏膜。（B）黏膜有多个腺瘤息肉（苏木精—伊红染色）。

表 5.5.2　与结直肠癌可能风险有关的遗传性综合症

综合征	基因（染色体）	MIM 号
常染色体显性可遗传的结直肠癌		
没有或很少的腺瘤息肉		
林奇综合症 [a, b]	MLH1（3p21 ~ p23）	120435
	MSH2（2p21）	
	MSH6（2p21）	
	PMS2（7p22）	
腺瘤息肉		
家族性腺瘤息肉（FAP）[a] 和衰减的 FAP	APC（5q21 ~ q22）	175100
错构的／混合的／增生性息肉		
佩茨－耶格综合症	LKB1/STK11（19p13.3）	175200
幼年性息肉病综合症	SMAD4（18q21.1）	174900
	BMPR1A（10q22.3）	
遗传性出血性毛细血管扩张症 [c]	ENG（9q33 ~ q34.1）	187300
	ACVRL1（12q11 ~ q14）	
增生性息肉综合症 [c]	MUTYH（1p34.1；常染色体隐性遗传）	未定义
	MBD4（3q21.3）	
遗传性混合息肉病综合症 [c]	CRAC1（15q13 ~ q21）	601228
错构瘤肿瘤综合症（考登综合症，班纳扬－卢瓦尔卡卡巴－赖利综合症）[c]	PTEN（10q23）	158350/153480
伯特－霍格－杜布综合症 [c]	FLCN（17p11.2）	135150
常染色体隐性不可遗传性结直肠癌		
腺瘤状、锯齿状腺瘤和增生性息肉		
MUTYH 相关息肉病 [b]	MUTYH（1p34.1）	608456

注：MIM，即人类孟德尔遗传（可参阅 www.omim.org）。

　　[a]Turcot 综合症是林奇综合症的变体，或伴有脑肿瘤的家族性腺瘤息肉。

　　[b]Muir-Torre 综合症是林奇综合症的变体，或伴有皮脂腺肿瘤的 MUTYH 相关息肉病。

　　[c] 结直肠癌风险不明确。

5. 器官部位的癌症

结直肠癌中肿瘤引起的炎症和恶性进展

迈克尔·卡琳（Michael Karin）

2% 的结直肠癌有炎症性肠炎史，特别是溃疡性结肠炎（ulcerative colitis），因此这一类结肠癌被称为结肠炎相关的癌症。而绝大部分结直肠癌，包括家族性和偶发性结直肠癌，都没有显示出任何炎症性肠炎的迹象。表达谱（expression profiling）显示出同样的炎症基因标记，主要是 NF-κB 和 STAT3 的激活。研究发现，无论结肠炎相关的癌症还是结直肠癌，都存在结直肠癌引发炎症反应的起源问题。

早期的实验证实，NF-κB 的活化会导致促炎细胞因子白介素-6（IL-6）的产生，这是 STAT3 的一种威力很大的活化剂。IL-6 在结肠炎相关的癌症发展中发挥着关键作用。最近，人们研究了偶发恶性病变的发展及一系列过程，通过研究炎症的起源和作用，发现绝大部分恶性病变的起因是抑癌基因 APC 的缺失和 β-连环蛋白信号通路的激活。这些研究主要集中在 IL-23，它是由非常独特的 p19 亚单位和 p40 亚单位构成的一种异二聚体细胞因子（heterodimeric cytokine）。IL-23 与 IL-12 共享 p40 亚单位，在结直肠癌邻近的非肿瘤组织中，IL-23 的表达急剧上升。这些研究的发现一直延伸到结直肠肿瘤形成（colorectal tumorigenesis）的 CPC-Apc 小鼠模型中。在 CPC-Apc 小鼠身上，结直肠腺瘤中 IL-23 表达的主要来源是肿瘤相关的巨噬细胞。重要的是 IL-23 的 p19 亚单位的消融，无论是所有的细胞消融，还是仅骨髓来源的细胞消融，都会使 CPC-Apc 小鼠的结直肠癌进展衰减、过程减缓。当 IL-23 受体（IL-23R）消融以后，也可以观察到类似的结果。当腺瘤上皮细胞（adenoma epithelial cells） 无 IL-23R 表达时，IL-23 必须通过一种间接机制发挥致瘤作用。IL-23 信号促进 IL-17 产生的 T 细胞（Th17 细胞）极化和 IL-6 的产生，这两者都有助于小鼠偶发性结直肠肿瘤的发生和进展。

重要的是，分子流行病学研究发现，大约 10% 的结直肠癌患者伴随 IL-23 的 Th17 标志物上调，并且已经证明，这种标志物在 I 期 /II 期疾病中导致预后非常差，且明显减少无病生存期（disease-free survival）。肿瘤相关巨噬细胞（tumour-associated macrophages）IL-23 的特殊诱导机制取决于 Toll 样受体（Toll-like receptor）/MyD88 的信号，这种信号的激活似乎是结肠的微生物菌群成分渗透到腺瘤时的反应。在小鼠和人类的结肠腺瘤中都检测出了细菌的 16S RNA（eubacterial 16S RNA）。此外与周围的非癌变组织相比，腺瘤的细菌内毒素（bacterial endotoxin）的渗透率也有增加。

小鼠和人类结直肠腺瘤的发展与保护性黏蛋白及连接粘附蛋白的缺失有关，其主要机制可能是，微生物产物选择性进入肿瘤，诱导形成促进肿瘤的 IL-23-Th17 信号。未来的研究重点应当放在抗 IL-23 或抗 IL-17 介入治疗的疗效以及使结肠直肠癌患者的 IL-17 分泌大幅度变化的遗传和环境因素上。

参考文献

[1] Grivennikov SI et al. (2012). *Nature*, 491:254-258. http://dx.doi.org/10.1038/nature11465 PMID:23034650.

注释

[1] Hamilton S, Bosman F, Boffetta P et al. (2010). Carcinoma of the colon and the rectum. In: Bosman FT, Carneiro F, Hruban RH, Theise ND, eds. *WHO Classification of Tumours of the Digestive System*, 4th ed. Lyon: IARC, pp. 134-146.

[2] World Cancer Research Fund/American Institute for Cancer Research (2007). *Food, Nutrition, Physical Activity, and the Prevention of Cancer*: A Global Perspective. Washington DC: American Institute for Cancer Research.

[3] Cross AJ, Ferrucci LM, Risch A et al. (2010). A large prospective study of meat consumption and colorectal cancer risk: an investigation of potential mechanisms underlying this association. *Cancer Res*, 70:2406-2414. http://dx.doi.org/10.1158/0008- 5472.CAN-09-3929 PMID:20215514.

[4] Devkota S, Wang Y, Musch MW et al. (2012). Dietary-fat-induced taurocholic acid promotes pathobiont expansion and colitis in Il10 -/- mice. *Nature*, 487:104-108. http://dx.doi.org/10.1038/nature11225 PMID:22722865.

[5] Vazzana N, Riondino S, Toto V et al. (2012). Obesity-driven inflammation and colorectal cancer. *Curr Med Chem*, 19: 58375853. http://dx.doi.org/10.2174/092986712804143349 PMID:23033947.

[6] Guffey CR, Fan D, Singh UP, Murphy EA (2013). Linking obesity to colorectal cancer: recent insights into plausible biological mechanisms. *Curr Opin Clin Nutr Metab Care*, 16:595-600. http://dx.doi.org/10.1097/MCO.0b013e328362d10b PMID:23743611.

[7] Thun MJ, Jacobs EJ, Patrono C (2012). The role of aspirin in cancer prevention. *Nat Rev Clin Oncol*, 9:259-267. http://dx.doi.org/10.1038/nrclmonc.2011.199 PMID:22473097.

[8] Fearon ER, Vogelstein B (1990). A genetic model for colorectal tumorigenesis. *Cell*, 61:759-767. http://dx.doi.org/10.1016/0092-8674(90)90186-I PMID:2188735.

[9] Kinzler KW, Vogelstein B (1996). Lessons from hereditary colorectal cancer. *Cell*, 87:159-170. http://dx.doi.org/10.1016/S0092-8674(00)81333-1 PMID:8861899.

[10] Boland CR, Goel A (2010). Microsatellite instability in colorectal cancer. *Gastroenterology*, 138:2073-2087. http://dx.doi.org/10.1053/j.gastro.2009.12.064 PMID:20420947.

[11] Muzny DM, Bainbridge MN, Chang K et al.; Cancer Genome Atlas Network (2012). Comprehensive molecular characterization of human colon and rectal cancer. *Nature*, 487:330-337. http://dx.doi.org/10.1038/nature11252 PMID:22810696.

[12] Fearon ER (2011). Molecular genetics of colorectal cancer. *Annu Rev Pathol*, 6:479-507. http://dx.doi.org/10.1146/annurev-pathol-011110-130235 PMID:21090969.

[13] Gala M, Chung DC (2011). Hereditary colon cancer syndromes. *Semin Oncol*, 38:490-499.http://dx.doi.org/10.1053/j.seminoncol.2011.05.003 PMID:21810508.

[14] Sinicrope FA, Sargent DJ (2012). Molecular pathways: microsatellite instability in colorectal cancer: prognostic, predictive, and therapeutic implications. *Clin Cancer Res*, 18:1506-1512. http://dx.doi.org/10.1158/1078-0432.CCR-11-1469 PMID:22302899.

[15] Liang JJ, Alrawi S, Tan D (2008). Nomenclature, molecular genetics and clinical significance of the precursor lesions in the serrated polyp pathway of colorectal carcinoma. *Int J Clin Exp Pathol*, 1:317-324. PMID:18787610.

[16] Snover DC (2011). Update on the serrated pathway to colorectal carcinoma. *Hum Pathol*, 42:1-10. http://dx.doi.org/10.1016/j.humpath.2010.06.002 PMID:20869746.

[17] Vries RG, Huch M, Clevers H (2010). Stem cells and cancer of the stomach and intestine. *Mol Oncol*, 4:373-384.http://dx.doi.org/10.1016/j.molonc.2010.05.001 PMID:20598659.

[18] Bohanes P, LaBonte MJ, Winder T, Lenz HJ (2011). Predictive molecular classifiers in colorectal cancer. *Semin Oncol*, 38:576 587. http://dx.doi.org/10.1053/j.seminoncol.2011.05.012 PMID:21810517

[19] Xie J, Itzkowitz SH (2008). Cancer in inflammatory bowel disease. *World J Gastroenterol*, 14:378-389. http://dx.doi.org/10.3748/wjg.14.378 PMID:18200660.

[20] Qiu D-C, Hubbard AE, Zhong B et al. (2005). A matched, case-control study of the association between Schistosoma japonicum and liver and colon cancers, in rural China. *Ann Trop Med Parasitol*, 99:47-52. http://dx.doi.org/10.1179/136485905X19883 PMID:15701255.

[21] Roth AD, Tejpar S, Delorenzi M et al. (2010). Prognostic role of KRAS and BRAF in stage II and III resected colon cancer: results of the translational study on the PETACC-3, EORTC 40993, SAKK 60-00 trial. *J Clin Oncol*, 28:466474. http://dx.doi.org/10.1200/JCQ.2009.23.3452 PMID:20008640.

[22] Kelley RK, Venook AP (2011). Prognostic and predictive markers in stage II colon cancer: is there a role for gene expression profiling? *Clin Colorectal Cancer*, 10:73-80. http://dx.doi.org/10.1016/j.clcc.2011.03.001 PMID:21859557.

[23] Sadanandam A, Lyssiotis CA, Homicsko K et al. (2013). A colorectal cancer classification system that associates cellular phenotype and responses to therapy. *Nat Med*, 19:619-625. http://dx.doi.org/10.1038/nm.3175 PMID:23584089.

[24] De Sousa E Melo F, Wang X, Jansen M et al. (2013). Poor-prognosis colon cancer is defined by a molecularly distinct subtype and develops from serrated precursor lesions. *Nat Med*, 19:614-618. http://dx.doi.org/10.1038/nm.3174 PMID:23584090.

[25] Merlos-Suarez A, Barriga FM, Jung P et al. (2011). The intestinal stem cell signature identifies colorectal cancer stem cells and predicts disease relapse. *Cell Stem Cell*, 8:511-524. http://dx.doi.org/10.1016/j.stem.2011.02.020 PMID:21419747.

[26] Bosch LJ, Carvalho B, Fijneman RJ et al. (2011). Molecular tests for colorectal cancer screening. Clin Colorectal Cancer, 10:823. http://dx.doi.org/10.3816/CCC.2011.n002 PMID:21609931.

[27] Roth AD, Delorenzi M, Tejpar S et al. (2012). Integrated analysis of molecular and clinical prognostic factors in stage II/III colon cancer. *J Natl Cancer Inst*, 104:1635-1646. http://dx.doi.org/10.1093/jnci/djs427 PMID:23104212.

参考网站

American Cancer Society Colorectal Cancer home page: http://www.cancer.org/cancer/colonandrectumcancer/index

MedlinePlus Colorectal Cancer home page: http://www.nlm.nih.gov/medlineplus/colorectalcancer.html

National Cancer Institute Colon and Rectal Cancer home page: http://www.cancer.gov/cancertopics/types/colon-and-rectal

SEER Stat Fact Sheets: Colon and Rectum: http://seer.cancer.gov/statfacts/html/colorect.html

5. 器官部位的癌症

5.6 | 肝癌

5. 器官部位的癌症

尼尔·D. 泰泽（Neil D.Theise）
陈建仁（Chien-Jen Chen，评审）
迈克尔·C. 邱（Michael C.Kew，评审）

摘 要

· 肝癌发病率最高的地区也是疾病诱发因素最流行的地区。在亚洲和非洲，慢性乙型肝炎病毒（HBV）和丙型肝炎病毒（HCV）的感染是主要病因，中国和撒哈拉以南非洲主要病因则是黄曲霉毒素暴露。

· 男性肝癌发病率是女性的 2 倍以上，反应出较高的慢性肝脏疾病的易感性和可能的激素影响。北美和欧洲的部分地区，由于慢性丙型肝炎病毒（HCV）感染，发病率正在增加。随着代谢综合症和非酒精性脂肪肝的流行，预计发病率将继续增大。

· WHO 推荐婴儿普遍接种抗乙肝病毒（HBV）疫苗，以及采用抗病毒疗法治疗慢性乙型和丙型肝炎病毒的感染，将会降低相关区域的肝癌发病率。采用有效的干预措施同样也可以减少黄曲霉毒素暴露。

· 建议慢性肝脏疾病的患者定期进行肝癌筛查；没有慢性肝脏疾病的人，或者生活在不进行肝癌筛查地区的人，很可能直到肝癌晚期才会出现症状。

· 肝癌通常干扰 Wnt/β - 连环蛋白（β-catenin）信号通路。在黄曲霉毒素环境暴露下，可以识别出 TP53 中一个特定密码子的突变。

· 除了东南亚，胆管癌并不常见，在东南亚肝吸虫感染，如支睾吸虫（Clonorchis）和后睾吸虫（Opisthorchis）很常见，这是一种地方病。胆管癌目前很难医治，一旦发生往往致命。

肝脏发生的最常见的肿瘤类型是转移性肿瘤[1]。在原发性肝癌中，肝细胞癌占肝癌总数的大约 80%。第二常见的癌症是胆管癌，由胆道系统中的腺体形成腺癌[2]。其他罕见的原发肿瘤包括黏液性囊性肿瘤（mucinous cystic neoplasm）和导管乳突状胆道肿瘤（intraductal papillary biliary neoplasm）。近年来出现的分类命名包括胰腺导管恶性肿瘤（pancreatic ductal malignancies）、肝胆混合型肿瘤（tumours of mixed hepatocellular and biliary phenotype）、儿童肝母细胞瘤（hepatoblastoma in children）和间叶细胞瘤（mesenchymal tumours）如皮内细胞癌（angiosarcoma）[1]。

病因

一般来说，肝癌男性比女性发病率高[1,3]。慢性乙型肝炎病毒（HBV）和丙型肝炎病毒（HCV）感染且长期摄入酒精的男性，肝癌较为高发。性激素可能也会影响肝癌形成[4]。在不同的种族和民族中，发病率有所差异[3]。在美国，美国原住民、亚裔美国人和太平洋岛屿的美国人肝癌比率明显较高。西班牙裔 / 拉丁美洲裔、非洲裔美国人和美国原住民的比率中等。白种人的肝癌比率最低。这些差异可能说明诱发疾病的条件与风险因素有所不同，遗传性差异和表观遗传差异可能也很显著。

世界上肝癌发病率最高的地区也是诱发疾病条件最流行的地区（见表 5.6.1）[1,3]。例如南亚和东亚，这些地区流行乙肝病毒（HBV）感染；埃及在大规模接种疫苗行动中，由于消毒失误造成的丙肝病毒（HCV）感染率较高；撒哈拉以南非洲、东南亚和中国，存在严重的黄曲霉毒素暴露[3]。在中国、韩国、日本、津巴布韦和埃及，发病率超过 20/100000[3]。报告肝癌发

• 肝癌占全球发病率的 6%、死亡率的 9%。2012 年，估计有 74.6 万人死于肝癌，肝癌是全球第二位最常见的癌症死亡原因。

• 肝癌是男性的第五位最常见癌症（55.4 万新发病例，占总数的 8%），女性的第九位最常见癌症（22.8 万新发病例，占总数的 3%）。将近 3/4 的新发病例在中低发展水平国家；全世界的发病率和死亡率，超过一半发生在中国。

• 由于肝癌的致死率（fatality）很高（总死亡率和发病率之比为 0.95），所以死亡率的地理分布格局和趋势与观察到的发病率非常相似。

• 迄今为止，蒙古国的年龄标准化发病率最高。东亚和东南亚、非洲、美拉尼西亚（Melanesia）发病率较高。越是高度发达的地区，发病率往往越低。

病率最低的是北美、南美和欧洲北部，通常小于 10/100000[3]。

肝癌发病率的变化反映了易感因素分布的变化[1,3]。因此随着欧洲、北美、南美和大洋洲丙肝病毒（HCV）感染人群的不断扩大，这些国家肝癌的发病率也逐渐增加[3]。非酒精性脂肪肝（non-alcoholic fatty liver disease）被认为是一种相对较新的易感条件，在受该病影响的地区，肝癌发病率可能会增加[5]。慢性肝病患者生存率的增加也可能对肝癌发病率的增加起到一定的作用[3]。

相比之下，东亚的肝癌发病率在不断下降[1,3]。在日本，随着 20 世纪上半叶丙肝病毒（HCV）感染人数的减少，肝癌的发病率也在不断下降。在中国和新加坡，乙肝病毒（HBV）感染仍然是主要的诱发原因，由于黄曲霉毒素暴露的减少，导致 HBV 相关疾病也有所下降。疫苗接种和乙肝病毒（HBV）感染治疗，以及更为成功的新型丙肝病毒（HCV）感染疗法几乎肯定可以减少肝癌发病率，因为这些都是重要的风险因素。事实上，乙肝疫苗的作用已经有据可查，中国台湾的预防接种的出生队列中，经过 20 年的随访，肝癌发病的预防达到 70%[6]。

偶发的胆管癌以及与乙肝病毒（HCV）、丙肝病毒（HBV）和原发硬化性胆管炎（cholangitis）相关的胆管癌较为少见[1]。但是，地方性肝吸虫肆虐的地区，如泰国东北部发病率很高，男性为 88/100000，女性为 35/100000[2]。

肝癌与慢性肝病的关系非常密切[1,3,5,7]。虽然这种恶性肿瘤往往发生在肝硬化的背景下，但是肝硬化本身并不属于癌前病变[8]。相反，肝硬化和肝癌的发展，可以并行同时发展几年到几十年[1,9]。除此之外，即使不存在肝癌，肝硬化本身也会发展[1,10]。肝癌最重要的致癌因素是病毒感染（通常涉及乙肝病毒或丙肝病毒）和毒性损伤。肝癌的发生通常起始于黄曲霉毒素或酒精的摄入[1,3]。HBV 和 HCV 流行的地区，这种恶性肿瘤的发病率较高。在这类慢性感染中，病毒载量（viral load）是引起病毒性肝炎相关肝病进展的主要因素[10,11]。值得注意的是，只有大约 1/4 的慢性 HBV 和 HCV 感染会进展成为肝癌[2]。人们已经开发出若干模型，可以预测慢性 HBV 感染引发的肝癌，风险计算模型包括：年龄、性别、肝细胞癌的家族病史、酒精摄入、血清谷丙转氨酶（ALT）的水平和病毒因素 [包括乙型肝炎病毒 HBV e 抗原（HBeAg）血清状况、病毒载量、基因型][12]。如果同时感染 HBV 和 HCV 两种肝炎病毒，将会进一步增大患癌风险[13]。HIV 感染似乎也是肝癌的一个风险因素[14]。

表 5.6.1　肝细胞癌和胆管癌的风险因素

类型	肝细胞癌	胆管癌
流行病	慢性 HBV 感染 慢性 HCV 感染 黄曲霉素感染	肝吸虫
常见	慢性饮酒 非酒精性脂肪肝疾病	原发性硬化性胆管炎 复发化脓性胆管炎 慢性 HCV 感染
少见	遗传性血色病的 a-1 抗胰蛋白酶缺乏症	慢性 HBV 感染 非酒精性脂肪肝疾病

注：HBV 即肝炎 B 病毒；HCV 即肝炎 C 病毒。

5. 器官部位的癌症

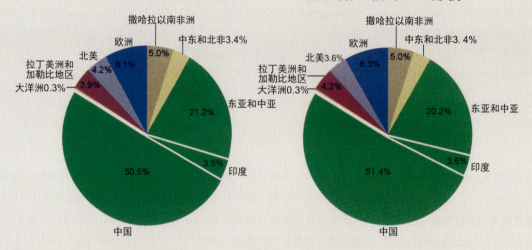

発病数：估计新增78.2万例　　　死亡数：估计74.6万例

饼状图 5.6.1　估计的全球两性肝癌新增病例和死亡人数在世界主要地区的比例分布，2012 年

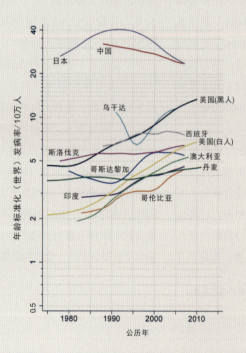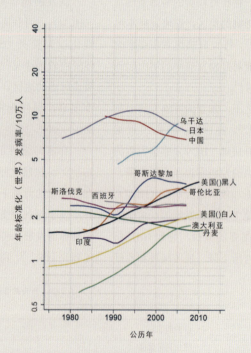

趋势图 5.6.1　选中的群体中男性肝癌每年每 100000 人年龄标准化（世界）发病率，年份范围为 1975～2012 年

趋势图 5.6.2　选中的群体中女性肝癌每年每 100000 人年龄标准化（世界）发病率，年份范围为 1975～2012 年

黄曲霉毒素（具体是指黄曲霉毒素B1），是曲霉属真菌（aspergillus species）产生的一种霉菌毒素（mycotoxin），经常出现在非洲和亚洲污染粮食作物[15]。黄曲霉毒素的代谢物出现在受感染个体的尿液中，如血清中的黄曲霉毒素—白蛋白加合物（aflatoxin-albumin adducts）[1,15]。这些代谢物可以帮助人们识别人群风险，证实黄曲霉毒素在肝癌发展中的重要影响。黄曲霉毒素与乙肝病毒（HBV）感染[可能也与丙肝病毒（HCV）感染]会产生协同风险作用[15]。酒精（可能还有吸烟）是另一种可能与其他病因（特别是乙肝病毒和丙肝病毒）协同作用的毒素[16]。

黄曲霉毒素特异性突变在致癌剂的影响、生物标志物的建立和相关抑癌基因失活之间提供了一种特殊的关系[14]。黄曲霉毒素 B_1 是细胞色素P450 CYP家族（cytochrome P450 CYP family）成员的代谢物，包括CYP3A4和CYP3A5。这些同工酶（isoenzymes）的代谢物包括黄曲霉毒素 B_1 及其8,9-外环氧化物（8,9-exo-epoxide），这些物质可与DNA反应，形成一种黄曲霉 $-N^7-$ 鸟嘌呤加合物（aflatoxin-N7-guanine adduct），并与蛋白反应，产生黄曲霉毒素—白蛋白加合物。黄曲霉毒素—白蛋白加合物可作为黄曲霉毒素暴露的生物标志物。在黄曲霉毒素暴露较高地区的肝癌中，黄曲霉毒素—DNA加合物（aflatoxin-DNA adducts）在AGG序列中的第三个鸟嘌呤，其胸腺嘧啶替代率较高，因此表达蛋白中的丝氨酸（serine）被替换为精氨酸（arginine）。此突变是专门记录p53在密码子249的突变（TP53），已在许多地区的肝癌患者得到广泛监测和相关控制（特别是来自中国的研究）[17]。

代谢性疾病如遗传性血色病（hereditary haemochromatosis）和A-1-

抗胰蛋白酶缺乏症（a-1-antitrypsin deficiency）能够显著增加肝癌的风险；而威尔森病（Wilson disease）虽然也可能显著增加肝癌风险，但是频率少得多[1]。代谢综合症的影响可能更大，它与肥胖、糖尿病和非酒精性脂肪肝有关，并且随着肥胖和糖尿病全球流行的持续恶化，这些代谢综合症的影响也会越来越大[5]。此外，这种综合症也可能协同作用于慢性病毒性肝炎的癌变[18]。

胆管癌通常在以食源性肝吸虫地方性感染为特征的区域外零星分布，如支睾吸虫（clonorchis）和后睾吸虫（opisthorchis）[1,2]。这些肝吸虫以食物和物理途径传染，传染后可以损害胆道系统（biliary tree），刺激各种慢性炎症发生，导致癌症发展等一系列事件，往往从非典型的胆管上皮内肿瘤（biliary intraepithelial neoplasia）发展成为扩散性的胆管癌[1,2]。炎性胆管上皮组织（cholangiopathies），特别是原发性硬化胆管炎（primary sclerosing cholangitis）、肝内胆管结石（hepatolithiasis）和周期化脓性胆管

炎（recurrent pyogenic cholangitis），均可发展为胆上皮内肿瘤和胆管癌[1,19]。尽管这些胆管癌不常见，但也观察到与非酒精性脂肪肝、酒精性肝病、慢性乙肝病毒（HBV）感染、慢性丙肝病毒（HCV）感染相关[19]。

病理

肝癌可能起源于肝细胞、肝胆干细胞（hepatobiliary stem cells）或祖细胞（progenitor cells）的恶变。在慢性肝病中，无论是否伴有肝硬化，都可以观察到几种前兆性癌变[20]。在肝硬化形成之后，可以看到大部分的早期癌变，因为成熟的肝癌通常就是这样发展成晚期癌症。同样，在瘢痕形成和再次恢复的前肝硬化阶段，也可以看到所有这些病变[21]。肝癌的肿瘤、淋巴结、转移（TNM）分类可参阅表5.6.2。

细胞异型度（cellular atypias）称为"细胞变大"和"细胞变小"，都与肝癌有关，特别是慢性病毒肝炎患者[21]。细胞变大（large cell change）是由非典型的保留原有细胞核与细胞

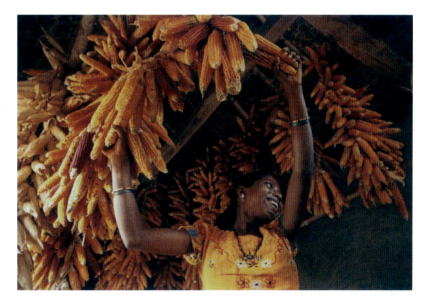

图 5.6.1　印度杜姆卡的一个年轻女性在种子房中安放玉米
注：在炎热和潮湿的环境中，农作物的存储特别容易受到曲霉属真菌污染，导致膳食接触黄曲霉毒素。

抗病毒药物治疗慢性肝炎预防肝癌

马克·R. 瑟斯 (Mark R.Thursz)

在过去 10 年里，慢性病毒性肝炎（chronic viral he-patitis）的治疗取得了重大进展。人们已经可以抑制乙肝病毒（HBV）的复制，一种办法是用 1 型干扰素（type 1 interferon）诱导免疫反应；另一种办法是核苷（酸）（nucleos（t）ide）类药物。以干扰素为主的疗法，成功的病例约为 30%。因此，肝癌治疗更偏向于核苷类药物。核苷类药物需要无限期地服用以维持对病毒的抑制，防止进展为肝硬化。此外，最近研究表明，长期治疗肝硬化的疗效非

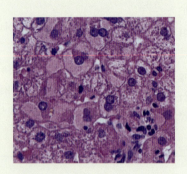

图 B5.6.1　毛玻璃样肝细胞的高倍放大显微图片
注：高病毒载量的慢性乙型肝炎病毒感染。肝活检，苏木精—伊红染色。

常可靠。但是抑制病毒对肝癌发病率的影响依然存在很多争议。一项随机的安慰剂对照实验表明，进行治疗的患者，癌症发病率降低。此后的多项研究，对比成功治疗的患者与过去对照治疗或者治疗失败的患者，这些研究的荟萃分析表明，治疗可以降低肝癌的风险，但无法彻底消除。

聚乙二醇化干扰素（pegylated interferon）和核苷类药物利巴韦林（ribavirin）的组合疗法，可以治愈 50% 以上的慢性丙型肝炎病毒（HCV）感染的患者。如果结合使用新型的蛋白酶抑制剂（protease inhibitors），目前的治愈率可以提高到大约 80%，而目前在临床试验中，在无干扰素的情况下，直接使用抗病毒药物组合治疗，可以治愈 95% 以上的感染病例。对于乙肝病毒（HBV）感染患者，如果彻底根除丙肝病毒（HCV）感染，可以有效防止疾病向肝硬化和癌症的进展。不过，因为肝硬化是肝癌的独立风险因素，根除病毒感染可以降低，但不会彻底消除患癌风险。

治疗病毒性肝炎，尤其是发生肝硬化之前的病毒性肝炎，是

减少肝癌负担的一种有效方法。但是，这些治疗的推广存在一些障碍。首先，慢性病毒性肝炎是没有症状的，必须筛查高危人群，以确定哪些人需要治疗。其次，虽然治疗 HBV 感染的一些药物也可以用于治疗 HIV 感染，但"全球抗击艾滋病、结核病和疟疾基金"（The Global Fund to Fight AIDS, Tuberculosis, and Malaria）不会提供这些药物来治疗感染乙肝病毒的患者。再次，目前丙肝病毒（HCV）感染的治疗需要的一些高水平医疗培训还不为人们普遍掌握。最后，尽管 2010 年的"世界卫生大会"（World Health Assembly）已经做出决议，但是病毒性肝炎的治疗方案尚未在低资源环境地区制订。

参考文献

[1] Thursz M, Brown A (2011). *Gut*, 60:1025-1026. http://dx.doi.org/10.1136/gut.2010.236521 PMID:21508419.

质比例（nuclear-to-cytoplasmic ratio）的异型细胞组成。细胞变小（small cell change）包括小的细胞核与细胞质比例增加的非典型肝细胞。在显微镜下，这些细胞的肝小叶（hepatic lobule）中呈现膨胀的集簇（expansile cluster）。

肝硬化经常出现非典型的增生结节（dysplastic nodules）（见图 5.6.2）

[1,9,20,21]。根据细胞或结构的异型性，这些放射影像可见的明显结节，可进一步分为低级结节（low-grade nodules）和高级结节（high-grade nodules）[9,20,21]。其他高级别的变化，还包括"结节中的结节"（nodule-in-nodule）病变，即在细胞和结构上的特点是具有膨胀的子结节（sub-nodule），但还不足以做出恶性病变的诊断 [1,9,20,21]。

癌前病变（premalignant lesions）最终会进展为癌症，这些结节最初分散在邻近的血管和门脉结构（portal structures）[9,20]，这会使早期肝细胞癌产生一种影响细微的"模糊结节"，使 CT 和磁共振成像检查缺乏足够的诊断特征 [9,20,21]。当结节逐步发展为肝癌时，出现更多增殖的、更少分化的子结节（subnodules），这些子

表 5.6.2 肝癌的 TNM 分期

T- 原发性肿瘤

TX：不能诊断出的原发性肿瘤

T0：没有证据的原发性肿瘤

T1：无血管浸润的独立性肿瘤

T2：血管侵入的独立性肿瘤或多种肿瘤，最大尺寸均没有大于 5 厘米

T3：多种肿瘤，均大于 5 厘米，或肿瘤侵入门脉或肝静脉的主要分支

T3a：多种肿瘤，均大于 5 厘米

T3b：肿瘤侵入门脉或肝静脉的主要分支

T4：肿瘤直接侵入邻近器官而不是胆囊或内脏腹膜穿孔

N- 局部淋巴结

NX：没有检测到局部淋巴结

N0：没有疾病淋巴结转移

N1：局部淋巴结转移

M- 远处转移

M0：没有远处转移

M1：远处转移

分期

阶段	T	N	M
阶段 I	T1	N0	M0
阶段 II	T2	N0	M0
阶段 IIIA	T3a	N0	M0
阶段 IIIB	T3b	N0	M0
阶段 IIIC	T4	N0	M0
阶段 IVA	任何 T	N1	M0
阶段 IVB	任何 T	任何 N	M1

结的增长越来越快，超过癌前病变，开始向邻近组织"推挤"，形成一种假包膜（pseudocapsule）[9,20]。这些是"进展中"肝癌的特点。在这些过程中，越来越多的动脉血化慢慢超过了门静脉的血液供应，直到最后病变消失，这一过程可通过影像学进行评估（见图 5.6.3A）[9,20]。在非肝硬化的肝脏，肝细胞腺瘤（hepatocellular adenomas）也是肝癌发生的前兆[14]。

胆管癌是一种腺体形成的腺癌（gland-forming adenocarcinoma），确诊时往往已是晚期，初始病变发生之后，癌前病变已经发展到不可收拾的程度[1,2]。肝外扩散（extrahepatic spread）往往通过

淋巴和神经向周围侵袭[1]。胆管癌可能形成肿块，是有多病灶的结节样转移性疾病，或者是弥漫性浸润扩散[1]。由于迄今为止免疫组化还没找出可证实胆管起源的特异性抗原标志物的表达（antigenic marker expression），所以确诊胆管癌需要临床和放射学从肝脏外部位排除，特别是在没有潜在的肝脏疾病诱发胆道肿瘤时[19]。

分子和基因改变

任何分子或基因改变，如果仅发生在单独某一个序列上，则无法发展成肝癌[1,22]，而两种最常见的早期突

变可以导致 β-连环蛋白（β-catenin）活化以及 p53 失活。前者在这些肿瘤中达到 40%，与乙肝病毒（HBV）无关，表现出基因的不稳定性；后者在肝癌中高达 60%，与黄曲霉毒素 B1 暴露密切相关。但是，在癌前病变的低度或高度混合型结节（dysplastic nodules）中，都没有发现这两种改变。

在肝癌中，Wnt/β-连环蛋白传导通路被扰乱，主要是 CTNNB1 或 AXIN1 基因突变，CDH1 基因的表观遗传沉默，或者卷曲受体（Frizzle receptors）表达改变的结果。已经识别出其基因中的白介素 -6（IL-6）/AK/STAT 传导通路基因发生突变[1,22]。Rb1 途径可能会被 Rb1 或 CDKN2A 基因的突变、缺失或沉默干扰，或受到其他基因（如 CDKN1A）表达减少的影响。

最近人们发现了短干扰微小 RNA（short interfering microRNAs）的作用，作为这些传导通路的介导因子（modulators），抑制 HNF4A，导致肝细胞的恶性转变[23]。这一发现把慢性炎症和肝脏的 IL-6 与恶性转变直接联系起来，证明肝癌并非突变引发的恶性转变。在未来的若干年里，会不

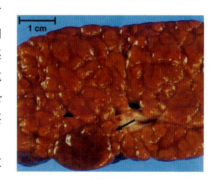

图 5.6.2　肝硬化的退变结节

注：在晚期阶段肝炎 B 患者的外植体肝中，位于肝硬化薄壁组织的具有独特颜色和大小的结节（箭头）。可以通过计算机断层扫描和磁共振成像对结节的大小、动脉血化、铁含量评估，判断退变结节的低级或高级程度。病变的组织学检查显示为轻度的结节退变，缺乏细胞或结构异型性；尽管如此，作为一个整体，即使是慢性肝病的结节退变也会增加其发展成为肝细胞癌的风险。

断发现其他微小 RNA 或者其他表观遗传机制在肝癌中的作用。其他传导途径在肝细胞癌发展中表现出不太一致的变化，包括 MAPK 和 PI3K/AKT/mTOR 信号传导通路和生长因子调节的传导通路[22]。

研究者对 88 例肝细胞癌患者和正常组（其中 81 例为 HBV 阳性）进行了全基因组测序（whole-genome sequencing），发现 β-连环蛋白是最常见的突变癌基因（15.9%），TP53 是最常见的突变抑癌基因（35.2%）[24]。常见的信号通路改变包括 Wnt/β-连环蛋白和 JAK/STAT 信号通路改变，分别占 62.5% 和 45.5%，可以作为肿瘤分类的基础（见图 5.6.4）。

IL-6 涉及胆管癌的起源，通过自分泌机制（autocrine mechanisms），肿瘤细胞的分泌物促进自身生长，且有可能参与调控 DNA 甲基转移酶（transmethylases）的活性，从而改变其他基因的表达，包括 EGFR 的表达。EGFR 的表达是一种预后因素，也是肿瘤复发的一种风险因素。在细胞周期调节因子（p53，p16）和 MAPK 信号通道上，胆管癌显示出频繁的突变，尤其是 KRAS 突变[1,22]。KRAS 原本常见于原发性硬化性胆管炎患者，但是胆管癌患者的胆汁中，如果发现 KRAS，说明可能在胆管癌形成的早期事件中已经发生了 KRAS 突变；胆汁中还可以观察到 ERRB2/HER2 表达的变化。此外，启动子甲基化产生的 SOCS3 抑制会导致 IL-6/STAT3 信号传导通路的活化；这条信号传导通路的活化是局部炎症反应的一种潜在介导因子（potent mediator），这为人们深入理解慢性胆道炎症与癌变之间的关系打开了一扇大门[22]。

检查

建议慢性肝病患者进行定期的肝癌筛查；如果没有罹患慢性肝病，或

者生活在不进行筛查的地区，可能确诊的时候已经是晚期肝癌[25]。在可能情况下，可以选择两种筛查方式，即血清生物标志物评估和多次重复放射线检查。使用最广泛的血清生物标志物是甲胎蛋白（α-fetoprotein），但甲胎蛋白对早期病变是无效的[1,25]。其他生物标志物也已被评估，如血清 PIVKA 和脱-γ-羧基凝血酶原（des-gamma-carboxy prothrombin），但都没有达到标准的实践水平[1]。

相比之下，影像学检测可能会获得晚期（通常已经肝硬化）肝病进展过程中更多的信息[9,20,25]。一般来说，超声检查对早期病变并不敏感，但是 CT 扫描和核磁共振成像往往可以识别混合型增生结节或早期肝癌[20]。如果

静脉动脉化（arterialization）已经完成，根据诊断特征可确认为恶性肿瘤，包括动脉增强，"冲洗"（washout）外观和假包膜（pseudocapsule）（见图 5.6.4B）[9,20]。但是，低度结节、高度结节和混合型结节的肝癌不一定始终如一地显示出所有这些特点，目前的方法是高频率随访这些癌前病变，等待出现明确的诊断特点或者肿瘤尺寸的快速增长[25]。因此，活检不适合这类癌症病变的早期诊断[20,25]。

胆管癌没有可以做出确切诊断的特殊血清标志物，但是如果患者处于高风险条件下，血清标志物（如 CA19-9 和 CEA）上升或者呈现高水平可能有助于诊断[26]。治疗之后这些生物标志物反复升高，可用于检测疾

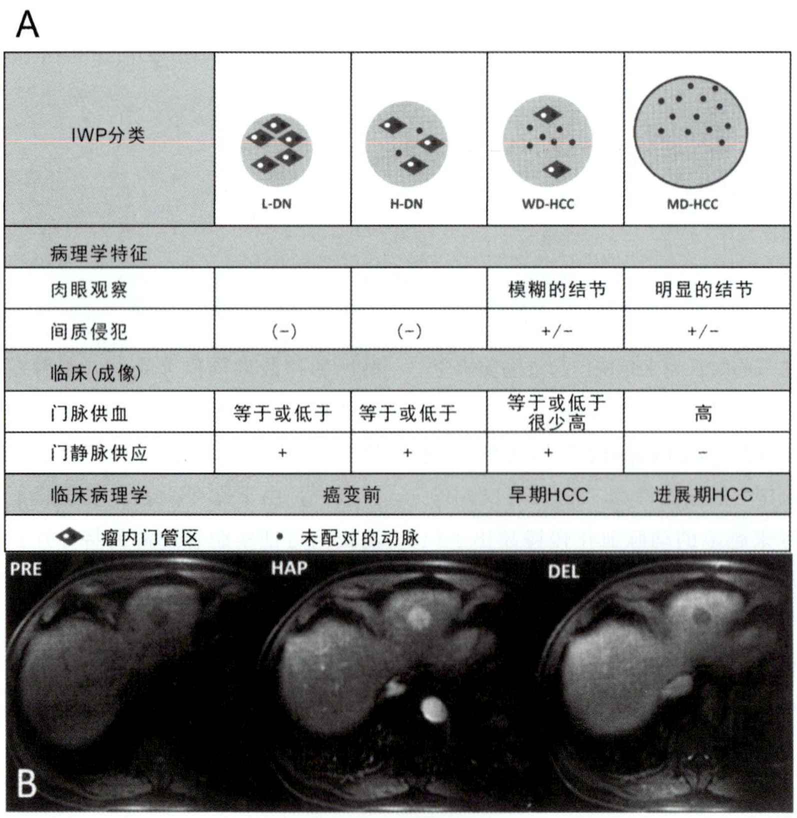

IWP分类	L-DN	H-DN	WD-HCC	MD-HCC
病理学特征				
肉眼观察			模糊的结节	明显的结节
间质侵犯	(-)	(-)	+/-	+/-
临床（成像）				
门脉供血	等于或低于	等于或低于	等于或低于很少高	高
门静脉供应	+	+	+	-
临床病理学	癌变前		早期HCC	进展期HCC

◆ 瘤内门管区　·　未配对的动脉

图 5.6.3　人类肝早期病理与放射的相关性

注：（A）肝硬化的小结节性病变按照国际统一的分类。病变的诊断必须考虑病变的环境，尤其是肝硬化的存在、影像学结果和增长的速度。HCC 代表肝细胞癌；HDN 代表高度退变结节；超腺嗜铬细胞瘤；ISO 代表异丙肌苷血管；IWP 代表国际工作小组；L-DN 代表低度退变结节，MD 代表中度分化；WD 代表分化良好型。（B）肝脏磁共振图像显示的是因肝炎 B 病毒导致的肝硬化，所示为 1.9 厘米、边界清楚的肝细胞癌。在对照之前，与肝脏的背景相比病变是黑色的（PRE），与肝动脉对比（HAP）之后，立即热增强对比，并在 3 分钟的成像延迟期（DEL）内，显示为中央"冲刷"的外观，伴有周边加强的假包膜。

病的复发。

预防

　　肝脏恶性肿瘤的预防在于消除容易引发肝癌的病因[26]。未来几十年，在有乙肝地方病的地区，接种乙肝病毒（HBV）疫苗，筛查丙肝病毒（HCV）的血液产物，应该可以降低肝细胞癌的发病率[22,25]。在乙肝病毒（HBV）感染的人群中，通过控制和减少存储食物中产生黄曲霉毒素的霉菌，能够降低肝癌的发病率[3,15]。抗病毒疗法（antiviral therapies），特别是病毒被彻底根除之后，应该也能减少发病率[25]（参见前文《抗病毒药物治疗慢性肝炎预防肝癌》）。然而，与非酒精性脂肪肝疾病相关的恶性肿瘤可能难以预防[5]。

　　胆管癌的预防，需彻底消除人类感染致癌肝吸虫的可能性，因此必须适当地烹调感染肝吸虫的鱼类[2]。但是，这种公共卫生干预措施可能与长期存在的文化习俗发生冲突，这包括泰国等地区食用生鱼的习惯。因此虽然理论上预防是可行的，但是在相关人群中不大可能实现这一目标。

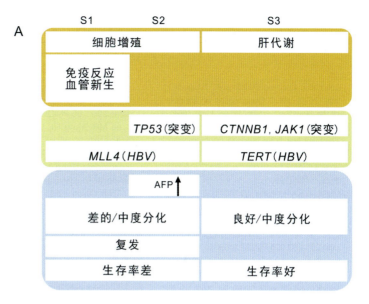

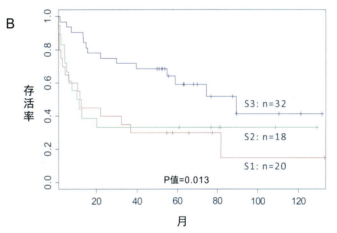

图 5.6.4　肝细胞癌（HCC）的分子分型

注：（A）三个 HCC 亚型的基因表达、遗传和临床概况示意图。AFP 表示 α- 胎蛋白；HBV 即乙型肝炎 B 病毒；mut 即突变（体细胞单核苷酸变异）。（B）三个 HCC 亚型的 Kaplan-Meier 生存图。

注释

[1] Bosman F, Carneiro F, Hruban R, Theise ND, eds (2010). *WHO Classification of Tumours of the Digestive System*, 4th ed. Lyon: IARC.

[2] Sripa B, Kaewkes S, Sithithaworn P et al. (2007). Liver fluke induces cholangiocarcinoma. PLoS Med, 4:e201. http://dx.doi.org/10.1371/journal.pmed.0040201 PMID:17622191.

[3] McGlynn KA, London WT (2011). The global epidemiology of hepatocellular carcinoma: present and future. *Clin Liver Dis*, 15:223-243, vii-x. http://dx.doi.org/10.1016/j.cld.2011.03.006 PMID:21689610.

[4] Hou J, Xu J, Jiang R et al. (2012). Estrogen-sensitive PTPRO expression represses hepatocellular carcinoma progression by control of STAT3. *Hepatology*, 57:678-688. http://dx.doi.org/10.1002/hep.25980 PMID:22821478.

[5] Baffy G, Brunt EM, Caldwell SH (2012). Hepatocellular carcinoma in non-alcoholic fatty liver disease: an emerging menace. *J Hepatol*, 56:1384-1391. http://dx.doi.org/10.1016/jjhep.2011.10.027 PMID:22326465.

[6] Chang MH, You SL, Chen CJ et al.; Taiwan Hepatoma Study Group (2009). Decreased incidence of hepatocellular carcinoma in hepatitis B vaccinees: a 20-year follow-up study. *J Natl Cancer Inst*, 101:1348-1355. http://dx.doi.org/10.1093/jnci/djp288 PMID:19759364.

[7] Lata J (2010). Chronic liver diseases as liver tumor precursors. *Dig Dis*, 28:596-599. http://dx.doi.org/10.1159/000320057 PMID:21088408.

[8] Theise ND (1996). Cirrhosis and hepatocellular neoplasia: more like cousins than like parent and child. *Gastroenterology*, 111:526-528. http://dx.doi.org/10.1053/gast.1996.v111.agast961110526 PMID:8690221.

[9] Hytiroglou P, Park YN, Krinsky G, Theise ND (2007). Hepatocarcinogenesis in humans: pathophysiology, radiographic detection and clinical significance. *Gastroenterol Clin North Am*, 36:867-887. http://dx.doi.org/10.1016/j.gtc.2007.08.010.

[10] Chen CJ, Yang HI, Su J et al.; REVEAL-HBV Study Group (2006). Risk of hepatocellular carcinoma across a biological gradient of serum hepatitis B virus DNA level. *JAMA*, 295:65-73. http://dx.doi.org/10.1001/jama.295.1.65 PMID:16391218.

[11] Lee MH, Yang HI, Lu SN et al. (2010). Hepatitis C virus seromarkers and subsequent risk of hepatocellular carcinoma: long-term predictors from a community-based cohort study. *J Clin Oncol*, 28: 45874593. http://dx.doi.org/10.1200/JCO.2010.29.1500 PMID:20855826.

[12] Yang HI, Sherman M, Su J et al. (2010). Nomograms for risk of hepatocellular carcinoma in patients with chronic hepatitis B virus infection. *J Clin Oncol*, 28:2437-2444. http://dx.doi.org/10.1200/JCQ.2009.27.4456 PMID:20368541.

[13] Huang YT, Jen CL, Yang HI et al. (2011). Lifetime risk and sex difference of hepatocellular carcinoma among patients with chronic hepatitis B and C. *J Clin Oncol*, 29:3643-3650. http://dx.doi.org/10.1200/JCQ.2011.36.2335 PMID:21859997.

[14] Bouvard V, Baan R, Straif K et al.; WHO International Agency for Research on Cancer Monograph Working Group (2009). A review of human carcinogens - part B: biological agents. *Lancet Oncol*, 10:321-322. http://dx.doi.org/10.1016/S1470-2045(09)70096-8 PMID:19350698.

[15] Wogan GN, Kensler TW, Groopman JD (2012). Present and future directions of translational research on aflatoxin and hepatocellular carcinoma. A review. *Food Addit Contam Part A*, 29:249-257. http://dx.doi.org/10.1080/19440049.2011.563370 PMID:21623489.

[16] Grewal P, Viswanathen VA (2012). Liver cancer and alcohol. *Clin Liver Dis*, 16: 839-850.http://dx.doi.org/10.1016/j.cld.2012.08.011 PMID:23101985.

[17] IARC (2012). Chemical agents and related occupations. *IARC Monogr Eval Carcinog Risks Hum*, 100F:1-599. PMID:23189753.

[18] Chen CL, Yang HI, Yang WS et al. (2008). Metabolic factors and risk of hepatocellular carcinoma by chronic hepatitis B/C infection: a follow-up study in Taiwan. *Gastroenterology*, 135:111-121. http://dx.doi.org/10.1053/j.gastro.2008.03.073 PMID:18505690.

[19] Braconi C, Patel T (2010). Cholangiocarcinoma: new insights into disease pathogenesis and biology. *Infect Dis Clin North Am*, 24:871-884, vii. http://dx.doi.org/10.1016/j.idc.2010.07.006 PMID:20937455.

[20] International Consensus Group for Hepatocellular Neoplasia (2009). Pathologic diagnosis of early hepatocellular carcinoma: a report of the International Consensus Group for Hepatocellular Neoplasia. *Hepatology*, 49:658-664. http://dx.doi.org/10.1002/hep.22709 PMID:19177576.

[21] Park YN (2011). Update on precursor and early lesions of hepatocellular carcinomas. *Arch Pathol Lab Med*, 135:704-715. PMID:21631263.

[22] Nault JC, Zucman-Rossi J (2011). Genetics of hepatobiliary carcinogenesis. *Semin Liver Dis*, 31:173-187. http://dx.doi.org/10.1055/s-0031-1276646 PMID: 21538283.

[23] Hatziapostolou M, Polytarchou C, Aggelidou E et al. (2011). An HNF4a-miRNA inflammatory feedback circuit regulates hepatocellular oncogenesis. *Cell*, 147:1233-1247. http://dx.doi.org/10.1016/j.cell.2011.10.043 PMID:22153071.

[24] Kan Z, Zheng H, Liu X et al. (2013). Whole-genome sequencing identifies recurrent mutations in hepatocellular carcinoma. *Genome Res*, 23:1422-1433. http://dx.doi.org/10.1101/gr.154492.113 PMID:23788652.

[25] El-Serag HB (2011). Hepatocellular carcinoma. *N Engl J Med*, 365:1118-1127. http://dx.doi.org/10.1056/NEJMra1001683 PMID:21992124.

[26] Razumilava N, Gores GJ (2013). Classification, diagnosis, and management of cholangiocarcinoma. *Clin Gastroenterol Hepatol*, 11:13-21, e1. http://dx.doi.org/10.10167j.cgh.2012.09.009 PMID:22982100.

5.7 | 胰腺癌

5. 器官部位的癌症

拉尔夫·H.赫鲁班（Ralph H.Hruban）
冈特·克洛佩尔（Gunter Kloppel，评审）
G. 约翰·欧菲尔豪斯（G.Johan Offerhaus，评审）

摘 要

· 大多数胰腺癌（pancreatic cancer）发生在人类发展水平高或极高的国家。

· 胰腺癌是全世界癌症死亡的第七位最常见原因，5 年生存率为 5%。浸润性导管腺癌是最常见的肿瘤类型（90%）。

· 已经确定胰腺癌的主要病因是吸烟，肥胖也是一个风险因素。新发糖尿病可能是胰腺癌的早期征兆。

· 导管腺癌的外显子组测序（exome sequencing）已经揭示出 16 种显著突变的基因，既有以前识别的基因（*KRAS*、*CDKN2A*、*TP53*、*SMAD4*、*MLL3*、*ATM*、*TGFBR2*、*ARID1A* 和 *SF3B1*），也有新的基因，包括参与染色质修饰（*EPC1* 和 *ARID2*）的基因、DNA 损伤修复基因以及其他机制的基因（*ZIM2*、*MAP2K4*、*NALCN*、*SLC16A4* 和 *MAGEA6*）。

· 其他胰腺肿瘤的特点有：浆液性囊腺瘤（cystadenomas）源自 VHL 突变；实性假乳头状瘤（solid-pseudopapillary neoplasms）源自 β-连环蛋白突变；导管内乳头状黏液性肿瘤（intraductal papillary mucinous neoplasms）源自 *GNAS*、*KRAS* 和 *RNF43* 的突变；黏液性囊性肿瘤（mucinous cystic neoplasms）源自 *RNF43*、*KRAS* 和 *TP53* 的突变。

· *BRCA2*、*p16/CDKN2A*、*PRSS1*、*STK11*、*PALB2* 和 *ATM* 的遗传突变，以及 DNA 错配修复基因的遗传突变，可以增加胰腺癌风险。

· 个性化疗法正在逐渐成为现实，多聚（ADP-核糖）聚合酶（PARP）抑制剂或丝裂霉素 C 用于治疗 *BRCA2* 或 *PALB2* 突变的癌症，依维莫司（everolimus）用于治疗 mTOR 信号通道异常的神经内分泌肿瘤。

胰腺癌不仅仅是一种疾病。腺体上可以发生几种截然不同的肿瘤，具有独特的临床和病理特征。大约 95% 的胰腺癌是在外分泌胰腺（exocrine pancreas）上发展，其中大约 2/3 位于胰腺头部。浸润性导管腺癌（ductal adenocarcinoma）是最常见（占胰腺癌的 90%）的肿瘤，胰腺癌流行病学在很大程度上反映出了这些肿瘤的影响。导管腺癌是侵袭性最强的胰腺肿瘤[1]。大多数患者都属于转移性癌症，5 年生存率只有 5%。

浸润性导管腺癌是一种腺样（导管）分化的浸润性上皮肿瘤，通常呈现出管腔内和/或细胞内（intracellular）黏液的产生，没有任何其他组织学类型的成分占据主流位置。丰富的促结缔组织增生性间质反应（desmoplastic stromal response）是一种典型特征。

胰腺神经内分泌肿瘤（pancreatic neuroendocrine tumours）并不常见（占所有胰腺癌的 1%～2%），生存率较好，5 年生存率约为 65%[1]。对比之下，浆液性囊腺瘤（serous cystadenoma）的患者几乎完全可以治愈。导管内乳头状黏液性肿瘤（intraductal papillary mucinous neoplasms）和黏液性囊性肿

胰腺癌

•2012 年，世界范围估计，胰腺癌是男性第 11 位最常见癌症（178000 个病例），女性第 12 位最常见癌症（160000 个病例）；新发病例的 68% 发生在人类发展水平高或极高的国家。

•2012 年，估计胰腺癌造成 33 万人死亡，由于极高的病死率，胰腺癌是世界癌症死亡第 7 位最常见的病因。

•2012 年，估计新发病例的 1/3 发生在欧洲。最高的年龄标准化发病率在欧洲的中部和东部、北美、阿根廷和乌拉圭，妇女的最高发病率是在澳大利亚。非洲和东亚的大多数国家，观察到相对较低的发病率。

•由于总死亡率与发病率之比为 0.98，所以死亡率的地理分布和趋势与观察到的发病率非常类似。

•男性和女性的发病率和死亡率趋势，随着时间的推移趋于稳定。

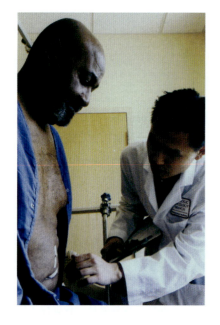

图 5.7.1 一名医生为患者检查胰腺疾病
注：非裔美国男性具有全世界最高的胰腺癌发病率。

瘤（mucinous cystic neoplasms）非常重要，因为它们是可以治愈的癌前病变，如果不及时治疗，可能会进展成一种无法治愈的浸润性癌症。

所有主要的胰腺肿瘤类型都已测序，我们对这些肿瘤认识的飞跃为我们了解胰腺癌为何呈现家族聚集性敞开了大门，有助于识别那些可能进展为侵袭性癌症的前体病变，并创造了个性化治疗的机会。

病因

胰腺导管腺癌无法改变的风险因素包括：年龄（大多数病例发生在 65 岁以后）、种族（在美国，黑人的患病风险是白人的 1.5 倍以上）以及成人的身高。吸烟可以导致胰腺癌[2]。在荟萃分析中现在和曾经的吸烟者中，胰腺癌的风险分别显著提高了 74% 和 20%；汇总分析（pooled analysis）显示现在的吸烟者风险显著增加（增加了 77%），曾经的吸烟者增加不显著（增加了 9%）。据估计吸烟导致的胰腺癌占 20%。戒烟可以降低风险，戒烟 20 年后，曾经吸烟者的患病风险下降到从不吸烟者的风险水平[3]。

根据"世界癌症研究基金会"（World Cancer Research Fund）的评估[4]，已经找到身体肥胖增加风险的令人信服的证据，还找到了腹部肥胖增加风险的可能证据，但是这些证据仅限于摄入红肉的情况，饮用咖啡似乎不会影响风险。胰腺癌的其他风险因素包括糖尿病和非 O 型的 ABO 血型（non-O ABO blood type）[1,3]。慢性胰腺炎是胰腺导管腺癌的风险因素，但是大多数胰腺炎患者不会发展为癌症，大部分胰腺癌患者没有胰腺炎病史[5]。

病理

浸润性胰腺导管腺癌会引发强烈的促结缔组织增生性间质反应（desmoplastic stromal reaction）（见图 5.7.2）[1]。因此大部分肿瘤是由胶原蛋白、基质细胞、炎症细胞和血管组成。这种致密结缔组织增生间质有两个重要的临床意义。首先，活检可能会遗漏这种肿瘤细胞。其次，致密性纤维化组织可能阻碍化疗药物向肿瘤细胞递送[6]。神经的侵袭也很常见，很多胰腺癌患者都经历过这种痛苦。

胰腺上皮内瘤样病变，是在较小的胰腺导管（pancreatic ducts）中

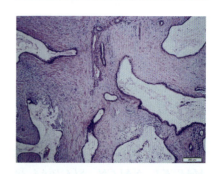

图 5.7.2 胰腺浸润性导管腺癌的显微照片
注：可注意到腺体的随意排列和密集的间质纤维化。

発病数：估计新增33.8万例　　　死亡数：估计33万例

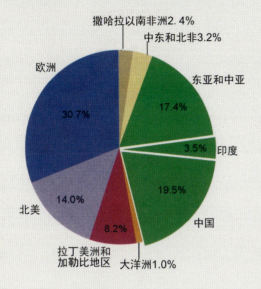
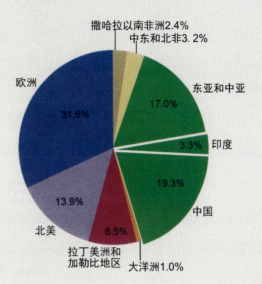

饼状图 5.7.1　估计的全球两性胰腺癌新增病例和死亡人数在世界主要地区的比例分布，2012 年

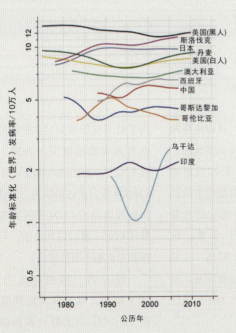
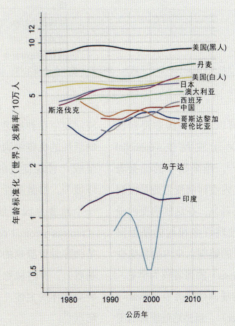

趋势图 5.7.1　选中的群体中男性胰腺癌每年每 10 万人年龄标　　趋势图 5.7.2　选中的群体中女性胰腺癌每年每 10 万人年龄标
准化（世界）发病率，年份范围为 1975 ～ 2012 年　　　　准化（世界）发病率，年份范围为 1975 ～ 2012 年

5. 器官部位的癌症

表 5.7.1　管腺癌最常见的遗传学改变

基因	染色体	突变机制	癌症百分比
致癌基因			
KRAS2	12q	点突变	95
BRAF	7q	点突变	5（特别是 MSI）
AIB1	20q	扩增	高达 60
AKT2	19q	扩增	10～20
MYB	6q	扩增	10
肿瘤抑制基因			
p16/CDKN2A	9p	点突变加 LOH, HD, 启动子甲基化	95
TP53	17p	点突变加 LOH	75
SMAD4	18p	点突变加 LOH, HD	55
USP9X	X	不明确	50
FAM190A	4q	内部基因重组	高达 40
EP300	22q	点突变加 LOH	25
ARID1A	1p	点突变加 LOH	8
MLL3	7q	点突变	6
TGFbetaR2	3p	HD, 等位基因内突变	4～7（特别是 MSI）
STK11/LKB1	19p	生殖细胞系, 点突变加 LOH	4～6
FBXW7	4q	点突变加 LOH	<5
MKK4	17p	点突变加 LOH, HD	4
ATM	11q	点突变加 LOH	3
TGbetaR1	9q	HD	2
ACVR1beta	12q	点突变加 LOH, HD	2
ACVR2	2q	点突变加 LOH, 等位基因内突变	MSI 肿瘤

注：HD 表示纯合子缺失；LOH 表示杂合子缺失；MSI 表示微卫星不稳定性。

形成显微镜可以观察到的非浸润性（non-invasive）上皮增生（epithelial proliferations）[7]。越来越多的证据表明，胰腺上皮内瘤样病变可能是浸润性导管腺癌的前兆。在这些病变的浸润性腺癌中发现许多相同的基因突变。临床报告的胰腺上皮内瘤样病变（neoplasia lesions）的患者较为罕见，后来发展成为浸润性胰腺癌（invasive pancreatic cancer）。虽然这些癌前病变绝大多数都太小，目前的成像技术还无法检测出来，但它们是未来早期检测方法的潜在目标。

胰腺导管腺癌具有肿瘤细胞的层次结构，人们假设癌症围绕癌症起始细胞（cancer initiating cells）进展。这些癌症起始细胞的原发标志物为 CD44、CD24 和 ESA[8]。免疫细胞的

浸润发生在肿瘤进展期。具有免疫抑制活性的免疫细胞受到浸润侵袭后，形成一种能促进肿瘤生长和发展的环境[5]。细胞毒性和靶向治疗失败的一个重要原因可能是肿瘤间质含量（tumour stromal content）丰富，这是胰腺导管腺癌的特点。间质（又称基质），有时被称为肿瘤微环境，是肿瘤实体的主体，可能作为新疗法的靶点[9]。

遗传学

几种导管腺癌的外显子组已经测序，最常见的突变基因包括一个癌基因 KRAS，以及三个抑癌基因 TP53、p16/CDKN2A 和 SMAD4（见表 5.7.1）[10]。对导管腺癌靶向基因

的了解不仅能洞察这些肿瘤的本质，而且具有临床意义。例如，通过免疫标记（immunolabelling）技术评估 SMAD4 蛋白表达的缺失，发现这种缺失的原因是 SMAD4 基因突变的一个替代标记，通过这种办法，可以推测胰腺中起源不明的肿瘤。

最近的一项报道是关于早期（Ⅰ期和Ⅱ期）偶发性胰腺导管腺癌（n=142）的前瞻性累积临床队列研究（prospectively accrued clinical cohort），该研究进行了外显子组测序和拷贝数分析[11]。报道发现了 16 个显著突变的基因，再次确认了某些已知的突变（KRAS、TP53、CDKN2A、SMAD4、MLL3、ATM、TGFBR2、ARID1A 和 SF3B1），并识别出新的突变基因，包括涉及染色质

表 5.7.2　家族性胰腺癌综合症

遗传条件	基因（染色体）	胰腺癌的终身风险提高	其他癌症
家族性乳腺癌，BRCA2	BRCA2（13q）	3.5～10x	乳腺癌、卵巢癌、前列腺癌
遗传性胰腺炎	PRSS1（7q）	50～80x	无
家族性非典型多个黑素瘤	p16/CDKN2A（9p）	20～34x	黑色素瘤
家族性乳腺癌，PALB2	PALB2（16p）	未知	乳腺癌
Peutz-Jeghers 综合症	STK11（19p）	100～132x	胃肠道癌、乳腺癌和其他
遗传性非息肉性结直肠癌	MSH2（2p）	8～9x	结直肠癌、子宫内膜癌、 输尿管和其他
	MLH1（3p）		
	PMS2（7p）		
	MSH6（2p）		
ATM	ATM（11q）	未知	乳腺癌？

修 饰（EPC1 和 ARID2）、DNA 损伤修复和其他机制的基因（ZIM2、MAP2K4、NALCN、SLC16A4 和 MAGEA6）。另外还报道了轴突导向（axon guidance）的胚胎调节基因的体细胞畸变，特别是 SLIT/ROBO 信号。SLIT/ROBO 信号的缺失，可能是这些受体下游调节通路失调的一种替代机制，而且会影响抑制剂（如 MET 抑制剂）上游靶点的活性（见图 5.7.3）。

人们相信，大约 10% 的胰腺癌存在某种家族性基础，已经识别出几个基因，当这些基因发生胚系突变时，胰腺癌的风险增加。这些基因包括 p16/CDKN2A、BRCA2、PALB2、PRSS1、STK11 和 ATM，以及 DNA 错配修复基因（见表 5.7.2）[12]。

远景

虽然胰腺的导管腺癌似乎是人们前进道路上一个难以逾越的障碍，但最近的几项进步给人们带来了希望。第一，促结缔组织增生反应，可能阻碍化疗药物输送到肿瘤细胞。但最近的动物模型研究发现，以某些特定的间质作为靶向治疗的靶点，已经证明是改善药物运输的一种途径[6]。

第二，对胰腺肿瘤遗传进化的最新研究表明，遗传学改变的胰腺细胞需要很多年之后才具备侵袭性，并

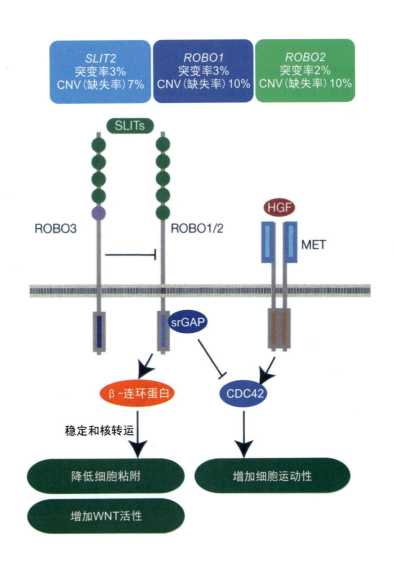

图 5.7.3　胰腺导管腺癌的 SLIT/ROBO 信号传导
注：SLIT/ROBO 信号传导通常提高 β-连环蛋白和E-钙黏蛋白复合络合物的形成，抑制 WNT 信号通路的活性。ROBO1/2 信号的缺失促进了 β-连环蛋白的稳定化，减少了 E-钙黏蛋白络合物的形成和细胞粘附，并通过增加 β-连环蛋白的核转移来增强 WNT 信号活性。此外，SLIT/ROBO 信号传导可以抑制 MET 信号活性。ROBO 缺失会促进 MET 下游信号的传导，可能会通过受体水平影响旨在抑制 MET 活性的治疗方案。23% 的病人受 SLIT2 畸变和 / 或 ROBO1/2 的影响。

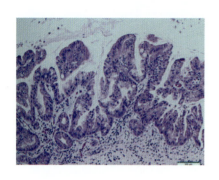

图 5.7.4　高度异型增生的导管内乳头状黏液瘤的显微图

注：这个肿瘤广泛累及更大的胰腺导管。可观察到腔内黏蛋白和非侵入性病变。

最终形成转移。这说明早期发现可治愈胰腺肿瘤的机会很大。如果在早期可以识别胰腺上皮内瘤样病变（intraepithelial neoplasia）和伴有高度不典型增生的囊性前病变，可在浸润性导管腺癌发生前进行治疗。

第三，人们已经找到造成胰腺癌家族聚集的某些基因，这一发现意味着现在有可能确定早期检测受益最大的风险人群。除了 PRSS1 以外，这些胚系改变（germline alterations）也会增加胰腺以外恶性肿瘤的风险。因此，可以通过筛查其中一个胰腺以外恶性肿瘤（见表5.7.2）来降低死亡率。例如，胚系 p16/CDKN2A 突变可以增加胰腺癌以及黑色素瘤的风险，在胚系 p16/CDKN2A 突变的携带者中，仔细检查皮肤，有助于疾病的早期发现[12]。

第四，已确定一小部分的遗传变化适用于现有的靶向治疗药物。例如，

已经发现在浸润性导管腺癌中，如果范科尼贫血症基因（Fanconi anaemia genes）中的一个基因（包括 BRCA2 和 PALB21）存在双等位基因失活（biallelic inactivation），那么聚（ADP-核糖）聚合酶（PARP）抑制剂和丝裂霉素 C（mitomycin C）对这种胰腺癌更为敏感[6]。人们还提出一种个性化治疗方式，如果某些肿瘤可以活检或者切除，那么按照肿瘤细胞的遗传分析，可以制订最佳的治疗方案。

其他类型的肿瘤
囊性肿瘤
导管内乳头状黏液瘤

导管内乳头状黏液瘤（intraductal papillary mucinous neoplasms, IPMNs）是一种非浸润性肿瘤，通常呈乳头状，在较大的胰腺导管中，肉眼清晰可见上皮组织分泌的黏蛋白（见图5.7.4）[1]。

虽然导管内乳头状黏液瘤患者发展成为结肠癌的风险增加，但是人们对这类肿瘤的流行病学认识仍所知甚少。在很多与胰腺无关的 CT 扫描信息中发现，在扫描者中有 2.6% 的胰腺囊肿（pancreatic cysts），80～90 岁的人群中患者胰腺囊肿的比例增加到 8.7%[13]。在胰腺癌家族史很强的个体中，这些胰腺囊肿的发病率高达 40%[14]。

与胰腺上皮内瘤相比，导管内乳

头状黏液瘤发生在较大的胰管，且大多数肉眼清晰可见[1]。导管内乳头状黏液瘤存在不同级别的肠上皮化生，分类的办法参照分化的主要方向：肠亚型、胰亚型、嗜酸瘤细胞（oncocytic）亚型和胃亚型。如果不予以治疗，多达 1/3 的导管内乳头状黏液瘤可能进展为浸润性腺癌。与发生在较小分支胰管的肿瘤相比，发生在较大主胰管的导管内乳头状黏液瘤更有可能与浸润性胰腺癌有关[15]。导管内乳头状黏液瘤往往是多病灶的，这种多灶性建立在基因水平上。最近，研究者们已经对表征鲜明的多个导管内乳头状黏液瘤进行了外显子组测序，研究发现，这类肿瘤中三个基因的突变最频繁，它们是 KRAS、GNAS 和 RNF43（见表 5.7.3）[16,17]。在某些高等级的导管内乳头状黏液瘤中，SMAD4 和 TP53 抑癌基因已经失活。

导管内乳头状黏液瘤在发展成为浸润性癌之前存在唯一一个治愈的机会。通过现有的成像技术可以发现这类胰腺肿瘤，如果不予治疗，其中一些肿瘤可以发展成为浸润性癌症。不过，过度治疗的风险也很明显。并非胰腺中所有的囊肿都是导管内乳头状黏液瘤。还有一些肿瘤是危害性较低的浆液性囊腺瘤（serous cystadenomas）。此外，大部分导管内乳头状黏液瘤不会发展成浸润性癌症。必须以仙台标准（Sendai criteria）为指导决定哪些导管内乳头状黏液瘤予以切除，哪些予以保留[15]。这些标准认为，切除所有导管内乳头状粘液瘤的主胰管和分支胰管引起的症状与管壁结节或主胰腺管的扩张有关。展望未来，人们很容易看到，对囊肿液体样本中基因变化进行评估将有助于指导胰腺囊肿的治疗。

黏液性囊性肿瘤

黏液性囊性肿瘤（mucinous cys-

表 5.7.3　胰腺的非导管肿瘤的遗传学改变

肿瘤类型	基因（染色体）
导管内乳头状黏液瘤	GNAS（20q），RNF43（17q），KRAS（12p），TP53（17p），SMAD4（18q）
黏液性囊腺瘤	RNF43（17q），KRAS（12p），TP53（17p）
实性假乳头状肿瘤	CTNNB1（β-连环蛋白基因）（3p）
浆液性囊性肿瘤	VHL（3p）
胰腺神经内分泌肿瘤	MEN1（11q），ATRX（X），DAXX（6p），TSC2（16p），PTEN（10q）PIK3CA（3q）
腺泡癌	SMAD4（18q），JAK1（1p），BRAF（7q），RB1（13q），TP53（17p）

tic neoplasms）是胰腺非浸润性、产生黏液的上皮肿瘤，以一种独特的"卵巢型"基质为特征（ovarian-type stroma），大多数发生于成年女性，女性与男性之比为20：1，病因不明。

与导管内乳头状黏液瘤相比，黏液性囊性肿瘤的囊肿通常不与较大的胰管连接[1]。它们大部分发生在胰腺的尾部。黏液性囊性肿瘤呈现不同等级的肠上皮化生，其中将近1/3发展成为浸润性腺癌。最近，很多黏液性囊性肿瘤进行了外显子组测序，这些肿瘤中的三个基因突变最频繁，它们是 KRAS、TP53 和 RNF43（见表5.7.3）[17]。

与导管内乳头状黏液瘤相比，在发展成不可治愈的浸润性癌症之前，黏液性囊性肿瘤存在早期发现和治疗的机会，是可以治愈的胰腺肿瘤。与导管内乳头状黏液瘤不同的是，黏液性囊性肿瘤不存在多病灶的显著风险。因此，手术切除非浸润性黏液性囊性肿瘤，几乎总是有效的疗法。

浆液性囊腺瘤

浆液性囊腺瘤（serous cystadenoma）通常是一种胞囊肿瘤（cystic neoplasm），由均匀的立方形糖原丰富的肿瘤细胞组成。女性患者数量稍多一些。大多数情况下是偶发的，但与希佩尔林道综合症（von Hippel–Lindau syndrome）有关。

浆液性囊腺瘤的典型外观是由无数细小薄壁囊肿组成的一个肿瘤，中心处是一个星形瘢痕，往往已经钙化[1]。囊肿由具有圆形、均匀细胞核的立方形肿瘤细胞排列。这些肿瘤中至少一半的 VHL 基因已经失活[17]。

由于浆液性囊腺瘤几乎都是良性的，所以治疗的目标并不是切除这些肿瘤，除非肿瘤非常大或者出现症状。但我们目前面临的挑战在于浆液性囊腺瘤的影像可以模仿侵袭性更强的导管内乳头状黏液瘤。我们希望对囊液

进行 VHL 失活生物标志物的术前评估，这将有助于指导这些病变的治疗。

实性假乳头状肿瘤

实性假乳头状肿瘤（solid-pseudopapillary neoplasm）是一种低度恶性上皮性肿瘤，由低黏性细胞组成，大部分多发于女性（女性与男性之比为10：1），一般在20多岁。病因不明。

实性假乳头状肿瘤可以发生实体病变，但是大多数都是囊性变性（cystic degeneration）。病变时肿瘤的显微外观明显不同，有泡沫细胞和假瘤（pseudopapillae）的形成[1]。在遗传学上，实性假乳头状肿瘤的特点为 CTNNB1 和 β-连环蛋白基因出现突变（见表5.7.3）[17]。

β-连环蛋白基因的突变，导致β-连环蛋白表达呈现出异常的细胞核分布。因此，免疫标记技术检测β-连环蛋白可以帮助诊断此类肿瘤。大部分实性假瘤可以通过手术切除治愈。

腺泡癌

有趣的是，虽然正常胰腺的大部分是由腺泡细胞（acinar cells）组成，但是腺泡分化变成癌症却非常罕见（仅占癌症的1%～2%）[1]。一些腺泡细胞癌患者表现出破坏性脂肪酶分泌过度综合症（devastating lipase hypersecretion syndrome），肿瘤释放的脂肪酶进入循环，导致皮下脂肪坏死、多关节痛（polyarthralgias），以及外周血嗜酸性粒细胞增多（peripheral blood eosinophilia）。腺泡细胞癌是高度恶性肿瘤，5年生存率仅为25%～50%[18]。

胰腺神经内分泌肿瘤

胰腺神经内分泌肿瘤（pancreatic neuroendocrine tumours）是上皮肿瘤，具有显著的神经内分泌分化，表现

出突触素（synaptophysin）或嗜铬素（chromogranin）的表达。大部分患者的发病年龄在30～60岁。胰腺神经内分泌肿瘤可能是偶发的，或者是患者患有某一遗传综合症，如多发性内分泌瘤1型（multiple endocrine neoplasia type 1）或希佩尔林道综合症。病因不明。

胰腺神经内分泌肿瘤是富含血管的肿瘤，通常由相对均匀的细胞组成，细胞呈现巢状（nests）、横梁状（trabeculae）或薄片状（sheets），细胞核是典型的"黑白点相间"片材（图5.7.5）[1]。这类癌症根据增殖比率进行组织学分级。1级胰腺神经内分泌肿瘤有0%～2%的 Ki-67 标记指数（labelling index），2级指数为3%～20%，3级（命名为神经内分泌瘤）指数大于20%。分级和分期是一些重要的预测指标。很多这类肿瘤已经做了外显子组测序，识别出三座"山脉"（见表5.7.3）。胰腺神经内分泌肿瘤中，有大约45%发生了 MEN1 基因的失活，43%发生了 ATRX/DAXX 基因的失活，16%发生了雷帕霉素（rapamycin，mTOR）信号通路基因（TSC2、PTEN 或 PIK3CA）中哺乳动物靶点之一的失活[19]。

手术是一种治疗选择，但是确诊的大部分患者已经成为转移性癌症。生长激素抑制剂类药物，包括奥曲肽

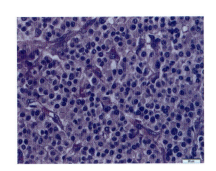

图5.7.5 胰腺神经内分泌肿瘤的显微图片
注：可观察到嵌套的增长模式、细胞间质缺乏、"黑白点相间"的染色质模式。

（octreotide），可以减缓肿瘤生长。最近开发的几种药物在这些肿瘤的靶向治疗中显示出明显的优势。多靶点酪氨酸激酶抑制剂（multiple tyrosine kinase inhibitor）舒尼替尼（sunitinib）同 mTOR 通路抑制剂（mTOR pathway inhibitor）依维莫司（everolimus）一样，已应用于 III 期临床试验。虽然还未在临床上使用，但是对于携带 mTOR 信号通路突变的胰腺神经内分泌肿瘤患者来说，针对 mTOR 信号通路的靶向治疗可能是患者最受益的治疗方法[19,20]。

结论

更好地了解浸润性胰腺癌的病变前兆是疾病早期发现的基础。遗传性变化可用于指导肿瘤的分类和治疗。目前遗传突变的病例较少，但是随着这些病例数的增加，对应的靶向治疗也在随之改变，这种进步是未来个性化医疗的希望所在。

注释

[1] Hruban RH, Pitman MB, Klimstra DS (2007). *Tumors of the Pancreas (AFIP Atlas of Tumor Pathology Series 4, Fascicle 6). Washington*, DC: American Registry of Pathology and Armed Forces Institute of Pathology.

[2] IARC (2012). Personal habits and indoor combustions. *IARC Monogr Eval Carcinog Risks Hum*, 100E:1–575. PMID:23193840.

[3] Lowenfels AB, Maisonneuve P (2006). Epidemiology and risk factors for pancreatic cancer. *Best Pract Res Clin Gastroenterol*, 20:197–209. http://dx.doi.org/10.1016/j.bpg.2005.10.001 PMID:16549324.

[4] World Cancer Research Fund/American Institute for Cancer Research (2007). *Food, Nutrition, Physical Activity and the Prevention of Cancer: A Global Perspective*. Washington, DC: American Institute for Cancer Research.

[5] Zheng L, Xue J, Jaffee EM, Habtezion A (2013). Role of immune cells and immune-based therapies in pancreatitis and pancreatic ductal adenocarcinoma. *Gastroenterology*, 144:1230–1240. http://dx.doi.org/10.1053/j.gastro.2012.12.042 PMID:23622132.

[6] Olive KP, Jacobetz MA, Davidson CJ et al. (2009). Inhibition of Hedgehog signaling enhances delivery of chemotherapy in a mouse model of pancreatic cancer. *Science*, 324:1457–1461. http://dx.doi.org/10.1126/science.1171362 PMID:19460966.

[7] Feldmann G, Beaty R, Hruban RH, Maitra A (2007). Molecular genetics of pancreatic intraepithelial neoplasia. *J Hepatobiliary Pancreat Surg*, 14:224–232. http://dx.doi.org/10.1007/s00534-006-1166-5 PMID:17520196.

[8] Abel EV, Simeone DM (2013). Biology and clinical applications of pancreatic cancer stem cells. *Gastroenterology*, 144:1241–1248. http://dx.doi.org/10.1053/j.gastro.2013.01.072 PMID:23622133.

[9] Feig C, Gopinathan A, Neesse A et al. (2012). The pancreas cancer microenvironment. Clin *Cancer Res*, 18:4266–4276. http://dx.doi.org/10.1158/1078-0432.CCR-11-3114 PMID:22896693.

[10] Jones S, Zhang X, Parsons DW et al. (2008). Core signaling pathways in human pancreatic cancers revealed by global genomic analyses. *Science*, 321:1801–1806. http://dx.doi.org/10.1126/science.1164368 PMID:18772397.

[11] Biankin AV, Waddell N, Kassahn KS et al.; Australian Pancreatic Cancer Genome Initiative (2012). Pancreatic cancer genomes reveal aberrations in axon guidance pathway genes. *Nature*, 491:399–405. http://dx.doi.org/10.1038/nature11547 PMID:23103869.

[12] Shi C, Hruban RH, Klein AP (2009). Familial pancreatic cancer. *Arch Pathol Lab Med*, 133:365–374. PMID:19260742.

[13] Laffan TA, Horton KM, Klein AP et al. (2008). Prevalence of unsuspected pancreatic cysts on MDCT. *AJR Am J Roentgenol*, 191:802–807. http://dx.doi.org/10.2214/AJR.07.3340 PMID:18716113

[14] Canto MI, Hruban RH, Fishman EK et al.; American Cancer of the Pancreas Screening (CAPS) Consortium (2012). Frequent detection of pancreatic lesions in asymptomatic high-risk individuals. *Gastroenterology*, 142:796–804. http://dx.doi.org/10.1053/j.gastro.2012.01.005 PMID:22245846.

[15] Tanaka M, Fernández-del Castillo C, Adsay V et al.; International Association of Pancreatology (2012). International consensus guidelines 2012 for the management of IPMN and MCN of the pancreas. *Pancreatology*, 12:183–197. http://dx.doi.org/10.1016/j.pan.2012.04.004 PMID:22687371.

[16] Wu J, Matthaei H, Maitra A et al. (2011). Recurrent GNAS mutations define an unexpected pathway for pancreatic cyst development. *Sci Transl Med*, 3:92ra66. http://dx.doi.org/10.1126/scitranslmed.3002543 PMID:21775669.

[17] Wu J, Jiao Y, Dal Molin M et al. (2011). Whole-exome sequencing of neoplastic cysts of the pancreas reveals recurrent mutations in components of ubiquitin-dependent pathways. *Proc Natl Acad Sci U S A*, 108:21188–21193. http://dx.doi.org/10.1073/pnas.1118046108 PMID:22158988.

[18] Jiao Y, Yonescu R, Offerhaus GJA et al. (2013). Whole exome sequencing of pancreatic neoplasms with acinar differentiation. *J Pathol*, [epub ahead of print]. http://dx.doi.org/10.1002/path.4310 PMID:24293293.

[19] Jiao Y, Shi C, Edil BH et al. (2011). DAXX/ATRX, MEN1, and mTOR pathway genes are frequently altered in pancreatic neuroendocrine tumors. *Science*, 331:1199–1203. http://dx.doi.org/10.1126/science.1200609 PMID:21252315.

[20] Yao JC, Shah MH, Ito T et al.; RAD001 in Advanced Neuroendocrine Tumors, Third Trial (RADIANT-3) Study Group (2011). Everolimus for advanced pancreatic neuroendocrine tumors. *N Engl J Med*, 364:514–523. http://dx.doi.org/10.1056/NEJMoa1009290 PMID:21306238.

参考网站

American Cancer Society Pancreatic Cancer home page: http://www.cancer.org/cancer/pancreaticcancer/index

International Cancer Genome Consortium: http://www.icgc.org/icgc/cgp/68/304/798
Sol Goldman Pancreatic Cancer Research Center: http://pathology.jhu.edu/pc

The Cancer Genome Atlas: http://cancergenome.nih.gov/

头部和颈部的癌症

5. 器官部位的癌症

莱斯特·D. R. 汤普森（Lester D. R. Thompson）
保罗·布伦南（Paul Brennan，评审）
路易斯·费利佩·里贝罗·平托（Luis Felipe Ribeiro Pinto，评审）

摘　要

·吸烟，或者既吸烟又喝酒，是头颈部癌症最主要的病因。

·大多数头颈部癌症是鳞状细胞癌。

·感染人乳头状瘤病毒会引起口咽癌和舌根癌。

·鼻咽癌常见于东南亚和北非的部分地区；其病因学涉及埃—巴二氏病毒、挥发性亚硝胺和遗传因素。

·口腔癌和喉癌的基因改变包括细胞周期蛋白 D1、*MYC*、*RAS*、*PIK3CA* 和 *EGFR* 的激活，以及抑癌基因（如 *p16^INK4A*、*TP53* 和 *PTEN*）的失活。

·PI3K 信号通路的基因突变可以作为预测性生物标志物。

·上呼吸消化道各个部位的早期肿瘤是可以治愈的；晚期癌症的预后较差。

头部和颈部（以下简称头颈部）的癌症是一组互相关联的癌症，包括口腔癌、咽癌（口咽、鼻咽和下咽）和喉癌。口腔、喉和下咽部的大部分肿瘤是这些部位的鳞状细胞发生的鳞状细胞癌（squamous cell carcinoma）。这个部位（鼻窦道和唾液腺）发生的其他肿瘤比较少见。四个独立的解剖组（anatomical groups）具有明显不同的病因，但互相关联，且转移途径相似。

病因

口腔、喉和下咽部癌症

所有头颈部癌症的最显著病因是吸烟和饮酒。全世界 80% 的这类癌症病因都是烟草和酒精暴露，不同的部位有所差别（口腔部位占 65%，喉部占 86%）[1]。使用香烟或比迪烟（bidis）是癌症发展最重要的风险，与每天吸多少包香烟、每年持续吸烟时间有关，吸烟时间越长风险越高，使用黑烟草（black tobacco）或高焦油香烟的吸烟者比使用黄烟草（blond tobacco）的吸烟者风险更大；开始吸烟年龄越小，风险越大；深度吸入烟雾的吸烟者，风险较大。雪茄和烟斗也有风险，虽然风险略小一些 [1,2]。声门（glottic）部位患癌的相对风险高于声门上的部位（supraglottic）。使用咀嚼烟草或无烟烟草，并与其他物质组合，如磐安（paan）或槟榔块（槟榔叶、槟榔、酸橙和烟草）会增加口腔癌症的发病风险。在印度、中国台湾和中国大陆，这种风险最高，特别是会影响口腔底部 [2]。戒烟 10 年内风险会降低，从不吸烟者的风险最低，例如基督复临安息日教派（Seventh-day Adventists）和摩门教派（Mormons）的群体。与从不吸烟且滴酒不沾者相比，吸烟和喝酒很严重的人罹患头颈部癌症的相对风险增加 10 ～ 100 倍。如果全球彻底严禁饮酒和吸烟（或口嚼槟榔组合物），口腔癌、咽癌和喉癌的风险也将会非常低。

饮酒对吸烟具有很强的增强效应，可能与乙醛有关，乙醛是乙醇的一种中间代谢物和已知的致癌物 [3]。各个国家的人均酒精消费差别很大，

喉癌

• 喉癌是男性第 14 位最常见癌症，在女性中相对罕见；2012 年估计全球新发病例为 15.7 万人，女性不到 1.9 万人。估计喉癌死亡的总人数为 8.3 万人。

• 大约 53% 的病例发生在人类发展水平高或极高的国家；49% 的病例发生在亚洲。

• 男性的最高发病率在东欧和加勒比地区的一些国家。

唇癌、口腔癌、咽癌

• 有关口腔和咽部癌症，2012 年估计世界新发病例为 52.9 万人，死亡 29.2 万人。如果对主要的部位（唇、口腔、鼻咽和咽喉）分别进行检查，癌症排名并不高，但是合并排名高于宫颈癌，成为发病率排名第 7 位的最常见癌症，也是排名第 9 位癌症死亡的最常见原因。

• 最高发病率在巴布亚新几内亚、孟加拉、匈牙利和斯里兰卡。印度的新发病例为 12 万人，死亡 8.8 万人，分别占这类癌症负担总和的将近 1/4 和 1/3。

• 在发病率曾经较高地区（印度、中国、美国黑人和澳大利亚）的人群中，20 世纪 90 年代开始，出现下降趋势，男性和女性的发病率都下降了。相反，历史上发病率曾经比较低的国家（如丹麦和日本），出现了发病率上升的趋势。

人们喜好的饮料类型（啤酒、白酒或葡萄酒）也大不相同。虽然存在这些区别，但是最常见摄入的酒精饮料似乎都是与癌症风险关联性最强的一种因素。酒精摄入越多，罹患声门上（supraglottic）癌症和下咽部（hypopharyngeal）癌症的相对风险就越高于声门（glottic）癌症和声门下（subglottic）癌症。与咽癌和口腔癌的风险关系更大的因素是每年大量饮酒的次数，而非每天的饮酒量[1]。即使不吸烟，与滴酒不沾者和适量饮酒者相比，重度饮酒者（超过 8 杯或者超过 207 毫升 / 天）罹患喉癌的相对风险较大。如果一个人被归类为酗酒者（alcoholics），则有更大的癌症发展风险。肿瘤是在致癌环境背景下发展的，在同样的环境或外在因素下，如果产生了第一个肿瘤，那么往往可能在邻近的头颈部位出现更多肿瘤。

患口腔癌和咽癌的其他有关因素包括：口腔卫生不良、习惯性摄入阿拉伯茶叶（khat leaves）、吸食大麻和饮用含有酒精的饮料，而使用漱口水或饮用咖啡与癌症之间没有因果关系[4]。

即使控制了饮酒和吸烟，工业暴露也会增大喉癌的风险，包括在建筑、金属、纺织或陶瓷行业暴露于异丙醇（isopropanol）、多环芳香族烃（polycyclic aromatic hydrocarbons）、含有硫酸或芥子气（mustard gas）的无机酸雾霾（inorganic acid mists）、柴油废气排放（diesel exhausts），以及某些食品工业岗位等。在喉癌和口腔癌中，人乳头状瘤病毒（HPV）可能扮演次要的角色[5]。胃食管反流疾病（gastro-oesophageal reflux disease）与喉癌的风险增加有关，酒精和烟草的使用也可能起到某种促进作用。

口咽和舌根癌症

口咽、扁桃体和舌根发生癌症的主要原因之一是 HPV 感染。在性生活活跃的人群（50% 以上）中，HPV 感染率相对较高。因此，在过去几十年里，这类癌症的发病率显著增加。这种增长的正相关因素包括：性生活习惯的变化（包括口交）、性伴侣的寿命和数量、婚前性行为和初次性行为的年龄，所有这些都会增加口腔感染的可能性。在口咽癌中，具有生物活性的 HPV 感染比例范围为欧洲 28%、亚洲 46%、北美 47%。最新研究发现，这一比例已经达到 65% ～ 70%[6]。几乎所有的口咽癌患者都存在 HPV16 感染，口咽癌另一种常见的感染是 HPV18。口咽致癌特异性 HPV16E6/E7 抗体的比值比（odds ratio）是 72.8（置信区间为 16 ～ 330），显示 HPV 与口咽癌之间存在显著的因果关系，同时 HPV 的 DNA 嵌入了人类基因组[7]，HPV 的病毒复制数量很高[8]，肿瘤中的 HPV 癌基因（E6 和 E7）表达水平也很高。HPV 与其他肿瘤之间也存在因果关系，如口腔癌（20.2%，加权患病率）、鼻窦癌（29.6%，加权患病率）、喉癌（23.6%，加权患病率）和鼻咽癌（31.1%，加权患病率）[5]。吸食大麻也与 HPV 阳性口咽癌的发展有关[9]。

鼻咽癌

与鼻咽癌发病有密切关联的因素包括 EBV（Epstein-Barr 病毒，人类疱疹病毒第四型）感染、木材粉尘和甲醛的职业暴露、吸烟、放射线照射、食用特殊腌制或盐腌的食物、疟疾感染和遗传易感性，最终取决于多变量

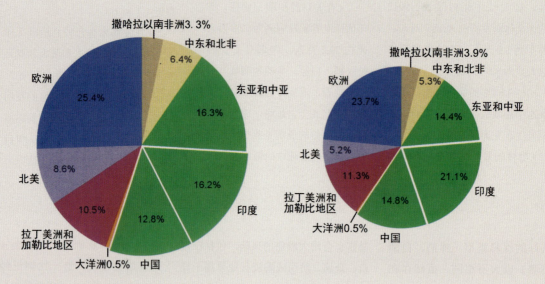

发病数：估计新增15.7万例　　死亡数：估计8.3万例

饼状图 5.8.1　估计的全球两性喉癌新增病例和死亡人数在世界主要地区的比例分布，2012 年

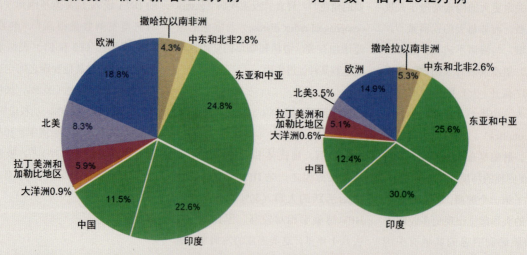

发病数：估计新增52.9万例　　死亡数：估计29.2万例

饼状图 5.8.2　估计的全球两性鼻咽癌新增病例和死亡人数在世界主要地区的比例分布，2012 年

382

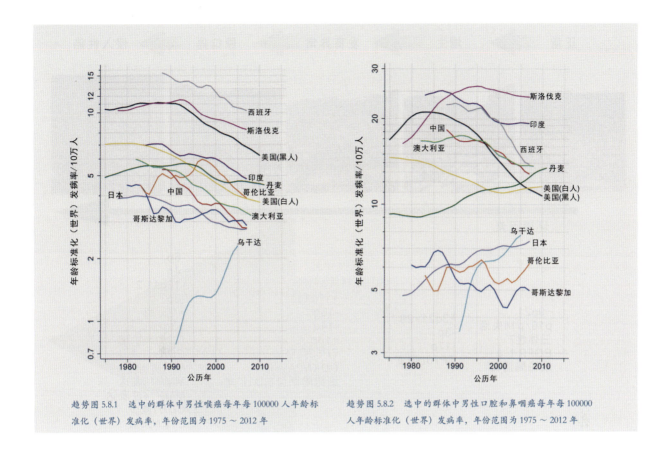

趋势图 5.8.1　选中的群体中男性喉癌每年每 100000 人年龄标准化（世界）发病率，年份范围为 1975～2012 年

趋势图 5.8.2　选中的群体中男性口腔和鼻咽癌每年每 100000 人年龄标准化（世界）发病率，年份范围为 1975～2012 年

调整后的风险比 [10]。

EBV 感染与鼻咽癌的发生密切相关。EBV 感染似乎是一种早期启动事件，因为在癌前病变中发现了 EBV 病毒，并且显示出克隆游离形式（clonal episomal form），表明 EB 病毒在克隆扩增（clonal expansion）开始之前已经进入肿瘤细胞核。这种现象导致几乎每一个肿瘤细胞中都包含完整的 EBV 病毒基因组。在高达 93% 的患者中存在免疫球蛋白 A 抗体（immunoglobulin A antibodies）对 EBV 衣壳抗原（EBV capsid antigen）的阳性血清，这与肿瘤负担的滴度（titre）增加有关。这种高滴度可作为筛查高危地区人群或检测肿瘤复发的标志物 [11]。EBV 早期编码的 RNA 几乎在所有的肿瘤细胞中均有表达。这种类型的感染呈 II 型潜伏模式（type II latency pattern），体现出 EBV 核抗原 1（EBNA1）和潜伏膜蛋白 1（LMP1）的表达。LMP1 可以诱发

鳞状上皮增生，抑制鳞状分化，激活 NF-κB，并且诱导表皮生长因子受体（EGFR）的表达。

对 16 项病例对照研究的荟萃分析表明，鼻咽癌的风险与摄入腌制蔬菜有关。摄入腌制蔬菜最多和最少的人，鼻咽癌的风险差距达到 2 倍，如果大量摄入非腌制的蔬菜，鼻咽癌的风险可降低 36%，并且与所研究的蔬菜类型或者国家无关。人们认为腌制的食品中含有大量的挥发性亚硝胺（volatile nitrosamines），这是公认的致癌物。根据这些病例的对照研究，食用腌制食物（特别是中国广东的咸鱼）、发酵食品，或者经过防腐加工的食品，包括油浸干羊肉（quaddid）、断奶期和儿童早期食用变味的黄油（rancid butter）等，都会增大患病风险。在 10 岁的时候，每月食用不超过一次与每周食用至少一次，相对风险从 7.5 增大至 37.7[12]。

病理学和遗传学
口腔、喉和下咽部癌肿

这几个部位的鳞状细胞癌是相似的。发展过程一般都是从上皮增生（通过肠上皮化生）到原位癌，再到浸润性癌症（见图 5.8.2），但是并非所有浸润性肿瘤都起源于肠上皮化生（dysplasia）。每一阶段的异型增生中都存在以下现象：细胞

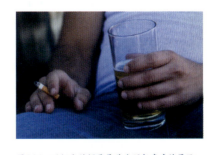

图 5.8.1　吸烟和饮酒是导致头颈部癌症的原因，特别是口腔癌、咽癌和喉癌
注：在不考虑其他习惯的情况下，既吸烟又饮酒的人比只吸烟或只喝酒的人患癌风险更高，尽管只吸烟或只饮酒都会增加头颈部癌症的可能性。

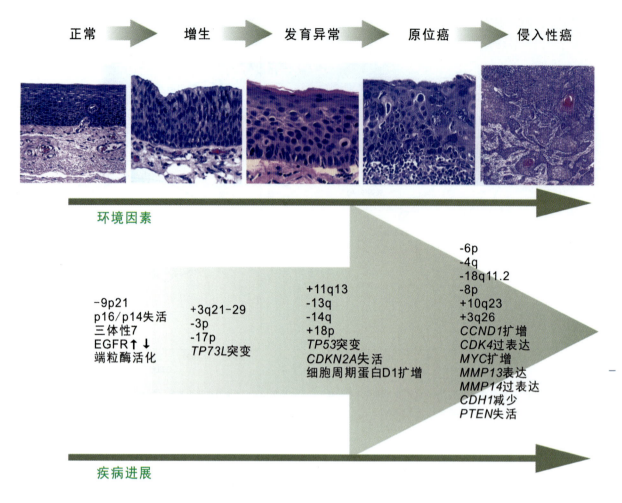

正常 → 增生 → 发育异常 → 原位癌 → 侵入性癌

环境因素

-9p21
p16/p14失活
三体性7
EGFR↑↓
端粒酶活化

+3q21-29
-3p
-17p
*TP73L*突变

+11q13
-13q
-14q
+18p
*TP53*突变
*CDKN2A*失活
细胞周期蛋白D1扩增

-6p
-4q
-18q11.2
-8p
+10q23
+3q26
*CCND1*扩增
*CDK4*过表达
*MYC*扩增
*MMP13*表达
*MMP14*过表达
*CDH1*减少
*PTEN*失活

疾病进展

图 5.8.2 从正常组织发展至浸润性鳞状细胞癌的组织学进展，以并行方式展示遗传和表观遗传事件
注：这些基因变化的累积，而非设定好的顺序，决定了浸润性癌的发展。

失去分化成熟能力，结构破坏，角化不良（dyskeratosis）导致的多形性（pleomorphism）增加和细胞尺寸增大，以及有丝分裂不同程度的增多。尽管从异型增生发展到浸润性癌的时间长短不一，但是通常会用年来衡量。在这段较长的时间里，病情的发展也许会随着习惯改变（吸烟和饮酒）或手术干预而改变。肿瘤分为角质化（keratinizing）和非角质化（nonkeratinizing）、原位（in situ）和浸润性（invasive）。分化类型分为高分化、中分化或低分化（见图 5.8.3）。变异比较少见。

已经观察到的口腔癌和喉癌的遗传改变是复杂并且相互关联

的。这些改变包括激活的原癌基因（proto-oncogenes），如细胞周期蛋白 D1（*CDKN2A*）、*MYC*、*RAS*、*PIK3CA* 和 *EGFR*；失活的抑癌基因，如 *p16^{INK4A}*、*TP53* 和 *PTEN*。人们把 *TP53* 的突变和过度表达视为癌前病变向浸润性癌症的发展。据报道，发达国家的发生频率（40%～50%）高于发展中国家（5%～25%）。与此不同，印度和东南亚患者的肿瘤特征涉及 *RAS* 癌基因，包括突变、杂合性缺失（*HRAS*）和扩增（*KRAS* 和 *NRAS*）。鳞状分化的调节基因（例如 *NOTCH1*、*IRF6* 和 *TP63*）中也发现了突变[13]。

口咽癌和舌根的癌症

HPV 阳性口咽癌与 HPV 阴性癌症不同。HPV 阳性肿瘤往往从较小的原发肿瘤开始，更多涉及淋巴结侵袭（淋巴结分期高）。与 HPV 阴性癌症相比，HPV 阳性口咽癌呈现出分化较差、非角质化或基底细胞组织学变化[6]。组织学上，肿瘤可分为非角质化、成熟非角质化和角质化等类型；前两种类型显示出与 HPV 强烈相关[14]。肿瘤形成巢状，有广泛外延的边界，有限的间质反应，频繁的有丝分裂，呈现粉刺型坏死（comedonecrosis）。细胞形成多核体（syncytium），边界模糊，在深染色的细胞核中没有明显的核仁。这些肿瘤没

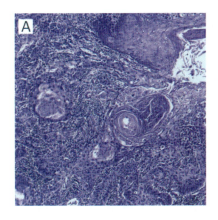 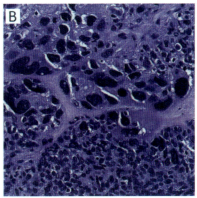

图 5.8.3　鳞状细胞癌的显微图片
注：（A）中度分化、浸润性、角化型的口腔鳞状细胞癌。（B）低分化、非角化型的喉鳞状细胞癌。

有形成任何成熟的鳞状上皮（squamous maturation）或者角化珠（又称癌珠）。角化鳞状细胞癌（keratinizing squamous cell carcinomas）具有显著的粘连形成和多角形的细胞，显示出发育良好的细胞边界，即细胞间桥，富含嗜酸性胞浆（eosinophilic cytoplasm）。中间性（成熟）的肿瘤是混合瘤，与 HPV 的关系比角质化类型肿瘤更密切。虽然不是绝对相关，但 p16 的免疫组织化学表达（超过75% 的细胞具有很强的细胞核和细胞质阳性反应）被认为是描述具有生物学活性 HPV 感染的极好的替代生物标志物。HPV 感染、TP53 突变和 EGFR 表达的相互作用还需要进一步的详细研究，因为这些标记通常与肿瘤 HPV 状态呈现负相关。

鼻咽癌

WHO 把鼻咽癌分为三种主要亚型：非角化性癌（non-keratinizing carcinoma）、角化性癌（keratinizing carcinoma）和基底细胞样鳞状细胞癌（basaloid squamous cell carcinoma）。非角化性癌是最常见的类型，在地方性人群中最常见，角化性癌和基底细胞样鳞状细胞癌类型往往在非地方性人群中更为常见。非角化性癌又进一步分为两种类型：分化型（分层的细胞，多形的深染色细胞核，围绕着界限分明的边界，基质被突然分隔，没有促结缔组织增生基质响应）和未分化型（从各种有结合力的细胞巢状，演变成淋巴细胞基质里单独的丧失结合力的细胞）（见图 5.8.4）。这些细胞的边界大而模糊，胞浆较少，围绕细胞核分布泡状染色质，包含的核仁明显。原位癌或癌前病变比较罕见。病毒感染与许多相互关联的体细胞遗传变化和表观遗传变化协同促进鼻咽癌的发展。这个过程极其复杂，通过鼻咽刷取样或血清检查，如果发现多种抑癌基因的甲基化，则有助于早期发现和确诊。

目前人们尚未获得鼻咽癌的综合基因组数据。通过活检进行的一项外显子组研究表明，在大多数研究样本中，EB 病毒编码的基因组维持着蛋白 EBNA1 以及 LMP1、LMP2 和 BARF1 的表达。分析认为，FHIT 基因的缺失，可能是肿瘤发生的一种驱动因子[15]。在另一项石蜡包埋标本（paraffin-embedded specimens）的研究中，发现有 41 个微小 RNA 在鼻咽肿瘤与对应的非癌组织中有不同的表达，并且其中 5 个已被识别[16]。

远景
生物标志物

评估口腔异常增生向癌症发展的风险有几种生物标志物可用，包括杂合性缺失（特别是在 3p±9p 基因位点）、存活素（survivin）、基质金属蛋白酶 9（MMP9）和 DNA 含量。其他生物标志物（p53、p73、MMP1 和 MMP2）似乎无法预测疾病的发展[17]。口咽鳞状细胞癌中，人乳头状病毒（HPV）是一种显著的预测性生物标志物，与已经描述的所有头颈部生物标志物相比，HPV 风险等级最高分层最宽，治疗时需特别注意[18]。对 151 个头颈部鳞状细胞癌的全外显子组测序发现，磷脂酰肌醇 3- 激酶（PI3K）信号通路是突变最频繁的致癌信号通路（30.5%）[19]。在 HPV 阳性肿瘤的一个子集中，PIK3CA 或 PIK3R1 是唯一的癌症突变基因。同时存在多个 PI3K 通路基因突变的所有肿瘤都是晚期癌症，说明这一通路与癌症发展有关，建议作为一种预测性生物标志物使用。

筛查

与宫颈癌的细胞学检查类似的筛查计划并不适用于口咽癌或者口腔癌。即使已知是浸润性癌症，也很少发现细胞学上的异常状况，这可能是因为在很深的扁桃体隐窝中采样的难度很大，并且缺乏可以识别的癌前病变。因此，常常发生诊断的延误。直接肉眼检查口腔、口咽、鼻咽、喉（用内镜），或者用影像学评估研究高危人群中的个体可能发现早期病变，但是全球或者地区性的大规模筛查方案还没有建立起来。在印度，人们正在采用多轮次反复检查口腔的筛查办法，并在高危人群中观察到口腔癌死亡率已显著降低[20]。

筛查血浆 EB 病毒 DNA 水平，可能有助于发现鼻咽癌，其根据是汇总荟萃分析数据的灵敏度（91.4%；

5. 器官部位的癌症

置信区间为 89.0% ～ 93.4%）和特异性（93.2%；91.2% ～ 95.0%）[11]。在地方性流行的地区，可以筛查高风险家族（鼻咽癌患者的家庭成员）或患者，检查方法包括：EBV 血清（免疫球蛋白 A 病毒衣壳抗原）、EBV DNA 或其他技术（如鼻咽镜检查），这种筛查具有潜在的益处（88.9% 的灵敏度和 87.0% 的特异性），因为与出现症状的癌症（可能长达 10 年以后）相比，可以很早发现癌症，提高无病生存期。

高危人群的识别

酒精解毒酶［乙醇或乙醛脱氢酶（ADH）］呈现出某些多态性（polymorphisms）的患者，其发生癌症的易感性（susceptibility）增大[3]。ADH1B R48H 变异和 ADH7 A92G 变异似乎对患者有某种保护性作用，但是随着酒精摄入增多，这种保护作用显著改变了，每个基因的作用是相互独立的。

如果患者携带 ADH1B Arg47 Arg 基因型，则上呼吸消化道（aerodigestive）部位患癌风险增大，远远大于携带 His47His 基因型的患者。此外，摄入酒精和 ALDH2 487Lys 等位基因综合的交互作用，可以调节易感性[21]。头颈部的癌症还与以下这些基因的遗传易感性有关：GSTM1、GSTT1 和 EPHX1 基因、XPD Lys751Gln 和 P53 密码子 72 Pro/Pro。

在一级亲属中，曾经有头颈部癌症家族病史的个体，患癌风险增大（比值比为 1.7；置信区间为 1.2 ～ 2.3），如果一级亲属是兄弟或姐妹，这种风险更大（比值比为 2.2；1.6 ～ 3.1）。这种风险仅限于烟草和酒精暴露的对象（比值比为 7.2；5.5 ～ 9.5）[22]。因此，如果有头颈部癌症家族病史，应避免烟草和酒精暴露，降低风险。

还有一些遗传条件也与头颈部癌症风险增大有关，包括先天性角化不良（dyskeratosis congenita）和 DNA 修复信号通路失调，如布卢姆综合征（解旋酶基因突变）、范可尼贫血（FAA、FAD 和 FCC 看管基因的胚系突变）、共济失调微血管扩张综合症（同质接合体）以及着色性干皮病（XP 基因）。IARC 收集了 15 个中心的信息，研究了在这些中心登记的患者与酒精有关的癌症和遗传易感性，发现吸烟和饮酒者的头颈部癌症病例数量明显较多。

预防

避免香烟和酒精可以预防 80% 的口腔癌、90% 的喉癌和喉咽癌。在工作场所和学校干预吸烟和戒烟的计划中，如果医生和心理咨询师以身作则，将是最为有效的（参见第 4.1 章）。此外，国家级无烟政策对酒精和烟草有关的公共健康问题也是有益的。

在男性和女性（年龄 9 ～ 26 岁）中预防性接种二价疫苗（HPV16 和 18）或四价疫苗（HPV6、HPV11、HPV16 和 HPV18）如果证实有效，则是 HPV 相关的口咽癌达成一级预防的希望所在，因为很大比例的 HPV 相关的口咽癌源自 HPV16 的驱动[23]。

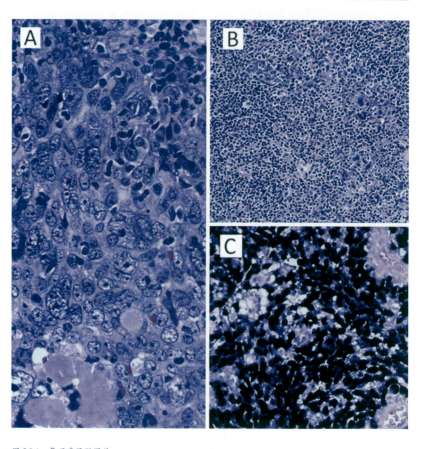

图 5.8.4　鼻咽癌显微图片

注：（A）非角化性鼻咽癌表现为突出的核仁和淀粉样蛋白。（B）大多数鼻咽癌都会出现非常重的炎症，从而掩盖了肿瘤细胞。（C）几乎所有的肿瘤细胞都表现出对 EB 病毒编码的小 RNA 的强烈核反应。

注释

[1] Lubin JH, Purdue M, Kelsey K et al. (2009). Total exposure and exposure rate effects for alcohol and smoking and risk of head and neck cancer: a pooled analysis of case-control studies. *Am J Epidemiol*, 170:937–947. http://dx.doi.org/10.1093/aje/kwp222 PMID:19745021.

[2] Pednekar MS, Gupta PC, Yeole BB, Hébert JR (2011). Association of tobacco habits, including bidi smoking, with overall and site-specific cancer incidence: results from the Mumbai cohort study. *Cancer Causes Control*, 22:859–868. http://dx.doi.org/10.1007/s10552-011-9756-1 PMID:21431915.

[3] Xue Y, Wang M, Zhong D et al. (2012). ADH1C Ile350Val polymorphism and cancer risk: evidence from 35 case-control studies. *PLoS One*, 7:e37227. http://dx.doi.org/10.1371/journal.pone.0037227 PMID:22675424.

[4] Goldenberg D, Lee J, Koch WM et al. (2004). Habitual risk factors for head and neck cancer. *Otolaryngol Head Neck Surg*, 131:986–993. http://dx.doi.org/10.1016/j.otohns.2004.02.035 PMID:15577802.

[5] Isayeva T, Li Y, Maswahu D, Brandwein-Gensler M (2012). Human papillomavirus in non-oropharyngeal head and neck cancers: a systematic literature review. *Head Neck Pathol*, 6 Suppl 1:S104–S120. http://dx.doi.org/10.1007/s12105-012-0368-1. PMID:22782230.

[6] Chaturvedi AK (2012). Epidemiology and clinical aspects of HPV in head and neck cancers. *Head Neck Pathol*, 6 Suppl 1:S16–S24. http://dx.doi.org/10.1007/s12105-012-0377-0 PMID:22782220.

[7] Gillison ML, Koch WM, Capone RB et al. (2000). Evidence for a causal association between human papillomavirus and a subset of head and neck cancers. *J Natl Cancer Inst*, 92:709–720. http://dx.doi.org/10.1093/jnci/92.9.709 PMID:10793107.

[8] /Kreimer AR, Clifford GM, Snijders PJ et al.; International Agency for Research on Cancer (IARC) Multicenter Oral Cancer Study Group (2005). HPV16 semiquantitative viral load and serologic biomarkers in oral and oropharyngeal squamous cell carcinomas. *Int J Cancer*, 115:329–332. http://dx.doi.org/10.1002/ijc.20872 PMID:15688391.

[9] Gillison ML, D'Souza G, Westra W et al. (2008). Distinct risk factor profiles for human papillomavirus type 16-positive and human papillomavirus type 16-negative head and neck cancers. *J Natl Cancer Inst*, 100:407–420. http://dx.doi.org/10.1093/jnci/djn025 PMID:18334711.

[10] Hildesheim A, Wang CP (2012). Genetic predisposition factors and nasopharyngeal carcinoma risk: a review of epidemiological association studies, 2000–2011: Rosetta Stone for NPC: genetics, viral infection, and other environmental factors. *Semin Cancer Biol*, 22:107–116. http://dx.doi.org/10.1016/j.semcancer.2012.01.007 PMID:22300735.

[11] Liu Y, Fang Z, Liu L et al. (2011). Detection of Epstein-Barr virus DNA in serum or plasma for nasopharyngeal cancer: a meta-analysis. *Genet Test Mol Biomarkers*, 15:495–502. http://dx.doi.org/10.1089/gtmb.2011.0012 PMID:21410354.

[12] Jia WH, Qin HD (2012). Non-viral environmental risk factors for nasopharyngeal carcinoma: a systematic review. *Semin Cancer Biol*, 22:117–126. http://dx.doi.org/10.1016/j.semcancer.2012.01.009 PMID:22311401.

[13] Stransky N, Egloff AM, Tward AD et al. (2011). The mutational landscape of head and neck squamous cell carcinoma. *Science*, 333:1157–1160. http://dx.doi.org/10.1126/science.1208130 PMID:21798893.

[14] Chernock RD (2012). Morphologic features of conventional squamous cell carcinoma of the oropharynx: keratinizing' and non-keratinizing' histologic types as the basis for a consistent classification system. *Head Neck Pathol*, 6 Suppl 1:S41–S47. http://dx.doi.org/10.1007/s12105-012-0373-4 PMID: 22782222.

[15] Hu C, Wei W, Chen X et al. (2012). A global view of the oncogenic landscape in nasopharyngeal carcinoma: an integrated analysis at the genetic and expression levels. *PLoS One*, 7:e41055. http://dx.doi.org/10.1371/journal.pone.0041055 PMID:22815911.

[16] Liu N, Chen NY, Cui RX et al. (2012). Prognostic value of a microRNA signature in nasopharyngeal carcinoma: a microRNA expression analysis. *Lancet Oncol*, 13:633–641. http://dx.doi.org/10.1016/S1470-2045(12)70102-X PMID:22560814.

[17] Smith J, Rattay T, McConkey C et al. (2009). Biomarkers in dysplasia of the oral cavity: a systematic review. *Oral Oncol*, 45:647–653. http://dx.doi.org/10.1016/j.oraloncology.2009.02.006 PMID:19442563.

[18] Olthof NC, Straetmans JM, Snoeck R et al. (2012). Next-generation treatment strategies for human papillomavirus-related head and neck squamous cell carcinoma: where do we go? *Rev Med Virol*, 22:88–105. http://dx.doi.org/10.1002/rmv.714 PMID:21984561.

[19] Lui VW, Hedberg ML, Li H et al. (2013). Frequent mutation of the PI3K pathway in head and neck cancer defines predictive biomarkers. *Cancer Discov*, 3:761–769. http://dx.doi.org/10.1158/2159-8290.CD-13-0103 PMID:23619167.

[20] Sankaranarayanan R, Ramadas K, Somanathan T et al. (2013). Long term effect of visual screening on oral cancer incidence and mortality in a randomized trial in Kerala, India. *Oral Oncol*, 49:314–321. http://dx.doi.org/10.1016/j.oraloncology.2012.11.004 PMID:23265945.

[21] Cadoni G, Boccia S, Petrelli L et al. (2012). A review of genetic epidemiology of head and neck cancer related to polymorphisms in metabolic genes, cell cycle control and alcohol metabolism. *Acta Otorhinolaryngol Ital*, 32:1–11. PMID:22500060.

[22] Negri E, Boffetta P, Berthiller J et al. (2009). Family history of cancer: pooled analysis in the International Head and Neck Cancer Epidemiology Consortium. *Int J Cancer*, 124:394–401. http://dx.doi.org/10.1002/ijc.23848 PMID:18814262.

[23] D'Souza G, Dempsey A (2011). The role of HPV in head and neck cancer and review of the HPV vaccine. *Prev Med*, 53 Suppl 1:S5–S11. http://dx.doi.org/10.1016/j.ypmed.2011.08.001 PMID:21962471.

参考网站

American Society of Clinical Oncology Head and Neck Cancer home page: http://www.cancer.net/cancer-types/head-and-neck-cancer

National Cancer Institute Head and Neck Cancer home page: http://cancer.gov/cancertopics/types/head-and-neck

National Cancer Institute Throat (Laryngeal and Pharyngeal) Cancer home page: http://cancer.gov/cancertopics/types/throat

The John Hopkins Medical Institution, Head and Neck Cancer home page: www.hopkinsmedicine.org/kimmel_cancer_center/centers/head_neck/

5. 器官部位的癌症

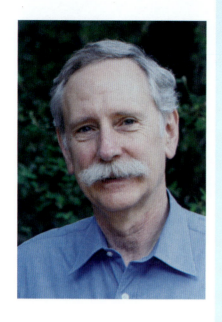

饮食、营养和癌症：
公共健康的下一个问题是什么

沃尔特·C.威利特（Walter C.Willett）

沃尔特·C.威利特是哈佛公共卫生学院（Harvard School of Public Health）的流行病学和营养学教授，哈佛医学院（Harvard Medical School）教授。他的研究工作是通过流行病学途径研究癌症、心血管疾病以及其他疾病的病因和预防中饮食因素的效果。威利特博士在美国密歇根大学医学院获得医学学位，在哈佛公共卫生学院获得流行病学的公共卫生博士学位。他的工作重点是长期规划大型队列研究，以获得多年发展的各种疾病的可靠数据。他在"护士健康研究I和II"（Nurses' Health Studies I and II）以及"保健专业人员随访研究"（Health Professionals Follow-up Study）中采用了问卷调查和生物化学方法。威利特博士编著了经典教材《营养流行病学》（Nutritional Epidemiology），他还为普通读者撰写了饮食和营养的多本著作。

摘 要

癌症与超重、肥胖和缺乏体育活动的因果关系证据充分，并强力支持多做体育活动可以减少癌症危险。人们必须采取多方面、越来越有力的措施来扭转肥胖流行病的蔓延，这需要各个部门和社会各个层面的联合行动。努力推进全面健康饮食习惯、包括增加水果、蔬菜和全谷类摄入，减少红肉摄入。这些做法都是有意义的，但是对癌症风险的具体影响可能是适度的。人们必须继续研究饮食、营养和癌症，拓展科学基础，为公共健康未来的发展做出贡献。

饮食与癌症的研究，基本目标是识别食品中的成分，包括基本的营养元素以及饮食的其他方面，这些因素可以增大或减少罹患癌症的风险。这些工作包括流行病学调查、动物实验和体外研究。当证据的分量变得充分而富具说服力之后，这些知识（通常零零散散地发表在各种科学期刊上）必须转换为预防癌症的行动。本报告中的其他地方已经做过论述，这些研究及其成果转换在降低癌症发病率方面取得的重大成功涵盖多种风险暴露，包括烟草使用、辐射、医药和职业危害。从这些经验中，我们已经非常了解饮食因素如何影响癌症的预防。在这里，我简要地总结我们的饮食、营养和癌症现有知识的状态，以及饮食和癌症的知识如何转化为公共健康方法，并对未来的公共健康方针提出一些建议。

当前的知识水平

直到 20 世纪 70 年代后期，人们对饮食、营养和癌症的研究都还是有限的，在癌症发病率和一些动物研究出现的大量全球性差异表明，饮食的某些方面可能在癌症病因和预防中发挥着重要的作用。于是，人们针对这个问题开展了不少病例对照研究，启动了大型前瞻性研究，现在已获得丰富的数据。对于许多研究人员来说，进展比预想的困难，部分原因是人类饮食的复杂性，同时也由于癌症及其起源的性质。尤其值得指出的是，我们终于发现很多癌症是由不同病因的截然不同的疾病构成的。此外，癌症的发展可能是延续终身的过程，这使得饮食与癌症的研究变得非常具有挑

战性。在多项大型前瞻性研究中，我们一直也在研究饮食因素与心血管疾病、糖尿病以及许多其他后果的关系，这些疾病与饮食因素之间清晰明确的关联风险的出现比癌症快得多，可能是因为饮食因素对这些疾病发生的影响更加迅速。来自其他疾病的这些经验对癌症研究非常重要，因为数据已经证明，衡量饮食和调整其他因素的方法确实非常有效。

目前研究饮食与癌症的挑战已经得出一些重要的结论。最重要的结论是，超重和肥胖是许多常见癌症已经确认的病因；这是癌症研究中的一项重大成就。虽然超重或肥胖的癌症风险没有吸烟那么大，但是在美国和其他一些国家，超重和肥胖作为流行病，比吸烟导致的流行病更加普遍。这意味着，这两种因素导致的癌症死亡人数，现在已经大体类似了[1]。由于肥胖对健康的影响不会立即显现，近年来肥胖流行病快速上升的影响，在肥胖即使不再增长之后，仍然会对癌症的发病率持续产生影响。现在也已经确认，缺乏体育活动也是某些癌症的风险因素，部分原因是缺乏体育活动造成肥胖，但是这并非直接的影响。对于某些癌症，摄入红肉，尤其是加工的红肉，与相当高的患癌风险有关，某些水果和蔬菜也会带来相对较低的癌症风险。

根据现有的知识，必须高度重视控制超重和肥胖以预防癌症，增加体育活动是其中一种方式。与肥胖有关的饮食因素比较多，也相当复杂，但是在很多场合，含糖饮料（如苏打水）的作用特别重要（参见第2.6章）。

重要的是，超重或肥胖、体育活动不足、水果和蔬菜摄入较少与烟草一起也成为心血管病和Ⅱ型糖尿病的主要风险因素。因此，在癌症的预防方案中，必须密切结合这些其他疾病的预防活动。

改善饮食预防癌症的公共健康方法

为了对癌症的发病率产生根本性的重大影响，我们要采取切实有效的行动，而不是停留在零零散散地发表科学期刊论文上。现有的知识通常是通过大众媒体广泛传播，如电视和报纸，有些人接收到信息后就会改变他们的饮食，变得更加喜爱体育活动，或者停止吸烟。但是，烟草管制的经验表明，这种方法的影响力是有限的。此外，随着互联网和其他新的信息渠道，公众往往淹没在煽动性的饮食和健康信息里，对各种数据断章取义，与早期来源有限的信息相比，许多人反而变得更加困惑。因此，必须制定一种非常仔细的、互相协调的公共健康策略，使得转化的营养知识达成最佳的影响力。这里，我描述了逐步加大干预力度的六个级别的行动[2]。弗里登（Frieden）曾经指出，与个别辅导及临床干预相比，公共卫生最大和最具成本效益的影响往往是通过改变环境和改善社会经济基础达成的，在这种环境下，每一个人做出的决定自然都是健康的决定[3]。

1. 教育和觉悟

这一过程往往从发起某一个主题全面系统的评价和科学文献的总结开始，例如关于饮食、营养和癌症的主题，由"世界癌症研究基金会"（World Cancer Research Fund）和"美国癌症研究所"（American Institute for Cancer Research）发起[4]，或者由WHO发起[5]，或者由国家政府发起[6]。这些活动往往伴随着发布饮食准则（根据现有的证据），并且必须适当考虑同时引发的所有健康隐患。虽然这些准则通常是由某些委员会制定的，做出的判断通常优于个人的判断，但是，由于存在集体性偏见和外部影响，所以建议的准则也许并非是最佳的。因此，人

们正在评估这些饮食准则，查明遵守这些准测是不是确实可以降低癌症风险或者带来其他健康隐患[7]；这些活动必须继续，以使我们的饮食准则最优化。虽然教育本身对行为的影响往往是适中的，但这是最基本也最重要的，部分原因在于，教育是更大支持力度政策（如税收）的基础。

2. 食品和菜单的标签

标签目前是一个需要整合营养和行为科学的辩论和研究主题，标签效应可以通过消费者选择的变化以及通过激励食品供应商重新制定产品或改变分量来调节。由于超重和肥胖的重要性，能量（热量）含量的标签始终是一个焦点，但其影响还不清楚，必须继续研究。

3. 经济策略

这些措施包括税收和补贴。提高苏打饮料的价格，已经对消费产生明显的作用[8]，因此，势力强大的饮料行业一直在进行抗争。征收苏打饮料的税收是非常有道理的，因为真正的后果由其他人承担（例如不健康的后果），而没有体现在苏打饮料的价格上。在过去的几年中，支持苏打饮料增税的科学证据基础已经越来越牢固，这是一种应予大力推广的公共健康策略。

4. 促进或限制供应

限制烟草销售一直是一种有效的策略，这种干预现在越来越多地应用于食品和苏打饮料。在许多地方，学校已经见不到苏打饮料，美国波士顿的整座城市不允许任何城市物业销售苏打饮料。像烟草一样，在医院和其他医疗设施销售苏打饮料已经成为不合理行为。因此，美国正在越来越多地淘汰苏打饮料。另一方面，对全谷类、水果和蔬菜提高补贴，可以消除

低收入人群生活方面的一个重要障碍，并将促进消费。

5. 强化

强化一直是一种有效的营养战略，可以解决许多疾病问题，如佝偻病、糙皮病、甲状腺肿以及最近的先天性神经管缺陷。直到目前为止，这一战略还没有专门用于癌症的预防，甚至有人担心叶酸强化预防神经管缺陷可能会增加结直肠癌的发病率。其实，由于结肠镜筛查结直肠癌越来越多，其与叶酸强化的时间上的一致性几乎肯定会表现出发病率的明显增加[9]。其他的证据表明，补充叶酸可能会减少潜伏期10年以上的结直肠癌的发病率。目前为止，还没有足够的证据支持某项强化是否可以预防某些癌症，但是强化有可能成为一种选择，如果维生素D对减少癌症风险有利的数据更强力一些的话，强化有可能成为一种选择。

（译注：英文的"强化"系指补充剂，例如维生素片、钙片、叶酸片等专项营养强化补充剂。）

6. 禁止

我们拥有长期禁止可能致癌的食品添加剂或者染色剂的监管历史。最近，许多国家、城市和州部分禁止影响心血管疾病的氢化油（hydrogenated oil）的使用。禁止整个食品或饮料比较困难，美国禁止酒精的经验尤其不成功。纽约市曾经实现限制苏打饮料分量的短期绝对禁令，其他地方也在考虑这种禁令，有人已经提出了在饮料中限制糖含量的方案。这些策略值得考虑和评估。

多管齐下控制肥胖

全球性肥胖的迅速增多迫使很多组织制定控制这种流行病的策略。导致不健康的饮食和缺乏活动的因素很多，仅仅针对其中某一方面进行干预，

这显然无法解决问题，必须多管齐下。在大多数情况下，必须在以下领域采取行动：

- 学校和儿童保育环境
- 卫生保健设施和系统
- 工作场所
- 食品环境（确保健康食品的供应和经济负担能力）
- 内在环境（鼓励体育活动）
- 大众媒体（往往鼓励食用导致肥胖的食品）
- 经济部门（包括税收和补贴，也要进行干预成本和成本效益分析）

围绕上述领域（系统）的战略性规划，可以在几乎每一个层次上研究开发（从全球到国家，再到地方社区）。最有效的一个层次上的变化取决于政治实体；许多这类行动在国家层次上是最有效的。但在美国，由于政治"塞车"，食品和饮料行业的强大影响力往往使得国家级行动成为不可能。因此，这些行动在城市级或州级层次上往往更容易取得进步，因为外部影响可能少得多。

有效性的指标

与吸烟不同，某些癌症很难找出具体的病因，各种营养因素与许多癌症的病因息息相关，所以我们很难用癌症发病率的下降来评估干预的有效性。替代的做法是，我们通常评估干预如何改变饮食或体育活动，以及如何改变超重和肥胖的流行。一些进展已被报道。近年来，美国的含糖饮料消费出现下降[9]。此外，过去几年里，由于开展了多层次的干预，纽约市和其他城市的儿童肥胖比率已经略有下降[10]。

结论

为了拓展未来进步的基础，必须继续进行饮食、营养和癌症的研究。超重、肥胖和缺乏运动与癌症因果关系的证据充分证明，加强公共健康措施减少这些风险是有道理的。这些行

为进一步证明了危险因素还有许多其他不利的健康影响。我们必须采取多方位、力度越来越大的措施，需要多部门和所有社会阶层的联合行动才能扭转肥胖的流行。现在，我们已经开始看到一些成功的证据，但是人们还需要很多年的持续努力。

注释

[1] van Dam RM, Li T, Spiegelman D et al. (2008). Combined impact of lifestyle factors on mortality: prospective cohort study in US women. *BMJ*, 337:a1440. http://dx.doi.org/10.1136/bmj.a1440. PMID:18796495.

[2] Willett WC (2013). Policy applications. In: Willett WC, ed. *Nutritional Epidemiology*, 3rd ed. New York: Oxford University Press, pp. 357–379.

[3] Frieden TR (2010). A framework for public health action: the health impact pyramid. *Am J Public Health*, 100:590–595. http://dx.doi.org/10.2105/AJPH.2009.185652 PMID:20167880

[4] World Cancer Research Fund/American Institute for Cancer Research (2007). *Food, Nutrition, Physical Activity, and the Prevention of Cancer: A Global Perspective*. Washington, DC: American Institute for Cancer Research.

[5] Joint WHO/FAO Expert Consultation on Diet, Nutrition and the Prevention of Chronic Diseases (2003). *Diet, Nutrition and the Prevention of Chronic Diseases: Report of a Joint WHO/FAO Expert Consultation*. Geneva: WHO (WHO Technical Report No. 916).

[6] U.S. Department of Agriculture and U.S. Department of Health and Human Services (2010). *Dietary Guidelines for Americans*, 2010. Washington, DC: U.S. Government Printing Office.

[7] Chiuve SE, Sampson L, Willett WC (2011). The association between a nutritional quality index and risk of chronic disease. *Am J Prev Med*, 40:505–513. http://dx.doi.org/10.1016/j.amepre.2010.11.022 PMID:21496749.

[8] Brownell KD, Farley T, Willett WC et al. (2009). The public health and economic benefits of taxing sugar-sweetened beverages. *N Engl J Med*, 361:1599–1605. http://dx.doi.org/10.1056/NEJMhpr0905723 PMID:19759377.

[9] Willett WC, Lenart E (2013). Folic acid and neural tube defects. In: Willett WC, ed. *Nutritional Epidemiology*, 3rd ed. New York: Oxford University Press, pp. 468–486. http://dx.doi.org/10.1093/acprof:oso/9780199754038.003.0020.

[10] Centers for Disease Control and Prevention (2011). Obesity in K-8 students - New York City, 2006-07 to 2010-11 school years. *MMWR Morb Mortal Wkly Rep*, 60:1673–1678. PMID:22169977.

5.9 肾癌

5. 器官部位的癌症

霍尔格·莫克（Holger Moch）
劳伦斯·H. 拉什（Lawrence H.Lash，评审）
吉莱纳·塞罗（Ghislaine Scelo，评审）

摘　要

· 肾癌在人类发展水平较高的国家比较常见。

· 绝大多数肾癌（70%）是透明细胞肾癌；其他肾癌类型有乳头状肾细胞癌（10%～15%）、嫌色细胞癌（约5%）和集合管肾细胞癌（小于1%）。

· 吸烟是肾脏癌症的一个病因。

· 超重和肥胖是风险因素。三氯乙烯职业暴露会引起肾癌。

· 高血压和后天囊肿肾病及肾透析增大患癌风险。有些肾癌亚型与特殊的风险因素有关。

· 突变使 VHL 基因的表达改变，广泛涉及家族性和自发性的肾细胞癌。

· PBRM1 被认为是第二重要的肾透明细胞肾癌基因，大约40%的病例出现截短突变。PBRM1 和 BAP1 突变是负相关（anticorrelate）的，PBRM1 和 BAP1 明显调控不同的基因表达程序。

大多数肾癌是肾细胞癌（renal cell carcinomas），位于肾实质，不同类型的细胞产生不同的肿瘤。大部分（大约70%的肾癌病例）是透明细胞肾癌（clear cell renal carcinomas），其他肾癌类型有乳头状肾细胞癌（10%～15%）、嫌色细胞癌（约5%）和集合管肾细胞癌（小于1%）。每一种肾细胞肿瘤亚型都有截然不同的遗传特征 [1,2]。其他肾癌亚型包括一种良性肿瘤嗜酸细胞瘤（oncocytoma）和发生在儿童身上的肿瘤肾母细胞瘤（nephroblastoma，Wilms tumour）。间叶细胞（mesenchymal）的肿瘤、上皮细胞和间叶细胞混合的肿瘤，以及其他原发和转移肿瘤，都比较罕见。肾盂癌（cancers of renal pelvis）的流行病学与肾实质癌不同。肾盂癌是尿路上皮癌，类似于膀胱上皮癌。

病因
生活方式因素

吸烟导致肾癌。不同的荟萃分析证实，与从不吸烟者相比，曾经吸烟者发生肾癌风险增大 [3,4]。随着每天吸烟数量的增多，剂量越大则风险越大。戒烟5年内风险逐步降低。

根据"世界癌症研究基金会"（World Cancer Research Fund）的报道，令人信服的证据表明，身体肥胖是肾癌的一种病因。咖啡所造成的影响不是很大，但酒精饮料对癌症风险有不利影响 [5]。超重，是女性和男性的肾癌风险因素 [6]。在所有的肾癌病例中，归因于超重和肥胖的比例在美国大约是40%，在欧洲国家不超过40% [7,8]。肥胖影响肾脏的致癌机制目前尚不清楚。性类固醇激素通过直接内分泌受体介导的效应，可能会影响肾细胞的增殖。肥胖结合各种内分泌失调，例如性激素结合球蛋白和孕激素水平的降低，胰岛素抗性（insulin resistance）的降低，生长因子水平的增加，胰岛素样生长因子1（IGF-1）的水平增加—可能会导致肾癌。最近的一项病例对照研究报告了肥胖与透明细胞癌之间具有更强的关联。

一些病例对照研究支持红肉摄入与肾癌风险正相关。据推测，肾癌风险升高可能是因为肉类中脂肪和蛋白

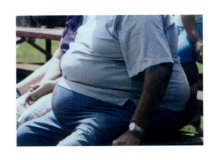

图 5.9.1　随着身体质量指数增加，超重及肥胖随处可见，肾细胞癌的发病率显著增加

质含量较多。几个病例对照研究发现蔬菜和水果的保护作用。但是，肉和水果是否与肾癌风险增大或降低有关，一直存在争议[9]。有些研究显示，饮酒和肾癌的风险是负相关的[10]。最近，研究者对北美和欧洲的 13 项前瞻性研究的分析发现，红肉、加工肉类、家禽或海鲜的摄入，与肾细胞癌风险没有关联[9,11]。观察发现，吸烟、高血压或肾癌家族病史，没有显示出肾癌组织学亚型的差异[12]。

诱发性医疗条件，药品使用，激素和环境因素

高血压及其治疗与肾癌患病风险有关[13]。使用降压药物，包括利尿药（diuretics），患癌风险增加。肾癌和高血压的风险关系与肥胖无关。目前尚不清楚这种关联的生物机制。很少的队列研究报告指出糖尿病患者肾癌发病率显著升高。但是，糖尿病也许不是一种独立的风险因素，因为糖尿病与肥胖和高血压的关系非常密切[14]。生长因子、生长因子受体和胰岛素水平的升高，可能介导了糖尿病和肾癌之间的关联。

晚期肾病需要进行长期透析的患者可发展为获得性囊肿型肾病（qcquired cystic kidney disease）。根据报告，晚期肾病的患者，肾癌的发病率显著增多（3% ～ 7%）[15]。晚期肾脏疾病发生的肾癌，其特征与典型肾癌的特征不同。人们曾经相信，乳头状肾细胞癌（papillary renal cell carcinoma）是晚期肾脏疾病中最常见的癌症亚型。现在人们认为，与后天性囊肿型肾病有关的肾癌属于其自身的组织学亚型，因为所有其他的亚型（透明细胞肾癌、乳头状肾癌和嫌色肾癌）也发生在囊肿型和非囊肿型晚期肾病中。肾增生囊肿（renal hyperplastic cysts）是其中一些肾肿瘤类型潜在的前期病变[16]。

含有非那西丁（phenacetin）的各种镇痛药物都与肾盂尿路上皮癌（urothelial cancer）的发展有关。一些研究发现，长期使用非那西丁与肾脏患癌风险增大有关[17]。少数研究发现，在其他镇痛药中，对乙酰氨基酚（非那西丁的代谢物）与患肾癌风险呈正相关。使用非阿司匹林和非甾体抗炎药，例如布洛芬（ibuprofen）和萘普生（naproxen），也存在肾癌发展的潜在风险。阿司匹林和对乙酰氨基酚的使用与肾细胞癌的患病风险无关[18]。

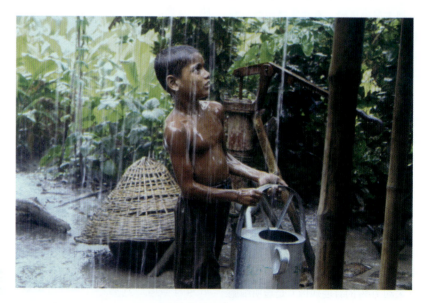

图 5.9.2　孟加拉国拉杰巴里县的一个村庄，一个男孩在被砷污染的管井旁收集雨水用于饮用和烹饪。
注：饮用水中含砷会导致膀胱癌、肺癌和皮肤癌；接触砷与肾癌、肝癌和前列腺癌之间具有关联。

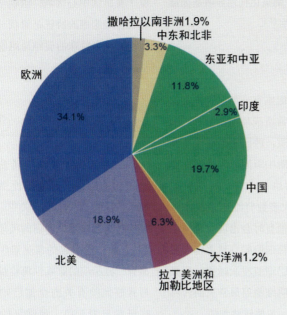

发病数：估计新增33.8万例

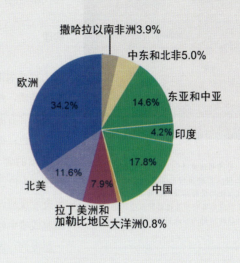

死亡数：估计14.3万例

饼状图 5.9.1　估计的全球两性肾癌新增病例和死亡人数在世界主要地区的比例分布，2012 年

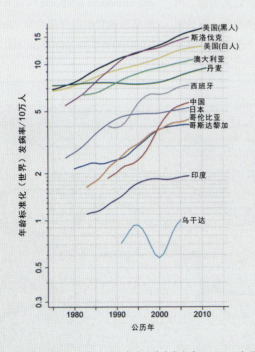

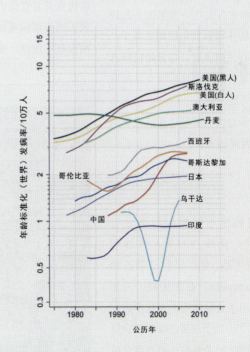

趋势图 5.9.1　选中的群体中男性肾癌每年每 100000 人年龄标准化（世界）发病率，年份范围为 1975～2012 年

趋势图 5.9.2　选中的群体中女性肾癌每年每 100000 人年龄标准化（世界）发病率，年份范围为 1975～2012 年

5. 器官部位的癌症

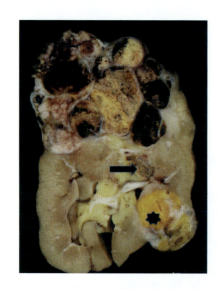

图 5.9.3 肾透明细胞癌
注：肾上级球形肿瘤切面呈典型淡黄色。注意扩张形成血栓的肾静脉处的肿瘤（箭头所指）。此外，在下级处有一个良性的肾血管肌脂肪瘤，由于富含脂肪细胞而形成特有的黄色切面。

有人曾经提出，与激素有关的某些因素可能在肾癌的发展中发挥作用。但是一些研究发现，口服避孕药或激素替代疗法与肾癌没有关联。在一些病例对照研究中发现，子宫切除术与肾癌风险增大有关[19]。生殖因素在肾癌中可能的作用目前仍然知之甚少；某些激素有关的因素，与肾癌风险有关，但是这种关联无法解释女性的发病率低于男性。

在中国台湾和智利正在研究饮用水中砷与肾癌的关系。

职业

肾细胞癌不被视为与职业有关的癌症。肾癌与石棉、汽油和其他石油产品、铅、镉和三氯乙烯（trichloroethylene）存在关联。三氯乙烯广泛用于金属脱脂剂和化学添加剂的溶剂[20]。关于三氯乙烯暴露和肾透明细胞癌之间关系的一项荟萃分析报道表明，肾脏患癌相对风险显著增大，数据整体为1.3，高暴露组为1.6[21]。基于三氯乙烯可导致肾癌，IARC 将其分类为第1组别人类致癌物，这项

决定还考虑到相关的流行病学数据，无论大鼠还是小鼠，三氯乙烯溶剂都可以致癌。在人类和动物身上，三氯乙烯的生物转化特征明显，主要通过细胞色素 P450 酶氧化代谢导致基因毒性代谢物的产生[22]。

病理

肾透明细胞癌有一种血管丰富的肿瘤基质，经常造成局部淤血[2]。由于细胞含有脂质，肿瘤表面通常呈典型的黄色；细胞中胆固醇、中性脂肪和磷脂的含量也很丰富（见图 5.9.3 和图 5.9.4）。大多数肾细胞癌很少发生炎症反应，但有时会出现大量淋巴细胞或嗜中性粒细胞同自然杀伤细胞一起浸润，淋巴细胞浸润越强，后果越糟糕。肾透明细胞癌最常见的转移是通过腔静脉，主要转移到肺。

乳头状肾细胞癌的特点是上皮细胞形成乳头状和小管状。嫌色肾细胞癌（chromophobe renal cell carcinoma）的特点是具有较大的多边形细胞、网状的细胞浆和明显的细胞膜。有些细胞形状不规则，呈多个细胞核。常常

出现核周晕（perinuclear halos）。集合管肾细胞癌（collecting duct renal cell carcinoma）的侵袭性最强，确诊时往往已经转移了。集合管肾细胞癌通常位于肾脏的中心区域。组织学上，集合管肾细胞癌的特征是管状～乳头状架构，具有特殊的促结缔组织增生的基质反应。

遗传学
遗传性肿瘤

虽然大多数肾癌是偶发的，但2%～4%的肾癌有家族性原因。几种遗传疾病也与肾癌有关[1]。肾癌患者的一级亲属罹患肾癌的风险增大约2倍。每一种肾癌的常见组织学亚型都有一种相应的家族性癌症综合症。与肾癌风险有关的全部已知的综合症可参见表5.9.1。最常见的综合征包括希佩尔林道综合征（von Hippel–Lindau syndrome）、遗传性乳头状肾细胞癌综合征（hereditary papillary renal cell carcinoma syndrome）、遗传性平滑肌瘤病和肾细胞癌综合征（hereditary leiomyomatosis and renal cell carcin-

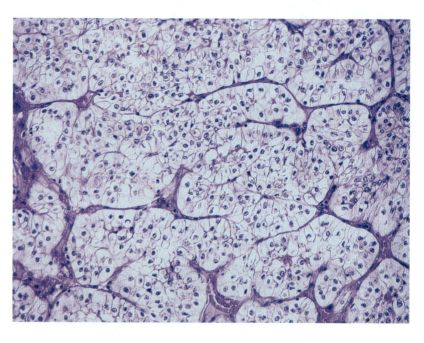

图 5.9.4 肾透明细胞癌的显微镜图像

表 5.9.1　遗传性肾细胞肿瘤

综合征	肿瘤类型	基因（染色体）	蛋白质	肾外表现	
				真皮层	其他器官
希佩尔林道综合征	多个双边透明细胞 RCC，肾囊肿	VHL (3p25)	pVHL	–	视网膜 / 中枢神经系统血管母细胞瘤，嗜铬细胞瘤，胰腺 / 肾囊肿，神经内分泌瘤，附睾 / 子宫旁囊肿，内耳肿瘤
遗传性乳头状 RCC 综合症（类型 1）	多个双边乳头状 RCC	c-MET (7p31)	HGFR	–	–
遗传性平滑肌瘤病和 RCC 综合症	乳头状 RCC（非类型 1）	FH (1q42)	FH	平滑肌瘤	子宫肌瘤，平滑肌肉瘤
家族性乳头状甲状腺癌	乳头状 RCC，大嗜酸粒细胞瘤	? (1q21)	?		乳头状甲状腺癌
甲状旁腺功能亢进—颌骨肿瘤综合征	上皮基质混合性肿瘤，乳头状癌	HRPT2 (1q25)	–		甲状旁腺肿瘤，下巴骨肿瘤
伯特—霍格—杜贝综合症	多个难染性 RCC，大嗜酸粒细胞瘤，乳头状 RCC	BHD (17p11)	卵巢滤泡激素	表面纤维毛囊瘤	肺内囊肿，自发性气胸
结节性脑硬化	多个，双边血管平滑肌脂肪瘤，淋巴管肌瘤病，罕见透明细胞 RCC	TSC1 (9q34)　TSC2 (16p13)	错构瘤蛋白　薯球蛋白	血管纤维瘤，指甲下纤维瘤	心脏横纹肌瘤，小肠腺瘤性息肉，肺 / 肾囊肿，皮质结节，室管膜下巨细胞星型细胞瘤
原发性 3 号染色体易位	多个双边透明细胞 RCC	? (3p13～14)	?	–	–

注：RCC 表示肾细胞癌。

oma），以及伯特 - 霍格—杜贝综合症（Birt-Hogg-Dubé syndrome）。

希佩尔林道综合症（VHL）中，患者的疾病向中枢神经系统发展，成为血管细胞瘤（haemangioblastoma）、视网膜血管瘤（retinal angiomas）和嗜铬细胞瘤（phaeochromocytomas）。40%～50% 的 VHL 基因突变携带者罹患肾癌。VHL 基因产生针对缺氧诱导因子（hypoxia-inducible factor）的蛋白。VHL 基因功能的丧失导致缺氧诱导因子的累积和随后的血管内皮生长因子的上调以及其他促进血管生长和肿瘤生长因子的上调。肾癌的患病风险与不同胚系 VHL 等位基因有关，也与基因产生的蛋白对缺氧诱导因子调节能力的损害程度有关。

遗传性乳头状肾细胞癌的病因是 c-MET 原癌基因（c-MET proto-oncogene）的激活。突变导致受体的激活，这些活化的受体促进肿瘤的生长。这种综合征的特征是多病灶的乳头状肾细胞。遗传性平滑肌瘤病和肾细胞癌综合症的患者常常患有影响皮肤的平滑肌瘤（leimyomas），女性往往有年龄较小时切除子宫的病史。这些患者表现出特殊的乳头状肾细胞癌。在这种综合征中，FH 基因显示出功能丧失的突变。

BHD 基因的胚系功能丧失突变造成伯特—霍格—杜贝综合症，其特征为：纤维毛囊瘤（fibrofolliculomas）、肺囊肿（lung cysts）和多种肾癌，包括嫌色肾细胞癌和嗜酸细胞瘤。这种综合征也与雌酮（folliculin）抑癌基因的突变有关。

自发性肿瘤

偶发性肾细胞癌中，存在基因型与表型的相关性。透明细胞肾细胞癌的特征是有突变或甲基化，导致染色体 3p 缺失，VHL 抑癌基因改变。pVHL 是一种多功能的蛋白，一种泛素连接酶复合物（ubiquitin ligase complex）的底物识别亚单位，这种泛素连接酶复合物直接结合缺氧诱导因子。乳头状肾细胞癌频繁表现出 7 号和 17 号染色体的三染色体性（trisomy）或多染色体性（polysomy）。有趣的是，偶发的乳头状肾细胞癌中，7 号染色体的 c-MET 癌基因激活的突变非常罕见。嫌色肾细胞癌（chromophobe renal cell cancer）的特征是多细胞遗传学改变，包括染色体 1、2、5、10、13、17 和 21 的单体性（monosomies）。

在三氯乙烯诱导的恶性病变中，有一个特殊的 VHL 基因突变的作用特别突出。模型研究表明，P81S 突变可能导致细胞面对一定范围的刺激时不太可能启动凋亡响应，这对肿瘤是有利的[23]。

目前，外显子组测序已经完成。在一项涉及 101 个病例的研究中，识别出 2 个基因的突变失活，这 2 个基因编码的酶涉及组蛋白修饰（histone modification）SETD2，即一种组蛋白 H3 赖氨酸 36 转甲基酶（a histone H3 lysine 36 methyltransferase）；JARID1C（也称 KDM5C），即一种组蛋白 H3 赖氨酸 4 脱甲基酶突变（a histone H3 lysine 4 demethylase），以及 UTX

5. 器官部位的癌症

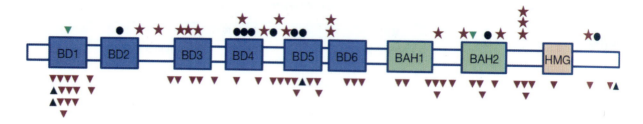

图 5.9.5　PBRM1 体细胞突变
注：PBRM1 转录物的描述；框表示乙酰赖氨酸结合域 1 ~ 6（BD1 ~ BD6）的位置、乙酰赖氨酸邻近的同源性域（BAH1 和 BAH2）和高度泳动族结构域（HMG）。变异的相对位置用符号表示：无意义突变用星号表示；错义突变用圆点表示；移码缺失用红色三角形表示；移码插入用黑色三角形表示；框内缺失用绿色三角形表示。不描述剪切位点的突变。

（KMD6A），即一种组蛋白 H3 赖氨酸 27 脱甲基酶（a histone H3 lysine 27 demethylase）的突变[24]。在另一项独立的调查中，识别出 SWI/SNF 染色质重塑复合体基因（chromatin remodelling complex gene）PBRM1 是第二个主要的肾透明细胞癌的癌基因，在 227 个病例中，92 个病例（占比为 41%）识别出截断突变（truncating mutations）（见图 5.9.5）[25]。最近，全基因组和外显子组测序以及其他研究已经确定了几种可能存在的二次打击抑癌基因（two-hit tumour suppressor genes），包括 BAP1[26]。BAP1 蛋白是一种细胞核去泛素化酶（nuclear deubiquitinase），在 15% 的肾透明细胞癌中，BAP1 蛋白是失活的。在肿瘤中，BAP1 和 PBRM1 突变是负相关的；BAP1 和 PBRM1 似乎调控不同的基因表达程序。

最近，采用不同的基因组平台，研究者对 400 多位肾透明细胞癌患者进行一项调查，识别出 19 个发生显著突变的基因，其中 8 个最极端的突变发生在 VHL、PBRM1、SETD2、KDM5C、PTEN、BAP1、MTOR 和 TP53。PI3K/AKT 信号通路是经常发生突变的通路。广泛的 DNA 低甲基化（DNA hypomethylation）与 SETD2 的突变有关；SWI/SNF 染色质重塑复合体（chromatic remodelling complex）也牵涉到多个突变[27]。

肾癌是一种代谢性疾病，因为许多与肾脏癌症相关的已知基因（VHL、MET、FLCN、TSC1、TSC2、TFE3、TFEB、MITF、FH、SDHB、SDHD 和 PTEN）都涉及细胞的感应能力，它们可以感应氧、铁、营养物质或能量。理解肾癌的代谢基础，有助于研发出治疗这种疾病的疗法[28]。

远景

肾癌的主要病因包括吸烟、肥胖和高血压，这些是初级预防的机会[29]。最近的研究表明，特定的肾肿瘤亚型与已知的风险因素有关，例如晚期肾脏疾病或特定的遗传综合症。根据特殊的分子背景，在未来 WHO 的分类体系中，新的肿瘤实体将被视为截然不同的新的上皮肿瘤[2]。未来关于这些实体的报告必须更好地理解这些罕见的、极不寻常的肿瘤的性质和行为。肾细胞癌的生物标志物数量多、范围广，包括诊断的生物标志物、协助不同肿瘤实体分类的生物标志物、预后的生物标志物和对患者队列进行分门别类的生物标志物[30]。过去几年里，肾细胞癌的系统治疗方式已经改变，人们开发出一些新的靶向药物以针对介导肿瘤血管生成、细胞增殖和存活的复杂分子信号通路[31]。对于晚期患者，可以通过预测性生物标志物找出适当的治疗方法。由这些生物标志物提供的信息应该可以预测患者对哪些疗法将会反应良好，对哪些疗法将会产生抗性。但是直到现在，人们仍然找不到适合的肾癌生物标志物能够可靠地预测治疗[32]。新的预后/预测生物标志物中，潜在的候选标记物包括微小 RNA 表达谱（microRNA profile），以及不同的蛋白和/或多基因/蛋白测定。现在人们已经用更多新的分子分析方法，识别与多种肿瘤类型特异性有关的分子信号通路，这可能会识别出新的潜在治疗靶点。

注释

[1] Eble JN, Sauter G, Epstein JI, Sesterhenn IA, eds (2004). Tumours of the kidney. In: *Pathology and Genetics of Tumours of the Urinary System and Male Genital Organs*. Lyon: IARC.

[2] Moch H (2013). An overview of renal cell cancer: pathology and genetics. *Semin Cancer Biol*, 23:3–9.http://dx.doi.org/10.1016/j.semcancer.2012.06.006 PMID:22722066.

[3] Cho E, Adami HO, Lindblad P (2011). Epidemiology of renal cell cancer. *Hematol Oncol Clin North Am*, 25:651–665. http://dx.doi.org/10.1016/j.hoc.2011.04.002 PMID:21763961.

[4] Hunt JD, van der Hel OL, McMillan GP et al. (2005). Renal cell carcinoma in relation to cigarette smoking: meta-analysis of 24 studies. *Int J Cancer*, 114:101–108. http://dx.doi.org/10.1002/ijc.20618 PMID:15523697.

[5] World Cancer Research Fund/American Institute for Cancer Research (2007). *Food, Nutrition, Physical Activity, and the Prevention of Cancer: A Global Perspective*. Washington, DC: American Institute for Cancer Research.

[6] Ljungberg B, Campbell SC, Choi HY et al. (2011). The epidemiology of renal cell carcinoma. *Eur Urol*, 60:615–621. http://dx.doi.org/10.1016/j.eururo.2011.06.049 PMID:21741761.

[7] Renehan AG, Soerjomataram I, Tyson M et al. (2010). Incident cancer burden attributable to excess body mass index in 30 European countries. *Int J Cancer*, 126: 692–702. http://dx.doi.org/10.1002/ijc.24803 PMID:19645011.

[8] Renehan AG, Tyson M, Egger M et al. (2008). Body-mass index and incidence of cancer: a systematic review and meta-analysis of prospective observational studies. *Lancet*, 371:569–578. http://dx.doi.org/10.1016/S0140-6736(08)60269-X PMID:18280327.

[9] Lee JE, Männistö S, Spiegelman D et al. (2009). Intakes of fruit, vegetables, and carotenoids and renal cell cancer risk: a pooled analysis of 13 prospective studies. *Cancer Epidemiol Biomarkers Prev*, 18:1730–1739. http://dx.doi.org/10.1158/1055-9965.EPI- 09-0045 PMID:19505906.

[10] Lee JE, Hunter DJ, Spiegelman D et al. (2007). Alcohol intake and renal cell cancer in a pooled analysis of 12 prospective studies. *J Natl Cancer Inst*, 99:801–810. http://dx.doi.org/10.1093/jnci/djk181 PMID:17505075.

[11] Lee JE, Spiegelman D, Hunter DJ et al. (2008). Fat, protein, and meat consumption and renal cell cancer risk: a pooled analysis of 13 prospective studies. *J Natl Cancer Inst*, 100:1695–1706. http://dx.doi. org/10.1093/jnci/djn386 PMID:19033572.

[12] Purdue MP, Moore LE, Merino MJ et al. (2013). An investigation of risk factors for renal cell carcinoma by histologic subtype in two case-control studies. *Int J Cancer*, 132:2640–2647. http://dx.doi.org/10.1002/ijc.27934 PMID:23150424.

[13] Weikert S, Boeing H, Pischon T et al. (2008). Blood pressure and risk of renal cell carcinoma in the European prospective investigation into cancer and nutrition. *Am J Epidemiol*, 167:438–446. http://dx.doi.org/10.1093/aje/kwm321 PMID:18048375.

[14] Schlehofer B, Pommer W, Mellemgaard A et al. (1996). International renal-cell-cancer study. VI. The role of medical and family history. *Int J Cancer*, 66:723–726. http://dx.doi.org/10.1002/(SICI)1097-0215(19960611)66:6<723::AID-IJC2>3.0.CO;2-1 PMID:8647639.

[15] Denton MD, Magee CC, Ovuworie C et al. (2002). Prevalence of renal cell carcinoma in patients with ESRD pre-transplantation: a pathologic analysis. *Kidney Int*, 61:2201–2209. http://dx.doi.org/10.1046/j.1523-1755.2002.00374.x PMID:12028461.

[16] Montani M, Heinimann K, von Teichman A et al. (2010). VHL-gene deletion in single renal tubular epithelial cells and renal tubular cysts: further evidence for a cyst-dependent progression pathway of clear cell renal carcinoma in von Hippel-Lindau disease. *Am J Surg Pathol*, 34:806–815. http://dx.doi.org/10.1097/PAS.0b013e3181ddf54d PMID:20431476.

[17] McCredie M, Pommer W, McLaughlin JK et al. (1995). International renal-cell cancer study. II. Analgesics. *Int J Cancer*, 60:345–349. http://dx.doi.org/10.1002/ijc.2910600312 PMID:7829242.

[18] Cho E, Curhan G, Hankinson SE et al. (2011). Prospective evaluation of analgesic use and risk of renal cell cancer. *Arch Intern Med*, 171:1487–1493. http://dx.doi.org/10.1001/archinternmed.2011.356 PMID:21911634.

[19] Lindblad P, Mellemgaard A, Schlehofer B et al. (1995). International renal-cell cancer study. V. Reproductive factors, gynecologic operations and exogenous hormones. *Int J Cancer*, 61:192–198. http://dx.doi.org/10.1002/ijc.2910610209 PMID:7705947.

[20] Kelsh MA, Alexander DD, Mink PJ, Mandel JH (2010). Occupational trichloroethylene exposure and kidney cancer: a meta- analysis. *Epidemiology*, 21:95–102. http://dx.doi.org/10.1097/EDE.0b013e3181c30e92 PMID:20010212.

[21] Scott CS, Jinot J (2011). Trichloroethylene and cancer: systematic and quantitative review of epidemiologic evidence for identifying hazards. *Int J Environ Res Public Health*, 8:4238–4272. http://dx.doi.org/10.3390/ijerph8114238 PMID:22163205.

[22] Guha N, Loomis D, Grosse Y et al.; International Agency for Research on Cancer Monograph Working Group (2012). Carcinogenicity of trichloroethylene, tetrachloroethylene, some other chlorinated solvents, and their metabolites. *Lancet Oncol*, 13:1192–1193. http://dx.doi.org/10.1016/S1470-2045(12)70485-0 PMID:23323277.

[23] Desimone MC, Rathmell WK, Threadgill DW (2013). Pleiotropic effects of the trichloroethylene-associated P81S VHL mutation on metabolism, apoptosis, and ATM-mediated DNA damage response. *J Natl Cancer Inst*, 105:1355–1364. http://dx.doi.org/10.1093/jnci/djt226 PMID:23990666.

[24] Dalgliesh GL, Furge K, Greenman C et al. (2010). Systematic sequencing of renal carcinoma reveals inactivation of histone modifying genes. *Nature*, 463:360–363. http://dx.doi.org/10.1038/nature08672 PMID:20054297.

[25] Varela I, Tarpey P, Raine K et al. (2011). Exome sequencing identifies frequent mutation of the SWI/SNF complex gene PBRM1 in renal carcinoma. *Nature*, 469:539–542. http://dx.doi.org/10.1038/nature09639 PMID:21248752.

[26] Peña-Llopis S, Vega-Rubín-de-Celis S, Liao A et al. (2012). BAP1 loss defines a new class of renal cell carcinoma. *Nat Genet*, 44:751–759. http://dx.doi.org/10.1038/ng.2323 PMID:22683710.

[27] Creighton CJ, Morgan M, Gunaratne PH et al.; Cancer Genome Atlas Research Network (2013). Comprehensive molecular characterization of clear cell renal cell carcinoma. *Nature*, 499:43–49. http://dx.doi.org/10.1038/nature12222 PMID:23792563.

[28] Linehan WM, Ricketts CJ (2013). The metabolic basis of kidney cancer. *Semin Cancer Biol*, 23:46–55. http://dx.doi.org/10.1016/j.semcancer.2012.06.002 PMID:22705279.

[29] Weikert S, Ljungberg B (2010). Contemporary epidemiology of renal cell carcinoma: perspectives of primary prevention. *World J Urol*, 28:247–252. http://dx.doi.org/10.1007/s00345-010-0555-1 PMID:20390283.

[30] Eichelberg C, Junker K, Ljungberg B, Moch H (2009). Diagnostic and prognostic molecular markers for renal cell carcinoma: a critical appraisal of the current state of research and clinical applicability. *Eur Urol*, 55:851–863. http://dx.doi.org/10.1016/j.eururo.2009.01.003 PMID:19155123.

[31] Fisher R, Gore M, Larkin J (2013). Current and future systemic treatments for renal cell carcinoma. *Semin Cancer Biol*, 23:38-45. http://dx.doi.org/10.1016/j.semcancer.2012.06.004 PMID:22705280.

[32] Algaba F, Akaza H, López-Beltrán A et al. (2011). Current pathology keys of renal cell carcinoma. *Eur Urol*, 60:634–643. http://dx.doi.org/10.1016/j.eururo.2011.06.047 PMID:21741159.

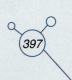

5.10 膀胱癌

5. 器官部位的癌症

基多·索泰 (Guido Sauter)
马哈尔·B. 阿明 (Mahul B. Amin, 评审)
马诺利斯·凯基温纳斯 (Manolis Kogevinas, 评审)
罗纳德·西蒙 (Ronald Simon, 贡献者)

摘 要

· 膀胱癌是世界上第9大常见的癌症,其中尿路上皮癌是最常见的组织学类型(超过90%)。70%～80%的患者被诊断为非扩散性肿瘤和低度恶性肿瘤。

· 吸烟是膀胱癌最重要的病因。砷和一些职业暴露也会引起膀胱癌。与埃及血吸虫有关的慢性感染及其炎症是膀胱鳞状细胞癌的病因。

· 非浸润性和浸润性癌症显示出不同的基因图谱,反映出癌症发展的不同途径。低度恶性的非浸润性肿瘤往往显示出 FGFR3 基因(编码成纤维细胞生长因子受体3)的激活,以及9号染色体多种抑癌基因的失活。晚期和浸润性膀胱癌往往出现高度的遗传不稳定性,非整倍体(aneuploidy)和多种抑癌基因及癌基因的改变(通常包括 TP53)。

· 虽然诊断和治疗水平在提高,但我们必须认识到,膀胱癌可能复发,不浸润的肿瘤会继续发展。膀胱肿瘤复发率高达50%～70%,其中10%～20%的肿瘤会发展成扩散到肌肉的癌症。发展为肌肉浸润性癌症之后,只有30%～40%的患者可以生存5年以上。

按照组织学分类,有5种主要类型的膀胱癌,包括非浸润性和浸润性尿路上皮癌(invasive urothelial carcinoma)、鳞状细胞癌(squamous cell carcinoma)、腺癌(adenocarcinoma)和小细胞癌(small cell carcinoma)。所有膀胱癌亚型都是从尿路上皮(urothelium)发展出来的,并呈现出特殊的形态特征。浸润性膀胱癌常常呈现出一个以上表型的混合。

病因

膀胱癌最重要的已知病因是吸烟[1]。与从不吸烟者相比,吸烟者发展成为膀胱癌的风险增大2～6倍。黑色烟草的烟雾(常见于欧洲南部和拉丁美洲)含有较多 N- 亚硝胺(N-nitrosamines)和芳香胺(aromatic amines),所以吸食黑色烟草的患癌风险是美国和北欧常用的黄色烟草的大约两倍。在职业暴露的环境下,烟草烟雾中的芳香胺,例如4- 氨基联苯(4-aminobiphenyl)和2- 萘基胺(2-naphthylamine),是人类膀胱的致癌物。

已经证实饮用水中的砷污染会导致膀胱癌,尤其在东南亚的部分地区。证据表明,消毒副产物(最常见的是水的氯化处理产生的化学物质)可以增大癌症风险[2]。现在人们普遍认为,膀胱癌、肺癌和皮肤癌属于职业病。男性精密金属制造者、金属加工机械操作者、汽车机械师、管道工人以及电子元器件制造业和花园景观行业的工人等具有明显较高的癌症风险,并且随着就业的持续时间延长而增大。从历史上看,芳香胺的职业暴露已经

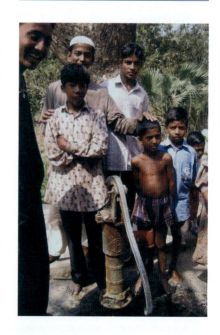

图 5.10.1　孟加拉国库米拉县的一个村庄,村民们围在村子里的一个浅管井旁

注:红漆标记的泵表明饮用水已被砷污染。

• 2012 年，膀胱癌是世界第 9 大常见癌症（男性和女性）和第 13 位癌症死亡最常见的原因，估计有 43 万个新发病例和 16.5 万个死亡病例。

• 在北美、欧洲、北非、中东、澳大利亚和新西兰，膀胱癌的发病率和死亡率在升高。在许多非洲和亚洲国家，以及一些拉丁美洲国家，膀胱癌的发病率往往较低。

• 不同地理区域之间，发病率差距可能达到 10 倍，72% 的新发病例发生在人类发展水平高或极高的国家。男性的发病率和死亡率通常是女性的 2～4 倍。

• 如果没有比较准确的癌症登记数据，以及长期的乳头状瘤（papillomas）的治疗信息，很难解释膀胱癌的发病趋势。目前，发达国家的发病率和死亡率普遍都在下降，但是在东欧和某些发展中转型的国家观察到一些上升的趋势。

• 发达国家膀胱癌的主要形式，往往是与吸烟和职业有关的尿路上皮膀胱癌，在中东和非洲地区的鳞状细胞癌常常是慢性血吸虫感染的结果。

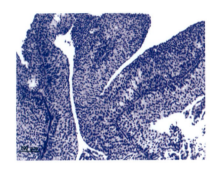

图 5.10.2　膀胱尿路上皮癌
注：经尿道活检。

确认与很多职业性膀胱癌存在因果关系。最近，特异性致病因子依然难以识别，但是提示与金属加工流程的暴露有强烈关联[3]。

膀胱的慢性炎症是一种主要风险因素，尤其是鳞状细胞癌。寄生性吸虫埃及血吸虫（Schistosoma haematobium）的慢性感染引起血吸虫病（schistosomiasis），在地方性发病的国家与膀胱癌的发展有关，与没有感染血吸虫病的人群相比，感染者罹患膀胱癌的风险增大 2～15 倍。例如，长期存在于尿道或者血吸虫病带来的持续黏膜刺激（mucosal irritation）和慢性炎症，可以引起鳞状细胞化生（squamous metaplasia）和肠上皮化生，最终导致膀胱发展成鳞状细胞癌。长期截瘫患者由于慢性膀胱感染发生膀胱肿瘤的风险升高。

最近，全基因组关联研究已经识别出多个染色体区域发生的变化，与膀胱癌的发展风险有关[4]。NAT2 和 GSTM1 代谢基因的多态性是最为一致的发现。在曾经的吸烟者和现在的吸烟者中，NAT2 的乙酰化表型（acetylator phenotype）与患膀胱癌风险增大 2～3 倍有关，患者两个 GSTM1 等位基因中的一个失活，与患癌风险增大 1.3～1.5 倍有关。其他候选的易感性基因位点也经常被识别出来，包括尿素转运（urea transporter）SLC14A1 基因，以及前列腺干细胞抗原（prostate stem cell antigen）基因。

病理学和遗传学

在膀胱癌的病理评价中，最重要的方面是识别是否存在浸润及其程度。非浸润性肿瘤被限制在尿路上皮细胞层（urothelial cell layers），没有穿透黏膜固有层（lamina propria）。膀胱的非浸润性肿瘤，目前的分类包括四组：（1）低度恶性潜能的乳头状尿路上皮肿瘤，特征是预后非常好，往往归类为癌症；（2）非浸润性乳头状尿路上皮癌（低度恶性）；（3）非浸润性乳头状尿路上皮癌（高度恶性）；（4）原位扁平癌（flat carcinoma in situ）。浸润性肿瘤根据浸润深度（depth of invasion）进一步细分。

膀胱癌的命名方法以前比较混乱，因为非浸润性和浸润性极小的膀胱肿瘤合并成为一个亚组"浅表性膀胱癌"（superficial bladder cancers），这个亚组与另一个亚组"浸润性膀胱癌"（invasive bladder cancers）截然不同，术语"浸润性膀胱癌"仅限于肌层浸润性肿瘤。绝大多数非高度恶性非浸润性乳头状膀胱癌（non-high-grade noninvasive papillary bladder carcinomas）很少发展为浸润性癌症，绝大部分浸润性膀胱癌都不是从非浸润性乳头状癌发展来的。

膀胱尿路上皮癌

无论表现为乳头状还是固体生长模式（solid growth pattern），尿路上皮癌不存在任何单一的形态学特点或免疫学特征，90% 以上的浸润性膀胱

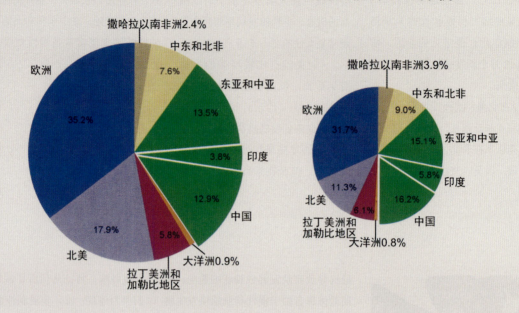

发病数：估计新增43万例   死亡数：估计16.5万例

饼状图 5.10.1　估计的全球两性膀胱癌新增病例和死亡人数在世界主要地区的比例分布，2012 年

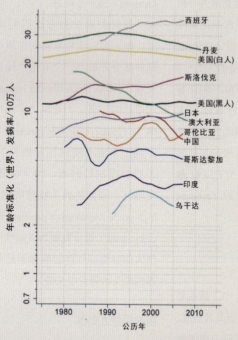

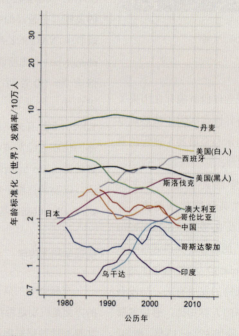

趋势图 5.10.1　选中的群体中男性膀胱癌每年每 100000 人年龄标准化（世界）发病率，年份范围为 1975 ~ 2012 年

趋势图 5.10.2　选中的群体中女性膀胱癌每年每 100000 人年龄标准化（世界）发病率，年份范围为 1975 ~ 2012 年

癌，都属于膀胱尿路上皮癌（bladder urothelial carcinoma）。因此，尿路上皮癌明确无误的诊断取决于癌前病变（如原位癌）的明确诊断。组织学上，浸润性尿路上皮癌的差异很多。这些癌通常包含发散的分化区域。

根据遗传不稳定性的程度不同，尿路上皮癌分为截然不同的两个亚群（见图 5.10.3）。第一类包括遗传稳定的肿瘤，例如具有低度恶性潜能的乳头状尿路上皮肿瘤、非浸润性乳头状尿路上皮癌（低度恶性），以及可能超过一半的非浸润性乳头状尿路上皮癌（高度恶性）。第二类（遗传不稳定的癌症）包括原位癌，以及大约

一半的非浸润性乳头状尿路上皮癌（高度恶性）和浸润性生长的癌症。非浸润性的乳头状尿路上皮癌占所有膀胱癌的 70%～80%，其特征为乳头状肿瘤的生长方式及细胞呈现轻度或中度的异型性。

具有低度恶性潜能和非浸润性乳头状尿路上皮癌（低度恶性）的乳头状尿路上皮肿瘤的特征是仅有很少几个基因组改变，通常包括 9 号染色体的部分或完全缺失，以及 FGFR3 生长因子受体的突变[5,6]。9 号染色体的缺失发生在大约 50% 的肿瘤上，其他不同恶性度和不同分期的肿瘤上，也会发生类似频率的缺失。由于 9 号染色

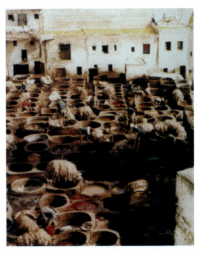

图 5.10.4 摩洛哥费兹的一个露天制革厂
注：一名男性在用来加工染色死去骆驼、牛、羊皮革的大桶中工作。皮革先蘸碱液，冲洗后放入硫酸中。制革过程中使用的溶剂会增加患膀胱癌的风险。

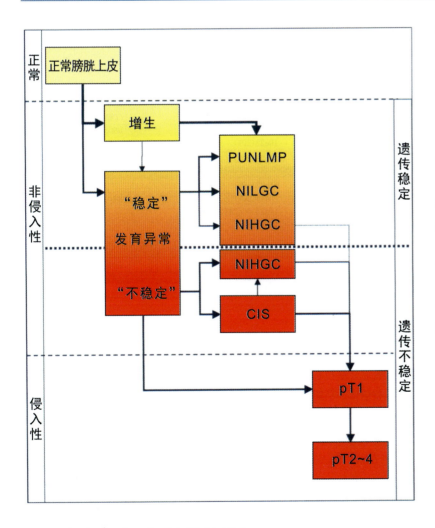

图 5.10.3 基于遗传结果的膀胱癌形成和进展的假定模型
注：粗箭头表示最常见的途径，虚线为不常见事件。CIS 即原位癌；NIHGC 即非侵入性乳头状尿路上皮癌（高度恶性）；NILGC 即非侵入性乳头状尿路上皮癌（低度恶性）；pT1 即原发性肿瘤，分期 1；pT2～4 即原发性肿瘤，分期 2～4；PUNLMP 即具有低度恶性潜能的乳头状尿路上皮癌。

体缺失也出现于增生（hyperplasia）和外观正常的尿路上皮，所以 9 号染色体畸变被视为膀胱癌发展的早期关键事件。整个 9 号染色体的频繁缺失表明，9p 和 9q 上的多个抑癌基因可能与同一个基因失活事件相关。人们已经在染色体 9p21 上识别出两个抑癌基因：细胞周期控制基因 CDKN2A（p16/p14^{ARF}）和 CDKN2B（又称 p15^{INK4B} 或 p15）。

9q 的基因图谱上，找到了更多的抑癌基因位点，包括在 9q34 的结节性硬化症 TSC1 基因，以及在 9q32～q33 的膀胱癌缺失 DBC1 基因。根据报告，在 15% 的膀胱癌中，TSC1 的缺失和突变达到 50% 以上，这种基因的失活，导致 mTOR 介导的细胞生长控制的丧失。虽然超甲基化（hypermethylation）被认为是膀胱癌发展的早期事件之一，但可能发挥作用的肿瘤抑制因子 DBC1 往往受纯合子缺失的影响。80%～90% 的乳头状瘤（papillomas）发生了 FGFR3 突变。在恶性病变的病灶，FGFR3 突变的比率与肿瘤的分期和恶性等级成反比，有 60% 以上的非浸润性低度恶性肿

表 5.10.1　大量的膀胱癌研究中最常见的染色体畸变（≥ 50 例肿瘤分析）

畸变	染色体臂	非侵入性		侵入性	峰值的增加	候补基因[b]
		低级	高级	（PT1 ～ 4）	（扩增）或缺失[a]	
增加	1q	13%	17%	11%	1q21. 2(35%)	SETDB1
	2p		8% ～ 30%	10%	2p25(10%)	
	3p			10%	3p25(10% ～ 12%)	RAF1
	3q	1%	5%	10% ～ 25%	3q26(10%)	PIK3CA
	4p			5%	4p16(5%)	
	5p	2%	28%	25%	5p15(1% ～ 25%)	TRIO, SKP2
	6p	1% ～ 5%	28%	16% ～ 24%	6p22(3% ～ 25%)	E2F3
	7	5%	5%	10% ～ 20%		
	8p				8p11 ～ p12(2% ～ 4%)	FGFR1
	8q	5% ～ 10%	20%	20% ～ 50%	8q21(4% ～ 7%) 8q24(1% ～ 33%)	TPD52 MYC
	10p	3%	5%	10% ～ 20%	10p11 ～ p14(2% ～ 15%)	MAP3K8
	11q	5%	15%	20%	11q13(10%)	CCND1
	12p	1%	5%	5%		
	12q	1% ～ 15%	5%	5% ～ 30%	12q13 ～ q15(3% ～ 5%)	MDM2 CDK4
	16p			5%	16p13(5%)	
	16q			5%	16q22(5%)	
	17q	10% ～ 30%	33%	10% ～ 50%	17q12 ～ q21 (10% ～ 20%)	HER2, TOP2A
	18p			10%	18p11(1% ～ 10%)	YES1
	19q			10%	19q13(2%)	CCNE
	20q	7 ～ 15%	33%	20% ～ 30%	20q11(25%)	BCL2L1
缺失	2q	4% ～ 5%	39%	17% ～ 30%	2q36(25%)	CUL3
	4p	2% ～ 5%	22%	10% ～ 30%		
	4q	1% ～ 10%	17%	10% ～ 30%		
	5q	4% ～ 20%	33%	16% ～ 30%		
	6q	1% ～ 10%	33%	19%	6q21 ～ q24(5%)	
	8p	5% ～ 15%	28%	30%	8p11 ～ p12(30%)	
	9p	36% ～ 45%	45%	31% ～ 47%	9p21(30% ～ 50%)	CDKN2A
	9q	45%	38%	23% ～ 47%	9q34(30% ～ 50%)	DBC1
	10q	5%	28%	18% ～ 28%	10q23(20%) 10q26(30%)	PTEN
	11p	10%	17%	24% ～ 43%		
	11q	6%	23%	22% ～ 34%	11q23(10%)	
	13q	0% ～ 20%	17%	19% ～ 29%	13q14(20%)	RB1
	14q	1%		10%	14q23 ～ q24(10%)	
	15q			8%	15q15(8%)	
	16p			8%		
	16q			8%	16q13 ～ q21(8%)	
	17p	1% ～ 5%	11%	19% ～ 24%	17p13(24%)	TP53
	18q	7% ～ 10%	39%	13% ～ 30%	18q21(10%)	
	Y	10% ～ 20%	28%	15% ～ 37%		

注：PT1 ～ 4，即原发性肿瘤，1 ～ 4 期。
[a] 侵入性癌。
[b] 候选癌基因获得，候选肿瘤抑制基因缺失。

瘤、35% 的高度恶性非浸润性肿瘤、25% 的微侵袭（PT1）癌症和 16% 的侵及肌肉（PT2 ～ 4）癌症[7] 发生 FGFR3 突变。基因扩增和 TP53 突变比较罕见。只有不到 50% 的病例出现 DNA 非整倍体（DNA aneuploidy）。

浸润性尿路上皮癌与非浸润性低度恶性癌症明显不同。它们在遗传上通常不稳定，常常表现出高水平的扩增和 TP53 突变。在超过 90% 的病例中，发现与肿瘤分期和恶性度分级强烈相关的非整倍体。早期研究报道了涉及染色体 2q、5q、8p、9p、9q、10q、11p、18q 和 Y 染色体的频繁缺失，以及发生在 1q、5p、8q 和 17q 的获得功能突变。此外，这些癌症还经常发生高度扩增。超过 10% 的高度恶性或浸润性癌症最频繁发生扩增的部位包括 11q13- 细胞周期蛋白依赖性激酶 1（CCND1）基因位点；包含转录因子 E2F3 基因的 6p22；以及 17q21- 包含人表皮生长因子受体 2（HER2）基因（见表 5.10.1）。

与其他癌症一样，甲基化研究已经揭示，浸润性膀胱癌表现出甲基化区域差异化过度，在驱动区域（promoter regions）是超甲基化（hypermethylation），在基因体（gene body）是低甲基化（hypomethylation）[8,9]。人们怀疑，甲基化导致基因的调节发生异常，

包括 14-3-3 sigma、*SYK*、*CAGE-1*、*PTEN*、*FOXO1*、*MAPK1* 和 *PDK1*，以及各种 HOX 家族（HOX family）的转录因子，这些失活与疾病的侵袭形式有关。在尿路上皮癌中，有几种微小 RNA（microRNA）的不同表达，包括 *miR-10a*、*miR-21*、*miR-30b*、*miR-31*、*miR-100*、*miR-141*、*miR-143*、*mi-145*、*miR-192*、*miR-195*、*miR-200a/b/c*、*miR-205*、*miR-452* 和 *miR-708*，其中的一些与浸润性生长或预后差有关。这些发现强调了微小 RNA 检测在癌症诊断中的潜在作用。到目前为止，还缺乏下一代测序的大型研究，但是有报道使用 FGFR 融合基因对膀胱癌进行治疗，这些强大的新方法的使用显著提高了我们对膀胱癌的认识。

鲜有研究分析原位癌和高度恶性特别是异型性（pTaG3）程度高的非浸润性乳头状尿路上皮癌的基因变化。常见于乳头状瘤和具有低度恶性潜能的乳头状尿路上皮肿瘤的 *FGFR3* 突变，在原位癌上几乎不存在。然而，侵及肌层的浸润性膀胱癌的标志物 *TP53* 的突变，在原位癌上经常发现，并且人们还发现浸润性癌症缺失和扩增的模式非常相似[10]。

膀胱鳞状细胞癌

膀胱鳞状细胞癌（bladder squamous cell carcinoma）占所有膀胱癌的 2%～5%，在组织学上表现为单纯的鳞状细胞表型（pure squamous cell phenotype），有时在相邻的扁平上皮（flat epithelium）伴随着角化鳞状化生（squamous metaplasia），在侵及肌层的尿路上皮癌和血吸虫病相关的鳞状细胞癌之间似乎没有主要差别。频繁出现的细胞遗传学改变包括 5p、6p、7p、8q、11q、17q 和 20q 的功能获得，以及 4q、5q、8p、13q、17p 和

18q 的基因缺失。在尿路上皮癌发现的其他关键改变，如 *TP53* 的突变或者 EGFR 和 HER2 的过度表达与鳞状细胞癌发生的频率类似。

非血吸虫病相关的鳞状细胞癌的遗传变化，与侵及肌层的尿路上皮癌没有表现出明显不同，差异可能在于蛋白表达水平。一项研究报告了两种亚型的角蛋白 10（keratin-10）和微囊蛋白 -1（caveolin-1）表达水平的不同[10]。最近确认的细胞角蛋白表达（cytokeratin expression）揭示出这样一种格局：CK5/6 阳性和 CK5/14 阳性，外加 CK20 阴性、尿路上皮特异性蛋白阴性，可以识别出鳞状细胞的差异[11]。在鳞状细胞癌与尿路上皮癌对比的报告中显示 14-3-3 基因甲基化的发生率特别高，但是 *SKY* 基因的甲基化频率低，并且这两种基因表达的缺失是非尿路上皮膀胱肿瘤具有侵袭性临床行为的原因[12]。

膀胱腺癌

腺癌占所有膀胱癌比例的不到 2%，从尿路上皮衍生，呈现出单纯的腺上皮表型（glandular phenotype）。腺癌生长方式多变，包括肠型（结肠）、印戒细胞型、黏液型、透明细胞型、肝型和混合型。

大多数膀胱活检发现的腺癌（90%），代表了侵及膀胱的其他来源的肿瘤，例如前列腺癌、结肠腺癌或卵巢腺癌。单纯的膀胱原发腺癌的分子数据非常罕见。极少病例进行腺癌的细胞遗传学分析，这些分析揭示了与尿路上皮癌看起来类似的广泛的染色体改变。早期的一项关于 8 个血吸虫病相关腺癌的病例报告报道了 3p、4p、4q、9p、9q、17p、8p、11p 和 18q 的基因缺失[13]。在另一项涉及 13 个腺癌病例的研究中，发现 4

个病例携带突变的 *TP53* 抑癌基因[14]，这种改变在浸润性膀胱上皮癌中也很常见（30%～50%）。最近，在表观遗传学分析的 10 个非血吸虫病相关腺癌病例和 6 个印戒细胞癌病例中，识别出 14-3-3 和 *CAGE-1* 基因频繁的启动子甲基化[15]。

膀胱小细胞癌

膀胱小细胞癌在男性和女性的膀胱癌中分别约占 1% 和 3%，属于恶性神经内分泌肿瘤，组织学上类似肺癌。确诊的所有小细胞癌都是浸润性的，通常是由小的匀质细胞构成大块的实体。大约 50% 的膀胱小细胞癌发生在尿路上皮癌的区域，极少数情况下发生在鳞状细胞癌和 / 或腺癌的区域。

经典的细胞遗传学和分子遗传学研究报告了同一染色体位点上频繁发生的获得和缺失突变往往能够影响侵及肌层的尿路上皮癌。最常见的畸变包括染色体 3p25～p26（*VHL*）、4q、5q、9p21（*p16*）、9q32～q33（*DBC1*）、10q、13q 和 17p13（*TP53*）的基因缺失；5p、6p、8q 和 20q 的高水平扩增；以及 1p22～p32、3q26.3（*PIK3CA*）、8q24（*MYC*）和 12q14～q21（*MDM2*，*CDK4*）的功能获得。此外，启动子甲基化和表达的研究表明，抑癌基因 *RASSF1*、*MLH1*、*DAPK1* 和 *MGMT* 的沉默可能与膀胱小细胞癌的恶性程度有关[16]。最近的基因研究提示了肿瘤发展过程中尿路上皮癌向小细胞癌的过渡。例如，在上皮和小细胞成分发现 5 个多态性位点相同的杂合性缺失，且 X 染色体相同拷贝失活，提示它们来自一个共同的克隆起源[17]。此外，在浸润性小细胞癌成分和原位癌的尿路上皮，发现了 *TP53* 完全相同的点突变，由此表明小细胞癌可能是从膀

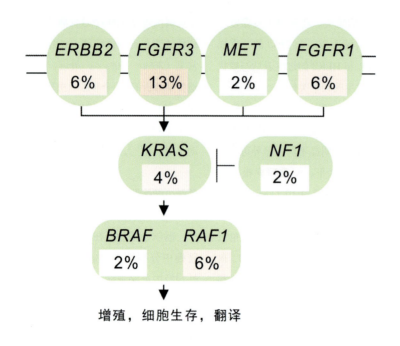

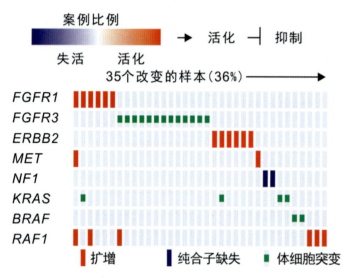

图 5.10.5 高度恶性膀胱癌 RTK/RAS/RAF 信号通路的同时改变，以及选择的受体酪氨酸激酶和下游目标的扩增、缺失和突变的发生率（%）
注：热图（底部）比较了肿瘤样本每个变化的分布。

胱的原位癌发展起来的[18]。

远景
预防

戒烟是预防膀胱癌最有效的措施。其他一些干预措施有待验证，例如减少工作场所暴露可能预防职业性膀胱癌，尤其在中低收入国家。防止饮用水的砷污染也可以达到预防效果。避免埃及血吸虫感染是有效预防鳞状

细胞癌的一种途径。

筛查

由于膀胱癌的发病率较低，测试手段的特异性（和灵敏度）也较低，因此开展人群筛查未取得成功[19,20]。

靶向治疗

尿路上皮癌是变化最多的癌症

类型之一。分子异质性可能损害靶向药物对这类恶性病变的疗效。与其他癌症类型相比，膀胱癌的靶向基因经常改变，几种靶向药物的表现令人失望。因此，对于晚期膀胱癌患者，在使用顺铂（cisplatin）和吉西他滨（gemcitabine）之外，增加吉非替尼（gefitinib）也没有有效改善缓解率和提高生存率[21]。在另一项 II 期研究（临床试验编号：NCT00380029）中，一种新辅助治疗药物 EGFR 抑制剂厄洛替尼（erlotinib）表现出一定的疗效。虽然大多数变化是异常的，但在大约 10% ～ 30% 的晚期膀胱癌中，发现了 HER2 的过度表达和扩增。在一项临床实验中，研究化疗（紫杉醇、卡铂和吉西他滨）与曲妥珠单抗（trastuzumab）联合应用的效果出现 73% 的缓解率和 15.2 个月的中位生存期[22]。针对在低度恶性非浸润性膀胱癌经常发生突变的 FGFR3 的靶向治疗，已经在多发性骨髓瘤（multiple myeloma）和膀胱癌细胞系（bladder cancer cell lines）实验中显示出令人鼓舞的结果[23]。目前，几种新型靶向药物正在进行一些 II 期临床实验，其中包括贝伐单抗（bevacizumab）、阿柏西普（aflibercept，针对 VEGF）、多靶向酪氨酸激酶抑制剂舒尼替尼（sunitinib）、索拉非尼（sorafenib）和拉帕替尼（lapatinib）。

人们已经对高度恶性膀胱癌患者可检测到的基因组改变进行评估，以进一步了解药物治疗效果[24]。在检测中发现，61% 的肿瘤携带着潜在的可操控的基因组改变。综合数据集的关键途径分析揭示出 RTK/RAS/RAF 的突变（见图 5.10.5）和 PI3K/AKT/mTOR 信号通路、G1-S 期细胞周期发展的一种非重叠格局。这些发现表明，特定靶向药物的最佳研发方法需要对基因组特征进行预处理。

注释

[1] Freedman ND, Silverman DT, Hollenbeck AR et al. (2011). Association between smoking and risk of bladder cancer among men and women. *JAMA*, 306:737–745. http://dx.doi.org/10.1001/jama.2011.1142 PMID:21846855.

[2] Costet N, Villanueva CM, Jaakkola JJ et al. (2011). Water disinfection by-products and bladder cancer: is there a European specificity? A pooled and meta-analysis of European case-control studies. *Occup Environ Med*, 68:379–385. http://dx.doi.org/10.1136/oem.2010.062703 PMID:21389011.

[3] Colt JS, Karagas MR, Schwenn M et al. (2011). Occupation and bladder cancer in a population-based case-control study in Northern New England. *Occup Environ Med*, 68:239–249. http://dx.doi.org/10.1136/oem.2009.052571 PMID:20864470.

[4] Rothman N, Garcia-Closas M, Chatterjee N et al. (2010). A multi-stage genome-wide association study of bladder cancer identifies multiple susceptibility loci. *Nat Genet*, 42:978–984. http://dx.doi.org/10.1038/ng.687 PMID:20972438.

[5] Lott S, Wang M, Zhang S et al. (2009). FGFR3 and TP53 mutation analysis in inverted urothelial papilloma: incidence and etiological considerations. *Mod Pathol*, 22:627–632. http://dx.doi.org/10.1038/modpathol.2009.28 PMID:19287463.

[6] Castillo-Martin M, Domingo-Domenech J, Karni-Schmidt O et al. (2010). Molecular pathways of urothelial development and bladder tumorigenesis. *Urol Oncol*, 28:401–408. http://dx.doi.org/10.1016/j.urolonc.2009.04.019 PMID:20610278.

[7] Knowles MA (2007). Role of FGFR3 in urothelial cell carcinoma: biomarker and potential therapeutic target. *World J Urol*, 25:581–593. http://dx.doi.org/10.1007/s00345-007-0213-4 PMID:17912529.

[8] Pu RT, Laitala LE, Clark DP (2006). Methylation profiling of urothelial carcinoma in bladder biopsy and urine. *Acta Cytol*, 50:499–506. http://dx.doi.org/10.1159/000326003 PMID:17017434.

[9] Wolff EM, Chihara Y, Pan F et al. (2010). Unique DNA methylation patterns distinguish noninvasive and invasive urothelial cancers and establish an epigenetic field defect in premalignant tissue. *Cancer Res*, 70:8169–8178. http://dx.doi.org/10.1158/0008-5472.

CAN-10-1335 PMID:20841482.

[10] Zhao J, Richter J, Wagner U et al. (1999). Chromosomal imbalances in noninvasive papillary bladder neoplasms (pTa). *Cancer Res*, 59:4658–4661. PMID:10493521.

[11] Gaisa NT, Braunschweig T, Reimer N et al. (2011). Different immunohistochemical and ultrastructural phenotypes of squamous differentiation in bladder cancer. *Virchows Arch*, 458:301–312. http://dx.doi.org/10.1007/s00428-010-1017-2 PMID:21136076.

[12] Kunze E, Wendt M, Schlott T (2006). Promoter hypermethylation of the 14-3-3 sigma, SYK and CAGE-1 genes is related to the various phenotypes of urinary bladder carcinomas and associated with progression of transitional cell carcinomas. *Int J Mol Med*, 18:547–557. PMID:16964403.

[13] Shaw ME, Elder PA, Abbas A, Knowles MA (1999). Partial allelotype ofschistosomiasis-associated bladder cancer. *Int J Cancer*, 80:656–661.http://dx.doi.org/10.1002/(SICI)1097-0215(19990301)80:5<656::AID-IJC 4>3.0.CO;2-A PMID:10048962.

[14] Warren W, Biggs PJ, el-Baz M et al. (1995). Mutations in the p53 gene in schistosomal bladder cancer: a study of 92 tumours from Egyptian patients and a comparison between mutational spectra from schistosomal and non-schistosomal urothelial tumours. *Carcinogenesis*, 16:1181–1189. http://dx.doi.org/10.1093/carcin/16.5.1181 PMID:7767983.

[15] Kunze E, Schlott T (2007). High frequency of promoter methylation of the 14-3-3 sigma and CAGE-1 genes, but lack of hypermethylation of the caveolin-1 gene, in primary adenocarcinomas and signet ring cell carcinomas of the urinary bladder. *Int J Mol Med*, 20:557–563. PMID:17786288.

[16] Zhao X, Flynn EA (2012). Small cell carcinoma of the urinary bladder: a rare, aggressive neuroendocrine malignancy. *Arch Pathol Lab Med*, 136:1451–1459. http://dx.doi.org/10.5858/arpa.2011-0267-RS PMID:23106592.

[17] Cheng L, Jones TD, McCarthy RP et al. (2005). Molecular genetic evidence for a common clonal origin of urinary bladder small cell carcinoma and coexisting urothelial carcinoma. *Am J Pathol*, 166:1533–1539. http://dx.doi.org/10.1016/S0002-9440(10)62369-3 PMID:15855652.

[18] Gaisa NT, Tilki D, Losen I et al. (2008). Insights from a whole cystectomy specimen-association of primary small cell carcinoma of the bladder with transitional cell carcinoma in situ. *Hum Pathol*, 39:1258–1262. http://dx.doi.org/10.1016/j.humpath.2007.12.017 PMID:18547617.

[19] Chou R, Dana T (2010). Screening adults for bladder cancer: a review of the evidence for the U.S. preventive services task force. *Ann Intern Med*, 153:461–468. http://dx.doi.org/10.7326/0003-4819-153-7-201010050-00009 PMID:20921545.

[20] Kaufman DS, Shipley WU, Feldman AS (2009). Bladder cancer. *Lancet*, 374:239–249. http://dx.doi.org/10.1016/S0140-6736(09)60491-8 PMID:19520422.

[21] Philips GK, Halabi S, Sanford BL et al.; Cancer and Leukemia Group B (2009). A phase II trial of cisplatin (C), gemcitabine (G) and gefitinib for advanced urothelial tract carcinoma: results of Cancer and Leukemia Group B (CALGB) 90102. *Ann Oncol*, 20:1074–1079. http://dx.doi.org/10.1093/annonc/mdn749 PMID:19168670.

[22] Hussain MH, MacVicar GR, Petrylak DP et al.; National Cancer Institute (2007). Trastuzumab, paclitaxel, carboplatin, and gemcitabine in advanced human epidermal growth factor receptor-2/neu-positive urothelial carcinoma: results of a multicenter phase II National Cancer Institute trial. *J Clin Oncol*, 25:2218–2224. http://dx.doi.org/10.1200/JCO.2006.08.0994 PMID:17538166.

[23] Lamont FR, Tomlinson DC, Cooper PA et al. (2011). Small molecule FGF receptor inhibitors block FGFR-dependent urothelial carcinoma growth in vitro and in vivo. *Br J Cancer*, 104:75–82. http://dx.doi.org/10.1038/sj.bjc.6606016 PMID:21119661.

[24] Iyer G, Al-Ahmadie H, Schultz N et al. (2013). Prevalence and co-occurrence of actionable genomic alterations in high-grade bladder cancer. *J Clin Oncol*, 31:3133–3140. http://dx.doi.org/10.1200/JCO.2012.46.5740 PMID:23897969.

5. 器官部位的癌症

5. 器官部位的癌症

彼得·A.汉弗莱（Peter A.Humphrey）
约阿希姆·舒茨（Joachim Schüz，评审）

摘 要

· 前列腺癌是全世界男性第 2 大常见癌症。前列腺癌的患病风险因素是年龄、家族病史和种族。

· 前列腺癌主要类型是腺癌，多数男性癌肿表现并不活跃，但也有致死类型。按照格里森组织学分级，血清前列腺特异性抗原（PSA）的水平和分期是重要的预后指标。

· 前列腺癌中反复的蛋白改变非常罕见，通常发生于进展期癌症雄激素受体的 *PTEN*、*AKT1* 和 *TP53* 基因。

· 睾丸癌主要影响青年人。风险因素包括：隐睾、曾经罹患睾丸生殖细胞瘤、生殖细胞瘤家族病史、雄激素不敏感综合症和 Y 染色体性腺发育不全。

· 睾丸癌通常是生殖细胞肿瘤，根据病理分类的精原细胞肿瘤和非精原细胞肿瘤具有临床意义。睾丸癌是一种即使发生了转移和扩散也可以治愈的恶性肿瘤。

· 睾丸生殖细胞肿瘤的单一基因突变非常罕见，经常突变并与发病机制有关的基因为 *KIT*、*TP53*、*KRAS/NRAS* 和 *BRAF*。

前列腺癌

大多数前列腺癌是腺泡腺癌（acinar adenocarcinoma），是腺体的恶性病变。前列腺也会发生原发肉瘤（primary sarcomas）和其他类型的恶性肿瘤，但是比较罕见。

病因

前列腺癌发生的已知主要风险因素是年龄、家族病史和种族。无论是临床检查还是尸检结果都表明年龄与前列腺癌密切相关。随着年龄的增大，前列腺癌的发病率会急剧地上升。临床最常检出的前列腺癌，都是 60 岁以上的男性。65 岁以上的男性，检出前列腺癌的可能性是 65 岁以下男性的近 40 倍。在 50 岁以下较年轻的男性中，仅仅检出大约 1% 的前列腺癌。儿童中的前列腺癌非常罕见，几乎都是横纹肌肉瘤（rhabdomyosarcoma）。

具有前列腺癌家族病史的人，比没有这种病史的人，罹患前列腺癌的风险显著升高[1]。大约 25% 的男性前列腺癌患者都有已知的家族病史[2]。患癌风险程度与患病亲属确诊时的年龄和患病亲属人数有关。如果是父亲或兄弟确诊罹患前列腺癌的男性，其本人罹患前列腺癌的概率是无家族病史男性的 2～3 倍。如果父亲或兄弟确诊罹患前列腺癌的年龄低于 40 岁，并且还有一个一级亲属罹患前列腺癌，那么这个男性的患病风险增大 11 倍。显然，遗传因素对前列腺癌易感性的影响重大，一项双胞胎队列研究发现，42% 的前列腺癌病例表现出遗传风险[3]。

在美国，关于种族和民族在前列腺癌病因中的作用研究最为深入，美国的非洲裔人口罹患前列腺癌的概率是白人的 1.6 倍。改变已知环境、社会经济和卫生保健因素，也无法完全解释这种差异。

种族之间的分子因素差异很大，其因果关系可能与以下这些因素相关：肿瘤的激素环境，亦即遗传突变提高了双氢睾酮与睾丸激素之比（dihydrotestosterone- to-testosterone ratio）；较低的 BCL-2 水平导致细胞凋亡减少；以及表皮生长因子受体的过度表达[4]。前列腺癌的风险位点位于 8q24 和 17q21，非洲裔男性突变比较

流行病学
前列腺癌

•2012 年，在全球范围内，前列腺癌是男性第 2 位最常见的癌症和第 5 位最常见的癌症死亡原因，估计有 110 万个新发病例（占男性所有因癌死亡人数的 15%），30 万例癌症死亡病例（占男性所有因癌死亡人数的 7%）。

•2012 年，估计前列腺癌新发病例的 60%/、前列腺癌症死亡的 41% 发生在欧洲和北美。

•黑人居住人数最多的国家和地区死亡率最高，如加勒比地区和撒哈拉以南非洲的部分地区，但是某些北欧日耳曼国家的死亡率也很高。

•在世界不同的地区，前列腺癌发病率的变化幅度超过 25 倍。发病率最高的地区包括澳大利亚和新西兰（111.6/100000 人）、欧洲北部和西部以及北美。

•2012 年，前列腺癌在 84 个国家和地区是男性最常见的癌症类型，其中大部分国家是人类发展水平高或极高的国家，不过还有几个国家位于非洲中部和南部。

•在 20 世纪 80 年代末，北美开始推广前列腺特异性抗原（prostate-specific antigen）检测方法之后，前列腺癌的发病率激增；20 世纪 90 年代，其他的高收入国家也出现了类似的情景。有些国家的发病率趋于平稳，但在一些向更高的人类发展水平转型的国家中，发病率在持续稳定增加。

•在历史上，20 世纪 90 年代资源最富富国家曾经随着发病率的增加而攀升的死亡率已经开始下降，这可能是综合治疗和早期发现的结果。

频繁，这两个基因位点可以解释非洲裔中患病风险增大 60%[4]。

前列腺癌可能的风险因素包括饮食、营养、激素等[5]。工业化国家典型的饮食习惯已经被认为是前列腺癌的重要风险因素。在世界范围内，前列腺癌的发病率变动很大，从低风险国家到高风险国家的人口及其后代，前列腺癌的风险也增大了。饮食习惯（摄入饱和脂肪、红肉、加工肉类、牛奶和奶制品）可能会增加风险，摄入西红柿/番茄红素、鱼/水产品的 omega-3 脂肪酸、大豆、十字花科蔬菜（如西兰花、菜花和圆白菜）可能会降低风险[5]。维生素 E 的研究结论模棱两可，在 SELECT 实验（一项维生素 E 和硒的大型随机干预实验）中，没有发现前列腺癌发病率的降低。钙和锌的实验数据相互矛盾。维生素 D 摄入似乎与前列腺癌的风险无关。蔬菜来源的维生素 A（β 胡萝卜素），

也并不始终与风险关联。

前列腺癌风险的激素影响包括雄激素（androgens）、雄激素受体（androgen receptor）和胰岛素样生长因子轴（insulin-like growth factor axis）。临床实验证实了雄激素的重要性，使用 5α 还原酶抑制剂（如非那雄胺和度他雄胺）阻止睾丸中的睾酮（testosterone）转化为更具活性的分子双氢睾酮（dihydrotestosterone）。这些实验证明，低度前列腺癌的发病率在降低[6]。不过，循环的睾丸激素水平与前列腺癌的风险没有关系。研究发现，在雄激素受体基因中，短小的基因 CAG 重复——一种结构性的变异增加它的活性——研究显示有一些基因（但不是全部），与 CAG 连接在一起，提示患前列腺癌的风险增高。最后，循环的胰岛素样生长因子，即一种多肽激素（polypeptide hormone），可以促进细胞的增殖，减

少前列腺细胞的凋亡，与前列腺癌的风险增大有关。

生活方式因素，包括体育活动、吸烟和饮酒，与前列腺癌风险没有明确的关联。肥胖似乎与总的前列腺癌发病率无关，但与晚期或致命的前列腺癌的发展有关[5]。

感染与前列腺癌的发展没有明确的关联，人们已经提议开展两项滴虫衣原体感染（Trichomonas vaginalis infection）的研究，这种感染可能与前列腺癌风险增加有关，尤其是侵袭性较强的癌症[5]。逆转录病毒 XMRV 方面的发现尽管最初令人兴奋，但研究结果并不支持逆转录病毒 XMRV 属于前列腺癌的病因[7]。前列腺的炎症相当常见，几个不同方向的研究，包括流行病学、遗传学、病理学、分子病理学和动物实验，已经指出炎症在前列腺癌变中的潜在作用[8]。

胆固醇水平对前列腺癌的风险存

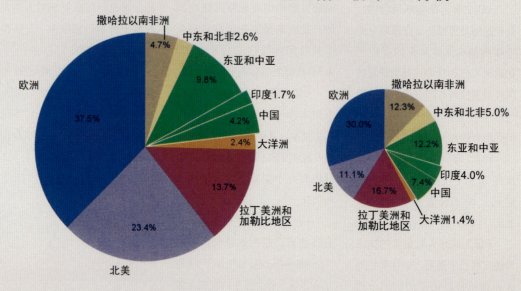

発病数：估计新增110万例   死亡数：估计30.7万例

饼状图 5.11.1　估计的全球前列腺癌新增病例和死亡人数在世界主要地区的比例分布，2012 年

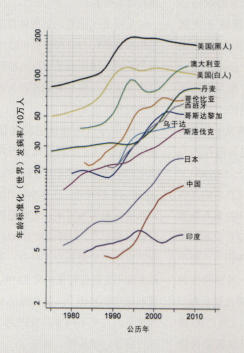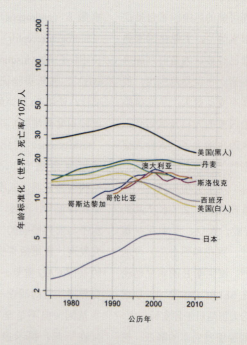

趋势图 5.11.1　选中的群体中前列腺癌每年每100000人年龄标准化（世界）发病率，年份范围为 1975～2012 年

趋势图 5.11.2　选中的群体中前列腺癌每年每100000人年龄标准化（世界）死亡率，年份范围为 1975～2012 年

• 整体来看，睾丸癌（testicular cancer）是一种比较罕见的癌症，但在最发达的国家，这是青年男子（年龄为 15 ～ 39 岁）中常见的恶性肿瘤之一。全世界的男性中，睾丸癌是第 21 位最常见的癌症，2012 年估计所有年龄的新发病例合计达到 55000 人，在人类发展水平高和极高国家的青年男性中，这种疾病成为最常见的癌症之一。

• 在世界不同的地区，睾丸癌发病率变化幅度的差异达到至少 25 倍。发病率最高的是白种人群，分布在欧洲（尤其丹麦、挪威和瑞士）、澳大利亚、新西兰和北美。发病率最低的是东南亚和整个非洲。

• 2012 年，睾丸癌所有新发病例的 55.2% 发生在欧洲和北美，但只有 20.3% 的患者死亡。

在所有类型的癌症中，睾丸癌是病死率最低的癌症之一，但是在人类发展低或中等水平国家，病死率相当高。

• 过去 50 年里，睾丸癌发病率在许多国家稳定增长，绝大多数是白人居多的国家，在几个发病率最高的国家，发病率似乎已经达到巅峰。对比之下，死亡率随着治疗方法的改善直线下降，尤其是引进了顺铂治疗后。

在一定影响。降低总胆固醇与减少高度前列腺癌风险有关，使用他汀类药物降低血清胆固醇，可能降低所有前列腺癌的风险，包括晚期或高等级前列腺癌风险。

病理

人们认为，前列腺的腺癌最常源自一种前兆增殖，被称为高度前列腺上皮内瘤（high-grade prostatic intraepithelial neoplasia），这是一种瘤性前列腺上皮细胞的原位增殖[9]。前列腺癌自然发展史的初始阶段是生长进入前列腺基质。值得注意的是，前列腺癌的尸检发病率（潜在的前列腺癌）非常高，随着年龄的增长而增多。在美国，30 岁之前潜在的病例非常罕见，但有趣的是，40 ～ 50 岁以后，潜在病例达到大约 30%。在世界的不同区域，潜在前列腺癌发病率不同，工业化国家的发病率最高。病理学上，这些潜在的前列腺癌，大多数都是小的和分化良好的癌，只有很小一部分潜在的前列腺癌在等级、尺寸和分期上与临床前列腺癌类似。

对于临床的前列腺癌，恶性病变病理诊断的最常见基础办法包括：细针穿刺和显微镜检查、前列腺穿刺和组织切片活检，或通过尿道在前列腺取样检查。临床检查方法是发现患者是否有可以触摸到的结节，或血清中前列腺特异性抗原（PSA）水平是否升高，常见的做法是用 18 号针头穿刺前列腺。

恶性病变的关键组织学特征包括：腺体的异常结构生长模式，基底细胞丧失和细胞核异常。其生长模式显示出肿瘤的格里森等级（Gleason grade），在临床的男性局部前列腺癌中，这是最有力的预后指标之一。组织穿刺活检的临床病理学重要性，还在于查清癌症发展的程度。格里森组织学等级、血清 PSA 水平、临床分期和组织穿刺查明癌症进展程度，经常用于患者从临床局部癌症风险到侵袭性癌症及其管理和治疗方案的分类。

前列腺癌的局部扩散是进入前列腺周围的脂肪组织、膀胱颈部（bladder neck）和精囊（seminal vesicles）。诊断出这种癌症的直接延伸，就要为前列腺切除术取样检查。组织切片的显微镜检查确认病理分期、整个腺体的格里森等级，以及手术切缘状态，这些是重要的临床效果指标。前列腺癌的转移主要是进入盆腔淋巴结和骨骼，如果是骨骼转移，放射线和组织学的照片通常显示出成骨细胞的转移。

遗传学

前列腺癌的分子遗传学，可以分为胚系中的遗传学易感性，以及偶发性肿瘤的遗传学。根据非洲裔美国人的遗传或者家族病，人们已经研究了高风险人群的易感性。与前列腺癌易感性相关的遗传变异，通过全基因组关联研究已经识别出 30 多个单核苷酸多态性，最经常出现在 8q24 区域[10]。但是，估计这些单核苷酸多态性合计仅占家族性风险的 25%。识别出的 17q21 似乎是仅仅与非洲裔男性有关的易感区域。人们已经确定了几个特定的易感基因，包括 *RNASEL/HPC1*、*ELAC2/HPC2*、*MSR1* 和 *HOXB13* 突变。高风险家族的这些高渗透性基因（highly penetrant genes）可能仅仅占遗传倾向前列腺癌的一小部分。

人们根据 1795 位冰岛人的全基因组测序找到了另一种易感性影响途径。人们识别出 8q24 的一种低频率的新变异，与欧洲人群的前列腺癌有关。这个新变异与原先报道的 8q24

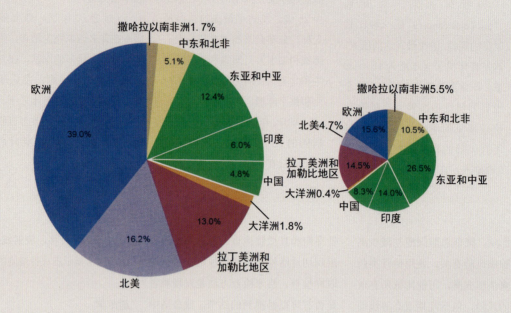

发病数：估计新增5.5万例　　　死亡数：估计1万例

饼状图 5.11.2　估计的全球睾丸癌新增病例和死亡人数在世界主要地区的比例分布，2012 年

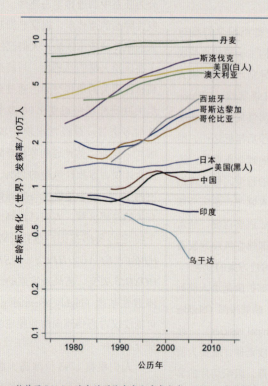

趋势图 5.11.3　选中的群体中睾丸癌每年每 100000 人年龄标准化（世界）发病率，年份范围为 1975～2012 年

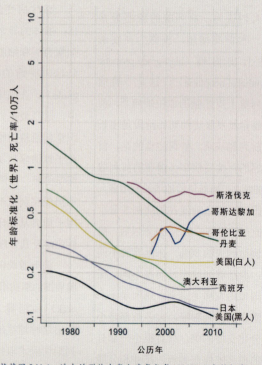

趋势图 5.11.4　选中的群体中睾丸癌每年每 100000 人年龄标准化（世界）死亡率，年份范围为 1975～2012 年

上的风险变异之间仅仅存在微弱的关联，在调整了所有已知风险相关的变异之后，这个新变异依然保持着显著性[11]。

已确认的前列腺癌分子遗传图谱的特征是：在癌基因和抑癌基因（如 NKX3.1 和 PTEN）、雄激素受体和 MYC 基因（MYC genes）的扩增等方面出现了结构性基因组改变[12]。前列腺癌基因组发生了频繁的大规模基因组重组，包括一个产生 ETS 基因融合的常见重组。虽然观察到有几个 ETS 和非 ETS 族成员发生了与 TMPRSS2 或者其他 5' 融合伴侣的融合，但是大部分是涉及 TMPRSS2-ERG 的融合。与此相反，复发性蛋白改变的突变（recurrent protein-altering mutations）在前列腺癌非常罕见，但在雄激素受体中，PTEN、AKT1 和 TP53 基因非常常见，通常发生在癌症晚期。人们已经提出一种分子多样性模型，包括广泛的可能存在的通路，作为前列腺癌的病理学和遗传学发展的基础（图 5.11.1）[13]。

转移性去势抵抗性前列腺癌（metastatic castration-resistant prostate cancer）是特殊的调查主题。一项研究[14]报道称，即使接受如此强度治疗的肿瘤，已经证实致命疾病的单克隆起源总体的突变率还是比较低。这项分析识别出 CHD1（染色质域螺旋酶 DNA 结合蛋白 1）的瓦解，这定义了 ETS 基因家族融合阴性前列腺癌的一个亚型。在大约 1/3 的转移性去势抵抗性前列腺癌中缺失的 ETS2 也由于突变造成失调。此外，多重染色质和组蛋白修饰的基因中经常发生显而易见的突变，包括 MLL2（8.6% 的前列腺癌中发生突变），因为 MLL 复合体与雄激素受体相互作用，这种相互作用是雄激素受体介导信号需要的。在雄激素受体的合作因子 FOXA1 上，存在新的经常发生的突变。

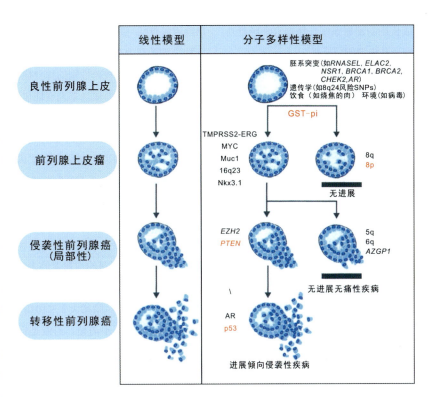

线性模型	分子多样性模型

良性前列腺上皮

前列腺上皮瘤

侵袭性前列腺癌（局部性）

转移性前列腺癌

胚系突变（如 RNASEL, ELAC2, NSR1, BRCA1, BRCA2, CHEK2, AR）
遗传学（如8q24风险SNPs）
饮食（如烧焦的肉）环境（如病毒）

GST-pi

TMPRSS2-ERG
MYC
Muc1
16q23
Nkx3.1

8q
8p

无进展

EZH2
PTEN

5q
6q
AZGP1

无进展无痛性疾病

AR
p53

进展倾向侵袭性疾病

图 5.11.1　前列腺癌进展的两种模型：线性模型与分子多样性模型
注：在分子多样性模型中，并不是所有的途径都导致疾病进展。分子变化的累积与侵袭性疾病有关，如 EZH2 的过度表达或 PTEN 基因突变可能导致侵袭性疾病发展成转移性疾病；而其他病变，如 5q 或 6q 获得以及 AZGP1 过度表达的病变可能在无痛性疾病中最常见。突变，以及与 p53 和雄激素受体（AR）有关的改变可能是晚期事件，可能在去势抵抗性疾病发展中发挥关键作用。SNP 表示单核苷酸多态性。

远景

最为简单易行的预防措施可能包括增加体育活动、摄入西红柿或者其他含有番茄红素（lycopene）的食物、摄入含硒的食物、避免摄入钙含量高的食物。一般来说，饮食宜以广泛的植物为主外加鱼类。现在不建议用化学药剂预防。

前列腺癌筛查存在争议。通过血清 PSA 水平进行筛查曾经增加了所有前列腺癌的检出人数，包括并不活跃的前列腺癌。PSA 是癌症筛查最常用的血清检查方法之一，特别是在美国和欧洲。"前列腺、肺、结肠和卵巢癌筛查实验"（Prostate, Lung, Colon, and Ovarian Cancer Screening Trial）的最新数据显示筛查并无获益。"欧洲前列腺癌筛查随机研究"（European Randomized Study of Screening for Prostate Cancer）显示，癌症死亡率的相对风险可以减少 20%，如果转换成另一种说法，即是与前列腺癌相关的死亡病例数的绝对降低率是每 1000 位病人可减少 0.71 位病人死亡。虽然筛查和不筛查的多种数据比例是相似的，但这两项研究在可能有或没有的影响力和结果上都受到了质疑。现在，仍然缺乏支持或反对筛查的确凿证据[15]。

通过筛查发现的癌症无论是临床上显著的，还是潜在的临床显著的前列腺癌，都面临一种左右为难的局面，那就是如何确定哪些患者应该接受积极的治疗[16]。筛查检出肿瘤的过度治疗，是一个棘手的难题。在美国，大多数筛查发现肿瘤的男性，都进行了积极的治疗。如果是不活跃的前列腺癌，或者是 65 岁以上的男性，这种积极治疗不一定会对生存带来好处，反而会导致生活质量的大幅度降低，造

成长期的泌尿系统、性器官和肠胃功能紊乱失调的后果[16]。

面对这种低风险的疾病，积极监测（active surveillance）是一种好办法，这样可以在某种程度上抵消过度治疗，为合适的患者带来良好的结果。但是，这种积极监测计划的规范还没有标准化[17]。目前纳入的规范通常包括血清PSA水平较低、临床分期较低、格里森等级较低（通常在6或更低）以及组织穿刺发现的癌数量较少[17]。穿刺组织活检的分子标记可望进一步细化患者的类型，以确定前列腺癌是潜在的不活跃的，还是具有侵袭性的。此外，分子标记有助于判断患者是决定采取积极监测方案，还是积极治疗方案。

以遗传改变为基础的前列腺癌靶向治疗具有挑战性，因为只有很少的基因突变是经常发生的。一个有希望的靶点是ETS基因融合，在所有的前列腺癌中，大约有一半病例发现了ETS基因融合[13]。

人们正在积极调查有利的临床前列腺癌生物标志物。最近在去势抵抗性前列腺癌患者中的一些实验包括：检查循环肿瘤细胞、成像，以及患者报告的生物标志物，包括疼痛和升高的PSA水平[18]。任何这种假定存在的生物标志物的应用都需要一系列前瞻性设计的研究，得到充分的统计数据支持，表现出良好定义的临床效果。

睾丸癌

在大多数情况下，睾丸癌是一种生殖细胞肿瘤（germ cell neoplasm）。睾丸也会发生性索间质肿瘤（sex cord stromal tumours）和淋巴瘤（lymphomas），但是明显较少。

病因

已经确认的睾丸生殖细胞肿瘤的风险因素包括：隐睾（cryptorchidism），一种早期的睾丸生殖细胞瘤；生殖细胞瘤家族病史；各种跨性别的综合症，如雄激素不敏感综合症（睾丸女性化）和Y染色体性腺发育不全[19, 20]。隐睾携带者发展成生殖细胞肿瘤的风险增大4倍。具有睾丸生殖细胞瘤家族病史的患者，对侧睾丸癌的发病率增大2%～5%，相当于睾丸癌的风险增大5～10倍。

有一小部分睾丸癌似乎是家族性的，受影响的家庭成员约占患者的2%。睾丸生殖细胞肿瘤患者的一级男性亲属诊断出睾丸癌的风险增大3～10倍。遗传的模式人们还不清楚，可能是自然的常染色体退行性变化[20]。雄激素不敏感综合症患者，发展成为睾丸生殖细胞肿瘤的风险增加15倍，Y染色体性腺发育不全患者的风险增加50倍。

几个产前因素，也已被认为是风险因素，包括产妇内源性雌激素水平，以及出生时较低的体重，但是有关数据仍然无法做出定论[20]。一种假设是，由于隐睾和睾丸发育不全，在子宫内暴露于外源性雌激素，可能导致睾丸癌的风险增加。几个产后因素，例如身体尺寸（尤其是身高）、营养、化学品暴露、职业、感染和体育活动，已经假设可能与睾丸癌有关，但是数据显示是混合的[20]。确诊的高峰年龄（20～30岁）似乎与性激素的活性有关，也可能反映了怀孕期间开始的细胞驱动。最后，一项针对移民的研究表明，环境和饮食因素也有一定的影响，但是至今无法做出肯定。例如，芬兰的睾丸癌发病率是瑞典的一半，但是第二代芬兰移民的睾丸癌发病率接近瑞典人口的发病率。

病理

所有各种类型生殖细胞瘤的前兆，都起源于青春期后（post-pubertal）的睾丸管内生殖细胞瘤（intratubular germ cell neoplasia）。在大约4%的隐睾睾丸中发现了这种病变，在大约5%的对侧睾丸发生生殖细胞肿瘤的患者中也发现了这种病变，并且几乎总是邻近一个浸润性生殖细胞肿瘤。组织学上，管内生殖细胞瘤的特征是在生精小管（seminiferous tubule）的内部，出现一些较大的变异细胞，这些细胞通常具有加厚的基底膜。细胞学上，管内生殖细胞肿瘤的细胞，往往类似于精原细胞瘤细胞（seminoma cells）。大多数患者的管内生殖细胞瘤是单独的，是在7年时间里从一种浸润性生殖细胞肿瘤发展起来的。Y染色体性腺发育不全的患者，从原位前兆增生（precursor proliferation）发展为性腺胚细胞瘤（gonadoblastoma），性腺胚细胞瘤即作为原位前体细胞增殖。

按照病理组织学准则，浸润性生殖细胞肿瘤大体上分为精原细胞（seminomatous）与非精原细胞（non-seminomatous）肿瘤[21]。显微镜下，典型的精原细胞瘤包括被淋巴细胞渗入的纤维带（fibrous bands）分隔开的早期细胞的实体生长。在婴幼儿和儿童时期，最常见的组织学类型是卵黄囊瘤（yolk sac tumour）和畸胎瘤（teratoma）。值得注意的是，青春期前的畸胎瘤是良性的，青春期后的畸胎瘤是恶性的。在成人中，纯精原细胞瘤占睾丸生殖细胞肿瘤大约50%的比例。非精原细胞瘤的类型包括：胚胎癌（embryonal carcinoma）、卵黄囊瘤、滋养层细胞瘤（trophoblastic tumours）（主要是绒毛膜癌）和畸胎瘤。不同的生殖细胞类型构成的混合性恶性生殖细胞肿瘤比较常见，占所有睾丸癌的30%。这些混合瘤的重要预后指标为：是否存在胚胎癌，以及肿瘤中胚胎癌的比例。

除了组织学类型，在彻底切除

睾丸的患者中，组织病理学影响也很重要，包括病理分期（pathological stage）以及生殖细胞肿瘤是否浸润淋巴管。血清肿瘤标记物的水平，在癌症分期和患者管理中比较重要，并与特定的细胞/肿瘤类型有关。卵黄囊瘤主要产生 α - 胎蛋白（甲种胎儿球蛋白），绒毛癌（choriocarcinoma）的合胞体滋养层（syncytiotrophoblasts）产生 β - 人绒毛膜促性腺激素（β -human chorionic gonadotropin），在带有合胞体滋养层的精原细胞中，或者混合恶性生殖细胞肿瘤中，可以找到合胞体滋养层。

睾丸生殖细胞肿瘤的扩散经由淋巴系统，首先到腹膜后主动脉旁的淋巴结，然后到纵隔（mediastinal）和锁骨上（supraclavicular）的淋巴结。血源性传播主要扩散到肺部，但是也可能扩散到肝、脑和骨骼。临床分期在确定治疗和预后中至关重要。

遗传学

最近报道的全基因组关联研究发现 6 个位点的基因容易引发睾丸生殖细胞肿瘤的发展，包括 KIT 配体（KITLG，又称 SCF）、SPRY4、BAK1、TERT、ATF7IP 和 DMRT1。其中，KITLG、SPRY4 和 BAK1 涉及 KIT 信号、TERT 和 ATF7IP 维持端粒长度和重新激活多种类似的肿瘤、

DMRT1 负责雄性的性别决定[20,22]。该研究正在持续报道睾丸生殖细胞肿瘤的多个新的易感基因位点[23,24]。

儿童和成人生殖细胞肿瘤的遗传学是不同的[19]。儿科肿瘤大多是二倍体，特别是畸胎瘤，典型表现是 1p 的缺失、6q 的缺失、2 号染色体和 3p 的结构异常。与此相反，非浸润性成人生殖细胞肿瘤是全部一样的非整倍体，通常以等臂染色体 12p（isochromosome 12p）的形式获得染色体材料。

如果从生殖细胞发育、内分泌影响和发病机制来考虑，睾丸生殖细胞肿瘤和卵巢恶性生殖细胞肿瘤的起源是"平行"的[25]。分析的基础是通过倍性（ploidy）、细胞发生带（cytogenetic banding）和比较基因组杂交（comparative genomic hybridization）评估的基因组畸变。

管内生殖细胞瘤（intratubular germ cell neoplasia）的发展可能涉及一种异常活化的 KITLG/KIT 信号通路，以及胚胎转录因子（embryonic transcription factors），例如 NANOG 和 POU5F1 的过度表达，这会抑制细胞的凋亡，促进增殖，积累生殖母细胞（gonocytes）的突变。睾丸生殖细胞肿瘤中单一基因的突变比较罕见，但是最常发生突变，并与发病机理有关的基因是 KIT、TP53、KRAS/NRAS 和 BRAF。睾丸生殖细胞肿瘤的不同组织学亚型具有不同

的基因表达谱，这反映出分化的不同方向。独特的基因表达谱，尤其是 DNA 甲基化，可能是表观遗传调控造成的，而不是由基因拷贝数量改变的[26]。

远景

目前没有可行的办法预防睾丸生殖细胞瘤，这些癌症也没有可靠的筛查检测方法。睾丸的自我检查不能改善结果，但是一些医学专业组织仍然提倡。这种自我检查可能有助于发现某些睾丸癌的风险增大，包括有隐睾病史的、睾丸萎缩的或者睾丸癌家族病史的男性。大部分患者在生殖腺上会出现结节，或者不疼痛性的肿大，或者睾丸疼痛，因此，应该及时评估这些临床发现。睾丸癌筛查方案的全面评价已经得出结论，公布的随机对照筛查实验，与不筛查相比，没有发现得到确认的睾丸癌死亡率的降低。

通过多学科的治疗和管理，睾丸生殖细胞肿瘤的治愈率很高。男性睾丸癌的 5 年生存率，限于局部的是99%，地区蔓延的是96%，远端转移的是72%。中期和预后不良的生殖细胞肿瘤患者，查明抵抗治疗的分子机制、开发新的分子靶向疗法是人们的重要目标。

注释

[1] Johns LE, Houlston RS (2003). A systematic review and meta-analysis of familial prostate cancer risk. *BJU Int*, 91:789–794. http://dx.doi.org/10.1046/j.1464-410X.2003.04232.x PMID:12780833.

[2] Walsh PC, Partin AW (1997). Family history facilitates the early diagnosis of prostate carcinoma. *Cancer*, 80:1871–1874. http://dx.doi.org/10.1002/(SICI)1097-0142(19971101)80:9<1871::AID-CNCR28>3.0.CO;2-1 PMID:9351562.

[3] Lichtenstein P, Holm NV, Verkasalo PK et al. (2000). Environmental and heritable factors in the causation of cancer-analyses of cohorts of twins from Sweden, Denmark, and Finland. *N Engl J Med*, 343:78–85. http://dx.doi.org/10.1056/NEJM200007133430201 PMID:10891514.

[4] Henderson BE, Lee NH, Seewaldt V, Shen H (2012). The influence of race and ethnicity on the biology of cancer. *Nat Rev Cancer*, 12:648–653. http://dx.doi.org/10.1038/nrc3341 PMID:22854838.

[5] Giovannucci E, Platz EA, Mucci L (2011). Epidemiology of prostate cancer. In: Scardino PT, Linehan WM, Zelefsky MJ et al., eds. *Comprehensive Textbook of Genitourinary Oncology*, 4th ed. Baltimore: Lippincott Williams & Wilkins, pp.1-17.

[6] Andriole GL, Bostwick DG, Brawley OW et al.; REDUCE Study Group (2010). Effect of dutasteride on the risk of prostate cancer. *N Engl J Med*, 362:1192–1202. http://dx.doi.org/10.1056/NEJMoa0908127 PMID:20357281.

[7] Sfanos KS, Aloia AL, De Marzo AM, Rein A (2012). XMRV and prostate cancer – a _final' perspective. *Nat Rev Urol*, 9:111-118. http://dx.doi.org/10.1038/nrurol.2011.225 PMID:22231291.

[8] Sfanos KS, De Marzo AM (2012). Prostate cancer and inflammation: the evidence. *Histopathology*, 60:199–215. http://dx.doi.org/10.1111/j.1365-2559.2011.04033.x PMID:22212087.

[9] Epstein JI, Cubilla AL, Humphrey PA (2011). *Tumors of the Prostate Gland, Seminal Vesicles, Penis, and Scrotum (AFIP Atlas of Tumor Pathology Series 4, Fascicle 14)*. Washington, DC: American Registry of Pathology and Armed Forces Institute of Pathology.

[10] Ishak MB, Giri VN (2011). A systematic review of replication studies of prostate cancer susceptibility genetic variants in high- risk men originally identified from genome-wide association studies. *Cancer Epidemiol Biomarkers Prev*, 20:1599–1610. http://dx.doi.org/10.1158/1055-9965.EPI-11-0312 PMID:21715604.

[11] Gudmundsson J, Sulem P, Gudbjartsson DF et al. (2012). A study based on whole-genome sequencing yields a rare variant at 8q24 associated with prostate cancer. *Nat Genet*, 44:1326–1329. http://dx.doi.org/10.1038/ng.2437 PMID:23104005.

[12] Barbieri CE, Demichelis F, Rubin MA (2012). Molecular genetics of prostate cancer: emerging appreciation of genetic complexity. *Histopathology,* 60:187–198. http://dx.doi.org/10.1111/j.1365-2559.2011.04041.x PMID:22212086.

[13] Rubin MA, Maher CA, Chinnaiyan AM (2011). Common gene rearrangements in prostate cancer. *J Clin Oncol*, 29:3659–3668. http://dx.doi.org/10.1200/JCO.2011.35.1916 PMID:21859993.

[14] Grasso CS, Wu YM, Robinson DR et al. (2012). The mutational landscape of lethal castration-resistant prostate cancer. *Nature*, 487:239–243. http://dx.doi.org/10.1038/nature11125 PMID:22722839.

[15] Rove KO, Crawford ED (2012). Randomized controlled screening trials for prostate cancer using prostate-specific antigen: a tale of contrasts. *World J Urol*, 30:137–142. http://dx.doi.org/10.1007/s00345-011-0799-4 PMID:22116599.

[16] Sandhu GS, Andriole GL (2012). Overdiagnosis of prostate cancer. *J Natl Cancer Inst Monogr*, 2012:146–151. http://dx.doi.org/10.1093/jncimonographs/lgs031 PMID:23271765.

[17] Buethe DD, Pow-Sang J (2012). Enrollment criteria controversies for active surveillance and triggers for conversion to treatment in prostate cancer. *J Natl Compr Canc Netw*, 10:1101–1110. PMID:22956809.

[18] Scher HI, Morris MJ, Larson S, Heller G (2013). Validation and clinical utility of prostate cancer biomarkers. *Nat Rev Clin Oncol*, 10:225–234. http://dx.doi.org/10.1038/nrclinonc.2013.30 PMID:23459624.

[19] Reuter VE (2005). Origins and molecular biology of testicular germ cell tumors. *Mod Pathol*, 18 Suppl 2:S51–S60. http://dx.doi.org/10.1038/modpathol.3800309 MID:15761466.

[20] Vaughan DJ, Kanetsky PA, Nathanson KL (2011). The epidemiology and genetics of sporadic and hereditary testicular germ cell tumors. In: Scardino PT, Linehan WM, Zelefsky MJ et al., eds. *Comprehensive Textbook of Genitourinary Oncology*, 4th ed. Baltimore: Lippincott Williams & Wilkins, pp. 509–520.

[21] Emerson RE, Ulbright TM (2007). Morphological approach to tumours of the testis and paratestis. *J Clin Pathol*, 60:866–880. http://dx.doi.org/10.1136/jcp.2005.036475 PMID:17307866.

[22] Gilbert D, Rapley E, Shipley J (2011). Testicular germ cell tumours: predisposition genes and the male germ cell niche. *Nat Rev Cancer*, 11:278–288. http://dx.doi.org/10.1038/nrc3021 PMID:21412254.

[23] Chung CC, Kanetsky PA, Wang Z et al. (2013). Meta-analysis identifies four new loci associated with testicular germ cell tumor. *Nat Genet*, 45:680–685. http://dx.doi.org/10.1038/ng.2634 PMID:23666239.

[24] Ruark E, Seal S, McDonald H et al.; UK Testicular Cancer Collaboration (UKTCC) (2013). Identification of nine new susceptibility loci for testicular cancer, including variants near DAZL and PRDM14. *Nat Genet*, 45:686–689. http://dx.doi.org/10.1038/ng.2635 PMID:23666240.

[25] Kraggerud SM, Hoei-Hansen CE, Alagaratnam S et al. (2013). Molecular characteristics of malignant ovarian germ cell tumors and comparison with testicular counterparts: implications for pathogenesis. *Endocr Rev*, 34:339–376. http://dx.doi.org/10.1210/er.2012-1045 PMID:23575763.

[26] Sheikine Y, Genega E, Melamed J et al. (2012). Molecular genetics of testicular germ cell tumors. *Am J Cancer Res*, 2:153–167. PMID:22432056.

[27] Ilic D, Misso ML (2011). Screening for testicular cancer. *Cochrane Database Syst Rev*, 2:CD007853. PMID:21328302.

参考网站

Surveillance, Epidemiology and End Results Program. SEER Cancer Statistics Review, 1975–2009 (Vintage 2009 Populations): http://seer.cancer.gov/csr/1975_2009_pops09/

5.12　女性生殖器官癌症

5. 器官部位的癌症

海梅·普拉特（Jaime Prat）

西尔维娅·切斯基（Silvia Franceschi）

丽奈特·丹尼（Lynette Denny，评审）

爱德华多·拉兹卡诺·庞塞（Eduardo Lazcano Ponce，评审）

摘　要

· 外阴癌症占所有女性生殖器官癌症的 3%，主要包括两种不同类型的癌。角化性癌在老年女性中占主导地位，与人乳头瘤病毒（HPV）感染的关系不大。与此相反，大多数疣状和基底样癌是 HPV 引起的。

· 宫颈癌是全世界女性第 4 位最常见癌症，大约 70% 发生在发展中国家，并且是人乳头瘤病毒（HPV）引起的。癌前病变可以检出和治疗，HPV 疫苗提供了初级预防的可能性。在 PIK3CA 中发现的最常见体细胞突变与最短的生存期有关。

· 超过 80% 的子宫内膜部位的癌症是子宫内膜癌，与雌激素暴露有关；在世界范围，估计多达 40% 的病例是肥胖患者。主要的遗传病变包括：微卫星不稳定性；基因 PTEN、PIK3CA、ARID1A、KRAS 和 CTNNB1（β-链蛋白）的突变；TP53 和 PPP2R1A 的突变；E- 黏蛋白的缺失，以及 HER2/neu 基因的扩增，在非子宫内膜样癌中，多个位点发生杂合性缺失。

· 卵巢癌包括几种类型的肿瘤，其中主要包括 70% 的高级别浆液性癌，表现出 TP53 突变和 BRCA 异常，

与低级别浆液性癌（小于 5%）不同，后者通常表现出 KRAS 和 BRAF 的突变。卵巢的子宫内膜样癌和透明细胞癌与子宫附件癌类似，具有同样的基因异常。大多数涉及卵巢的黏液腺癌是从胃肠道转移的肿瘤。

外阴癌症

外阴癌症（cancer of the vulva）占所有女性生殖器肿瘤的 3%，患者主要是 60 岁以上的女性。鳞状细胞癌（squamous cell carcinoma）是最常

见的类型（86%）。这些肿瘤被分成两组：角化鳞状细胞癌（keratinizing squamous cell carcinomas）与人乳头瘤病毒（HPV）关系不大；疣状和基底样癌（warty and basaloid carcinomas）与高风险 HPV 强烈相关，主要是与 HPV16 相关，在宫颈癌筛查比较普遍的国家，越来越多的青年女性被诊断出这类癌症。

病因

HPV 感染引起的外阴和阴道的鳞

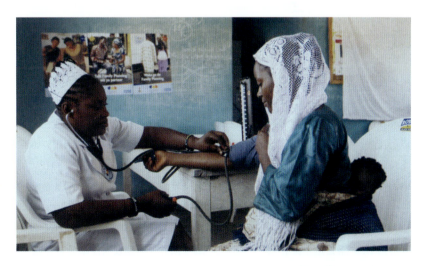

图 5.12.1　尼日利亚夸拉州奥马兰小镇的奥罗洛多初级卫生保健中心，一位病人在计划生育服务部门接受辅导

流行病学
宫颈癌

• 根据 2012 年的估计，宫颈癌（cervical cancer）是全世界女性第 4 位最常见的癌症（52.8 万个新发病例），第四位最常见的癌症死亡原因（26.6 万例死亡）。

• 宫颈癌主要影响低资源国家的女性，在人类发展水平低或中等的地区产生了全球将近 70% 的癌症负担，确诊的宫颈癌所有新发病例中，印度超过 1/5。

• 宫颈癌的发病率各国之间差异很大。在世界范围内的 184 个国家中，39 个国家的宫颈癌是女性最常见的癌症，45 个国家的宫颈癌是女性癌症死亡的首要原因。这些国家主要集中在撒哈拉以南非洲、亚洲的部分地区以及中美洲和南美洲的一些国家。

• 发病率最低的地区是西欧、北美、澳大利亚、新西兰以及地中海东部。

• 在过去的 30 年里，向人类发展更高水平转型的许多国家中，宫颈癌的发病率下降。这一趋势反映出变化的社会因素与经济发展的关系，但是应予指出，一些国家实施了有效的二级预防计划。

• 对比之下，在一些人类发展水平高或极高的国家发病率在上升，包括一些东欧国家和前苏联国家。近年来性行为的变化导致人乳头瘤病毒高风险人群的感染风险进一步增大，在很大程度上是因为缺乏有效的筛查计划。

子宫体癌（子宫内膜癌）

• 2012 年，子宫体（corpus uteri）的癌症（子宫内膜癌）是女性第 6 位最常见的癌症，占所有女性癌症的将近 5%，估计有 32 万个新发病例及 7.6 万个死亡病例。

• 在不同的国家，发病率的差距为 20 ~ 30 倍；估计 2/3 的新发病例发生在人类发展水平高或极高的国家。

• 在北欧、东欧和北美，发病率在上升，非洲和亚洲西部的发病率较低。

• 大约 48% 的新发病例发生在欧洲和北美；估计新发病例的 41%、癌症死亡病例的 45% 发生在亚洲。

卵巢癌

• 2012 年，估计有 23.9 万个新发病例，卵巢癌是女性第 7 位最常见的癌症，占女性所有癌症的 4%。

• 与女性生殖器官的其他癌症相比，卵巢癌的病死率（fatality rate）相对较高，低资源地区的病死率更高。由此产生的结果是，卵巢癌是女性癌症死亡的第 8 位最常见的原因，2012 年约有 15.2 万人死亡。

• 2012 年，所有新发病例的将近 55% 发生在人类发展水平高或极高的国家；新发病例的 37%、死亡人数的 39% 发生在欧洲和北美。

• 发病率最高的是北欧、东欧、北美洲和大洋洲，在非洲和亚洲大部分地区，发病率比较低。

• 在一些人类发展水平极高的国家，特别是欧洲和北美，发病率一直在下降。

状细胞癌属于一个子集（subset）[1]。根据荟萃分析，HPV 感染率占外阴癌症的 40.4%，占阴道癌症的 69.9%[2]。此外。HPV 与外阴上皮内瘤形成和阴道上皮内瘤形成强烈相关。荟萃分析支持这种假说：外阴癌症和阴道癌症中，存在两个截然不同的亚群，其中一个亚群与 HPV 感染强烈相关，HPV 引发宫颈癌的高度癌前病变，另一个亚群由 HPV 感染独立发生[3]。

在超过 3/4 的外阴和阴道 HPV 阳性癌中发现了 HPV16。对比之下，HPV18 在外阴和阴道癌症中较少，在宫颈癌症中较多。HPV6 和 HPV11 在外阴上皮内肿瘤中非常普遍，但在阴道上皮内瘤变中没有检出[2]。

外阴鳞状细胞癌中，HPV 感染程度表现出极大的异质性。HPV 的感染率占疣状和基底细胞样癌的 69.4%，但是仅占角化性癌的 13.2%。与 HPV 阴性外阴癌相比，青年女性的 HPV 阳性外阴癌发病比率显著升高[2]，北美外阴癌中的 HPV 感染率比其他地区高大约两倍[4]，这里的原因一方面是 HPV 感染率较高，另一方面可能是宫颈癌筛查时严格检查外阴，做出了一些错误判断。

除了 HPV 感染以外，外阴癌症和阴道癌症的其他风险因素还包括性生活习惯、吸烟和免疫抑制[1]。现在的 HPV 疫苗接种可以预防大约 30% 的外阴癌症和 60% 的阴道癌症。

癌前病变

外阴鳞状细胞癌（vulvar squam-

发病数：估计新增52.8万例　　　死亡数：估计26.6万例

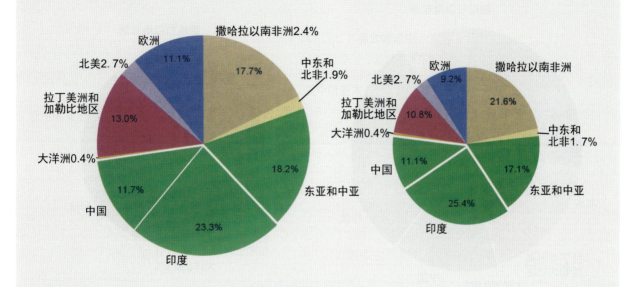

饼状图 5.12.1　估计的全球宫颈癌新增病例和死亡人数在世界主要地区的比例分布，2012 年

发病数：估计新增32万例　　　死亡数：估计7.6万例

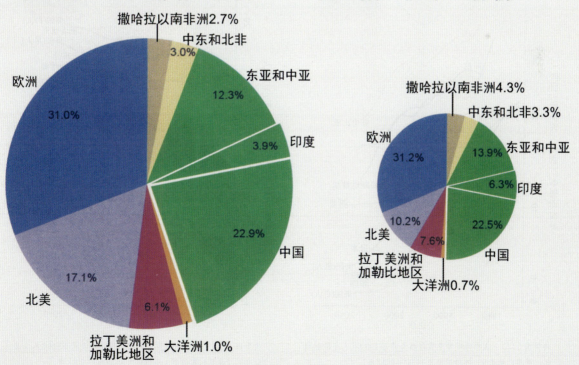

饼状图 5.12.2　估计的全球子宫内膜癌新增病例和死亡人数在世界主要地区的比例分布，2012 年

5. 器官部位的癌症

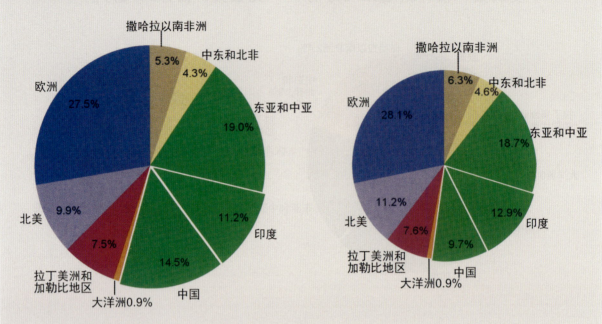

发病数：估计新增23.9万例   死亡数：估计15.2万例

饼状图 5.12.3   估计的全球卵巢癌新增病例和死亡人数在世界主要地区的比例分布，2012 年

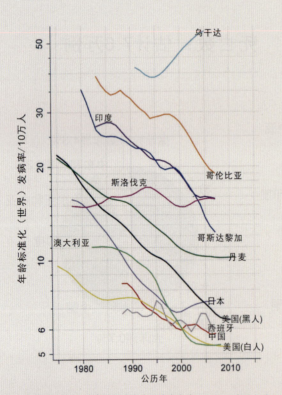

趋势图 5.12.1   选中的群体中宫颈癌每年每100000人年龄标准化（世界）发病率，年份范围为1975～2012 年

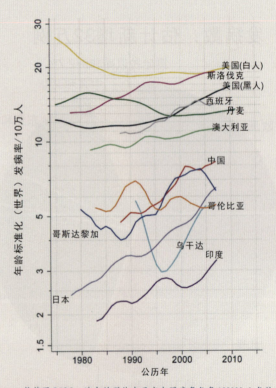

趋势图 5.12.2   选中的群体中子宫内膜癌每年每100000人年龄标准化（世界）发病率，年份范围为1975～2012 年

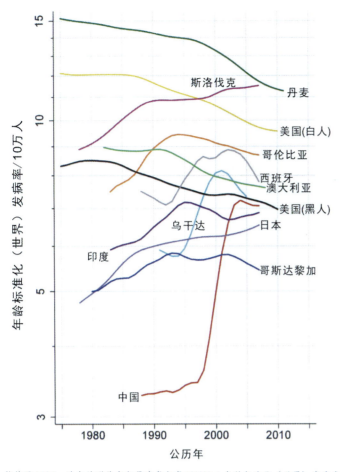

趋势图 5.12.3 选中的群体中卵巢癌每年每 100000 人年龄标准化（世界）发病率，年份范围为 1975 ～ 2012 年

ous cell carcinomas）存在两种发病途径，癌前病变不同，取决于是否涉及 HPV。

90% 的外阴鳞状上皮内病变与 HPV 有关，范围从低度的外阴上皮内瘤 1 级（grade 1），到严重的全层肠上皮化生（高等级，3 级）[5]。患者的年龄通常为 30-40 岁，还经常罹患多病灶或者多中心的 HPV 相关疾病 [6,7]。大部分低度癌前病变来自低风险的 HPV 病毒亚型，而高度癌前病变来自高风险的亚型，最常见的是 HPV16。从发生感染到临床疾病的典型发展时间为 18.5 个月 [6]。只有大约 6% 的高度癌前病变发展成为浸润性癌症，但是老年女性或免疫抑制的女性除外 [7]。

分化的或者简单类型的高度外阴上皮内肿瘤患者通常是绝经后的女性，病灶往往已经形成硬化性苔藓（lichen sclerosus），或者慢性单纯性苔藓（lichen simplex chronicus）[8]。如果罹患 HPV 相关的疾病，外阴上皮内肿瘤发展成浸润性癌症的可能性更大（33%）[9]。在一项研究中，对比了两种类型的外阴上皮内肿瘤发展成为浸润性癌症的比例，HPV 相关的 3 级外阴上皮内瘤的这一比例为 24.2%，分化的癌前病变这一比例为 83.3%[6]。

病理学和遗传学

低度鳞状上皮内瘤比较罕见 [6]，高度鳞状上皮内瘤分为疣状亚型（warty subtype）和基底细胞样亚型（basaloid subtype）。疣状病变呈现高低不平或起伏的表面。上皮细胞变厚，形成又

宽又深的表皮突（rete pegs），分布着稀疏的真皮乳头（dermal papillae），角化过度（hyperkeratosis）非常明显。与疣状病变（warty lesions）相比，基底细胞样病变（basaloid lesions）的表面平坦，全都是相同的未成熟细胞（immature cells）。角质细胞发生过早角质化，表皮突往往含有角化珠（癌珠）。

浅表的浸润性鳞状细胞癌是浸润性外阴癌的最早分期（IA 期），预后非常好 [10]。无论有没有分化的外阴上皮内瘤，大多数浸润性外阴癌的发生都有硬化性苔藓背景。肿瘤往往是外生的，也可能是溃疡性的。外阴癌是恶性鳞状上皮细胞（中央有角化珠）的浸润网（invasive nests）（见图 5.12.2）。HPV 相关的肿瘤往往发生于青年患者，形态学上往往相似 [3,6]。外阴癌缓慢生长并延伸到邻近的皮肤、阴道和直肠。这些癌症首先转移到腹股沟和股骨的淋巴结，然后转移到骨盆的淋巴结 [11]。

基底（basal）和基底上（suprabasal）的上皮层（epithelial layers）分化的外阴上皮内瘤表现出 p53 的过度表达 [7]。根据报道，在硬化性苔藓、外阴分化上皮内瘤以及浸润性鳞状细胞癌中，都发现了完全相同的 TP53 突变 [8]。外阴癌的 TP53 突变比较少见，属于晚期事件。通过 p16^{INK4A} 可以更好地诊断高度鳞状上皮内病变，p16^{INK4A} 是高风险 HPV 的一种可靠的标记 [10]，在所有上皮细胞都呈现强阳性 [12]。

宫颈癌

宫颈癌起始于宫颈内膜的柱状上皮与外宫颈鳞状上皮之间的连接处，这个部位一直持续着化生变化，尤其是在青春期，第一次怀孕之后，直到绝经后。一种或多种致癌类型的 HPV 造成的持续性上皮感染可能导致癌前

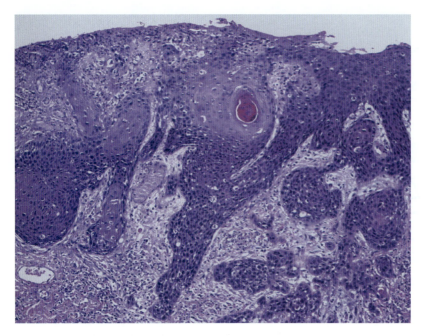

图 5.12.2 外阴的角质化鳞状细胞癌
注：肿瘤鳞状细胞明显呈网结状，一些伴有角质珠。

病变的发展，其中一小部分癌前病变经过 10～20 年发展成为浸润性宫颈癌[1]。

病因

HPV 感染是世界上通过性行为传播的最常见感染。无论男性还是女性，在每个人一生中的某些时间里，大多数人都会通过活跃的性行为感染 HPV。在任何时间里，全世界大约 2.91 亿的女性宫颈感染 HPV，相当于 10.4% 的发病率，超过 25 岁的女性发病率更高（16.9%）[13]。

HPV 感染率越高的国家，宫颈癌的负担越高（见图 5.12.3），包括撒哈拉以南非洲、拉丁美洲、印度、蒙

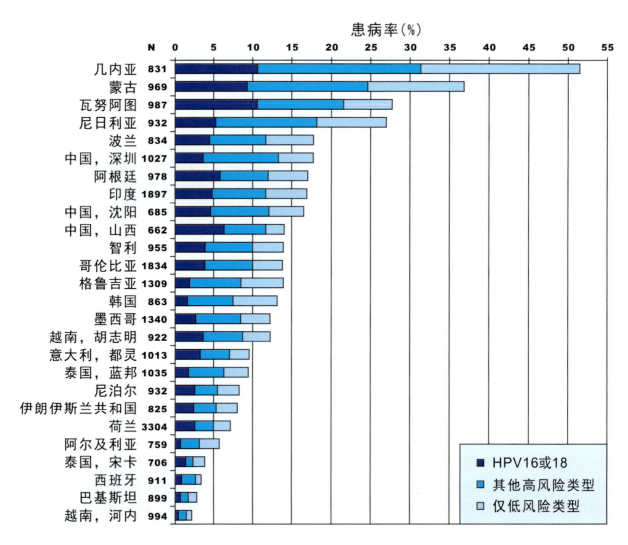

图 5.12.3　不同国家地区 15～69 岁性活跃女性宫颈人乳头瘤病毒（HPV）DNA 年龄调整患病率

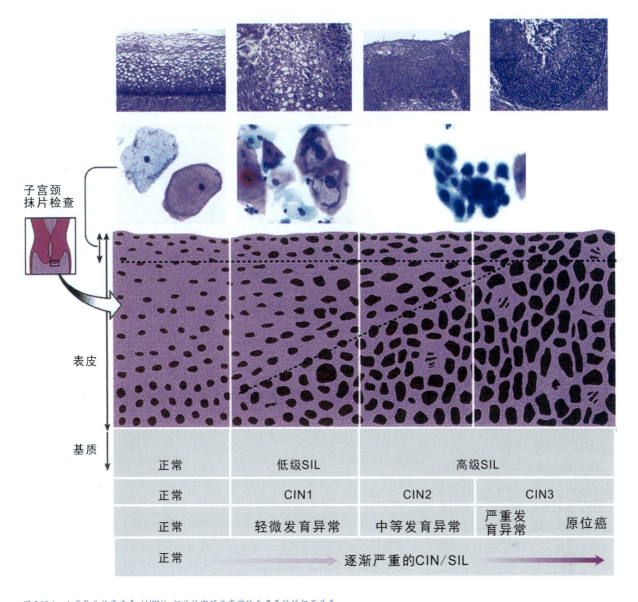

子宫颈
抹片检查

表皮

基质

正常	低级SIL		高级SIL	
正常	CIN1	CIN2		CIN3
正常	轻微发育异常	中等发育异常	严重发育异常	原位癌
正常	逐渐严重的CIN/SIL			

图 5.12.4　人类乳头状病毒（HPV）相关的宫颈病变前体命名系统的相互关系
注：这个图表集成了这类疾病的各个方面，包括不断进展的异常疾病状态的变化，并为异型增生／原位癌、宫颈上皮内瘤（CIN）、贝塞斯达分级系统提供术语。该图还显示了最表层细胞脱落以及组织病理学病变（上）相应的细胞学涂片结果。SIL 表示鳞状上皮内病变。

古和中国。在几个欠发达的国家（印度、中国和非洲国家），不同年龄段 HPV 的感染比率明显不同[14]。在任何年龄感染新人乳头瘤病毒（HPV），90%以上的病例需要超过 6 ～ 18 个月转归[15]。低度鳞状上皮内病变（low-grade squamous intraepithelial lesions），又称宫颈上皮内瘤 1 级（CIN1），表示一种不太严重的 HPV 感染，并不是癌前病变。高度鳞状上皮内病变2级（CIN2）包括一系列各式各样的病变，不能确

定是否属于潜在的癌症。与此相反，3级病变（CIN3）是最接近临床的病变，是筛查和疫苗接种实验中宫颈癌最好的替代终点（surrogate end-point）。彻底清除 HPV 的可能性，取决于感染持续的时间[16]。

女性发生低度病变（CIN1）的鳞状上皮内病变的平均年龄是 24 ～ 27岁，高度病变（CIN3）是 35 ～ 42 岁。一半的低度病变会转归，10% 发展为高度病变，不到 2% 发展为浸润性癌

症。从低度鳞状上皮内病变发展到高度病变（CIN3）的平均时间约为 10 年。此时，至少 20% 的 CIN3 病例会发展为浸润性癌症。

持续存在和恶性发展的最强风险因素为免疫缺陷以及相关类型 HPV 的参与[1]。在 13 种 HPV 类型中，HPV16 最有可能持续存在，导致 CIN3 和宫颈癌。在病变日趋严重、HPV 阳性的女性中，HPV16 的比例也会增大[17]。与此相反，CIN3 和宫颈

5. 器官部位的癌症

5.12 女性生殖器官癌症

421

癌中其他高危 HPV 类型的比例会减少。如果在 9～21 个月的时间里，两次检测出 HPV16 阳性，CIN2 的发病累积 3 年以上的女性，40% 会继续恶化。HPV18 的累积发病率是 15%，其他高风险 HPV 类型的累积发病率是8.5%。

世界范围内，宫颈癌中最常检出的 HPV 类型是 HPV16（57%）和 HPV18（16%），其次为 HPV58、HPV33、HPV45、HPV31、HPV52 和HPV35[17]。因此，现在的疫苗是预防HPV16 和 HPV18 的感染，可预防大约 75% 的宫颈癌和 60% 的高度病变（筛查时检出并需要治疗）。根据地区的不同，疫苗会有一些小的变化[17]。HPV16 和 HPV18 的疫苗交叉保护（cross-protection）可以巩固对其他高风险类型的抵抗力[18]，将来也许会引进针对其他高危 HPV 的疫苗，以达成更好的保护（见第 4.6 节）。

除了 HPV 感染以外，其他宫颈癌的风险因素包括：与吸烟的较弱关联；HPV 感染获得的概率（性伴侣的数量）和 HPV 感染发展为癌症的可能性（第一次性交的年龄、生育第一胎的年龄、多胎生育和使用口服避孕药等）[19]。

宫颈上皮内瘤（CIN）是一系列上皮变化，从微小变异开始发展，经过几个阶段越来越严重的上皮异常成为浸润性鳞状细胞癌。这些术语通常可以互相替换使用：宫颈上皮内瘤、上皮化生（dysplasia）、原位癌（carcinoma in situ）和鳞状上皮内病变（squamous intraepithelial lesion）（见图 5.12.4）。在诊断区分癌前病变（CIN2 或 CIN3）与模仿癌前病变（mimic of precancer），例如未成熟的鳞状上皮化生（immature squamous metaplasia）或者修复性变化（reparative changes）的时候，建议采用 p16 免疫组织化学技术。强烈的弥散障碍（diffuse block）的阳性 p16，支持癌前期的诊断[5]。

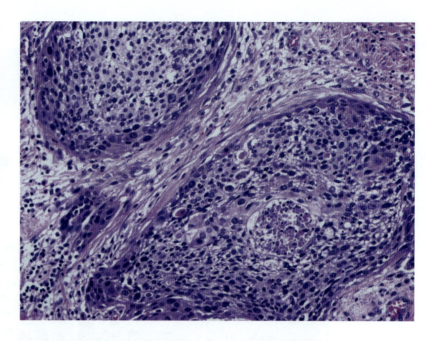

图 5.12.5　鳞状细胞癌，大细胞，非角化型

所有类型 HPV 感染的早期阶段，往往在一个多克隆上皮区域（polyclonal epithelial field）内显示出游离的病毒增殖（viral propagation），细胞学上属于低度鳞状上皮内病变（CIN1）。这些病变意味着感染完全不受约束，亦即游离的 HPV 可以自由复制，并导致细胞死亡。在成为一个明显的中空细胞（koilocyte）之前，累积在细胞质中的病毒数量已经极其庞大（见图 5.12.4）。与此相反，在 CIN2/CIN3 的大多数病例中，病毒 DNA 已经嵌入细胞基因组。大约 85% 的 CIN1 病变，以及许多生殖器疣（genital warts）只有低风险的 HPV6 或 HPV11。与此相反，通常 CIN2/CIN3 的 HPV 类型是 HPV16、HPV18、HPV58、HPV33、HPV45、HPV31、HPV52 和 HPV35[17]。

病理学和遗传学

宫颈癌的两种主要病理类型是鳞状细胞癌和腺癌，它们与 HPV 感染的关系同样强烈。但是，HPV 感染引起的大部分宫颈异常不大可能发展到高度 CIN 或宫颈癌，所以 HPV 感染可能必须结合其他外源或内源性因素才会发展成为癌症[1]。

宫颈鳞状上皮成熟的正常过程受到鳞状上皮内病变的干扰。在低度病变（CIN1）中，上皮细胞基底的 1/3 发生明显的变化，但是整个上皮的厚度内都存在异常细胞，外层的细胞核也出现异常[5]。因此，在巴氏抹片（Pap smears）检查时，可以从脱落的细胞中检测出异常。在高度病变（CIN2）中，大多数细胞异常发生在上皮细胞的下层和中间 1/3 处。在阴道镜检查中通常可以检测出高度鳞状上皮内病变。如果是原位腺癌（adenocarcinoma in situ），正常的柱状上皮变为异常的腺上皮（glandular epithelium）。但是，腺上皮不会发生类似于 CIN1 的形态学变化。

表面浸润性（superficially invasive）或者浸润性极小的鳞状细胞癌是浸润性宫颈癌的早期阶段。这种情况下的间质浸润（stromal invasion）通常产生于外表覆盖的鳞状上皮内病变。浸润性极小的癌症分期的依据是浸润的宽度和深度[11]。最早的浸润性变化

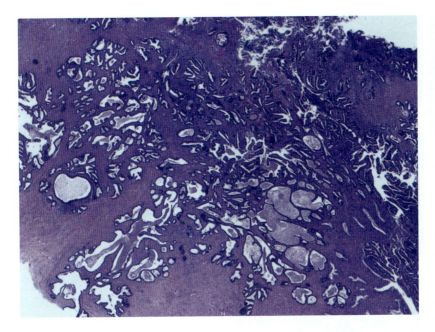

图 5.12.6　腺癌，子宫内膜或普通型

有时称为早期间质浸润（early stromal invasion），表现为 CIN3 病变出现不规则的上皮芽（epithelial buds）。这些小的（小于 1 毫米）肿瘤上皮细胞的外伸不影响 CIN3 病变的预后，因此，可以采取传统的手术治疗。

组织学上，浸润性宫颈癌的85 ～ 90% 是鳞状细胞癌，表现为肿瘤细胞呈网状渗透到基质和不同程度的分化，以及有无角质化（见图 5.12.5）。腺癌及其变型占宫颈癌的10% ～ 15%。腺癌最常见的类型是宫颈细胞型，表现为腺体异常，尺寸与形状不同的出芽和分支浸润到基质（见图 5.12.6）。宫颈癌的扩散是通过淋巴管直接蔓延，很少通过造血系统。扩散从局部发展到子宫旁组织（parametrium），导致输尿管受到压迫[11]。

全基因组关联研究已经确认了与宫颈癌易感性相关的基因位点，其中包括中国汉族人群中的 17q12和 4q12[20]，以及瑞典人口中的6p21.3[21]。最近的一项基因分析检测了 80 个宫颈肿瘤病例，分析者在 139个癌症基因中发现了 1250 个已知的突变[22]。在 80 个肿瘤患者中的 48 个患者（60%）中验证出了这些突变。突变率最高的基因是 PIK3CA（31.3%）、KRAS（8.8%） 和 EGFR（3.8%）。腺癌和鳞癌之间 PIK3CA 基因突变率没有显著差异。与此相反，KRAS 突变仅仅发生于腺癌（突变频率分别为17.5% 和 0%），仅仅在鳞状细胞癌中发现了一种新型 EGFR 突变（突变频率分别为 0% 和 7.5%）。HPV16 或HPV18 和体细胞突变或整体存活率之间没有关系。调整后的分析发现，PIK3CA 基因突变与生存期较短有关。

预防

目前可用的 HPV 预防疫苗包括：一 价（HPV16）、二 价（HPV16 和HPV18） 和四价（HPV6、HPV11、HPV16 和 HPV18）的病毒样颗粒疫苗（virus-like particle vaccines）。此外，人们正在进行临床实验，检测一种无价（nonavalent）疫苗的功效。在大型临床实验中，预防 HPV16 和 HPV18造成的宫颈癌前期病变的疫苗，显示出优异的安全性以及几乎 100% 预防

持续感染的功效[23,24]。在资源有限的国家，尽管存在很多阻碍，但几个发展中国家已经成功地引进了这些疫苗[23]（参见第 4.6 章）。

宫颈的早期变化，具体地说是鳞状上皮内病变，可以在发展成浸润性癌症之前很多年通过筛查检测出来，例如常规细胞学检查（巴氏涂片）、液体细胞学检测和 HPV 检测（参见4.7 章）[25]。致癌类型的 HPV 的 DNA检测正在获得越来越多的关注，并已用于宫颈癌筛查。这种方法更敏感，但识别能力稍稍低于巴氏涂片检查。HPV DNA 检测可以用作初步筛查，然后对 HPV 阳性的病例采用巴氏涂片检查，从而提高筛查计划的整体质量[23]。在筛查中发现异常的女性，可以通过阴道镜活检进行更深入的检查。

子宫内膜癌

子宫内膜癌（endometrial carcinoma）是一种恶性上皮性肿瘤，通常表现出腺体分化，能够侵入子宫肌层（myometrium），向子宫外蔓延。超过80% 的病例与雌激素有关，良好到中度分化（子宫内膜）的腺癌通常局限于子宫体（corpus uteri），利用子宫切除术可以治愈。但是，其余与雌激素无关的高等级癌症（非子宫内膜浆液癌和透明细胞腺癌）通常预后不良。

病因

子宫内膜癌病因学中，激素发挥着重要作用。这种"非拮抗雌激素"假说（unopposed estrogens hypothesis）已被广泛接受，解释了子宫内膜癌的大部分风险因素，即初潮年龄较早、绝经年龄较晚、未曾生育、使用激素替代疗法和肥胖。

肥胖是世界性的最重要风险因素，估计占子宫内膜癌发病率的 40%。在绝经前的妇女中，肥胖与无排卵周

5. 器官部位的癌症

期有关，在此期间，子宫内膜组织受到持续刺激。在绝经后的妇女中，肥胖会增加内源性雌激素的浓度，这主要是由脂肪组织中的雄激素芳构化（aromatization）产生的。多余的体重与胰岛素抵抗有关，长期升高血液中的胰岛素浓度，增加性类固醇（sex steroids）的浓度[26]，这些因素增大了子宫内膜癌的风险。II 型和 I 型糖尿病也与子宫内膜癌风险增大密切相关。

如果口服避孕药不仅包含雌激素，还包含黄体酮，那么使用这类避孕药与持续降低子宫内膜癌风险有关[27]。绝经后的女性，如果采用激素替代疗法，罹患子宫内膜癌的风险大约增加 2 倍[28]。在绝经后女性中，血液中内源性雌激素的浓度较高，与子宫内膜癌风险增大有关，无论是绝经前还是绝经后的女性，内源性雄激素浓度较高，与子宫内膜癌风险增大有关[26]。多囊卵巢综合症（polycystic ovary syndrome）（血液的雄激素水平增高、不孕、闭经、多毛症和糖尿病）始终与子宫内膜癌风险增大有关。乳腺癌风险增大的女性，更容易发展非子宫内膜样（non-endometrioid）癌症，而不是子宫内膜样（endometrioid）的子宫内膜癌。尽管这种风险增大可以部分解释为乳腺癌和子宫内膜肿瘤的共同风险，例如未曾生育或绝经年龄较晚。但是，使用他莫昔芬（tamoxifen）治疗乳腺癌也受到质疑。与不使用他莫昔芬的女性相比，使用他莫昔芬治疗的女性罹患子宫内膜癌的风险增大 2 倍以上。

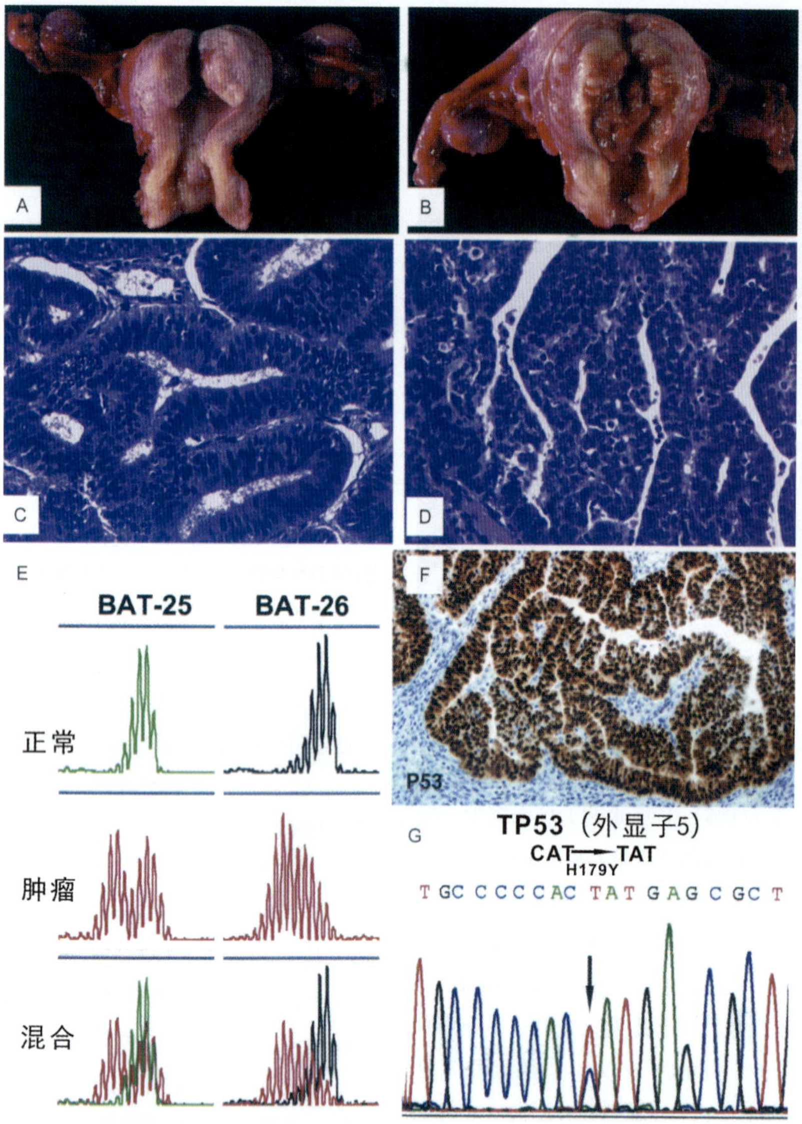

图 5.12.7　子宫内膜腺癌

注：（A）子宫内膜癌（I 型）。息肉状子宫内膜肿瘤，伴有表层的子宫肌层入侵。（B）非子宫内膜癌（II 型）。大量出血和坏死的肿瘤，伴有更深层的子宫肌层入侵。（C）分化良好型（级别 1）子宫内膜腺癌。腺体瘤类似正常的子宫内膜腺体。（D）非子宫内膜（浆液性）癌表现出明显的非典型肿瘤细胞分层，伴有大量的有丝分裂。（E）子宫内膜癌。启动子高度甲基化引起的 MLH1 失活是子宫内膜样癌微卫星不稳定表型的最常见原因。基因微卫星不稳定导致进展积累对重要调节基因的影响，并且促进癌症发生。（F）非子宫内膜（浆液性）癌通常具有 *TP53* 突变，表现为 p53 免疫反应的强表达。

表 5.12.1　子宫内膜癌终身风险的遗传综合征

遗传状况	基因（染色体）	子宫内膜癌的终身风险
遗传性非息肉性结直肠癌	*MSH2*（2p21） *MLH1*（3p21.3）	40% ～ 60%
林奇综合症 II	*PMS2*（7p22.2）	
米尔多里综合症	*MSH6*（2p16）	
多发性错构瘤综合症	*PTEN*（10q23.3）	5% ～ 10%
BRCA1 综合症	*BRCA1*（17q）	2% ～ 3%

病理

子宫内膜癌分为两种不同的临床病理类型（见图 5.12.7）[29]。I 型肿瘤超过 80%，与雌激素有关，属于低度子宫内膜样癌，此前通常患有子宫内膜增生（endometrioid carcinomas）。I 型肿瘤通常局限于子宫，预后良好。与此相反，II 型肿瘤约占 10%，

表 5.12.2 　子宫内膜样癌的基因改变。

基因	染色体	变异机制	癌症百分比
癌基因			
PIK3CA	3q26.3	点突变	24%～39%
KRAS	12p12.1	点突变	10%～30%
CTNNB1（β-连环蛋白）	3p21	点突变	14%～44%
PIK3R1	5q13.1	点突变	43%
FGFR2	10q26	点突变	16%
抑癌基因			
PTEN	10q23.3	突变，杂合性缺失	37%～61%
ARID1A	1p35.3	突变	40%
MLH1（MSI）	3p21.3	启动子高甲基化（杂合性缺失）	30%
TP53	17p13.1	突变	10%～20%
CDKN2A（p16）	9p21	杂合性缺失，表观遗传沉默	10%
SPRY2	13q31.1	表观遗传沉默	20%
RASSF1A	3p21.3	表观遗传沉默	48%

非内膜癌（主要是浆液癌，少量透明细胞癌）偶尔出现子宫内膜息肉（polyps）或萎缩性子宫内膜（atrophic endometria）。II 型肿瘤与雌激素刺激或增生无关，经常（并非总是）浸润子宫肌层（myometrium）和淋巴管空间，死亡率很高。

关键的手术和病理预后指标包括：组织学类型、组织学分级、手术/病理分期、肌层浸润深度、淋巴管浸润以及涉及宫颈的程度[30]。2009 年，学者提出了子宫内膜癌的一套新的分期和分类[12]。大多数子宫内膜癌是偶发的，有 2%～5% 是家族性的（见表 5.12.1）。遗传性非息肉性结肠癌综合症（hereditary non-polyposis colon cancer syndrome）的女性患者最常见的结肠外癌症就是子宫内膜癌，这种非息肉性结肠癌综合症是 DNA 错配的一种修复缺陷，也与乳腺癌和卵巢癌有关。

遗传学

人们已经提出了子宫内膜癌的二元模型（dualistic model）（见图

5.12.7）[31]。根据这个模型，正常的子宫内膜细胞发生复制错误，即所谓的微卫星不稳定性，此后出现癌基因和抑癌基因的突变累积，最终转化为子宫内膜癌。相比之下，*TP53* 的改变和几个染色体的杂合性缺失，将驱动

恶性转化过程逆转，获得非子宫内膜癌表型。

I 型分子遗传学改变，即子宫内膜的腺癌（见表 5.12.2），在某些方面不同于 II 型（非子宫内膜样癌）（见表 5.12.3）[31]。非子宫内膜样癌可能是通过肿瘤发展过程中的微卫星不稳定性，以及后续 *TP53* 突变的驱动，从子宫内膜癌转变过来的（见图 5.12.8）[31]。

偶发性子宫内膜样癌中，*hMLH1* 的启动子超甲基化（promoter hypermethylation）引起的微卫星不稳定性导致几个靶点基因（含有微卫星）发生突变，这些靶点基因涉及细胞凋亡、细胞增殖和细胞分化。广泛的突变形成肿瘤的异质性。抑癌基因 *PTEN* 的失活可能源自微卫星不稳定性（频率为 45%）、启动子甲基化（频率为 16%）或杂合性缺失（频率为 24%）。*PTEN* 的失活放开了 PI3K/AKT 信号通路，抑制细胞凋亡，造成肿瘤的生长优势。最近的基因组分析和相关分析已经发现，大多

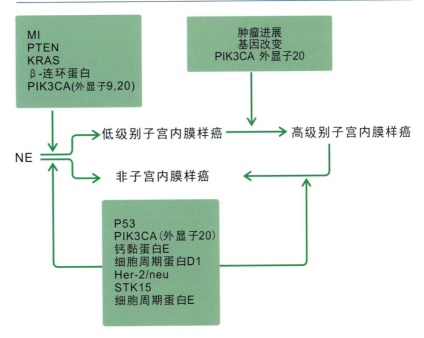

图 5.12.8　子宫内膜癌的发病机理：可供选择的二元模型
注：以分子分析为基础，已经证明非子宫内膜癌可能从已存在的子宫内膜肿瘤进展而来。这可以解释为什么这些高级别肿瘤通常保留子宫内膜癌的分子改变。MI 表示微卫星不稳定性；NE，正常的子宫内膜。

数内膜样肿瘤的拷贝数改变或 TP53 突变不多，而在 PTEN、CTNNB1、PIK3CA、ARID1A 和 KRAS 上频繁发生突变，在重新塑造复杂基因 ARID5B 的 SWI/SNF 染色质发现一种新的突变[32]。

20% 的子宫内膜癌发生 β- 连环蛋白基因突变与 MMP-7 和细胞周期蛋白 D1 的过度表达有关，一般预后良好。在 29%～40% 的子宫内膜癌、18% 的浆液性癌和 26% 的透明细胞癌中已经发现 ARID1A 基因的突变，对应 BAF250a 蛋白的缺失[33,34]。相比之下，非子宫内膜样癌显示出 TP53 和 PPP2R1A 的突变、p16 基因和 E- 链蛋白的失活、c-erbB2 的扩增、STK15 的改变，以及多个位点的杂合性缺失（见表 5.12.3）[29～31]。

靶向治疗

子宫内膜癌中的 PTEN 基因突变，激活 PI3K/AKT 信号通路和基因组不稳定性。因此，这些患者可用聚腺苷二磷酸核糖聚合酶（PARP）抑制剂进行治疗[35]。哺乳动物靶向雷帕霉素（mTOR）是调节细胞生长和凋亡的激酶[36]。最近已开发出 mTOR 抑制剂作为潜在的抗癌剂，此药剂对 PTEN 突变肿瘤特别敏感[37]。血管生成是任何组织发育和维持必不可少的。血管内皮生长因子（VEGF）的产量增大，经常观察到缺氧或炎症，导致内皮细胞增殖增多，细胞凋亡减少[38]。子宫内膜癌中，VEGF 过度表达与预后不良有关。目前人们正在研究抑制血管生成的药物，如贝伐单抗（bevacizumab）和酪氨酸激酶抑制剂（tyrosine kinase inhibitors）的作用。

卵巢癌

最常见的卵巢部位癌症是卵巢癌，这也是最致命的妇科恶性肿瘤。根据组织病理学和分子遗传学，卵巢癌分为五种主要类型：高级别浆液性癌（比例为 70%）、子宫内膜样癌（比例为 10%）、透明细胞癌（比例为 10%）、黏液性癌（比例为 3%），以及低级别浆液性癌（比例小于 5%），五种类型合计占 95% 以上（见表 5.12.4 和图 5.12.9。）。这些类型本质上是截然不同的疾病，区别表现在流行病学、遗传风险因素、癌前病变、传播形态、瘤形成期间的分子事件、化疗的反应和预后上[39]。不太常见的恶性生殖细胞肿瘤有：无性细胞瘤（dysgerminomas）、卵黄囊瘤（yolk sac tumours）、未成熟畸胎瘤（immature teratomas）（占卵巢癌的 3%）以及潜在恶性的性索间质瘤（sex cord stromal tumours）（1%～2%），其中最常见的是颗粒细胞瘤（granulosa cell tumours）。

病因

卵巢癌对未曾生育的女性影响最常见，在排卵受到抑制（典型情况是妊娠或口服避孕药）的女性中发生频率最低。一般认为，这些肿瘤是从覆盖卵巢表面或盆腔腹膜（pelvic peritoneum）的细胞起源。"持续排卵"理论（"incessant ovulation" theory）已经解释了这种间皮（mesothelium）的恶性转变[40]。由于存在激素因素，卵巢癌的发生还涉及刺激剂，如滑石或石棉。促性腺激素（gonadotropin）的水平升高可能导致恶性转变。妊娠期和口服避孕药是保护因素，这些都会导致垂体促性腺激素（pituitary gonadotropins）的减少。

10% 的病例有卵巢癌家族史；如果患者两个或两个以上的一级亲属受到了影响，则风险增加 3 倍。BRCA1 或 BRCA2 出现胚系突变的女性，发展成卵巢癌的风险增大 30%～70%，主要是 70 岁女性的高级别浆液性癌（high-grade serous carcinomas）[41]。BRCA1 和 BRCA2 是同源重组 DNA 修复系统的主要组成部分，DNA 双链的断裂修复需要这个系统[42]。患有遗传性非息肉病性结肠癌的女性罹患卵巢癌的风险更大，尤其是子宫内膜样癌。

用于卵巢癌分类的细胞描述语

表 5.12.3 非子宫内膜样癌的改变基因

基因	染色体	变异机制	癌症百分比
癌基因			
PIK3CA	3q26.3	点突变和扩增	20%～30%
PIK3R1	5q13.1	点突变	12%
ERBB2 (HER2/neu)	17q12	扩增	30%
CCNE1（细胞周期蛋白 E1）	19q12	扩增	55%
STK15（极光激酶 A）	20q13.2	扩增	60%
CCND1（细胞周期蛋白 D1）	11q13	扩增	26%
抑癌基因			
TP53	17p13.1	突变	90%
CDH1（E- 钙黏蛋白）	16q22.1	杂合性却失	80%～90%
CDKN2A (p16)	9p21	杂合性缺失，表观遗传沉默	40%
PPP2R1A	19q13.41	突变	17%～41%

表 5.12.4　主要类型卵巢癌的特征

特征	类型				
	透明细胞	高级浆液性	低级浆液性	黏液性	子宫内膜样
诊断时的通常分期	早期	晚期	早期或晚期	早期	早期
假定组织起源/前体病变	子宫内膜异位，腺纤维瘤	法乐皮欧式管或输卵管，包含卵巢表面上皮	严重的交界性肿瘤	腺瘤—交界性肿瘤—癌序列；畸胎瘤	子宫内膜异位，腺纤维瘤
遗传风险	?	BRCA1/2	?	?	遗传性非息肉性结直肠癌
显著的分子异常	HNF-1β，ARID1A，PIK3CA	p53 和 pRb 通路	BRAF 或 KRAS	KRAS	PTEN，β-连环蛋白，ARID1A，PIK3CA KRAS 微卫星不稳定性
增殖	低	高	低	中	低
初始化疗反应	15%	80%	26%～28%	15%	?
预后	中等	差	良好	良好	良好

言——浆液（serous）、黏液性（mucinous）、子宫内膜样（endometrioid）、透明细胞（clear cell）、转型（transitional）和鳞状（squamous）——不适用于正常卵巢细胞，以及卵巢表面上皮（间皮）上长期归因于苗勒管新生化生（müllerian neometaplasia）的恶性肿瘤细胞。在胚胎生命期间，间皮构成体腔（coelomic cavity），间皮覆盖的性腺嵴（gonadal ridge）长出苗勒管（müllerian ducts），这些苗勒管发育成为输卵管、子宫和阴道。因此，肿瘤细胞在形态学上类似于输卵管、子宫内膜或宫颈上皮。虽然不能排除间皮起源，但有证据表明，几种原发性卵巢癌起源于其他盆腔器官，第二步才发展到卵巢。高级别浆液性癌，特别是 BRCA 阳性患者，已经假定源自输卵管末梢的多毛端（fimbriated end）发生的前兆上皮病变，而卵巢子宫内膜异位症（ovarian endometriosis）是子宫内膜样癌和透明细胞癌的起源[43]。

病理学和遗传学
浆液性癌

高级别浆液性癌和低级别浆液性癌（见图 5.12.9 中 A 和 B）是完全不同的肿瘤类型。低级别浆液性癌通常与一种非浸润性浆液边界成分（non-invasive serous borderline component）

有关，携带 KRAS 和 BRAF 突变与 TP53 突变和 BRCA 异常无关。与此相反，高级别浆液性癌与浆液交界肿瘤无关，通常表现出 TP53 突变和 BRCA 异常（见表 5.12.4）[44]。大多数高级别浆液性癌患者（大于 80%）表现为晚期癌症（III 期）。

浆液性卵巢腺癌的基因组已经通过 DNA 测序进行了评估，包括 316 个这类肿瘤编码基因的外显子和其他数据[45]。高度浆液性卵巢癌的特征为：几乎所有的肿瘤（接近 96%）都出现了 TP53 突变；频率较低，但是统计学上经常发生体细胞突变的基因有 9 个，其中包括 NF1、BRCA1、BRCA2、RB1 和 CDK12；有 113 处局部 DNA 拷贝数量畸变；启动子甲基化事件涉及 168 个基因。人们分析勾画出 4 种卵巢癌转录亚型，3 种微 RNA 亚型，4 种启动子甲基化亚型，以及与生存时间相关的 1 种转录签名。其他数据包括肿瘤中 BRCA1 或 BRCA2 以及 CCNE1 畸变对生存的影响。信号通路分析表明，检测的肿瘤中大约一半的同源重组存在缺陷，NOTCH 和 FOXM1 信号涉及浆液性卵巢癌的病理生理学。

患者队列的染色体变化模式一致表明，各个肿瘤特定基因的获得和缺失存在相互依赖性[46]，例如 CCNE1

和 20q11 位点的共同扩增，涉及其他基因的细胞周期调节因子 TPX2。全基因组关联研究再次识别出卵巢癌的易感性基因位点，尤其是 2q31 和 8q24 上的基因位点[47]。

子宫内膜样癌

人们认为，子宫内膜样癌类似子宫内膜癌（见图 5.12.9C），但不是起源于卵巢表面上皮，而是起源于子宫内膜异位症的恶性转变。卵巢子宫内膜样癌最常见的遗传异常是 ARID1A、CTNNB1（β-链蛋白）和 PTEN 基因的体细胞突变，以及微卫星不稳定性（见表 5.12.4）[39,48]。卵巢的子宫内膜样癌患者中的 15%～20% 也患有子宫内膜癌。如果卵巢癌和子宫内膜癌同时存在，它们通常是单独起源的，还有可能是从其他癌转移的，区分这些转移对判断预后相当重要。

黏液癌

粘液性卵巢肿瘤往往是多种肿瘤的混杂。良性的、交界的、非浸润性和浸润性的癌症成分可以在同一肿瘤中共存。这种形态的连续表明，肿瘤的发展过程是从囊腺瘤（cystadenoma）到交界瘤（borderline tumour），再到

5. 器官部位的癌症

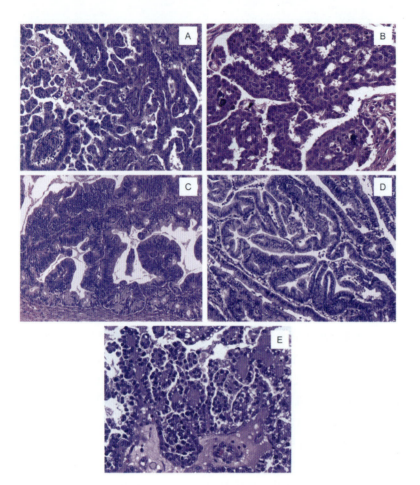

临床实验中，最有希望的靶点是血管再生和同源重组缺乏。要选择患者实验研究这些靶点就需要找出预测性生物标志物。目前，其他有希望的靶点正在卵巢癌生物学的基础上进行研究，包括叶酸受体、PI3K/AKT 和 Ras/Raf/MEK 信号通路[50]。

图 5.12.9　五种主要类型卵巢癌的代表性样本，约占病例的 98%
注：（A）高级别浆液性癌；（B）低级别浆液性癌；（C）子宫内膜样癌；（D）黏液性癌；（E）透明细胞癌。

浸润性癌。粘液肿瘤中的 KRAS 突变支持这个假说，56% 的囊腺瘤和 85% 的癌发生了 KRAS 突变，交界瘤的 KRAS 突变发生比率适中（见表 5.12.4）[39]。黏液癌通常为大的、单侧囊性肿块（见图 5.12.9D）。如果发现双侧黏液瘤，可以怀疑是否来自某一个黏液腺癌更加常见的其他地方（如消化道）的转移。

透明细胞癌

这种神秘的卵巢癌与子宫内膜样腺癌密切相关，往往与子宫内膜异位症一起，通常在绝经后发生。最常见的遗传异常是 ARID1A、PTEN 和 PIK3CA 基因的体细胞突变（见表 5.12.4）[39,48]。

卵巢的透明细胞癌类似阴道、宫颈和子宫体的癌症；显示出片状或管状的恶性细胞、透明的细胞质（见图 5.12.9E）或者 "平头钉" 细胞（"hobnail" cells）排出管状组织。

预后

恶性卵巢肿瘤的患者预后普遍较差。最重要的预后指标是肿瘤检出时的手术分期（surgical stage）。"妇科与产科国际联合会"（International Federation of Gynecology and Obstetrics）已经为卵巢、输卵管和腹膜的癌症提出了一套新的分期和分类办法[49]。

注释

[1] IARC (2012). Biological agents. *IARC Monogr Eval Carcinog Risks Hum*, 100B:1–441. PMID:23189750.

[2] De Vuyst H, Clifford GM, Nascimento MC et al. (2009). Prevalence and type distribution of human papillomavirus in carcinoma and intraepithelial neoplasia of the vulva, vagina and anus: a meta-analysis. *Int J Cancer*, 124:1626–1636. http://dx.doi.org/10.1002/ijc.24116 PMID:19115209.

[3] Kurman RJ, Toki T, Schiffman MH (1993). Basaloid and warty carcinomas of the vulva. Distinctive types of squamous cell carcinoma frequently associated with human papillomaviruses. *Am J Surg Pathol*, 17:133–145. http://dx.doi.org/10.1097/00000478-199302000-00005 PMID:8380681.

[4] Centers for Disease Control and Prevention (CDC) (2012). Humanpapillomavirus-associated cancers - United States, 2004–2008. *MMWR Morb Mortal Wkly Rep*, 61:258–261. PMID:22513527.

[5] Darragh TM, Colgan TJ, Cox JT et al.; Members of LAST Project Work Groups (2012). The lower anogenital squamous terminology standardization project for HPV-associated lesions: background and consensus recommendations from the College of American Pathologists and the American Society for Colposcopy and Cervical Pathology. *J Low Genit Tract Dis*, 16:205–242. http://dx.doi.org/10.1097/LGT.0b013e31825c31dd PMID:22820980.

[6] Skapa P, Zamecnik J, Hamsikova E et al. (2007). Human papillomavirus (HPV) profiles of vulvar lesions: possible implications for the classification of vulvar squamous cell carcinoma precursors and for the efficacy of prophylactic HPV vaccination. *Am J Surg Pathol*, 31:1834–1843. http://dx.doi.org/10.1097/PAS.0b013e3180686d10 PMID:18043037.

[7] van de Nieuwenhof HP, van der Avoort IAM, de Hullu JA (2008). Review of squamous premalignant vulvar lesions. *Crit Rev Oncol Hematol*, 68:131–156. http://dx.doi.org/10.1016/j.critrevonc.2008.02.012 PMID:18406622.

[8] Pinto AP, Miron A, Yassin Y et al. (2010). Differentiated vulvar intraepithelial neoplasia contains Tp53 mutations and is genetically linked to vulvar squamous cell carcinoma. *Mod Pathol*, 23:404–412. http://dx.doi.org/10.1038/modpathol.2009.179 PMID:20062014.

[9] van de Nieuwenhof HP, Massuger LF, van der Avoort IA et al. (2009). Vulvar squamous cell carcinoma development after diagnosis of VIN increases with age. *Eur J Cancer*, 45:851–856. http://dx.doi.org/10.1016/j.ejca.2008.11.037 PMID:19117749.

[10] Yoder BJ, Rufforny I, Massoll NA, Wilkinson EJ (2008). Stage IA vulvar squamous cell carcinoma: an analysis of tumor invasive characteristics and risk. *Am J Surg Pathol*, 32:765–772. http://dx.doi.org/10.1097/PAS.0b013e318159a2cb PMID:18379417.

[11] Report M (2009). The new FIGO staging system for cancers of the vulva, cervix, endometrium and sarcomas. *Gynecol Oncol*, 115:325–328. http://dx.doi.org/10.1016/j.y gyno.2009.10.050.

[12] McCluggage WG (2009). Recent developments in vulvovaginal pathology. *Histopathology*, 54:156–173. http://dx.doi.org/10.1111/j.1365-2559.2008.03098.x PMID:18637148.

[13] de Sanjosé S, Diaz M, Castellsagué X et al. (2007). Worldwide prevalence and genotype distribution of cervical human papillomavirus DNA in women with normal cytology: a meta-analysis. *Lancet Infect Dis*, 7:453–459. http://dx.doi.org/10.1016/S1473-3099(07)70158-5 PMID:17597569.

[14] Franceschi S, Herrero R, Clifford GM et al. (2006). Variations in the age-specific curves of human papillomavirus prevalence in women worldwide. *Int J Cancer*, 119:2677–2684. http://dx.doi.org/10.1002/ijc.22241 PMID:16991121.

[15] Schiffman M, Castle PE, Jeronimo J et al. (2007). Human papillomavirus and cervical cancer. *Lancet*, 370:890–907. http://dx.doi.org/10.1016/S0140-6736(07)61416-0 PMID:17826171.

[16] Rodríguez AC, Schiffman M, Herrero R et al. (2010). Longitudinal study of human papillomavirus persistence and cervical intraepithelial neoplasia grade 2/3: critical role of duration of infection. *J Natl Cancer Inst*, 102:315–324. http://dx.doi.org/10.1093/jnci/djq001 PMID:20157096.

[17] Guan P, Howell-Jones R, Li N et al. (2012). Human papillomavirus types in 115,789 HPV-positive women: a meta-analysis from cervical infection to cancer. *Int J Cancer*, 131:2349–2359. http://dx.doi.org/10.1002/ijc.27485 PMID:22323075.

[18] Lehtinen M, Paavonen J, Wheeler CM et al.; HPV PATRICIA Study Group (2012). Overall efficacy of HPV-16/18 AS04- adjuvanted vaccine against grade 3 or greater cervical intraepithelial neoplasia: 4-year end-of-study analysis of the randomised, double-blind PATRICIA trial. *Lancet Oncol*, 13:89–99. http://dx.doi.org/10.1016/S1470-2045(11)70286-8 PMID:22075171.

[19] Veldhuijzen NJ, Snijders PJ, Reiss P et al. (2010). Factors affecting transmission of mucosal human papillomavirus. *Lancet Infect Dis*, 10:862–874. http://dx.doi.org/10.1016/S1473-3099(10)70190-0 PMID:21075056.

[20] Shi Y, Li L, Hu Z et al. (2013). A genomewide association study identifies two new cervical cancer susceptibility loci at 4q12 and 17q12. *Nat Genet*, 45:918–922. http://dx.doi.org/10.1038/ng.2687PMID:23817570.

[21] Chen D, Juko-Pecirep I, Hammer J et al. (2013). Genome-wide association study of susceptibility loci for cervical cancer. *J Natl Cancer Inst*, 105:624–633. http://dx.doi.org/10.1093/jnci/djt051 PMID:23482656.

[22] Wright AA, Howitt BE, Myers AP et al. (2013). Oncogenic mutations in cervical cancer: genomic differences between adenocarcinomas and squamous cell carcinomas of the cervix. *Cancer*, 119:3776–3783. http://dx.doi.org/10.1002/cncr.28288 PMID:24037752.

[23] Franco EL, Coutlée F, Ferenczy A (2009). Integrating human papillomavirus vaccination in cervical cancer control programmes. *Public Health Genomics*, 12:352–361. http://dx.doi.org/10.1159/000214925 PMID:19684447.

[24] Van de Velde N, Boily MC, Drolet M et al. (2012). Population-level impact of the bivalent, quadrivalent, and nonavalent human papillomavirus vaccines: a model-based analysis. *J Natl Cancer Inst*, 104:1712–1723. http://dx.doi.org/10.1093/jnci/djs395 PMID:23104323.

[25] Sankaranarayanan R, Gaffikin L, Jacob M et al. (2005). A critical assessment of screening methods for cervical neoplasia. *Int J Gynaecol Obstet*, 89 Suppl 2:S4–S12. http://dx.doi.org/10.1016/j.ijgo.2005.01.009 PMID:15823266.

[26] Kaaks R, Lukanova A, Kurzer MS (2002). Obesity, endogenous hormones, and endometrial cancer risk: a synthetic review. *Cancer Epidemiol Biomarkers Prev*, 11:1531–1543. PMID:12496040.

[27] Cogliano V, Grosse Y, Baan R et al.; WHO International Agency for Research on Cancer (2005). Carcinogenicity of combined oestrogen-progestagen contraceptives and enopausal treatment. *Lancet Oncol*, 6:552–553. http://dx.doi.org/10.1016/S1470-2045(05)70273-4 PMID:16094770.

[28] Beral V, Bull D, Reeves G; Million Women Study Collaborators (2005). Endometrial cancer and hormone-replacement therapy in the Million Women Study. *Lancet*, 65:1543–1551. http://dx.doi.org/10.1016/S0140-6736(05)66455-0 PMID:15866308.

[29] Bokhman JV (1983). Two pathogenetic types of endometrial carcinoma. *Gynecol Oncol*, 15:10–17. http://dx.doi.org/10.1016/0090-8258(83)90111-7 PMID:6822361.

[30] Prat J (2004). Prognostic parameters of endometrial carcinoma. *Hum Pathol*, 35:649–662. http://dx.doi.org/10.1016/j.humpath.2004.02.007 PMID:15188130.

[31] Yeramian A, Moreno-Bueno G, Dolcet X et al. (2013). Endometrial carcinoma: molecular alterations involved in tumor

development and progression. *Oncogene*, 32:403–413.http://dx.doi.org/10.1038/onc.2012.76 PMID:22430211.

[32] Kandoth C, Schultz N, Cherniack AD et al.; Cancer Genome Atlas Research Network (2013). Integrated genomic characterization of endometrial carcinoma. *Nature*, 497:67–73. http://dx.doi.org/10.1038/nature12113 PMID:23636398.

[33] Guan B, Mao TL, Panuganti PK et al. (2011). Mutation and loss of expression of ARID1A in uterine low-grade endometrioid carcinoma. *Am J Surg Pathol*, 35:625–632. http://dx.doi.org/10.1097/PAS.0b013e318212782a PMID:21412130.

[34] Wiegand KC, Lee AF, Al-Agha OM et al. (2011). Loss of BAF250a (ARID1A) is frequent in high-grade endometrial carcinomas. *J Pathol*, 224:328–333. http://dx.doi.org/10.1002/path.2911 PMID:21590771.

[35] Dedes KJ, Wetterskog D, Mendes-Pereira AM et al. (2010). PTEN deficiency in endometrioid endometrial adenocarcinomas predicts sensitivity to PARP inhibitors. *Sci Transl Med*, 2:53ra75. http://dx.doi.org/10.1126/scitranslmed.3001538 PMID:20944090.

[36] Bansal N, Yendluri V, Wenham RM (2009). The molecular biology of endometrial cancers and the implications for pathogenesis, classification, and targeted therapies. *Cancer Control*, 16:8–13. PMID:19078924.

[37] Slomovitz BM, Lu KH, Johnston T et al. (2010). A phase 2 study of the oral mammalian target of rapamycin inhibitor, everolimus, in patients with recurrent endometrial carcinoma. *Cancer*, 116:5415–5419. http://dx.doi.org/10.1002/cncr.25515 PMID:20681032.

[38] Ferrara N, Gerber HP, LeCouter J (2003). The biology of VEGF and its receptors. *Nat Med*, 9:669–676. http://dx.doi.org/10.1038/nm0603-669 PMID:12778165.

[39] Prat J (2012). Ovarian carcinomas: five distinct diseases with different origins, genetic alterations, and clinicopathological features. *Virchows Arch*, 460:237–249. http://dx.doi.org/10.1007/s00428-012-1203-5 PMID:22322322.

[40] La Vecchia C (2001). Epidemiology of ovarian cancer: a summary review. *Eur J Cancer Prev*, 10:125–129. http://dx.doi.org/10.1097/00008469-200104000-00002 PMID:11330452.

[41] Risch HA, McLaughlin JR, Cole DE et al. (2006). Population BRCA1 and BRCA2 mutation frequencies and cancer penetrances: a kin-cohort study in Ontario, Canada. *J Natl Cancer Inst*, 98:1694–1706. http://dx.doi.org/10.1093/jnci/djj465 PMID:17148771.

[42] Venkitaraman AR (2009). Linking the cellular functions of BRCA genes to cancer pathogenesis and treatment. *Annu Rev Pathol*, 4:461–487. http://dx.doi.org/10.1146/annurev.

pathol.3.121806.151422 PMID:18954285.

[43] Lee Y, Miron A, Drapkin R et al. (2007). A candidate precursor to serous carcinoma that originates in the distal fallopian tube. *J Pathol*, 211:26–35. http://dx.doi.org/10.1002/path.2091 PMID:17117391.

[44] Singer G, Stöhr R, Cope L et al. (2005). Patterns of p53 mutations separate ovarian serous borderline tumors and low- and high-grade carcinomas and provide support for a new model of ovarian carcinogenesis: a mutational analysis with immunohistochemical correlation. *Am J Surg Pathol*, 29:218–224. http://dx.doi.org/10.1097/01.pas.0000146025.91953.8dPMID:15644779.

[45] Cancer Genome Atlas Research Network (2011). Integrated genomic analyses of ovarian carcinoma. *Nature*, 474:609–615. PMID:21720365.

[46] Etemadmoghadam D, George J, Cowin PA et al.; Australian Ovarian Cancer Study Group (2010). Amplicon-dependent CCNE1 expression is critical for clonogenic survival after cisplatin treatment and is correlated with 20q11 gain in ovarian cancer. *PLoS One*, 5:e15498. http://dx.doi.org/10.1371/journal.pone.0015498 PMID:21103391.

[47] Goode EL, Chenevix-Trench G, Song H et al.; Wellcome Trust Case-Control Consortium; Australian Cancer Study (Ovarian Cancer); Australian Ovarian Cancer Study Group; Ovarian Cancer Association Consortium (OCAC); Ovarian Cancer Association Consortium (OCAC) (2010). A genomewide association study identifies susceptibility loci for ovarian cancer at 2q31 and 8q24. *Nat Genet*, 42:874–879. http://dx.doi.org/10.1038/ng.668PMID:20852632.

[48] Wiegand KC, Shah SP, Al-Agha OM et al. (2010). ARID1A mutations in endometriosis-associated ovarian carcinomas. *N Engl J Med*, 363:1532–1543. http://dx.doi.org/10.1056/NEJMoa1008433 PMID:20942669.

[49] Prat J; for the FIGO Committee on Gynecologic Oncology (2013). Staging classification for cancer of the ovary, fallopian tube, and peritoneum. *Int J Gynecol Obstet*, [epub ahead of print]. http://dx.doi.org/10.1016/j.ijgo.2013.10.001 PMID:24219974.

[50] Ledermann JA, Marth C, Carey MS et al.; Gynecologic Cancer InterGroup (2011). Role of molecular agents and targeted therapy in clinical trials for women with ovarian cancer. *Int J Gynecol Cancer*, 21:763–770. http://dx.doi.org/10.1097/IGC.0b013e31821b2669 PMID:21543938.

参考网站

Cancer.Net. Uterine Cancer: http://www.cancer.net/cancer-types/uterine-cancer/

MD Anderson Cancer Center. Endometrial Cancer: http://www.mdanderson.org/

diseases/hereditarygyn

National Cancer Institute. Cervical Cancer: http://www.cancer.gov/cancertopics/types/cervical

National Cancer Institute. Endometrial Cancer: http://www.cancer.gov/cancertopics/types/endometrial

National Cancer Institute. Ovarian Cancer: http://www.cancer.gov/cancertopics/types/ovarian

National Cancer Institute. Vulvar Cancer: http://www.cancer.gov/cancertopics/types/vulvar

National Institutes of Health. Vulvar Cancer: http://health.nih.gov/topic/VulvarCancer

Ovarian Cancer Research Program of British Columbia: http://www.ovcare.ca/

SEER Stat Fact Sheets. Cervix Uteri Cancer: http://seer.cancer.gov/statfacts/html/cervix.html#risk

SEER Stat Fact Sheets. Vulvar Cancer: http://seer.cancer.gov/statfacts/html/vulva.html#risk

5.13 造血和淋巴系统恶性肿瘤

5. 器官部位的癌症

伊莱恩·S. 贾菲（Elaine S.Jaffe）
史蒂芬·H. 斯维尔德洛（Steven H.Swerdlow）
詹姆斯·W. 瓦尔迪曼（James W.Vardiman）
丹尼尔·A. 亚伯（Daniel A.Arber，评审）
夏娃·罗曼（Eve Roman，评审）

摘 要

· 大多数非霍奇金淋巴瘤源自成熟的 B 或 T 淋巴细胞，这些肿瘤在形态上、功能上和遗传上各有不同，其中的淋巴细胞恶性肿瘤源自癌前病变的淋巴细胞。

· T 细胞淋巴瘤仅占病例的大约 10%，B 细胞淋巴瘤的数量远远超过 T 细胞淋巴瘤。

· 许多 B 细胞淋巴瘤的特征是频繁的染色体易位影响了免疫球蛋白的基因，迄今尚未查明大多数 T 细胞淋巴瘤的分子发病机理。

· 急性骨髓性白血病的分类主要根据常见的遗传异常，这对预后和治疗反应的影响重大。

· 慢性粒细胞白血病是一种骨髓增生性肿瘤，源于多能干细胞，并始终与 BCR-ABL1 融合有关。

· 从分子靶向角度来看，BCR-ABL1 阴性的骨髓增生性肿瘤各式各样，细胞内靶点很多，如骨髓、红细胞、巨核细胞，通常与 JAK2 突变有关。

造血系统恶性肿瘤（haematological malignancies）包括从一个多能骨髓干细胞（pluripotent bone marrow stem cell）起源的所有细胞类型，因而涵盖了淋巴、骨髓、肥大细胞（mast cell）、组织细胞（histiocytic）和树突状细胞（dendritic）等"血统"的恶性肿瘤。目前的造血和淋巴恶性肿瘤的分类办法结合了形态、表型、遗传和临床特征，所以这些疾病被划入截然不同的类型[1]。大多数淋巴恶性肿瘤分为 B 细胞类（见图 5.13.1）和 T 细胞类（见图 5.13.2）。对于急性骨髓性白血病（acute myeloid leukaemias），遗传学区分已经优先于细胞学区分。近年来，基因组方法的运用取得很大进步，提高了人们对这些肿瘤的理解，重新认识了这些新实体，并寻找有前途的新疗法，转而探索分子学的新知识。

慢性淋巴细胞白血病 / 小淋巴细胞淋巴瘤

慢性淋巴细胞白血病（CLL）是工业化国家最常见的成人白血病，是一种小型 B 细胞淋巴瘤，由单克隆记忆 B 细胞（monoclonal memory B cells）（大多数是典型的 CD23 表达）和 T 细胞相关的抗原 CD5 组成。

病因和病理

CLL 或小淋巴细胞淋巴瘤（CLL/small lymphocytic lymphoma）包括一个侵袭性较高的子集（未突变的免疫球蛋白重链基因）和一个侵袭性较低的子集（突变的基因）。该病的确诊要求是，外周血液 CLL 型细胞超过 5×10^9/升，血球减少或相关症状，或髓外疾病（extramedullary disease）。即使不符合这些标准中的任何一项，但是发现单克隆 CLL-B 型细胞的患者，现在也被认为属于 MBL（单克隆 B 细胞淋巴细胞增多症）[2]。MBL 分为低计数 MBL 和高计数 MBL；高计数 MBL 患者以每年 1% ～ 2% 的比率发展为真正的慢性淋巴细胞白血病（CLL）[2]。人们采用敏感技术发现，一般人群中年长成人的低计数 MBL（小于 56 个克隆 B 细胞 / 微升）的频率较高，但是发展倾向微弱。人

流行病学
淋巴瘤

•2012 年，全世界有将近 56.6 万个新发淋巴瘤病例，大约有 30.5 万人死亡。

•用于淋巴瘤的 ICD-10 编码为霍奇金淋巴瘤（C81）、非霍奇金淋巴瘤（C82～85, C96）、多发性骨髓瘤和免疫增生疾病（C88+C90）。

•分别检查发现主实体（霍奇金淋巴瘤、非霍奇金淋巴瘤和多发性骨髓瘤）时，各个类型的癌症排名不高，但从整体上看，淋巴瘤是发病率第 7 位的最常见癌症。

•淋巴瘤在最发达地区的发病率较高，包括北美、澳大利亚和新西兰、北欧和西欧。从全球范围来看，发病率最高的是以色列，其次是澳大利亚和美国。

•根据已经掌握的的数据来看，男性和女性的非霍奇金淋巴瘤的发病率和死亡率的增长一直延续到 20 世纪 90 年代中期。随后，发病率稳定下来，死亡率在某些国家有所下降。

们认为，MBL 是长期抗原刺激的二次反应。另外人们认为，MBL 分为非典型 CLL 表型和非 CLL 表型。目前还没有发现已知的 CLL 致病因素；但是，5%～10% 的病例存在家族倾向。

遗传学

全基因组关联研究发现 CLL 的多处易感性基因位点，其中许多基因位点与细胞凋亡有关的基因接近[3]。这对预测 CLL 的作用很大，除了突变状态，预测的基础还包括临床因素、表型（CD38 和 ZAP-70 表达）因素、分子因素 / 细胞遗传学因素，特别是 TP53 的缺失和突变。最近，新一代测序研究已经证实，基因经常发生的大量突变属于多种遗传因素的一部分。但是，每一种突变仅仅在 10%～15% 的病例中表现出来。其中最受关注的是激活 NOTCH1 的各种突变，以及剪接因子（splicing factor）SF3B1 的各种突变，这些都是预后不良的指标[4,5]。人们希望这个新的认识可能会带来更多的靶向疗法和有效疗法。

毛细胞白血病
病因和病理

毛细胞白血病（hairy cell leukaemia）是一种罕见肿瘤，通常是后生发中心 B 细胞型（post-germinal centre B-cell type），特点为弥散的造血骨髓和脾红髓（splenic red pulp），常见的中度外周血液，相对较小的 B 细胞，细胞核从椭圆形变成肾脏形，细胞质向外延伸，呈现为突出的毛发状。毛细胞白血病的诊断依据是其独特的形态学外观和 CD103+、CD25+、CD11c+ 以及膜联蛋白 A1+ 表型。毛细胞白血病的病因尚不清楚。

遗传学

几乎所有的病例都有 BRAF V600E 突变，这种突变也常见于其他恶性肿瘤中，如乳头状甲状腺癌（papillary thyroid carcinoma）和黑色素瘤，但在其他 B 细胞瘤中非常罕见（不是多毛细胞白血病的变型）[6]。可能是驱动突变（driver mutation）激活了 RAF/MEK/ERK 有丝分裂激活的蛋白激酶信号通路（mitogen-activated protein kinase pathway）。嘌呤类似物（purine analogue）可以很好地治疗大多数毛细胞白血病患者，人们在其他恶性肿瘤中，已经在探索 BRAF 抑制剂对 BRAF V600E 突变的靶向治疗。

浆细胞骨髓瘤

浆细胞骨髓瘤（plasma cell myeloma）又称多发性骨髓瘤（multiple myeloma），是以骨髓为主的弥散性肿瘤，由单克隆后生发中心的长寿浆细胞构成，这种疾病必须与没有明显症状的单克隆丙种球蛋白病（monoclonal gammopathy）和浆细胞分化（plasmacytic differentiation）的淋巴瘤严格区分开来。

病因和病理

有症状的浆细胞骨髓瘤的诊断要求是：血清或尿液发现单克隆异常蛋白、骨髓发现克隆浆细胞以及发现浆细胞瘤（plasmacytoma）和相关的终末器官损伤（血钙过多、肾功能不全、贫血和骨病变）。无症状骨髓瘤的诊断要求是：血清异常蛋白超过 30 g/L，或至少 10% 的克隆骨髓浆细胞，且没有骨髓瘤相关的终末器官损伤或骨髓瘤相关症状。其他临床变型包括非分泌骨髓瘤（non-secretory

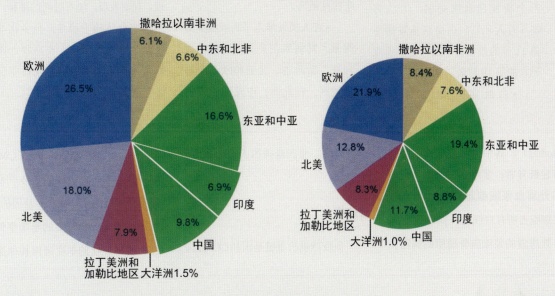

发病数：估计新增56.6万例　　　　死亡数：估计30.5万例

饼状图 5.13.1　估计的全球两性淋巴瘤新增病例和死亡人数在世界主要地区的比例分布，2012 年

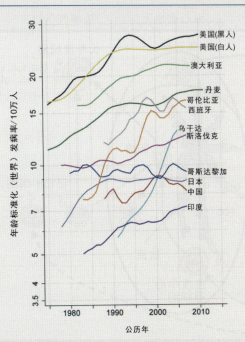

趋势图 5.13.1　选中的群体中男性淋巴瘤每年每 100000 人年龄标准化（世界）发病率，年份范围为 1975 ～ 2012 年

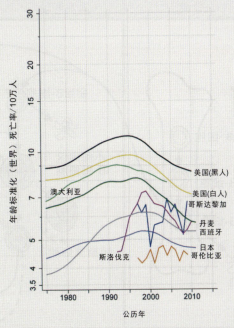

趋势图 5.13.2　选中的群体中男性淋巴瘤每年每 100000 人年龄标准化（世界）死亡率，年份范围为 1975 ～ 2012 年

5.13 造血和淋巴系统恶性肿瘤

流行病学

白血病

•2012 年，全世界有将近 35.2 万个新发白血病病例，大约有 26.5 万人死亡。白血病是发病率第 11 位的最常见癌症，也是癌症死亡的第 10 位最常见原因。

• 白血病的 ICD-10 编码是 C91-95。

• 与淋巴瘤一样，在人类发展水平最高的国家，白血病的发病率往往最高。

• 在人类发展水平高或极高的国家，发病率在升高。包括澳大利亚、新西兰、北美和欧洲大部分地区。在北非、中亚和西亚的一些国家，死亡率变化不大，但死亡率很高。

• 白血病的问题似乎很难处理。观察发现，随着时间的推移，发病率总体趋于稳定，至少比非霍奇金淋巴瘤稳定。在高收入国家，由于疗法的改进，死亡率已经有所下降。

myelomas），其中大多数病例的血清没有轻链异常；浆细胞白血病（是指循环外周血浆细胞超过 2×10^9/ 升或者浆细胞占所有白细胞的 20% 以上）。大多数患者的浆细胞骨髓瘤的病因完全不清楚。非洲裔美国人患者超过白种人。

遗传学

免疫球蛋白重链基因和*CCND1*、*C-MAF*、*FGFR3*/*MMSET*、*CCND3* 或 *MAFB* 基因，由于超二倍体或易位，导致一个细胞周期蛋白 D 基因的上调，这被认为是一种重要的早期事件，在没有明显症状的单克隆丙种球蛋白病

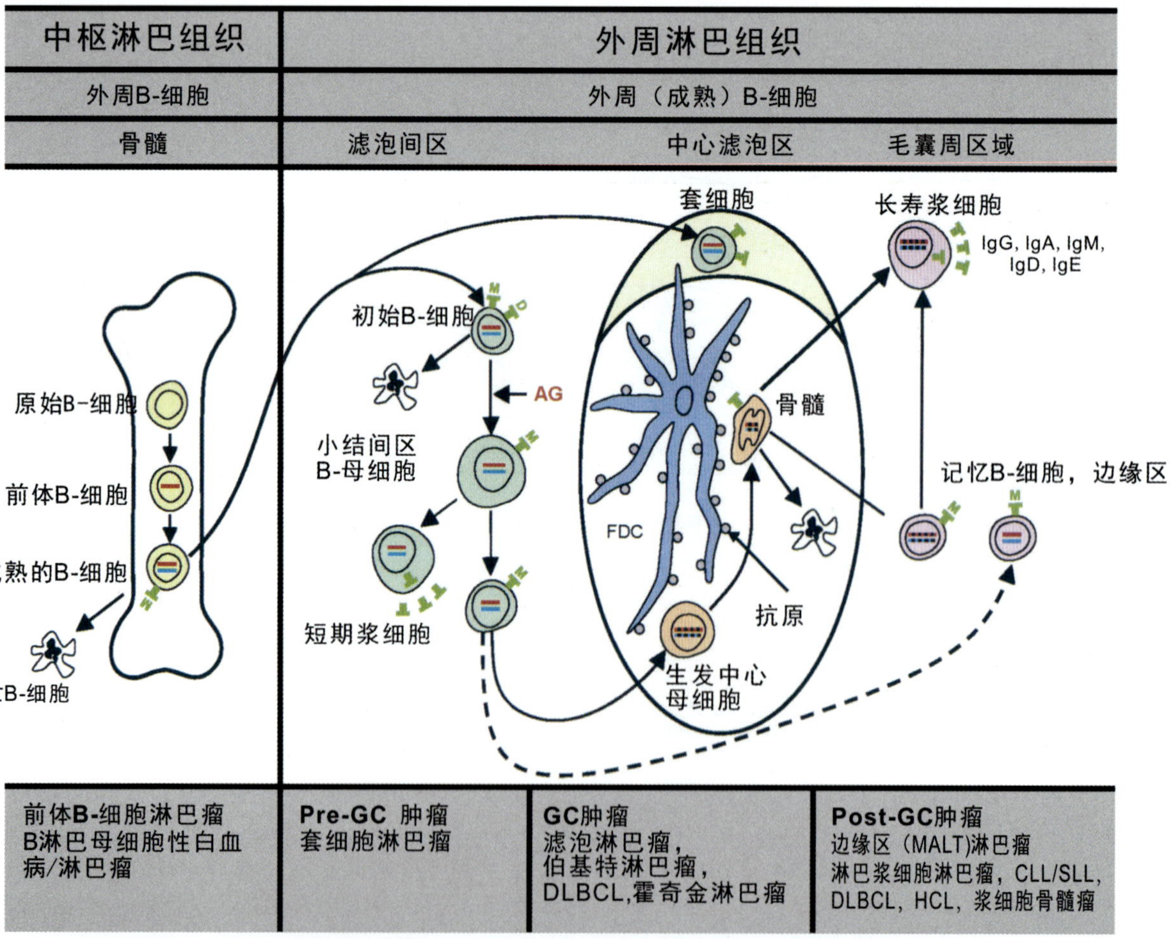

图 5.13.1　B 细胞分化的图示法

注：图示对应成熟阶段的 B 细胞瘤。大多数的 B 细胞在增殖中心被活化，但 T 细胞可以在增殖中心外独立活化，这会导致慢性淋巴细胞白血病（CLL）的出现，显示或不显示体细胞高频突变。AG 表示抗原；DLBCL 表示弥漫型大 B 细胞淋巴瘤；FDC 表示滤泡树突状细胞；HCL 表示毛细胞白血病；GC 表示生发中心；Ig 表示免疫球蛋白；MALT 表示黏膜层淋巴组织；SLL 表示小淋巴细胞淋巴瘤。

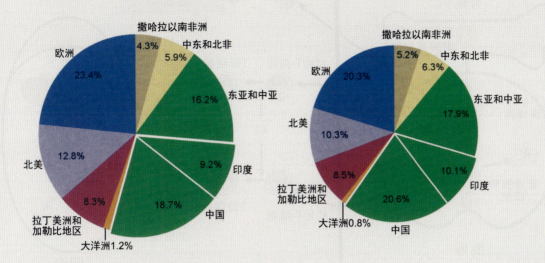

发病数：估计新增35.2万例

死亡数：估计26.5万例

饼状图 5.13.2　估计的全球两性白血病新增病例和死亡人数在世界主要地区的比例分布，2012 年

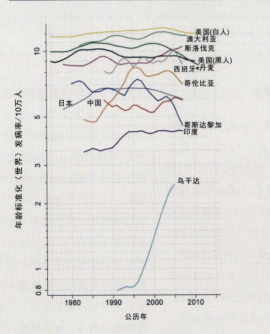

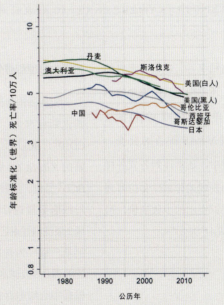

趋势图 5.13.3　选中的群体中男性白血病每年每 100000 人年龄标准化（世界）发病率，年份范围为 1975～2012 年

趋势图 5.13.4　选中的群体中男性白血病每年每 100000 人年龄标准化（世界）死亡率，年份范围为 1975～2012 年

5. 器官部位的癌症

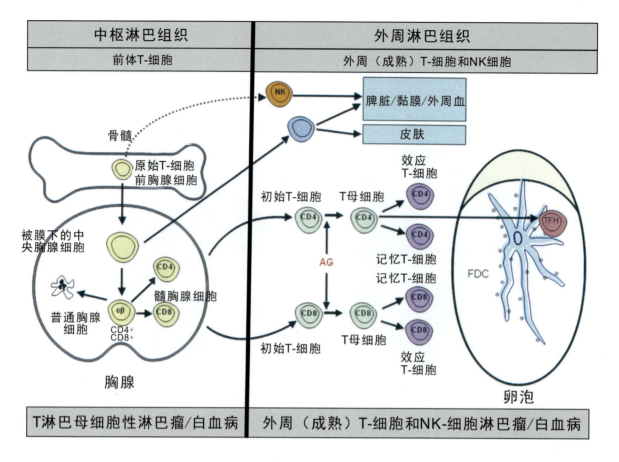

中枢淋巴组织	外周淋巴组织
前体T-细胞	外周（成熟）T-细胞和NK细胞

骨髓

原始T-细胞
前胸腺细胞

NK

脾脏/黏膜/外周血

皮肤

被膜不的中央胸腺细胞

CD4

髓胸腺细胞

CD8

αβ

普通胸腺细胞

CD4+
CD8+

胸腺

初始T-细胞

CD4

T母细胞

CD4

AG

CD8

初始T-细胞

CD8

T母细胞

效应
T-细胞

CD4

CD4

记忆T-细胞

记忆T-细胞

CD8

效应
T-细胞

TFH

FDC

卵泡

T淋巴母细胞性淋巴瘤/白血病	外周（成熟）T-细胞和NK-细胞淋巴瘤/白血病

图 5.13.2 T- 细胞分化的图示法
注：图示对应不同成熟阶段的 T 细胞肿瘤。成熟的 T 细胞包括 αβ 和 γδT 细胞，这两种都是在胸腺中成熟。滤泡辅助性 T 细胞 (TFH) 是近来定性清楚的 αβT 细胞子集，参与许多节点外周 T 细胞淋巴瘤的发生。AG 表示抗原；FDC 表示滤泡树突状细胞；NK 表示自然杀伤细胞。

中也发现了这种事件。在很有意思的少数患者中，还发现了其他重要的早期事件，包括单体性 13 或 13q14 的缺失，*K-RAS* 或 *N-RAS* 激活的突变。在疾病的发展中，还牵涉到各式各样的其他遗传和表观遗传事件和信号通道，包括最近识别出的少数病例，可以靶向治疗 *BRAF* 突变[7]。

滤泡性淋巴瘤

滤泡性淋巴瘤（follicular lymphoma）是工业化国家最常见的成人淋巴瘤之一，生发中心 B 细胞（germinal centre B cell）带有不同比例的中心细胞（centrocytes）和改变的中心母细胞（centroblast），通常（至少部分）呈现出滤泡生长（follicular growth）模式。

病因、病理和遗传学

根据滤泡性淋巴瘤的形态学特点，其诊断标准为：表型（CD20+，通常 CD10+，BCL6+，通常 BCL2+），频繁的 *IGH/BCL2* 易位，或者更常见的 *BCL6* 易位。这种疾病根据存在的中心母细胞数量进行分级。比较常见的 1 或 2 级滤泡性淋巴瘤是一种不活跃的，但是一般广为传播的，并且无法治愈的肿瘤，3 级滤泡性淋巴瘤（A 和 B，根据中心细胞存在或不存在而确定）更具侵袭性。该病病因尚不清楚。但是，循环细胞带有 *IGH/BCL2* 易位、有农药暴露的健康个体发病率比较高。

滤泡性淋巴瘤完全不同于一种特殊的发生在青年人身上的淋巴瘤——儿科滤泡性淋巴瘤（paediatric follicular lymphoma），它们的区别在

于形态学、免疫表型和细胞遗传学 / 分子生物学方面[8]。形成不确定的 / 待定意义的原位滤泡淋巴瘤 / 滤泡内肿瘤（intrafolicular neoplasia）/ 卵泡类淋巴组织（follicular lymphoma-like）B 细胞，并分散伴卵泡类淋巴组织 B 细胞的淋巴结，具有完整、潜在的淋巴组织体系结构[9]。原发性十二指肠滤泡性淋巴瘤也与众不同，往往是局部的，属于原发性皮肤滤泡中心淋巴瘤单独的类别，多数情况下有易于识别的细胞遗传学 / 分子异常，但是除了 *BCL2* 易位之外的其他关键易位仍有待研究。

套区细胞淋巴瘤

套区细胞淋巴瘤（mantle cell lymphoma）是一种成熟的 B 细胞淋巴

瘤，人们相信，这种肿瘤产生于套区内部（inner mantle zone）的通常是幼稚 B 细胞。

病因和病理

套区细胞淋巴瘤的病因不明。一般来说，这是一种极富侵袭性的、无法治愈的淋巴瘤。套区细胞淋巴瘤临床类型很多，研究者已经识别出侵袭性（母细胞的和多晶的）与比较不活跃的变型。还识别出一种不活跃的和非常独特的变型，与血液、骨髓和（有时候）脾脏有关，没有外周腺病（peripheral adenopathy），典型情况下具有突变的免疫球蛋白重链基因，几乎没有次要细胞遗传学/分子学异常。还有一种变型在明显的恶性病变中并不出现，只出现在不确定的/没有明显症状的原位套区细胞淋巴瘤/套区细胞淋巴样 B 细胞中。这些病例没有出现结构破坏，显示出部分渗透滤泡套区，经常发生在套区（mantle zone）与生发中心（germinal centre）的交界部位。

遗传学

大多数病例有 CCND1 易位和细胞周期蛋白 D1 表达，这是早期不足以致病的事件，也是有用的诊断手段。少数病例是细胞周期蛋白 D1 阴性，但与大多数其他套区细胞淋巴瘤类似，是 SOX11+，通常表达细胞周期蛋白 D2 或 D3。否则，可以根据特殊的形态学外观和通常的 CD20+、CD5+ 和 CD23- 表型做出诊断。除了 CCND1 过度表达，套区细胞淋巴瘤的特点是过多的异常造成细胞周期失调，增殖比率的评估是极其重要的预后因素[10]。DNA 损伤反应信号通路的破坏、细胞生存机制的激活，在这种疾病的发病机理中也很重要，许多异常的信号通路是潜在靶向治疗靶点。例如，根据最近的报道，在 12% 的套区细胞淋巴瘤中，与 CLL/ 小

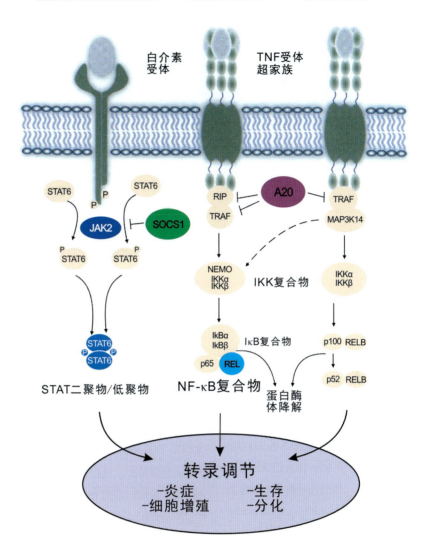

图 5.13.3　JAK-STAT 和 NF-κB 信号的主要活化级联反应参与原发性纵隔 B 细胞淋巴瘤的发生
注：其他的激活途径也是存在的。NF-κB 信号路径与多种形式的 B 细胞淋巴瘤有关。

淋巴细胞淋巴瘤类似的 NOTCH1 突变与更具侵袭性的疾病有关。

缘区淋巴瘤和淋巴浆细胞淋巴瘤

这些疾病是后生发中心 B 细胞瘤（post-germinal centre B-cell neoplasms），显示不同程度的类浆细胞（plasmacytoid）分化。

病因、病理和遗传学

人们承认存在三种不同形式，分别为结外淋巴瘤、淋巴结淋巴瘤和脾脏淋巴瘤。与黏膜相关的淋巴组织的结外缘区淋巴瘤（MALT）比较常见；据报道，这种淋巴瘤出现在几乎所有解剖部位，最常见于胃、肺和唾液腺。胃部 MALT 淋巴瘤的抗原驱动最为明显，与幽门螺杆菌感染有关。在 MALT 淋巴瘤中，识别出的最常见的易位位于 t（11；18）（q21；q21）、t（1；14）（p22；q32）和 t（14；18）（q32；q21）——分享一个共同的信号通路，导致 NF-κB 及其下游靶点的激活。历史上，一直难以区分淋

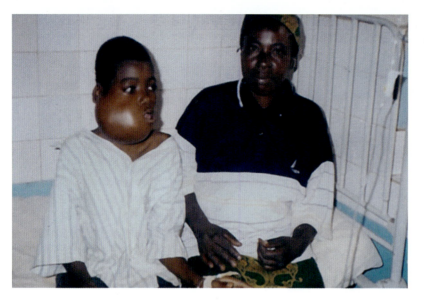

图 5.13.4　一名患有伯基特淋巴瘤的喀麦隆男孩在班索浸信会医院接受治疗

巴浆细胞淋巴瘤（lymphoplasmacytic lymphoma）和缘区淋巴瘤，因为二者都显示出类浆细胞分化（plasmacytoid differentiation）的证据。最近的研究已经识别出，涉及 L265P 的 MYD88 中的突变发生在 91% 的淋巴浆细胞淋巴瘤患者中，他们几乎都患有临床瓦尔登斯特巨球蛋白血症（Waldenström macroglobulinaemia）[11]。已经证实，突变触发 IRAK 介导的 NF-κB 信号。在缘区淋巴瘤中，MYD88 中的突变极其罕见，这有利于区别这些不同的疾病类型。

弥漫性大 B 细胞淋巴瘤

弥漫性大 B 细胞淋巴瘤（diffuse large B-cell lymphomas）是最常见的淋巴瘤组织学类型，占世界淋巴瘤病例的 40%。

病因、病理和遗传学

弥漫性大 B 细胞淋巴瘤（DLBCL），在形态、临床和基因组水平上都是各式各样。为了解决这些争议，人们曾经用互补 DNA 阵列技术

分析了第一批 DLBCL，后来又进行了 DLBCL 全基因组分析[12]。最近的全基因组关联研究发现，在中国人口中，B 细胞非霍奇金淋巴瘤，特别是 DLBCL 的易感位点是 3q27[13]。通过基因表达谱分析，根据基因的不同表达归类，识别出三类分组：生发中心样组（germinal centre-like group），活化 B 细胞样组（activated B-cell-like group）和原发纵隔（胸腺）大 B 细胞淋巴瘤 [primary mediastinal（thymic）large B-cell lymphoma]。第三组的许多特点类似经典的霍奇金淋巴瘤，显示出 NF-κB 信号通路的活化（见图 5.13.3）[14]。最近在活化 B 细胞样组中识别出在 B 细胞抗原受体（BCR）信号传导和 NF-κB 信号通路具有频繁发生的遗传缺陷，这些有助于理解 DLBCL 的发病机理，找出新的潜在治疗靶点[15, 16]。特别是，BTK 抑制剂对多种 B 细胞淋巴瘤表现有效[17]。生发中心样组中，针对组蛋白修饰的基因，突变经常反复发生[12,18]。在滤泡性淋巴瘤，即生发中心引发的另一种肿瘤中，识别出 EZH2 体细胞突变。

伯基特淋巴瘤
病因、病理和遗传学

伯基特淋巴瘤（Burkitt lymphoma）是与特殊遗传畸变有关的第一种淋巴瘤亚型，涉及 MYC 和某一个免疫球蛋白基因（最常见是 IGH）的易位。伯基特淋巴瘤的所有亚型都发生了这种易位，无论是否出现埃伯斯坦—巴尔病毒（EBV）或者临床特征。地方性伯基特淋巴瘤流行于非洲赤道地区，对应着疟疾分布带。患者普遍是 EBV 阳性，在偶发和免疫缺陷相关的伯基特淋巴瘤中，EBV 阳性的比例较小（15%～30%）。最近的基因组测序研究识别出复发性体细胞突变，为伯基特淋巴瘤的发病机理提供了新的见解[19]。三项独立的研究识别出 ID3 突变的病例比例较高，并且发现转录因子 3（TCF3）的基因也出现突变。这些研究把伯基特淋巴瘤与生发中心的暗区细胞联系起来。弥漫性大 B 细胞淋巴瘤 DLBCL 没有 ID3 突变。在偶发和免疫缺陷相关的伯基特淋巴瘤中也发现了 ID3 突变，在地方病的这类病例中，也有较少比例的患者发现了 ID3 突变。

外周 T 细胞淋巴瘤

外周 T 细胞淋巴瘤（peripheral T-cell lymphomas）在形态学、免疫表型和临床上都表现出异质性，在所有非霍奇金淋巴瘤中，仅占总体的约 10%[20]。一般的分类法是分为节点和结外的淋巴瘤，结外淋巴瘤往往起源于细胞毒素[21]。间变性大细胞淋巴瘤是第一种与特定基因改变有关的肿瘤，易位涉及 ALK 和其他相关基因，导致 ALK 的过度表达。最近，在血管免疫母细胞 T 细胞淋巴瘤，以及 T 形滤泡辅助细胞起源的其他外周 T 细胞淋巴瘤中，识别出涉及 IDH2 和 TET2 的突变。但是，大部分外周 T 细胞淋

儿童白血病中微小残留疾病的分子检测

罗斯玛丽·萨顿（Rosemary Sutton）

急性淋巴细胞白血病（ALL）的患者中，微量残留病（MRD）是与临床有关的预后因素。布鲁格曼（Brüggemann）[1]等人引用27项研究的证据表明MRD在急性淋巴细胞白血病新确诊儿童或成人的临床实验中，对ALL的复发恶化、骨髓移植治疗ALL等预后判断中起着重要作用。因此，目前很多儿童白血病患者临床实验中，按照治疗风险，把患者分为不同的层次，依据是治疗的初始MRD反应，即用实时定量PCR或定量流式细胞计测定骨髓的吸出物[1]。

总的来说，与治愈的患者相比，复发的白血病患者通常对早期治疗的反应比较慢（见图B5.13.1）。PCR MRD 技术的敏感性大约为 1/100000 个细胞（10^{-5}），采用的量化标准为 10^{-4}，由 EuroMR 组（EuroMRD group）制定了标准程序[2]。

临床上，不同疾病有特殊的标记，许多恶性肿瘤都需要亚微观残留癌细胞（sub-microscopic residual cancer cells）的分子检测技术。急性淋巴细胞白血病最常用的标记是 T- 细胞和 B 细胞谱系发生的独一无二的基因重组。我们的免疫系统识别数百万种不同抗原的能力，来自免疫球蛋白和 T 细胞受体的多样性。所以，编码这些抗原受体蛋白基因中的无数基因片段，可以形成难以计数的各种基因重排。因此，每一

种白血病克隆都有一种或多种基因重排，可以作为分子标记，区分患者的正常 DNA 和白血病克隆 DNA。

除了来自抗原受体基因的生物标志物，几种经常发生的易位和微缺失（micro-deletions）也可以用作标记，区分儿童白血病患者的较小亚型（从血液或骨髓的基因组 DNA 或 RNA 样品中测量 MRD）。在费城染色体阳性白血病（Philadelphia chromosome-positive leukaemia）患者中，用逆转录酶 PCR（reverse-transcriptase PCR）测定 *BCR-ABL* 转录，可以检出极低水平的疾病复发，从而可以立即干预，治疗这种分子疾病。婴儿的白血病中，易位往往涉及混合的白血病（*MLL*）基因，独特的基因断裂点，尤其在这个患者群体里这是有用的 MRD 标记。在急性淋巴细胞白血病中，操控正常淋巴发育的基因会常常出现缺失，这种 MRD 标记（如

IKZF1 和 *CRLF2*）可能将来有用处，尤其因为它们出现在高风险患者中，所以它们的 PCR MRD 分析不需要对每一个患者进行 DNA 测序，这使得 MRD 诊断更为方便[3]。

注释

[1] Brüggemann M et al.; European Working Group for Adult Acute Lymphoblastic Leukemia (EWALL); International Berlin-Frankfurt-Münster Study Group (I-BFM-SG) (2010). Leukemia, 24:521–535. http://dx.doi.org/10.1038/leu.2009.268 PMID:20033054.

[2] van der Velden VH et al.; European Study Group on MRD Detection in ALL (ESG-MRD-ALL) (2007). Leukemia, 21:604–611. PMID:17287850.

[3] Venn NC et al. (2012). Leukemia, 26: 1414–1416. http://dx.doi.org/10.1038/leu.2011.348 PMID:22157735.

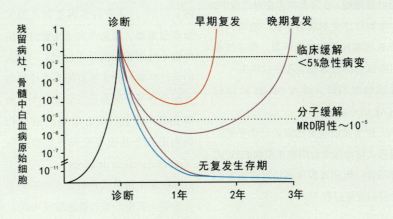

图 B5.13.1　儿童白血病复发患者与治愈患者微小残留水平的比较

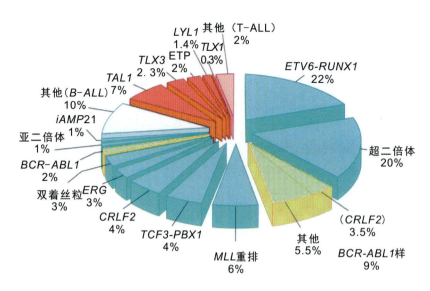

图 5.13.5　儿童急性淋巴细胞白血病（ALL）的细胞遗传学亚型频率
注：饼图包括所有主要的 B 细胞 ALL（绿色所示）、T 细胞系亚型 ALL（红色所示），并说明各自的相对频率。最近描述的 BCR-ABL1 样亚型和 BCR-ALBL1 阳性 ALL 用黄色所示，强调的是儿童 ALL，如果存在高频率的因遗传学改变引起的酪氨酸激酶和细胞因子受体信号的激活，可能使靶向治疗更有效。数据来自一线儿童的 ALL 研究。

巴瘤的分子发病机理仍然有待研究。

霍奇金淋巴瘤

霍奇金淋巴瘤（Hodgkin lymphomas）分为两类：经典霍奇金淋巴瘤（classic Hodgkin lymphoma）和结节性淋巴细胞为主的霍奇金淋巴瘤（nodular lymphocyte-predominant Hodgkin lymphoma）。这两类肿瘤都源自 B 细胞。在经典霍奇金淋巴瘤中，B 细胞程序受到显著干扰，造成大部分 B 细胞标记和功能下调。外在改变可能部分源自 B 细胞程序的缺失[22]。肿瘤细胞的研究涉及 NF-κB 和 JAK/STAT 信号通路。

经典霍奇金淋巴瘤的一个子集，通常大部分是混合细胞亚型和 EBV 病毒阳性，但病毒程序不出现在原发驱动肿瘤发展过程中。

急性淋巴细胞白血病（ALL）/淋巴母细胞淋巴瘤

急性淋巴细胞白血病/淋巴母细胞淋巴瘤（lymphoblastic lymphoma）是初期 B 细胞或 T 细胞（淋巴母细胞）的肿瘤，其特点对应于骨髓中的 B 细胞发育阶段和胸腺中的 T 细胞发育阶段（图 5.13.1 和图 5.13.2）。患者的急性淋巴细胞白血病通常涉及骨髓和血液，但也发生在髓外部位，典型情况是淋巴母细胞淋巴瘤。形态学和免疫显型足以做出诊断，但是 80% 的 ALL 经常发生细胞遗传学异常（见图 5.13.5），还有许多因素对风险划分非常重要（参见前文《儿童白血病中微小残留疾病的分子检测》）。人们早已怀疑，并非所有细胞遗传异常并配合分子缺陷都足以形成一个白血病克隆。最近，ALL 全基因组分析识别出几个基因突变和亚显微缺失（submicroscopic deletions），它们对 B 白细胞和 T 细胞成熟的分子的影响至关重要，其中一些与临床特征有关。例如，15% 的儿科 B 细胞 ALL 细胞携带着 IKZF1 的缺失或突变，影响淋巴成熟的转录调控（transcriptional regulation），带来不良的预后。除了 IKZF1 以外，B 细胞 ALL 的关键遗传学改变还涉及 PAX5、JAK1、JAK2、CRLF2 和 CREBBP。在 T- 细胞 ALL 中，大约 50% 的病例发现了 NOTCH1 的激活突变，并与较好的预后有关。全基因组分析在未来可以更好地找出 ALL 的特点，识别出可以靶向治疗的异常位点[23～25]。

急性骨髓性白血病（AML）

急性髓性白血病（acute myeloid leukaemia）是异质性疾病，特点是血液或骨髓的急剧增多，通常有 ≥20% 的成髓细胞（myeloblasts）、成单核细胞（monoblasts）、前单核细胞（promonocytes）和成巨核细胞（megakaryoblasts）。最近几年，该病存活率得到改善，尤其是青年患者，但对大多数患者来说，AML 仍然是一种致命的疾病。AML 的 WHO 分类是按照患者的可预测预后分类的。其中一些是根据遗传异常分类，这些遗传异常决定形态特点和临床特征（带有常见遗传异常的 AML），还有一些 AML 的形态学或遗传学特点与骨髓增生异常综合症相关（带有骨髓增生异常相关变化的 AML），另有一些是独特的，其分类与先前的细胞毒性治疗有关（与治疗相关的骨髓瘤），其余的 AML 按照涉及的谱系和分化程度分类。

目前，染色体组型（karyotype）和年龄是最有力的预后预测的手段[26,27]。在这种类型的白血病中，全基因组外显子测序揭示出基因突变和亚微观遗传缺陷的过量（plethora）。虽然人们发现某些变化的预后意义显著，特别是 FLT3、NPM1 和 CEBPA 的突变，但许多其他突变的意义有待确定[28]。一项涉及 200 个病例的独立研究报告报道，与其他大多数成人癌症相比，基因组 AML 的基因突变较少，平均只有 13 个突变。总共 23 个基因出现

在正常和恶性造血系统中的全新DNA甲基转移酶

玛格丽特·A. 古德尔（Margaret A. Goodell）

癌症的发展过程中，DNA 甲基化（DNA methylation）对调整基因表达发挥着关键作用，已知多种恶性病变干扰了甲基化。通过异常 DNA 甲基化的机制，导致了恶性病变的发展，但是运用哪些去甲基化药物（hypomethylating agents）缓解这些效应，目前人们知之甚少。人们已经以小鼠造血干细胞的全新 DNA 甲基化为模型，研究了其中的一些基本问题。

全新 DNA 甲基化转移酶 Dnmt3a 和 Dnmt3b，在小鼠造血干细胞中表达水平都比较高。通过有条件的基因敲除小鼠（knockout mice）可以研究鼠类造血系统中 Dnmt3a 的作用。数据表明，如果不存在 Dnmt3a，造血干细胞的自我更新将会显著提高，其代价是不发生分化。移植大量干细胞，可以增强这种效果，在不分化的情况下，表型正常的造血干细胞可以积累到很高的水平。自相矛盾的是，全基因组检测发现，基因敲除小鼠的造血干细胞中，DNA 甲基化既能增加又能减少 Dnmt3a，尤其是 CpG 岛（CpG islands）往往呈现出高度甲基化，这类似于恶性肿瘤病变中 DNA 甲基化的变化格局。Dnmt3a 基因敲除小鼠的造血干细胞分化的后裔分化时正常表达的造血干细胞的特定基因，呈现出持续的异常表达。人类急性骨髓性白血病中，DNMT3A 突变非常普遍，在小鼠的早期研究期间，没有观察到发展成为白血病。

人们也研究了造血干细胞特定的 Dnmt3b 基因敲除小鼠和 Dnmt3a-Dnmt3b 双基因敲除小鼠的造血干细胞。虽然仅仅缺失 Dnmt3b 的影响很小，但如果两者都没有全新 DNA 甲基转移酶，与 Dnmt3a 基因敲除小鼠相比，造血干细胞的积累更多。与癌基因和 Dnmt3a 基因敲除小鼠相比，在 Dnmt3a 基因敲除小鼠造血干细胞中引进癌基因，可以缩短恶性病变的时间。这些发现，有助于理解 DNA 甲基化在人类造血系统的恶性突变中的意义。

参考文献

Challen GA et al. (2012). Nat Genet, 44:23-31. http://dx.doi.org/10.1038/ng.1009 PMID:22138693.

显著的突变，几乎所有的样本中，与发病机制有关的 9 类基因中，至少有一个非同类的突变，这类基因包括转录因子融合（18%）、基因编码核磷蛋白（NPM1）（27%）、抑癌基因（16%）、DNA 甲基化相关基因（44%）、信号基因（59%）、染色质修饰基因（30%）、骨髓转录因子基因（22%）、黏结复合体基因（cohesin-complex genes）（13%）和剪接体复合基因（14%）（参见前文《在正常和恶性造血系统中的全新 DNA 甲基转移酶》）[29]。

慢性粒细胞白血病，BCR-ABL1 阳性

慢性粒细胞白血病（chronic myeloid leukaemia）BCR-ABL1 是一种骨髓增生性肿瘤（myeloproliferative neoplasm），起源于一个多能造血干细胞（pluripotent haematopoietic stem cell），并且总是与染色体易位 t（9；22）（q34；q11.2）产生的 BCR-ABL1 融合基因有关。BCR-ABL1 编码一种癌基因蛋白（oncoprotein），这种癌基因蛋白带有已经激活的酪氨酸激酶活性，通过与下游的信号通路 RAS、RAF、MYC、JUN 激酶和 STAT 之间的相互作用推动增殖。慢性粒细胞病的自然历史包括：初始的慢性阶段，特征为粒细胞增殖和增多；然后是加速阶段；最后是骨髓或淋巴的急变阶段。酪氨酸激酶抑制剂的发展极大地提高了总体的生存率，这类药品使用前 10 年总体生存率是 15% ～ 20%，这些药物使用后，10 年总体生存率提高到 80% ～ 90%。BCR-ABL 酪氨酸激酶区域的点突变可以阻碍许多酪氨酸激酶抑制剂，导致疾病的发展。难以治疗的大多数患者，通常采用新一代的酪氨酸激酶抑制剂比较有效，其余的患者可能发展到急变阶段，这个阶段普遍预后较差[30]。

BCR-ABL1 阴性骨髓增殖性肿瘤

这些疾病包括：真性红细胞增多症（polycythaemia vera）、原发性血小板增多症（essential thrombocythaemia）和原发性骨髓纤维化（primary myelofibrosis），这些疾病是克隆的、干细胞驱动的肿瘤，特征在于过量产生分化的骨髓细胞，有时候，很难与反应性骨髓增生区分开来。2005 年，人们发现几乎所有的真性红细胞增多

症与将近 50% 的原发性血小板增多症或原发性骨髓纤维化，都有一个激活的体细胞突变——*JAK2 V617F*，编码细胞质酪氨酸激酶 *JAK2*。这一发现证明，这些骨髓增生性肿瘤具有异常细胞信号传导通路，由此也提供了一个重要的诊断工具——*JAK2* 突变——并且提高了酪氨酸激酶抑制剂的预期，可以与介导慢性粒细胞白血病（chronic myeloid leukaemia）类药物疗效相当。但是，其他的数据表明，*JAK2* 突变可能是一种二次事件，并且还存在真相不明的一种层次复杂的多遗传缺陷，特别影响参与表观遗传调控的基因，诸如 *TET2*、*EZH2* 和 *IDH1/IDH2*[31]。这些异常说明，迄今为止，使用酪氨酸激酶抑制剂仅仅取得有限的成功。只有更详细的分类，找出这些肿瘤与遗传环境的内在关联，人们才能更深入地理解 *BCR-ABL1* 阴性骨髓增生性肿瘤。

注释

[1] Swerdlow SH, Campo E, Harris NL et al., eds (2008). *WHO Classification of Tumours of Haematopoietic and Lymphoid Tissues*, 4th ed. Lyon: IARC.

[2] Scarfò L, Fazi C, Ghia P (2013). MBL versus CLL: how important is the distinction? *Hematol Oncol Clin North Am*, 27:251–265. http://dx.doi.org/10.1016/j.hoc.2013.01.004 PMID:23561472.

[3] Berndt SI, Skibola CF, Joseph V et al. (2013). Genome-wide association study identifies multiple risk loci for chronic lymphocytic leukemia. *Nat Genet*, 45:868–876. http://dx.doi.org/10.1038/ng.2652 PMID:23770605.

[4] Puente XS, Pinyol M, Quesada V et al. (2011). Whole-genome sequencing identifies recurrent mutations in chronic lymphocytic leukaemia. *Nature*, 475:101–105. http://dx.doi.org/10.1038/nature10113 PMID:21642962.

[5] Wang L, Lawrence MS, Wan Y et al. (2011). SF3B1 and other novel cancer genes in chronic lymphocytic leukemia. *N Engl J Med*, 365:2497–2506. http://dx.doi.org/10.1056/NEJMoa1109016 PMID:22150006.

[6] Tiacci E, Schiavoni G, Forconi F et al. (2012). Simple genetic diagnosis of hairy cell leukemia by sensitive detection of the BRAF-V600E mutation. *Blood*, 119:192–195. http://dx.doi.org/10.1182/blood-2011-08-371179 PMID:22028477.

[7] Egan JB, Shi CX, Tembe W et al. (2012). Whole-genome sequencing of multiple myeloma from diagnosis to plasma cell leukemia reveals genomic initiating events, evolution, and clonal tides. *Blood*, 120:1060–1066. http://dx.doi.org/10.1182/blood- 2012-01-405977 PMID:22529291.

[8] Liu Q, Salaverria I, Pittaluga S et al. (2012). Follicular lymphomas in children and young adults: a comparison of the pediatric variant with usual follicular lymphoma. *Am J Surg Pathol*, 37:333–343. http://dx.doi.org/10.1097/PAS.0b013e31826b9b57 PMID:23108024.

[9] Jegalian AG, Eberle FC, Pack SD et al. (2011). Follicular lymphoma in situ: clinical implications and comparisons with partial involvement by follicular lymphoma. *Blood*, 118:2976–2984. http://dx.doi.org/10.1182/blood-2011-05-355255 PMID:21768298.

[10] Jares P, Colomer D, Campo E (2012). Molecular pathogenesis of mantle cell lymphoma. *J Clin Invest*, 122:3416–3423. http://dx.doi.org/10.1172/JCI61272 PMID:23023712.

[11] Treon SP, Xu L, Yang G et al. (2012). MYD88 L265P somatic mutation in Waldenström's macroglobulinemia. *N Engl J Med*, 367:826–833.http://dx.doi.org/10.1056/NEJMoa1200710 PMID:22931316.

[12] Morin RD, Mendez-Lago M, Mungall AJ et al. (2011). Frequent mutation of istone-modifying genes in non-Hodgkin lymphoma. *Nature*, 476:298–303. http://dx.doi.org/10.1038/nature10351 PMID:21796119.

[13] Tan DEK, Foo JN, Bei J-X et al. (2013). Genome-wide association study of B cell non-Hodgkin lymphoma identifies 3q27 as a susceptibility locus in the Chinese population. *Nat Genet*, 45:804–807. http://dx.doi.org/10.1038/ng.2666 PMID:23749188.

[14] Steidl C, Gascoyne RD (2011). The molecular pathogenesis of primary mediastinal large B-cell lymphoma. *Blood*, 118:2659–2669. http://dx.doi.org/10.1182/blood-2011-05-326538 PMID:21700770.

[15] Ngo VN, Young RM, Schmitz R et al. (2011). Oncogenically active MYD88 mutations in human lymphoma. *Nature*, 470:115-119. http://dx.doi.org/10.1038/nature09671 PMID:21179087.

[16] Pasqualucci L, Trifonov V, Fabbri G et al. (2011). Analysis of the coding genome of diffuse large B-cell lymphoma. *Nat Genet*, 43:830–837. http://dx.doi.org/10.1038/ng.892 PMID:21804550.

[17] Kenkre VP, Kahl BS (2012). The future of B-cell lymphoma therapy: the B-cell receptor and its downstream pathways. *Curr Hematol Malig Rep*, 7:216–220. http://dx.doi.org/10.1007/s11899-012-0127-0 PMID:22688757.

[18] Morin RD, Johnson NA, Severson TM et al. (2010). Somatic mutations altering EZH2 (Tyr641) in follicular and diffuse large B-cell lymphomas of germinal-center origin. *Nat Genet*, 42:181–185. http://dx.doi.org/10.1038/ng.518 PMID:20081860.

[19] Campo E (2012). New pathogenic mechanisms in Burkitt lymphoma. *Nat Genet*, 44:1288–1289. http://dx.doi.org/10.1038/ng.2476 PMID:23192177.

[20] Vose J, Armitage J, Weisenburger D; International T-Cell Lymphoma Project (2008). International peripheral T-cell and natural killer/T-cell lymphoma study: pathology findings and clinical outcomes. *J Clin Oncol*, 26:4124–4130. http://dx.doi.org/10.1200/JCO.2008.16.4558 PMID: 18626005.

[21] Jaffe ES, Nicolae A, Pittaluga S (2013). Peripheral T-cell and NK-cell lymphomas in the WHO classification: pearls and pitfalls. *Mod Pathol*, 26 Suppl 1:S71–S87. http://dx.doi.org/10.1038/modpathol.2012.181 PMID:23281437.

[22] Küppers R (2012). New insights in the biology of Hodgkin lymphoma. *Hematology Am Soc Hematol Educ Program*, 2012:328-334. PMID:23233600.

[23] Mullighan CG (2012). Molecular genetics of B-precursor acute lymphoblastic leukemia. *J Clin Invest*, 122:3407–3415. http://dx.doi.org/10.1172/JCI61203 PMID:23023711.

[24] Iacobucci I, Papayannidis C, Lonetti A et al. (2012). Cytogenetic and molecular predictors of outcome in acute lymphocytic leukemia: recent developments. *Curr Hematol Malig Rep*, 7:133–143. http://dx.doi.org/10.1007/s11899-012-0122-5 PMID:22528731.

[25] Inaba H, Greaves M, Mullighan CG (2013). Acute lymphoblastic leukaemia. *Lancet*, 381:1943–1955. http://dx.doi.org/10.1016/S0140-6736(12)62187-4 PMID:23523389.

[26] Burnett AK (2012). Treatment of acute myeloid leukemia: are we making progress? *Hematology Am Soc Hematol Educ Program*, 2012:1–6. PMID:23233553.

[27] Grimwade D (2012). The changing paradigm of prognostic factors in acute myeloid leukaemia. *Best Pract Res Clin Haematol*, 25:419–425. http://dx.doi.org/10.1016/j.beha.2012. 10.004 PMID:23200538.

[28] Patel JP, Gönen M, Figueroa ME et al. (2012). Prognostic relevance of integrated genetic profiling in acute myeloid leukemia. *N Engl J Med*, 366:1079–1089. http://dx.doi.org/10.1056/NEJMoa1112304 PMID:22417203.

[29] Cancer Genome Atlas Research Network (2013). Genomic and epigenomic landscapes of adult de novo acute myeloid leukemia. *N Engl J Med*, 368:2059–2074. http://dx.doi.org/10.1056/NEJMoa1301689 PMID:23634996.

[30] van Etten RA, Mauro M, Radich JP et al. (2013). Advances in the biology and therapy of chronic myeloid leukemia: proceedings from the 6th Post-ASH International Chronic Myeloid Leukemia and Myeloproliferative Neoplasms Workshop. *Leuk Lymphoma*, 54:1151–1158. http://dx.doi.org/10.3109/10428194.2012.745524 PMID:23121619.

[31] Vakil E, Tefferi A (2011). BCR-ABL1–negative myeloproliferative neoplasms: a review of molecular biology, diagnosis, and treatment. *Clin Lymphoma Myeloma Leuk*, 11 Suppl 1:S37–S45. http://dx.doi.org/10.1016/j.clml.2011.04.002 PMID: 22035746.

5. 器官部位的癌症

5.14 皮肤癌

5. 器官部位的癌症

克里斯蒂娜·郭联（Christine Guo Lian）
马丁·C. 小米姆（Martin C. Mihm Jr）
杰拉尔德·E. 皮耶拉尔（Gérald E. Piérard，评审）
马西莫·托马西诺（Massimo Tommasino，评审）

摘 要

· 恶性黑色素瘤是一种侵袭性人类癌症；在过去的几十年里，全球白人群体中的发病率急剧增加。

· 根据不同的种族背景（皮肤色素沉着）和地理位置（阳光产生的紫外线），黑色素瘤发展的风险显著不同。人工紫外线日光浴设备增大了恶性黑色素瘤的风险。

· 对于局部的黑色素瘤，充分手术切除后的患者预后良好；转移性黑色素瘤在很大程度上目前的疗法具有抗性。

· 非黑色素瘤皮肤癌包括鳞状细胞癌和基底细胞癌，这是皮肤白皙人群在阳光暴露部位经常发生的恶性上皮肿瘤。这些癌症引起局部组织的破坏及功能和外观的畸变，但很少是致死的原因。

· 避免阳光或日光浴设备，特别是避免青年人接受过度的紫外线，是预防黑色素瘤和非黑色素瘤皮肤癌最有效的方法。

皮肤黑色素瘤

黑色素瘤（melanoma）是最具侵袭性的皮肤癌[1,2]。皮肤的黑色素瘤是黑色素细胞（melanocytes），即形成皮肤色素细胞的恶性增殖。

病因

在黑色素瘤的发生和发展过程中，环境因素的作用非常重要，包括年龄、性别、阳光暴露程度、解剖部位以及个人的易感性。20% ～ 30% 的黑色素瘤的发生与黑细胞痣（melanocytic naevus）有关，已经证明混合型痣的出现是多种原发黑色素瘤的一种独立风险因素[3]。其他风险因素包括黑色素瘤家族病史和曾经罹患黑色素瘤。很少发现胚系突变带来的风险，例如在 20% ～ 40% 的混合型痣综合症的家族中发现 CDKN2A 基因（位于染色体 9p21）的突变，这类家族中，至少三个一级亲属受到黑色素瘤影响[4]。

除了遗传因素以外，阳光紫外线辐射暴露会促使黑色素瘤的发展。大部分黑色素瘤（80%）的发生源于敏感的皮肤受到紫外线，亦即皮肤极易受到灼伤，白皙或粉红皮肤、雀斑多的皮肤、皮肤没有晒黑而发展出痣都是阳光暴露的早期反应。大部分阳光造成的损害发生在童年期和青春期。零星而强烈的紫外线辐射暴露特别危险，尤其在童年和青春期早期，例如使用人工日光浴，因此儿童和青少年是预防计划中最重要的目标群体[5]。

任何部位都可能发生皮肤黑色素瘤，男性最常见发生在背部，女性大部分发生在腿部。此外，黑色素瘤发病率与年龄有关，皮肤白皙人群的不同解剖部位发现，间歇性暴露的身体部位容易发生黑色素瘤，与青年或中年人相比，老年人口的头颈部黑色素瘤最为常见。解剖部位的发病率差异不能完全解释为紫外线辐射的不同暴露。此外，在任何族群中，黑色素瘤都可能发生在没有阳光暴露的身体部位。

病理

黑色素瘤主要发生在皮肤（超过 95% 的病例），但是也可发生在口腔、鼻腔、肛门和阴道，较少发生在肠道，黑素细胞（melanocytes）也存在于结膜、视网膜和脑膜。组织学上，黑色素瘤可以分为一些亚型，包括浅表扩散性黑色素瘤（superficial spreading melanoma）、结节性黑色素瘤（nodular melanoma）、肢端雀斑性黑色素瘤（acral lentiginous melanoma）和雀斑恶变黑色素瘤（lentigo maligna melanoma）。建议切片检查病变，根据组织病理学参数进行分类，包括多项预后因素[6]。在黑色素瘤中，最顽固的独立预后因素是肿瘤厚度（布瑞斯罗夫深度），

测量方法是：从表皮的颗粒细胞层垂直向下探测，直到找到最深的可检测的黑色素瘤细胞。近年来，已被证明两个附加的准则（溃疡和有丝分裂）也对预后非常重要，并已纳入分类系统（见表 5.14.1）。

大部分获得性痣（acquired naevi）以小圆形、椭圆形或纺锤形的黑色素细胞（melanocytes）为特征。严重晒伤的皮肤上，黑色素瘤的小黑素细胞中的细胞浆明显减少。良性增生和黑色素瘤都会出现大的圆形或椭圆形的上皮黑色素细胞。

黑色素瘤的预后，首先取决于当前的分期。如果是局部的，原发肿瘤厚度小于 1.0 毫米，患者的预后很好，5 年生存率可以超过 90%。根据

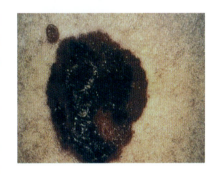

图 5.14.1　肉眼观察的皮肤色素病变，诊断为结节性黑色素瘤
注：注意这个病变是酱色到黑色，具有凸起结节状结构和无定形、不规则边缘，如果出现这些特征应怀疑其分类。

美国癌症联合委员会（American Joint Committee on Cancer）分期手册的最新建议，黑色素瘤患者分为三组：局部疾病，没有转移证据（Ⅰ～Ⅱ期）；区域性疾病（Ⅲ期）；以及远处转移病灶（Ⅳ期）。对于局部病变 [Ⅰ～Ⅱ（同上）期]，预测原发肿瘤预后的三个最重要特点为：布瑞斯罗夫肿瘤厚度、溃疡和有丝分裂速度[6]。

遗传学

遗传易感性在黑色素瘤的肿瘤发生中非常重要。在黑色素瘤多发家族中，已经发现两个基因的胚系突变：编码 p16^{INK4A} 的 *CDKN2A*（位于染色

表 5.14.1　黑色素瘤的分类和原发性黑色素瘤的建议手术切缘

分类	黑色素瘤厚度	手术切缘
Tis	原位黑色素瘤 / 没有入侵至真皮	5 mm
T1	> 1 mm	10 mm
T1a	没有溃疡和 / 或有丝分裂 ≤ 1/mm²	
T1b	有溃疡和 / 或有丝分裂 >1/mm²	
T2[a]	1.01～2.0mm	10 mm
T3	2.01～4.0mm	20 mm
T4	> 4.01mm	20 mm

注：[a] T2～4 被分类为：a 溃疡存在；b 溃疡不存在。

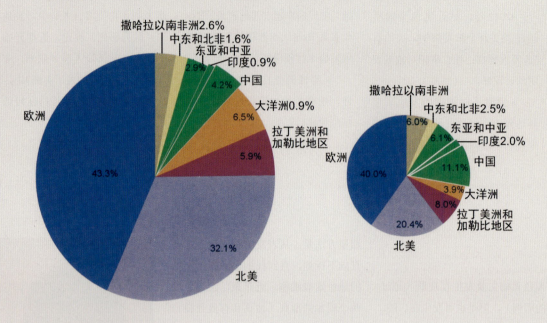

发病数：估计新增23.2万例　　死亡数：估计5.5万例

饼状图 5.14.1　估计的全球两性黑色素瘤新增病例和死亡人数在世界主要地区的比例分布，2012 年

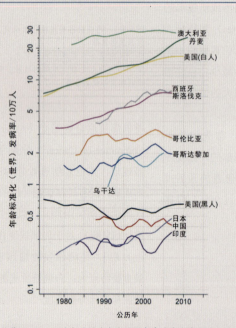

趋势图 5.14.1　选中的群体中女性黑色素瘤每年每100000人年龄标准化（世界）发病率，年份范围为 1975～2012 年

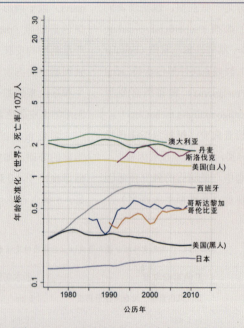

趋势图 5.14.2　选中的群体中女性黑色素瘤每年每100000人年龄标准化（世界）死亡率，年份范围为 1975～2012 年

减少黑色素瘤风险的防晒霜的评估

阿黛勒·C. 格林（Adèle C.Green）

几十年来，人们一直争议使用防晒霜是否能够预防黑色素瘤，屏蔽皮肤在阳光紫外线辐射下的长期过度暴露，减少皮肤黑色素瘤的发病率。这个说法在生物学上是合理的。尽管很多研究已经探索过这个问题，但人们的证据并不明确，因为这些研究并非随机实验，而是观察。这意味着，人们无法从黑色素瘤的因果关系中查清防晒霜是否是主要驱动力，在很大程度上多种因素会交织产生影响，例如阳光灼伤的易感性、职业暴露和娱乐暴露以及黑色素瘤家族病史[1]。还有一些人反对防晒霜预防黑色素瘤的论据，他们也提出这样的例证：滥用防晒霜进行日光浴，将会延长而不是减少日光暴露。

为了解决这些争议，以社区为基础的实验还有很长的路要走。"楠伯皮肤癌预防实验"（Nambour Skin Cancer Prevention Trial）是一项随机对照实验，在属于澳大利亚亚热带地区的楠伯（Nambour），从成年居民中随机选出 1621 个 25 ～ 75 岁的成人参与这项实验。1992 年，一组人员随机使用免费发放的防晒系数（SPF）为 15+ 的防晒霜，每天涂抹头部和手臂，这项实验一直进行到 1996 年，另外一组人继续使用普通防晒霜或者不使用防晒霜，然后停止防晒干预，随访试验参与者 10 年，并监测所有新发的黑色素瘤，通过病理实验室昆士兰癌症登记局（Queensland Cancer Registry）持续观察他们在阳光下的行为。停止防晒干预 10 年后，每天使用防晒霜的实验组的 812 人中，罹患新发黑色素瘤的人数（11）仅为对照组人的 809 人中的患者数量（22）的一半：这个差距具有临界统计学意义（P=0.051）[2]。规律使用防晒霜后，与原位黑色素瘤相比，侵袭性更大的黑色素瘤患病比例下降得更多。在实验中，75% 干预组的人，每周至少使用 3 ～ 4 天防晒霜，对照组只有 25% 的人使用防晒霜；与对照组相比，防晒霜实验组也更经常在躯干和大腿上使用防晒霜。在整个研究期间，干预组和对照组的背景阳光暴露和保护模式是相同的[2]。

如果使用防晒系数更高，或者更好预防长波紫外线的防晒霜，可能都会表现出更强的预防效果，但是实验参与者涂抹的防晒霜的平均厚度越厚，似乎效果更好[3]。这个实验表明，规范使用防晒霜，罹患黑色素瘤的风险可以减少一半，但是还需要在另一个群体中重复这种实验，才能进一步落实这种证据。

注释

[1] Green AC, Williams GM (2007). Cancer Epidemiol Biomarkers Prev, 16:1921–1922. http://dx.doi.org/10.1158/1055-9965.EPI-07-0477 PMID:17932337.

[2] Green AC et al. (2011). J Clin Oncol, 29:257–263. http://dx.doi.org/10.1200/JCO. 2010.28.7078 PMID:21135266.

[3] Diffey BL (2001). Photochem Photobiol, 74:61–63. http://dx.doi.org/10.1562/0031-8655(2001)074<0061:SAUPAM>2.0.CO;2 PMID:11460538.

体 9p21），以及 *CDK4*（位于染色体 12），负责编码细胞周期蛋白相关的激酶 4。在 25% 世界范围的黑色素瘤多发家族中发现，一个 *CDKN2A* 突变可以导致 p16 蛋白的功能性失活，在极少数家族中观察到一个 *CDK4* 突变可以引起 CDK4 蛋白的过度表达（p16 抑制这种表达），导致细胞周期的失调[7]。此外，人类黑皮质素 1 受体（*MC1R*）基因中，功能失活的突变与红色头发、白皙皮肤和雀斑有关，并且降低皮肤晒黑的能力。但是，黑色素瘤多发家庭中识别出的易感性基因在偶发的黑色素瘤中很少发生突变。在不同的黑色素瘤患者中，大量体细胞突变的变动也很大，并且与其他恶性肿瘤不同。只有 20% 的黑色素瘤患者出现共同的 *TP53* 突变和 p16^{INK4A} 失活，与黑色素瘤的预后较差有关。

在偶发的黑色素瘤发展中，人们识别出发挥作用的基因包括 *CDKN2A*、*PTEN* 和 *BRAF*，以及位于染色体 1p、6q、7p、9p 和 11q 的基因。黑色素瘤中，*BRAF*（位于染色体 7p）的突变发生频率较高（45%）[8]，在出现发育异常痣（dysplastic naevi）的 50% 的患者中检出 *BRAF* 的体细胞突变。黑色素瘤中，涉及细胞周期激活通道的 *BRAF*、*NRAS* 和 *KIT* 基因普遍发生了突变。目前的数据支持这样的模型：黑色素瘤的肿瘤发生需要的变化包括启动克隆扩增，克服细胞衰老，减少细胞凋亡。因此，人们正在进行一些组合药物疗法的临床实验，结合酪氨酸激酶抑制剂，其中多种药物组分与有丝分裂激活的蛋白激酶信号通路有关，包括 MEK 和 ERK。黑色素瘤的特点包括染色体获得（chromosomal gains），例如在 1q、

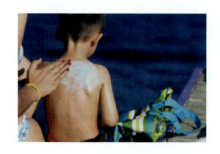

图 5.14.2 防晒霜可以防止皮肤晒伤，并可能降低患黑色素瘤和非黑色素瘤皮肤癌的风险

3p、6p、7、8q、11q、12q14、17q 和 20q 上的获得，这里围绕着黑色素瘤癌基因 *CDK4*、细胞周期蛋白 D1（*CCND1*）、*MYC*、*MDM2* 和 *MITF* 以及染色体的缺失，例如在 1p、6q、9p、10q、11q、17p 和 21q 上的缺失（这里存在着肿瘤抑制因子 *p15*[INK4B]、*p16*[INK4A]、*p14*[ARF] 和 *PTEN*）。

25 个转移性肿瘤的全基因组测序数据识别出 *PREX2*，这是与 PTEN 相互作用的一种蛋白，是乳腺癌中 PTEN 的反向调节因子（negative regulator）。这是一个显著突变基因，在 107 个人类黑色素瘤的一个独立扩展队列中，突变频率大约为 14%[9]。其他遗传改变包括微卫星不稳定性、杂合性缺失和端粒酶活性增加。

基因表达的变化有利于疾病的发展，从早期的良性黑素细胞病变发展为发育异常痣，从径向发展的原发黑色素瘤转为垂直生长模式，形成转移能力，这一系列事件的挑战在于恶性黑色素瘤干细胞的识别[10]。带有 CD133、ABCB5、CD271 和 CD166 表达的干细胞样（stem-like）黑色素瘤细胞涉及疾病进展和转移的各个过程，并且具备药物和毒素的高度抵抗性[11]。

黑色素瘤的发展不仅需要基因的变化，还需要表观遗传变化的推动。在黑色素瘤基因组中失去了 5- 羟甲基胞嘧啶（5-hydroxymethylcytosine），这是修饰 DNA 甲基化作用的一个未来的指标[12]。在动物模型中，通过重新引进活化的 TET2 或 IDH2 抑制黑色素瘤的生长，在黑色素瘤细胞中，重新建立 5- 羟甲基胞嘧啶，以增加无瘤生存（tumour-free survival）。肿瘤抑制因子，小的非编码的 RNA，包括 *miR-9*、*miR-34*、*miR-148a* 和 *miR-375*，由于启动子高度甲基化而沉默[13]。在斑马鱼（zebrafish）身上，组蛋白 H3K9 的甲基转移酶 SETDB1 的表达，加速了黑色素瘤的形成[14]。此外，H3K4 的脱甲基酶 KDM5B（又称 JARID1B）被认为是一种黑色素瘤干细胞标记[15]。在不可逆的突变发生之前，如果我们了解并且控制了可逆的表观遗传变化，那么在未来的癌症预防和治疗中，它就会发挥越来越重要的作用。

远景
预防

黑色素瘤预防的依据是限制紫外线辐射暴露，特别是人生的前 20 年。日常活动要避免阳光，常见的保护措施包括增大阴影区域，以及穿着合适的服装。避免人工的紫外线来源，例如日光浴浴床（sunbeds），也可以减少暴露。防晒霜预防黑色素瘤的效果，缺乏明确的证据（参见前文《减少黑色素瘤风险的防晒霜的评估》）。尽管存在内在的不确定性和臆想，但现有的证据已经表明，在夏季休闲时避免阳光暴露，经常使用防晒霜，可以显著减少黑色素瘤[16]。在人们皮肤白皙、生活取向偏好阳光暴露的大型社区，例如美国[17]和澳大利亚[18]这样的国家，这是一个值得高度重视的问题。

靶向治疗

易普利姆玛（ipilimumab），一种抗击 CTLA-4 的单克隆抗体，2011 年 3 月美国批准的第一个免疫抗体，治疗转移性黑色素瘤。威罗菲尼（vemurafenib）[19]，突变的 *BRAF* 信号特定的一种抑制剂，2011 年 8 月仅批准用于黑色素瘤 IV 期的患者，这些肿瘤带有 *BRAF* 基因的 V600E 或 V600K 突变。这些靶向药物已经显著改变了转移性黑色素瘤患者的治疗方案。但是，使用这些药物，会受到这些药物的副作用及其独特局限性的挑战。例如，易普利

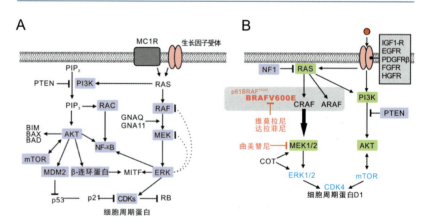

图 5.14.3 黑色素瘤的关键信号通路及耐药机制
注：（A）潜在的药物靶点用紫色底纹表示。促分裂原活化蛋白激酶（MAPK）信号可以通过改变膜受体或 RAS、BRAF 变异而激活。由于 BRAF 在黑色素瘤中经常突变，几乎总是 V600E 突变，从而导致在位置 600 的一种氨基酸出现替换，从缬氨酸（V）变为谷氨酸（E），造成组成性的激酶激活。（B）BRAF 抑制剂的耐药机制包括 CRAF、ARAF 或 p61BRAF(V600E) 剪接变体引起的 MAPK 通路的再活化；NARS 或 MEK 的突变激活；肿瘤抑制剂 NF1 的缺失以及和补体途径的活化，如通过增强受体酪氨酸激酶信号（特别是 PDGFRβ、IGF1-R、FGFR、HGFR 和 EGFR）的 PI3K 网状系统。已审批和正在审批的治疗方案用红色表示。激活突变的发现用黄色阴影表示，失活用粉红色阴影表示。

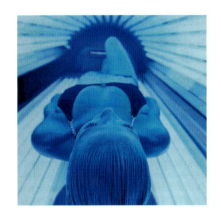

图 5.14.4　一个年轻女性使用日光浴浴床
注：过度的紫外线辐射是恶性黑色素瘤和非黑
色素瘤皮肤癌最重要并且可改变的风险因素。

姆玛的反应相当持久，但是总反应率很低，不到 20%；威罗菲尼的反应率较高，达到 40% ～ 50%，但是持续时间的中位数仅为 5 ～ 6 个月。在对黑色素瘤生物学的理解方面，最近的进展已经识别出新的信号通路，可以作为靶向治疗的新靶点（见图 5.14.3）。例如，可以探索 PI3K 信号通路[20]，以及 p16- 细胞周期蛋白 D-CDK4/6- 视网膜母细胞癌信号通路[21]。此外，一些试验性临床数据证明了靶向治疗黑色素瘤疫苗的潜在用途，例如淋巴细胞的渗透一般会对晚期患者的 MAGE-A3 表达进行遗传修饰。最近，学者通过了皮肤黑色素瘤肿瘤免疫治疗的一份共识声明（consensus statement）[22]。

非黑色素瘤皮肤癌

基底细胞癌和鳞状细胞癌是两种恶性上皮癌症，是非黑色素瘤皮肤癌的主要形式，占所有皮肤癌的绝大多数。

病因

在几种风险因素中，阳光暴露是公认的环境病因，特别是鳞状细胞癌。

阳光暴露与基底细胞癌之间的关系比鳞状细胞癌更复杂[23]。与同样剂量的连续阳光暴露相比，基底细胞癌似乎与间歇性的高剂量太阳辐射暴露关系更大[24]。皮肤白皙的人群，特别是年轻的时候，如果经历阳光暴露带来的大量紫外线暴露和室内日光浴暴露，那么发展成为非黑色素瘤皮肤癌的风险增大[25,26]。此外，大多数这些恶性肿瘤会在暴露阳光的皮肤部位发展，尤其是头部和颈部（80%）。光化学性的角化病（actinic keratosis）是发展为侵袭性鳞状细胞癌的前兆，被认为是这些肿瘤阳光诱导的癌前病变。除了阳光暴露，治疗性暴露，即皮肤失调（cutaneous disorders）的补骨脂素（psoralen）外加紫外线长波光线疗法，也会增大非黑色素瘤皮肤癌的风险，尤其是鳞状细胞癌。用于治疗儿童癌症的电离辐射会增大非黑色素瘤皮肤癌的风险，包括基底细胞癌。砷暴露，包括环境暴露，与这两种癌症的风险增大有关。

长期使用类固醇导致免疫力低下的人群（典型情况是器官移植的接受者），或者感染 HIV/AIDS 的人，罹患非黑色素瘤皮肤癌的风险较高[27]。器官移植接受者的非黑色素瘤皮肤癌，与皮肤角化细胞（skin keratinocytes）感染人类乳头状病毒（HPV）有关。在皮肤鳞状细胞癌中检出 HPV 的 B 类型表明，某些 HPV 类型可能也涉及免疫活性个体（immunocompetent individuals）的鳞状细胞癌的发展。此外，与皮肤角化细胞的疣状表皮发育不良（epidermodysplasia verruciformis）有关的 HPV 感染，似乎与鳞状细胞癌的风险增大有关，但与基底细胞癌无关联[28]。这种与 HPV 有关的鳞状细胞癌仍然发生在皮肤慢性阳光暴露的部位。

非黑色素瘤皮肤癌的发展与一系列遗传疾病有关。基底细胞痣综合症，

又称为家族性（naevoid）基底细胞癌综合症，或称为戈林综合症（Gorlin syndrome），是一种罕见的常染色体显性遗传疾病，源于 PTCH 基因的胚系突变。在受影响的患者中，观察到发育异常、产后肿瘤及多发性基底细胞癌。大疱性表皮松解症（epidermolysis bullosa syndrome）是一组轻微创伤引发的各种遗传性起泡失调症。道林米拉类型（Dowling–Meara form）的单纯型大疱性表皮松解症（epidermolysis bullosa simplex）与基底细胞癌的风险增大有关。鳞状细胞癌主要发生于常染色体隐性营养不良性表皮松解症（autosomal recessive dystrophic epidermolysis bullosa），属于这类患者中最严重的并发症。皮脂腺痣（naevus sebaceous）是皮肤的一种罕见先天性错构瘤（congenital hamartoma），包括表皮、毛囊、皮脂腺、汗腺等成分。15% 的皮脂腺痣患者会发展成某种类型的肿瘤，5% 的患者诊断为基底细胞癌。

病理学和遗传学

鳞状细胞癌和基底细胞癌是角化细胞癌的主要类型，起源于表皮角化细胞（epidermal keratinocytes）和附属角化细胞（adnexal keratinocytes）的增生。基底细胞癌的多种变型，都有共同的类基底细胞（basaloid cell）的小叶状、柱状、带状和绳状，与缺乏细胞液有关，周围的松散纤维黏蛋白基质，形成富有特色的外部细胞"栅栏"。鳞状细胞癌是角化细胞的恶性病变，是表皮角化细胞的组件细胞呈现畸变的鳞状变异。

除了阳光暴露的风险因素，群体的遗传变异也在非黑色素瘤皮肤癌的发展中发挥作用。基底细胞癌和鳞状细胞癌主要发生在阳光敏感、皮肤白皙和曾经晒伤的人身上[23]。罹患白化病（albinism）的人、缺乏皮肤色素沉

着的人、着色性皮萎缩的患者，都会对阳光极其敏感，发展成这些肿瘤的风险大大提高，因为他们很少或者根本没有能力修复紫外线辐射造成的皮肤损伤。在过去的10年中，人们从分子发病机理方面了解非黑色素瘤皮肤癌，已经取得显著的进步。在这些癌症中，经常可以检出抑癌基因 *TP53* 发生紫外线诱导的突变[29]。基底细胞癌的发病机理中，音猬因子（sonic hedgehog）信号通路发挥着关键作用。为音猬受体编码的 *PTCH* 基因的突变是痣样（naevoid）基底细胞癌综合症的潜在原因。

非黑色素瘤皮肤癌通常并不活跃，但是某些病理特征显示出复发的高风险以及转移的潜力。在基底细胞癌的组织学亚型中，小结、浸润和硬化的基底细胞癌的病理类型比表面的、结节的亚型更容易复发。基底鳞状癌，一种"碰撞"类型的肿瘤，具有侵袭性，转移的风险也相应增加[30]。

远景

预防皮肤癌的主要办法来自防护阳光暴露的各种技术。详见前面讨论，在皮肤黑色素瘤的结尾部分。

注释

[1] Siegel R, Naishadham D, Jemal A (2012). Cancer statistics, 2012. *CA Cancer J Clin*, 62:10–29. http://dx.doi.org/10.3322/caac.20138 PMID:22237781.

[2] Tas F (2012). Metastatic behavior in melanoma: timing, pattern, survival, and influencing factors. *J Oncol*, 2012:647684. http://dx.doi.org/10.1155/2012/647684 PMID:22792102.

[3] Kang S, Barnhill RL, Mihm MC Jr et al. (1994). Melanoma risk in individuals with clinically atypical nevi. *Arch Dermatol*, 130: 999–1001. http://dx.doi.org/10.1001/archderm.1994.01690080065008 PMID:8053717.

[4] Kefford RF, Newton Bishop JA, Bergman W, Tucker MA (1999). Counseling and DNA testing for individuals perceived to be genetically predisposed to melanoma: a consensus statement of the Melanoma Genetics Consortium. *J Clin Oncol*, 17:3245-3251. PMID:10506626.

[5] Tsao H, Sober AJ (1998). Ultraviolet radiation and malignant melanoma. *Clin Dermatol*, 16:67–73. http://dx.doi.org/10.1016/S0738-081X(97)00191-0 PMID:9472435.

[6] Balch CM, Gershenwald JE, Soong SJ et al. (2009). Final version of 2009 AJCC melanoma staging and classification. *J Clin Oncol*, 27:6199–6206. http://dx.doi.org/10.1200/JCO.2009.23.4799 PMID:19917835.

[7] Goldstein AM, Chidambaram A, Halpern A et al. (2002). Rarity of CDK4 germline mutations in familial melanoma. *Melanoma Res*, 12:51–55. http://dx.doi.org/10.1097/00008390-200202000-00008 PMID:11828258.

[8] Davies H, Bignell GR, Cox C et al. (2002). Mutations of the BRAF gene in human cancer. *Nature*, 417:949–954. http://dx.doi.org/10.1038/nature00766 PMID:12068308.

[9] Berger MF, Hodis E, Heffernan TP et al. (2012). Melanoma genome sequencing reveals frequent PREX2 mutations. *Nature*, 485:502–506. http://dx.doi.org/10.1038/nature11071 PMID:22622578.

[10] Schatton T, Murphy GF, Frank NY et al. (2008). Identification of cells initiating human melanomas. *Nature*, 451:345–349. http://dx.doi.org/10.1038/nature06489 PMID:18202660.

[11] Somasundaram R, Villanueva J, Herlyn M (2012). Intratumoral heterogeneity as a therapy resistance mechanism: role of melanoma subpopulations. *Adv Pharmacol*, 65:335–359. http://dx.doi.org/10.1016/B978-0-12-397927-8.00011-7 PMID:22959031.

[12] Lian CG, Xu Y, Ceol C et al. (2012). Loss of 5-hydroxymethylcytosine is an epigenetic hallmark of melanoma. *Cell*, 150:1135-1146. http://dx.doi.org/10.1016/j.cell.2012.07.033 PMID:22980977.

[13] Mazar J, Khaitan D, DeBlasio D et al. (2011). Epigenetic regulation of microRNA genes and the role of miR-34b in cell invasion and motility in human melanoma. *PLoS One*, 6:e24922. http://dx.doi.org/10.1371/journal.pone.0024922 PMID:21949788.

[14] Ceol CJ, Houvras Y, Jane-Valbuena J et al. (2011). The histone methyltransferase SETDB1 is recurrently amplified in melanoma and accelerates its onset. *Nature*, 471:513–517. http://dx.doi.org/10.1038/nature09806 PMID:21430779.

[15] Roesch A, Fukunaga-Kalabis M, Schmidt EC et al. (2010). A temporarily distinct sub-population of slow-cycling melanoma cells is required for continuous tumor growth. *Cell*, 141:583–594. http://dx.doi.org/10.1016/j.cell.2010.04.020 PMID:20478252.

[16] Diffey BL (2009). Sunscreens as a preventative measure in melanoma: an evidence-based approach or the precautionary principle? *Br J Dermatol*, 161 Suppl 3:25–27. http://dx.doi.org/10.1111/j.1365-2133.2009.09445.x PMID:19775353.

[17] Lazovich D, Choi K, Vogel RI (2012). Time to get serious about skin cancer prevention. *Cancer Epidemiol Biomarkers Prev*, 21:1893–1901. http://dx.doi.org/10.1158/1055-9965.EPI-12-0327 PMID:22962407.

[18] McCarthy WH (2004). The Australian experience in sun protection and screening for melanoma. *J Surg Oncol*, 86:236–245. http://dx.doi.org/10.1002/jso.20086 PMID:15221930.

[19] Bollag G, Hirth P, Tsai J et al. (2010). Clinical efficacy of a RAF inhibitor needs broad target blockade in BRAF-mutant melanoma. *Nature*, 467:596–599. http://dx.doi.org/10.1038/nature09454 PMID:20823850.

[20] Kwong LN, Davies MA (2013). Navigating the therapeutic complexity of PI3K pathway inhibition in melanoma. *Clin Cancer Res*, 19:5310–5319. http://dx.doi.org/10.1158/1078-0432.CCR-13-0142 PMID: 24089444.

[21] Sheppard KE, McArthur GA (2013). The cell-cycle regulator CDK4: an emerging therapeutic target in melanoma. *Clin Cancer Res*, 19:5320–5328. http://dx.doi.org/10.1158/1078-0432.CCR-13-0259 PMID:24089445.

[22] Kaufman HL, Kirkwood JM, Hodi FS et al. (2013). The Society for Immunotherapy of Cancer consensus statement on tumour immunotherapy for the treatment of cutaneous melanoma. *Nat Rev Clin Oncol*, 10:588–598. http://dx.doi.org/10.1038/nrclinonc.2013.153 PMID:23982524.

[23] Armstrong BK, Kricker A, English DR (1997). Sun exposure and skin cancer. *Australas J Dermatol*, 38 Suppl 1:S1–S6. PMID:10994463.

[24] Kricker A, Armstrong BK, English DR, Heenan PJ (1995). Does intermittent sun exposure cause basal cell carcinoma? A case-control study in Western Australia. *Int J Cancer*, 60:489–494. http://dx.doi.org/10.1002/ijc.2910600411 PMID:7829262.

[25] Perkins JL, Liu Y, Mitby PA et al. (2005). Nonmelanoma skin cancer in survivors of childhood and adolescent cancer: a report from the childhood cancer survivor study. *J Clin Oncol*, 23:3733–3741. http://dx.doi.org/10.1200/JCO.2005.06.237 PMID:15923570.

[26] Wehner MR, Shive ML, Chren M-M et al. (2012). Indoor tanning and non-melanoma skin cancer: systematic review and meta-analysis. *BMJ*, 345:e5909. http://dx.doi.org/10.1136/bmj.e5909 PMID:23033409.

[27] Grulich AE, van Leeuwen MT, Falster MO, Vajdic CM (2007). Incidence of cancers in people with HIV/AIDS compared with immunosuppressed transplant recipients: a metaanalysis. *Lancet*, 370:59–67. http://dx.doi.org/10.1016/S0140-6736(07)61050-2 PMID:17617273.

[28] Pfister H (2003). Chapter 8: Human papillomavirus and skin cancer. *J Natl Cancer Inst Monogr*, 2003:52–56. http://dx.doi.org/10.1093/oxfordjournals.jncimonographs.a003483 PMID:12807946.

[29] Benjamin CL, Melnikova VO, Ananthaswamy HN (2008). p53 protein and pathogenesis of melanoma and nonmelanoma skin cancer. *Adv Exp Med Biol*, 624:265–282. http://dx.doi.org/10.1007/978-0-387-77574-6_21 PMID:18348463.

[30] Bath-Hextall F, Bong J, Perkins W, Williams H (2004). Interventions for basal cell carcinoma of the skin: systematic review. *BMJ*, 329:705. http://dx.doi.org/10.1136/bmj.38219.515266.AE PMID:15364703.

5.15 甲状腺癌

5. 器官部位的癌症

弗兰克·韦伯（Frank Weber）
迪尔文·威廉姆斯（Dillwyn Williams，评审）

摘 要

· 世界范围内，甲状腺癌的发病率正在上升。这种趋势的主要原因是改进的检测与结节甲状腺疾病的筛查，特别是乳头状微癌的检出。

· 甲状腺癌的原因是电离辐射暴露，特别是儿童时期。

· 2 型多发性内分泌腺瘤（MEN2）相关的髓样甲状腺癌是个性化医疗的一种样板，因为 RET 癌基因突变分析可以预测检查，量身定制基因型为主的预防性治疗。

· 使用 BRAF 突变分析进行分子表达谱分析，可以评估乳头状甲状腺癌的风险。

· 靶向治疗为晚期和去分化型甲状腺癌的治疗提供了新的选择。

甲状腺癌包括各种恶性肿瘤，从常见的分化甲状腺癌（differentiated thyroid cancers），到非常罕见而极其致命的退行发育甲状腺癌（anaplastic thyroid cancer）[1,2]。甲状腺癌的发展有的起源于毛囊上皮细胞，发展为乳头状甲状腺癌（papillary thyroid cancer）、滤泡性甲状腺癌（follicular thyroid cancer），或者未分化的和退行性（anaplastic）甲状腺癌；有的起源于滤泡旁（parafollicular）产生降血钙素的 C 细胞（calcitonin-producing C cells），发展成为髓样甲状腺癌（medullary thyroid cancer）（见图 5.15.1）。

病因

在世界范围内，甲状腺癌是频率较低的恶性肿瘤。但在过去的几十年里，发病率几乎增加了一番，大部分原因是确诊的乳头状甲状腺癌数量增多[3]。甲状腺癌发病率增大的原因需要进一步的解释，几项证据表明，大多数情况下，患者增多的原因是技术的进步导致诊断手段大大改善[3,4]。总体来说，甲状腺癌的发病原因尚未完全了解。

甲状腺癌存在明显的性别差异，女性的发病人数多于男性。在美国，甲状腺癌占所有恶性肿瘤的 1.7%，占女性癌症的 2.6%、男性癌症的 0.85%；在日本，女性患者数是男性的 13 倍[3]。整体来看，女性的甲状腺癌发病率比男性高 3 倍，其中的

原因尚不清楚。体外试管实验已经发现，女性的激素和生殖因素在甲状腺癌发展中起着推动作用，但是这尚未通过全体人口的分析研究予以确认。甲状腺癌的发展与良性结节 / 腺瘤或甲状腺囊肿的病史关系密切[7]。在大约 7% 的成年人口中，可以触摸到孤立的甲状腺结节，随着年龄的增长，结节越来越常见；估计发展出甲状腺结节的终生风险是 10%。与未受影响的对照组相比，患者发展成癌症的相对风险是 3 ～ 6

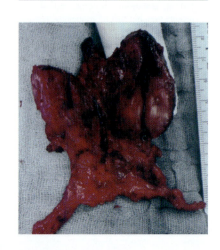

图 5.15.1 甲状腺手术切除的样本，乳头状甲状腺癌的整体中央淋巴结切除

•2012 年，甲状腺癌新发病例中有 77% 是女性，甲状腺癌是为数不多的与性别有关并且女性发病更为频繁的肿瘤之一。女性有 23 万个新发病例，是女性第 8 位最常见的癌症；男性有 6.8 万个新发病例，是男性第 18 位最常见的癌症。

•甲状腺癌的病死率非常低，多数在发展水平极高的国家（死亡率与发病率比值为 0.14）。

•2012 年，甲状腺癌死亡人数估计有 4 万人（女性 2.7 万人）。

•死亡率最高的地区是美拉尼西亚（Melanesia）和非洲部分地区，一般都是人类发展水平较低的国家。估计新发病例的 37% 发生在欧洲和北美，48% 在亚洲，但是欧洲和北美仅占 21% 的甲状腺癌死亡，亚洲的甲状腺癌死亡占 57%。

•在欧洲和北美地区一些国家，发病率还在上升。然而，全球发病率最高的是韩国，甲状腺癌是韩国女性最常见的癌症。亚洲和非洲的许多地区，发病率往往较低。

个甲状腺结节。

全部人口的研究表明，甲状腺癌的风险与几个条件相关联。例如，在男性和女性中，身高和身体质量指数都与甲状腺癌风险有一定关系[7]。肢端肥大症（acromegaly），一种生长激素产生过量导致的罕见疾病，也与甲状腺癌风险的增大有关。关于甲状腺癌症发展的饮食风险因素，缺碘可以造成甲状腺良性疾病，这种良性疾病倾向于发展成甲状腺癌。此外，缺碘也与滤泡性甲状腺癌（follicular thyroid cancer）有关[3]，因为在缺碘的国家，滤泡性甲状腺癌占所有甲状腺癌的 40%，而在碘补充充裕的区域，滤泡性甲状腺癌的比例不到 20%。然而，目前仍然无法确定，什么程度的饮食碘摄入量可以预测甲状腺癌发展的风险[7]。已经发表的报告中，营养因素对甲状腺癌发展的影响，研究结果往往并不一致，无法做出结论。

已经确认的甲状腺癌发展的高风险因素之一是电离辐射暴露，特别是儿童时期发生的暴露。癌症的发展过程中，辐射暴露大约占患者的 5%。辐射来源包括某些治疗、核电厂事故或者核武器。1986 年，切尔诺贝利核电站事故发生后的几年中，观察到儿童时期的乳头状甲状腺癌的发展呈现出前所未有的上升。相关的案例表明，电离辐射会导致染色体重排，例如 *RET/PTC* 融合转录会造成乳头状甲状腺癌的发展[8,9]。

医疗保健方面的辐射暴露包括 20 世纪 60 年代的辐射治疗粉刺（acne）或扁桃体肿大。虽然这种干预已经不再使用，以前暴露的群体已经 50 多岁，但这个年龄段的乳头状甲状腺癌的发生最为常见。儿童时期放射疗法的其他原因是癌症的治疗，例如淋巴瘤、维尔姆斯瘤（Wilms tumour）和成神经细胞瘤（neuroblastoma）。过去几年中，诊断辐射暴露（医疗诊断辐射）有所增加，这目前是美国辐射暴露的主要来源。现在尚未确认何种程度的诊断辐射的重复暴露可以导致甲状腺癌风险增大。最近的一项研究显示，

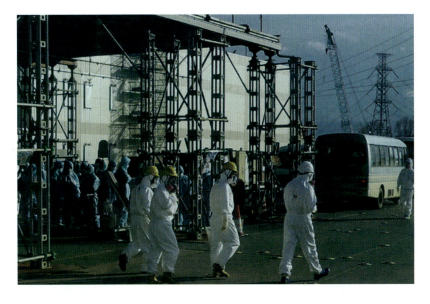

图 5.15.2　福岛第一核电站事故发生后的两年多，确保损坏单元稳定的工作仍在继续
注：在这里，工人们在应急响应中心即工地现场的主要控制枢纽以外均穿着防护服和口罩。儿童时期的辐射是良性和恶性甲状腺肿瘤最明显的环境影响因素。

5. 器官部位的癌症

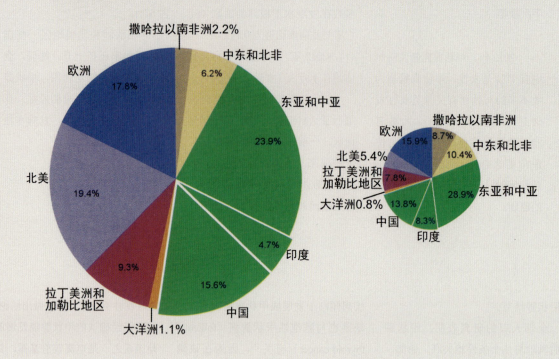

发病数：估计新增29.8万例　　　　　　**死亡数：估计4万例**

饼状图 5.15.1　估计的全球两性甲状腺癌新增病例和死亡人数在世界主要地区的比例分布，2012 年

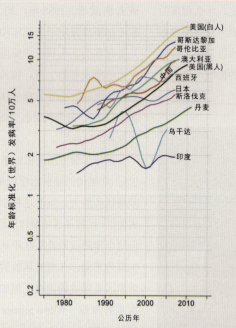 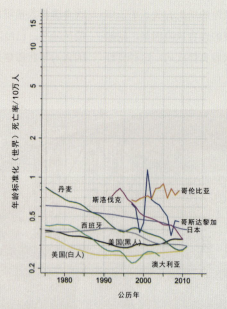

趋势图 5.15.1　选中的群体中女性甲状腺癌每年每 100000 人年龄标准化（世界）发病率，年份范围为 1975 ～ 2012 年

趋势图 5.15.2　选中的群体中女性甲状腺癌每年每 100000 人年龄标准化（世界）死亡率，年份范围为 1975 ～ 2012 年

454

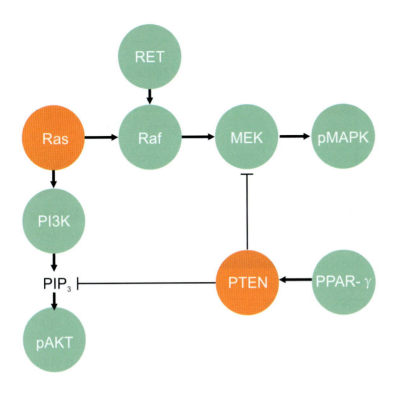

图 5.15.3 分化型甲状腺癌的分子通路失调和治疗的假定分子靶点
注：蛋白／脂质磷酸酶和蛋白／脂质蛋白激酶的高度复杂作用表明，只针对单组分的分子靶向治疗可能不足以稳定失调的信号途径。此外，分子靶向治疗将不得不适应个人的基因组成，因为它与肿瘤基因组相互作用。pAKT 表示磷酸化蛋白激酶 B；PI3K 表示磷脂酰肌醇 3- 激酶；PIP3 表示磷脂酰肌醇 3,4,5- 三磷酸盐；pMAPK 表示磷酸化分裂酶原蛋白激酶；PPAR-γ 表示过氧化物酶体增殖物激活受体 γ。

报道的每 10 次牙科辐射中，甲状腺癌风险增大 13%；如果需要反复辐射拍片，尤其是针对儿童，必须谨慎行事[10]。

几种遗传条件，例如家族性腺瘤性息肉综合症和考登综合症（Cowden syndrome），与不同类型的甲状腺癌有关[11]。对于非综合症的家族性非髓样甲状腺癌，流行病学数据表明，家族性聚集（familial aggregation）的可能性非常高，所以它属于一种较强的遗传成分。实际上，所有非髓样甲状腺癌的大约 10% 是遗传性的，与一般人群相比，若患者的一级亲属罹患甲状腺癌，则该患者患甲状腺癌的风险增加约 10 倍。标准化发病比（standardized incidence ratio）是一种评估恶性肿瘤发展的家族性风险指数，甲状腺癌的这个指数很高，超过 3.8。因此，在所有的癌症部位中，分化的上皮甲状腺癌是家族性风险最高的癌症之一[11]。

病理

甲状腺癌主要包括以下几种实体，按照发病频率的递减顺序分为：分化型甲状腺癌，包括乳头状和滤泡状甲状腺癌；髓样甲状腺癌；低度分化的甲状腺癌，包括未分化和退行的甲状腺癌[12]。

这些肿瘤类型是内胚层起源，产生于甲状腺滤泡，只有髓样甲状腺癌例外，它从滤泡旁产生降血钙素的 C 细胞发展，起源于神经内分泌。此外，甲状腺间质中含有淋巴样细胞（lymphoid cells），以及可能从甲状腺淋巴瘤产生的结缔组织，甲状腺淋巴瘤几乎总是非霍奇金淋巴瘤或肉瘤，但二者都非常罕见，占所有甲状腺癌的不到 5%[12]。

分化型甲状腺癌

乳头状甲状腺癌是恶性上皮性肿瘤，呈现滤泡细胞分化的证据，细胞核也很有特点。细胞核较大，低密度染色质（毛玻璃外观）显示细胞核内包含物和核沟（nuclear grooves）。乳头状甲状腺癌的细胞特征是两染性的（amphophilic）、细颗粒状胞浆（finely granular cytoplasm），大而苍白的细胞核，核沟和砂粒体（psammoma bodies）。肉眼观察时，乳头状甲状腺癌是一个发白的浸润性瘤，没有肿瘤包膜（tumour capsule）[12]，经常表现为多病灶。新检出的癌症中大约有 50% 是乳头状微癌，最大直径为 1cm 或更小[4]。尸检研究中，多达 35% 的病例检出这些小肿瘤，在甲状腺样本的仔细检查中发现，多达 24% 的病例存在微乳头状甲状腺癌。

越来越多的证据表明，这些整体上似乎并不活跃的微乳头状甲状腺癌属于高度侵袭性肿瘤，这样的肿瘤倾向于复发、转移和致死。因此，识别出预后标记非常重要。BRAF 基因突变分析可以识别患者是否处于危险中。同样地，组织病理学特征，例如呈现出硬化性改变，似乎与这些微乳头状甲状腺癌的转移有关（危害比为 11.8）（见图 5.15.5）[13]。

滤泡甲状腺癌（follicular thyroid cancers）是完好封包的病变，显示出纤维化、出血和包囊区。根据临床特点，可以区分为三种类型的滤泡甲状

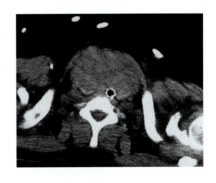

图 5.15.4 未分化甲状腺癌的颈部 CT（计算机断层扫描）成像

5. 器官部位的癌症

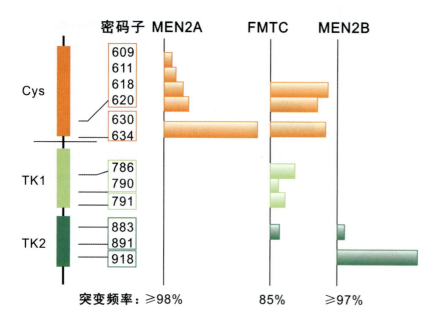

密码子 MEN2A   FMTC   MEN2B

Cys
609
611
618
620
630
634

TK1
786
790
791

TK2
883
891
918

突变频率：≥98%   85%   ≥97%

图 5.15.5　2 型多发性内分泌瘤（MEN2）的基因型—表型相关性
注：生殖细胞系 RET 基因突变是 MEN2 的特定亚型。受生殖细胞系基因突变影响的 RET 癌基因的密码子与它们在 RET 酪氨酸激酶受体（TK）的物理位置相关。水平条表明三个临床亚型 MEN2A、MEN2B 和家族性甲状腺髓质癌（FMTC）的突变频率。

腺癌：（1）浸润性较小的肿瘤，没有血管浸润，预后最好（无病生存率为 97%）；（2）浸润性较小的滤泡甲状腺癌，出现血管浸润（无病生存率为 81%）；（3）广泛浸润性滤泡甲状腺癌，大约 50% 的患者已经发现远端转移 [14]。WHO 的甲状腺癌分类法中定义的滤泡甲状腺癌，是显示出滤泡细胞分化证据的一种病变，没有乳头状甲状腺癌的细胞核特点。因此，滤泡甲状腺癌的确诊根据是排除乳头状甲状腺癌的典型细胞核特征 [12]。病理学上，滤泡甲状腺癌的主要挑战在于肿瘤和恶性病变各式各样的滤泡生长模式。另外，区分滤泡甲状腺恶性病变与滤泡腺瘤（follicular adenoma）的依据是识别出血管和 / 或包膜浸润 [15]。

髓样甲状腺癌

肉眼检查时，髓样甲状腺癌都没有包膜封包，但是这些肿瘤的边界良好，因为存在钙化区。如果属于遗传的疾病，多病灶相当常见。这种癌症独一无二的特征是淀粉质（amyloid）的特殊沉积。此外，癌胚抗原（CEA）和降钙素（calcitonin）的染色，有助于这种癌症与其他癌症的区分 [12]。

低度分化型甲状腺癌

低分化甲状腺癌（poorly diff-erentiated thyroid cancer）是一种浸润性很强的癌症。根据形态学和临床标准，这些肿瘤处于分化形式（滤泡和乳头状）和退行癌（anaplastic carcinomas）之间的中间位置。如上所述，大多数这类癌症是由分化良好的癌症形式去分化（de-differentiation）发展出来的。因此，从生物学和组织学来看，低分化甲状腺癌表现出滤泡甲状腺癌或乳头状甲状腺癌的特点。根据 WHO 的甲状腺癌分类法，低分化甲状腺癌是滤泡起源的肿瘤，但缺乏滤泡细胞分化的典型结构。

退行甲状腺癌是高度致命的肿瘤，起源于缺少甲状腺球蛋白表达（thyroglobulin expression）的甲状腺滤泡细胞（thyroid follicular cells）。确诊时，大部分这类癌症已经显示局部浸润和转移（见图 5.15.4）。

遗传学

甲状腺癌的肿瘤发生与多个基因和表观遗传改变有关。MAPK 和 PI3K/Akt 信号通路的激活似乎是甲状腺癌发生和发展的关键（见图 5.15.5）[16]。

BRAF 和 RAS 基因的点突变（point mutations）在甲状腺癌是常见的，这些变化涉及 RET/PTC 和 PAX8/PPAR-γ 的染色体重排 [17,18]。一些证据表明，某些致病因素与特定的分子改变有关，例如电离辐射暴露会导致染色体重排，而外源化学品通过引发点突变来介导基因组的损伤。何种程度的碘的高摄入与 BRAF 点突变的发展有关需要进一步澄清，目前的数据并不一致。

甲状腺癌的分子病理学解释需要识别出诊断和预后的标记。在这些标记中，BRAF 点突变可能是甲状腺结节治疗的最有价值的指标。越来越多的证据表明，BRAF V600E 阳性微乳头状甲状腺癌的浸润性较强，手术治疗时必须谨慎处置 [19]。

在未分化和退化甲状腺癌中发现的遗传改变涉及抑癌基因 TP53 和细胞周期检验点基因，例如 p27 或 p21。此外，Wnt 信号通路和 PTEN/PI3K/AKT 信号通路基因似乎在晚期甲状腺癌中发挥着重要作用。

遗传疾病

所有的髓样甲状腺癌中，大约 25% 的患者出现 2 型多发性内分泌腺瘤（MEN2）综合症 [20]。MEN2 是

一种常染色体显性遗传肿瘤综合症，起因是 *RET* 原癌基因（*RET* proto-oncogene）的胚系突变，包括嗜铬细胞瘤（phaeochromocytoma）、甲状旁腺功能亢进症（hyperparathyroidism）的关键内分泌瘤形成成分（endocrine neoplasia components），以及构成生活障碍的重要的髓样甲状腺癌的瘤形成成分。MEN2 相关的髓样甲状腺癌可以作为基因组医学实践中的模型。*RET* 髓性甲状腺癌易感基因如果出现突变，可以用一种功能强大的分子诊断检测方法，在发病之前识别出这种突变的携带者（即预测性测试），然后找出基因型与表型相互关系，最后根据截然不同的氨基酸改变设计出合适的手术治疗方案（见图 5.15.5）。

可遗传的非髓样甲状腺癌（heritable non-medullary thyroid cancer），并非单独发生的实体，而是不同肿瘤综合症的组成部分，例如考登综合症（Cowden syndrome）、卡尼综合症（Carney complex）、加德纳综合症（Gardner syndrome）（家族性腺瘤性息肉综合症），以及沃纳综合症（Werner syndrome），所有这些综合症都是以常染色体显性方式遗传的[11]。这些肿瘤综合症中，高达 20% 的患者会发生分化型甲状腺癌。非髓样甲状腺癌（non-medullary thyroid cancer）的一小部分称为家族性非髓样甲状腺癌（主要是乳头状甲状腺癌），它似乎是遗传的，但是没有出现其他相关症状。非综合症家族性非髓样甲状腺癌（non-syndromic familial non-medullary thyroid cancer）的特征是两个或更多个一级亲属受到甲状腺癌的影响，但是他们没有其他遗传综合症的迹象，也没有其他危险因素（即辐射）的暴露。过去的 10 年尽管人们进行了广泛的研究，查找与非综合症家族性非髓样甲

状腺癌相关的基因，但是人们迄今尚未识别出这类易感基因。然而，人们识别出至少 5 个推定存在的易感性基因位点，它们分别位于 1q21、2q21、8p23.1 ～ p22、14q31 和 19p13.2，其中只有 14q31 和 19p13.2 分别对应于 *NMTC1* 和 *TCO*，复制进入独立的家族组（family sets），但是人们仍然没有识别出映射到这些位点的易感性基因[21～23]。

远景

如上所述，电离辐射导致甲状腺癌，所以任何时候都必须避免这种辐射暴露，尤其是儿童时期。由于没有其他已经确认的病因，人们面临的挑战是，如何识别良性结节性甲状腺疾病的患者，具有发展成甲状腺癌的较大风险。这类甲状腺癌患者的筛查目前已经出现采用先进技术改进的诊断方法，例如甲状腺的超声波弹性成像（ultrasound elastography），细针抽吸进行分子分类（图 5.15.6）。

大多数类型的甲状腺癌，长期生存都很好：10 年总存活率，乳头状甲状腺癌超过 90%，滤泡甲状腺癌降至 85%，髓样甲状腺癌是 70%；退行肿瘤的长期预后很差[1]。转移通常影响区域的淋巴结，也可能扩散到骨、肺和肝。甲状腺床（thyroid bed）的复发肿瘤和远端复发肿瘤内复发比较常见，在初次确诊 10 年内，大约 30% 的患者出现这些复发[2]。

利用 *RET* 基因突变分析，可以通过预防性切除甲状腺来早期预防家族性髓样甲状腺癌，以及部分 MEN2 肿瘤综合症。如果查清甲状腺瘤发生（thyroid oncogenesis）涉及的失调信号通路，就可以识别出潜在的新的生物标志物和治疗靶点。以受体酪氨酸激酶为靶点，以及他们细胞内的下游蛋白（intracellular downstream

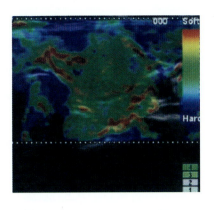

图 5.15.6　可疑甲状腺结节的超声弹性成像的图像，表明为硬结节 (Rago 评分，3 或 4)

proteins），如 mTOR 的 BRAF、AKT 或 MEK 的小分子疗法，正在进行临床试验研究，似乎有希望用于治疗晚期甲状腺癌[19]。肿瘤再次分化的晚期癌症不适合手术或放射碘治疗，而这些研究是一种新的癌症疗法。

注释

[1] Sherman SI (2003). Thyroid carcinoma. *Lancet*, 361:501–511. http://dx.doi.org/10.1016/S0140-6736(03)12488-9 PMID:12583960.

[2] Mazzaferri EL, Kloos RT (2001). Current approaches to primary therapy for papillary and follicular thyroid cancer. *J Clin Endocrinol Metab*, 86:1447–1463. http://dx.doi.org/10.1210/jc.86.4.1447 PMID:11297567.

[3] Wartofsky L (2010). Increasing world incidence of thyroid cancer: increased detection or higher radiation exposure? *Hormones (Athens)*, 9:103–108. PMID:20687393.

[4] Mazzaferri EL (2012). Managing thyroid microcarcinomas. *Yonsei Med J*, 53:1–14. http://dx.doi.org/10.3349/ymj.2012.53.1.1 PMID:22187228.

[5] Peterson E, De P, Nuttall R (2012). BMI, diet and female reproductive factors as risks for thyroid cancer: a systematic review. *PLoS One*, 7:e29177. http://dx.doi.org/10.1371/journal.pone.0029177 PMID:22276106 .

[6] Rahbari R, Zhang L, Kebebew E (2010). Thyroid cancer gender disparity. *Future Oncol*, 6:1771–1779. http://dx.doi.org/10.2217/fon.10.127 PMID:21142662.

[7] Dal Maso L, Bosetti C, La Vecchia C, Franceschi S (2009). Risk factors for thyroid cancer: an epidemiological review focused on nutritional factors. *Cancer Causes Control*, 20:75–86. http://dx.doi.org/10.1007/s10552-008-9219-5 PMID:18766448.

[8] Nikiforov YE (2006). Radiation-induced thyroid cancer: what we have learned from Chernobyl. *Endocr Pathol*, 17:307–317. http://dx.doi.org/10.1007/s12022-006-0001-5 PMID:17525478.

[9] Gandhi M, Evdokimova V, Nikiforov YE (2010). Mechanisms of chromosomal rearrangements in solid tumors: the model of papillary thyroid carcinoma. *Mol Cell Endocrinol*, 321:36–43. http://dx.doi.org/10.1016/j.mce.2009.09.013 PMID:19766698.

[10] Neta G, Rajaraman P, Berrington de Gonzalez A et al. (2013). A prospective study of medical diagnostic radiography and risk of thyroid cancer. *Am J Epidemiol*, 177:800–809. http://dx.doi.org/10.1093/aje/kws315 PMID:23529772.

[11] Weber F, Eng C (2008). Update on the molecular diagnosis of endocrine tumors: toward –omics-based personalized healthcare? *J Clin Endocrinol Metab*, 93:1097–1104. http://dx.doi.org/10.1210/jc.2008-0212 PMID:18390809.

[12] DeLellis RA, Lloyd RV, Heitz PU, Eng C, eds. (2004). *Pathology and Genetics of Tumours of Endocrine Organs*. Lyon: IARC.

[13] Pellegriti G, Scollo C, Lumera G et al. (2004). Clinical behavior and outcome of papillary thyroid cancers smaller than 1.5 cm in diameter: study of 299 cases. *J Clin Endocrinol Metab*, 89:3713–3720. http://dx.doi.org/10.1210/jc.2003-031982 PMID:15292295.

[14] O'Neill CJ, Vaughan L, Learoyd DL et al. (2011). Management of follicular thyroid carcinoma should be individualised based on degree of capsular and vascular invasion. *Eur J Surg Oncol*, 37:181–185. http://dx.doi.org/10.1016/j.ejso.2010.11.005 PMID:21144693.

[15] Baloch ZW, Livolsi VA (2002). Follicular-patterned lesions of the thyroid: the bane of the pathologist. *Am J Clin Pathol*, 117:143–150. http://dx.doi.org/10.1309/8VL9-ECXY-NVMX-2RQF PMID:11789719.

[16] Xing M (2013). Molecular pathogenesis and mechanisms of thyroid cancer. *Nat Rev Cancer*, 13:184–199. http://dx.doi.org/10.1038/nrc3431 PMID:23429735.

[17] Weber F, Eng C (2005). Gene-expression profiling in differentiated thyroid cancer – a viable strategy for the practice of genomic medicine? *Future Oncol*, 1:497–510. http://dx.doi.org/10.2217/14796694.1.4.497 PMID:16556026.

[18] Fagin JA, Mitsiades N (2008). Molecular pathology of thyroid cancer: diagnostic and clinical implications. *Best Pract Res Clin Endocrinol Metab*, 22:955–969. http://dx.doi.org/10.1016/j.beem.2008.09.017 PMID:19041825.

[19] Xing M, Haugen BR, Schlumberger M (2013).). Progress in molecular-based management of differentiated thyroid cancer. *Lancet*, 381:1058–1069. http://dx.doi.org/10.1016/S0140-6736(13)60109-9 PMID:23668556.

[20] Moline J, Eng C (2011). Multiple endocrine neoplasia type 2: an overview. *Genet Med*, 13:755–764. http://dx.doi.org/10.1097/GIM.0b013e318216cc6d PMID:21552134.

[21] Eng C (2010). Mendelian genetics of rare – and not so rare – cancers. *Ann N Y Acad Sci*, 1214:70–82. http://dx.doi.org/10.1111/j.1749-6632.2010.05789.x PMID:20946573.

[22] Eng C (2010). Common alleles of predisposition in endocrine neoplasia. *Curr Opin Genet Dev*, 20:251–256. http://dx.doi.org/10.1016/j.gde.2010.02.004 PMID:20211557.

[23] Dammann M, Weber F (2012). Personalized medicine: caught between hope, hype and the real world. *Clinics (Sao Paulo)*, 67 Suppl 1:91–97. http://dx.doi.org/10.6061/clinics/2012(Sup01)16 PMID:22584712.

参考网站

Cancer Research UK thyroid cancer home page: http://www.cancerresearchuk.org/cancer-help/type/thyroid-cancer/

Online Mendelian Inheritance in Man, Familial Medullary Thyroid Carcinoma: http://omim.org/entry/155240

5.16 神经系统肿瘤

保罗·克莱胡斯（Paul Kleihues）
吉尔·巴诺尔茨–斯隆（Jill Barnholt=-Slocm）
高崎裕子（Hiroko Ohgakil）
韦伯斯特·K. 卡文尼（Webster K.Cavenee，评审）
维尔纳·保卢斯（Werner Paulus，评审）

· 在所有的癌症中，神经系统的肿瘤不到2%，但是对癌症发病率和死亡率的影响显著。

· 人类整个生命期间都会发生神经系统肿瘤。成人最常见的是弥漫浸润胶质瘤，儿童最常见的是胚胎恶性肿瘤，包括髓母细胞瘤和神经母细胞瘤。

· 治疗性电离辐射是唯一得到证明的脑癌的病因。手机使用的影响仍在调查中。

· 胶质母细胞瘤是最常见、最恶性的中枢神经系统肿瘤。大多数（90%）老年患者（平均年龄60岁）在短期的临床病史后，症状开始非常明显。遗传特点包括 *EGFR* 增殖和 *PTEN* 突变。

· 年轻患者（平均年龄45岁）的二次胶质母细胞瘤从低度或退行性星形细胞瘤发展而来。遗传特点包括 *IDH1* 和 *TP53* 突变。

· 已经出现大量靶向药物，但是尚未找到可信的最佳疗法。目前，大部分脑肿瘤患者的预后较差。

脑肿瘤占人类整体癌症负担的不到2%。然而，它们会造成显著的病症，例如胶质瘤，是最常见的中枢神经系统肿瘤组织学类型，胶质预后很差，尤其是胶质母细胞瘤——成人中最常见的最恶性的脑瘤。恶性胚胎瘤通常在儿童时期表现明显，成神经管细胞瘤（medulloblastoma）发生在中枢神经系统，成神经母细胞瘤（neuroblastoma）发生在交感神经系统和肾上腺。脑膜瘤（meningiomas）起源于脑膜。大脑的保护层，通常为良性，多见于女性。大脑是常见的转移部位，最常见的转移来自乳腺癌和肺癌。

病因

脑瘤与遗传性癌症综合症有关，脑瘤与治疗性辐射没有因果关系（仅有极少数例外），也没有明确证明的与环境或生活方式相关的风险因素。

环境因素

已知头部和颈部的治疗性辐射曾经引起脑癌。特别是儿童通过放射治疗急性髓细胞白血病以后，通常在10年内，发展成恶性神经胶质瘤的风险显著升高[1]。头癣是一种头皮真菌感染，低剂量辐射治疗头癣可以诱发脑膜瘤，高剂量辐射可以诱发原发性脑瘤。最近，8项队列研究的系统评估整理出电离辐射与脑瘤风险之间的关系，研究中这种关联关系变化很大，一般来说，与神经胶质瘤风险相比，电离辐射越强，脑膜瘤风险越大[2]。

电磁场

职业暴露和家庭的强烈高频电磁

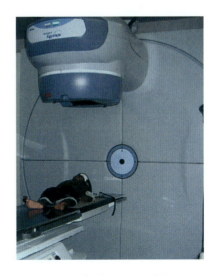

图 5.16.1　一名儿童在接受治疗
注：儿童的放疗方案因存在辐射而有其固有风险，现已通过设计以使任何此类风险最小化。

流行病学
神经系统肿瘤

• 中枢神经系统肿瘤是世界第17位最常见的癌症，估计每年有25.6万个新发病例。越发达的国家，发病率越高，因此，加上相当高的病死率，这类癌症是世界癌症相关死亡的第12位最常见的原因。

• 国际对比存在阻碍，因为许多地区没有报告，这可能在很大程度上解释了撒哈拉以南非洲地区和一些亚洲国家，观察到的发病率和死亡率较低。

• 发病率最高的是北美、欧洲和澳大利亚，典型的发病率为每年4/100000 ～ 8/100000个新发病例，在一些北欧国家更高。在多民族社区，非洲裔或亚洲裔的成人与孩子，风险比欧洲后裔低大约2倍。

• 脑肿瘤的年龄分布是双峰形态，儿童时期是一个发病高峰，成人中的第二个更大的高峰发生45 ～ 70岁。胶质母细胞瘤在男性中比较常见且更频繁，良性脑膜瘤在女性中比较显著。

场一直是公众关注的课题。一些研究[3]观察到，磁场的职业暴露与脑瘤之间存在微弱的关系；其他研究没有发现显著的风险升高[4]。现有的证据不足以证明电磁场会引发脑瘤。

手机

使用手机和脑瘤之间没有发现一致的关联[5～9]。在第一部手机出现之后，对讲机研究中[8]的10年比值比（odds ratio）没有发现整体升高或降低。第10年（最高）回忆的累计通话时间中（按照10分钟计算），神经胶质瘤的比值比是1.40（95%置信区间，1.03 ～ 1.89），脑膜瘤是1.15（95%置信区间，0.81 ～ 1.62）。神经胶质瘤的比值比，略高于颞叶（temporal lobe）。美国的对讲机研究数据分析表现出一致性，高度暴露的人群中观察到较高的风险[9]。2011年，国际癌症研究署的专著评估确认：使用手机与神经胶质瘤的因果关系的证据有限，归为2B类（可能对人类致癌）[10]。这种关系的证据，仍然没有定论，因为缺乏长期使用手机的数据[11]（参见2.8章《引起惊涛骇浪的一份国际癌症研究署的宣告》）。

过敏

一些研究表明，特定过敏性疾病病史，例如哮喘、湿疹和花粉热（hay fever）具有保护作用，可以抵抗神经胶质瘤的发展[12]。

环境致癌物

根据报告，几种职业暴露和环境致癌物与神经胶质瘤有关。但是，许

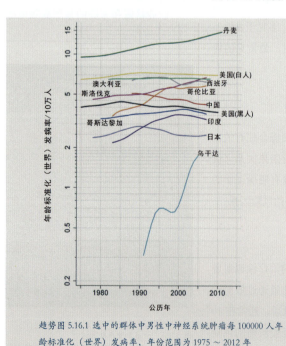

趋势图 5.16.1 选中的群体中男性中神经系统肿瘤每100000人年龄标准化（世界）发病率，年份范围为1975 ～ 2012年

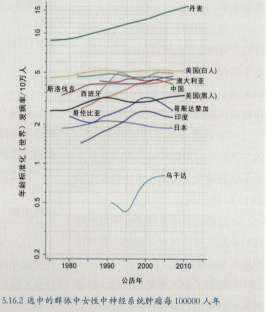

趋势图 5.16.2 选中的群体中女性中神经系统肿瘤每100000人年龄标准化（世界）发病率，年份范围为1975 ～ 2012年

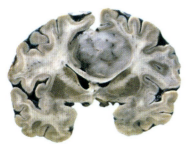

弥漫性星形细胞瘤

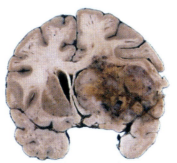

胶质母细胞瘤

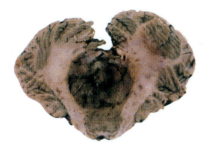

髓母细胞瘤

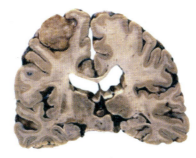

脑膜瘤

图 5.16.2　频繁发生的脑部肿瘤的宏观特性

多这类报告没有被独立研究所证实，任何一种暴露都没有明确识别出因果关系[1]。一些研究认为，父母的致癌物职业性暴露与后代的中枢神经系统肿瘤存在因果关系，但是没有识别出任何具体的环境因素。

饮食

亚硝酸盐处理的食品中，已经检出 *N*- 亚硝基化合物（*N*-nitroso compounds），如果摄入它们的化学前体，硝酸盐 / 亚硝酸盐和二级胺也可以在胃部形成这些化合物。维生素 C 和 E 可以抑制这些前体亚硝基化合物的形成。由于在实验动物身上，某些 *N*- 亚硝基化合物具有强烈的神经致癌性（neurocarcinogens），几项流行病学研究正在探索人脑肿瘤的病因学中这些化合物的作用。对九项已发表研究的一项荟萃分析发现，经常食用腊肉、熏肉和火腿的成人中，胶质瘤的风险有所升高，但是这些数据还不足以确认一种剂量与反应关系（dose–response relationship）[13]。

病毒感染

JC 病毒（JC virus）可能导致实验动物罹患神经系统的癌症，但在人脑肿瘤中，极少检出 JC 病毒[14]。1955 ~ 1962 年，由于 SV40 污染了脊髓灰质炎（小儿麻痹症）疫苗，多瘤病毒 SV40（polyomavirus SV40）被医源性引入人群。人们已经在多种人类肿瘤，包括脑瘤中发现了 SV40 序列，这种病因作用的可能性有所提高[15]。根据报道，使用了污染的脊髓灰质炎疫苗的国家，脑癌的组织切片中发现了不同频率的 SV40 序列[14]。但是，很有可能是含有 SV40 序列的质粒（plasmids）污染了这些结果，最近的研究没有在脑瘤中检出 SV40 的序列[16]。

遗传因素

某些遗传性癌症综合症（见表 5.16.1）可以引发中枢神经系统肿瘤。

但是，这类肿瘤整体上仅占脑瘤的不到 1%。

非综合症家族聚集的遗传基础

在脑瘤患者的亲属中，原发性脑瘤的比率不高，但是风险显著增大。队列研究显示，与人口发病率数据相比，标准化发病比（incidence ratio）大约是 2，也就是说，神经胶质瘤原发患者（glioma probands）的一级亲属中，原发性脑瘤或神经胶质瘤的风险增大 2 倍[17]。瑞典和挪威的一项全部人口的研究发现，如果父母之一是原发患者，神经胶质瘤的标准化发病比是 1.8（95% 置信区间，1.5 ~ 2.0），在很多家庭中，如果父母之一和至少两个兄弟姐妹受到神经系统肿瘤的影响，标准化发病比上升为 11.2（95% 置信区间，5.7 ~ 19.5）[18]。神经胶质瘤原发患者家族聚集性的一项荟萃分析（pooled analysis）表明神经胶质瘤、肉瘤和黑色素瘤的遗传风险增加[19]。全基因组关联研究已经识别出神经胶质瘤的几个低外显率（low-penetrance）易感性等位基因[20,21]。

检查

脑瘤的症状主要取决于肿瘤位置，包括局部麻痹、语言障碍和人格改变。少突神经胶质瘤（oligodendroglioma）的患者往往伴有癫痫突然发作的长期历史。随后，恶性脑瘤引起致命的颅内压力升高，造成昏迷和呼吸骤停。由于大脑没有疼痛受体，头痛往往是因为脑瘤浸润脑膜。如果出现症状，通常需要使用计算机断层扫描和磁共振成像技术进行详细的神经检查。

病理学和遗传学

世界卫生组织的《中枢神经系统肿瘤分类（第 4 版）》[*WHO*

表 5.16.1　家族性癌症综合征诱发中枢神经系统肿瘤的发展

综合症	基因（染色体）	神经系统肿瘤	其他病变
1 型多发性神经纤维瘤（MIM 号 162200）	*NF1*（17q11.2）	纤维神经瘤、恶性雀斑、红膜异构体、周围神经鞘瘤、骨病变、视神经胶质瘤、星形嗜铬细胞瘤、白血病	牛奶咖啡斑、淋巴白血病
2 型多发性神经纤维瘤（MIM 号 101000）	*NF2*（22q12）	神经鞘瘤、脊膜瘤、脑膜血管病、脊髓室管膜瘤、星形细胞瘤	后晶状体混浊、视网膜错构瘤
结节状硬化 *TSC1* 和 *TSC2*（MIM 号 191100，191092）	*TSC1*（9q34）*TSC2*（16p13.3）	室管膜下巨细胞星形细胞瘤	皮肤血管纤维瘤、鲨革样皮、指甲下纤维瘤、心纹肌瘤、肺和肾囊肿、肾血管肌脂肪瘤
李 - 佛美尼综合症（MIM 号 151623，191170）	*TP53*（17p13）	星形细胞瘤、继发性胶质母细胞瘤、髓母细胞瘤	肾上腺皮质癌、软组织和骨肉瘤、白血病、乳腺癌
1 型透克氏综合症（MIM 号 276300）	*MLH1*（3p21）PMS2（7p22）MSH2（2p21）	星形细胞瘤、胶质母细胞瘤	牛奶咖啡斑、大肠息肉（数量<100）、大息肉（直径>3cm）、结直肠癌瘤
2 型透克氏综合症（MIM 号 276300）	*APC*（5q21）	髓母细胞瘤	大肠小息肉（数量>100）、结直肠癌
痣样地基底细胞癌综合症（NNCCS）/基底细胞癌综合症（MIM 号 109400）	*PTCH*（9q22）	髓母细胞瘤	基底细胞癌、手掌和足底坑、颌骨囊肿、卵巢纤维瘤、骨骼异常
杆状肿瘤易感性综合症（RTPS）(MIM 号 609322）	*INI1*（22q11.2）	非典型畸形杆状肿瘤（AT/RT）	肾恶性横纹肌样瘤

注：MIM 为人类孟德尔遗传数据库，详见 www.omim.org。

Classification of Tumours of the Central Nervous System（4th edition）] 给出了 50 多种临床病理学实例，包括大量的组织学和生物学行为、治疗的反应和临床结果[22]。脑瘤最常见的临床和遗传数据详见表 5.16.2。

星形细胞瘤

神经胶质瘤中，星形细胞起源（astrocytic origin）的神经胶质瘤比例最大。

毛细胞型星形细胞瘤

毛细胞型星形细胞瘤（Pilocytic astrocytoma）（WHO 分级为 I 级）是儿童中最常见的中枢神经系统肿瘤，主要位于小脑和中线结构（midline structures）包括视束（optic tract）、脑干和脊髓（spinal cord）。这种肿瘤渗透邻近的脑结构，但是生长缓慢，通常预后较好，5 年存活率超过 85%。一些毛细胞型星形细胞瘤发生在 1 型神经纤维瘤（neurofibromatosis type 1）中，特

别是视神经（视神经胶质瘤）中。毛细胞型星形细胞瘤通常显示 *BRAF-KIAA1549* 融合[23]。其他类型的星形细胞瘤（WHO grades II-IV）通常在成人脑半球发病，弥漫性浸润邻近的脑结构（弥漫性星形细胞瘤）。

低度弥漫性星形细胞瘤

低度弥漫性星形细胞瘤（WHO grade II）发生于年轻人，生长缓慢，但是它们会渗透到相邻的脑结构，通常无法彻底手术切除。形态学上，肿瘤细胞类似于分化的星形胶质细胞。早期和频繁的遗传事件是 *IDH1* 或 *IDH2* 突变（大于 80%），*TP53* 突变（约 65%）和 *ATRX* 突变（65%）[24,25]。

间变性星形细胞瘤

间变性星形细胞瘤（Anaplastic astrocytoma）（WHO grade III）往往源于低度星形细胞瘤，生长相对较快，通常在 2 ~ 3 年内发展成为胶质母细胞瘤（glioblastoma），伴随着遗传变异。

胶质母细胞瘤

胶质母细胞瘤（glioblastoma）（WHO IV 级）是最常见、最恶性的神经系统肿瘤。胶质母细胞瘤弥漫渗透到大脑，包括对面的脑半球，虽然血管增生很多，但是表现出较高的多孔性和大面积坏死特征（见图 5.16.3）。

未分化（anaplastic）星形细胞瘤的恶性发展是继发性胶质母细胞瘤（secondary glioblastomas）的特点，其频繁出现 *IDH1* 或 *IDH2* 突变、*TP53* 突变、*ATRX* 突变，以及染色体 10q 和 19p 的杂合性缺失[26]。原发性胶质母细胞瘤更为常见，占胶质母细胞瘤的大约 90%，在老年人身上发展迅速，临床病史很短，通常少于 3 个月（见图 5.16.4）。遗传表达谱包括：*EGFR* 基因的扩增和过度表达、*PTEN* 突变、*TERT* 启动子突变以及染色体 10q10p 的杂合性缺失[26,27]。

胶质母细胞瘤的分类也可以参照 DNA 表达谱进行补充，因为 DNA 表达谱显示出截然不同的原神经的（proneural）、神经的（neural）、经典的（classic）和间叶细胞的（mesenchymal）各种形态[28]。*IDH1*

表 5.16.2　最常见的神经系统肿瘤的临床和遗传数据

肿瘤	年龄（岁）[a]	5 年生存率	遗传变异
纤维性星形细胞瘤（WHO, I 级）	<20	>85%	BRAF-KIAA1549 融合, NF1 突变（多发性神经纤维瘤案例）
弥漫性星形细胞瘤（WHO, II 级）	20～45	>60%	IDH 突变, TP53 突变, ATRX 突变
继发性胶质母细胞瘤（WHO, IV 级）	～45	～10%	IDH 突变, TP53 突变, ATRX 突变, LOH 10q, LOH 19q
原发性胶质母细胞瘤（WHO, IV 级）	～60	<3%	EGFR 扩增, PTEN 突变, LOH 10p, LOH 10q
少突神经胶质细胞瘤（WHO, II/III 级）	>20	>50%	IDH 突变, 1p 和 19q 共缺失, CIC 突变, FUBP1 突变
室管膜细胞瘤（WHO, II 级）	<45	<30%	22 号染色体改变, NF2 突变
髓母细胞瘤（WHO, IV 级）	<20	>50%	17 号等臂染色体, TP53 突变, PTCH 突变, β-连环蛋白突变, DDX3X 突变, SMARCA4 突变
神经母细胞瘤（WHO, IV 级）	<10	>90%; 20%～50%[b]	LOH1q, LOH11q, MYCN 扩增, 三染色体细胞 17q, ALK 突变

LOH, 杂合性缺失；

[a] 60% 或更多肿瘤类型的年龄范围都经临床证明；

[b] 病人 <1 年；病人 >1 年。

突变的继发性胶质母细胞瘤，有一种原神经表达谱。通常来说，原神经类的遗传变化包括：PDGFR 的扩增、PIK3CA/PIK3R1 的突变和 TP53 的缺失或突变[29]。神经亚型（neural subtype）与经典表达模式有关，显示出 7 号染色体的扩增、局部 CDKN2A 的缺失、10 号染色体的缺损和 EGFR 的扩增或突变。间叶细胞亚型（mesenchymal subtype）在 NF1、TP53 和 PTEN 出现频繁的突变，在 CDK6、MET、PTEN、CDKN2A 和 RB1 基因位点出现染色体畸变[29]。

人们已经识别出胶质母细胞瘤新的驱动因子[30]。LZTR1 和 CTNND2 的突变和缺失，EGFR-SEPT14 的基因融合，可以全面提升胶质母细胞瘤干细胞的自我更新和转型，从而促进了胶质母细胞瘤的发展。

胶质母细胞瘤的各种关键基因组改变，正是各种靶向药物的研发范畴（见图 5.16.5）。尤其重要的是，人们已经识别出治疗的基础（参见后文《神经胶质瘤基因组学及其神经肿瘤学意义》）。人们已经阐明烷基化损伤的 DNA 修复基因（alkylation-damage DNA repair gene）MGMT 在调节恶性

胶质瘤与烷基化药物（例如替莫唑胺，temozolomide）间的作用。两项随机试验表明，如果患者带有表观遗传沉默的 MGMT 基因（epigenetically silenced MGMT gene），替莫唑胺的治疗效果更好，如果患者带有未甲基化（unmethylated）的 MGMT 启动子，放疗作为初始疗法的生存期比较长[31]。

少突胶质细胞瘤

人们认为，这些肿瘤是从神经髓鞘（myelin）产生的少突胶质细胞（或者他们的前体）发展出来的，通常位于成年人的脑半球，往往包括基底神经节（basal ganglia）。组织学上，这些肿瘤是同构的、具有典型的蜂窝状图案和纤细的肿瘤血管（一种"鸡丝"图案)退行少突胶质细胞瘤（anaplastic oligodendrogliomas）的特点是：表现逆行性生长（anaplasia）、有丝分裂高度活跃以及预后不好。少突胶质细胞瘤与弥漫性星形细胞瘤（diffuse astrocytomas）具有共同的、常见的遗传改变，即 IDH1 或 IDH2 突变，由此表明，星形细胞瘤和少突胶质细

胞起源于相同的前体细胞（precursor cells）。少突胶质细胞的遗传特点是频繁的 IDH1 或 IDH2 突变（大于 80%）、染色体 1p 和 19q（约 70%）的联合缺失（co-deletion）、CIC 突变（约 40%）以及 FUBP1 突变（约 15%）[26]。

室管膜瘤

这些神经胶质瘤是从脑室和脊髓（spinal cord）中央管（central canal）的室管膜（ependymal lining）发展出来的。主要发生于儿童和年轻人。组织学上，肿瘤呈多孔状，典型特征是血管周围呈玫瑰形（rosettes）。脊髓的室管膜瘤在神经纤维瘤基因 NF2（neurofibromatosis gene NF2）上突变发生的频率很高[22]。

胶质神经瘤

这一组脑瘤不太常见，通常预后良好。这类肿瘤有一些非常明显地发生于儿童，包括促纤维增生的儿科星形细胞瘤/神经节胶质瘤（desmoplastic infantile astrocytoma/ganglioglioma），胚胎发育不良性神经上皮瘤

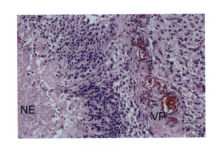

图 5.16.3 胶质母细胞瘤的典型组织学特征是坏死（NE）和血管增生（VP）

（dysembryoplastic neuroepithelial tumour）；有一些非常明显地发生于青少年和成年人，包括神经节细胞瘤（gangliocytoma）和中枢神经细胞瘤（central neurocytoma）。它们往往导致癫痫的长期病史[22]。

胚胎性肿瘤

这些肿瘤是从胚胎或胎儿前体细胞（fetal precursor cells）发展出来的，在儿童中往往很明显，虽然是高度恶性瘤，但是往往对放疗或化疗有反应。在中枢神经系统中，小脑髓母细胞瘤（cerebellar medulloblastomas）是最常见的。这些肿瘤发病高峰年龄为 3～6 岁，在成人中很少见。表达阵列分析（expression array analysis）和 DNA 测序，已经识别出四个截然不同的亚组（subgroups），临床结果的差别很大[32,33]。髓母细胞瘤中，如果发现 Wnt 信号通路已经激活，则预后最好，确认的办法是在大多数病例中，发现核 β-链蛋白（nuclear β-catenin）的积累，以及 CTNNB1 的突变[34]。WNT 亚型显示出经典的髓母细胞瘤组织学，在形态上难以识别。SHH 类型的生物学特征为：在大约 1/3 的病例中，PTCH 基因的一个突变激活了 shh（sonic hedgehog）信号通路[35]。这种亚型往往与促结缔组织增生的表型（desmoplastic phenotype）相关[36]。3 型神经管细胞瘤（Type 3

medulloblastomas）不是与某一信号通路相关联，而是通常显示出 NPR3 表达和 MYC 扩增。4 型髓母细胞瘤（Type 4 medulloblastomas）占所有髓母细胞瘤的大约 1/3，临床结果不太好。3 型和 4 型髓母细胞瘤的特点为以男性为主，呈现出通过脑脊髓液体（cerebrospinal fluid）进行转移的较强倾向。

周围神经肿瘤

周围神经肿瘤大多数是从髓磷脂产生的施旺细胞（myelin-producing Schwann cells）发展出来的，被称

为神经鞘瘤（neurinomas）或施旺瘤（schwannomas）。双侧听力神经施旺瘤被诊断为 2 型遗传性神经纤维瘤（inherited neurofibromatosis type 2）。听力神经施旺瘤是良性的（WHO 分级为 I 级），手术切除后的复发很少。神经纤维瘤（neurofibromas）和恶性外周神经鞘瘤（malignant peripheral nerve sheath tumours）是 NF1 综合症的典型表现[22]。

脑膜瘤

脑膜瘤通常是良性的，是附着于硬脑膜（dura mater）缓慢生长的

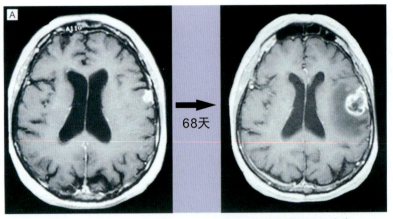

68天

原发性胶质母细胞瘤
WHO分级：IV 级

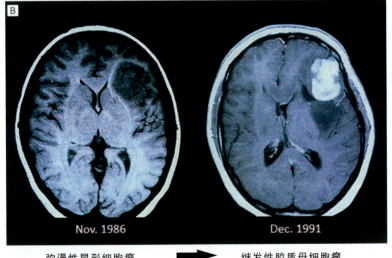

Nov. 1986　　　　　Dec. 1991

弥漫性星形细胞瘤　　5年　　继发性胶质母细胞瘤
WHO织分级：II 级　　　　　WHO分级：IV 级

图 5.16.4 胶质母细胞瘤的磁共振图像

注：（A）原发性胶质母细胞瘤的快速发展。磁共振图像显示了一个小皮质病变在 68 天内发展成为一个成熟的、伴有病灶周边水肿和中央性坏死的胶质母细胞瘤；与之形成对照的是，（B）从低级星形细胞瘤发展成继发性胶质母细胞瘤。

神经胶质瘤基因组学及其神经肿瘤学意义
阎海

在原发性恶性脑瘤的最常见类型——神经胶质瘤的特定亚型中，已经发现关键的染色质调节剂 ATRX 的突变，以及 CIC 和 FUBP1（细胞生长的强效调节剂）的突变。但是，在神经胶质瘤的许多亚型中，这些突变的频率与患者临床特征的关系，人们知之甚少。研究分析了 363 位脑瘤患者中的这些位点。ATRX 突变经常发生在 II/III 级星形细胞瘤（71%）、少突神经胶质瘤（68%），以及继发性成胶质细胞瘤（57%）中，ATRX 突变与 IDH1 突变有关，并与不同的端粒延长的表型（lengthening of telomeres phenotype）有关。CIC 和 FUBP1 突变经常发生在少突神经胶质瘤中（分别为 46% 和 24%），但是较少发生在星形细胞瘤或少突神经胶质瘤中（<10%）。这种分析使我们能够识别胶质瘤两个经常发生的遗传签名，即 IDH1/ ATRX（IA）和 IDH1/ CIC/ FUBP1（I-CF）。对于中位总生存期，IA 胶质瘤患者是 51 个月，没有任何签名的胶质瘤患者是 13 个月，相比之下，I-CF 胶质瘤患者的中位总生存期显著较长：96 个月。临床上，根据遗传签名，少突神经胶质瘤患者可以分为截然不同的分组，这类患者的确诊往往面临诸多挑战。甚至在同一类型的患者中，临床预后也存在差异。胶质瘤的遗传变化提供新的线索，具有直接的临床预后意义，提供了一种三重标记的遗传签名（tripartite genetic signature），可以有效地帮助我们进行常规的胶质瘤分型，有助于疗法的选择和预后，以及治疗实验的设计。

参考文献

[1] Duncan CG et al. (2012). Genome Res, 22:2339–2355. http://dx.doi.org/10.1101/gr.132738.111 PMID:22899282.

颅内肿瘤。由肿瘤发生的脑膜（蛛网膜）细胞构成，通常发病于成人，明显以女性为主，特别是位于脊柱的肿瘤。脑膜瘤不会渗透大脑，但是由于邻近大脑结构的挤压，可能引起颅内压的症状。脑膜瘤最常发生的部位是脑半球[22]。脑膜瘤通常可以通过手术切除治愈。非典型或恶性脑膜瘤比较少见（约占所有脑膜瘤的 5%）（参考网站 http://www.cbtrus.org），可以渗透大脑，往往局部复发。

成神经母细胞瘤

成神经母细胞瘤（neuroblastomas）源于原始神经嵴（primitive neural crest），是 1 岁以上儿童中最常见的肿瘤，发病率约为 1/100000，通常位于肾上腺和交感神经系统，占儿

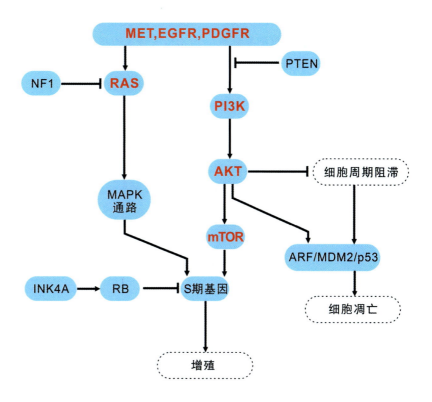

图 5.16.5　胶质母细胞瘤的信号通路示意图

注：胶质母细胞瘤的细胞周期失调某种程度上是几个不同的受体酪氨酸激酶（RTK）信号通路异常的结果，包括 EGFR、PDGFR 和 MET。红色所示的基因是可能的靶向介质，包括 RTK 抑制剂。[29]

5. 器官部位的癌症

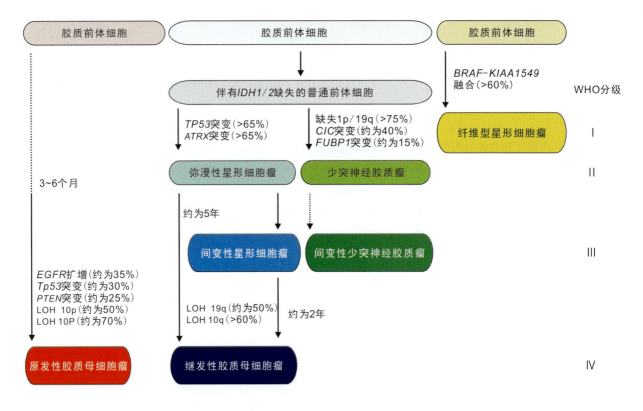

图 5.16.6　引起原发性或继发性神经胶质瘤遗传途径的当前理论

童所有癌症死亡的 15%。成神经母细胞瘤的成熟度呈现异质性，即从各种高度恶性脑瘤，到良性神经节细胞瘤。

60% 以上的成神经母细胞瘤是转移性的，经常携带着 MYCN 扩增或 ATRX 突变，和 / 或 ALK 突变。成神经母细胞瘤可以躲避 T 细胞和自然杀伤细胞。药品疗法的战略是，无论有没有白介素 -2（interleukin-2），以粒细胞—巨噬细胞集落刺激因子（granulocyte-macrophage colony-stimulating factor）联合抗 GD2 抗体（anti-GD2 antibodies）进行治疗。如果成神经母细胞瘤带有单独一份拷贝的 MYCN 或类似指标，则属于可以治愈的，可实施外科手术，或者手术结合低剂量化疗的疗法 [37]。

远景

虽然脑肿瘤的发生并不频繁，但是对死亡率的影响显著，往往影响儿童，整体预后较差。由于顽固地抵抗辐射治疗和化疗，成人中最常见的恶性脑瘤——成胶质母细胞瘤患者的预后非常不好。更遗憾的是，很多脑瘤新发病例还没有发现环境、生活方式或遗传相关的风险因素。人们已经识别出涉及神经系统肿瘤发展的许多遗传改变，可能有助于新的靶向疗法的开发。

注释

[1] Sherman SI (2003). Thyroid carcinoma. *Lancet*, 361:501–511. http://dx.doi.org/10.1016/S0140-6736(03)12488-9 PMID:12583960.

[2] Mazzaferri EL, Kloos RT (2001). Current approaches to primary therapy for papillary and follicular thyroid cancer. *J Clin Endocrinol Metab*, 86:1447–1463. http://dx.doi.org/10.1210/jc.86.4.1447 PMID:11297567.

[3] Wartofsky L (2010). Increasing world incidence of thyroid cancer: increased detection or higher radiation exposure? *Hormones (Athens)*, 9:103–108. PMID:20687393.

[4] Mazzaferri EL (2012). Managing thyroid microcarcinomas. *Yonsei Med J*, 53:1–14. http://dx.doi.org/10.3349/ymj.2012.53.1.1 PMID:22187228.

[5] Peterson E, De P, Nuttall R (2012). BMI, diet and female reproductive factors as risks for thyroid cancer: a systematic review. *PLoS One*, 7:e29177. http://dx.doi.org/10.1371/journal.pone.0029177 PMID:22276106.

[6] Rahbari R, Zhang L, Kebebew E (2010). Thyroid cancer gender disparity. *Future Oncol*, 6:1771–1779. http://dx.doi.org/10.2217/fon.10.127 PMID:21142662.

[7] Dal Maso L, Bosetti C, La Vecchia C, Franceschi S (2009). Risk factors for thyroid cancer: an epidemiological review focused on nutritional factors. *Cancer Causes Control*, 20:75–86. http://dx.doi.org/10.1007/s10552-008-9219-5 PMID:18766448.

[8] Nikiforov YE (2006). Radiation-induced thyroid cancer: what we have learned from Chernobyl. *Endocr Pathol*, 17:307–317. http://dx.doi.org/10.1007/s12022-006-0001-5 PMID:17525478.

[9] Gandhi M, Evdokimova V, Nikiforov YE (2010). Mechanisms of chromosomal rearrangements in solid tumors: the model of papillary thyroid carcinoma. *Mol Cell Endocrinol*, 321:36–43. http://dx.doi.org/10.1016/j.mce.2009.09.013 PMID:19766698.

[10] Neta G, Rajaraman P, Berrington de Gonzalez A et al. (2013). A prospective study of medical diagnostic radiography and risk of thyroid cancer. *Am J Epidemiol*, 177:800–809. http://dx.doi.org/10.1093/aje/kws315 PMID:23529772.

[11] Weber F, Eng C (2008). Update on the molecular diagnosis of endocrine tumors: toward –omics-based personalized healthcare? *J Clin Endocrinol Metab*, 93:1097–1104. http://dx.doi.org/10.1210/jc.2008-0212 PMID:18390809.

[12] DeLellis RA, Lloyd RV, Heitz PU, Eng C, eds. (2004). *Pathology and Genetics of Tumours of Endocrine Organs*. Lyon: IARC.

[13] Pellegriti G, Scollo C, Lumera G et al. (2004). Clinical behavior and outcome of papillary thyroid cancers smaller than 1.5 cm in diameter: study of 299 cases. *J Clin Endocrinol Metab*, 89:3713–3720. http://dx.doi.org/10.1210/jc.2003-031982 PMID:15292295.

[14] O'Neill CJ, Vaughan L, Learoyd DL et al. (2011). Management of follicular thyroid carcinoma should be individualised based on degree of capsular and vascular invasion. *Eur J Surg Oncol*, 37:181–185. http://dx.doi.org/10.1016/j.ejso.2010.11.005 PMID:21144693.

[15] Baloch ZW, Livolsi VA (2002). Follicular-patterned lesions of the thyroid: the bane of the pathologist. *Am J Clin Pathol*, 117:143–150. http://dx.doi.org/10.1309/8VL9-ECXY-NVMX-2RQF PMID:11789719.

[16] Xing M (2013). Molecular pathogenesis and mechanisms of thyroid cancer. *Nat Rev Cancer*, 13:184–199. http://dx.doi.org/10.1038/nrc3431 PMID:23429735.

[17] Weber F, Eng C (2005). Gene-expression profiling in differentiated thyroid cancer – a viable strategy for the practice of genomic medicine? *Future Oncol*, 1:497–510. http://dx.doi.org/10.2217/14796694.1.4.497 PMID:16556026.

[18] Fagin JA, Mitsiades N (2008). Molecular pathology of thyroid cancer: diagnostic and clinical implications. *Best Pract Res Clin Endocrinol Metab*, 22:955–969. http://dx.doi.org/10.1016/j.beem.2008.09.017 PMID:19041825.

[19] Xing M, Haugen BR, Schlumberger M (2013).). Progress in molecular-based management of differentiated thyroid cancer. *Lancet*, 381:1058–1069. http://dx.doi.org/10.1016/S0140-6736(13)60109-9 PMID:23668556.

[20] Moline J, Eng C (2011). Multiple endocrine neoplasia type 2: an overview. *Genet Med*, 13:755–764. http://dx.doi.org/10.1097/GIM.0b013e318216cc6d PMID:21552134.

[21] Eng C (2010). Mendelian genetics of rare – and not so rare – cancers. *Ann N Y Acad Sci*, 1214:70–82. http://dx.doi.org/10.1111/j.1749-6632.2010.05789.x PMID:20946573.

[22] Eng C (2010). Common alleles of predisposition in endocrine neoplasia. *Curr Opin Genet Dev*, 20:251–256. http://dx.doi.org/10.1016/j.gde.2010.02.004 PMID:20211557.

[23] Dammann M, Weber F (2012). Personalized medicine: caught between hope, hype and the real world. *Clinics (Sao Paulo)*, 67 Suppl 1:91–97. http://dx.doi.org/10.6061/clinics/2012(Sup01)16 PMID:22584712.

参考网站

Cancer Research UK thyroid cancer home page: http://www.cancerresearchuk.org/cancer-help/type/thyroid-cancer/

Online Mendelian Inheritance in Man, Familial Medullary Thyroid Carcinoma: http://omim.org/entry/155240

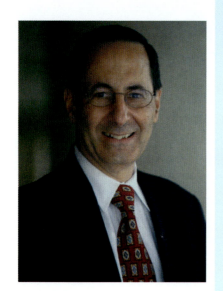

癌症筛查的争议及其解决方案：——来自美国"战场"的一种观点

巴尼特·S. 克拉默（Barnett S.Kramer）

巴尼特"巴里"（Barry）·S. 克拉默是美国国家癌症研究所（United States National Cancer Institute）癌症预防部主任，美国国家癌症研究所"医师数据质询"（PDQ）和"筛查和预防编辑委员会"主编。在经委员会认证的内科和肿瘤内科，克莱默博士获得马里兰大学医学研究院（University of Maryland Medical School）的医学学位，约翰斯·霍普金斯大学彭博公共卫生学院（Johns Hopkins University's Bloomberg School of Public Health）的公共卫生硕士学位。在初级癌症预防研究以及肺癌、卵巢癌、乳腺癌和前列腺癌临床筛查实验方面，克莱默博士拥有丰富经验。1994 ～ 2012 年，他是美国《国家癌症研究院杂志》（Journal of the National Cancer Institute）的主编。克莱默博士长期以来对报道的医学研究所面临的挑战充满兴趣，这促使他创办了"医学媒体研讨会"（Medicine in the Media Workshop），帮助培训具备严格审阅和对各种医学发现精确报道能力的新闻记者。

摘　要

·癌症筛查的激烈争议已经持续了很长时间。但是，我们也可以调整讨论的内容和基调，找出办法前行。新兴的分子技术可以帮助我们改善癌症的筛查检出、改进专业教育，为公众提供更详尽的信息。时间将会证明这些策略可以解决争议。

癌症筛查是最有争议的医学领域之一。从国家会议、医学文献、各类媒体，直至偶尔在议会上，人们关于筛查的利弊平衡争议从未间断。从直觉来看，发现没有症状的癌症好处必定多一些，但有时候，如果报告的筛查好处存疑或者有害，就会引发争论。

癌症临床明显症状出现之前——早期发现的概念起源于一个多世纪以前，这引导了大部分病例的治疗。1907 年查尔斯·柴尔德博士（Charles Childe）在他的《控制天灾，或癌症如何治愈》（*The Control of a Scourge, or How Cancer is Curable*）中断言，如果人们仅仅留意癌症的最早期、显然微不足道的症状或迹象则"根本不需要发挥想象力……可以说大多数病例……是可以治愈的"[1]。1924 年，《纽约时报》引述约翰·霍普金斯医院约瑟夫·柯尔特布拉德古德博士（Dr Joseph Colt Bloodgood）的话，声称"生长在身体任何部位"的癌症，只要经过仔细的检查，"癌症导致的死亡实际上可以消除"[2]。（回想起来，我们现在意识到这些言论是如何离谱）。不管怎么说，逻辑的诱惑力依然很强，并且往往与常用的几种筛查实验得出的真实证据毫不相干。但是，这种概念很容易被卫生专业人士和公众抓住。公共卫生信息是准确无误的，但往往会发生微妙的概念偷换[3]。某些癌症倡导团体极力鼓吹筛查是"癌症战争"中最重要的武器，他们有时会刺激尽可能多的人投入到筛查中去[4,5]。

筛查这一概念至少在美国已经站稳了脚跟。2005 ～ 2008 年的"美国全国健康访问调查"（NHIS）的数据表明，癌症筛查率始终很高，而在 80 岁或更老的人群中——这些群体非但不大可能从筛查得到实在的好处，反而会造成伤害。超过 50% 75 岁以上的受访者报告说，他们的医生继续积极推荐筛查[6]。或许更为惊人的是，"监测、流行病学和最终结果"（SEER）的卫生数据库显示，相当大比例的 65

岁以上的患者已经确诊为晚期不可治愈的肺癌、结直肠癌、胰腺癌、胃肠道或乳腺癌(中位数生存时间4.3～16.2个月),却仍然进行了乳房X线影像学检查、宫颈抹片检查、前列腺特异性抗原(PSA)测试,或者下消化道内镜检查等筛查[7]。筛查获益的假设如此强烈,以致任何人如果提出筛查可能有害,都可能会遭到攻击。例如,最近否定乳房X线照相的一项研究认为乳腺癌筛查有害,过度检查(过度诊断)这种并不致命的病变并未得到人们的重视[8],被斥为是"恶毒的胡说八道"[9],目的是削减医疗保健成本。但是,争议双方分歧的起源都超越了财务诱因本身。

分子与分母的问题

某种意义上来说,公共卫生是分母(总人口)的科学,临床医学是分子(分母中成为患者的人口)的科学。对于证据的解读和运用,两个学科的培训计划不同,因此双方各自养成截然不同的启发方式(heuristics)和心理捷径(mental shortcuts)[10]。目标群体通常是相对健康的普通人群,检查通常在临床环境下进行。因此,癌症筛查位于两个世界之间的交界处,引爆的冲突其实是植根于两个完全不同世界的哲学冲突。

保健专业人员受到个人经验的强烈影响,这是理所应当的。累积的经验,正是临床判断进步的核心要素。但是,观察和实验已经证明,仅仅凭借个人经验可能扭曲诊断中的思考推理,这被称为可用性偏见(availability bias)[11]。癌症专家治疗癌症患者("分子"),天天见证患者的痛苦,他们理所当然拥护预防这类痛苦的措施,即使这些预防措施并不是基于可以获得的最强证据。事实上,他们对公共保健人士表现出急躁,后者在做出影响几十万乃至几千万健康人的建议之前,要求高质量的证据。癌症筛查和

预防的核心原则之一是使健康人变得比现在更好,这相当困难,但是变得比现在更糟却毫不困难。这种分子和分母的问题,大概是临床专业圈子的一种常见的事实,与其他圈子相比他们不遗余力地积极推荐筛查[12]。

公众中也出现了类似的现象。健康人住在分母,了解他们迟早会进入的分子。但是,癌症诊断突然改变了这种观点。这里,可用性偏见是非常个性化的,从新获知的观点带着有利于他人的愿望。与基础广泛的健康倡导团体相比,癌症倡导团体往往更积极推崇癌症筛查。

直接经验会扭曲对筛选结果的感知

不过,临床环境中还有比可用性偏差更麻烦的事情。个人的经验可以更直接地影响一位临床医生对筛查价值的判断,这既能增大感知的有益程度,又能减少感知的有害程度[13,14]。几个众所周知的人为制造的虚假偏见,放大了癌症筛查表面上的好处,在某些临床医生的眼里,甚至能把一个完全无效的检查看成是非常有效的。筛查检查的最终效益,取决于整体或者针对某些疾病的死亡率是否产生效果,然而临床医生作为个体,他们看不到实际中的死亡率变化。但是,他们直接看到了确诊患者的生存期,这种观察会造成严重的误导。

人们自行选择是否筛查,由此带来的混淆因素,既与期望被筛查有关,又与期望得到有利的健康结果有关,可是与实际的筛查毫无关系。筛查是努力找出健康志愿者的偏差,或者健康筛查者的偏差。例如,在前列腺癌、肺癌、结肠直肠癌和卵巢癌的一项大型随机筛查实验中,从各种原因导致的死亡人数来看,死因与目标癌症无关的人数,远远低于参与者的期望[15]。这种减少,甚至延伸到意外事故和中毒的死亡,不可能受到实际筛选实验的影响。

每一次筛查实验,都会产生时间偏差,因为筛查检出的癌症确诊时间被提前了,即使死亡日期和死因都不变,表面上也延长了生存期。例如如果确诊的第四年所有患者均已死亡,则5年生存率为零。如果一种新型的(但是无效的)筛查实验提前3年做出确诊,死亡风险不变,则5年生存率将是100%。生存期如此显著的激增,会使绝大多数临床医生变成筛查的忠实信徒。

大多数(如果不是全部)的癌症筛查实验,也与长度偏置采样(length-biased sampling)有关。这是因为他们检测的是生长缓慢的、没有临床症状的癌症,即使调整了临床分期和组织病理学表型特征,与排定日程的筛查相比,发现快速增长的肿瘤更能吸引他们的临床注意力[16]。长度偏置采样的一种极端形式是过度诊断。有时检出的肿瘤,生长极其缓慢,在患者的有生之年不会带来任何伤害。如果没有筛查,患者的生活会继续下去,直到死于其他的竞争原因,而不是带着癌症患者的标签死去。观察或实验的证据已经证明,过度诊断发生于各种癌症,包括黑色素瘤、甲状腺癌、前列腺癌、肾癌和乳腺癌[8,17]。癌症主要是一种老龄人群的疾病,其筛查特别容易发生过度诊断,在有生之年,会导致其他致死病因发病率的增加。然而,甚至婴儿期的一种疾病——成神经母细胞瘤,也曾经在筛查中发生过度诊断的病例[18]。其效果是不仅增大了存活率,也提高了治愈率。毕竟,这是最容易"治愈"的患者——根本不需要治疗。

所有这些偏差结合筛查使得生存率膨胀了,但与针对死亡率筛查的实际效果毫无关系。事实上,观察或实验已经证明,1950～1995年美国的5年生存率有所增加,而同一种癌症的死亡率几乎没有变化或者没有关系(皮尔森等级 r =0.00)[19]。换句话说,筛查实验不论从个人还是群体水平判断,

生存是衡量成功的不可靠标准。

确诊后的存活时间而不是死亡，是医生唯一可以直接观察到的，即使像柴尔德博士和布拉古德博士这样高明的医生，他们也被自己的细心观察和经验所误导了。事实上，调查表明，绝大多数初级保健医生都会错误地认为筛查改善生存，是拯救生命的证据[20]。

同样，不管筛查是不是有效的，接受筛查的患者把自己的体验作为有利的证据进行观察。阴性结果，令人们的恐惧消失；假阳性的结果，在排除癌症之后令人如释重负。真正的阳性结果令人们开始无限感激医生，这么早就检查和发现了癌症（即使什么都不是，仅仅属于过度诊断）。无论患者还是医生，都认为副作用严重的疗法是物有所值的。如果患者还是终于死在癌症上，医生和家人们都会心安理得，因为一切能够做的，大家都已经做到了。总的来说，几乎没有或者完全没有负面的反馈[21]。

所以，当某些研究论文的作者或媒体质疑某些筛查是不是真的纯粹有利时，遭到如此的怀疑和尖刻抨击，也就不必感到惊讶了。无论公众还是医生，似乎都根据个人的体验站在了敌视这些报告的一边，其结果是自相矛盾的认知，起源于焦虑不安——这是恼怒的先祖。

这些解决方案是否存在争议

潜在的解决方案，反映出上述争议的起源：（1）对许多筛查检出的癌症的生物学理解并不精确；（2）培训教育不足，无法正确认识影响诠释个人经历的强大偏差；（3）关于筛查，细节和框架的信息不充分。

更好地理解生物学

传统的分期和预后系统，例如肿瘤淋巴结转移（TNM）分类法和组织学分级是相当粗糙的，无法指导我们在个人层面上分辨出过度诊断。因此，面对筛查检出的全部或者绝大部分癌症，即使其中很多病例根本不必治疗或者过度治疗，患者和医生双方都倍感压力。如果我们掌握了更加可靠的方法，可以区分筛查检出的癌症中哪些不会造成伤害，可以保留治疗之前的状况，这些争议就会平息。对于筛查检出的前列腺癌和神经母细胞瘤，人们心照不宣，已经采取了积极监测的办法[22~24]。但是，对于绝大多数的癌症，个人层面上的预测依然显得过于粗糙，乃至令人感到不舒服。

另一种策略是，采用新兴的分子生物学技术，找出筛查检出的病变特点。这项研究措施，目前正在美国国家癌症研究院早期发现研究网（Early Detection Research Network of the United States National Cancer Institute，参见 http://edrn.nci.nih.gov/）中进行。这种前瞻性设计的例子之一是，在筛查检出的前列腺癌患者中，作为积极监测活动的一部分，连续实施组织活检，找出肿瘤的特点。横断面设计（cross-sectional designs）也可以做到初步查明，如果肿瘤样本证实诊断方法是准确的，属于筛查检出并间歇呈现症状的癌症则需要积极的筛查。平均来说，与间歇呈现症状的癌症相比，筛查检出的癌症侵袭性比较低，他们的分子模式是可以对比的。最后，在并非死于癌症的人们身上进行快速尸检研究，以发现临床症状不明显的癌症，可以找出癌症储存池的特点，这是筛查中过度诊断的来源。对于过度诊断的癌症，如果能找出更好的分子表征方法，则既可以保留筛查的好处，又可以使危害降到最低程度。

专业培训的改进

正规的培训要涵盖强有力的筛查有关的偏差，这些偏差会干扰临床观察（以及非随机的筛查研究），这样一来，卫生专业人员可以更好地判断筛查检测的价值，更好地评估发表的研究报告，减少个人经验造成的认知分歧。这种培训最好在医疗培训的起始阶段展开，在专业相关的启发法成为脑海中的烙印之前展开。在医学院里，增加一些公共卫生和流行病学培训，可以缓解分子和分母的压力。

更好地概括筛查信息

筛选信息的强度应该与证据的强度吻合。我们期望获得的远超出癌症筛查本身：筛查把复杂的事物过分简单化了[3]。与电话沟通相比，癌症筛查往往是更紧迫的催促。应告知人们做出决策而不是劝说，这才是我们的目标。同样地，筛查的好处往往使用最常用的术语。经验的证据（包括随机实验）表明，在访谈中，从公众使用的术语比例或频率可以看出，人们已经进步到可以更好地把握筛查的效能和害处[25,26]。一份肺癌筛查报告显示肺癌死亡率减少了20%，这大致相当于对 1000 位重度吸烟者和前烟民每年进行 3 次筛查，在未来的 6～7 年里，可以避免大约 4 例肺癌死亡（这是全国肺癌筛查实验的结果，包括低剂量的 CT 与胸片）[27]。但是，这两种表达方式给人的"感觉"并不相同，对于个人决策而言，后一种表达方式比较好。这种结果表达的例子请参见以下网页中的实验结果：http://www.cancer.gov/newscenter/qa/2002/NLSTstudyGuidePatientsPhysicians。

（这篇文章表达的是作者的个人观点，不一定代表美国联邦政府或者卫生与公众服务部的正式立场。）

注释

[1] Childe CP (1907). *The Control of a Scourge, or How Cancer Is Curable*. New York: Dutton. [Anonymous]. Cure for cancer in prompt action；Dr. Bloodgood of Johns Hopkins declares elimination almost sure in early stage. New York Times, 8 June 1924, p. 25.

[2] Woloshin S, Schwartz LM, Black WC, Kramer BS (2012). Cancer screening campaigns–getting past uninformative persuasion. *N Engl J Med*, 367:1677–1679. http://dx.doi.org/10.1056/NEJMp1209407 PMID:23113476.

[3] Lerner BH (2001). Seek and ye shall find: mammography praised and scorned. In: *The Breast Cancer Wars: Hope, Fear, and the Pursuit of a Cure in Twentieth-Century America*. New York: Oxford University Press, pp. 196–222.

[4] Brawley OW, Goldberg P (2011). From the health fair. In: *How We Do Harm: A Doctor Breaks Ranks about Being Sick in America*. New York: St. Martin's Press, pp. 215–224.

[5] Bellizzi KM, Breslau ES, Burness A, Waldron W (2011). Prevalence of cancer screening in older, racially diverse adults: still screening after all these years. *Arch Intern Med*, 171:2031–2037. http://dx.doi.org/10.1001/archinternmed.2011.570 PMID:22158573.

[6] Sima CS, Panageas KS, Schrag D (2010). Cancer screening among patients with advanced cancer. *JAMA*, 304:1584–1591. http://dx.doi.org/10.1001/jama.2010.1449 PMID:20940384.

[7] Bleyer A, Welch HG (2012). Effect of three decades of screening mammography on breast-cancer incidence. *N Engl J Med*, 367:1998–2005. http://dx.doi.org/10.1056/NEJMoa1206809 PMID:23171096.

[8] Morin M (2012). To screen or not to screen. *Los Angeles Times*, 21 November 2012.

[9] Ferguson JH (1999). Curative and population medicine: bridging the great divide. *Neuroepidemiology*, 18:111–119. http://dx.doi.org/10.1159/000026202 PMID:10202265.

[10] Mamede S, van Gog T, van den Berge K et al. (2010). Effect of availability bias and reflective reasoning on diagnostic accuracy among internal medicine residents. *JAMA*, 304:1198–1203. http://dx.doi.org/10.1001/jama.2010.1276 PMID:20841533.

[11] Hoffman RM, Barry MJ, Roberts RG, Sox HC (2012). Reconciling primary care and specialist perspectives on prostate cancer screening. *Ann Fam Med*, 10:568–571. http://dx.doi.org/10.1370/afm.1399 PMID:23149535.

[12] Kramer BS, Croswell JM (2009). Cancer screening: the clash of science and intuition. *Annu Rev Med*, 60:125–137. http://dx.doi.org/10.1146/annurev.med.60.101107.134802 PMID:18803476.

[13] Croswell JM, Ransohoff DF, Kramer BS (2010). Principles of cancer screening: lessons from history and study design issues. *Semin Oncol*, 37:202–215. http://dx.doi.org/10.1053/j.seminoncol.2010.05.006 PMID:20709205.

[14] Pinsky PF, Miller A, Kramer BS et al. (2007). Evidence of a healthy volunteer effect in the prostate, lung, colorectal, and ovarian cancer screening trial. *Am J Epidemiol*, 165:874–881. http://dx.doi.org/10.1093/aje/kwk075 PMID:17244633.

[15] Domingo L, Blanch J, Servitja S et al. (2013). Aggressiveness features and outcomes of true interval cancers: comparison between screen-detected and symptom-detected cancers. *Eur J Cancer Prev*, 22:21–28. http://dx.doi.org/10.1097/CEJ.0b013e328354d324 PMID:22584215.

[16] Welch HG, Black WC (2010). Overdiagnosis in cancer. *J Natl Cancer Inst*, 102:605–613. http://dx.doi.org/10.1093/jnci/djq099 PMID:20413742.

[17] National Cancer Institute. PDQ Neuroblastoma Screening. Bethesda, MD: National Cancer Institute. Date last modifled: 23 July 2010. Available at http://www.cancer.gov/cancertopics/pdq/screening/neuroblastoma/HealthProfessional.

[18] Welch HG, Schwartz LM, Woloshin S (2000). Are increasing 5-year survival rates evidence of success against cancer? *JAMA*, 283:2975–2978. http://dx.doi.org/10.1001/jama.283.22.2975 PMID:10865276.

[19] Wegwarth O, Schwartz LM, Woloshin S et al. (2012). Do physicians understand cancer screening statistics? A national survey of primary care physicians in the United States. *Ann Intern Med*, 156:340–349. http://dx.doi.org/10.7326/0003-4819-156-5-201203060-00005 PMID:22393129.

[20] Ransohoff DF, McNaughton Collins M, Fowler FJ (2002). Why is prostate cancer screening so common when the evidence is so uncertain? A system without negative feedback. *Am J Med*, 113:663–667. http://dx.doi.org/10.1016/S0002-9343(02)01235-4 PMID:12505117.

[21] Ganz PA, Barry JM, Burke W et al. (2011). *National Institutes of Health State-of-the-Science Conference Statement: Role of Active Surveillance in the Management of Men with Localized Prostate Cancer*. NIH Consensus and State-of-the-Science Statements, Vol. 28, No. 1, December 5–7, 2011. Bethesda, MD: National Institutes of Health.

[22] Nishihira H, Toyoda Y, Tanaka Y et al. (2000). Natural course of neuroblastoma detected by mass screening: a 5-year prospective study at a single institution. *J Clin Oncol*, 18:3012–3017. PMID:10944135.

[23] Yoneda A, Oue T, Imura K et al. (2001). Observation of untreated patients with neuroblastoma detected by mass screening: a-wait and seel pilot study. *Med Pediatr Oncol*, 36:160–162. http://dx.doi.org/10.1002/1096-911X(20010101)36:1<160::AID-MPO1039>3.0.CO；2-G PMID:11464874.

[24] Fagerlin A, Zikmund-Fisher BJ, Ubel PA (2011). Helping patients decide: ten steps to better risk communication. *J Natl Cancer Inst*, 103:1436–1443. http://dx.doi.org/10.1093/jnci/djr318 PMID:21931068.

[25] Woloshin S, Schwartz LM (2011). Communicating data about the benefits and harms of treatment: a randomized trial. *Ann Intern Med*, 155:87–96. http://dx.doi.org/10.1059/0003-4819-155-2-201107190-00004 PMID:21768582.

[26] Aberle DR, Adams AM, Berg CD et al.；National Lung Screening Trial Research Team (2011). Reduced lung-cancer mortality with low-dose computed tomographic screening. *N Engl J Med*, 365:395–409. http://dx.doi.org/10.1056/NEJMoa1102873 PMID:21714641.

6

癌症控制

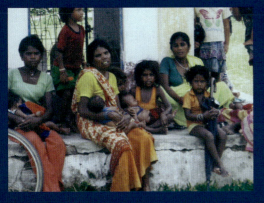

本报告的前面各个章节论述了癌症的全球负担、因果关系和预防，还有目前人们对癌症生物学的理解并由此产生的新的治疗和预防办法以及对于每一种常见肿瘤类型进行研究探索的各种参数。所有这些问题的知识来源，尤其是减少癌症的发病率和死亡率的干预措施主要来自研究，研究的结果确定了前面所有章节的内容。第六章的主要内容不是研究发现的阐述，而是癌症控制知识在国家层面上的运用及其程度，以及如何调用资源达成这一目标。重点从更好地了解癌症转变为目前如何协调行动和对已知方法减少癌症负担的预测。国家之间的差异是显而易见的，有时更有效地体现在与国家繁荣的关联上，但是往往还要延伸到其他领域。资源充足的国家癌症控制计划的制定和实施目前得到公认，是人口健康和临床服务活动的广义目标的一种基本要素。国际合作提供了一种机会，可以把不必要的评估最小化，达成国家（有时是局部）民众利益的最优化。与癌症控制措施平行实施的是基础设施的继续建设，研究如何实施（与局部有关）和管理，这类研究将为更加有效的癌症控制措施奠定基础。

癌症控制在非洲：一个脆弱大陆的选择

艾萨克·F. 阿德沃尔 （Isaac F. Adewole）

癌症仍然是非洲首要的非传染性疾病，与正在肆虐这块大陆的传染病相比，癌症正在成为一种重大的负担。无知、贫穷和不健康的行为一起使得非洲成为一块脆弱的大陆，癌症负担出现在男性和女性，以及年轻和成年的群体里[1]。世界范围的 760 万名癌症死亡患者中，发展中国家占 480 万名，相当于每天大约 2.1 万名癌症患者死亡，而非洲所占比例为全球最高。迅速增长的癌症负担可归因于非洲一些国家的过渡时期人口状况，即老年化的比例越来越高以及生活方式向典型的工业化国家转变。2010 年，只有 17 个非洲国家在执行癌症控制政策，而实际上目前没有一个非洲国家在执行一个需要充足资金的国家癌症控制计划。这清楚地表明整个非洲大陆缺乏政治决心和义务[2]。这是整个大陆势必要解决的问题。

首先，利用社会上和文化上敏感的框架，每一个国家都必须制定一套国家癌症控制计划。其次，需要建立这样一种意识，即癌症是一组复杂的疾病，系统性方法往往可以追踪确认的发病因素。这将涉及全部人口的健康促进战略，其重点是饮食和运动、生活方式的改变、性行为和家庭生活教育计划、开展反对文化习俗和实践的运动，以及其他与癌症风险有关的行为，改变宣传策略。此外，立法支持促进社区和家庭的健康生活也是必需的。预计这些举措有助于在非洲大陆推进一种强大的一级预防战略，其中涉及大约 33% 与感染相关的癌症[3]。

可信的证据比比皆是，通过接种疫苗有些癌症可以得到预防，非洲国家应采取在本国内切实可行的办法来积极参与当前的全球性努力，而不是过度依赖捐助。这些疫苗的制度化早已存在，成功的国家免疫计划为非洲大陆提供了一个真正的机会[4]。

癌前病变和早期疾病的筛查是另一种控制策略，目前非洲尚未做到这一点。应优先建立癌症登记制度和示范中心，培训大量的专业人员，为非洲的癌症患者提供多学科团队的护理，通过与癌症中心的合作，提供前沿服务、专业组织和制药企业。对有兴趣投资非洲癌症控制的基金、跨国公司和个人，提供税收优惠政策。

非洲的癌症控制是可行的，但是重点必须放在控制计划上，该计划是现实的、可持续的、公平的，并且是强有力的医疗保健体系的一部分。

注释

[1] Morhason-Bello IO et al. (2013). *Lancet Oncol*, 14:e142–e151. http://dx.doi.org/10.1016/S1470-2045(12)70482-5 PMID: 23561745.

[2] Stefan DC et al. (2013). *Lancet Oncol*, 14:e189–e195. http://dx.doi.org/10.1016/S1470-2045(13)70100-1 PMID: 23561751.

[3] de Martel C et al. (2012). *Lancet Oncol*, 13:607–615. http://dx.doi.org/10.1016/S1470-2045(12)70137-7 PMID:22575588.

[4] Sylla BS, Wild CP (2012). *Int J Cancer*, 130:245–250. http://dx.doi.org/10.1002/ijc.26333 PMID:21796634.

6.1 国家癌症控制计划

6. 癌症控制

西蒙·B. 萨克利夫（Simon B. Sutcliffe）

劳尔·埃尔南多·穆里略·莫雷诺（Raul Hernando Murillo Moreno，评审）

爱德华·L. 特林布尔（Edward L. Trimble，评审）

摘 要

·国家癌症控制计划详细制定了针对癌症人口负担的各种策略，通过干预减少发病率、死亡率和致残率，提高有癌症风险或癌症经历人们的生活质量。

·这些计划完备性的基础是，当前和准确测算出的负担、现实的改善目标，以及持续监控所记录的表现和结果。

·国家癌症控制计划定义包括：计划的活动目的、减少癌症负担的干预内容，适应当时环境条件的活动内容、相关利益者之间要求的关系以及执行这些计划需要的资源（内部和外部的资源）。

·国家癌症控制计划的批准和实施，曾经主要是在高收入国家中进行，随着中低收入国家的发展，现在已经出现适合这些国家环境和资源的策略。

·执行中的阻力和障碍，计划外的改变和优先次序的变更，都是迫不得已和经常发生的。为了实现以人为本干预措施的未来收益，控制癌症和

其他非传染性疾病，决心、承诺、坚定和协作都是必须遵循的要求。

国家癌症控制计划（national cancer control plan）是一种公共卫生计划，旨在减少新发癌症病例和癌症相关的死亡人数，提高癌症患者的生活质量，系统而合理地执行以证据为基础的预防、早期发现、诊断、治疗和姑息治疗等战略，使现有的资源得到最佳的运用[1]。

癌症的人口负担是相当大的，全世界现有 3250 万人携带着癌症生活[2]，每年 1.693 亿人口因为癌症失去多年的健康生活（伤残调整生命年）[3]。在未来的几十年里，由于人口增长和老龄化，全球负担将会持续增大。2012 年，全世界估计有 1410 万个癌症新发病例，820 万个癌症相关的死亡病例[2]。2030 年，预计死于癌症的人数将增长到 1300 万人。在资源较少的国家，虽然发病率较低，但是死亡率较高。癌症的分布格局和生存模式反映了不同的社会经济发展的水平[2,4,5]。在世界的各个地区，死亡率与发病率之

比从 0.50 以下到超过 0.90（参见第 1.1章）。这种变化反映出，我们不仅缺少在全体人口中执行有效癌症控制干预的承诺，更加缺少的是如何控制癌症的知识。

癌症治疗的成本是巨大的。2009年，全世界新发癌症病例的成本估计为 2860 亿美元，包括直接（即医疗）成本和间接成本，后者主要是生产力的损失。这些成本中大约 94% 发生在高收入的国家，只有 6% 发生在中等偏上、中等偏下和低收入国家[6]。如果考虑到预防和治疗的成本以及伤残调整生命年（DALY）的年度经济成本（参见第 6.7 章），那么其他的癌症经济成本数据将高得多（约为 11600亿美元）。随着癌症负担的持续增加，将会不均衡和不公平地首先影响那些能力最差、实力最弱的群体。

面对这种不断增长的癌症负担，人们必须认识到：以人口为基础的癌症控制远远优先于癌症的医疗。癌症负担的驱动力来自各种变动因素之间复杂的交互作用，这些因素包括社会决定因素，例如贫困、教育、成长的

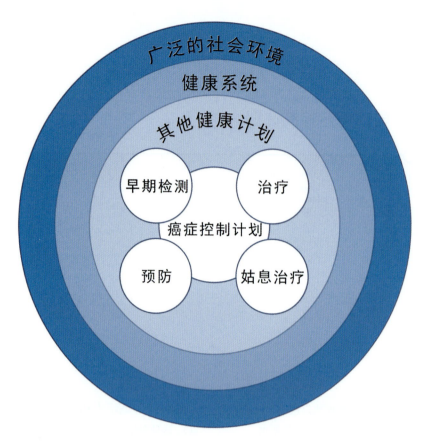

内圈文字：

广泛的社会环境
健康系统
其他健康计划
早期检测　治疗
癌症控制计划
预防　姑息治疗

图 6.1.1　国家癌症控制计划是一个系统性、综合性的方法

宽泛的变化，没有一个国家癌症控制计划可以满足所有国家或群体的需求。因此，国家癌症控制计划必须适应国家级和区域级的需求和能力。

人口数据是了解癌症负担和模式的基础。这些数据还可以综合起来，用于排列策划干预的轻重缓急，建立保健护理需要的系统能力，评估全部人口的癌症控制活动，按照计划的表现和结果，来判断持续的资源投入是否合理。还可以运用这些数据定义未来的负担、需求、能力、影响以及所需的投资。

癌症登记系统是国家癌症控制计划数据的主要来源。目前登记体现出癌症的人口负担以及能够做的事情；主要人口属性（包括年龄，性别，区分儿童、青少年和青年的病例）；癌症部位和类型；不同分期干预措施的影响分布；5 年生存率；残疾；以及有无医疗保险 [8]。还有各种详细的参考对比，例如地理的、政治的、经济的、种族的和遗传的状况 [2,7,9]。英国和欧盟这类数据的对比和演示，激发和推动了国家癌症控制计划的开发、更新和执行。事实上，人们越来越多地认识到全世界的各种差异（发病率、死亡率、5 年生存率），这些差异的原因包括如何获得护理、诊断和治疗服务以及卫生资源的投资。这些原因形成一种强大的推动力，促使人们把国家癌症控制计划视为一种手段，用以改善癌症负担，缓解各种变化，消除悬殊差距。

癌症登记系统是癌症控制计划基础中的基础，许多资源匮乏国家面临的挑战是其既不存在癌症登记体系，也不具备收集数据的系统能力。这些挑战的原因包括：缺乏医疗设施；癌症意识模糊；跟踪随访不足；文献维护不良；缺乏训练有素的工作人员以及缺乏财政上、医疗上和政治上的决心。潜在的解决方案包括：建立一种

环境和性别平等；人口健康因素，包括初级预防 / 风险因素的控制、早期发现、疾病和病痛的管理。因此，在群体水平上提升肿瘤控制，是一种社会需要，这要求获得社会性的回应，这也可能会挑战占主流地位的社会性、商业性和经济性的各种利益。

癌症负担的加重，需要一个国家或者群体的癌症控制计划。如上所述，国家癌症控制计划（NCCP）的世界卫生组织战略定义是以证据为基础，预测各种干预措施的实施，包括预防、早期发现、诊断、治疗和姑息治疗。这个定义强调这一计划的科学性和医学内容，这是围绕国家癌症控制计划的绝大部分焦点讨论的。但是，这种计划的成功，不仅取决于其内容（需要做什么），也取决于其背景，包括影响计划实施的特定文化和环境因素；关键参与者和利益相关者的责任和问责制度，可用的资源，包括人力、技术、

设备和资金等，这些都将影响这种计划的可操作性、计划的评估、对癌症控制结果的影响，以及是否实现既定的目标。如果这些要素在国家癌症控制计划中没有得到解决，将会难以达成计划的实施和可持续性，无论策划的干预措施如何有效，癌症控制和人口健康的计划都将受到危害。

数据的基础作用

构建国家癌症控制计划的第一步是查明当地癌症负担的范围，因为癌症的格局在不同的地域是变化的。这些变化的原因很多，包括致病危险因素的各种异质性，如吸烟和慢性感染；地理环境，如气候；社会决定因素，如贫困；卫生体系，尤其是人们如何获得诊断、治疗和护理服务。这些异质性体现在病理学、分期、存活、功能和生活质量等方面 [7]。由于这种

证据文化（culture of evidence），在临床医生和数据登记员之间用数据进行支持；通过各种教育会议提高人们的意识；家访时、入院时、住院过程中、城市参考中心死亡数的数据收集；相较于整体的人口普查，更应关注从少数更为成熟的中心收集到的良好数据；努力建立可靠的人口数据。方案规划需要考虑疾病控制范围的全面性、完备性、准确性、时效性和覆盖范围。资源匮乏国家杰出的典型范例在南美洲、中美洲和印度。

一旦完成，癌症登记系统不应仍然被视为静态的数据储藏室，而是随着诊断和治疗详细数据的不断添加变得更加完善。除了展示和建立模型以外，数据的持续更新有助于改进需求、能力、资源、计划评估和投资，使得卫生系统始终保持最佳的癌症控制结果。

在世界各地，登记数据的覆盖面和质量差距很大。癌症登记覆盖的人口比例在北美、欧洲和澳大利亚估计超过 80%，在俄罗斯大约为 30%，在南美和东南亚低于 10%，在非洲只有百分之几。区域性的癌症登记也各不相同，如复杂程度，信息采集的完备性、时间性、准确性、专业术语的一致性以及是否采用国际分类法和记录标准。无论覆盖面和质量如何，在提供信息和改进国家癌症控制计划方面，癌症登记都是有用的。因此，即使癌症登记对本地没有什么作用，国家癌症控制计划都至少要执行最低限度癌症相关的健康监测，以便合理安排国家癌症控制计划的活动、投资和表现[10]。

国家癌症控制计划的内容

一项国家癌症控制计划是一种战略规划，涵盖了全方位癌症控制措施，基于证据的基础、科学准确性以及时效性。计划的内容相对比较简单，其基础是最佳实践、科研和临床文献、

培训和规划手册[11～13]。现有的计划都可以进行访问[14～16]。由于国家癌症控制计划是整个国家背景下的疾病控制和人口健康，每一个国家都必须根据人口和环境调整计划及其内容，在接受和执行的过程中，总结出一组核心原则（见 6.1.1）。这项计划必须描述出癌症控制将会带来哪些有益的方面，其目的、内容、背景、关系和资源是什么，并公布一份商务计划书，确定投入的资源如何取得、部署和解释，以及一份运营计划书，确认计划实施进展情况，随着时间的推移，以协调、完整的方法达成预期的表现和成果（见 6.1.2）。

WHO 成员国的调查显示，癌症控制计划的功能性要素的体现，在低收入国家为 35%，在中等偏下和中等偏上收入国家为 35%～60%，在高收入国家为 75%。然而，由于计划各个组分的资源配置大不相同，各种计划之间差别很大（参见第 6.2 章）。

国家癌症控制计划的背景

国家癌症控制计划成功的关键，是顺应该国家或该群体的背景。背景因素包括资源以及事件的轻重缓急顺序。

在任何一个国家，卫生系统可用资源的水平是编制保健计划及其局限性最主要的决定因素。资源包括人力资源，特别是合格的专业人才；技术，包括信息技术；药物、诊断和治疗设备；其他设施，例如可用的交通运输设施、患者承担得起的费用、流动住宿设施；财政资源，包括目前和预计的年增长率。因为干预措施将从群体的层次进展到每一个人、身体组织、细胞和基因组，必须有大量合格的专业人员、技术、基础设施和时间，虽然成本在增加，但群体的患病人数在普遍减少。在社区或个人层面上，干预指引着行为的改变，而有时难以实现，需要适度的技术支持，涉及临床

框图 6.1.1　制定一项国家癌症控制计划的指导原则

1. **全面性**：该计划必须面向人口的所有成员，注意解决不平等和差距问题。

2. **适用范围**：该计划必须从人类发展、风险因素控制、健康和疾病管理的各个角度来针对癌症的控制。

3. **证据基础**：该计划必须以证据或者最佳实践为基础，必须纳入性能、输出和结果的各种衡量指标和标准。

4. **实施标准**：癌症控制计划，必须考虑到定义标准的各种措施，以确保始终如一的贯彻执行，例如可访问性、及时性、护理质量和安全性。

5. **最小化实施中的不合适变化，以减少影响顺利治疗的各种因素**：该计划必须贯彻指导方针或者最佳的实践方法，以支持该计划得以坚持和遵循。

6. **整合与连续性**：该计划必须力争保健和疾病的连续性，这种连续性是跨国的，跨越家庭和社区的，跨越三级医疗体系或者专业环境的。

7. **包容性**：癌症控制计划必须是一种随着各种投入，以及来自公众、患者、供应商、政策制定者和纳税人的支持而不断发展的计划。

8. **管理**：该计划必须与人口健康的不同重点（先后次序）和责任的基本分工、数据统计能力和进展报告等结合起来。

9. **可持续性**：该计划必须随着人们自我满意（self-sufficient）的意向而发展，应属于可持续发展。

6. 癌症控制

1. 为什么国家癌症控制计划是必要的

· 癌症的负担如何？

· 控制的能力如何？

· 势在必行的变化包括哪些方面？

· 相对于其他健康挑战，癌症的重要性是怎样的？

2. 需要什么干预措施

· 什么癌症干预措施是最重要的：控制风险因素、早期发现、诊断、治疗和护理？

· 在相关的癌症和非传染性疾病控制的其他要素中，这些干预措施的先后次序应该如何调配？

3. 如何实施这些干预措施，在实施过程中，如何进行监测和评价

· 在实施的过程中，如何调配各种人力、技术、设施和组织资源？

4. 将涉及哪些人

· 如何培育和管理各种协作关系？

· 如何共同分享某些角色和资源？

· 如何建立责任和问责制度？

· 对于"入伙"，如何对进度和性能进行沟通和报告？

5. 根据拥有的能力和资源可用性，按照先后次序实施各种活动（运营计划）

6. 国家癌症控制计划及其实施的资金支持（商业计划）

· 国外的援助、自有的各类服务、当地的财务融资等，各自的贡献和用途是什么？

· 如何达成自给自足和可持续性？

7. 如何进行计划的评估

· 联系癌症的一种变化了的负担，结合配置在决定性价值（determine value）的资源，如何衡量（度量）产出与结果（系统性能）？

措施，例如手术、放疗和药物治疗，这些活动必须有谙熟业务的专业和技术能力的人才。

鉴于资源匮乏国家的资源挑战，WHO 已经提出一组核心的"最佳购买"策略，即面向四种非传染性疾病的低成本干预策略，这些疾病是心血管病、慢性呼吸道疾病、糖尿病和癌症[17]。这些策略针对一种以上这类疾病的共同要素，例如烟草使用、饮酒、不健康的饮食和缺乏体育活动。这些干预措施包括增加税收和立法；对有关无烟环境的图表化，限制零售渠道和广告禁令等；接种乙肝疫苗，开展宫颈癌筛查计划；建议减少盐的摄入量，反式脂肪的替代，用阿司匹林治疗心肌缺血。

根据估计，如果在中低收入的国家对所有人民实施这些干预措施，年度成本为 114 亿美元，这相当于在低收入国家人均投资 1 美元，在中等偏上收入的国家人均投资 3 美元。这个数据与当前"正常商务"模式的计划反差极大，这四种非传染性疾病造成的经济损失每年达到 5000 亿美元，这相当于低收入国家和中等偏低收入国家年度产出 4% 的亏损，或者每人每年损失 25～50 美元。人口健康涉及许多方面，仅仅需要适度的初始投资，但回报体现在个人、家庭、社区和经济上，这些投资可以延长寿命，增加生产力和社会分配，避免医疗保健的成本。

上述的"最佳购买"干预措施，大部分是预防措施，与疾病早期和罹患疾病的干预相比，可以直观地看出这些预防措施具有成本效益。疾病预防的干预措施还可以细分为环境的（影响全部人口的措施）、个人的（引导个人行为的改变）、临床的（卫生保健机构提供）和非临床的（卫生保健机构之外提供）。一般来说，环境干预措施最具有成本效益，因为影响的人口比例非常大。典型情况下，环境干预措施是通过政策和法规达成的，

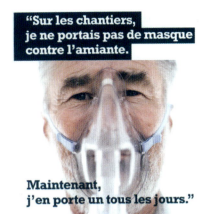

图 6.1.2 法国国家研究和安全研究所的海报
注：海报提倡长期接触石棉的工人戴防护面具：
"在建筑工地上工作时，我从未因石棉戴着防毒面具。现在，我每天都戴上面具。面对石棉，不要冒险。保护自己！"

例如无烟法律、在食品中禁止或者控制不健康的食物成分（如反式脂肪）的法规。与此相反，针对生活方式或个人选择的干预，或者必需临床环境实现的干预，虽然与环境干预并非互相排斥，但成本效益比较低 [18]。

虽然"最佳购买"的干预措施成本效益明显比较高，但在有限的资源条件下，经济并不是如何开展国家癌症控制计划的唯一准则。对于其他的要素，包括社会和环境的特定因素 [19]、可供选择的服务提供模式 [20]、各种疾病、健康和其他方面，进行统筹考虑之后才能做出最终的决策。在低资源的条件下，仅仅视为一项单独的计划，国家癌症控制计划可能并非可行的。但是如上所述，国家癌症控制计划的原则也广泛适用于其他的非传染性疾病，尽管治疗方案可能对应疾病的特异性 [21]。

国家癌症控制计划的提升

国家癌症控制计划，通常定义为控制癌症策略。但是只有通过科学和医学的"推动"、患者和公众的"拉动"

（社会政治必要性），以及国家癌症控制计划在医疗体系内部实施后，才能完成癌症控制措施 [22]。

这种方法涉及社会动员，会引起由关键人选拥护和支持、影响社会和政治变化的挑战。有一些倡导者和利益相关者参与，以及相关网络和合作盟友的共同参与。

这种关系网络和合作盟友的通力合作，将会使得影响继续扩大，可能从信息交流发展到协调一致的各种合作。合作需要互相信任和互相尊重，还包括权限问题的敏感性以及对于权威、角色的理解、责任和问责制度等。这种关系网的例子包括：各种国家组织，例如"加拿大合作伙伴对抗癌症"（Canadian Partnership Against Cancer）；区域性的癌症控制实体，例如"非洲癌症研究和培训组织"（African Organisation for Research and Training in Cancer），以及"拉丁美洲国家癌症研究所网络"（Latin American Network of National Cancer Institutes）；还有国际实体，例如"癌症治疗和研究国际网络"（International Network for Cancer Treatment and Research），以及"国际癌症控制代表大会"（International Cancer Control Congresses）。同样关键的是，有效的协作必须定义明确，通过详细的实施规划（例如编制"商业计划书"）兑现财政承诺，并且要认识到国家癌症控制计划是人口卫生体系的组成部分。

国家癌症控制计划的价值

干预的实施与发病率和死亡率的改变之间存在长期的时间间隔，这会妨碍证明癌症控制措施的有效性。其他的局限性包括：直接联系干预及其效果的数据匮乏；持续引进的新技术和新治疗在给定的时间和既定群体中，不可能进行国家癌症控制计划与"非"国家癌症控制计划的对照研究。

这样一来，因果关系可以估算和讨论，但是不能假设 [23]。为了展示国家癌症控制计划的价值，必须一边实施一边审计。

虽然有效性的直接证据是不可用的，但国家癌症控制计划好处的支持性证据是存在的。这种证据来源于几个方面。

第一，针对癌症控制特定要素的各种计划，死亡率的变化非常明显。例如：烟草管制计划的实施（澳大利亚、加拿大和巴西）；有组织的接种疫苗预防（哥斯达黎加的抗人乳头瘤病毒疫苗，中国大陆及台湾地区的抗乙肝病毒疫苗）；防晒运动和黑色素瘤筛查（澳大利亚）；有组织的宫颈癌早期检查计划（哥伦比亚、厄瓜多尔、智利、英国和加拿大）。

第二，非传染性疾病（包括癌症）的多种危险因素的控制。在芬兰的北卡累利阿（North Karelia），通过针对风险因素的控制措施大幅度减少了心血管疾病和癌症（尤其是肺癌）的死亡率 [24]。在过去的 40 年里，因为对危险因素的控制在不断改善，例如控烟、高胆固醇症、高血压以及最近引进和采用的创新性疗法，美国已经实现了冠心病死亡率的下降 [25]。

第三，治疗的改进。临床实验参与者的增多、获益的严格定义、鼓励以证据为根据的护理措施，已经实现了儿科癌症死亡率的降低。这种进步不仅发生在高收入国家，也出现在资源匮乏的国家，例如阿根廷。采纳专业的实践标准，设法减少矛盾性（不一致性）、低效率和临床实践的变动性（包括外科手术、病理学评估、疗法的选择），已经降低了可切除的结直肠癌的死亡率。遵循以证据为基础的 / 知情的临床实践指南，已经增加了乳腺癌的生存率；实施和运用循证（以证据为基础）的新疗法，已经降低了 B 细胞非霍奇金淋巴瘤的死亡

6. 癌症控制

率；通过提供方便的护理和治疗，降低筛查价格，提高诊断服务的质量和时间配合，已经实现了改善健康的替代性目标[26]。

第四，在实施和未实施国家癌症控制计划的可对比人群中，已经对比了死亡率的趋势，例如截至 2007 年英格兰和威尔士的生存率趋势[27]。

结论

在所有国家中，癌症都是一种主要的日益增大的公共健康问题和人口负担。国家癌症控制计划的实施，即使在最贫穷的国家，只要在各种背景、社会和财务允许的范围内，运用各种干预性方法，都可为在一个具有持续性、适应性基础的群体水平上实现有效变革提供机会。

国家癌症控制计划面临的挑战，不是来源于计划的内容，而是其发挥的能力，在整个人口水平上达成可持续的改变。如果各种条件是有利的（见框图 6.1.3），得到所有关键参与者的支持和配合，并且有一个明确的癌症控制的共同愿景，这种计划将更有可能成功地改善人口的健康。

国家癌症控制计划可以识别为什么行动是必要的，哪些行为是必需的。但是，为了改变癌症对人口的影响，必须清楚国家癌症控制计划将如何执行、采纳、评估和持续发展。正如 WHO 的定义，一项国家癌症控制计划的潜力在于改变癌症带给人们的发病、痛苦和死亡，通过承前启后的执行，以一种包容的跨学科的伙伴关系，得到所有利益相关者的支持，在财务支持和管理下，达成长期可持续的对癌症控制的改善。

框图 6.1.3 一项国家癌症控制计划可能获得成功的内在条件

1. 政治界和专业界的高度一致连贯性以及解决人口癌症负担的决心。
2. 采用数据，做出一种承诺，支持和维持癌症的登记和监测。
3. 明确定义出癌症控制的愿景，并且一致同意和支持。
4. 与这一目标有关的方方面面，确定各自的优先次序，以现实可行的实施措施达成这些目标合适的时间框架。
5. 确定，并确保实现资金的承诺。
6. 所有主要参与者互相信任、互相尊重，并且愿意通过协作共同达成这些既定的目标。
7. 在保健系统中纳入可扩展性、自给自足和可持续发展等内容。
8. 通过协调与合作，顺应其他的人口疾病控制计划。
9. 健全的管理、评价、沟通，以及不断的调整，不断适应未来的需求。

注释

[1] WHO (2012). *National Cancer Control Programmes*: Planning. Geneva: WHO. Available at http://www.who.int/cancer/nccp/planning/en/.

[2] Ferlay J, Soerjomataram I, Ervik M et al. (2013). GLOBOCAN 2012 v1.0, Cancer Incidence and Mortality Worldwide: IARC CancerBase No. 11 [Internet]. Lyon: IARC. Available at http://globocan.iarc.fr.

[3] Soerjomataram I, Lortet-Tieulent J, Parkin DM et al. (2012). Global burden of cancer in 2008: a systematic analysis of disability-adjusted life years in 12 world regions. *Lancet*, 380:1840–1850. http://dx.doi.org/10.1016/S0140-6736(12)60919-2 PMID:23079588.

[4] Bray F, Jemal A, Grey N et al. (2012). Global cancer transitions according to the Human Development Index (2008–2030): a population-based study. *Lancet Oncol*, 13:790–801. http://dx.doi.org/10.1016/S1470-2045(12)70211-5 PMID:22658655.

[5] Bray F, Ren JS, Masuyer E, Ferlay J (2013). Global estimates of cancer prevalence for 27 sites in the adult population in 2008. *Int J Cancer*, 132:1133–1145. http://dx.doi.org/10.1002/ijc.27711 PMID: 22752881.

[6] Economist Intelligence Unit (2009). Breakaway: *The Global Burden of Cancer – Challenges and Opportunities*. London: The Economist Group. Available at http://www.livestrong.org/pdfs/GlobalEconomicImpact.

[7] Coleman MP, Quaresma M, Berrino F et al.; CONCORD Working Group (2008). Cancer survival in five continents: a worldwide population-based study (CONCORD). *Lancet Oncol*, 9:730–756. http://dx.doi.org/10.1016/S1470-2045(08)70179-7 PMID: 18639491.

[8] McDavid K, Tucker TC, Sloggett A, Coleman MP (2003). Cancer survival in Kentucky and health insurance coverage. *Arch Intern Med*, 163:2135–2144. http://dx.doi.org/10.1001/archinte.163.18.2135 PMID:14557210.

[9] Capocaccia R, Gavin A, Hakulinen T et al.; the EUROCARE Working Group (2009). Survival of cancer patients in Europe, 1995–2002: the Eurocare 4 study. *Eur J Cancer*, 45:901–1094. PMID: 19217771.

[10] Global Initiative for Cancer Registry Development in Low- and Middle-Income Countries (2012). Available at http://gicr.iarc.fr.

[11] Planning WHO (2006). *Cancer Control: Knowledge into Action. WHO Guide for Effective Programmes*. Module 1: Planning. Geneva: WHO. Available at http://www.who.int/cancer/publications/cancer_control_planning/en/index.html.

[12] Union for International Cancer Control (2012). *Supporting National Cancer Control Planning: A Toolkit for Civil Society Organizations (CSOs)*. Available at http://www.uicc.org/advocacy/advocacy-resources/nccp-toolkit.

[13] WHO, International Atomic Energy Agency (2011). *National Cancer Control Programmes Core Capacity Self-Assessment Tool (NCCP core self-assessment tool)*. Geneva: WHO. Available at http://www.who.int/cancer/publications/nccp_tool2011/en/.

[14] France: le Plan Cancer 2009–2013. Available at http://www.plan-cancer.gouv.fr/le-plan-cancer/presentation.html.

[15] The National Health Service Cancer Plan: a plan for investment, a plan for reform. Available at http://www.dh.gov/uk/en/publicationsandstatistics/publications/publicationspolicyandguidance/dh_4009609.

[16] Uruguay: Programa Nacional de Control del Cncer. Available at http://www.bvsoncologia.org.uy/pdfs/destacados/pronaccan_2005-2010.pdf.

[17] WHO (2011). *From Burden to (Best Buys): Reducing the Economic Impact of Non-Communicable Diseases in Low- and Middle-Income Countries*. Geneva: WHO. Available at http://www.who.int/nmh/publications/best_buys_summary/en/.

[18] Chokshi DA, Farley TA (2012). The cost-effectiveness of environmental approaches to disease prevention. *N Engl J Med*, 367:295–297. http://dx.doi.org/10.1056/NEJMp1206268 PMID:22830461.

[19] WHO (2008). *Task Shifting: Global Recommendations and Guidelines*. Available at http://www.who.int/healthsystems/TTR-TaskShifting.pdf.

[20] Wools-Kaloustian K, Kimaiyo S (2006). Extending HIV care in resource-limited settings. *Curr HIV/AIDS Rep*, 3:182–186. http://dx.doi.org/10.1007/s11904-006-0014-1 PMID:17032578.

[21] United Nations (2011). Political Declaration of the High-Level Meeting of the General Assembly on the Prevention and Control of Non-communicable Diseases. New York: United Nations. Available at www.who.int/nmh/events/un_ncd_summit2011/political_declaration_en.pdf.

[22] Trubek LG, Oliver TR, Liang C-M, Mokrohisky M (2011). Improving cancer control outcomes through strong networks and regulatory frameworks: lessons from the United States and European Union. *J Health Care Law Policy*, 14:119–151. Available at http://digitalcommons.law.umaryland.edu/jhclp/vol14/iss1/5.

[23] Rochester P, Chapel T, Black B et al. (2005). The evaluation of comprehensive cancer control efforts: useful techniques and unique requirements. *Cancer Causes Control*, 16 Suppl 1:69–78. http://dx.doi.org/10.1007/s10552-005-0510-4 PMID:16208576.

[24] Puska P (2002). Successful prevention of non-communicable diseases: 25 years experience with North Karelia project in Finland. *Public Health Med*, 4:5–7. Available at http://www.who.int/entity/chp/media/en/north_karelia_successful_ncd_prevention.pdf.

[25] Ford ES, Capewell S (2011). Proportion of the decline in cardiovascular mortality disease due to prevention versus treatment: public health versus clinical care. *Annu Rev Public Health*, 32:5–22. http://dx.doi.org/10.1146/annurev-publhealth-031210-101211 PMID: 21417752.

[26] Canadian Partnership Against Cancer (2011). *The 2011 Cancer System Performance Report*. Available at http://www.cancerview.ca/idc/groups/public/documents/webcontent/2011_system_performance_rep.pdf.

[27] Rachet B, Maringe C, Nur U et al. (2009). Population-based cancer survival trends in England and Wales up to 2007: an assessment of the NHS cancer plan for England. *Lancet Oncol*, 10:351–369. http://dx.doi.org/10.1016/S1470-2045(09)70028-2 PMID:19303813.

加拿大的癌症控制：高收入国家的挑战和对策

希瑟·布莱恩特（Heather Bryant）

李·费尔克拉夫（Lee Fairclough）

2006 年，加拿大联邦政府创建了"加拿大合作伙伴对抗癌症"组织（Canadian Partnership Against Cancer），这是一个由联邦政府资助的非政府组织，负责国家癌症控制战略的实施计划[1,2]。这项战略的发展建立在多年合作的基础上，在实施过程中遇到很多挑战和教训。

最初的很多问题是，如何创新出一些必需的适当办法，激发和评估这样一种战略的影响。加拿大的基础优势许多高收入国家同样也有，即全体人口的癌症登记系统已经遍布全国的大部分地区，可以提供高质量的数据，但还有一些需要解决的差距。例如，高质量的癌症分期数据，在加拿大的整体水平上还有所不足。所以，"加拿大合作伙伴对抗癌症"组织的第一批创新点之一就是，与各省的癌症登记机构和临床医生（特别是病理学家）一起找出解决这个问题的办法。结果产生了国家肿瘤分期计划，这项大规模的计划旨在促成所有司法管辖区协调努力的项目，该项目投资于基础设施和执行标准。国家肿瘤分期计划已经成功实现了目标：从 2010 年的代码编制年开始，以可持续发展的模式，合作编制出四大癌症（肺癌、结直肠癌、乳腺癌和前列腺）超过 90% 的癌症分期信息。

多年以来，人们例行公事地对比各个省区之间的发病率和死亡率，此外，也多多少少对比过患病率和存活率。但是，所有这些办法都看不清楚两个关键时间点——确诊和死亡之间，究竟发生了什么。有一些省份，根据已有的有限数据，开始报告这一领域的数据，但是没有进行全国范围的对比。因此，各个省区的癌症机构和卫生部门达成共识：在初次寻求高水平的治疗建议时，借鉴参考这种指标是最有用的。起初，只有少数省区能够产生必要的数据。但是，短短几年之后，这些数据从这种"代表性"指标演化成为"癌症系统表现报告"（Cancer System Performance Report）[3]，这份报告有很多变量，在每一个司法管辖区，人们更加清晰地看到了可以改善的地方。

这些措施与其他措施一起，为我们提供了癌症控制的全景视图，包括人口水平上的风险因素、筛查和患者体验等方面。这份报告还在继续发展，在每个省区的癌症机构的资深代表和"加拿大合作伙伴对抗癌症"组织的共同领导下，报告已经运用在几个省区，以达到他们自己的司法管辖区具有高质量计划的目的。

注释

[1] Canadian Partnership Against Cancer (2012). *Sustaining Action Toward a Shared Vision: 2012–2017 Strategic Plan*. Available at http://www.partnershipagainstcancer.ca/wp-content/uploads/Sustaining-Action-Toward-a-Shared-Vision-Full-Document.pdf.

[2] Fairclough L et al. (2012). *Curr Oncol*, 19:70–77. http://dx.doi.org/10.3747/co.19.1019 PMID:22514493.

[3] Canadian Partnership Against Cancer (2012). *The 2012 Cancer System Performance Report*. Available at http://www.cancerview.ca/systemperformance report.

6.2　世界目前的国家癌症控制能力

6. 癌症控制

安德烈亚斯·乌尔里希（Andreas Ullrich）
丽安娜·赖利（Leanne Riley）
罗伯特·C.伯顿（Robert C.Burton，评审）
弗拉克米·T.欧德迪纳（Folakemi T.Odedina，评审）

摘　要

· 一个国家预防和控制癌症的国家能力，可以从"2013 年世界卫生组织非传染性疾病国家能力调查"（WHO 2013 Noncommunicable Disease Country Capacity Survey）的癌症分析数据中获得。这些信息涵盖 176 个国家。

· 虽然 85% 的参与国家都有癌症计划或政策，但是许多计划都是不可操作的。仅有 38% 的非洲国家和 45% 的低收入国家划拨了预算，支持可操作性计划的实施。

· 72% 的国家报告已经建立全部人口的癌症登记系统。

· 根据 WHO 收到的调查信息，癌症控制的保健医疗存在很大差距。许多国家，特别是低收入国家，缺少国家癌症控制政策或计划。有的国家已经制定出癌症政策，但不是广泛全面的。

· 由于癌症负担沉重，并在世界范围内不断增大，每一个国家都批准和执行一套国家癌症政策和计划，已经势在必行。政治上、财政上和技术上

的支持是必需的。如果现有的癌症控制计划得以执行，尤其是增大早期发现和治疗能力的资源，就会在未来取得进步。

政策制定者们越来越认识到，非传染性疾病的负担（心血管疾病、糖尿病和癌症）正强加在国家卫生系统和经济上，WHO 一直要求各国提供数据，表明各国的国家卫生体系是否已经做好准备，预防和控制非传染性疾病。加上癌症登记监测得出的癌症负担，癌症控制能力评估是制定合理癌症控制计划的一项基本要求。2013 年第 66 届世界卫生大会通过了"2013 ～ 2020 年预防和控制非传染性疾病的世界卫生组织全球行动计划"（The WHO Global Action Plan for the Prevention and Control of NCDs 2013 ～ 2020）（WHA66.10 号决议），迫切要求各国提供国家非传染性疾病计划的信息。"2013 年世界卫生组织非传染性疾病国家能力调查"中的国家能力数据，表示目前该国执行癌症控制的准备情况 [1]。

成员国的 WHO 调查

"2013 年世界卫生组织非传染性疾病国家能力调查"是一种面向未来的发展，定期进行的规范评估，调查各个国家如何应对非传染性疾病的挑战。癌症控制条款也是这项调查的组成部分之一。在发表的国家概况中，所有非传染性疾病都要求有这些结果 [2]，由此可以看出，这些国家如何看待慢性非传染性疾病，以及可以运用的干预措施。WHO 的全球报告是疾病负担的论述和干预措施的建议，慢性非传染性疾病的国家概况作为补充 [3]。

慢性非传染性疾病的国家能力评估要考虑到这些方面：公共卫生的基础设施；专注于非传染性疾病的合作伙伴，采取的战略、方案、行动计划；以及卫生信息系统和医疗保健能力。"2013 年世界卫生组织非传染性疾病国家能力调查"中包括了这些方面，通过问卷调查分为四个模块搜集癌症的信息。癌症控制能力的定义为：现有的计划、方案和服务已经涵盖国家

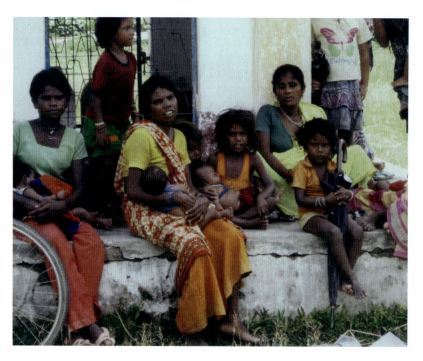

图 6.2.1　尼泊尔，萨拉希一个卫生保健诊所内的母亲和儿童
注：一般来说，在收入较低的国家，通过常规卫生服务的适当筛选，与宫颈癌相关的负担可能会明显减少。

癌症控制计划的主要组成部分[4]，包括预防、早期发现、治疗和姑息治疗。

前面已经详细论述并运用了从"2013年世界卫生组织非传染性疾病国家能力调查"中提取预防和控制癌症的国家能力信息的办法[1]。2012年，调查问卷已经发给WHO全部193个成员国卫生部的有关权威机构，已经收到176个国家的非传染性疾病控制状况的详细信息。

国家癌症计划及其实施

参与调查的大多数国家（176个国家中的149个国家），其卫生部报告已经有国家癌症政策、战略或行动计划（以下简称癌症计划）。但是，各个地区存在差距。欧洲地区的国家计划覆盖率最高，50个国家中49个已有计划；东南亚的国家癌症计划覆盖率最低，10个国家中只有7个国家有癌症计划。非洲地区报告，37个国家中27个国家有癌症计划。总体来说，

大多数国家的癌症控制已经正式列入国家卫生规划。

为了更详细地了解国家癌症控制计划的进展，可以用几个标准进行评估。其中包括，计划是否已进入操作阶段，是否已经划拨专项资金支持该癌症计划。这些标准得出的结论，可以更好地评估国家癌症计划和政策的状态。例如，虽然非洲和地中海东部报告做出正式癌症计划的国家比例很高，但是只有36%的国家报告其计划已实际进入操作状态，只有43%的国家已经划拨专项资金执行计划。在其他的WHO地区也有类似情况，但是差异不太明显，很多国家缺少实施国家计划的资源。除此之外，计划的详细说明并不能保证实施过程得到监控，可度量的预期结果也无法做出清晰的定义。

大约15%的成员国没有癌症计划。总体而言，只有64%的国家报告已有癌症控制计划并已经投入运营，获得财务支持。世界银行收入分组的发现分析表明：从低收入国家到高收入国家，国家癌症计划的规范性和完备性也呈现出一致的"坡度"。那些清晰的结果表明，高收入国家的计划更可能得到更好的资金支持和更好的监测（表6.2.1）。但是，即使在收入最高组的国家中，也只有91%的国家

表 6.2.1　2013年世卫组织非传染性疾病国家能力调查结果（癌症政策、策略或行动计划及功能百分比）

世卫组织地区 [a]	国家数量	国家癌症政策、策略或计划百分比	
		现有政策	政策执行资金
非洲	37	73%	38%
美洲	31	90%	65%
地中海东部	21	76%	43%
欧洲	50	98%	84%
东南亚	10	70%	70%
西太平洋	27	85%	78%
世界银行收入群体 [b]			
低收入	29	79%	45%
中低收入	43	84%	58%
中高收入	49	84%	65%
高收入	55	91%	78%
总计	176	85%	64%

注：[a] 与每一个世卫组织地区相对应的国家名单可参阅 http://www.who.int/about/regions/en/index.html。

[b] 世界银行定义的收入群体可参阅 http://data.worldbank.org/about/country-classifiations。

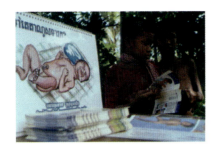

图 6.2.2　東埔寨分发疫苗健康宣传册
注：東埔寨政府和其他合作伙伴实施的儿童疫苗计划旨在向所有儿童提供乙肝疫苗。健康宣传册由移动卫生队分发给村民。

制定了国家癌症计划，并且只有78%的国家（不是所有的国家）确认其癌症计划进入操作阶段并得到资金支持。

监测癌症负担

任何合理的癌症计划的制定和优先次序的编排，基础都是国家癌症负担的可用数据。因此，在国家癌症计划的制定中，癌症登记体系的作用是关键。不论登记的类型（见表6.2.2），绝大多数国家（176个国家的中的80%）报告已有癌症登记机构。欧洲地区具备癌症登记体系的国家比例最高（94%），东南亚地区的国家比例最低（60%）。在非洲地区37个国家中的25个国家、在西太平洋地区27个国家中的24个国家，拥有一套癌症监测体制。

癌症登记系统的进一步区别在于登记的类型，其中一些关键的区别是以人口还是以医院为基础登记，覆盖的人口是国家层次还是综合性较低的层次。全体人口登记在几乎所有的地区都是主要类型，其中地中海东部地区占69%，欧洲地区占81%。全体人口癌症登记最不普遍的是东南亚地区（占50%）。癌症登记和国民收入之间存在一致的联系。在收入最高组的国家中，93%的国家拥有癌症监测系统；在收入最低组的国家中，这一比例下降到59%。癌症监测的这种"坡度"与国家的繁荣水平"坡度"类似，尤其是与全体人口癌症登记的"坡度"戏剧性类似。最低收入组29个国家中的8个国家，最高收入组55个国家中的47个国家、拥有全体人口的癌症登记体系。总体上，只有36个国家报告称，他们国家没有癌症的专门登记体制。

预防和早期发现政策
预防

某些公布的癌症预防政策，也可以拿来对比和评估。除了生活方式的

表 6.2.2　2013 年世卫组织非传染性疾病国家能力调查结果（国家癌症登记和注册类型的百分比）

世卫组织地区[a]	国家数量	国家癌症登记和注册类型的百分比				
		现有注册中心[b]	国家注册中心[c,d]	地方注册中心[c,d]	基于人群的注册中心[d]	医院注册中心[d]
非洲	37	68%(25)	32%（8）	68%(17)	64%(16)	36%(9)
美洲	31	71% (22)	64 %	36%	77%(17)	18%(4)（少1家）
地中海东部	21	76%(16)	69%	31%	69%(11)	25%(4)（少1家）
欧洲	50	94% (47)	81%	19%	81%(38)	15%(7)（少2家）
东南亚	10	60% (6)	17%	83%	50%(3)	50%(3)
西太平洋	27	89% (24)	75%	25%	58%(14)	42%(10)
世界银行收入群体[e]						
低收入	29	59% (17)	35 %	65 %	47%(8)	47%
中低收入	43	72%(31)	35%	65%	48%(15)	52%
中高收入	49	84%(41)	68%	32%	71%(29)	22%
高收入	55	93% (51)	88%	12%	92%(47)	8%
总计	176	80% (140)	64%	36%	71%(99)	26%

注：[a] 与每一个世卫组织地区相对应的国家名单可参阅 http://www.who.int/about/regions/en/index.html。

[b] 所有问题的回答均为"是"的数据报告，"你们国家有（任何类型的）癌症登记中心吗"。

[c] 对问题回答的数据报告，"你们国家有国家癌症登记中心或地区登记中心吗"这个问题的肯定答复并不意味着国家医疗的覆盖。

[d] 对所有问题未回答"是"的其余国家，"你们国家有（任何类型的）癌症登记中心吗"。

[e] 世界银行定义的收入群体可参阅 http://data.worldbank.org/about/country-classifcations。

六个非洲国家的宫颈癌预防

娜塔莉·布鲁泰（Nathalie Broutet）

预防宫颈癌的 WHO 示范项目从 2005 年 9 月开始到 2009 年 5 月完成。该项目在哈拉雷（Harare）的津巴布韦大学（University of Zimbabwe）培训协调员，非洲人口与健康研究中心（APHRC）和国际癌症研究署（IARC）在所有项目地点培训数据管理员。这个工程在各个社区提高了宫颈癌知识的普及率，在六个非洲国家进行了预防工作，这六个国家分别是马达加斯加、马拉维、尼日利亚、乌干达、坦桑尼亚和赞比亚。

妇女们被劝告并接受乙酸和视诊检查（VIA）进行筛查，筛查结果为阳性的患者采用冷冻疗法（cryotherapy）治疗。不适合冷冻治疗的患者转入更高一级的保健护理，进行进一步的评估和治疗（见图 B6.2.1）。IARC 和 APHRC 持续监测和评价这一工程，在初级卫生保健环境和转诊地点或地区医院中，期望找出可适应性和可行性的证据。这个项目针对居住在有水地区、年龄为 30～50 岁的所有女性。

2005 年 9 月至 2009 年 5 月期间，六个国家总共筛查了 19579 名女性。总体来看，VIA 筛查结果中 10.1% 的女性检查结果为阳性，1.7% 的女性的病变疑似癌症。所有 VIA 阳性的病例中，87.7% 可以进行冷冻治疗。初步筛查后一周内，大多数女性（63.4%）接受了冷冻治疗。但是，适合冷冻治疗的全部女性中，39.1% 以上没有进行治疗，其原因有很多，包括设备损坏、冷冻治疗之前必须征求她们丈夫的同意等。女性们对 VIA 筛查和冷冻治疗都表现出接受，接受过检查和治疗的几乎所有人都表示要向其他女性推荐。

这项计划表明，在资源匮乏的国家，筛查和治疗方法可以引进现有的生殖健康服务。在保健设施水平较低的环境中，VIA 筛查癌前病变，用冷冻方式进行治疗是可以接受和可行的。在资源匮乏的环境中，VIA 筛查是细胞学筛查的一种有吸引力的替代办法。这些替代性的、简单而安全的宫颈癌防治技术简化了流程，达成了可行性和女性的可接受性，适合成为资源配置匮乏中的服务提供者。

在这项工程的最后一次会议上，国家团队提出采用这些筛查和治疗的办法扩大宫颈癌的预防服务计划。这些计划的关键要素是培训足够数量的服务提供者、可持续的监督管理、设备与医疗耗材的供应和维护。国家团队注意到资金短缺和人力资源有限是可能阻碍六个国家的卫生部维持和扩大这些计划的因素。不过，六个国家中至少有四个现在已经有了国家宫颈癌预防计划。

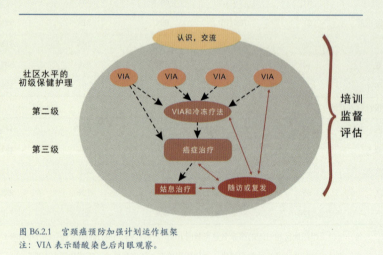

图 B6.2.1　宫颈癌预防加强计划运作框架
注：VIA 表示醋酸染色后肉眼观察。

选择以外，现在还没有调查传染媒介暴露和环境致癌物的干预。在 176 个做出答复的国家中，92% 的国家呈报了烟草控制的国家政策，77% 的国家提出了伤害性使用酒精的政策，84% 的国家要求改变不健康的饮食，77% 的国家对超重和肥胖采取了行动，81% 的国家倡导了改善体育活动的政策。与其他非传染性疾病的预防策略相比，虽然越来越多的国家提出了烟草使用的政策，但只有 69% 的国家报告，烟草政策已经进入操作并且已经配套了专项预算。

早期发现

与主要的公共卫生密切相关的癌症只有几种类型，如果在临床过程中

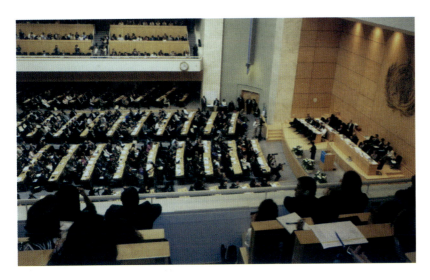

图 6.2.3　2011 年，日内瓦，世界卫生大会。WHO 提议，面对普遍的非传染性疾病的全球性负担，必须对国家癌症控制政策和实施效果进行评估。数据表明，低收入国家面临实施行之有效的手段减少癌症发病率和死亡率方面的挑战

可以做到早期发现，及时转诊做出权威性的确诊，并在二级或三级护理水平上得到治疗，这些癌症的治愈概率很高。

有几种癌症已经实现了全体人口的筛查（参见第 4.7 章），并且在接受国家调查（national survey）。细胞学试验（巴氏涂片）检查宫颈癌是应用最广泛的检测方法，但是需要专业化的实验室以及将测试阳性病例召回的制度（re-call system）。视诊的方法，例如醋酸染色后检查宫颈的方法，是

低收入国家的选择（参见前文《六个非洲国家的宫颈癌预防》）。乳房 X 线照相适用于乳腺癌的早期检测。由卫生专业人员进行触诊的临床乳房检查是一种低成本的乳腺癌早期检测方法。直肠癌可以通过临床检查（数字化直肠检查）做到早期发现，粪便潜隐血试验适用于结直肠癌的早期检测。

当卫生部官员被问及"在国家公共系统初级卫生保健水平上，是否通过各种检查，以便宫颈癌、乳腺癌和结直肠癌的早期发现"时，收到的答复汇总在表 6.2.3。这项调查中，不包括具体检查计划（筛查）的详细评估。

关于宫颈癌和癌前病变的检查，176 个国家中有 64% 的国家在初级卫生保健水平上报告了以细胞学为基础的筛查试验的可行性，这个数据远远超过 2010 年的报告（26%）（见框图 6.2.1）。细胞学检查服务的比例仍然很低，非洲地区为 38%，东南亚地区为 20%。关于醋酸染色视诊检查

表 6.2.3　2013 年世卫组织非传染性疾病国家能力调查结果（采取癌症早期检测和措施的国家百分比）

| 世卫组织地区 [a] | 国家数量 | 调查的国家比例 | | | | | |
		宫颈细胞涂片检查	VIA	FOBT	DRE	乳房触诊	乳腺 X 线
非洲	37	38%	24%	14%	16%	57%	30%
美洲	31	97%	45%	81%	65%	94%	61%
地中海东部	21	38%	24%	38%	24%	81%	43%
欧洲	50	80%	56%	80%	68%	86%	70%
东南亚	10	20%	10%	0%	10%	60%	0%
西太平洋	27	67%	30%	63%	56%	89%	56%
世界银行收入群体 [b]							
低收入	29	21%	14%	3%	7%	52%	17%
中低收入	43	42%	28%	26%	23%	72%	23%
中高收入	49	78%	31%	65%	51%	90%	55%
高收入	55	91%	62%	93%	80%	91%	85%
总计	176	64%	37%	54%	46%	80%	51%

注：DRE 表示直肠指诊；下 OBT 表示粪便隐血检查；VIA 表示醋酸染色后肉眼观察。

[a] 与每一个世卫组织地区相对应的国家名单可参阅 http://www.who.int/about/regions/en/index.html。

[b] 世界银行定义的收入群体可参阅 http://data.worldbank.org/about/country-classifcations。

6. 癌症控制

传统的家庭烹饪：风险与防范

哈吉德·伊扎提（Majid Ezzati）

世界上，超过20亿人在使用生物质燃料（木柴、木炭、动物粪便和作物秸秆）和煤炭做饭和取暖。现在，生物质燃料使用最常见的是撒哈拉以南非洲[1]，其次是亚洲南部。在发展中国家，这些燃料统称为固体燃料，通常是明火燃烧，或者在燃烧效率很差的传统炉灶燃烧。固体燃料的烟雾中含有许多固体（微粒）和气体污染物，包括已知的人类致癌物。因此，在家里使用固体燃料的人们，特别是妇女和年轻的孩子们，每天要在烹饪的火焰旁边逗留几个小时，高度暴露于这些微粒和其他污染物中。

越来越多的流行病学证据表明，生物质和煤烟暴露是儿童肺炎、慢性阻塞性肺病、肺癌和白内障的危险因素，此外还有一

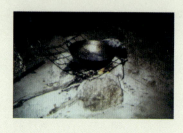

图 B6.2.2 传统的三个石头堆起来生火仍在被发展中国家的许多家庭使用

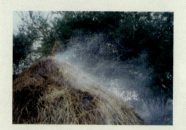

图 B6.2.3 肯尼亚中部的一个房子的屋顶正在冒烟
注：许多发展中国家使用的传统明火会造成高浓度的污染物。

些剂量与反应关系的证据。新发现的证据显示出这种暴露对肺结核、新生儿出生体重较低和心血管病的影响。暴露于固体燃料带来的空气污染，导致每年大约350万人的死亡，以及超过4%的全球疾病负担。重要的是，现在的大多数负担来自非传染性疾病。家庭空气污染影响健康最严重的是低收入地区和贫困家庭。

使用固体燃料带给贫困地区和家庭的重大疾病负担是主要的全球健康问题之一。例如，固体燃料的使用是"联合国千年发展目标"的目标7（确保环境的可持续性）的一项指标。但是，对此实施干预面临几项重大挑战。替代炉灶技术虽然得到发达国家一些活跃人物的支持，但已经证明不是一种切实可行的选择，大多数地方的干预效果不佳，因为用户行为改变了炉灶的性能，并

且炉灶还需要定期的维护。使用清洁燃料，如电力和天然气，必然大幅度减少暴露，带来很多健康收益[1,2]。然而，清洁燃料推广的问题是成本、价格的不确定性，缺乏能源基础设施，以及家庭购买燃料时必须长途跋涉[3]。除了清洁燃料，预先处理的生物质和煤炭的燃烧比较干净，转换为气态或液态燃料、木炭或煤球。

综上所述，过去二十年的研究有助于查明家庭使用固体燃料带来的空气污染是一种重要的全球健康风险，尤其是在穷人之中[4]。空气能见度的提高必须是可持续的，并且要努力减少室内燃烧排放造成的疾病负担，包括癌症。

注释

[1] Bailis R et al. (2005). *Science*, 308:98–103. http://dx.doi.org/10.1126/science.1106881 PMID: 15802601.

[2] Lin HH et al. (2008). *Lancet*, 372:1473–1483. http://dx.doi.org/10.1016/S0140-6736(08)61345-8 PMID:18835640.

[3] Ezzati M DM et al. (2004). *Annu Rev Environ Resour*, 29:383–420. http://dx.doi.org/10.1146/annurev.energy.29.062103.121246.

[4] IARC (2010). *IARC Monogr Eval Carcinog Risks Hum*, 95:1–430. PMID:20701241.

的有效性，报告阳性的比例分别为：非洲地区国家为24%，东南亚地区为10%。与细胞学检查相比，视诊检查一般不适用于所有地区。卫生工作者的乳腺触诊作为初级卫生保健的常规检查，在非洲地区各国报告的使用率为57%，东南亚地区各国报告的使用

率为60%。在欧洲、地中海东部和美洲，初级卫生保健设施一般都能进行乳腺检查，报告的数据分别为86%、81%和94%。

在公共卫生领域，是否提供放疗和化疗的癌症治疗，以及是否提供姑息治疗服务等状况，各国也提供了调

查报告，但不属于本报告的范围。

改善癌症控制的紧迫性

针对癌症负担，对"非传染性疾病国家能力调查"（Noncommunicable Disease Country Capacity Survey）收集

在参与"2013 年世界卫生组织非传染性疾病国家能力调查"的 176 个国家中，收到的响应与 2010 年的早期数据对比，可以评估出趋势。

总体来看，国家癌症计划的比例有所增加，从 2010 年的 81% 增长为 2013 年的 86%，投入运行的癌症计划百分比也有所提高（从 61% 提高到 65%）。开始启动国家癌症计划最多的是低收入国家（从 54% 到 79%）。然而，进入操作阶段癌症计划的增多遵循收入梯度：2010～2013 年，高收入国家进步最大（从 74% 到 81%），中等偏下和低收入国家几乎很少或没有收益（分别保持在约 56% 和 43%）。

无论何种登记类型，癌症登记的国家比例大致保持不变（80%）。进一步分析区别发现，与以医院为基础的登记相比，以人口为基础的登记增加了，从 2010 年的 46% 增加到 2013 年的 59%。高收入国家的国家级登记机构稳定在 85%，其他收入组和地区，整体来看这一比例从 64% 下降至 49%。

运用醋酸染色和视诊检查筛查宫颈癌的国家增加了，包括欧洲国家（从 27% 增至 56%）和非洲国家（从 14% 增至 24%）。宫颈的细胞学检查和乳腺癌的触诊筛查的运用比率在所有国家都保持稳定，只看到地区差异：宫颈细胞学检查增加的是非洲（从 27% 增至 38%）和西太平洋地区（从 56% 增至 67%），显著减少的是地中海东部国家（从 57% 降至 38%）。值得注意的是，在所有调查指标中，东南亚地区表现出一致的 20% 跌幅，包括有无癌症计划、癌症计划是否进入操作阶段、癌症登记、宫颈细胞学检查和乳腺癌触诊筛查。

的数据进行分析，可以全面展示出几乎所有 WHO 成员国的国家能力范围。WHO 这项调查的目的，原本是从综合角度评估控制非传染性疾病的国家能力，但是这项调查可以转化为全球癌症控制状况的对比——从癌症的预防到姑息治疗。所以，这一章专门汇总论述不涉及临床护理的癌症控制。

人们已经意识到这种分析的局限性，事实上信息的来源是各个卫生部的非传染性疾病参考点，不一定与癌症控制状况密切相关。这样的调查设计可以评估控制癌症的关键领域，提出一种全球性评价，但是没有任何细节，例如定义的干预覆盖了多大比例的人口（参见前文《传统的家庭烹饪：风险与防范》）。这种调查的问题和答复结构，使受访者无法详细反映出卫生保健系统及其组织结构的国家特殊性。最后，问卷及其说明采用了几乎所有的 WHO 官方语言（英语、法语、西班牙语和俄语），在专业术语及其含义的定义上仍有可能存在语言障碍。

虽然存在这些局限性，但已有的关键结果已经提供了主要差距的证据——有效的癌症控制与减少癌症负担措施的实施之间的证据。

• 一项国家癌症控制政策或计划的正规详细实施细则，并不能保证真正地实施。政府官员非常清楚，在官方政府政策的审批通过与具体操作执行之间，存在重大的矛盾。做出答复的所有国家中，只有 2/3 的国家为癌症计划或政策划拨了专项预算，按照 WHO 的建议，必须对这种预算进行有组织的安排（参见第 6.1 章）。

• 既定的癌症预防政策远远没有得到全面执行，尽管已经明确告知癌症的因果关系涉及哪些行为，如烟草的使用，并已提出减少烟草使用的有效战略，如本报告的第 4.1 章。然而，国家的执行能力是非常有限的，包括预防引起癌症的烟草和酒精使用，不健康的饮食、肥胖和缺乏体育活动。

• 在中低收入组的绝大多数国家，公共卫生传播体系普遍没有癌症的早期发现措施。因为宫颈癌在大多数国家都是重大的公共卫生问题，通过组织宫颈癌的筛查来做到早期发现，将对癌症负担产生重大影响。

这次调查发现，要想更好地控制癌症，国家卫生保健系统仍然存在一些重大差距和挑战。大多数国家报告已经存在应对癌症的国家级政策、战略或行动计划。即使在最低收入组的国家，传染性疾病，如 HIV/AIDS、结核病和疟疾，都是国家卫生计划和国际卫生援助的重点，至少一半以上的国家正式制定了国家癌症计划。然而，要想取得效果，这些政策和计划必须得到进一步开展，并获得资金支持。在统筹考虑其他非传染性疾病的同时，每一个国家都必须考虑癌症控制的国家级优先顺序，这将是一次改革卫生系统的机会。

注释

[1] WHO (2012). *Assessing National Capacity for the Prevention and Control of Noncommunicable Diseases: Report of the 2010 Global Survey*. Geneva: WHO. Available at http://www.who.int/chp/knowledge/national_prevention_ncds/en/.

[2] WHO (2011). *Noncommunicable Diseases Country Profiles 2011*. Geneva: WHO. Available at http://www.who.int/nmh/publications/ncd_profiles2011/en/.

[3] WHO (2011). *Global Status Report on Noncommunicable Diseases 2010*. Geneva: WHO. Available at http://www.who.int/chp/ncd_global_status_report/en/.

[4] WHO (2002). *National Cancer Control Programmes: Policies and Managerial Guidelines*, 2nd ed. Available at http://www.who.int/cancer/publications/nccp2002/en/index.html.

参考网站

WHO Global Action Plan for the Prevention and Control of NCDs 2013–2020: http://www.who.int/nmh/events/ncd_action_plan/en/

中国的癌症控制：预防政策和可以负担得起的医疗保健

王贵齐

2010 年，中国癌症死亡人数占总体死亡人数的 23.82%，成为死亡的主要原因之一[1]。大多数病例确诊时已经是中晚期，所以治疗效果并不理想。这些疾病的医疗费用，为个人和社会带来了沉重的经济负担，成为患者及其家属贫困或返贫的主要原因。中国政府对癌症控制非常重视，与社会各界合作展开积极的预防策略和癌症控制工程。

2005 年，中国在癌症高发地区发起食管癌、胃癌、结直肠癌、肝癌、鼻咽癌和肺癌的早期发现与治疗的国家计划。2009 年，中国在农村地区启动了宫颈癌和乳腺癌的国家筛查计划。在这两项计划中，早期发现和治疗都是有效的癌症控制策略。例如，中国的某些局部区域，食管癌的发病率长期以来一直很高。在这些地区，按照早期发现和治疗计划，通过内镜检查、碘染色和活组织检查，筛查了 40 ～ 69 岁的居民。早期肿瘤患者，包括严重的鳞状上皮非典型增生、原位癌和黏膜内癌，可以及时接受早期治疗。

为了积累经验，对计划中使用的技术进行优化，国家计划首先选择 8 个癌症高发地区作为示范点，每年筛查大约 1.3 万个高风险成人。经过逐步扩展，现在已有 26 个省的 88 个癌症高发地区参与了食管癌的早期发现和治疗计划[2]。2006 ～ 2012 年，高风险地区共有 412641 个成人进行了内镜筛查，4011 例患者诊断为严重的癌前病变或早期癌症[2]。这些患者中大多数人接受了及时治疗，这不仅对健康大有益处，而且经济分析表明，这个计划是具有成本效益的[3]。

除了这种早期发现和治疗计划，中国政府还大力推动有关癌症预防和治疗的公众教育，干预控制癌症的发生，包括新生儿的乙肝病毒疫苗接种，推广更好的营养计划，以针对性的方案改善职业安全。

全国肿瘤登记中心（China National Central Cancer Registry）也改善了国家癌症登记系统，自 2008 年以来，每年报告国家癌症登记数据。2012 年，共有 222 处癌症登记网点，覆盖全国范围的 2 亿人口。

注释

[1] Yu W (2012). *National Disease Monitoring System 2010*: Data Set of Death Causes. Beijing: Military Medical Science Press.

[2] Diseases Prevention and Control Bureau of Ministry of Health, Cancer Foundation of China, Committee of Experts of the Cancer Early Detection and Early Treatment Project (2012). *Report of the Cancer Early Detection and Early Treatment Project 2011/2012*.

[3] Dong Z et al. (2012). *Chin J Oncol*, 34: 637–640.

6.3　增强卫生系统进行癌症控制

6. 癌症控制

马苏德·萨米依（Massoud Samiei）

本杰明·O. 安德森（Benjamin O.Anderson，评审）

爱德华·L. 卡扎普（Eduardo L.Cazap，评审）

浓沼信夫（Nobuo Koinuma，评审）

摘　要

·发展中国家必须加强卫生系统，以支持必不可少的癌症控制工作。高收入国家的经验表明，癌症控制的成功离不开运作良好和灵活的卫生系统。

·在大多数发展中国家，健康相关的基础设施和受过培训的人力资源缺乏或者发展迟缓。即使基础设施已经建成，随着一个国家癌症计划的逐步向前推进，治疗服务的可用性不得不随之提高。

·2005 年以来，在多个发展中国家，世界卫生组织和国际原子能机构利用现有的辐射医疗能力，启动了多学科癌症能力建设计划的示范项目。同时，人们通过癌症控制各方面的同步建设，补充并增强治疗对临床和公共健康方面的影响，其中包括宣传、流行病学、预防、早期发现、诊断和治疗、姑息治疗和社会建设。

·这些计划补充和提高了临床治疗和公共卫生的影响，包括增强卫生系统的基本实力，例如以充足人员和诊断设施增强放射治疗服务，可以促成更全面的癌症控制计划，反过来这种计划又进一步增强了卫生系统。

2012 年，全球有 820 万人死于癌症，癌症仍然是全世界范围死亡和残疾的主要原因之一[1]。正如本报告强调指出的，疾病模式发生了转变，成为越来越沉重的负担，现在这些负担落在中低收入国家，而这些国家的医疗保健系统或是没有规划，或是尚未准备就绪，通常无法应对这种慢性非传染性疾病。由于人口年龄分布趋势较高[2]，采用不健康生活方式的人口越来越多，中低收入国家 2030 年的年度癌症发病率预计将比 2010 年提高将近 70%[3]。在 2010 年，中低收入国家发生了超过 750 万个癌症新发病例，而得到合理治疗服务的患者不到 30%[4]。

人们已经认识到，治疗的基础在于对于特定的恶性病变，必须采用特定的治疗方法、卫生技术及相关的技能和经验；而通过基础的治疗，其中的某些病例可以治愈。

所有的人，包括中低收入国家的人，都有权参与癌症预防，如果诊断为癌症，有权得到适当治疗。加强国家卫生系统，向所有需要的人提供公平和负担得起的癌症治疗，必须具备基本的医疗服务（如诊断照片和放射治疗）。对于绝大多数中低收入国家的政府，这些问题变得越来越紧迫。对于 WHO 和联合国其他机构，如国际癌症研究署（IARC）、国际原子能

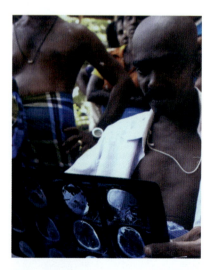

图 6.3.1　斯里兰卡，一位脑癌患者看他的扫描片

注：斯里兰卡是 WHO 癌症治疗行动计划（PACT）典型示范区。这个国家已经成功实施了全面的癌症控制计划。

机构(IAEA)活跃的非政府组织,如"国际癌症控制联盟"(Union for International Cancer Control)[5]和"癌症治疗与研究国际网络"(International Network for Cancer Treatment and Research)[2],这些问题也变得越来越紧迫。2011 年 9 月,联合国所有成员国批准了非传染性疾病预防和控制的解决方案,这成为势在必行的新重点。

2012 年,世界卫生大会明确了全球目标:到 2025 年,非传染性疾病的过早死亡减少 25%,这属于 9 个义务目标之一[6]。在国家癌症控制计划的讨论中(参见第 6.1 章),我们强调癌症的预防和控制应该与其他非传染性疾病的所有主要操作综合起来。癌症控制计划的各个方面(从癌症的预防到治疗管理,相关研究的优先安排)必须是国家计划的组成部分,旨在增强各国的卫生系统[7]。

治疗:癌症控制的基本要素

卫生部门传统的关注重点,把治疗列为第一优先是可以理解的,但是在大多数发展中国家,越来越多的癌症患者寻求的是缓解疼痛和痛苦。事实上,即使最好的癌症预防战略,其益处也必须经过 20～30 年之后才能显现。在此期间,千百万的新发癌症患者与上述预防战略没有关系,特别是发展中国家。因此,早期诊断和 / 或筛查结合充分的治疗(通常命名为二级预防)可能提高某些常见癌症的治愈比率,把这些癌症死亡推迟 5～10 年。如果存在有效的治疗前景,人们就会主动寻求筛查[8]。家庭和社会各界必须共同努力,提升卫生保健体系,才能使癌症得到治疗。有效的治疗还必须有最好的专业人才的支持和积极参与。全面的癌症计划制定之后,根据计划才能把这些关键人才调整到较高的优先位置。

过去的 30 年中,在高收入国家,

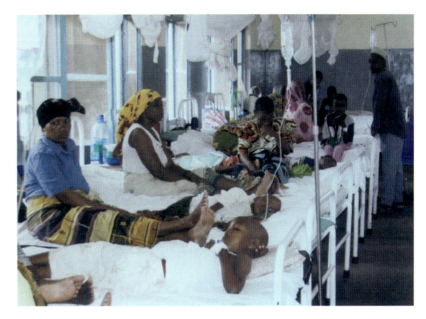

图 6.3.2 坦桑尼亚的达累斯萨拉姆市海洋路癌症研究所的儿童癌症病房
注:尽管条件拥挤,这些孩子仍是非常幸运的,可以得到治疗。

早期检测结合新的疗法,癌症死亡率呈现适度的、不断下降的趋势[9]。这种下降,不仅是因为药物治疗的有效性提高,还因为有效的国家癌症控制计划带来了更好的公共教育,使社区获得及时的诊断和治疗。在高收入国家,这种计划大大推进了人们的健康意识和癌症预防,提高了癌症患者的治愈率和生活质量[10]。

高收入国家的经验表明,癌症控制的成功离不开运转良好的、强有力的、机动灵活的卫生系统。更具体地说,所谓加强卫生系统,提供拯救生命的治疗,就是建设高度发达的技术基础设施,为治疗提供数量足够和训练有素的临床医生。此外,还必须提供其他服务,包括病理学服务,以提供准确的癌症分期诊断、实验室设施、设备和技术人员执行筛查试验,提供放射治疗等。

遗憾的是,在大多数低收入国家和一些其他国家,缺失或者严重缺乏这种基础设施和训练有素的人力资源。许多发展中国家的新证据表明,随着国家癌症控制计划的正面推进,建立

这些治疗服务的概率很高[11～13]。只要采取正确的规划和正确的策略,培养和投入训练有素的专业人员,发展中国家不仅可以预防和控制癌症,还可以实现更高的存活率。在横跨非洲、亚洲和中美洲的 12 个国家癌症结果的一项比较研究中发现,癌症的预后与卫生服务的发展水平相关[14]。

问题在于,高收入国家的模式以何种程度复制到低收入国家,在特殊的情况下,哪些选项是经济的和具有成本效益的。例如,是否需要开发新的诊断和治疗模式。在发展中国家,政策制定者和卫生当局往往左右为难,不知道应把什么问题放在第一位。这些问题包括在越来越多的患者中,向其中的一部分患者提供支付得起的治疗服务,特别是提供医学和卫生技术,诸如诊断成像和放射治疗,或者癌症预防和筛查服务的其他可行策略。

发展中国家在医疗方面开始能力建设时,放射治疗能力的发展可以为性价比较高和资源水平合适的策略提供证据[15]。部分国家表明,放疗是发展"自力更生"的国家癌症防治计划

6. 癌症控制

1895 年伦琴发现了 X 射线，1898 年居里夫妇发现了镭，仅仅几年之后，1899 年放射性疗法第一次用于癌症的治疗[16]。从 20 世纪 50 年代开始，放射学技术迅速发展，现在放射医学的知识和相关技术的运用，在癌症诊断、治疗和护理中已经不可或缺，放射物质及其放射性扮演着基础的角色。一般来说，根据癌症发展的阶段和癌症的类型，50%～65% 的癌症患者在他们的疾病过程中要使用放射疗法，或者是单独使用，或者是结合手术、化疗、激素治疗和免疫疗法[17]。

在世界范围内，放疗是癌症治疗保健系统的主要投资领域。在中低收入国家，患者如果可以获得放疗，就会极大地改善癌症的治疗。虽然这些国家的人口占世界人口的 85%，但是中低收入国家只有大约 4400 兆伏的治疗设备，约占世界放射治疗设施的不到 35%，这些国家的大部分癌症患者无法获得任何可能拯救生命的放疗[18]。

国际原子能总署强调，如果与一项全面的国家癌症控制计划结合在一起，那么放射治疗是最有效的。由于这个原因，国际原子能总署在 2004 年提出了他们的"癌症治疗行动纲领"（Programme of Action for Cancer Therapy），其内容包括：与 WHO 和其他方面建立合作伙伴关系；协助发展中国家扩大放射治疗能力；解决癌症控制和服务方面现存的悬殊[19, 20]。

的支点，这种计划反过来有助于改善和扩大其他癌症的服务和基础设施。放射疗法是癌症患者最佳管理的基础，提供放射治疗服务是国家癌症防治战略的核心（见框图 6.3.1）[16～20]。虽然需要长期的规划和卫生保健资源的适当评估，但对于很多癌症来说，有效的放疗提供的综合成本适中，技术也并不复杂[21]。大多数国家从放疗能力开始启动，扩展到化疗能力和其他基本能力，包括成像、病理学和手术治疗。这样的能力扩展往往围绕着一个国家癌症中心进行[11]。

通过放疗计划增强卫生系统

许多发展中国家的经验表明，癌症控制无法实现其潜在效果，除非现有的医疗系统是可持续发展的，并且支持一些关键要求。这其中包括启动或管理国家癌症控制计划，提供某些服务的技术能力。国家癌症控制计划的启动需要制定一套癌症政策，通过某些立法步骤设置或定义一些关键指标，为癌症防治活动配套资金，这是一种自上而下的方法。但是很多时候，现有的癌症诊所或放射治疗中心由非政府组织支持，社区的某些成员在制定癌症控制的建议方面非常活跃，这是一种自下而上的方法。在大多数中低收入国家，这两种方法相结合，癌症控制活动更容易成功[22]。在已经评估的国家中，癌症控制的活动和计划的启动都是在一个现有的放射治疗中心（往往是该国家唯一的一个）的领导下推动的，这种放射中心的位置都是癌症负担最沉重的地方。发展中国家的悲剧在于，确诊的 80% 癌症病例，都已经是非常晚期的阶段了。

发展中国家的癌症晚期诊断负担成为一种强大的动力，促使整个国家迈向癌症防治计划，而不是增加临床设施治疗更多患者。这些国家已经面临这样的选项，与其寻求新的资金添置治疗设施和资源，不如启动癌症防治活动。因此，这种卫生系统的基本实力，比如一个放射治疗中心，可以领导更强大的癌症控制计划的启动，反过来，这些计划又通过改进其他基本治疗设施，进一步增强卫生系统的实力，最常见的做法就是建立一个国家癌症中心[11]。40 多个中低收入国家的癌症研究中心主任也积极促成癌症控制计划的出台[23]。可以这么说，在任何癌症防治活动启动之前或成功出台之前，一个国家的卫生系统必须体现出国家能力和基础设施的最低水平[13]。

世界卫生组织与国际原子能机构的癌症控制合作

为了巩固上述的承诺，在签订"癌症治疗行动纲领"（PACT）之后，2009 年 3 月，世界卫生组织和国际原子能机构签署了一项协议，启动癌症控制的一项合作，旨在加强和加速发展中国家的癌症控制[24,25]。世界卫生组织与国际原子能机构的合作开始于 2005 年 5 月，当时世界卫生大会预测出全球癌症发病率将会长期地明显上升。此后，"癌症治疗行动纲领"、世界卫生组织、国际癌症研究署以及其他主要国际癌症组织开展了越来越富有成效的合作。特别值得强调的是，这种合作可以协助提供广泛的多学科

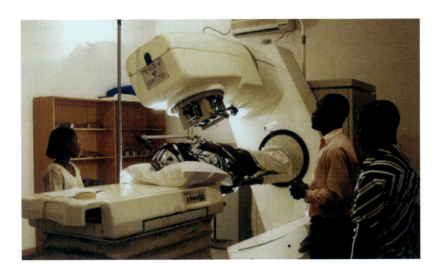

图 6.3.3 加纳，一名患者在肿瘤中心接受治疗
注：加纳的第一个肿瘤医院在 IAEA 的支持下于 1997 年成立。在国家癌症控制计划内，这个肿瘤中心用于扩大加纳三个地区的癌症基础设施和容量。

的癌症能力建设计划，完善和提高治疗中的临床和公共健康影响。

世界卫生组织和国际原子能机构分别发挥各自的专业所长，合作提出一种架构，从专业角度创造出更协调和更强大的适合中低收入国家的抗癌模式。WHO 的合作支持重点是提高公众认识、预防、早期发现和患者的全面护理。WHO 特别强调要通过全体人口的干预和公共保健的方法，加强癌症的预防和控制，尤其关注初级卫生保健。将国家癌症控制计划融入更广泛的 WHO 框架以加强卫生系统，其中的重点是初级卫生保健，这是 2008 年 5 月的世界卫生大会通过的"预防与控制非传染性疾病的全球战略行动计划"的组成部分，后来更新了 2013 ～ 2020 年的部分[26,27]。自从推出"癌症治疗行动纲领"以后，国际原子能机构要求与辐射医学有关的所有援助必须通过卫生部进行，以确保这些援助是综合的和平衡的。国际原子能机构建议，中低收入国家必须自己编制国家癌症控制计划，专门审查后，根据当地的资源、癌症的类型以及其他相关条件来决定是否需要扩充诊断和治疗服务。

癌症控制的示范工程

世界卫生组织和国际原子能机构的癌症控制合作集中在 8 个"癌症治疗行动纲领"典型示范点（PMDS），它们分别位于阿尔巴尼亚、加纳、蒙古、尼加拉瓜、斯里兰卡、坦桑尼亚、越南和也门[28]，其中大部分是成功地运用原有的放疗计划，升级改造后成为癌症防治战略。世界卫生组织和国际原子能机构帮助这些国家进行了需求评估、可能的战略评估、优先顺序的设置，以及选择适合资源水平的干预措施等。

2005 年以来，在癌症控制合作中，世界卫生组织和国际原子能机构回应了超过 45 个国家关于评估癌症控制和协助编制方案的请求[29,30]。每个国家都有自己的特点，包括癌症负担、癌症风险因素、文化、卫生系统、财政、人力资源和基础设施。仔细评估这些要素，有助于在特定范畴内建立符合实际的、切实可行的优先顺序[31]。世界卫生组织、国际原子能机构、国际癌症研究署和其他合作伙伴，协助各国政府控制癌症工作，分享癌症控制取得成功的发展中国家的经验。一旦

确认某一国家最迫切的需求，确定了优先顺序，合作伙伴和捐助者就会找出应对策略，给予技术和 / 或资金的支持。后续任务的进展监测也要定期开展。

PMDS 的早期评估

PMDS 工程处于不同的实施阶段，从不同的基线开始。在专业和政治层面，所有各方分享极高的推动力。每个 PMDS 工程都已努力编制出国家癌症控制计划，设立了国家指导委员会来监督计划的实施工作。在合作伙伴的支持下，PACT 按照专家的指导调动资金支持各个国家，包括人力资源开发、购买放射医学设备、建设癌症控制能力[19]。

最近的 PMDS 的评价报告[12] 效果非常明显，每个 PMDS 工程都具备了放射医学能力。虽然这种能力仍然有限，但是起到了驱使各国癌症控制计划开始启动的关键作用，而且在每个国家的国家癌症控制计划中作为要素之一正在实施。目前，PMDS 工程的迹象和行动表明，卫生部门已经非常重视增强卫生系统，如果在预防、早期发现、诊断、治疗和姑息治疗方面均衡投入，不可能实现癌症的治疗与控制。

因此，国家癌症控制计划的成功，很大程度上取决于各个国家卫生系统的广泛的改革措施，以解决医疗保健和服务的不平等。同样重要的是，卫生部门的能力以及他们制定、执行和评估这些政策和战略的长期承诺。特别重要的是，如果国家对于预防、服务协调、承担能力，以及如何获得卫生服务没有做出承诺，那么卫生系统不太可能得到改善。

为了确保业已启动的癌症控制计划未来的发展和可持续性，所有发展中国家都必须考虑组建至少一个政府支持的癌症中心。以现有的某一

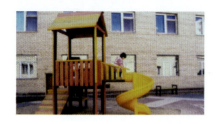

图 6.3.4　蒙古国的国家癌症中心成立得到了 WHO 和 IAEA 的支持
注：作为国家癌症控制计划实施的一部分，由联合国妇女协会提供资金，国家癌症中心在这块地上建造运动场，供年轻的癌症患者娱乐，以分散他们对治疗的注意力。

个杰出的癌症中心为基础，为客户提供优质服务，并且作为国家癌症

控制的驱动力量[11,23]。此外，考虑到劳动力的局限性，为了癌症控制的长期加强和成功，每个国家必须制定一套 10 ～ 15 年的培训计划[13]。所有国家都要发展癌症登记系统、健康数据收集和卫生服务研究[32]。与这些努力密切相关的还包括国际癌症研究署的"中低收入国家癌症登记发展全球倡议书"（IARC Global Initiative for Cancer Registry Development in Low- and Middle-Income Countries）、"国际癌症控制合作伙伴关系"（International Cancer Control Partner-ship），共同与

美国国际商会和美国国家癌症研究院协调合作，并大力联合世界卫生组织、IAEA-PACT、国际癌症研究署和几个重要的肿瘤组织和专家。

注释

[1] WHO (2011). United Nations High-Level Meeting on Noncommunicable Disease Prevention and Control. Available at http://www.who.int/nmh/events/un_ncd_summit2011/en/.

[2] International Network for Cancer Treatment and Research (2013). Cancer in Developing Countries. Available at http://www.inctr.org/about-inctr-cancer-in-developing-countries/.

[3] Ferlay J, Shin HR, Bray F et al. (2010). GLOBOCAN 2008 v2.0, Cancer Incidence and Mortality Worldwide: IARC CancerBase No. 10 [Internet]. Lyon: IARC. Available at http://globocan.iarc.fr.

[4] IAEA (2011). Inequity in Cancer Care: A Global Perspective. IAEA Human Health Reports, No. 3. Available at http://www-pub.iaea.org/books/IAEABooks/8180/Inequity-in-Cancer-Care-A-Global-Perspective.

[5] Union for International Cancer Control: http://www.uicc.org. WHO Media Centre (2012).

[6] 65th World Health Assembly closes with new global health measures. News release. Available at http://www.who.int/mediacentre/news/releases/2012/wha65_closes_20120526/en/index.html.

[7] Sullivan R, Purushottham A (2010). Towards an international cancer control plan: policy solutions for the global cancer epidemic. *INCTR Magazine*, 9:1–8. Available at http://www.inctr.org/network-magazine/past-editions/.

[8] World Bank (2013). World Bank in Albania breast cancer campaign. Available at http://web.worldbank.org/WBSITE/EXTERNAL/NEWS/0,,contentMDK:23177166--menuPK:141310--pagePK:34370--piPK:34424-.

[9] Abegunde DO, Mathers CD, Adam T et al. (2007). The burden and costs of chronic diseases in low-income and middle-income countries. *Lancet*, 370:1929–1938. http://dx.doi.org/10.1016/S0140-6736(07)61696-1 PMID: 18063029.

[10] Levin V, Meghzifene A, Izewska J, Tatsuzaki H (2001). Improving cancer care: increased need for radiotherapy in developing countries. *IAEA Bull*, 43:25–32.

[11] Sloan F, Gelband H, eds; Committee on Cancer Control in Low- and Middle-Income Countries (2007). *Cancer Control Opportunities in Low- and Middle-Income Countries*, Washington, DC: National Academies Press.

[12] IAEA, PACT (2012). Evaluation of PMDS, 2011–2012. IAEA internal report.

[13] Anderson B, Ballieu M, Bradley C et al. (2010). Access to cancer treatment in low- and middle-income countries-an essential part of global cancer control. A CanTreat Position Paper. Available at http://ssrn.com/abstract=2055441.

[14] Sankaranarayanan R, Swaminathan R, Brenner H et al. (2010). Cancer survival in Africa, Asia, and Central America: a population-based study. *Lancet Oncol*, 11:165–173. http://dx.doi.org/10.1016/S1470-2045(09)70335-3 PMID: 20000 05175.

[15] IAEA (2010). *Planning National Radiotherapy Services: A Practical Tool*. IAEA Human Health Series, No. 14. Available at http://www-pub.iaea.org/books/IAEABooks/8419/Planning-National-Radiotherapy-Services-A-Practical-Tool.

[16] Rickwood P (2001). Saving a mother's life. Radiotherapy offers new hope for women of child rearing age suffering cervical cancer in developing countries. Available at http://www.iaea.org/About/Policy/GC/GC45/SciProg/sfradiotherapy.html.

[17] IAEA (2008). *Setting up a Radiotherapy Programme: Clinical, Medical Physics, Radiation Protection and Safety Aspects*. Vienna: International Atomic Energy Agency.

[18] Burkart W, Chhem RK, Samiei M (2010). Atoms for health: the IAEA's contribution to the fight against cancer. In: *Health G20: A Briefing on Health Issues for G20 Leaders*. Available at http://www-naweb.iaea.org/na/G20-IAEA-article-atoms-for-health.pdf.

[19] IAEA-PACT (2013). International Atomic Energy Agency Programme of Action for Cancer Therapy. Available at http://cancer.iaea.org/.

[20] Samiei M (2008). Building partnerships to stop the cancer epidemic in the developing world. UN Special, No. 676, September 2008. Available at http://www.unspecial.org/UNS676/t31.html.

[21] Stewart BW, Kleihues P, eds (2003). *World Cancer Report*. Lyon: IARC.

[22] Barton MB, Frommer M, Shafiq J (2006). Role of radiotherapy in cancer control in low-income and middle-income countries. *Lancet Oncol*, 7:584–595. http://dx.doi.org/10.1016/S1470-2045(06)70759-8 PMID: 16814210.

[23] Samiei M (2013). Challenges of making radiotherapy accessible in developing countries. In: *Cancer Control 2013: Cancer Care in Emerging Health Systems*. Global Health Dynamics UK and INCTR Belgium, pp. 85–96.

[24] WHO Media Centre (2009). WHO, IAEA join forces to fight cancer in developing countries. News release. Available at http://www.who.int/mediacentre/news/releases/2009/who_iaea_cancer_programme_20090526/en/.

[25] WHO, IAEA (2009). Arrangements between the Directors General of the World Health Organization and the International Atomic Energy Agency for the WHO/IAEA Joint Programme on Cancer Control. Available at http://www.who.int/nmh/events/2013/2009arrangements.pdf.

[26] WHO (2009). 2008–2013 *Action Plan for the Global Strategy for the Prevention and Control of Noncommunicable Diseases*. Geneva: WHO. Available at http://www.who.int/nmh/publications/9789241597418/en/.

[27] WHO (2013). *Global Action Plan for the Prevention and Control of Noncommunicable Diseases 2013–2020*. Geneva: WHO. Available at http://www.who.int/nmh/en/.

[28] IAEA-PACT (2013). PACT Model Demonstration Sites (PMDS). Available at http://cancer.iaea.org/pmds.asp.

[29] IAEA-PACT (2013). IAEA imPACT (integrated missions of PACT). Available at http://cancer.iaea.org/impact.asp.

30. IAEA-PACT (2012). In Malaysia, IAEA conducts 45th imPACT Cancer Assessment Review Mission. Available at http://www.iaea.org/newscenter/news/2012/impactassessment.html.

[31] WHO (2011). *National Cancer Control Programmes: Core Capacity Self-Assessment Tool*. Available at http://www.who.int/cancer/publications/nccp_tool2011/en/index.html.

[32] Hanna TP, Kangole ACT (2010). Cancer control in developing countries: using health data and health services research to measure and improve access, quality and efficiency. *BMC Int Health Hum Rights*, 10:24. http://dx.doi.org/10.1186/1472-698X- 10-24.

6. 癌症控制

法国的癌症控制：患者为中心精准医学

安尼丝·布赞（Agnès Buzyn）

法国总统已经签署了两个连续的癌症控制计划，这有助于塑造以患者需求为中心的、以证据为基础的、一个和谐的综合癌症护理。这些计划有助于建立当前有组织的法国癌症护理框架要素，目的是提供优质服务，加速层次结构医学的演化。这种有组织的框架，把病人为中心与肿瘤为中心结合起来，同时涵盖个性化的护理方案，专门化的机构或组织（面向罕见癌症、老年肿瘤和儿科肿瘤）以及肿瘤分子分析。所要达到的最终目标是把更高的价值带给患者和幸存者，同时通过公平地引入改革来消除卫生不公平的根源。

个性化护理方案为患者提供了治疗路线图，在一点向另一点的转诊过程中，进行轻松的导航。个性化的服务方案有利于解决癌症治疗中的碎片化。在大多数高收入国家，随着癌症幸存者数量的增加，下一个挑战是进一步发展生存者计划，全面整合起始于疾病发作的个人护理的连续统一性。

为了加强癌症治疗的框架，人们已经根据科学和临床上的成果，正在继续发展罕见癌症的个性化网络、老年肿瘤和儿科肿瘤的特定组织框架，整合了各种设施和专职人员。他们通常是地理覆盖性的广泛网络。他们与生物样本库资源和分子遗传学基础设施紧密关联。贯彻质量保证计划和合作模式，可以确保所有的网络中心都符合标准，并且提供最先进的癌症治疗。

肿瘤组织分子谱的进步开启了个性化癌症治疗的时代，使得治疗方法与每一个人的肿瘤相匹配。这种个人化疗法的关键是药物，即按照影响某一癌症类型的特定分子信号传导通路设计的靶向药物。靶向疗法已经成功运用在临床实践中，正在治疗乳腺癌和胃癌（HER2 过度表达）、肺癌（EGFR 突变）以及结直肠癌（KRAS 突变）。肿瘤的分子特点成为癌症患者治疗策略选择的决定性因素。为了应对这一挑战，法国正在全国范围建造分子遗传学中心的网络。这种组织架构已经运营了 4 年，非常成功地提供着最先进的靶向癌症疗法，大大缩短了患者获取最新疗法的时间。最新的基因组学知识和技术（新一代测序技术）必将加快实现精准医学（precision medicine）的进步。

6.4 研究的基础设施：生物银行、队列、癌症登记和数据链接

6. 癌症控制

乔金·迪尔尼尔（Joakim Dillner）
古斯塔沃·斯蒂凡诺夫（Gustavo Stefanoff，评审）
吉姆·沃特（Jim Vaught，评审）

摘 要

· 癌症控制有效医疗服务的发展和评估，取决于高质量的预防和相关研究，这些研究又取决于有效的基础研究设施的高效运营。

· 队列、生物银行设施、癌症登记体系，在癌症控制措施的发展和评估中发挥着关键作用。

· 从全球范围来看，人们正在启动越来越多的全体人口的队列和先进的生物银行设施。国际组织（包括国际癌症研究署）、国家和其他权威机构运营的生物银行越来越多，并且往往是大规模。癌症研究的必要资源称为研究基础，其构成是纵向随访的队列和生物银行，由癌症登记连接起来。

· 只有通过国际性的标准化和基础设施的网络化，才能展开综合性调研，从而确保调查数据和结果的标准化和可比性。

科研基础设施：癌症研究的基本资源

科研基础设施是指科学界从事研究时使用的设施、数据库、各种集合和相关服务[1]。如果以国际规模进行运营，科研基础设施还会向用户提供来自不同国家各有所长的研究服务。此外，研究基础设施衍生的功能是吸引青年科研人员前来开展自己的研究事业，促进各种科学团队的成长。要达成这些目标，科研基础设施必须成为提供服务的枢纽，包括的基本要素为：（1）提供高质量、标准化的数据；（2）提供高质量的、文档齐全的、标准化生物样本；（3）提供高性能的分子分析平台，或者按照需求产生分子数据；（4）编制、实施和监督各种最佳的实际操作；（5）提供教育、专业知识和咨询顾问服务。

知识三角形的概念是指科研、教育和创新[2]。一个高质量的科研基础设施必须位于知识三角的中心。一个成功的研究基础设施，绝不能仅仅提供材料。科研基础设施必须通过研究产生知识，通过教育推广知识，并且通过创新运用知识。

为了对比世界不同地区的健康结果和研究成果[3]，在各个研究基础设施枢纽之间，世界规模的合作是极其必要的，尤其在某些特定区域，如标准化、质量控制和协调发展。国际癌症控制的进步，需要有一种癌症研究的国际化基础设施。

人们越来越意识到，不仅是在高收入国家，任何背景的国家科学研究都是提供有效的医疗保健和预防服务的基本要素。科研影响发展这一概念的研究包括"达特茅斯地图集"（Dartmouth Atlas），这是一套对美国各地提供不同的生活服务、其成本及有效性的系统清单（可参阅 www.dartmouthatlas.org）。这些研究估计，如果最具有成本效益的医疗服务可以得到全面的普及，不仅将提高医疗保

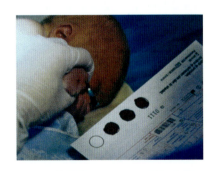

图 6.4.1 取自新生儿的血液样本存入瑞典国家苯丙酮尿症（PKU）注册中心生物库
注：在瑞典，这些血液样本用于筛查包括 PKU 的新陈代谢疾病，自 1974 年以来，已储存大约 270 万个样本。

6. 癌症控制

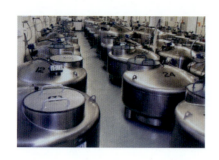

图 6.4.2 美国新泽西州的卡姆登柯瑞尔医学研究所内安装有生物样本的液氮容器

健的质量，同时，医疗保健的成本也可以降低大约 30%[4]。

卫生服务的研究中，医疗实践的研究仅仅是现场研究，并不研究如何提供服务。这种研究的目的仅仅是简单地研究已经提供的卫生服务，依据的是直接的经验。卫生服务对比有效性的研究，虽然牵涉当时的政治利益，但在许多国家，这种研究有着悠久的传统。最有名的已经制定的卫生服务研究之一就是可以评估筛查和其他癌症控制政策有效性的癌症登记活动。执行新政策的时候，经常通过随机研究评估这些政策的设计，称为随机卫生服务研究[5]。

队列：健康状况和疾病病因学的研究

队列研究的目的是提供一种可靠的数据库，用于影响一个群体的疾病风险因素的调查研究。影响人口的疾病和这些疾病危险因素的基本信息，是策划预防服务的基础。人口中的大量健康志愿者，提供生活条件和生活方式的数据（如饮食、运动、吸烟、生活习惯等），捐献各种生物样本，并且被纵向随访，特别是疾病发展的随访。虽然可以推断大多数癌症源自环境因素而不是其他因素（如可遗传风险）的影响，但是还需要具体识别很多其他的因果关系因素。在队列研究中，搜集综合性数据，进行生物样本的分子分析，可以澄清（在某些情况下可以识别）这些因素，以及预防的内在可能性。30 多年以前，多尔（Doll）和佩多（Peto）提出这种方法[6]，作为遗传和环境风险因素分子分析有效的综合性资源，这种方法重新引起人们的重视[7]。

"基因组学与社会的公共人口工程"（Public Population Project in Genomics and Society）（可参阅 www.p3g. org）有一个全球性队列观测站，列举了 15 个国际队列网络和 79 个独立的队列，其中的很多队列都得到充裕的资金支持。最有名的例子是美国的"国家儿童研究"（National Children's Study），这是一项每年花费 2 亿美元的队列研究，监测孕妇和她们的孩子，识别哪些因素影响健康的分娩和儿童的成长发育（可参阅 www. Nationalchildrensstudy.gov）。

综合队列中，最大的一个队列是"欧洲癌症和营养的前瞻性研究"（EPIC），这个队列探讨饮食习惯、营养状况、生活方式等环境因素与癌症和其他慢性疾病发病率之间的关系。EPIC 招募了超过 520 万人，包括 10 个欧洲国家，它们是丹麦、法国、德国、希腊、意大利、荷兰、挪威、西班牙、瑞典和英国[8]。EPIC 队列有多个关联工作组，不仅关注大多数主要癌症类型，也关注心血管疾病、衰老和糖尿病。

为什么需要生物银行

收集人类生物学标本是必不可少的一项工作，可用于癌症研究和改进临床诊断。近年来，高性能分子分析平台的革命性发展意味着，癌症控制基础研究的发展进度的限制已经不再是分子分析，而是特点鲜明的样本及其随访数据。有了生物银行，科学研究者不必再依靠个人或研究小组从事样本采集，因为有关的样本已经存在。

生物银行的主要优点是不必花费很长时间，并且随时可以使用大量特定的样本及其长期的随访数据。一项平移的研究项目不必局限于测试新的标本，而是可以横跨十年甚至更长时间，查清相关的健康结果。不仅如此，项目的设计可以参照已经存储数十年的样本，而样本捐献者的健康状况也可以通过癌症登记连接起来[9]。预防的研究可能涉及新颖的生物标志物的

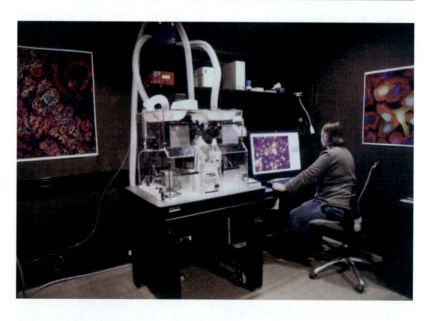

图 6.4.3　定量显微照相测定生物样品
注：这项分析可能需与组织储存的远程研究员进行合作，而不是采取将样品运至偏远地区的合作方式。

研究，这些生物标志物可以用于早期发现和新的筛查检测。这类目标需要在诊断之前采集大量样本，诊断结果很久以后才会知道。全世界解释癌症的分歧核心问题是对癌症病因的理解，这类研究也需要在诊断之前采集样本，但数据来自有关个体的后期癌症诊断。

研究基础和癌症登记链接的作用

研究基础（study base）一词是指作为科研依据的样本和数据，亦即存储的样本、配套的数据，加上人体健康纵向随访的结果。

以生物银行为基础开展研究的一个主要限制是，许多生物库与相关癌症登记的链接并不规范，所以研究基础是未知的。即使生物银行是规范随访的，也可能缺少研究人员关于使用哪些研究基础全面的和更新的评述。现在最先进的研究基础是"丹麦国家生物银行登记"（Danish National Biobank Register，可参阅 www.biobanks.dk），它包括在线自动化服务，可以按照需求连接丹麦主要生物银行的癌症登记和其他健康数据登记，从而确定研究基础。在欧盟生物银行工程的支持下，芬兰癌症登记系统完成了北欧国家许多生物银行的大规模标准化癌症登记链接[10]，比如最近的欧洲 FP7 计划（欧洲抗癌协会具有良好科学研究登记的优先使用权；www.eurocourse.org）。与欧盟生物银行平台 BBMRI（全称：Biobanking and Biomolecular Resources Research Infrastructure，生物和生物分子资源研究基础设施，网站 www.bbmri.eu）一起，Eurocourse 也开发出现一种规范记录的格式，为研究提供基础。

随访的作用是挖掘和探索具有重要内容的生物银行样本的内在潜力。特别重要的是，这对样本的匿名性有影响。科研人员使用的仅仅是编号的

生物银行，只有负责随访的机构才知道捐助者的身份[11]。

在许多方面，生物银行有些类似癌症登记。生物银行由收集和储存患者信息的研究基础设施构成。在严谨处置个人数据、保护个体信息完整性方面，生物银行和癌症登记都必须具备严格的类似标准。必须有癌症登记的链接才能通过生物银行样本的随访确认研究基础。此外，生物银行和生物银行为主的研究基础的标准化评估和描述，要由癌症登记机构进行。由于癌症登记是疾病登记，随访的时间最长，具有数据处理经验，可国际化联网，且数据是标准化的，因此可以想象，它们能够最大限度地发挥生物银行的潜力。这种概念的模型由杰纳斯生物银行（Janus Biobank）提出，它是拥有全部人口的生物样本银行，有着来自 35 万个捐赠者的样本，完全由挪威癌症登记机构运营[12]。

生物资源中心

历史上，每一项探索性研究或者诊断实验室，都自己开发了独立的系统存储生物样本。然而，这种碎片化的处理导致了代价高昂的重复，严重限制了通过不同程序处理和存储后标本的累积使用。国际研究样品的多个来源不一定有效。随着生物银行的运作日益复杂，研究人员不得不越来越依赖专业服务和设施进行生物样本的采购、质量控制、存储、处理和运输[13]。这些生物银行设施称为生物资源中心。生物资源中心为科学研究的每一个步骤提供服务，从接洽研究人员到检索研究成果的档案。

大多数生物资源中心与国际生物银行网合作，这些网络承诺遵循共同的国际标准，进行生物样本的收集、标签化、注释、处理、存储、检索和分析，同时确保生物学安全和个人数据的保护。在美国国家癌症研究

所的支持下，"癌症人类生物银行"（Cancer Human Biobank，caHUB）成为人类组织、血液和其他生物材料的一个国家级生物学库藏（可参阅 http://cahub.cancer.gov）。在欧洲，"生物银行和生物分子资源研究基础设施"（Biobanking and Biomolecular Resources Research Infrastructure）和"生物和环境库藏国际协会"（International Society for Biological and Environmental Repositories，可参阅 www.isber.org）是主要的生物银行网，越来越受到资助机构和其他利益相关者的重视。公共资助的研究材料必须予以公开。

国际癌症研究署（IARC）生物银行是服务全球 30 个国家 50 多项研究的一个国际生物资源中心。作为一个典型的中心，研究的设计包括队列、各种病例、流行程度研究和病例对照研究。该资源中心存储来自 150 万个对象的大约 500 万个样本，其中大部分样本是体液，包括血浆、血清、尿液和提取的 DNA 样本（见图 6.4.4）。IARC 生物银行有一个准入政策，鼓励申请在现有样本中开展新的合作性研究（可参阅 http://ibb.iarc.fr/）。

队列和生物银行网络

IARC 首倡的"中低收入国家生物银行和队列网"（BCNet）旨在支持中低收入国家癌症控制的发展。目前，研究基础设施已经进行多次投资，以帮助高质量科研的发展，支持有效的癌症控制措施，这受到越来越多的关注。人口队列可以帮助各国提供科学教育，促进科研成果转化，确定、启动和评估干预措施以改善健康状况。

发展生物银行基础设施和人口队列的工具和方法基本上是相似的。因此，通过对比早期的经验和国际网络的合作，可以以更低的成本和更好的效果创建各种队列。这样的网络为刚刚启动的国家提供指导，建设可持

6. 癌症控制

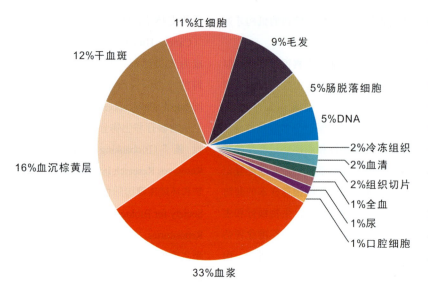

11%红细胞
9%毛发
12%干血斑
5%肠脱落细胞
5%DNA
16%血沉棕黄层
2%冷冻组织
2%血清
2%组织切片
1%全血
1%尿
1%口腔细胞
33%血浆

图 6.4.4　生物库可能收集和存储的生物材料数量和性质的说明
注：在本图中，样品数据来自 IARC 生物库。

续发展的基础设施，通常涉及经过测试的，已在不同条件下经过最优化的过程。由于人口队列和生物银行设施在中低收入国家没有普及，这可能影响健康科学和以证据为主的癌症控制的发展。针对生物银行设施的匮乏，BCNet 为这些国家以协调和有效的模式开展合作提供了一种机会。

　　成功的生物银行是成功科学的一种促进。许多现行的队列研究以及相关的疾病工作组正在调查几种疾病，参见上文对"欧洲癌症和营养的前瞻性研究"（EPIC）的论述。与单一风险决定因素或者单一预测因素的碎片化研究相比，研究结论究竟代表了主要危险因素还是混淆带来的结果，这必须采用协同合作模式才能研究和评估不同的风险决定因素。在未来，很多疾病工作组将会签署正式协议书开展合作，具体办法是公开发表研究提案，这些提案介绍与不同疾病有关的样本和数据作为可用的研究基础，并且邀请其他科学家申请参与合作。

　　欧盟的"生物银行和生物分子资源研究基础设施"（Biobanking and Biomolecular Resources Research Infrastructure）中已经提出"生物专

家中心"（biological expert centre）的概念。这种生物专家中心采用另外一种方案，取代了既花费时间又花费资金输送样品的做法，这种方法不是把样本运送给研究人员，而是把分析结果提供给研究人员（图 6.4.5）。这一创新，可以在以生物银行为基础

的研究（例如选择的人体组织样本）中，运用医学和科学的专业知识进行研究的设计和数据的解读[14]。在最好的情况下，这种做法可以得到国内最先进分析平台的最佳支持，这种平台的标准化和质量是有保证的，各个中心共享分析的结果，这些结果的质量和文件编制，也是极其严谨的。根据设想，最终数据会更加迅速、更有质量保证、成本更低地满足客户需求，将会推动癌症研究的生物银行进一步发挥枢纽作用。

结论

　　持续寻求对癌症病因的了解和发展全球的癌症控制都需要对比全世界不同地区的疾病模式[15]。如果希望更好地实现这些研究目标，适应不同国家的不同情况，就要接受这样的概念：研究的样本和数据必须是允许公开访问的，是属于国际的而不是属于国家（或者地方政府）的，包括选用的标准、规则和程序[16,17]。无论高收入还

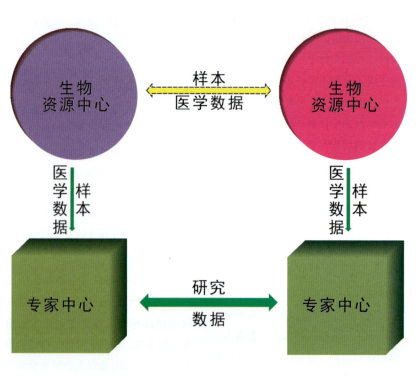

图 6.4.5　样本分析的结果而非样本的共享可能加速研究：生物专家中心的理念

502

是低收入国家，都要敦促采用相同的标准。通过国际合作建立基本的研究基础设施，包括队列、生物银行设施和登记链接体系，这是促进国际化癌症研究特别是中低收入国家癌症研究的关键。

注释

[1] Tunis SR, Benner J, McClellan M (2010). Comparative effectiveness research: policy context, methods development and research infrastructure. *Stat Med*, 29: 1963–1976. http://dx.doi.org/10.1002/sim.3818 PMID:20564311.

[2] Maassen P, Stensaker B (2011). The knowledge triangle, European higher education policy logics and policy implementation. *High Educ*, 61:757–769. http://dx.doi.org/10.1007/s10734-010-9360-4.

[3] Burgers JS, Fervers B, Haugh M et al. (2004). International assessment of the quality of clinical practice guidelines in oncology using the Appraisal of Guidelines and Research and Evaluation Instrument. *J Clin Oncol*, 22:2000–2007. http://dx.doi.org/10.1200/JCO.2004.06.157 PMID:15143093.

[4] Wennberg JE, Fisher ES, Stukel TA et al. (2004). Use of hospitals, physician visits, and hospice care during last six months of ife among cohorts loyal to highly respected hospitals in the United States. *BMJ*, 328:607. http://dx.doi.org/10.1136/bmj.328.7440.607 PMID:15016692.

[5] Hakama M, Malila N, Dillner J (2012). Randomised health services studies. *Int J Cancer*, 131:2898–2902. http://dx.doi.org/10.1002/ijc.27561 PMID: 22461063.

[6] Doll R, Peto R (1981). The causes of cancer: quantitative estimates of avoidable risks of cancer in the United States today. *J Natl Cancer Inst*, 66:1191–1308. PMID: 7017215.

[7] Wild CP, Scalbert A, Herceg Z (2013). Measuring the exposome: a powerful basis for evaluating environmental exposures and cancer risk. *Environ Mol Mutagen*, 54:480–499. http://dx.doi.org/10.1002/em.21777 PMID: 23681765.

[8] Gonzalez CA, Riboli E (2010). Diet and cancer prevention: contributions from the European Prospective Investigation into Cancer and Nutrition (EPIC) study. *Eur J Cancer*, 46:2555–2562. http://dx.doi.org/10.1016/j.ejca.2010.07.025 PMID: 20843485.

[9] Riegman PH, de Jong BW, Llombart-Bosch A (2010). The Organization of European Cancer Institutes Pathobiology Working Group and its support of European biobanking infrastructures for translational cancer research. *Cancer Epidemiol Biomarkers Prev*, 19:923–926. http://dx.doi.org/10.1158/1055-9965.EPI-10-0062 PMID: 20332270.

[10] Pukkala E (2010). Nordic biological specimen bank cohorts as basis for studies of cancer causes and control: quality control tools for study cohorts with more than two million sample donors and 130,000 prospective cancers. In: Dillner J, ed. *Methods in Biobanking*. New York: Springer, pp. 61–112.

[11] Langseth H, Luostarinen T, Bray F, Dillner J (2010). Ensuring quality in studies linking cancer registries and biobanks. *Acta Oncol*, 49:368–377. http://dx.doi.org/10.3109/02841860903447069 PMID: 20059313.

[12] Dillner J, ed. (2009). *The Janus Serum Bank – From Sample Collection to Cancer Research*. Oslo: Cancer Registry of Norway. Available at http://www.kreftregisteret.no/Global/Publikasjoner%20og%20rapporter/CIN_2008_Special_Issue_Janus_web.pdf.

[13] Massett HA, Atkinson NL, Weber D et al. (2011). Assessing the need for a standardized cancer HUman Biobank (caHUB): findings from a national survey with cancer researchers. *J Natl Cancer Inst Monogr*, 2011:8–15. http://dx.doi.org/10.1093/jncimonographs/lgr007 PMID: 21672890.

[14] Watson RW, Kay EW, Smith D (2010). Integrating biobanks: addressing the practical and ethical issues to deliver a valuable tool for cancer research. *Nat Rev Cancer*, 10:646–651. http://dx.doi.org/10.1038/nrc2913 PMID: 20703251.

[15] Hudson TJ, Anderson W, Artez A et al.; International Cancer Genome Consortium (2010). International network of cancer genome projects. *Nature*, 464:993–998. http://dx.doi.org/10.1038/nature08987 PMID: 20393554.

[16] Moore HM, Compton CC, Alper J, Vaught JB (2011). International approaches to advancing biospecimen science. *Cancer Epidemiol Biomarkers Prev*, 20:729–732. http://dx.doi.org/10.1158/1055-9965.EPI-11-0021 PMID: 21430299.

[17] Vaught JB, Henderson MK, Compton CC (2012). Biospecimens and biorepositories: from afterthought to science. *Cancer Epidemiol Biomarkers Prev*, 21:253–255. http://dx.doi.org/10.1158/1055-9965.EPI-11-1179 PMID: 22313938.

印度的癌症控制：癌症治疗通过四级制

G. K. 拉特（G.K. Rath）

2012 年，印度估计有 101 万个新发癌症病例（年龄标准化发病率为 94.0/100000），98 万个癌症相关死亡（年龄标准化死亡率为 64.5/100000），5 年患病人数为 179 万人（患病比例为 202.9/100000）[1]。在印度的不同地区，由于生活方式不同，癌症的格局也不相同。来自印度全国 27 个全部人口的癌症登记机构数据显示，印度东北部的米佐拉姆邦（Mizoram state）的癌症发病率最高，印度西部的巴尔斯希（Barshi）农村的登记数据显示癌症发病率最低。所有的恶性肿瘤发病率都呈现上升的趋势，只有宫颈癌呈现下降的趋势。

政府已经建立了"国家疾病信息和研究中心"（National Centre for Disease Informatics and Research），针对癌症、糖尿病、心血管疾病和中风建立一个国家研究数据库[2]。印度是启动国家综合癌症控制计划的第一批国家之一。印度设立了 27 个地区癌症中心，包括 339 个放射治疗设施，配备了 481 套远距离放射治疗机（teletherapy machines）。大部分地区癌症中心也有内科、外科、姑息治疗、成像和实验室设施。这些机构也积极参与了教学和科研活动。

印度政府也已经启动了"癌症、糖尿病、心血管疾病和中风的国家预防和控制计划"（National Programme for Prevention and Control of Cancer, Diabetes, Cardiovascular Diseases, and Stroke），这项计划的目标是抗击这些疾病的常见风险因素。这项计划的措施包括：通过行为改变、早期检测、治疗、扩充人力资源能力、监视、监测和评估进行疾病预防。

癌症治疗网络设想是一种四层体系，初期在 21 个邦的 100 个地区执行这项计划，今后将扩大到全国所有的 640 个地区。地区医院正在加强常见癌症的预防、早期发现和管理，特别是口腔癌、乳腺癌和宫颈癌。地区医院将转诊到三级医疗中心，并提供全面的癌症护理服务。在三级医疗中心／国家癌症研究所开展培训，培养卫生保健专业人员。国家癌症研究所（State Cancer Institutes）是三级医疗中心和地区医院转诊中心，并提供专业癌症护理服务。三个最高等级的中心（国家癌症研究所）研究常见的各种恶性肿瘤，以及与印度当地有关的癌症，即与烟草使用有关的癌症：宫颈癌、胆囊癌和肝癌。除了作为转诊中心，国家癌症研究所通过培训，也提供高质量的人力资源，协助政府制定国家癌症控制策略。国家和地区的非传染性疾病的小型机构将建立在选定的国家或地区以监督计划的实施。

注释

[1] Ferlay J et al. (2013). GLOBOCAN 2012 v1.0, Cancer Incidence and Mortality Worldwide: IARC Cancer Base No. 11 [Internet]. Lyon: IARC. Available at http://globocan.iarc.fr.

[2] Indian Council of Medical Research (2013). National Centre for Disease Informatics and Research – National Cancer Registry Programme. Available at http://www.ncdirindia.org/.

6.5 癌症控制的倡导机制

6. 癌症控制

卡里·亚当斯（Cary Adams）
丽贝卡·莫顿·多尔蒂（Rebecca Morton Doherty）
鲍勃·查普曼（Bob Chapman，评审）
斯科特·维泰特（Scott Wittet，评审）

摘　要

· 联合国大会的"2011 年非传染性疾病预防和控制高级会议"上为癌症社区提出了前所未有的一种倡导机会，将癌症定位为一种健康和发展的全球性问题。会议产生的冲击力，扩大了全球减少癌症负担的努力，尤其是在中低收入国家。

· 在高收入国家，倡导机制已经确保了最佳临床护理和其他福利。人们越来越认识到，覆盖面更为广泛的癌症控制倡导是至关重要的。

· 按照全体人口癌症登记系统癌症负担信息制定的全方位国家癌症控制计划，是癌症预防和控制的根本，必须作为癌症倡导的中心。

· 倡导是设法达成某种变化，实现某种预期的结果。倡导需要一种战略计划，基础是有力的证据，带有情感色彩的诉求，以及可靠的财务支持，并且与其他理念相同的组织合作实施是最为有效的。

· 癌症控制的倡导具有特殊的作用，在高收入国家可以推动进步，在中低收入国家，根据当地的经验和背景也可以促进发展。

通过倡导促进对抗癌症

倡导机制是设法达成某种变化，实现某种预期的结果。在某一组织使命的支持下，倡导健康的目的是提高政治意识、影响公共政策的决策。在癌症控制方面，需要有效的倡导创造出某种政治环境，有利于改善人们理解癌症控制的方式，从而影响政策与实践[1]。

尤其在高收入国家，人们已经公认这样的倡导机制在确保最佳临床治疗中的关键性作用。这种倡导机制不仅有助于改善个别患者的处境，还可以用来敦促和鼓励人们参与临床实验[2]。实际上，癌症患者自身的倡导作用也已经被研究证实有作用，他们往往会提出与政府、学术界、医学界和科学界不同的论点[3]。

在癌症控制中，倡导的覆盖面最大，可以补充综合各方的观点，包括涵盖癌症预防的各个方面。从这个角度来说，倡导的作用非常重要。在预防人乳头瘤病毒相关的恶性肿瘤时，这一领域虽然取得很多重大进步，但作为科研和政策的补充，更为协调的倡导活动可以激励这些进步达到最佳状态[4]。

2011 年 9 月，联合国大会举行了具有历史意义的"非传染性疾病预防和控制高级会议"，在联合国的历史上，只有两次这样的健康峰会。本次会议表明，全世界已经认识到癌症和其他非传染性疾病（包括糖尿病、心血管疾病和呼吸系统疾病）日益增长的负担，癌症的控制已经定位为全球性健康和发展的当务之急。非传染性疾病的这些会议和大会通过的"联合国政治宣言"（United Nations Political Declaration）[5] 所产生的冲击力，为癌症带来一种前所未有的社区倡导机会，迫使各国更加努力降低癌症负担，特别是中低收入国家。预计到 2030 年，这些国家的癌症负担将会提高 81%[6]。

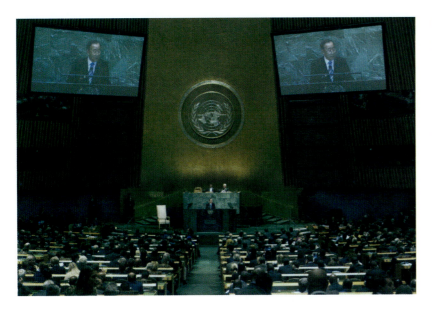

图 6.5.1　2011 年 9 月在联合国大会上举行的非传染性疾病预防和控制高级别会议是联合国历史上第二次健康峰会

癌症控制倡导：需要的是什么
呼吁国家癌症控制计划

癌症控制的倡导工作，最终目的包括三个方面：（1）确保各国政府制定全方位的国家癌症控制计划，全面涵盖癌症护理的方方面面；（2）确保全部人口的癌症登记体系的信息（癌症负担的必要知识，各种活动实施之后产生影响的评估手段），已经纳入这些国家计划；（3）确保政府的资金支持，计划中执行的干预措施是具有成本效益和富有成效的。

有些国家，虽然已经存在癌症政策、计划或战略，但是这些计划并非总是获得了必要的资金和人事权力或基础设施的支持。最近的一项调查显示，只有 43% 的低收入国家投入运营了国家癌症控制计划（参见第 6.2 章）。同样地，高收入和中低收入国家癌症登记的差距巨大。根据 2013 年参考出版物《五大洲癌症发病率》第 10 卷，（Cancer Incidence in Five Continents），北美癌症登记的覆盖人口比例是 95%，欧洲是 42%；对比之下，拉丁美洲只有 8%，亚洲只有 6%，非洲仅有 2%[7]。

近年来，撒哈拉以南非洲地区虽然受到高度重视，但是降低癌症负担的方法几乎毫无成效，因为人们对癌症预防潜力的理解几乎为零[8]。这种情况可以通过倡导、研究、人力资源支持、护理和资金支持加以解决。例如，非洲的倡导可以参照北美和欧洲的模式。然而，高收入国家的错误教训不一定适用，非洲可以充分利用本身有关的资源[9]。

世界上所有国家，为了了解和应对癌症负担，必须投资全部人口的癌症登记和国家癌症控制计划。一项策划卓越的国家癌症计划的基础，是根据癌症登记体系提供的发病率、患病率和生存率等数据，勾画出以证据为基础的预防战略，早期发现、诊断、治疗和姑息治疗，设法大幅度降低癌症病例的数量，改善癌症患者的生活质量。如果不存在全部人口的癌症登记，那么癌症计划的编制者仍然可以运用现有的数据策划这种战略，对减少癌症负担进行具有成本效益的干预。根据目前的经济大环境，癌症计划制定的关键在于如何花费同样的资金，

影响尽可能多的人口。要投资搜集癌症的基本信息，设法编制全方位国家癌症控制计划，需明确规定在配套资金范围内确保实现影响的最大化。

以成本效益证据为基础的干预措施可以显著降低癌症的负担。这些措施包括：筛查宫颈癌和乳腺癌、接种乙肝病毒疫苗（HBV）和人乳头瘤病毒疫苗（HPV）以及防止感染相关的肝癌和宫颈癌。2011 年 "联合国政治宣言" 对于非传染性疾病[5]，强调了宫颈癌筛查和乙肝病毒疫苗接种属于优先考虑的干预措施。WHO 也多次强调，上述干预措施具有很高的成本效益和可行性，特别适合在卫生体系有限的中低收入国家推广普及[10]。

什么是成功

在全球范围内推行《世界卫生组织烟草控制框架公约》的关键是倡导，这是 WHO 主持协商达成的第一个公约。这项公约提供了正面对抗烟草行业的一个强大框架，聘用了律师、市场营销和沟通交流的专家团队，策划如何开展全球性的各种健康倡导活动。

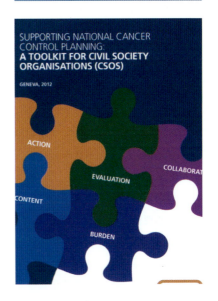

图 6.5.2　倡导手册的封面
注：国际癌症控制联盟的这本刊物为公民社会组织提供了支持。

最近的一项重大成果是澳大利亚立法通过烟草制品的"素面"包装，这项举措已经极大地影响了这个持久的、团结和畅所欲言的公民社会。

与此类似，非传染性疾病联盟（Non-communicable disease Alliance, www.ncdal-liance.org）是一家世界上170多个国家的2000多个民间社会组织组织的，针对四类主要非传染性疾病（心血管疾病、糖尿病、癌症和慢性呼吸系统疾病）的全球网络，在推广和倡导联合国大会的非传染性疾病预防和控制的高级会议方面，发挥了举足轻重的作用。他们迫使各国的政府认识到，非传染性疾病是关系到全球发展的必须优先考虑的一大紧迫问题，必须作出紧急响应。从此以后，NCD联盟持续推动非传染性疾病的各种活动，引领着全球性的显著进步，最终在第66届世界卫生大会上，促使非传染性疾病的一项全方位综合决议获得批准，这有利于全世界处于风险中的或者罹患非传染性疾病的亿万人群。

癌症控制的倡导：我们应该怎么做

有效的癌症控制倡导，必须有一套精心构建的战略计划，包括查明问题、明确倡导目标、关键信息、目标受众、活动计划和评估过程[1]，并且必须得到三类核心要素的最佳支持，即一套综合性证据基础，鼓动情感的诉求和强大的财政状况。不论患者及其亲友的观点是什么，癌症预防和控制的负担均已造成不可避免的投资，今后随着癌症负担的继续上升，势必还将进行更大规模的投资。除了上述三类核心要素，在地方层面、国家层面、区域层面和全球层面，都必须有效地开展倡导措施。从地方到全球的倡导之间，相关疾病（尤其是其他非传染性疾病）的研究工作团队之间，各个部门（包括私人企业和组织）之间，强有力的合作伙伴关系可以大大增强倡导工作的效力。因此，亚洲、拉丁美洲和中东地区检测乳腺癌的防治战略中，高度重视倡导机制的特殊角色[11]。有效战略的发展要立足于当地从业者、决策者和倡导领导人的经验。

证据为基础的倡导

证据是影响公共决策的关键，证据为倡导提供了必要的信息，提供了对某一问题的性质和程度的认识，对可能出台的政策奠定切实可靠的预测。宫颈癌筛查的研究得以将政策和实践之间联系起来，就是一个典型的例子。过去几十年里，倡导促进了研究议程，推动了大规模的随机临床实验，找出视诊醋酸筛查以及治疗宫颈癌的一整套方法。作为基础的证据就是通过这些实验获得的，尤其是低收入国家，这种宫颈癌筛查方式逐渐得到广泛认可，成为一种得到证明的减少全球癌症负担的具有成本效益的干预措施，使得宫颈癌筛查的指标迅速整合进入非传染性疾病预防和控制的全球监测框架（Global Monitoring Framework for the Prevention and Control of Noncommunicable Diseases）[12]，并于2012年11月的联合国会员国会议上最终议定。这项"宫颈癌行动"（Cervical Cancer Action）的背后是很多成功倡导全球协作组织的驱动，其中包括美国癌症协会、PATH（一个国际性非营利组织）、泛美卫生组织（Pan American Health Organization）和国际癌症控制联盟（Union for International Cancer Control）[13]。

患者声音的力量

癌症患者、幸存者和他们的家人，不仅是把政策的效果予以实践化的关键，也是推动批准癌症预防和控制政策的高度有效的强力群体。在长期幸存者中，缺少罹患某些特殊恶性病变的患者，往往成为患者参与癌症倡导的一种障碍。但是随着医疗技术的进步，幸存者数量越来越多，这种情况正在改观，尤其是肺癌倡导群体的联盟正在增多。这方面的一个例子是2001年成立的全球肺癌联盟（Global Lung Cancer Coalition），包括20多个国家的26个非政府组织，正在致力于全球范围的癌症患者疾病结果的改善[14]。

案例分析：运用阿片类药物缓解癌症疼痛

把患者的声音带进政策讨论，并强调需要采取基于权利的方法来解决全球在缓解疼痛方面的不公平现象。这在实现高层政策变革方面发挥了重要作用。2009年以来，国际癌症控制联盟及其成员合作，把癌症的声音带进人权和姑息治疗社区，致力于增加阿片类镇痛药的使用。在此期间，联合国的毒品决策机构和麻醉药品委员会（Commission on Narcotic Drugs）通过了两项决议[15,16]，强调做更多的努力提高受控药物供应，同时防止转移和滥用。2011年，麻醉药品委员会的决议特别要求联合国毒品和犯罪问题办公室（United Nations Office on Drugs and Crime）与国际麻醉品管制局（International Narcotics Control Board）和WHO进行磋商，修订更新法律，在确保充分供应国际管制药物与防止转移和滥用之间达成适当的平衡。

2012年，姑息治疗界引领的值得赞扬的倡导力度，为非传染性疾病预防和控制全球监测框架中姑息治疗的阿片类药物使用找出一种指标，评估出每一个癌症死亡患者的强力阿片

类镇痛药吗啡当量的消费量[12]。

建立金融案例

"世界经济论坛"（World Economic Forum）已经确认，非传染性疾病包括癌症，是全球经济增长的第二大风险[17]。非传染性疾病死亡中的一半发生在患者最具备生产能力的年龄段，也就是说生产力损失造成的社会成本和经济后果相当严峻。仅仅癌症一项，估计2030年的成本将会上升到4580亿美元[10]，但是WHO估计，针对最常见的癌症危险因素（吸烟、饮酒、不健康饮食和缺乏体育活动）的具有成本效益战略的一套基本方案，成本仅仅为每年20亿美元[18]。即便如此，2007年，分配给非传染性疾病的协助发展健康资金的总额比例仍不到3%（220亿美元中的5.03亿美元）[19]，其中发展中国家仅占全

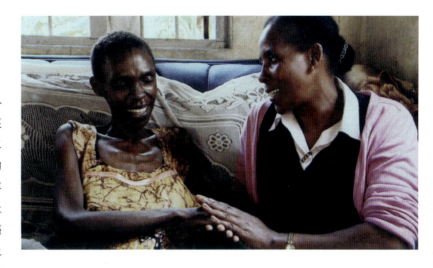

图 6.5.3　乌干达，一名护士在帮助癌症患者缓解疼痛

球癌症支出的仅仅5%。事实上，在发展中国家，这些疾病的近80%都可以预防并避免死亡，这一比例还在持续上升[20]。在所有各级层面上建立癌症投资的金融案例非常重要，癌症倡导都能够而且必须借助金融案例，

以充沛的可持续发展的资源支持国家癌症控制计划。

多方合作伙伴关系

非传染性疾病的"联合国政治宣

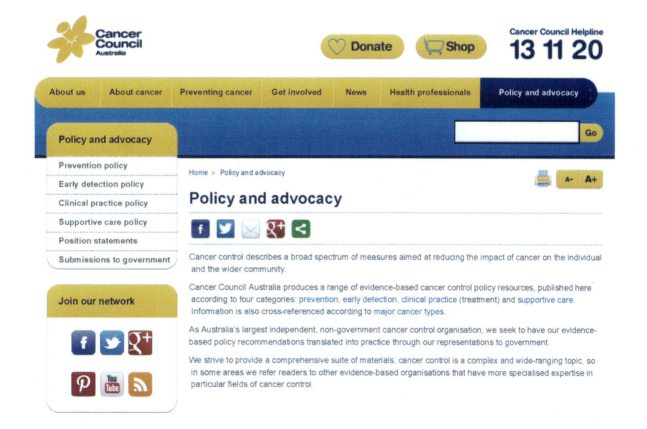

图 6.5.4　澳大利亚癌症委员会在其网站上提供的一系列资源（以证据为基础的癌症控制的相关政策）

言"明确宣示，必须要有多方的合作伙伴关系，吸引健康领域和其他领域的参与，包括公民社会和私营部门，共同促进和支持非传染性疾病的预防和控制。除了支持全球性和国家级的倡导外，在国家级癌症干预的实施中，这种合作伙伴关系也是至关重要的。在目前的金融大环境下，吸引一部分私营部门参与进来，以适当的保障措施管理潜在的利益冲突，比以往任何时候都更加重要。在这一层面上，私营部门参与的意愿非常明确。最近的一项企业社会责任（Business for Social Responsibility）调查显示，未来5年中，在非传染性疾病的全球保健合作伙伴关系方面，期望做出承诺的企业增加到40%[21]。全球卫生合作伙伴关系在改善初级卫生保健体系方面扮演着非常重要的角色，初级卫生保健系统在第一线（尤其在中低收入国家）社区从事大量疾病包括癌症的预防、诊断和治疗。

倡导癌症控制：未来的路

2013年5月，第66届世界卫生大会的会员国通过了非传染性疾病的一项汇总解决方案，在这份综合方案中结合了各种主要的决策和建议，包括：（1）批准非传染性疾病预防和控制的全球监测框架；（2）通过2013～2020年非传染性疾病全球行动计划；（3）同意建立一个非传染性疾病全球协调机制（Global Coordination Mechanism for Noncommunicable Diseases）[22]。这种新建的非传染性疾病框架，为癌症社区打开一种新的全球倡导空间，并有机会确保非传染性疾病（包括癌症）在全球健康和发展论坛继续占有一席之地。癌症是"2013年千年发展目标（2013 Millennium Development Goal）"的一部分，其引发的新的争议包括全民健康覆盖和可持续发展目标，以及其他发展议题，这些都是至关重要的，使得癌症控制仍然是人类未来的思考中心之一。作为发展议题的一个"后来者"，癌症的倡导面临着新的机遇和挑战。与以往任何时候相比，现在的创新性合作伙伴关系都将超越传统的健康人群，拥抱发展领域的合作伙伴，包括生育、孕产和儿童健康组织以及艾滋病社区，这是至关重要的，使得我们期望在未来若干世代中，降低目前预计的癌症负担。

注释

[1] Godfrey E et al. (2012). *Cancer Advocacy Training Toolkit for Africa*. Africa Oxford Cancer Foundation (AfrOx), African Organisation for Research and Training in Cancer (AORTIC), European Society for Medical Oncology (ESMO), and Union for International Cancer Control (UICC). Available at http://www.uicc.org/advocacy/advocacy-resources/additional-resources.

[2] Katz ML, Archer LE, Peppercorn JM et al. (2012). Patient advocates' role in clinical trials: perspectives from Cancer and Leukemia Group B investigators and advocates. *Cancer*, 118:4801–4805. http://dx.doi.org/10.1002/cncr.27485 PMID: 22392584.

[3] Collyar D (2005). How have patient advocates in the United States benefited cancer research? *Nat Rev Cancer*, 5:73–78. http://dx.doi.org/10.1038/nrc1530 PMID: 15630417.

[4] Franco EL, de Sanjos S, Broker TR et al. (2012). Human papillomavirus and cancer prevention: gaps in knowledge and prospects for research, policy, and advocacy. *Vaccine*, 30 Suppl 5:F175–F182. http://dx.doi.org/10.1016/j.vaccine.2012.06.092 PMID: 23199961.

[5] United Nations (2011). Political Declaration of the High-Level Meeting of the General Assembly on the Prevention and Control of Non-communicable Diseases. New York: United Nations. Available at www.who.int/nmh/events/un_ncd_summit2011/political_declaration_en.pdf.

[6] WHO (2011). *Global Status Report on Noncommunicable Diseases 2010*. Geneva: WHO. Available at http://www.who.int/nmh/publications/ncd_report2010/en/.

[7] Forman D, Bray F, Brewster DH et al., eds (2013). *Cancer Incidence in Five Continents*, Vol. X [electronic version]. Lyon: IARC. Available at http://ci5.iarc.fr.

[8] Morhason-Bello IO, Odedina F, Rebbeck TR et al. (2013). Challenges and opportunities in cancer control in Africa: a perspective from the African Organisation for Research and Training in Cancer. *Lancet Oncol*, 14:e142–e151. http://dx.doi.org/10.1016/S1470-2045(12)70482-5 PMID: 23561745.

[9] Odedina FT, Rodrigues B, Raja P (2013). *Setting the stage for cancer advocacy in Africa: how? Infect Agent Cancer*, 8 Suppl 1:S6. http://dx.doi.org/10.1186/1750-9378-8-S1-S6 PMID: 23902653.

[10] Bloom DE, Cafiero ET, Jan-Llopis E et al. (2011). *The Global Economic Burden of Noncommunicable Diseases*. Geneva: World Economic Forum. Available at www.weforum.org/EconomicsOfNCD.

[11] Bridges JF, Anderson BO, Buzaid AC et al. (2011). Identifying important breast cancer control strategies in Asia, Latin America and the Middle East/North Africa. *BMC Health Serv Res*, 11:227. http://dx.doi.org/10.1186/1472-6963-11-227 PMID: 21933435.

[12] WHO (2012). *Report of the Formal Meeting of Member States to conclude the work on the comprehensive global monitoring framework, including indicators, and a set of voluntary global targets for the prevention and control of noncommunicable diseases (A/NCD/2)*. Available at http://apps.who.int/gb/ncds/pdf/A_NCD_2-en.pdf.

[13] Cervical Cancer Action (2012). A Global Coalition to Stop Cervical Cancer. Available at http://www.cervicalcanceraction.org/about/about.php.

[14] Global Lung Cancer Coalition (2012) Available at http://www.lungcancercoalition.org/en.

[15] The Commission on Narcotic Drugs (2010). *Promoting adequate availability of internationally controlled licit drugs for medical and scientific purposes while preventing their diversion and abuse*, Resolution 53/4. Available at http://www.unodc.org/documents/commissions/CND-Res-2000-until-present/CND53_4e.pdf.

[16] The Commission on Narcotic Drugs (2011). *Promoting adequate availability of internationally controlled narcotic drugs and psychotropic substances for medical and scientific purposes while preventing their diversion and abuse*, Resolution 54/6.Available at http://www.unodc.org/documents/commissions/CND-Res-2011to2019/CND54_6e1.pdf.

[17] Global Risk Network of the World Economic Forum (2010). *Global Risks 2010: A Global Risk Network Report*. Geneva: World Economic Forum. Available at http://www3.weforum.org/docs/WEF_GlobalRisks_Report_2010.pdf.

[18] WHO (2011). *Scaling Up Action Against Noncommunicable Diseases: How Much Will It Cost?* Geneva: WHO. Available at http://www.who.int/nmh/publications/cost_of_inaction/en/.

[19] Nugent RA, Feigl AB (2010). *Where Have All the Donors Gone? Scarce Donor Funding for Non-Communicable Diseases*. Center for Global Development Working Paper 228. Available at http://www.cgdev.org/publication/where-have-all-donors-gone-scarce-donor-funding-non-communicable-diseases-working-paper.

[20] Knaul FM, Frenk J, Shulman L; for the Global Task Force on Expanded Access to Cancer Care and Control in Developing Countries (2011). *Closing the Cancer Divide: A Blueprint to Expand Access in Low and Middle Income Countries*. Boston, MA: Harvard Global Equity Initiative.

[21] Little M, Schappert J (2012). *Working toward Transformational Health Partnerships in Low- and Middle-Income Countries*. Business for Social Responsibility. Available at https://www.bsr.org/en/our-insights/report-view/working-toward-transformational-health-partnerships.

[22] Sixty-sixth World Health Assembly (2013). Resolution WHA66.10. Follow-up to the Political Declaration of the Highlevel Meeting of the General Assembly on the Prevention and Control of Non-communicable Diseases. Available at http://apps.who.int/gb/e/e_wha66.html.

参考网站

The NCD Alliance. Putting non-communicable diseases on the global agenda: www.ncdalliance.org

Union for International Cancer Control: www.uicc.org

约旦的癌症控制：中低收入国家的目标

奥马尔·尼姆里（Omar Nimri）

约旦，一个大约有 650 万人口的国家，癌症是引起死亡的第二大最常见原因，仅次于心脏疾病。2010 年，约旦国家癌症登记系统登记了 6820 个新发癌症病例，其中 72% 是约旦人，28% 是非约旦人。

影响约旦人的五种最常见的癌症依次为：乳腺癌（占所有病例的 19.6%）、结直肠癌（11.5%）、淋巴瘤（7.9%）、肺癌（7.8%）和前列腺癌（4.5%）。约旦人所有癌症的总年发病率为 79.4/100000（男性为 74.0/100000，女性为 85.1/100000）。最常见的儿童（0～14 岁）癌症是白血病（38%）、脑和中枢神经系统肿瘤（27%）、淋巴瘤（20%）、肾肿瘤（8%）和软组织癌症（7%）[1]。

人口的增长和老龄化预计会出现癌症病例和癌症死亡人数的急剧增加，尤其在中低收入国家，例如约旦。非常严峻的问题在于，现在启动的癌症计划应对的不仅仅是已经发生的癌症，还要考虑应对那些预测的未来数量更多的癌症。

约旦的一套国家癌症控制计划（NCCP）已经处于收尾阶段。约旦曾经有一个简单的国家癌症控制计划，但是关于全面的、先进的最新国家癌症控制计划的想法真正开始于 2008 年 10 月参加的一次多方会议，与会者包括约旦卫生部、WHO 安曼办事处、侯赛因国王癌症中心（King Hussein Cancer Center）、一些非政府组织以及侯赛因国王癌症研究和生物技术研究院（King Hussein Institute for Cancer Research and Biotechnology）。一份国家癌症控制计划草案准备完善后提交给卫生部长，遗憾的是没有获得批准，国家癌症控制计划因此被搁置了下来。

2012 年 1 月，根据卫生部的官方请求，国际原子能机构开始与卫生部密切合作。根据这一合作的调查结果和建议，新的国家癌症控制计划正在编制。主要合作伙伴是卫生部、侯赛因国王癌症中心、约旦皇家医疗服务（Jordanian Royal Medical Services）、私营医疗部门、WHO 和非政府组织，例如约旦医学协会（Jordan Medical Association）和约旦肿瘤学协会（Jordan Oncology Society）、学术机构和研究机构、戒烟计划以及其他组织。人们希望新的、更新后的国家癌症控制计划覆盖癌症的方方面面，包括预防、早期检测、筛查、诊断和治疗、姑息治疗和康复。

大多数人在他们青年时代沾染了坏习惯，导致不健康饮食、吸烟、缺乏锻炼以及许多其他风险因素。只要减少这些已知致病因素的出现，绝大部分癌症是可以预防的。因此，为了减少癌症控制中这类风险的发生，青少年教育必须放在优先位置。

2001 年，约旦启动了一项国家烟草控制规划。2004 年，约旦成为签署《世界卫生组织烟草控制框架公约》的本地区的第 2 个国家，世界第 29 个国家。2007 年，成年人（18 岁以上）中的吸烟率为 29%（男性为 51%；女性为 7%）；2009 年，青少年（13～15 岁）中的吸烟率为 11.5%（男性为 17.4%；女性为 8.3%）[2]。2008 年，约旦通过一项法律，禁止在公共场所吸烟，执行这种无烟法现在依然是必要的。此外，所有香烟包装必须印上肺部和吸烟令人憎恶的画面以及警示性的说明。

乳腺癌是约旦最常见的癌症，2006 年在《侯赛因国王癌症基金和中心》（King Hussein Cancer Foundation and Center）的领导下，发起了提高乳腺癌意识、早期检测和筛查的一项国家计划。

约旦现在可以提供各种癌症的治疗，但是主要面临的障碍是获得治疗机会的不平等性。

姑息治疗服务是仍然严重不足的问题，将被放在优先解决的位置上。

注释

[1] Jordanian Ministry of Health. Annual Incidence of cancer in Jordan. Available at http://www.moh.gov.jo/EN/Pages/Publications.aspx.
[2] WHO (2009). Global Youth Tobacco Survey: Country Fact Sheet-Jordan. Available at http://www.emro.who.int/tobacco/gtss-youth-survey/gyts-factsheets-reports.html.

6.6 | 癌症控制的法律

6. 癌症控制

乔纳森·利伯曼（Jonathan Liberman）
玛丽安娜·汉默（Marianne Hammer，评审）
罗杰·马格努松（Roger Magnusson，评审）
安妮·莉萨·里奥（Anne Lise Ryel，评审）

摘 要

· 癌症控制中，法律的有效应用是绝对必要的，并且横跨不同的领域，包括贸易法、知识产权法、投资法、人权法、禁毒法、宪法法律、消费者权益保护法、过失法、医疗法和刑法。

· 目前，澳大利亚世界第一部"素面"烟草包装立法的挑战正处于全球公共卫生与贸易和投资法律规范之间的交汇点，对癌症控制产生了深远的影响。

· 过度约束的法律仍然是使用阿片类镇痛药对缓解癌症相关疼痛的一个障碍。最近，在国际层次上，这个问题已经取得了显著的规范进展。

· 面对保护隐私中的社会利益和癌症研究之间不可避免的紧张关系，必须承认健康权的作用，健康权理解为群体的共同权力，形成这种理解取决于高质量的研究。

癌症控制中，法律无处不在。一些领域的例子如下：

· 烟草、酒精、食品、石棉和日光浴床等行业中行为的法规管理；

· 在某些场合，人们使用的产品会给第三方的法规管理带来损害，如禁止吸烟的工作场所、公共场所、住宿设施和携带儿童的汽车；

· 法庭上癌症预防措施的挑战，如烟草产品展示禁令（挪威）、图形健康警示（乌拉圭和美国）和素面包装（澳大利亚）；

· 生产和使用某些致癌产品的行业诉讼；

· 职业健康和安全法的应用暴露了工作场所的致癌物；

· 专利法与药物研究和药品承受能力间的关系；

· 调节贸易、处方和提供使用阿片类镇痛药治疗癌症有关痛苦时的相关法律效果；

· 卫生专业人员的法规，包括保护患者避免受到不当或危险的"治疗"；

· 治疗和护理中决策的法规管理，包括临终期；

· 临床实验和流行病学研究与健康信息隐私性之间关系的法规；

· 向家庭成员搜集遗传信息的权限；

· 遗传物质和科学发现的知识产权。

癌症控制在这些领域和许多其他领域，法律的有效应用是必不可少的。

对于这些领域，法律既包括国内要素又包括国际要素。国内方面，法律是由宪法安排、立法、法规、法院判决、监管实践和政策组合而成，外加专业法律人员和社区大众对法律的理解，以及法律在实践中运作的情况。国际层面上，法律包括各种条约，著名的条约包括《世界卫生组织烟草控制框架公约》《联合国麻醉药品单一公约》（*United Nations Single Convention on Narcotic Drugs*），《经济、社会和文化权利的国际公约》（*International Covenant on Economic, Social, and Cultural Rights*）——这个公约包括健康的最高可达标准，以及其他国际人权条约，世界贸易组织（WTO）的协议，各类区域的、多边的和双边的贸易和投资协定，以及范围广泛的"软性"

6. 癌症控制

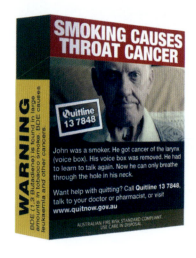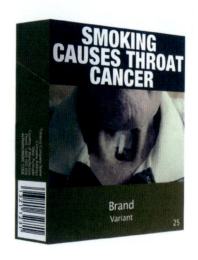

图 6.6.1 澳大利亚烟草健康警告包装和普通包装
注：所有品牌都指定一个标准的颜色、位置、字体大小和样式。

规范指令，如宣言、指导方针和战略。

健康的法律和管理——无论国内还是国际层面——问题均来源于目前日益拥挤和碎片化的空间。非传染性疾病预防和控制的《联合国政治宣言》[1]中强调，非传染性疾病的预防和控制必须多部门跨界合作，包括卫生、教育、能源、农业、体育、交通、通讯、城市规划、环境、劳工、就业、产业、贸易、金融、社会和经济发展等部门。

在国际上，WHO 是联合国的健康专门机构，但它只是很多直接或间接影响健康（包括癌症）的国际机构之一，其他机构还包括联合国儿童基金；联合国食物、药品和农业组织；联合国环境计划署；联合国开发计划署；联合国人口基金；世界银行；联合国人权理事会；世界贸易组织；联合国毒品和犯罪问题办公室；国际原子能机构和国际劳工组织。这些机构的任务、优先事项、指导方针和价值都不相同，这意味着，与健康利益相关的政策和业务的连贯性，往往是很难达成的。

在这样的广泛背景下，本章重点阐述三个主题和重要的领域，分别涉及预防、治疗和研究。

烟草控制的贸易和投资挑战

《世界卫生组织烟草控制框架公约》[2]的前言中介绍了一直在应用的"应对烟草危害全球化"公约，通过"各种跨国界综合因素的推动，包括贸易自由化和直接国外投资"，烟草危害已广泛扩大。《世界卫生组织烟草控制框架公约》承认，公约在某种程度上是对这些变化的全球性回应。

《世界卫生组织烟草控制框架公约》越来越成为一种国际法律文件。这种支配着贸易、知识产权和投资的国际法律文书，正在以法律的形式对吸烟提出挑战[3]。截至本报告付印，澳大利亚世界第一个素面包装法面临的挑战，就是最突出的一个例证。

2011 年 11 月，澳大利亚议会颁布了《烟草素面包装法案 2011》(Tobacco Plain Packaging Act 2011)[4]。截至 2012 年 12 月 1 日，澳大利亚出售的烟草产品都被要求符合立法。立法禁止使用商标、品牌形象、符号、其他图像和颜色，以及在烟草制品和烟草制品包装上禁止使用促销文字，并要求包装是标准的单调黑褐色并具有哑光效果。烟草产品的品牌和产品

名称区分用标准的颜色、位置、字体大小和风格显示，外包装正面面积的 75% 和背面的 90% 必须印上健康警告。事实上，素面包装的"素面"一词多多少少有些用词不当。

支持素面包装的两套指导方针来自《世界卫生组织烟草控制框架公约》2008 年 11 月的各方会议批准的控制部分：一套是关于包装和标签（第 11 条）[5]，另一套是关于烟草的广告、促销和赞助（第 13 条）[6]。第 11 条的指导方针指出，"素面包装增加健康警示和信息的醒目性和有效性，防止包装转移人们对这些警示和信息的注意力，并且要注意工业设计技术可能暗示某些产品比其他产品的危害少一些"。第 13 条指导方针确认，包装是"广告和促销的重要组成部分"。作为《世界卫生组织烟草控制框架公约》的缔约国，澳大利亚的立法尽到了某些责任和义务。

素面包装在世界贸易组织，在澳大利亚与中国香港特别行政区之间的双边投资协定中都面临挑战。在世界贸易组织中，争端的解决是国家与国家之间，而不是国家与投资者之间，乌克兰、洪都拉斯、多明尼加、古巴和印度尼西亚声称，根据《关贸总协定》(General Agreement on Tariffs and Trade)、《贸易技术壁垒协定》(Agreement on Technical Barriers to Trade) 和《知识产权贸易相关协定》(Agreement on Trade-Related Aspects of Intellectual Property Rights)，素面包装违反了澳大利亚在上述协定的义务。根据报道，两个跨国烟草公司，菲力普·莫里斯公司（Philip Morris）和英美烟草公司（British American Tobacco）已经支持政府挑战素面包装[7]。

与世界贸易组织不同，澳大利亚和中国香港特区之间的双边投资协定像其他许多投资条约一样，允许外国投资者直接起诉政府。2011 年 2 月 23

日，菲力普·莫里斯亚洲公司收购了菲力普·莫里斯澳大利亚公司，在2010年4月澳大利亚政府宣布素面包装之后，提起一系列诉讼，声称澳大利亚政府"征收"了他们的投资，却拒绝给予"公平和合理的待遇"。

在这场同时涉及WTO和双边投资条约的诉讼中，澳大利亚政府坚定地进行申辩。素面包装面对的这些挑战，已经成为全球公共卫生与贸易和投资的法律规范互相交织、影响深远的一个案例，涉及政府利用权力调整公众利益而引发的更为广泛的争议，同时涉及私有知识产权和公众健康之间的关系和决策中证据的性质与角色。

取得阿片类药物法规的平衡

根据1961年通过、1972年修订的《联合国麻醉品单一公约》[8]，阿片类镇痛药受国际管制。这项单一公约的宗旨是在两个目的之间达成平衡：既要确保阿片类药物缓解疼痛和痛苦（被称为"不可或缺"的）的治疗作用，又要防止转移和滥用。在实践中，这种平衡尚未实现，世界上很多地区找不到这类药物，全球的供货状况差异巨大。2011年，澳大利亚、加拿大、日本、新西兰、美国和一些欧洲国家占全球吗啡总消费量的93%以上[9]。

获得阿片类镇痛药的主要障碍是众所周知的，包括处方和管理阿片类药物的医疗保健专业人员的培训不足；医疗保健专业人员、政策制定者、患者及其家属对阿片类药物安全性的的误解；过度担忧药物依赖性的发展；过度严格的法律法规超出了单一公约的要求；对卫生工作人员操作阿片类药物时发生无意错误操作的过分严厉处罚[10]。

《联合国麻醉品单一公约》提出一套规范的系统，包括以下要求：各国的权威机构参与麻醉毒品的贸易和分配；各国向"国际麻醉药管制委员会"（International Narcotics Control

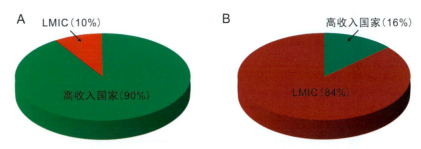

图6.6.2　高收入国家与低收入和中等收入国家（LMIC）的吗啡消费差距
注：（A）2010年的吗啡消费（占消耗总公斤数的百分比）。（B）2010年，国际麻醉品管制局报告的阿片类药物消费国家的总人数。

Board）提交估算的需求，以及涵盖生产、制造、消费、进口和出口的统计报表；国际贸易需要进口和出口许可证；贸易和分销需要得到许可和登记；以及医疗处方分配。

许多国家都批准了过于严格的法律和法规，超出了单一公约的要求，具体的操作过程成为获得药物的障碍。一些例子包括：对具有处方权的人选加以限制，对开处方的程序特殊化，对可能开的处方剂量或单一处方的供应天数进行限制，专门限定允许配发阿片类药物的药店数量，还有过于烦琐的行政和官僚作风的程序。

在国际层面上，阿片类药物的法律和法规更加缺乏。过去几年中，已经制定并通过了几个重要的文件。

•2010年[11]和2011年[12]，在不同地区国家和不同收入国家的共同支持下，联合国的主要药物决策机构"麻醉药品委员会"（Commission on Narcotic Drugs）通过了两项决议，强调需作出更多努力，提高受监管药物的供应，同时防止转移和滥用。

•WHO新的政策指导方针（2011）[13]提出一些政策和法规，针对的是受监管药物的可用性、可获得性、经济性及其监管。

•2010年《国际麻醉品管制委员会年度报告》（2010 International Narcotics Control Board Annual Report）作出一项特殊的补充[14]，其中包括的建议有：受监管药物及其适当的使用，国家管制系统，防止转移和滥用。

•2011年联合国毒品和犯罪办公室（2011 United Nations Office on Drugs and Crime）的讨论稿[15]，其中包括数据收集、法律和政策，以及公众周知的有关建议。

2011年麻醉药品委员会的决议要求联合国毒品和犯罪办公室征询国际麻醉品管制局和WHO的意见后，修改示范法，确保在充足供应国际管制药物和防止转移和滥用之间达成适当的平衡。2013年，在麻醉药品委员会和联合国毒品和犯罪办公室的会议上，发布了模型药物法的修订建议[16]，其中包括以下几点。

•把实质性的对象引进示范法（而不是简单地遵守有关公约），确保麻醉药品和精神药物的医疗和科研使用，防止麻醉药品和精神药物的非医疗、非科学使用。

•使用中性的术语来描述医疗或科学的用途，但是如果使用不当可能造成伤害。例如，这些建议描述的清单中，吗啡被列为"药品和物质，具有医疗和/或科学的用途，但是应当受到监管，如果用于非医疗和/或非科学的场合可能造成危害"。这与之前的措辞不同，之前的描述为"吗啡被列为严格监管的物质和植物，具有

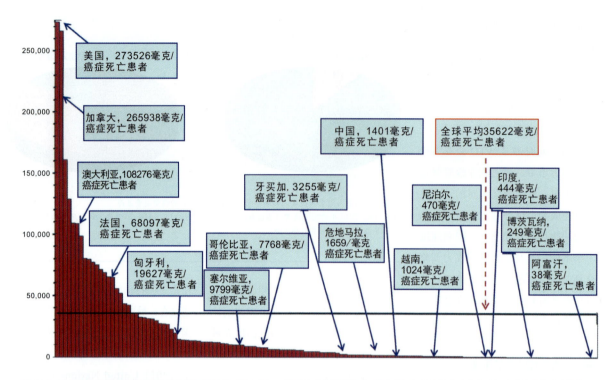

图 6.6.3　国与国之间药用阿片类药物消费的显著区别（2010 年），按照吗啡等效消费（以毫克计）评估每例癌症患者强阿片类止痛药的消费量

医疗用途"和"吗啡是对公共健康具有高度潜在风险的物质，但是具有医疗用途"（添加的强调）。在前面的措辞中，担心滥用的风险担忧是主流，超越了确保适当的医学治疗的需求。

• 根据 WHO 的建议，需明确承认：管制药物的处方权不应仅仅局限于少数医学专业人员（如肿瘤学家）。在所有合理的护理水平上，管制药物都必须可以使用，处方的使用数量、适当的配方、治疗的持续时间，都必须由保健医生决定，根据患者个人的需求探索科学用药方法。

隐私与癌症研究

高质量的临床、行为和流行病学研究是有效控制癌症的关键。流行病学研究提供丰富的信息，在规划、资源配置、项目开发和交付、法律和规范干预、治疗的发展和提高护理等方面，这些流行病学研究信息是至关重要的。

但是，在实践中这样的研究不一定是有效的，除非（有的时候）能够得到敏感的个人健康信息，不过这种个人信息的公开透露很有可能引发一系列的后果。公共卫生研究和监测如果在完全无法识别身份的基础上进行也不可能是有效的。不标明身份的数据，不足以达成流行病学研究必需的个人数据链接。这些研究正是调查各种暴露、生活方式、预防干预、治疗和后果之间极其错综复杂的交互作用[17]。即使已经完成了研究，这些数据仍然可能需要再次识别身份，以便修正错误、更新数据、防范学术欺诈[18]。

在公共健康研究中，征得所有人的同意使用他们的个人健康信息是不可行的。当搜集信息的时候，几乎不可能预先知道哪些信息在将来具有使用的价值。在处理大型数据集的时候，提出使用每一份单独的数据之前，征得每一个人的同意[19]，这种情况也是不可行的。此外，依赖于个人的同意，必然导致妥协性或者没有实际根据的

结果，因为同意的人和不同意的人，其结果存在显著的差别，也就是说，研究的基础可能是一些不具备代表性的数据[20]。

这些研究现实的效果产生了不可避免的矛盾——保护隐私、公共利益和癌症研究之间的矛盾。许多癌症（和其他公共卫生）的研究人员认为，保护隐私的法规越来越不利于研究的开展。信息私密性和公共健康研究之间的关系，成为文献资料中的显著特色之一，无论学术资料、法律文献，还是政策文件，似乎只有一方是正确的，隐私权至上成为一大特点。但始终不变的是，某种"利益"被隐私的权利平衡了，这就是公共健康的利益。但是，这种"公共"的利益又是每一个个人构成的，个人才是公共健康研究[21]的最终受益者，令人奇怪的是，从来没有人提起健康的权利。

尽管如此，人们还是认识到健康权的重要性。《经济、社会和文化权利国际公约》（International Covenant

on Economic, Social, and Cultural Rights）是关于经济、社会和文化权利的主要国际法律文书。"联合国经济、社会文化权力委员会"（United Nations Committee on Economic, Social, and Cultural Rights） 对 第 12 条的一般性评论（每一个人的身心健康可以达成最高标准的健康权）指出：这一条的"核心责任义务"之一是"正式批准和实施一项国家公共卫生战略和行动计划，在流行病学证据的基础上，解决整个人口的健康问题"[22]。在第 12.2 条（C）款要求，为了控制疾病，必须"在一种离散的基础上，采用和改善流行病学监测和数据收集"。

把健康权作为一种关系健康信息隐私的问题提出来并不是忽略或者贬低隐私权或者隐私权蕴含的价值。相反，这是把争议放在适当的法律背景下，最终将推动公共卫生研究方式作出调整。在太多的场合，公共卫生研究似乎仅仅是某种事后想起来的例外，政治体制致力于加强隐私保护，往往只是担忧社会名流的信息公开、网络

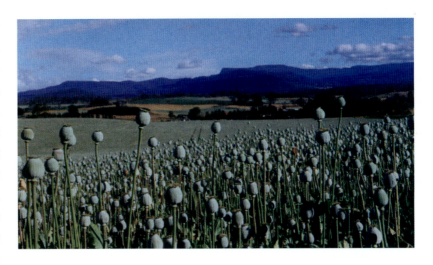

图 6.6.4　澳大利亚塔斯马尼亚岛的一处罂粟田园，种植的鸦片用于药用吗啡。罂粟通常为转基因，因此鸦片的提取只能在实验室进行

安全、身份窃取等问题。宣示健康权的作用关系到更加广义的争议。必须承认健康权的性质并非某一个体的权利，而是各个群体的一种集体权利[23]。

结论

癌症控制要求具备法律的专业知识和能力。但是，并不存在"癌症控制法"这种单独的学科。癌症控制的法律要求国内和国际层面的法律，以及横跨各种领域的法律，例如贸易法律、知识产权法、投资法、人权法、禁毒法、宪法法律、消费者权益保护法、过失法、医疗法和刑法等。癌症控制法律的能力需要持续增长。全世界的癌症控制团队已经开始认识到，并且正在应对这一挑战。

注释

[1] United Nations (2011). Political Declaration of the High-Level Meeting of the General Assembly on the Prevention and Control of Non-communicable Diseases. New York: United Nations. Available at www.who.int/nmh/events/un_ncd_summit2011/political_declaration_en.pdf.

[2] WHO (2003). *WHO Framework Convention on Tobacco Control*. Opened for signature 16 June 2003, 2305 UNTS 166 (entered into force 27 February 2005). Geneva: WHO. Available at http://www.who.int/fctc/text_download/en/index.html.

[3] WHO (2012). *Confronting the Tobacco Epidemic in a New Era of Trade and Investment Liberalization*. Geneva: WHO Tobacco Free Initiative. Available at http://www.who.int/tobacco/publications/industry/trade/confronting_tob_epidemic/en/

[4] Australian Government (2011). *Tobacco Plain Packaging Act 2011*. Available at http://www.comlaw.gov.au/Details/C2011A00148.

[5] The Conference of the Parties to the WHO FCTC (2008). *Guidelines for Implementation of Article 11 of the WHO Framework Convention on Tobacco Control on Packaging and Labelling of Tobacco Products*, Decision FCTC/COP3(10). Available at http://www.who.int/fctc/guidelines/adopted/article_11/en/.

[6] The Conference of the Parties to the WHO FCTC (2008). *Guidelines for Implementation of Article 13 of the WHO Framework Convention on Tobacco Control on Tobacco Advertising, Promotion and Sponsorship*, Decision FCTC/COP3(12). Available at http://www.who.int/fctc/guidelines/adopted/article_13/en/.

[7] Thompson C (2012). Big Tobacco backs Australian law opposers. *Financial Times*, 29 April 2012.

[8] United Nations (1961). *Single Convention on Narcotic Drugs, 1961, as amended by the 1972 Protocol amending the Single Convention on Narcotic Drugs, 1961*. Opened for signature 25 March 1972, 520 UNTS 204 (entered into force 8 August 1975). New York: United Nations. Available at https://www.unodc.org/unodc/en/treaties/single-convention.html.

[9] International Narcotics Control Board (2012). *Estimated World Requirements for 2013 – Statistics for 2011*. New York: United Nations. Available at http://www.incb.org/incb/en/narcotic-drugs/Technical_Reports/narcotic_drugs_reports.html.

[10] Hogerzeil HV, Liberman J, Wirtz VJ et al.; Lancet NCD Action Group (2013). Promotion of access to essential medicines for non-communicable diseases: practical implications of the UN political declaration. *Lancet*, 381:680–689. http://dx.doi.org/10.1016/S0140-6736(12)62128-X PMID:23410612

[11] The Commission on Narcotic Drugs (2010). *Promoting adequate availability of internationally controlled licit drugs for medical and scientific purposes while preventing their diversion and abuse*, Resolution 53/4. Available at http://www.unodc.org/documents/commissions/CND-Res-2000-until-present/CND53_4e.pdf.

[12] The Commission on Narcotic Drugs (2011). *Promoting adequate availability of internationally controlled narcotic drugs and psychotropic substances for medical and scientific purposes while preventing their diversion and abuse*, Resolution 54/6. Available at http://www.unodc.org/documents/commissions/CND-Res-2011to2019/CND54_6e1.pdf.

[13] WHO (2011). *Ensuring Balance in National Policies on Controlled Substances: Guidance for Availability and Accessibility of Controlled Medicines*. Geneva: WHO. Available at http://www.who.int/medicines/areas/quality_safety/guide_nocp_sanend/en/.

[14] International Narcotics Control Board (2011). *Report of the International Narcotics Control Board on the Availability of Internationally Controlled Drugs: Ensuring Adequate Access for Medical and Scientific Purposes*. Available at http://www.incb.org/incb/en/publications/annual-reports/annual-report.html.

[15] United Nations Office on Drugs and Crime (2011). *Ensuring Availability of Controlled Medications for the Relief of Pain and Preventing Diversion and Abuse: Striking the Right Balance to Achieve the Optimal Public Health Outcome*. Vienna: United Nations Office on Drugs and Crime. Available at www.unodc.org/docs/treatment/Pain/Ensuring_availability_of_controlled_medications_FINAL_15_March_CND_version.pdf.

[16] United Nations Office on Drugs and Crime (2011). Revision of parts of the model law related to availability and accessibility to controlled drugs for medical purposes. Vienna: United Nations Office on Drugs and Crime.

[17] Hakulinen T, Arbyn M, Brewster DH et al. (2011). Harmonization may be counter-productive – at least for parts of Europe where public health research operates effectively. *Eur J Public Health*, 21:686–687. http://dx.doi.org/10.1093/eurpub/ckr149 PMID:22080476.

[18] Stenbeck M, Gissler M, Haraldsdóttir S et al. (2011). The planned changes of the European Data Protection Directive may pose a threat to important health research, Open Letter to European Decision Makers. Available at http://ki.se/content/1/c6/13/68/01/Appendix3_Open%20letter%20to%20decision%20makers%20data%20protection%20directive.pd.

[19] Xafis V, Thomson C, Braunack-Mayer AJ et al. (2011). Legal impediments to data linkage. *J Law Med*, 19:300–315. PMID: 22320005.

[20] Coleman MP, Evans BG, Barrett G (2003). Confidentiality and the public interest in medical research – will we ever get it right? *Clin Med*, 3:219–228. http://dx.doi.org/10.7861/clinmedicine.3-3-219 PMID:12848254.

[21] Institute of Medicine (2009). *Beyond the HIPAA Privacy Rule: Enhancing Privacy, Improving Health through Research*. Washington, DC: National Academies Press. Available at http://www.iom.edu/Reports/2009/beyond-the-HIPAA-Privacy-Rule- Enhancing-Privacy-Improving-Health-Through-Research.aspx.

[22] United Nations Committee on Economic, Social, and Cultural Rights (2000). *The Right to the Highest Attainable Standard of Health (Article 12 of the International Covenant on Economic, Social, and Cultural Rights)*, General Comment No. 14. Available at http://www.ohchr.org/EN/HRBodies/CESCR/Pages/CESCRIndex.aspx.

[23] Meier BM, Mori LM (2005). The highest attainable standard: advancing a collective human right to public health. *Columbia Human Rights Law Rev*, 37:101.

参考网站

McCabe Centre for Law and Cancer: http://www.mccabecentre.org/

摩洛哥的癌症控制：行动与社会经济和文化背景的协调

拉希德·贝卡里（Rachid Bekkali）

摩洛哥的癌症控制处于国家级优先地位。创建于 2005 年 11 月的拉拉萨尔玛基金会（Lalla Salma Foundation）与摩洛哥卫生部合作，在癌症的预防和治疗领域开展了 15 项研究，分析癌症各个方面的情况并以这些发现为基础，编制出 2010～2019 年国家癌症预防与控制计划 NCPCP，并于 2010 年 3 月获得政府的批准。NCPCP 的愿景是多方合作模式进行全国癌症控制，提出明确具体和可持续的行动，达成资源最佳利用的同时，与社会经济和文化背景保持和谐。NCPCP 的价值是平等、团结、质量和精益求精。NCPCP 的目标是减少癌症发病率和死亡率，提高患者及其家属的生活质量。

NCPCP 的行动战略包括 78 项操作措施，分为四大战略领域，即预防、早期发现、诊断和治疗，以及姑息治疗。支持这些战略组成部分的行动包括：通信、社会动员、监管、培训和研究。所有这些组成部分已经集成化，围绕着国家和国际动员构成 NCPCP 的概念框架。自拉拉萨尔玛基金会创建以来已经完成了几项工程，合作伙伴包括卫生部、国家和国际非政府组织、政府机构、私营机构以及捐助者。截至 2012 年的年底，在 NCPCP 的 78 项措施中，有 72 项已经启动，其中 51 项措施进展顺利。

在预防方面，摩洛哥每一年都组织公共倡导活动，一项无烟学校和企业计划已经在实施，2014 年开始普及人乳头瘤病毒疫苗接种计划，法律法规的加强正在进行。在卫生保健领域，摩洛哥正在建造和准备数个肿瘤中心，在治疗期间，患者及其家属住在"生命之家"（Houses of Life）。低收入患者获得药品的计划已经完成，人们的技能得到发展。因此，从 2006 年至 2012 年的年底，摩洛哥肿瘤中心从 2 个增加到 9 个，加速器从 2 个增加到 22 个，"生命之家"从 1 个增加到 9 个，肿瘤学家从 50 人增加到超过 150 人，治疗的患者从 11500 人增加到超过 23000 人。此外，乳腺癌和宫颈癌的一项检查计划开始执行，一项姑息治疗网络工程也已经启动，还有一项宏大的摩洛哥组织癌症研究计划也已经启动了。

NCPCP 的形势分析报告，以及摩洛哥的癌症防治活动的更多的细节可参阅：http://www.contrelecancer.ma/en/documents/。

6.7 全球的癌症经济负担

费利西亚·玛丽·纳尔（Felicia Marie Knaul）
赫克托尔·阿列拉 – 奥尼拉斯（Héctor Arreola-Ornelas）
奥斯卡·门德斯（Oscar Méndez）
马塞拉·阿尔桑（Marcella Alsan）
贾尼斯·森费德（Janice Seinfeld）
安德鲁·马克思（Andrew Marx）
瑞法特·阿顿（Rifat Atun）
秀至·阿卡扎（Hideyuki Akaza，评审）

· 全球每年的癌症新发病例估计有 1400 万人，造成巨大的经济负担和人类苦难。如果扩大预防、早期发现和特定癌症治疗的覆盖范围，这种负担的很大一部分是可以避免的。

· 2010 年，癌症的全年经济总成本约为 1.16 万亿美元，相当于全球国内生产总值的 2% 以上。这个令人印象深刻的巨大数额只是一个下限，因为这里不包括大量家属和看护人员的长期成本。

· 如果做好预防、早期发现和治疗，1/3 ～ 2/3 癌症死亡是可以避免的，这相当于避免了每年 240 万～ 370 万的死亡，其中的 80% 发生在中低收入国家。

· 癌症治疗和控制方面的战略投资价值超过投资本身。一种合理的估计表明，2010 年，通过投资预防、早期发现和癌症的有效治疗，全球已经节省了 1000 亿～ 2000 亿美元。

· 随着时间的推移，许多进步带来成本的降低，预防、发现和治疗多

种癌症的能力也有所改善。借助市场和增加普及性也可以降低价格。

人类的生活和福祉具有内在和不可估量的价值，他们也有经济价值。把健康视为一种投资而不是一种成本，是今天激励人类、经济和环境全球发展议程的哲学。

然而，在制定应对癌症和其他慢性疾病的全球政策和国家政策时，人们在很大程度上忽视了这种投资理念，只是对癌症的经济学展开了研究议程。在更好地理解如何减少这一组疾病经济负担的知识方面，存在着一些令人印象深刻的、有待发展和扩大的机会。

本章的重点是阐述投资增强全世界癌症治疗与控制引发的不可抗拒的经济论证，很多图表和观点来自已公布的研究与分析报告："扩展癌症护理与控制获得的全球工作组"（Global Task Force on Expanded Access to Cancer Care and Control）[1]。根据当前癌症治疗和控制的成本与潜在费用节省之间的对比，避免癌症负担的经济价值的估算数字被提供出来。这些估

计只是为了论述和更深入地理解全球癌症负担，更有效地实施减少这些负担的战略的经济学意义。

投资癌症治疗与控制的经济学

全世界每年估计有 1400 万个癌症新发病例，造成巨大的经济负担以及无法估量的人类苦难 [2,3]。每一个癌症病例的经济后果，包括直接和间接的治疗成本，以及在治疗和患病期间，患者及其家属因不能工作而失去的收入。而且，从经济学角度来看，最重要的是过早死亡、残疾和痛苦带来的生产力损失。此外，疾病的灾难性支出破坏了家庭的经济稳定性，往往造成动态损失，迫使家庭陷入贫困和经济崩溃，这一过程的时间可能远远超出整个病程。更广泛的经济后果估计（也是适当的估计）要考虑到人类痛苦的感知成本。虽然在癌症全部经济负担的估计中会考虑到每一种这类成分的成本，但是这类成本往往很难用数据计算出来。

对于某些癌症，如果扩大预防、

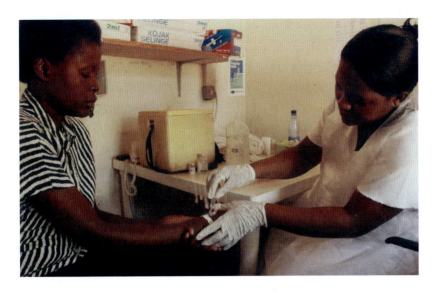

图 6.7.1　马拉维尼诺区医院的一位护士在为卡波西肉瘤病人提供化疗
注：卡波西肉瘤是马拉维最常见的癌症之一，但是极易治疗。化疗可以控制卡波西肉瘤肿瘤的生长，并且帮助病人恢复至正常生活。

早期发现和治疗的覆盖范围，那么很大一部分的癌症经济和卫生负担是可避免的。事实上，这是一种合理的考虑，在癌症治疗与控制上加大财政投资，获得的收益将会远远抵消这类疾病带来的经济损失。下文将分析这一假设。

癌症的经济成本

癌症年度总经济成本的第一个近似数据是 1.16 万亿美元，相当于全球生产总值的 2% 以上。这个数字是预防和治疗成本的总和，外加癌症造成的伤残调整生命年的全年经济价值损失（这种算法综合了过早死亡的生命年数以及因为残疾丧失的健康寿命年数）。

这种估计的推导过程如下。首先，生产力损失数值，包括覆盖身体所有部位的 17 类癌症造成的过早死亡和残疾，2010 年产生的估计值为 9210 亿美元 [3,4]。其次，根据最近的一项研究。2010 年治疗新（发病）癌症病例的年度全球经济成本为 3100 亿美元 [2,5,6]。其中，53%（约 1630 亿美元）是医疗成本，23% 是看护时间和运输治疗设施的成本，剩下的 24% 是治疗时间和相关的残疾形成的生产力损失。由于

最后一部分也包括在伤残调整生命年的估计数据中，所以不纳入这个总和数值。最后，预防的成本被假定为治疗成本的 7%。这是参照加拿大的预防健康支出的比例做出的一个粗略估计数值 [5,7]，加上全世界的治疗估计数值 1630 亿美元，推算出的癌症预防成本刚好超过 114 亿美元。

虽然 1.16 万亿美元这个数字高得惊人，但是癌症的年度总经济成本仍然被低估了。这里有几个原因：最重要的因素是没有包括家属和看护人员巨大的长期成本，这个数据往往远远超过治疗第一年的开支；患者及其家属遭受的痛苦，也无法转换成数字计算价值，这可能远远超过以残疾调整生命年计算的生产力损失。推算癌症成本的一种替代办法是使用统计寿命价值（value of a statistical life）的方法。这种方法涵盖了各种各样发生在患者及家属身上的大量成本，试图计算出个人本身的价值，包括丧失的收入、没有预算的保健支出、疼痛和痛苦。根据最近的另一项研究，2010 年全球癌症的统计寿命价值总额估计为 2.5 万亿美元。其中，高收入国家占将近 1.7 万亿美元，中低等收入国家占 8000 亿

美元 [8]。

根据这些癌症经济的估算成本，有可能计算出扩大投资癌症治疗和预防的潜在回报。这包括两个决定性的因素：如果扩大预防、早期发现和治疗的投资，可以节省的生命的经济价值是多少；为了达成这些收益，扩大癌症治疗与控制的投资是多少。

"可避免的" 癌症负担

通过预防、早期发现和治疗，很大一部分癌症负担是可避免的。计算出健康年的比率和节省的有生产力的寿命年，无论对于经济还是个人，都是估算投资癌症治疗与控制的经济效益的关键数据。

这种计算要求一种假设，那就是一定比例的死亡是可避免的。论述可避免的死亡的文献资料中，典型做法是为过早死亡（premature death）设定一个可以观察到的上限，例如设定 64 岁为过早死亡年龄下限。按照这种方案，65 岁（或任何其他上限）之前发生的死亡被认为是可避免的。根据以前的研究做出抉择，选择的癌症要求是可预防的或可治疗的，或者是既可预防又可治疗的（是否治愈或者显著增加健康寿命取决于早期发现）[9～15]。

每个预期寿命方案适用于国家收入群体特定的 GLOBOCAN 计划，并估计各类型癌症的死亡率和死亡年龄 [16,17]。如果以 65 岁作为生命预期的最低标准，估计 32% 的死亡是可避免的。如果选择每个地区的收入水平表现最好的国家，设定寿命预期标准，36%的死亡是可避免的。最后，以 75 岁作为生命预期标准，如果进行预防、早期检测和 / 或治疗，估计 49% 的癌症死亡是可避免的。

上面的这些估算数据表明，对于不同的推测方法，每年分别有 240 万人、270 万人和 370 万人的癌症死亡是可避免的。在中低收入国家，每一

种生命预期推测方案中，可避免的癌症死亡都高达约80%。

治疗和预防的成本

影响投资回报计算的另一种因素是治疗和预防成本的动态性质。上面治疗成本的估计参照的是3100亿美元的基线，没有考虑到更加有效的一级预防和二级预防成为现实的可能性。

有几种癌症的治疗造成全世界的巨大投资，其实这几种癌症是可预防的。预防的办法或是减少风险因素的暴露，如烟草；或是接种疫苗，如宫颈癌疫苗。如果大部分这类癌症得到预防，意味着避免了相当比例的治疗成本。在中低收入国家，有几种癌症带来极高的负担，包括卡波西肉瘤（Kaposi sarcoma）、宫颈癌、肝癌以及负担最重的肺癌，这些癌症相当大比例的病例是可以预防或者在癌前病变阶段检查出来的，以避免高成本的治疗费用。如果通过预防减少了90%的卡波西肉瘤、宫颈癌、肝癌和肺癌，意味着预计至少降低20%的治疗癌症总成本，相当于大约每年节省650亿美元[18]。预防还可以扩展到其他癌症，进一步降低总体负担，例如头颈部癌症以及胃癌（通过治疗幽门螺旋杆菌）[5]。

因此，通过更加有效的预防可以大大降低现在花费在癌症治疗方面的全球成本。未来的成本将不是估计的3100亿美元，而是大约2460亿美元。如果加上估计的预防成本（114亿美元），总数大约是2570亿美元[19]。

扩大癌症治疗和控制的投资回报估计

表6.7.1中的估计数据，对比了伤残调整生命年（DALY）节省的生命经济价值，与统计寿命价值（VSL）的治疗和预防的总成本。这些估计显示出，2010年投资癌症的治疗和预防，

世界可以节省大约多少成本。DALY和VSL可以获得的最乐观的回报范围分别是2300亿美元和将近1万亿美元（9400亿美元）[18]，最低限分别是100亿美元和5310亿美元[20]。

长期的观点

对于癌症治疗的成本与收益，如果以一种比较长期的动态观点来看，就会找到扩大投资癌症治疗与收益的更为完整的视角。现在，这方面的研究很少，这一节仅限于讨论问题，介绍这一领域中未来的研究。

如果按照前面随着时间累积损失的估计，2011～2030年，中低收入国家的累积损失是2.9万亿美元，发达国家的累积损失是5.4万亿美元，但与这些方法不同的是，如果根据2011～2030年的宏观经济模型来看，癌症损失输出（lost output）总价值的估计数据远远高于累积的经济损失[8]。这些宏观经济模型显示，2011～2030年非传染性疾病，包括癌症、心血管疾病、慢性呼吸系统疾病、糖尿病和精神健康类疾病，在全世界造成的累积输出损失达到47万亿美元[8]。

不仅如此，更为显著的是，模型中考虑的投资癌症治疗和控制的成本与收益，随着时间的推移，预防和治疗的维度和边界是变化的。那些曾经被认为是无法治愈的癌症（肝癌），或者治疗代价昂贵的癌症（宫颈癌），现在都可以通过比较先进的医疗技术和疫苗予以预防。随着科学的发展，在中低收入国家往往比较常见的感染起源的癌症，将会越来越容易预防，并且可以预期全球的治疗成本将会下降[1]。因此，未来全球癌症治疗成本的估计可能被夸大，随着科学的进步，人们会找到新的预防措施。与现在的中低收入国家中癌症患者治疗的严重影响相比，这些预防措施的成本低得多。

随着时间的推移，尤其是正在发展和实施的创新性全球融资平台，生产和交付药物和疫苗的成本将会下降[21]。这些远景，我们曾经充分体验过。治疗HIV/AIDS的抗逆转录病毒药物，以及乙肝病毒疫苗成本的大幅度下降，部分是通过GAVI联盟（GAVI Alliance）实现的。这个联盟是一种官方和私营的伙伴关系同盟，致力于增强中低收入国家的免疫能力。最著名的一个例子是，GAVI联盟最近促使人乳头瘤病毒HPV疫苗的价格下降了95%以上，从高收入国家普遍流行的130美元/剂，下降为最低收入国家的不到5美元/剂。在此之前，泛美卫生组织周转基金会（Pan American Health Organization Revolving Fund）使得这种疫苗的价格下降了将近90%，降价后的价格为14美元/剂。虽然很多国家仍然负担不起此价格，但是这种降价标志着一种巨大的进步，并且这是在不到5年的时间里实现的[22]。

此外，几种常见的癌症，例如乳腺癌、结直肠癌和宫颈癌的治疗成本，以及治愈的希望，取决于确诊时的分期。因此，早期发现的投资（大部分取决于开发制定和实施创新性的服务交付模式），可以大大降低每年挽救生命的成本。与此同时，全部人口的癌症筛查是非常昂贵的，促使人们把早期发现的创新放在优先发展的位置，这对许多中低收入国家是特别重要的。

现在正在非常活跃地开展许多改进癌症治疗和控制的尝试，例如融资平台的全球性创新、早期发现的国家级创新，都是围绕癌症服务交付发展的科技的一部分[23]。

迄今为止，卫生经济学的研究（很大程度上尚未展开）可以提出政策、提供建议，有助于减少癌症的财力和人力负担。建立经济激励机制帮助改变人们的行为，并增进服务的有效性是两种途径（参见后文《理解癌症的

表 6.7.1　癌症治疗和控制经济效益的灵敏度分析

治疗成本和成本控制 [a]	癌症经济成本（10亿美元）			
	DALY：估值 9210 亿美元		VSL-ooP：估值 2.37 万亿美元	
	可避免的死亡		可避免的死亡	
	49% [b]	36% [c]	49% [b]	36% [c]
方案 1。假设治疗的全部费用基于布鲁姆等人的计算（2011）[8] + 预防成本：310+11=321（10亿美元）	130	10	839	531
方案 2。方案 1 的治疗费用降低，这是基于 90% 的所有潜在癌症得到预防：（310-100）+11=221（10亿美元）[d]	230	110	940	632
方案 3。方案 1 的治疗费用降低，这是基于 90% 的卡波济肉瘤、宫颈癌、肝癌和肺癌得到预防：（310-64）+11=257（10亿美元）	194	75	904	596

注：DALY 表示伤残调整生命年；OOP 表示家庭健康支出；VSL 表示统计生命值。

[a] 每个单元等于：（癌症的经济成本）×（治疗或预防所避免的死亡率 %）-（医疗和非医疗治疗新癌症病例的费用 + 预防费用）。

[b] 49% 的癌症死亡率是假设可以避免的情况下采用某个方案达到最佳表现国家的水平—社会公正的方法。

[c] 49% 的癌症死亡率是假设可以避免的情况下，在每个收入地区采用某个方案达到最佳表现国家的水平。

[d] 卡波西肉瘤、宫颈癌、喉癌、肝癌、肺癌、鼻咽癌、其他咽部肿瘤和胃癌的发病率连同治疗费用均降低 90%。

经济学：研究的优先领域》）。

结论

健康是一种投资，不是一种成本。然而，这种思想尚未充分融入癌症治疗与控制的讨论中。癌症预防的策划和管理，必须以一种前瞻性的模式，集合所有的政策议程，实现健康消费最有效的投资。必须找出投资健康的途径，重塑人类、经济、社会和可持续发展的议程。

慢性疾病，包括癌症，是最重大的全球经济风险。在全球经济中，仅烟草一项造成的消耗，已经超过所有中低收入国家的年度卫生总开支。因此，为了健康和经济发展，预防和治疗都要成为优先投资的重点。

如果进行预防、早期检测和治疗，1/3 ～ 2/3 的癌症死亡是可避免的。也就是说，每年可避免 240 万～ 370 万人死亡，其中 80% 发生在中低收入国家。

鉴于癌症造成的痛苦是巨大的同时又是可避免的，满足这些尚未完善的癌症治疗与控制需求，是中低收入国家一种道德上的当务之急。此外，从经济学的角度来看，扩大预防、检测和治疗癌症，产生的效益超出其成本。

2010 年，癌症的年度总经济成本（不包括家属和看护人员的长期成本）大约为 1.16 万亿美元，相当于全球 GDP 总和的 2% 以上。相比之下，投资癌症的治疗和控制，可以在预防和治疗上产生正面的回报，因为大量死亡是潜在可避免的。如果治疗和预防可以避免死亡，全球经济至少可以节省 1000 亿～ 2000 亿美元，因为死亡损失了有生产力生命的健康年份。如果考虑到人类的痛苦成本——减少痛苦和疾病带给个人的价值，还可以节省至少 5000 亿美元，也可能达到将近 9500 亿美元。

然而，全球癌症负担经济分析是一个新兴的领域。迄今为止，大多数研究都在高收入国家。这方面的研究非常有助于减少经济负担和卫生负担。这种研究的议程是足够的，主要限制因素之一是缺乏足够的数据。事实上，我们需要更好的数据来促进癌症经济学的更好的理解，搜集这类数据的任何创新，都必然会把现有的创新与改

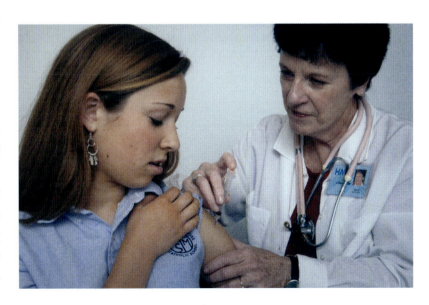

图 6.7.2　一名女性青少年在接受肌内注射免疫
注：在过去的 10 年间，宫颈癌预防疫苗的有效性代表了实现癌症预防最直接的进步。

善全球癌症登记联系起来[24]。

如果希望真正提高我们对全球癌症经济负担的认识，必须采取多学科的途径，把经济学与大量的其他学科连接起来。今后的工作是设法增强经济学研究，并且收集这些数据的任何主动行动都可以而且应该与改善全球癌症登记的现有举措联系起来。

对于未来需求的规划，需要借助市场化方式促进创新、鼓励节约、降低价格、促进投资、产生系统化的改进，降低癌症和其他疾病的影响，扩大效益，降低成本。如果创新性服务交付和融资节省了成本，结合药物和其他疗法的更公平的定价，实现的经济效益可能相当大。通过保健服务交付价值链，设法形成一条捷径，确保干预的潜在协同效应和分享效益的最大化，应予以充分考虑。

一个未来在中低收入国家更容易被患者和卫生系统所接受的可以预防、早期检测和治疗的系统是建立在"希望经济学"的基础上。无论预防的成本还是扩大癌症治疗与控制的潜在好处都不是固定不变的，减少全球癌症负担的机会还有很多。

本章改编自：Knaul FM, Gralow JR, Atun R, Bhadelia A, eds（2012）《结束癌症分歧：一个公平的规则》（*Closing the Cancer Divide:An Equity Imperative*）的第3章。以扩大发展中国家癌症护理和控制的全球专题小组工作为基础。马萨诸塞州，剑桥：哈佛全球公平促进会（Harvard Global Equity Initiative）。哈佛大学出版社发行。©2012年，通过哈佛大学出版社由校长和哈佛大学研究员代理。哈佛全球公平促进会允许转载。

理解癌症的经济学：研究的优先领域

费利西亚·玛丽·纳尔（Felicia Marie Knaul）

健康经济学的研究，尤其是针对全球成本分布和实现效果的最有效机会的更好了解，非常有助于减少癌症的经济负担和健康负担。然而，癌症经济分析是一个新兴的研究领域，迄今为止一直集中在高收入国家。

通过初步浏览文献资料发现，对于全球癌症负担的经济学从未有人做过全面研究。但是，作为疾病控制优先顺序工程第三轮（third round of the Disease Control Priorities project）的一部分，在即将发表的一卷报告中，这一领域正在进行核心分析（core analysis）。这是 2006 年出版的《发展中国家疾病控制优先顺序》（*Disease Control Priorities in Developing Countries*）第二版的后续一卷，其中的几章是经济学在癌症治疗与控制中的应用[1~3]。

尽管癌症经济学的总体研究工作很少，但一个值得注意的例外是关于风险因素（或风险行为）的文献，特别是烟草消费及其控制的资料非常丰富[4~8]。事实上，所谓的现有风险行为的文献丰富，指的是技术类文献，并不是经济学文献，尤其是健康经济学，这是一种可以减少全球癌症负担、弥合富人和穷人之间癌症鸿沟的学科。

充分了解癌症经济学，必须要分析癌症治疗和控制体系中的各种成分（一级预防、二级预防、诊断、治疗、生存护理、疼痛控制和姑息治疗）[9]。这是特别重要的，因为癌症涵盖了一组复杂的疾病，有一些癌症与感染或行为有关；有一些癌症在很大程度上取决于确诊时的分期；还有一些癌症是重叠的，亚组易于治疗。

以健康经济学的领域为基础，有大量癌症经济学的研究机会，这个领域在过去 20～30 年已经蓬勃发展[10]。这种研究，既要考虑健康经济学（癌症后果的决定性因素），又要考虑医疗保健经济学（提供癌症治疗的市场，包括全球健康和健康系统），其中包括：

• 全球癌症的经济学、疾病和经济发展之间的关系，动态分析经济增长的影响，人类社会发展的溢出效应（spillover effects）以及不作为（inactio）的代价[2]；

• 分析全球范围癌症治疗和控制的当前和未来的需求，根据预防与治疗的价格和投资等不同的背景，预测全球癌症治疗支出的增长；

• 癌症发病率和后果的决定因素，贫困与社会经济地位的效应、交付和使用保健服务的社会和经济决定因素；

• 癌症治疗和控制的家庭消费模式，在不同激励和保险方案下，随着时间的推移长期护理的变化；

• 分析全球癌症治疗和控制服务的供应和激励措施在最低成本下、最大化公平、有质量服务中的作用，考虑其服务提供和输送的各个方面（制药、初级保健为基础的服务、医院为基础的服务、医疗保健的人力以及技术等）；

• 药物和疫苗的知识产权和专利市场，创新融资平台的作用，例如 GAVI 联盟（GAVI Alliance）[11]；

• 疼痛控制和缓解的经济学，涉及覆盖全球的监管环境以及交付的经济学；

• 面对现在和未来的癌症护理和控制的需求，医疗队伍和人力资源的优化供给；

• 健康系统的资金支持，包括不同的资源配置下，癌症治疗和控制的激励机制优化的创新；

• 健康体制改革的分析，包括设计、评估、计划和政策的实施；

• 其他一些研究，包括现在的健康系统某些比较新兴的领域中可以获得效益的研究，或者可能产生效益的研究，例如对角线方法（diagonal approach）[9,12,13]和交付科学（delivery science），避免单一干预的分析，考虑通过价值链（value chains）分析复杂的过程和疾病，利用对角线方法、综合水平干预和垂直干预，以便产生协同效果的投资，达成整个体系的改善[14]。

运用健康经济学的技术，用健康系统研究的新框架综合这些技术，可以产生新的知识，尤其在低收入环境下，以比较合适的战略，改进应对全球癌症负担的能力。但是，要真正提高我们对癌症全球经济负担的理解，并且找出应对这种负担最合适的办法，必须采取多学科的途径，把

经济学与大量的其他学科连接起来，包括健康科学，甚至其他领域的学科。我们面临的挑战是，既要增进经济学的研究，又要把这种经济学更好地融入了解全球癌症的努力中。

注释

[1] Brown ML et al. (2006). Health service interventions for cancer control in developing countries. In: Jamison DT et al., eds. *Disease Control Priorities in Developing Countries*, 2nd ed. New York: Oxford University Press, pp. 569–589.

[2] Anand S et al. (2012). *The Cost of Inaction: Case Studies from Rwanda and Angola*. Cambridge, MA: Harvard University Press.

[3] Foley KM et al. (2006). Pain control for people with cancer and AIDS. In: Jamison DT et al., eds. *Disease Control Priorities in Developing Countries*, 2nd ed. New York: Oxford University Press, pp. 981–993.

[4] Jha P, Chaloupka FJ (2000). BMJ, 321:358–361. http://dx.doi.org/10.1136/bmj.321.7257.358 PMID:10926598.

[5] Jha P, Chaloupka FJ, eds (1999). *Curbing the Epidemic: Governments and the Economics of Tobacco Control*. Washington, DC: World Bank.

[6] World Bank (2003). *The Economics of Tobacco Use and Tobacco Control in the Developing World*. Washington, DC: World Bank. Available at http://ec.europa.eu/health/archive/ph_determinants/life_style/tobacco/documents/world_bank_en.pdf.

[7] WHO (2011). *Scaling Up Action Against Noncommunicable Diseases: How Much Will It Cost*? Geneva: WHO. Available at http://www.who.int/nmh/publications/cost_of_inaction/en/.

[8] Lee K (2008). *PLoS Med*, 5:e189. http://dx.doi.org/10.1371/journal.pmed.0050189 PMID:18798688.

[9] Knaul FM et al. (2012). Health system strengthening and cancer: a diagonal response to the challenge of chronicity. In: Knaul FM et al., eds. *Closing the Cancer Divide: An Equity Imperative*. Based on the work of the Global Task Force on Expanded Access to Cancer Care and Control in Developing Countries. Cambridge, MA: Harvard Global Equity Initiative, pp. 95–122.

[10] Pauly MV et al. (2012). *Handbook of Health Economics*, Vol. 2. Oxford: North Holland.

[11] Atun R et al. (2012). *Lancet*, 380:2044–2049. http://dx.doi.org/10.1016/S0140-6736(12)61460-3 PMID: 23102585.

[12] Sepúlveda J et al. (2006). *Lancet*, 368:2017–2027. http://dx.doi.org/10.1016/S0140-6736(06)69569-X PMID: 17141709.

[13] Frenk J (2006). *Lancet*, 368:954–961. http://dx.doi.org/10.1016/S0140-6736(06)69376-8 PMID: 16962886.

[14] Kim JY et al. (2013). *Lancet*, 382:1060–1069. http://dx.doi.org/10.1016/S0140-6736(13)61047-8 PMID: 23697823.

注释

[1] Knaul FM, Arreola-Ornelas H, Atun R et al. (2012). Investing in cancer care and control. In: Knaul FM, Gralow JR, Atun R, Bhadelia A, eds. Closing the Cancer Divide: An Equity Imperative. Based on the work of the Global Task Force on Expanded Access to Cancer Care and Control in Developing Countries. Cambridge, MA: Harvard Global Equity Initiative, pp. 71–91.

[2] Beaulieu N, Bloom D, Bloom R, Stein R (2009). *Breakaway: The Global Burden of Cancer – Challenges and Opportunities*. A Report from the Economist Intelligence Unit. London: The Economist Group.

[3] John RM, Ross H (2008). Economic value of disability-adjusted life years lost to cancers. Available at http://media.marketwire.com/attachments/EZIR/627/18192_FinalJournalManuscript.pdf.

[4] Shafey O, Eriksen M, Ross H, Mackay J (2009). *The Tobacco Atlas*, 3rd ed. Atlanta, GA: American Cancer Society. Available at http://www.tobaccoatlas.org/.

[5] Nikolic IA, Stanciole AE, Zaydman M (2011). *Chronic Emergency: Why NCDs Matter*. Health, Nutrition and Population (HNP) Discussion Paper. Washington, DC: World Bank.

[6] Chand S (2012). Silent Killer, *Economic Opportunity: Rethinking Non-Communicable Disease*. Centre on Global Health Security, Briefing Paper. Available at http://www.chathamhouse.org/publications/papers/view/181471.

[7] OECD (2010). OECD Stat Extracts database. Paris: Organisation for Economic Co-operation and Development. Available at http://stats.oecd.org/Index.aspx.

[8] Bloom DE, Cafiero ET, Jané-Llopis E et al. (2011). *The Global Economic Burden of Non-communicable Diseases*. Geneva: World Economic Forum. Available at www.weforum.org/EconomicsOfNCD.

[9] Gispert R, Serra I, Barés MA et al. (2008). The impact of avoidable mortality on life expectancy at birth in Spain: changes between three periods, from 1987 to 2001. *J Epidemiol Community Health*, 62:783–789. http://dx.doi.org/10.1136/jech.2007.066027 PMID: 18701727.

[10] Gómez-Arias RD, Bonmatí AN, Pereyra-Zamora P et al. (2009). Design and comparative analysis of an inventory of avoidable mortality indicators specific to health conditions in Colombia [in Spanish]. *Rev Panam Salud Publica*, 26:385–397. http://dx.doi.org/10.1590/S1020-49892009001100002 PMID:20107689.

[11] Humblet PC, Lagasse R, Levêque A (2000). Trends in Belgian premature avoidable deaths over a 20 year period. *J Epidemiol Community Health*, 54:687–691. http://dx.doi.org/10.1136/jech.54.9.687 PMID:10942448.

[12] Weisz D, Gusmano MK, Rodwin VG, Neuberg LG (2008). Population health and the health system: a comparative analysis of avoidable mortality in three nations and their world cities. *Eur J Public Health,* 18:166–172. http://dx.doi.org/10.1093/eurpub/ckm084 PMID: 17690129.

[13] de Martel C, Ferlay J, Franceschi S et al. (2012). Global burden of cancers attributable to infections in 2008: a review and synthetic analysis. *Lancet Oncol*, 13:607–615. http://dx.doi.org/10.1016/S1470-2045(12)70137-7 PMID: 22575588.

[14] Knaul FM, Adami HO, Adebamowo C et al. (2012). The global cancer divide: an equity imperative. In: Knaul FM, Gralow JR, Atun R, Bhadelia A, eds. *Closing the Cancer Divide: An Equity Imperative*. Based on the work of the Global Task Force on Expanded Access to Cancer Care and Control in Developing Countries. Cambridge, MA: Harvard Global Equity Initiative, pp. 29–70.

[15] Gralow GR, Krakauer E, Anderson BO et al. (2012). Core elements for provision of cancer care and control in low and middle income countries. In: Knaul FM, Gralow JR, Atun R, Bhadelia A, eds. *Closing the Cancer Divide: An Equity Imperative*. Based on the work of the Global Task Force on Expanded Access to Cancer Care and Control in Developing Countries. Cambridge, MA: Harvard Global Equity Initiative, pp.123–165.

[16] WHO (2011). *Global Status Report on Noncommunicable Diseases 2010*. Geneva: WHO. Available at http://www.who.int/nmh/publications/ncd_report2010/en/.

[17] World Bank (2010). *World Development Indicators 2010*. Washington DC: World Bank. Available at http://data.worldbank.org/sites/default/files/wdi-final.pdf.

[18] Global Risk Network of the World Economic Forum (2010). *Global Risks 2010: A Global Risk Network Report*. Geneva: World Economic Forum. Available at www3.weforum.org/docs/WEF_GlobalRisks_Report_2010.pdf.

[19] DeVol R, Bedroussian A (2007). *An Unhealthy America: The Economic Burden of Chronic Disease – Charting a New Course to Save Lives and Increase Productivity and Economic Growth*. Santa Monica, CA: Milken Institute.

[20] Stuckler D (2008). Population causes and consequences of leading chronic diseases: a comparative analysis of prevailing explanations. *Milbank Q*, 86:273–326. http://dx.doi.org/10.1111/j.1468-0009.2008.00522.x PMID: 18522614.

[21] Atun R, Knaul FM, Akachi Y, Frenk J (2012). Innovative financing for health: what is truly innovative? *Lancet*, 380:2044–2049. http://dx.doi.org/10.1016/S0140-6736(12)61460-3 PMID:23102585.

[22] Konduri N, Quick J, Gralow JR et al. (2012). Access to affordable medicines, vaccines, and health technologies. In: Knaul FM, Gralow JR, Atun R, Bhadelia A, eds. *Closing the Cancer Divide: An Equity Imperative*. Based on the work of the Global Task Force on Expanded Access to Cancer Care and Control in Developing Countries. Cambridge, MA: Harvard Global Equity Initiative, pp.197–256.

[23] Kim JY, Farmer P, Porter ME (2013). Redefining global health-care delivery. *Lancet*, 382:1060–1069. http://dx.doi.org/10.1016/S0140-6736(13)61047-8 PMID: 23697823.

[24] Ferlay J, Soerjomataram I, Ervik M et al. (2013). GLOBOCAN 2012 v1.0, Cancer Incidence and Mortality Worldwide: IARC Cancer Base No. 11 [Internet]. Lyon: IARC. Available at http://globocan.iarc.fr.

秘鲁的癌症控制：希望计划（El Plan Esperanza）

卡洛斯·瓦莱赫斯（Carlos Vallejos）

秘鲁约有 3000 万人口，利马（首都城市）一带居住着全国大约 1/3 的人口。秘鲁的国内生产总值（GDP）中，分配给卫生的支出占 5.1%。在过去的 20 年里，秘鲁的经济增长已经提高了平均预期寿命，从 1995 年的 66.7 岁上升到了 2010 年的 74.1 岁。男性中最常见的癌症是前列腺癌（占所有病例的 25.1%）、胃癌（占所有病例的 15.7%）、非霍奇金淋巴瘤（占所有病例的 5.8%）和肺癌（占所有病例的 5.4%），女性中最常见的癌症是宫颈癌（占所有病例的 19.5%）、乳腺癌（占所有病例的 18.9%）胃癌（占所有病例的 11.5%）和结直肠癌（占所有病例的 5.1%）。秘鲁第一个专业癌症治疗机构是国家肿瘤研究所（Instituto Nacional de Enfermedades Neoplásicas），始建于 1939 年，由政府出资支持。1985 年，研究所变为一个自治机构，在癌症领域的卫生政策方面，执行策划、调整和咨询等方面有作用。

肿瘤学家在秘鲁经常面临的问题包括：（1）晚期肿瘤，主要因为从第一次出现癌症征兆到寻求专家关注之间的时间很长；（2）缺乏坚持治疗或者延误治疗，原因是成本太高，以及有时患者要长途跋涉去接受治疗；（3）随访不足。这三个问题，都与从患者的家到治疗设施的地理距离有关。2000 年之前，国家肿瘤研究所是秘鲁唯一的公共癌症治疗中心。癌症治疗分散化新政策的发展，产生了一个新的专业化中心，覆盖了秘鲁大部分人口。

2007 年，秘鲁开展了拉丁美洲第一个国家癌症控制计划。为了取得最好的效果，按照癌症与秘鲁关系的紧密程度，决定了优先顺序为：乳腺癌、宫颈癌、胃癌、肺癌和前列腺癌。此外，医疗保险覆盖全部人口的新政策和战略的发展，使得最贫困的人口也获得了医疗照顾。2011 年，秘鲁出台了癌症控制的一种新的预算性战略方案（由结果决定预算），主要面向 10 个地区（根据人口规模和癌症发病率确定优先顺序），定向提供 1030 万美元。秘鲁既定的战略目标是，2012 年为全国性活动增加 2980 万美元的预算。在过去 10 年中，这些国家的政策奠定了现在希望计划（Plan Esperanza）的基础。

土耳其的癌症控制：一项面向未来的鼓舞人心的国家癌症控制计划

埃齐吉·哈西卡米洛格（Ezgi Hacikamilog-lu），古莱达尔·博茨塔斯（Guledal Boztas），穆拉特·古尔特里（Murat Gultekin），穆拉特·唐瑟（Murat Tuncer）

土耳其国家癌症控制计划是在国内和国际组织的合作下进行准备和正式启动的，目的是降低癌症相关的死亡人数，包括四个主要内容：癌症登记活动；癌症预防；癌症筛查和早期发现；癌症治疗和姑息治疗。

癌症登记活动

2002 年以来，与被动的登记相结合，土耳其开始执行主动的癌症登记。在土耳其的 15 个城市设立了 16 个癌症主动登记中心，覆盖了 50% 的人口。目前，4 个主动登记中心获得了 IARC 的官方认证。伊兹密尔市（Izmir）的癌症登记中心是 IARC 制定的一个国际培训中心（枢纽）。计划于 2015 年的年底完成在所有 81 个城市建立主动登记中心，达成 100% 的覆盖率。

癌症预防

土耳其通过计划模式管理癌症预防。全国范围的计划包括"酒精管制计划"（Alcohol Control Programme）、"健康营养，肥胖控制和促进体育活动计划"（Healthy Nutrition, Obesity Control, and Promotion of Physical Activity Programmes）、"减少过多盐分消费计划"（Reduction of Excessive Salt Consumption Programme）、"战略性石棉管制计划"（Strategic Asbestos Control Programme）、"氡分布计划"（Radon Mapping Programme），以及"国家烟草控制计划"（National Tobacco Control Programme）。2008 年启动的"国家烟草控制计划"非常成功，已经取得极佳的效果。烟草消费率从 33.6% 下降到 27.5%，土耳其成为世界上执行 MPOWER（WHO 出台的六项有效减少烟草使用的控烟措施，即英文词汇 Monitor，Protect，Offer，Warn，Enforce 和 Raise 的首字母）所有烟草管制措施的第一个国家 [1～3]。

癌症筛查和早期诊断

在土耳其的每一座城市，都建立了一个"癌症早期发现，筛查和培训中心"（Cancer Early Diagnosis, Screening, and Training Centre）。这些中心完全免费开展全部人口的（乳腺癌、宫颈癌和结直肠癌）筛查和公共培训计划。2012 年，国家癌症筛查标准进行了如下修订：乳腺癌，从 40 岁起每 2 年筛查一次；结直肠癌，51 ～ 61 岁的所有人每年进行筛查，方法是免疫粪便潜隐血试验结合结肠镜检查；宫颈癌，通过人乳头瘤病毒（HPV）的 DNA 检测进行筛查。土耳其人已经按照欧盟的质量标准，开发出全国范围的软件包进行筛查。通过 130 座新型机动筛查站、数字化乳腺 X 线摄影技术、中央乳房 X 光检查报告机构、号召家庭医生的潜在帮助，以及 HPV 检测进行筛查等手段，土耳其计划在 2015 年把人口筛查率提高到 70%。

癌症治疗和姑息治疗

在土耳其，所有公民的癌症治疗全部是免费的，并且可以提供所有的标准治疗方法。根据疾病负担、地理交通、人口动态，以及各种治疗设施的战略性投资计划将执行到 2023 年。此外，土耳其已经开始在国内生产的一些化疗药物和阿片类药物。最基本的措施之一是姑息治疗，2010 年开始在患者家里提供医疗保健。这项服务也向最晚期的患者提供。姑息治疗的立法已经完成准备工作，计划于 2013 年底启动，阿片类药物的立法正在评估，以便提高可使用性。土耳其的目标是建立一套全部人口的姑息治疗系统，由家庭医生和家庭护理团队支持，计划在未来 5 年内，建立超过 200 处姑息治疗机构。

注释

[1] WHO (2012). Global Adult Tobacco Survey. Turkish Statistical Institute. Available at http://www.who.int/tobacco/surveillance/gats_turkey/en/index.html.
[2] WHO (2013). *WHO Report on the Global Tobacco Epidemic*, 2013: Enforcing Bans on Tobacco Advertising, Promotion and Sponsorship. Geneva: WHO. Available at http://apps.who.int/iris/bitstream/10665/85380/1/9789241505871_eng.pdf.
[3] WHO (2008). *MPOWER: A Policy Package to Reverse the Tobacco Epidemic*. Geneva: WHO. Available at http://www.who.int/tobacco/mpower/mpower_english.pdf.

吸烟的全面危害和戒烟的益处：
癌症死亡率和总死亡率

理查德·皮托（Richard Peto）
合作者
阿兰·D. 洛佩斯（Alan D. Lopez）、潘宏超（Hongchao Pan）
迈克尔·J. 图恩（Michael J. Thun）

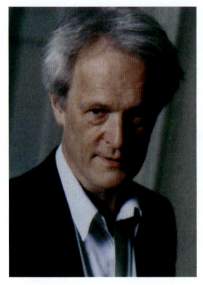

理查德·皮托是医学统计学和流行病学教授，牛津大学临床实验服务部的联席主任。他在剑桥大学学习自然科学，在伦敦大学获得统计学硕士学位。皮托博士的研究包括癌症的一般原因，尤其是吸烟的效果，以及治疗癌症和其他各种疾病的大型随机实验。他一直采用荟萃分析结合其他研究项目结果进行大量研究。皮托博士是世界上口碑最佳的医学研究人员之一，由于在流行病学和预防癌症方面的服务，他于 1999 年被封为爵士。他的很大一部分精力用于提供关于"可避免死亡"的信息和咨询。在很多国家，他的工作对许多国家公共政策和成人死亡率持续保持着直接的影响。

摘要

近年来，人们研究了英国、美国和日本的吸烟危害，从青春期或青年早期开始吸烟的人，预期寿命大约减少 10 年。如果他们继续吸烟，但在 40 岁以前戒烟（最好在 40 岁以前），就会避免 90% 以上的过度风险。如果不是在成年的早期，而是在中年和老年开始吸烟，则危害小得多。因此，在一个人口群体中，如果青年人的吸烟变得越来越普遍，最终效果亦即中年和老年时期烟草造成的高死亡率，需要半个多世纪之后才能在全部人口中显现出来。由于许多发达国家的女性和其他国家的男性吸烟人数增多，除非全面推广戒烟，否则几十年之后烟草原因引起的死亡率将大幅度上升。

癌症死亡率和总死亡率

迄今为止，在世界各国吸烟都是癌症最重要的原因。在发达国家的某些人群中，虽然烟草归因的癌症死亡率正在下降，但是在世界范围内烟草导致的癌症死亡率则继续增加。吸烟导致的死亡不仅来自肺癌（主要的危害），还来自其他部位，例如口、咽、喉、食道、胃、胰腺、肝、肾、膀胱或宫颈部位的癌症[1]。除了癌症以外，吸烟还会导致其他的致死性疾病，例如心脏疾病、中风、慢性阻塞性肺病、肺结核和肺炎。

从这个角度，我们可以总结一下，肺癌死亡率、癌症总死亡率以及全因死亡率，是成年早期开始吸烟并且持续吸烟的全面最终效果。相反，如果早一些戒烟，无论什么年龄戒烟，危害都比继续吸烟小得多。

一般来说，如果在成年早期开始吸烟，在中年（定义为 35～69 岁）之前戒烟，可以获得大约 10 年的预期寿命。无论男性还是女性，这都是真实的[2~5]。在任何人群中，这也可能是真实的。如果在尚未达到中年的成年早期开始吸烟，即使这个人群中的中年和老年（即前几代人）中吸烟造成的死亡率还不高，但是当成年早期开始吸烟的人们进入中年和老年之后，最终将体验各种危害。

吸烟的效果影响成年

成年早期开始吸烟人的风险，远远高于较晚的成年时期开始吸烟的人，无论晚多少时间[6]。这意味着，在原因和全面效果之间，有一段很长的延迟时间，长达半个世纪或者更久。如果对这种延迟加上合理的补偿，就能

如果持续吸烟，风险很大

• 如果他们继续吸烟，至少一半最终死于吸烟（不论男性或女性，在整个中年和老年时期，持续吸烟者总的死亡相对风险超过 2 倍。也就是说，在某一特定年龄段中，与从未吸烟者的死亡率相比，在不久的将来超过一半的吸烟者会死去）。

• 平均来说，吸烟者将丧失至少10 年寿命（这个平均值，结合了没有死于烟草的时间以及死亡的造成10 年以上的寿命损失）。

死于中年（35～69岁）的人丧失多年寿命

• 其中一些死于中年的人，可能属于迅速死亡，其他人可能多活10年、20年、30年或更多年。

• 平均来看，与从未吸烟者的寿命相比，死于中年的吸烟者损失了大约 20 年的寿命。

戒烟工作

• 与继续吸烟的人相比，40 岁以前（最好在 40 岁之前）戒烟的人，避免了超过 90% 的过度风险。30 岁之前戒烟的人，避免了超过 97% 的过度风险。

• 与继续吸烟的人相比，在成年早期开始吸烟，但在 60 岁、50 岁、40 岁或 30 岁时戒烟，可以分别增加大约 3 年、6 年、9 年或几乎整整 10年的预期寿命。

对实质性危害做出可靠的定量预测，预测成年早期开始吸烟的人，继续吸烟 20 年、30 年、40 年最终面临的危害的定量预测，以及在不同年龄段戒烟的实质性益处。

烟草极具破坏性（见框图 P7.1、图 P7.1、图 P7.2）。烟草使用在很多人口中相当普遍，青年人广泛吸烟已经几十年了，至少一半的持续吸烟者最终被烟草杀害，除非他们戒烟。在南亚地区常见的比迪烟（用另一种植物叶子包裹少量烟草），可以造成类似的风险[7～8]。

在大约 35 岁之前，吸烟造成的死亡相对较少，但在中老年时期会造成很多人的死亡。其中一些中年死于烟草的人属于迅速死亡，有很多人本来可以再活 10 年、20 年以及 30 年以上（框图 P7.1）。

英国男性，被研究的第一批受到严重影响的人口

针对出生在 20 世纪最初几十年的英国男性的研究，获得的信息量特别大。吸烟是终生有害的，戒烟是有好处的，英国男性是成年早期开始吸烟并且持续吸烟的第一个大型群体。1970 年，英国是世界上由烟草原因引起的死亡率最高的国家[9～11]。多尔（Doll）研究了 20 世纪最初几十年出生的英国男性医生，揭示出持续吸烟的终生效果和戒烟的相应好处，这种前瞻性研究在 20 世纪下半叶一直持续进行（见图 P7.1）[2]。

吸烟的医生（以及后来戒烟的医

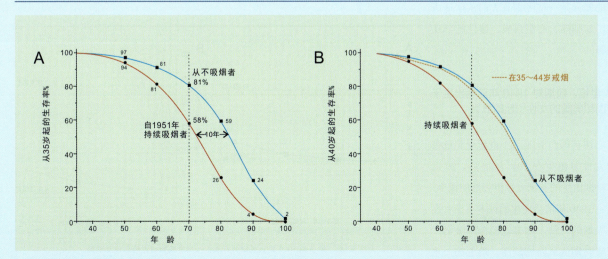

图 P7.1　从成年生活早期开始吸烟对英国男性（生于 1900～1930 年）的最终影响

注：显示吸烟的终身危害和 40 岁时戒烟的好处，对英国医生的随访一直到老年。（A）继续吸烟者和从不吸烟者在 35 岁时的生存率，显示相差 10 年。（B）吸烟者、从不吸烟者以及那些在 35～44 岁停止吸烟的人在 40 岁时的生存率。随访从 1951 到 2001 年，从 1951 年持续开始记录，之后每隔几年在做记录，直到 2001 年。吸烟者和曾经吸烟者的平均起始吸烟年龄均为 18 岁。

吸烟的全面危害和戒烟的益处：癌症死亡率和总死亡率

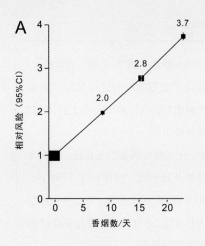

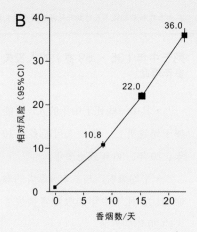

图 P7.2 从成年生活早期开始吸烟对女性的最终影响

注：来自 21 世纪初英国百万女性的研究，这些对象出生于 1940 年前后，从不吸烟者和持续吸烟者的多变量调整相对风险，按每日剂量计算。（A）为全死因死亡率；（B）为肺癌死亡率。吸烟者开始吸烟的平均年龄是 19 岁。对于每一个分类，区域面积与特定对数方差风险成反比，并决定了置信区间。

生)，平均在 18 岁开始吸烟。吸烟者、曾经吸烟者和从不吸烟者在职位、肥胖和饮酒量之间并没有很大的差异[12]。因为所有的被调查者都是医生，因此很容易追踪他们，即使他们移民海外，大多数死亡的内在原因也得到了可靠的记录。

图 P7.1A 是吸烟者与不吸烟者的对比，显示出 10 年的寿命差距。在中年（35 ～ 69 岁），不吸烟者死亡率为 19%，吸烟者死亡率为 42%（即 35 ～ 70 岁的生存概率分别为 81% 和 58%）。死亡的绝对差为 23%，绝大部分实际上是吸烟造成的，因为死亡人数的差异是一些吸烟有关的疾病造成的，如肺癌、心脏疾病、慢性肺部疾病等。

21 世纪，吸烟对 1940 年前后出生于英国和美国的女性引起的危害

在英国和美国，21 世纪受到危害的女性多出生在 1940 年前后。20 世纪早期出生的英国女性中吸烟的很少，但是 1940 年前后出生的许多英国女性有吸烟的习惯，如果她们持续吸烟，成年时期的风险比较高。最近的一项前瞻性研究对比了 130 万名这样的女性，这些女性受的伤害堪比男性[3]。

图 P7.2A 是 2000 年这些女性大约 60 岁的时候，她们每日的吸烟数量与所有原因的死亡率之间的关系。平均来看，与从不吸烟者相比，吸烟者的总死亡率多达 3 倍。这个数值相对风险经过了年龄标准化和许多其他因素的标准化。因此这意味着，假设吸烟者与不吸烟者的死亡率原本类似，但是吸烟导致了大约 2/3 吸烟者的死亡。即使每天仅仅吸几根烟，也足以使总死亡率翻一番。

与 2000 年的这种极端吸烟者与非吸烟者的死亡比较类似，最近的一项关于美国和日本的男性和女

性的研究，报告了相似的 10 年寿命差距 [4,5,13]。

英国和美国的戒烟，肺癌死亡率和全因死亡率

40 岁以前戒烟（最好 40 岁之前）的吸烟者，可以避免 90% 以上的死于烟草的风险，获得平均超过 9 年的生命预期的额外寿命。图 P7.1B 是多尔（Doll）的英国医生研究，大约 40 岁（35 ～ 44 岁）戒烟避免了大约 90% 的过度风险（如果他们继续吸烟的话）。在 60 岁、50 岁、40 岁或 30 岁时戒烟的人，可以分别增加大约 3 年、6 年、9 年或者几乎整整 10 年的预期寿命[2]。

图 P7.3A 是更大型的百万女性研究得出的更为确切的证据，与继续吸烟者相比，40 岁戒烟可以避免大约 90% 的过高死亡率[3]。2000 年，美国的死亡率研究也报告，30 岁或 40 岁戒烟可以获得类似的极端好处[4,5]。

肺癌是吸烟引起的主要疾病之一。虽然吸烟引起死亡的原因不到一半，但是与不吸烟者相比，持续吸烟者和当前吸烟者的肺癌死亡率相对风险是如此极端，吸烟的长期危害和戒烟的好处可以看得特别清楚[3,14,15]。

图 P7.3B 是百万女性研究中戒烟

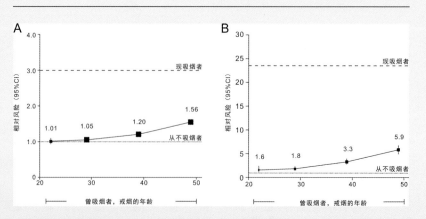

图 P7.3 大约 30 岁、40 岁或 50 岁停止吸烟的好处，人群中吸烟的影响已经很明显

注：调查对象来自 21 世纪初的"百万女性研究"，这些英国女性于 1940 年前后出生，曾吸烟者和吸烟者的多变量调整相对风险（从不吸烟者为 1.0）。（A）为全死因死亡率，（B）为肺癌死亡率。持续吸烟者和那些在 25 ～ 34 岁、35 ～ 44 岁或 45 ～ 54 岁停止吸烟的平均年龄为 19 岁，吸烟者每天大约吸 15 支烟。区域面积与特定对数方差风险成反比（与从不吸烟者相比），并决定了置信区间。

表 P7.1　20 世纪 60 年代到 21 世纪初，美国男性和女性吸烟者的肺癌流行病学的形成（当前吸烟者与从不吸烟者在三个大型前瞻性研究中的肺癌死亡率）

性别	比率（95% 置信区间）[a]		
	1959～1965 年	1982～1988 年	2000～2010 年
男性	12(10～16)	24(21～28)	25(22～28)
女性	3(2～4)	13(11～14)	26(23～28)

注：[a] 多变量调整的肺癌死亡率，当前吸烟者与从不吸烟者（年龄大于 55 岁）（95% 置信区间）。男性和女性年龄标准化的从不吸烟者在不同的时间段肺癌比例相似（无显著趋势）。

年龄与肺癌关系的发现[3]。在大约 30 岁、40 岁或 50 岁戒烟的吸烟者中，戒烟几十年之后，虽然过度肺癌风险仍然非常显著，但是在这些年龄戒烟的女性，与继续吸烟的女性的风险出现了很大的绝对差值。

30 岁戒烟的人与继续吸烟几十年的人相比，可以避免 97% 的过度肺癌风险（即仅有 3% 的过度风险，置信区间为 2%～4%），30 岁戒烟的人可以避免 90% 的过度肺癌风险（即只有继续吸烟过度风险的 10%）。

最近美国的一项针对男性和女性的研究，报告了类似的结果[4,5]。

美国男性和女性吸烟流行病的演变

图恩等人（Thun et al.）的报告[5]特别能说明问题，因为这些研究跨越了 50 年（1960～2010 年），在此期间吸烟流行病走向成熟期，女性吸烟者的过度肺癌死亡率增长了 10 倍以上。报告描述了三项独立的大型研究：一个在 20 世纪 60 年代，一个在 20 世纪 80 年代，一个在 21 世纪初。该研究记录了每一位女性的吸烟轨迹，然后在她们 55 岁之后的几年里，监测她们的肺癌发病率。在从不吸烟的女性中，年龄标准化的女性肺癌死亡率在三项研究中是相同的，因为美国非吸烟者的肺癌发病率一直没有大的变化。

但是，当前的吸烟者与其他类似的未吸烟者的肺癌风险比在三项研究中（见表 P7.1）是非常不同的：20 世纪 60 年代只有 3 倍，20 世纪 80 年代

发展成为 13 倍，21 世纪初高达 26 倍（21 世纪初的类似百万女性研究中，英国得出的风险比是 24 倍）。原因在于，美国 55 岁以上的吸烟女性中，在 20 世纪 60 年代的成年早期并未吸烟，而大多数 21 世纪初的吸烟者是成年早期开始吸烟的。

值得注意的是，美国许多 20 世纪 60 年代的青年吸烟者（她们的母亲和祖母，中年和老年时的肺癌发病率相对较低）都是在成年早期开始吸烟的，所以她们在后来的 40 年里持续不停地吸烟，成为 21 世纪的老年吸烟者，肺癌发病率很高（远远高于前几代的女性）。

在其他人群研究中被低估的最终危害

1900 年世界的香烟消费量较低，但是许多发达国家，如英国和美国，在 20 世纪最初几十年中，男性的香烟消费大幅度增加[1]。最近几十年，许多发达国家的女性和许多发展中国家男性的香烟消费大幅度增加，包括中国在内[16]。

如果在一个特定的人口中，青年人吸烟比例突然急剧上升，那么在 40 年或更长时间以后，才能看到烟草有关的中年死亡人数的大范围急剧上升，再过 20 年以后，才能看到烟草有关的老年死亡人数的大范围急剧上升。因此，即使在与吸烟有关的死亡率不是很高的人口中（因为在整个成人群体中，曾经吸烟的中年和老年人比较少），如果许多青年从青春期或者成年早期

开始吸烟，那么几十年之后，如果他们在中老年时期继续吸烟，就会面临相当大的风险，并且他们只能通过戒烟受益。

过去，许多人口中群体的吸烟和疾病的研究中，中年人尤其是老年人，并不是在整个人生中都是烟草的使用者。因此，在这些研究中，对比吸烟者和不吸烟者（或曾经吸烟者）发现的风险，可能会大大低估今天的青年吸烟者终将面对的风险，如果他们不停止吸烟的话。在这些过去的研究中，发现的戒烟益处似乎比今天的青年吸烟者理应得到的真实好处少得多（与他们继续吸烟，将来面临的风险相比）。例如早期日本的吸烟者研究中，过度风险相对比较小，但最近已经完成的一项研究证明，日本继续吸烟者的风险更大[13]。

在许多过去的研究中，中老年人群中成比例的过度死亡率，男性比女性吸烟者更大，这主要是因为男性吸烟者在年轻时的吸烟密度超过女性。最近，一项关于英国和美国女性吸烟的研究证明，吸烟在整个成年生活中，最终形成的女性死亡率与男性死亡率的整体比例一样大，所以从预期寿命的丧失年数来说，持续吸烟的最终危害（以及戒烟的相应好处），女性基本上与男性一样大。

在中国是同样的情况，青年吸烟者进入中年和老年后面临的风险，可能比现在看到的中国中老年吸烟者面临的风险大得多[17]。事实上，任何吸烟者，不论男性或女性，在世界上任

6. 癌症控制

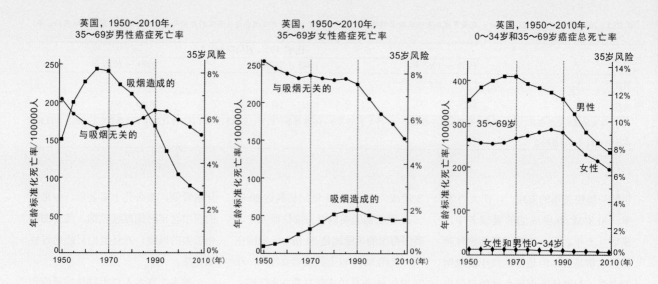

图P7.4 1950～2010年英国0～34岁和35～69岁癌症死亡率，35～69岁总体癌症死亡率细分为部分归因与不归因吸烟。用WHO的死亡数据和联合国人口估计数计算比率

注：35年的比率是7个5年间隔死亡率的平均值。利用国家死亡率统计数据间接估计吸烟的死亡率，使用绝对肺癌率作为因吸烟造成的其他原因或群因死亡指导的一部分。

何地方，年轻时候开始大量吸烟并且一直继续吸烟，最终的危害可能非常相似，他们大约一半会死于吸烟，除非他们戒烟。在40岁之前（最好在40岁之前）戒烟，能避免超过90%的风险。

因此，在世界上任何人群中，青年吸烟（或使用比迪烟）的流行程度，是这类人群未来几十年后吸烟最终影响死亡率的一种合理而可靠的指标性预测，如果这些吸烟者继续吸烟，也是现在的吸烟者适度戒烟的重要性预测。

35～69岁烟草归因死亡的国家趋势对比

过去的几十年中，许多国家总癌症死亡率的发展趋势，长期吸烟的青年延迟效果的影响始终占据着主导地位，最近广泛戒烟的效果显示得更为明显。英国、美国和波兰的对比是一个例子（见图P7.4至P7.9）。

1970年，英国男性的烟草归因死亡率是世界最高的，全部癌症死亡率的一半是吸烟造成的，全部死亡率的将近一半是患者35～69岁，女性烟草归因死亡率曾经是上升的（见图P7.4，图P7.5）。但是，在过去的几十年里，英国许多人戒烟了，男性的

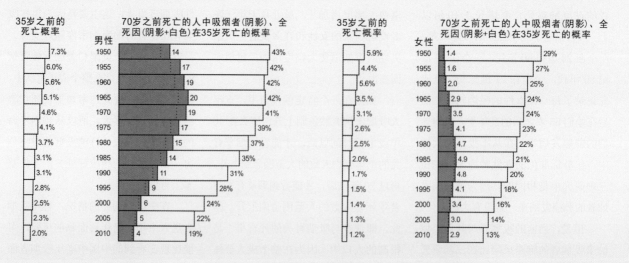

图P7.5 1950～2010年英国0～34岁和35～69岁的死亡概率，以及35～69岁因吸烟死亡率（用阴影表示）

注：利用WHO死亡数据和联合国人口估计数计算比率。大多数死于吸烟的人可能存活超过70岁，但少数（右虚线的阴影区域）在70岁时已死亡。吸烟引起的死亡率是间接利用国家死亡率的统计数据进行的估计。

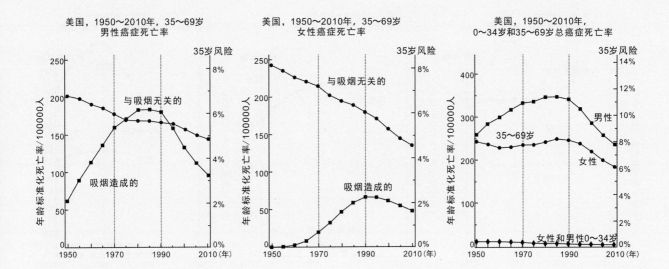

图 P7.6 1950 ～ 2010 年美国 0 ～ 34 岁和 35 ～ 69 岁的癌症死亡率
注: 35 ～ 69 岁的比率细分为部分归因和不归因于吸烟。利用WHO（包括2009 ～ 2010年美国国家卫生统计中心）的死亡数据和联合国人口估计数计算比率。

烟草归因死亡率大幅度下降。最近，女性的烟草归因死亡率也有所下降。不过，在过去几十年中，英国的女性吸烟者继续吸烟，使得英国女性的烟草归因死亡率总体呈现上升趋势，而不是我们实际上看到的适度下降趋势。

在美国（见图 P7.6、图 P7.7），男性烟草归因死亡率的快速增长曾经长期持续，在过去的几十年里，由于烟草消费的大量降低（在吸烟造成的

癌症或者总的死亡率变得像英国那么高之前）这种增长终止了。在美国，中年早期（35 ～ 44 岁，图中没有显示数据）的男性肺癌死亡率从1970年以后大幅度下降。现在，中年晚期的男性肺癌死亡也下降了。在美国，1950 年女性的吸烟死亡率较低，20 世纪 90 年代开始迅速上升，美国成为女性烟草归因死亡率最小的国家之一，但这种上升最终停止了，原因是烟草

消费减少了，这与美国男性的情况一样。同样类似的是，美国的女性吸烟者继续吸烟，美国由于吸烟造成的女性死亡率仍然在攀升。

在波兰（见图 P7.8，图 P7.9），男性吸烟的主要增长出现在 20 世纪中叶前后，在 20 世纪下半叶，男性的烟草归因死亡率迅速增加到相当高的水平（与 20 年前在英国看到的水平类似）。但是 1990 年以来开始降低，因

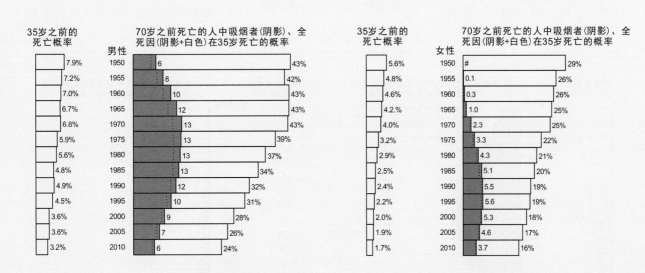

图 P7.7 1950 ～ 2010 年美国 0 ～ 34 岁和 35 ～ 69 岁的死亡率
注: 35-69 岁吸烟引起的死亡率用阴影表示。利用WHO（包括2009 ～ 2010年美国国家卫生统计中心）的死亡数据和联合国人口估计数计算比率。详情请参阅图 P7.5。

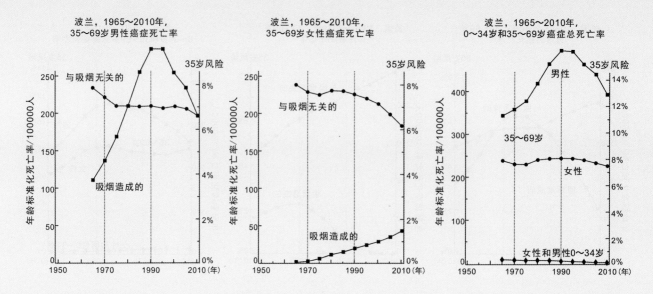

图 P7.8　1965～2010 年波兰 0～34 岁和 35～69 岁的癌症死亡率

注：35～69 岁的比率细分为部分归因和不归因吸烟。利用 WHO 的死亡数据和联合国人口估计数计算比率。详情请参阅图 P7.4。

为人们吸烟的习惯改变了，死亡率也减少了。与男性相比，波兰的妇女受到烟草的影响一直不太严重，但是女性的烟草归因死亡率正在稳步上升，年轻的波兰女性如果继续吸烟将面临着重大的风险。

这三个人口群体使用的吸烟归因死亡率的估计方法，从过去到现在，都属于间接办法[9,10]，但是整体的格局应该是合理可信的，尤其对于癌症而言。在这些国家的发现表明，戒烟与癌症死亡率之间，戒烟与总死亡率

之间，都存在巨大的潜在相关性，烟草归因的死亡率带来的变化，可以积累长达几十年时间，这种改变具有实际意义。如果现行的吸烟模式继续维持不变，这一切就是真实的，无论是吸烟已经成为人口死亡的主要原因，还是目前尚未成为，但是将会成为人口死亡的主要原因。

世界的趋势

在全球范围，每年大约有 1 亿

人口进入成年。根据目前的吸烟模式来看，大约会有 3000 万人（50% 的青年男性，10% 的青年女性）将开始吸烟，其中超过 2/3 将会继续吸烟，因为中低收入国家戒烟并不常见[16]。那些继续吸香烟或使用比迪烟的人，无论在亚洲、美洲、非洲，还是欧洲，大约一半最终会被他们自己的习惯杀死（除非他们在进入中年之前，因为其他原因死亡）。因此，如果每年出现的 3000 万新吸烟者中，超过 2000 万人继续吸烟

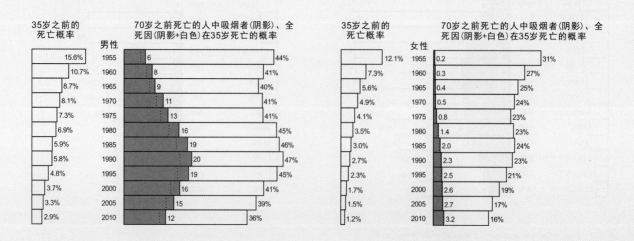

图 P7.9　1955～2010 年波兰图为 0～34 岁和 35～69 岁的死亡率

注：35～69 岁吸烟引起的死亡概率用阴影表示。利用 WHO 的死亡数据和联合国人口估计数计算比率。详情请参阅图 P7.5。

表 P7.2　维持目前的吸烟模式不变，预计的 21 世纪烟草引起的死亡人数 [a]

时期（年）	烟草引起的死亡人数（百万）
2000 ～ 2024	约 150
2025 ～ 2049	约 250-300
2050 ～ 2099	>500
整个 21 世纪	约 1000
整个 20 世纪	约 100

注：[a] 在世界范围内，约 30% 的年轻人成为烟民，并且在低收入和中等收入国家中当前吸烟者的戒烟率低，大多数人开始吸烟后将不会停止。

不戒烟，其中的一半人都会死于他们自己的习惯，最终每年将有超过 1000 万人因为烟草丧命 [18]。

按照目前的吸烟模式来看，每年 30% 的人开始吸烟并且不戒烟，21 世纪中叶之前，世界各地烟草造成的死亡可能达到每年 1000 万人（即每 10 年 1 亿人）[10,18,19]，并且在未来的几十年里，还会多多少少进一步上升。因此，在 21 世纪的前 1/4 时间里，烟草将会导致大约 1.5 亿人死亡（其中许多死亡已经发生，因为吸烟已经导致全世界每年大约 600 万人死亡 [20]），在第二个 1/4 的时间里，将会导致 2.5 亿～3 亿人死亡。对于第三个 1/4 世纪，尤其是最后一个 1/4 的时间的预测，不可避免地带有推测成分。但是，部分原因是人口增长，部分原因是吸烟流行病已经趋于成熟，如果目前的吸烟模式持续不变，那么在 21 世纪的后半叶，烟草归因的死亡人数可能超过每 10 年 1 亿人（见表 P7.2）。

戒烟和不开始吸烟

预测发生的烟草有关的死亡人数，在 2050 年之前不太可能出现较大幅度的降低，除非在已经吸烟的成年人中，占相当大比例的一些人在某一时候放弃了吸烟的习惯。现在开始吸烟的青年人，在 21 世纪下半叶之前，不会对死亡率的下降产生重大的影响。2050 年之前，成年吸烟者停

止死亡的效果才会呈现，青年人不再开始吸烟而导致死亡的影响，可能在 2050 年以后才基本显示出来。

戒烟

如果现在吸烟的许多成年人，在未来的 10 ～ 20 年里放弃吸烟，那么截至 21 世纪初，成年人的全球烟草消费将会减少一半。这样一来，21 世纪初的烟草有关的死亡将会减少大约 1/3。此后，烟草相关的死亡将会减少一半。如果这一切在 10 年内发生，这一变化可以避免每 10 年 1000 万～ 2000 万人的烟草相关的死亡，并且可以在 21 世纪第二个 1/4 时间里避免 1 亿人死于烟草相关的疾病。

不开始吸烟

如果在今后的 10 ～ 20 年里，减少全世界青年人的吸烟数量，在 21 世纪 30 年代，成为吸烟者的青年人减少一半，那么在 21 世纪第二个 1/4 时间里，可以避免上亿人死于烟草相关的疾病。但是，21 世纪第一个四分之一时间里，1.5 亿人死于烟草的事实几乎无法避免，而且 21 世纪第二个 1/4 时间里，可能 "仅仅" 只会避免几百万烟草有关的死亡。

因此，找出可以普及的可行方法，劝阻大批青年人不要开始吸烟，直到 21 世纪下半叶才能避免数亿人口与烟

草有关的死亡，而不是在此之前。与此相反，找出可以普及的可行方法，协助大批成年吸烟者戒烟（最好在中年之前，但也包括中年），可以在 21 世纪上半叶避免超过 1 亿人的烟草相关的死亡。21 世纪下半叶的大量死亡也可以避免。如果许多人还是开始吸烟了，但是在烟草杀死他们之前，帮助他们停止了吸烟，这种情况下的计算表明，与不开始吸烟的影响相比，戒烟的效果在全部人口的规模上，可能显现得更为迅速。但是，这两者都是非常重要的。

这些观点改编自国际癌症研究署的专著（2007）[21]。我们非常感谢吉利安·伯瑞汉姆（Jillian Boreham）和希尔斯廷·皮里（Kirstin Pirie）帮助制作图表。

吸烟的全面危害和戒烟的益处：癌症死亡率和总死亡率

注释

[1] IARC (2004). Tobacco smoke and involuntary smoking. *IARC Monogr Eval Carcinog Risks Hum*, 83:1–1438. PMID: 15285078.

[2] Doll R, Peto R, Boreham J, Sutherland I (2004). Mortality in relation to smoking: 50 years' observations on male British doctors. *BMJ*, 328:1519–1527. http://dx.doi.org/10.1136/bmj.38142.554479.AE PMID: 15213107.

[3] Pirie K, Peto R, Reeves GK et al. Million Women Study Collaborators (2013). The 21st century hazards of smoking and benefits of stopping: a prospective study of one million women in the UK. *Lancet*, 381:133–141. http://dx.doi.org/10.1016/S0140-6736(12)61720-6 PMID: 23107252.

[4] Jha P, Ramasundarahettige C, Landsman V et al. (2013). 21st-century hazards of smoking and benefits of cessation in the United States. *N Engl J Med*, 368:341–350. http://dx.doi.org/10.1056/NEJMsa1211128 PMID: 23343063.

[5] Thun MJ, Carter BD, Feskanich D et al. (2013). 50-year trends in smoking-related mortality in the United States. *N Engl J Med*, 368:351–364. http://dx.doi.org/10.1056/NEJMsa1211127 PMID: 23343064.

[6] Doll R, Peto R (1981). The causes of cancer: quantitative estimates of avoidable risks of cancer in the United States today. *J Natl Cancer Inst*, 66:1191–1308. PMID: 7017215.

[7] Gajalakshmi V, Peto R, Kanaka TS, Jha P (2003). Smoking and mortality from tuberculosis and other diseases in India: retrospective study of 43000 adult male deaths and 35000 controls. *Lancet*, 362:507–515.http://dx.doi.org/10.1016/S0140-6736(03)14109-8 PMID: 12932381.

[8] Jha P, Jacob B, Gajalakshmi V et al. RGI-CGHR Investigators (2008). A nationally representative case-control study of smoking and death in India. *N Engl J Med*, 358:1137–1147. http://dx.doi.org/10.1056/NEJMsa0707719 PMID: 18272886.

[9] Peto R, Lopez AD, Boreham J et al. (1992). Mortality from tobacco in developed countries: indirect estimation from national vital statistics. *Lancet*, 339:1268–1278. http://dx.doi.org/10.1016/0140-6736(92)91600-D PMID: 1349675.

[10] Peto R, Lopez AD, Boreham J et al. (1994). *Mortality from Smoking in Developed Countries 1950–2000: Indirect Estimates from National Vital Statistics*. Oxford: Oxford University Press.

[11] Thun M, Peto R, Boreham J, Lopez AD (2012). Stages of the cigarette epidemic on entering its second century. *Tob Control*, 21:96–101. http://dx.doi.org/10.1136/tobaccocontrol-2011-050294 PMID: 22345230.

[12] Doll R, Peto R, Wheatley K et al. (1994). Mortality in relation to smoking: 40 years' observations on male British doctors. *BMJ*, 309:901–911. http://dx.doi.org/10.1136/bmj.309.6959.901 PMID: 7755693.

[13] Sakata R, McGale P, Grant EJ et al. (2012). Impact of smoking on mortality and life expectancy in Japanese smokers: a prospective cohort study. *BMJ*, 345: e7093. http://dx.doi.org/10.1136/bmj.e7093 PMID: 23100333.

[14] Peto R, Darby S, Deo H et al. (2000). Smoking, smoking cessation, and lung cancer in the UK since 1950: combination of national statistics with two case-control studies. *BMJ*, 321:323–329. http://dx.doi.org/10.1136/bmj.321.7257.323 PMID: 10926586.

[15] Brennan P, Crispo A, Zaridze D et al. (2006). High cumulative risk of lung cancer death among smokers and non-smokers in Central and Eastern Europe. *Am J Epidemiol*, 64:1233–1241. http://dx.doi.org/10.1093/aje/kwj340.

[16] Giovino GA, Mirza SA, Samet JM et al. GATS Collaborative Group (2012). Tobacco use in 3 billion individuals from 16 countries: an analysis of nationally representative cross-sectional household surveys. *Lancet*, 380:668–679. http://dx.doi.org/10.1016/S0140-6736(12)61085-X PMID: 22901888.

[17] Peto R, Chen ZM, Boreham J (1999). Tobacco – the growing epidemic. *Nat Med*, 5:15–17. http://dx.doi.org/10.1038/4691 PMID: 9883828.

[18] Peto R, Lopez AD, Boreham J et al. (1996). Mortality from smoking worldwide. *Br Med Bull*, 52:12–21. http://dx.doi.org/10.1093/oxfordjournals.bmb.a011519 PMID: 8746293.

[19] Peto R, Lopez AD (2001). Future worldwide health effects of current smoking patterns. In: Koop CE, Pearson C, Schwarz MR, eds. *Critical Issues in Global Health*. New York: Jossey-Bass, pp. 154–161.

[20] Lim SS, Vos T, Flaxman AD et al. (2012). A comparative risk assessment of burden of disease and injury attributable to 67 risk factors and risk factor clusters in 21 regions, 1990–2010: a systematic analysis for the Global Burden of Disease Study 2010. *Lancet*, 380:2224–2260. http://dx.doi.org/10.1016/S0140-6736(12)61766-8 PMID: 23245609.

[21] IARC (2007). The hazards of smoking and the benefits of stopping: cancer mortality and overall mortality. In: IARC Handbooks of Cancer Prevention, Vol. 11: Tobacco Control: *Reversal of Risk After Quitting Smoking*. Lyon: IARC, pp. 15–27.

贡献者

Jean-Pierre Abastado
Singapore Immunology Network
Singapore
jean-pierre.abastado@fr.netgrs.com

Cary Adams
Union for International Cancer Control
Geneva, Switzerland
cary.adams@uicc.org

Isaac F. Adewole
University of Ibadan
Ibadan, Nigeria
ifadewole@gmail.com

Hideyuki Akaza
Research Center for Advanced Science and Technology
The University of Tokyo
Tokyo, Japan
akazah@med.rcast.u-tokyo.ac.jp

Naomi E. Allen
University of Oxford
Oxford, United Kingdom
naomi.allen@ctsu.ox.ac.uk

Marcella Alsan
Stanford University
Stanford, CA, USA
marcella.alsan@gmail.com

Nada Al Alwan
Iraqi National Cancer Research Center
Baghdad University Medical College
Baghdad, Iraq
nadalwan@yahoo.com

Mahul B. Amin
Cedars-Sinai Medical Center
Los Angeles, CA, USA
Mahul.Amin@cshs.org

Benjamin O. Anderson
University of Washington School of Medicine
Fred Hutchinson Cancer Research Center
Seattle Cancer Care Alliance
Seattle, WA, USA
banderso@u.washington.edu

Ahti Anttila
Mass Screening Registry/Finnish Cancer Registry
Helsinki, Finland
Ahti.Anttila@cancer.fi

Daniel A. Arber
Stanford University Medical Center
Stanford, CA, USA
darber@stanford.edu

Bruce K. Armstrong
Sydney School of Public Health
The University of Sydney
Sydney, Australia
bruce.armstrong@sydney.edu.au

Héctor Arreola-Ornelas
Fundación Mexicana para la Salud
Mexico City, Mexico
harreola@me.com

Silvina Arrossi
Centro de Estudios de Estado y Sociedad (CEDES/CONICET)
National Program on Cervical Cancer Prevention
Ministry of Health/National Cancer Institute
Buenos Aires, Argentina
silviarrossi2020@gmail.com

Rifat Atun
Imperial College London
London, United Kingdom
and

Harvard School of Public Health
Harvard University
Boston, MA, USA
ratun@hsph.harvard.edu

Robert A. Baan
International Agency for Research on Cancer
Lyon, France
baanr@visitors.iarc.fr

Yung-Jue Bang
Seoul National University College of Medicine
Seoul National University Hospital
Seoul, Republic of Korea
bangyj@snu.ac.kr

Emmanuel Barillot
Institut Curie
Paris, France
emmanuel.barillot@curie.fr

Jill Barnholtz-Sloan
Case Comprehensive Cancer Center
Case Western Reserve University School of Medicine
Cleveland, OH, USA
and
Central Brain Tumor Registry of the United States
Hinsdale, IL, USA
jsb42@case.edu

Laura E. Beane Freeman
National Cancer Institute
Bethesda, MD, USA
freemala@mail.nih.gov

Rachid Bekkali
Lalla Salma Foundation for Cancer Prevention and Treatment
Rabat, Morocco
rachid.bekkali@alsc.ma

Agnès Binagwaho
Ministry of Health
Kigali, Rwanda
agnes_binagwaho@hms.harvard.edu

Elizabeth H. Blackburn
University of California
San Francisco, CA, USA
Elizabeth.Blackburn@ucsf.edu

Evan Blecher
American Cancer Society
Atlanta, GA, USA
evan.blecher@cancer.org

Ron Borland
Cancer Council Victoria
Carlton, Australia
Ron.Borland@cancervic.org.au

Fred T. Bosman
University Institute of Pathology
Lausanne, Switzerland
fred.bosman@chuv.ch

Peter Bouwman
Netherlands Cancer Institute
Division of Molecular Pathology
Cancer Genomics Centre&Cancer Systems
Biology Center
Amsterdam, Netherlands
p.bouwman@nki.nl

Guledal Boztas
Cancer Control Department Public Health
Institute
Turkish Ministry of Health
Ankara, Turkey
guledal.boztas@thsk.gov.tr

Elisabeth Brambilla
Centre Hospitalier Universitaire Albert
Michallon
Grenoble, France
ebrambilla@chu-grenoble.fr

Freddie Bray
International Agency for Research on Cancer
Lyon, France
brayf@iarc.fr

Paul Brennan
International Agency for Research on Cancer
Lyon, France
brennanp@iarc.fr

Louise A. Brinton

National Cancer Institute
Bethesda, MD, USA
brintonl@exchange.nih.gov

Nathalie Broutet
World Health Organization
Geneva, Switzerland
broutetn@who.int

Michael P. Brown
Royal Adelaide Hospital Cancer Centre
Adelaide, Australia
Michael.Brown@health.sa.gov.au

Heather Bryant
Canadian Partnership Against Cancer
Toronto, Canada
Heather.bryant@
partnershipagainstcancer.ca

Nikki Burdett
Royal Adelaide Hospital
Adelaide, Australia
Nikki.Burdett@health.sa.gov.au

Robert C. Burton
School of Public Health and Preventive
Medicine
Monash University
The Alfred Centre
Melbourne, Australia
robertcharlesburton@gmail.com

Agnès Buzyn
Institut National du Cancer
Paris, France
abuzyn@institutcancer.fr

Kenneth P. Cantor
National Cancer Institute
Bethesda, MD, USA
kencantor@earthlink.net

Federico Canzian
German Cancer Research Center
Heidelberg, Germany
f.canzian@dkfz-heidelberg.de

Fátima Carneiro
IPATIMUP & Medical Faculty of the University
of Porto
Centro Hospitalar de São João
Porto, Portugal
fcarneiro@ipatimup.pt

Webster K. Cavenee
University of California at SanDiego
La Jolla, CA, USA
wcavenee@ucsd.edu

Eduardo L. Cazap
National Cancer Institute
Ministry of Health
Buenos Aires, Argentina
and
Union for International Cancer Control
Geneva, Switzerland
ecazap@uicc.org

Frank J. Chaloupka
University of Illinois at Chicago
Chicago, IL, USA
fjc@uic.edu

Stephen J. Chanock
National Cancer Institute
Bethesda, MD, USA
chanocks@mail.nih.gov

Bob Chapman
American Cancer Society
Cancer Action Network
Washington, DC, USA
bob.chapman@cancer.org

Simon Chapman
Sydney School of Public Health
The University of Sydney
Sydney, Australia
simon.chapman@sydney.edu.au

Chien-Jen Chen
Academic Sinica
Taipei, Taiwan, China
chencj@gate.sinica.edu.tw

Il Ju Choi
Centre for Gastric Cancer
National Cancer Centre
Goyang, Republic of Korea
cij1224@ncc.re.kr

Rafael Moreira Claro
Center for Epidemiological Studies in Health
and Nutrition
University of São Paulo
São Paulo, Brazil
rafael.claro@gmail.com

Hans Clevers
Hubrecht Institute
University Medical Center Utrecht
Utrecht, Netherlands
h.clevers@hubrecht.eu

Vincent Cogliano
U.S. Environmental Protection Agency,
Integrated Risk Information System

Arlington, VA, USA
cogliano.vincent@epa.gov

Aaron J. Cohen
Health Effects Institute
Boston, MA, USA
acohen@healtheffects.org

Carlo M. Croce
Department of Molecular Virology,
Immunology and Medical Genetics
The Ohio State University Medical Center
Columbus, OH, USA
carlo.croce@osumc.edu

Min Dai
Cancer Hospital
Chinese Academy of Medical Sciences
Beijing, China
daiminlyon@gmail.com

Sarah C. Darby
Clinical Trial Service Unit
Nuffield Department of Public Health
University of Oxford
Oxford, United Kingdom
sarah.darby@ctsu.ox.ac.uk

Peter B. Dean
International Agency for Research on Cancer
Lyon, France
deanp@visitors.iarc.fr

Lynette Denny
University of Cape Town/Groote Schuur
Hospital
Cape Town, South Africa
lynette.denny@uct.ac.za

Ethel-Michele de Villiers
German Cancer Research Center
Heidelberg, Germany
e.devilliers@dkfz.de

John E. Dick
Campbell Family Institute
Ontario Cancer Institute
Princess Margaret Cancer Centre
University Health Network
Toronto, Canada
jdick@uhnres.utoronto.ca

Joakim Dillner
Karolinska Institute
Stockholm, Sweden
joakim.dillner@ki.se

Susan M. Domchek

Basser Research Center
Abramson Cancer Center
University of Pennsylvania
Philadelphia, PA, USA
Susan.Domchek@uphs.upenn.edu

Tandin Dorji
Department of Public Health
Ministry of Health
Thimphu, Bhutan
doj08@yahoo.com

Roland Dray
International Agency for Research on Cancer
Lyon, France
drayr@iarc.fr

Majid Ezzati
Imperial College London
London, United Kingdom
majid.ezzati@imperial.ac.uk

Lee Fairclough
Canadian Partnership Against Cancer
Toronto, Canada
Lee.Fairclough@
partnershipagainstcancer.ca

Jacques Ferlay
International Agency for Research on Cancer
Lyon, France
ferlayj@iarc.fr

David Forman
International Agency for Research on Cancer
Lyon, France
formand@iarc.fr

Silvia Franceschi
International Agency for Research on Cancer
Lyon, France
franceschis@iarc.fr

A. Lindsay Frazier
Dana-Farber Cancer Institute
Boston, MA, USA
lindsay_frazier@dfci.harvard.edu

Christine M. Friedenreich
University of Calgary
Alberta Health Services – Cancer Care
Calgary, Canada
christine.friedenreich@
albertahealthservices.ca

Søren Friis
Danish Cancer Society Research Center
Danish Cancer Society

Copenhagen, Denmark
friis@cancer.dk

Tamara S. Galloway
College of Life and Environmental Science
University of Exeter
Exeter, United Kingdom
T.S.Galloway@exeter.ac.uk

Maurice Gatera
Rwanda Biomedical Center
Kigali, Rwanda
gamaurice2003@yahoo.fr

Wentzel C.A. Gelderblom
South African Medical Research Council
Cape Town, South Africa
Wentzel.Gelderblom@mrc.ac.za

Margaret A. Goodell
Stem Cells and Regenerative Medicine
Center
Baylor College of Medicine
Houston, TX, USA
goodell@bcm.edu

Sharon Lynn Grant
International Agency for Research on Cancer
Lyon, France
sgrant@imo.org

Mel Greaves
Centre for Evolution and Cancer Division of
Molecular Pathology
The Institute of Cancer Research Sutton,
United Kingdom
greaves@icr.ac.uk

Adèle C. Green
Queensland Institute of Medical Research
Brisbane, Australia
and
University of Manchester
Manchester Academic Health Sciences
Centre
Manchester, United Kingdom
Adele.Green@qimr.edu.au

Murat Gultekin
Cancer Control Department
Public Health Institute
Turkish Ministry of Health
Ankara, Turkey
mrtgultekin@yahoo.com

Christine Guo Lian
Brigham and Women's Hospital
Harvard Medical School

Boston, MA, USA
cglian@partners.org

Prakash C. Gupta
Healis, Sekhsaria Institute for Public Health
Navi Mumbai, India
guptapc@healis.org

Ezgi Hacikamiloglu
Cancer Control Department Public Health
Institute
Turkish Ministry of Health
Ankara, Turkey
ezguner@gmail.com

Andrew J. Hall
Senior Visiting Scientist
International Agency for Research on Cancer
Lyon, France
andrewjhall1@icloud.com

Stanley R. Hamilton
University of Texas MD Anderson Cancer
Centre
Houston, TX, USA
shamilto@mdanderson.org

Marianne Hammer
Norwegian Cancer Society
Oslo, Norway
Marianne.Hammer@kreftforeningen.no

Curtis C. Harris
National Cancer Institute
Bethesda, MD, USA
curtis_harris@nih.gov

Takanori Hattori
Shiga University of Medical Science
Tokyo, Japan
hattori@belle.shiga-med.ac.jp

Zdenko Herceg
International Agency for Research on Cancer
Lyon, France
hercegz@iarc.fr

Hector Hernandez Vargas
International Agency for Research on Cancer
Lyon, France
vargash@iarc.fr

Rolando Herrero
International Agency for Research on Cancer
Lyon, France
herreror@iarc.fr

David Hill
Melbourne School of Population and
Global Health and Melbourne School of
Psychological Sciences
The University of Melbourne
Melbourne, Australia
DJHill@unimelb.edu.au

Martin Holcmann
Institute of Cancer Research Medical
University of Vienna
Vienna, Austria
martin.holcmann@meduniwien.ac.at

James F. Holland
Icahn School of Medicine at Mount Sinai
Mount Sinai Medical Center
New York, NY, USA
james.holland@mssm.edu

Ralph H. Hruban
Johns Hopkins University School of Medicine
Baltimore, MD, USA
rhruban@jhmi.edu

Thomas J. Hudson
Ontario Institute for Cancer Research
Toronto, Canada
tom.hudson@oicr.on.ca

Peter A. Humphrey
Washington University School of Medicine
St. Louis, MO, USA
humphrey@wustl.edu

Elaine S. Jaffe
National Cancer Institute
Bethesda, MD, USA
elainejaffe@nih.gov
Prabhat Jha
St. Michael's Hospital
Dalla Lana School of Public Health
University of Toronto
Toronto, Canada
Jhap@smh.ca

Jos Jonkers
Netherlands Cancer Institute
Division of Molecular Pathology
Cancer Genomics Centre and Cancer
Systems Biology Center
Amsterdam, Netherlands
j.jonkers@nki.nl

Margaret R. Karagas
Norris Cotton Cancer Center
Dartmouth Medical School
Lebanon, NH, USA
Margaret.R.Karagas@dartmouth.edu

Michael Karin
Laboratory of Gene Regulation and Signal
Transduction
Department of Pharmacology and Pathology
University of California San Diego School of
Medicine
La Jolla, CA, USA
karinoffice@ucsd.edu

Namory Keita
Service de Gynécologie/Obstétrique
Université de Conakry
Conakry, Guinea
namoryk2010@yahoo.fr

Ausrele Kesminiene
International Agency for Research on Cancer
Lyon, France
kesminienea@iarc.fr

Michael C. Kew
University of Cape Town
Cape Town, South Africa
michael.kew@uct.ac.za

Tim Key
University of Oxford
Oxford, United Kingdom
tim.key@ceu.ox.ac.uk

Thiravud Khuhaprema
National Cancer Institute
Bangkok, Thailand
tkhuhaprema-v2@hotmail.com

Paul Kleihues
Medical Faculty University of Zurich
Zurich, Switzerland
kleihues@pathol.uzh.ch

Günter Klöppel
Department of Pathology
Technical University of Munich
Munich, Germany
Guenter.Kloeppel@lrz.tu-muenchen.de

Felicia Marie Knaul
Harvard Global Equity Initiative
Harvard Medical School
Boston, MA, USA
and
Cáncer de mama: Tómatelo a Pecho
Competitividad y Salud, Fundación Mexicana
para la Salud
Mexico City, Mexico
and
Global Task Force on Expanded Access to
Cancer Care and Control

felicia_knaul@harvard.edu

Manolis Kogevinas
Centre for Research in Environmental Epidemiology Hospital del Mar Research Institute
Barcelona, Spain
kogevinas@creal.cat

Nobuo Koinuma
Tohoku University School of Medicine
Sendai, Japan
koisan@med.tohoku.ac.jp

Barnett S. Kramer
National Cancer Institute
Rockville, MD, USA
kramerb@mail.nih.gov

Guido Kroemer
Institut national de la santé et de la recherche médicale, Institute
Gustave Roussy
University of Paris Descartes Centre de Recherche des Cordeliers
Hopital Européen George Pompidou
Paris, France
kroemer@orange.fr

James R. Krycer
Garvan Institute
Sydney, Australia
j.krycer@garvan.org.au

Sunil R. Lakhani
University of Queensland Centre for Clinical Research
The Royal Brisbane and Women's Hospital
Brisbane, Australia
s.lakhani@uq.edu.au

René Lambert
International Agency for Research on Cancer
Lyon, France
lambert@iarc.fr

Johanna W. Lampe
Fred Hutchinson Cancer Research Centre
Seattle, WA, USA
jlampe@fhcrc.org

Robert R. Langley
University of Texas MD Anderson Cancer Center
Houston, TX, USA
Rlangley@mdanderson.org

Lawrence H. Lash

Wayne State University School of Medicine
Detroit, MI, USA
l.h.lash@wayne.edu

Mathieu Laversanne
International Agency for Research on Cancer
Lyon, France
laversannem@iarc.fr

Eric Lavigne
Public Health Agency of Canada
Ottawa, Canada
eric.lavigne@hc-sc.gc.ca

Eduardo Lazcano Ponce
Instituto Nacional de Salud Pública
Cuernavaca, Mexico
elazcano@insp.mx

Maria E. Leon
International Agency for Research on Cancer
Lyon, France
leonrouxm@iarc.fr

Alex C. Liber
American Cancer Society
Atlanta, GA, USA
alex.liber@cancer.org

Jonathan Liberman
McCabe Centre for Law and Cancer
Cancer Council Victoria
and
Union for International Cancer Control
Carlton, Australia
jonathan.liberman@cancervic.org.au

Dongxin Lin
Cancer Institute and Hospital Chinese Academy of Medical Sciences
Beijing, China
lindx72@cicams.ac.cn

Dana Loomis
International Agency for Research on Cancer
Lyon, France
loomisd@iarc.fr

Alan D. Lopez
Melbourne School of Population and Global Health
The University of Melbourne
Melbourne, Australia
alan.lopez@unimelb.edu.au

Joannie Lortet-Tieulent
International Agency for Research on Cancer
Lyon, France
Joannie.Tieulent@cancer.org

Judith Mackay
World Lung Foundation
Hong Kong Special Administrative Region, China
jmackay1@netvigator.com

Roger Magnusson
Sydney Law School
The University of Sydney
Sydney, Australia
roger.magnusson@sydney.edu.au

Reza Malekzadeh
Tehran University of Medical Sciences
Tehran, Islamic Republic of Iran
malek@tums.ac.ir

Andrew Marx
Harvard Global Equity Initiative
Boston, MA, USA
andrewmarx@mac.com

Beela Sarah Mathew
Regional Cancer Centre
Trivandrum, India
beelasmathew@hotmail.com

James D. McKay
International Agency for Research on Cancer
Lyon, France
mckayj@iarc.fr

David Melzer
University of Exeter Medical School
Exeter, United Kingdom
D.Melzer@exeter.ac.uk

Oscar Méndez
Fundación Mexicana para la Salud
Mexico City, Mexico
omendez@funsalud.org.mx

Kathryn R. Middleton
Warren Alpert Medical School of Brown University
The Miriam Hospital
Providence, RI, USA
kathryn_middleton@brown.edu

Martin C. Mihm Jr
Brigham and Women's Hospital
Harvard Medical School
Boston, MA, USA
mmihm@partners.org

Anthony B. Miller
Dalla Lana School of Public Health

University of Toronto
Toronto, Canada
ab.miller@sympatico.ca

J. David Miller
Carleton University
Ottawa, Canada
David.Miller@carleton.ca

Saverio Minucci
Istituto Europeo di Oncologia
Milan, Italy
saverio.minucci@ieo.eu

Holger Moch
University Hospital of Zurich
Zurich, Switzerland
holger.moch@usz.ch

Elizabeth A. Montgomery
Johns Hopkins Medical Institutions
Baltimore, MD, USA
emontgom@jhmi.edu

Rebecca Morton Doherty
Union for International Cancer Control
Geneva, Switzerland
morton-doherty@uicc.org

Raul Hernando Murillo Moreno
Instituto Nacional de Cancerología
Bogotá, Colombia
rmurillo@cancer.gov.co

Liam J. Murray
Centre for Public Health
School of Medicine, Dentistry and Biomedical
Sciences
Queen's University Belfast
Belfast, United Kingdom
L.Murray@qub.ac.uk

Richard Muwonge
International Agency for Research on Cancer
Lyon, France
muwonger@iarc.fr

Robert Newton
University of York
York, United Kingdom
Rob.Newton@ecsg.york.ac.uk

Fidele Ngabo
Ministry of Health of Rwanda
Kigali, Rwanda
ngabog@yahoo.fr

Mark J. Nieuwenhuijsen

Center for Research in Environmental
Epidemiology
Barcelona, Spain
mnieuwenhuijsen@creal.cat

Jane R. Nilson
American Cancer Society
Atlanta, GA, USA
janerobinnilson@gmail.com

Omar Nimri
Cancer Prevention Department
Jordan Cancer Registry
Ministry of Health
Amman, Jordan
onimri@gmail.com

Folakemi T. Odedina
Pharmaceutical Outcomes and Policy
College of Pharmacy Radiation Oncology,
College of Medicine
Health Disparities, Shands Cancer Center
University of Florida
Gainesville, FL, USA
Prostate Cancer Transatlantic Consortium
Seminole, FL, USA
fodedina@cop.ufl.edu

G. Johan Offerhaus
University Medical Center Utrecht
Utrecht, Netherlands
g.j.a.offerhaus@umcutrecht.nl

Hiroko Ohgaki
International Agency for Research on Cancer
Lyon, France
ohgakih@iarc.fr

Magali Olivier
International Agency for Research on Cancer
Lyon, France
olivierm@iarc.fr

Jørgen H. Olsen
Danish Cancer Society Research Center
Danish Cancer Society
Copenhagen, Denmark
jorgen@cancer.dk

Hongchao Pan
Clinical Trial Service Unit and Epidemiol
ogical Studies Unit
University of Oxford
Oxford, United Kingdom
hongchao.pan@ctsu.ox.ac.uk

Pier Paolo Pandolfi

Beth Israel Deaconess Cancer Center
Harvard Medical School
Boston, MA, USA
ppandolf@bidmc.harvard.edu

Gianpaolo Papaccio
Section of Histology and Embryology
Tissue Engineering and Regenerative
Medicine Division Second University of
Naples
Naples, Italy
gianpaolo.papaccio@unina2.it

Chris Paraskeva
School of Cellular and Molecular Medicine
University of Bristol
Bristol, United Kingdom
C.Paraskeva@bristol.ac.uk

Werner Paulus
Institute of Neuropathology
Münster, Germany
paulusw@uni-muenster.de

José Rogelio Pérez Padilla
Instituto Nacional de Enfermedades
Respiratorias
Mexico City, Mexico
perezpad@gmail.com

Richard Peto
Clinical Trial Service Unit and Epidemiological
Studies Unit
University of Oxford
Oxford, United Kingdom
rpeto@ctsu.ox.ac.uk

Paul Pharoah
Department of Public Health and Primary
Care
Department of Oncology
University of Cambridge
Cambridge, United Kingdom
pp10001@medschl.cam.ac.uk

Gérald E. Piérard
University Hospital of Liège Liège, Belgium
and
University of Franche-Comté Besançon,
France
and
Laboratory of Skin Bioengineering and
Imaging
Department of Dermatopathology University
Hospital Sart Tilman
Liège, Belgium
gerald.pierard@ulg.ac.be

Christopher J. Portier
Senior Contributing Scientist
Environmental Defense Fund
New York, NY, USA
cportier@mac.com

Jaime Prat
Hospital de la Santa Creu i Sant Pau
Autonomous University of Barcelona
Barcelona, Spain
jprat@santpau.cat

Rachel Purcell
International Agency for Research on Cancer
Lyon, France
purcellr@iarc.fr

Pekka Puska
National Institute for Health and Welfare (THL)
Helsinki, Finland
pekka.puska@thl.fi

You-Lin Qiao
Department of Cancer Epidemiology Cancer
Institute
Chinese Academy of Medical Sciences
Peking Union Medical College
Beijing, China
qiaoy@cicams.ac.cn

Thangarajan Rajkumar
Cancer Institute
Madras, India
drtrajkumar@gmail.com

Kunnambath Ramadas
Regional Cancer Centre
Trivandrum, India
ramdasrcc@gmail.com

G.K. Rath
Department of Radiotherapy All India Institute
of Medical Sciences
New Delhi, India
gkrath@rediffmail.com

Cecily S. Ray
Healis, Sekhsaria Institute for Public Health
Navi Mumbai, India
raycs@healis.org

Jürgen Rehm
Social and Epidemiological Research
Department
Population Health Research Group Centre
for Addiction and Mental Health
Toronto, Canada
and

Dalla Lana School of Public Health
University of Toronto
Toronto, Canada
and
PAHO/WHO Collaborating Centre for
Mental Health & Addiction Epidemiological
Research Unit
Technische Universität Dresden
Klinische Psychologie
&Psychotherapie
Dresden, Germany
jtrehm@gmail.com

Luis Felipe Ribeiro Pinto
Brazilian National Cancer Institute (INCA)
Rio de Janeiro, Brazil
lfrpinto@inca.gov.br

Elio Riboli
Imperial College London
London, United Kingdom
e.riboli@imperial.ac.uk

Leanne Riley
World Health Organization
Geneva, Switzerland
rileyl@who.int

Ronald T. Riley
United States Department of Agricu-
lture Agricultural Research Service
Athens, GA, USA
ron.riley@ars.usda.gov

Eve Roman
Epidemiology and Cancer Statistics Group,
Department of Health Sciences
University of York
Heslington, United Kingdom
eve.roman@york.ac.uk

Isabelle Romieu
International Agency for Research on Cancer
Lyon, France
romieui@iarc.fr

Hana Ross
American Cancer Society
Atlanta, GA, USA
Hana.Ross@cancer.org

Lesley Rushton
Imperial College London
London, United Kingdom
l.rushton@imperial.ac.uk

Anne Lise Ryel
Norwegian Cancer Society

Oslo, Norway
Anne.Lise.Ryel@kreftforeningen.no

Jonathan M. Samet
University of Southern California
Los Angeles, CA, USA
jsamet@med.usc.edu

Massoud Samiei
International Atomic Energy Agency-
Programme of Action for Cancer Therapy
Vienna, Austria
massoud.samiei@gmail.com

Rengaswamy Sankaranarayanan
International Agency for Research on Cancer
Lyon, France
sankar@iarc.fr

Rodolfo Saracci
International Agency for Research on Cancer
Lyon, France
saraccir@iarc.fr

Guido Sauter
University Medical Center Hamburg-
Eppendorf
Hamburg, Germany
g.sauter@uke.de

Catherine Sauvaget
International Agency for Research on Cancer
Lyon, France
sauvagetc@iarc.fr

Fabio Savarese
Institute of Cancer Research Medical
University of Vienna
Vienna, Austria
fabio.savarese@
boehringeringelheim.com

Augustin Scalbert
International Agency for Research on Cancer
Lyon, France
scalberta@iarc.fr

Ghislaine Scelo
International Agency for Research on Cancer
Lyon, France
scelog@iarc.fr

Mark Schiffman
National Cancer Institute
Rockville, MD, USA
schiffmm@exchange.nih.gov

Stuart J. Schnitt

Beth Israel Deaconess Medical Center
Harvard Medical School
Boston, MA, USA
sschnitt@bidmc.harvard.edu

Joachim Schüz
International Agency for Research on Cancer
Lyon, France
schuzj@iarc.fr

Janice Seinfeld
Universidad del Pacifico
Lima, Peru
seinfeld_jn@up.edu.pe

Surendra S. Shastri
WHO Collaborating Centre for Cancer
Prevention, Screening and Early Detection
Tata Memorial Centre
Mumbai, India
surendrashastri@gmail.com

Kevin Shield
Centre for Addiction and Mental Health
Toronto, Canada
kevin.shield@utoronto.ca

Maria Sibilia
Institute for Cancer Research Medical
University of Vienna
Vienna, Austria
Maria.Sibilia@meduniwien.ac.at

Jack Siemiatycki
University of Montreal
Montreal, Canada
j.siemiatycki@umontreal.ca

Ronald Simon
University Medical Center Hamburg-
Eppendorf
Hamburg, Germany
r.simon@uke.uni-hamburg.de

Pramil N. Singh
Loma Linda University School of Public
Health
Loma Linda, CA, USA
psingh@llu.edu

Rashmi Sinha
National Cancer Institute
Rockville, MD, USA
sinhar@exchange.nih.gov

Nadia Slimani
International Agency for Research on Cancer

Lyon, France
slimanin@iarc.fr

Avrum Spira
Boston University Medical Centre
Boston, MA, USA
aspira@gmail.com

Gustavo Stefanoff
Brazilian National Cancer Institute (INCA)
Rio de Janeiro, Brazil
cgstefanoff@inca.gov.br

Eva Steliarova-Foucher
International Agency for Research on Cancer
Lyon, France
steliarovae@iarc.fr

Bernard W. Stewart
Cancer Control Program South East Sydney
Public Health Unit
and
School of Women's and Children's Health
University of New South Wales
Sydney, Australia
Bernard.Stewart@sesiahs.health.nsw.gov.au

Kurt Straif
International Agency for Research on Cancer
Lyon, France
straifk@iarc.fr

Simon B. Sutcliffe
Terry Fox Research Institute
Vancouver, Canada
cci-cancercontrol@shaw.ca

Rosemary Sutton
Children's Cancer Institute Australia Lowy
Cancer Research Centre
University of New South Wales
Sydney, Australia
rsutton@ccia.unsw.edu.au

Steven H. Swerdlow
University of Pittsburgh School of Medicine
Pittsburgh, PA, USA
swerdlowsh@upmc.edu

Neil D. Theise
Beth Israel Medical Center Icahn School
of Medicine at Mount Sinai
New York, NY, USA
NTheise@chpnet.org

David B. Thomas
Fred Hutchinson Cancer Research Center

Seattle, WA, USA
dbthomas@fhcrc.org

Lester D.R. Thompson
Woodland Hills Medical Center
Woodland Hills, CA, USA
Lester.D.Thompson@kp.org

Michael J. Thun
American Cancer Society
Atlanta, GA, USA
Michael.Thun@cancer.org

Mark R. Thursz
Imperial College London
London, United Kingdom
m.thursz@imperial.ac.uk

Massimo Tommasino
International Agency for Research on Cancer
Lyon, France
tommasino@iarc.fr

William D. Travis
Memorial Sloan-Kettering Cancer Center
New York, NY, USA
travisw@mskcc.org

Edward L. Trimble
NCI Center for Global Health National
Cancer Institute
Rockville, MD, USA
trimblet@ctep.nci.nih.gov

Giorgio Trinchieri
National Cancer Institute
Bethesda, MD, USA
trinchig@mail.nih.gov

Ugyen Tshomo
Jigme Dorji Wangchuck National Referral
Hospital
Thimphu, Bhutan
ugentshomo2000@yahoo.com

Murat Tuncer
Hacettepe University
Ankara, Turkey
mt@hacettepe.edu.tr

Andreas Ullrich
World Health Organization
Geneva, Switzerland
ullricha@who.int

Toshikazu Ushijima
National Cancer Center Research Institute
Tokyo, Japan

tushijim@ncc.go.jp

Carlos Vallejos
Latin American and Caribbean Society of
Medical Oncology (SLACOM)
Buenos Aires, Argentina
and
oncosalud-AUNA
Lima, Perú
cvallejos@oncosalud.pe

Piet van den Brandt
Maastricht University
Maastricht, Netherlands
pa.vandenbrandt@
maastrichtuniversity.nl

James W. Vardiman
University of Chicago Medical Center
Chicago, IL, USA
james.vardiman@uchospitals.edu

Jim Vaught
National Cancer Institute
Bethesda, MD, USA
vaughtj@mail.nih.gov

Cesar G. Victora
Universidade Federal de Pelotas
Rio Grande do Sul, Brazil
cvictora@gmail.com

Paolo Vineis
Imperial College London
London, United Kingdom
p.vineis@imperial.ac.uk

Lawrence von Karsa
International Agency for Research on Cancer
Lyon, France
karsal@iarc.fr

Melanie Wakefield
Cancer Council Victoria
Carlton, Australia
Melanie.Wakefield@cancervic.org.au

Guiqi Wang
Cancer Hospital/Institute Chinese Academy
of Medical Sciences
Peking Union Medical College
Beijing, China
wangguiq@126.com

Frank Weber
Medical Faculty University of Duisburg-Essen
Essen, Germany
frank.weber@uk-essen.de

Elisabete Weiderpass
Cancer Registry of Norway Oslo, Norway
and
Arctic University of Norway, University of
Tromsø
Tromsø, Norway
and
Karolinska Institute
Stockholm, Sweden
elisabete.weiderpass@ki.se

Zena Werb
University of California
San Francisco, CA, USA
zena.werb@ucsf.edu

Theresa L. Whiteside
University of Pittsburgh Cancer Institute
Pittsburgh, PA, USA
whitesidetl@upmc.edu

Christopher P. Wild
International Agency for Research on Cancer
Lyon, France
director@iarc.fr

Walter C. Willett
Harvard School of Public Health
Boston, MA, USA
wwillett@hsph.harvard.edu

Dillwyn Williams
Strangeways Research Laboratories
Cambridge, United Kingdom
edw1001@medschl.cam.ac.uk

Rena R. Wing
Brown University
Providence, RI, USA
Rena_Wing_PhD@Brown.EDU

Deborah M. Winn
National Cancer Institute
Bethesda, MD, USA
winnde@mail.nih.gov

Martin Wiseman
World Cancer Research Fund Intern-
ational
London, United Kingdom
m.wiseman@wcrf.org

Scott Wi1ttet
MalariaCare and Cervical Cancer Prevention
Programs, PATH
Seattle, WA, USA
swittet@path.org

Magdalena B. Wozniak

International Agency for Research on Cancer
Lyon, France
wozniakm@fellows.iarc.fr

Hai Yan
Duke University Medical Center
Durham, NC, USA
hai.yan@duke.edu

Teruhiko Yoshida
National Cancer Center Research Institute
Tokyo, Japan
tyoshida@ncc.go.jp

Jiri Zavadil
International Agency for Research on Cancer
Lyon, France
zavadilj@iarc.fr

Harald zur Hausen
German Cancer Research Center

Heidelberg, Germany
zurhausen@dkfz.de

利益公开

赫克托·阿雷奥拉-奥尼拉斯（Héctor Arreola-Ornelas）报告，其所属单位墨西哥卫生基金会（Mexican Health Foundation）受到葛兰素史克（GlaxoSmithKline）、赛诺菲（Sanofi S.A.）和雅芳（墨西哥）（Avon Mexico）公司的基金资助。

方英柱（Yung-Jue Bang）报告，其所属单位国立首尔大学医学院（the Seoul National University College of Medicine）受到了阿斯利康（AstraZeneca）、葛兰素史克、默克（Merck）、诺华（Novartis）、辉瑞（Pfizer）、罗氏（Roche）、赛诺菲·安万特（Sanofi-Aventis）、拜耳（Bayer）、百时美施贵宝（Bristol-Myers Squibb）、勃林格殷格翰（Boehringer Ingelheim）、礼来（Lilly）、大冢制药（Otsuka）、韩美（Hanmi）、绿十字（Green Cross）和梅里马克（Merrimack）公司的基金资助；方博士（Dr Bang）报告从阿斯利康、葛兰素史克、默克、诺华、辉瑞、罗氏、赛诺菲·安万特、拜耳、百时美施贵宝、勃林格殷格翰、礼来、大冢制药、大鹏药品（Taiho）、麦克基尼（Macrogenics）、韩美和绿十字公司收取了个人咨询费；方博士报告从阿斯利康、葛兰素史克、默克、诺华、辉瑞、罗氏、勃林格殷格翰和礼来公司得到了交通和住宿方面的支持。方博士报告从葛兰素史克、辉瑞和罗氏公司收取了个人报告费。

伊丽莎白·H.布莱克本（Elizabeth H. Blackburn）报告拥有端粒健康公司（Telomere Health Inc.）的股份。

弗莱德·T.博斯曼（Fred T. Bosman）报告受到辉瑞研究经费的资助。

麦克·P.布朗（Michael P. Brown）报告受到诺华公司的基金资助；布朗博士（Dr Brown）报告从安进（Amgen）、拜耳、辉瑞、诺华、葛兰素史克、百时美施贵宝和罗氏公司收取了个人咨询费；布朗博士报告从百时美施贵宝和礼来公司收取了个人报告费。

艾格尼丝·比赞（Agnès Buzyn）报告从诺华、百时美施贵宝和安进公司收取了个人咨询费；比赞博士（Dr Buzyn）报告从诺华、百时美施贵宝和安进公司收取了个人报告费。

爱德华多·L.卡扎普（Eduardo L. Cazap）报告，其所属单位拉丁美洲和加勒比医学会肿瘤科（the Latin American and Caribbean Society of Medical Oncology）受到铂雅制药（Poniard Pharmaceuticals）和第一三共（Daiichi Sankyo Pharma）公司的基金资助。卡扎普博士（Dr Cazap）报告从拜耳、先灵制药（Schering Pharma）公司收取了个人咨询费；卡扎普博士（Dr Cazap）报告从拜耳、百时美施贵宝和费森尤斯（Fresenius）公司收取了个人报告费。

利奈特·丹尼（Lynette Denny）报告受到默沙东（MSD）和葛兰素史克公司的基金资助；丹尼博士（Dr Denny）报告从默沙东和葛兰素公司收取了个人报告费。

约雅金·迪尔纳（Joakim Dillner）报告，其所属单位瑞典卡罗林斯卡研究所受到赛诺菲巴斯德（Sanofi Pasteur）、默沙东和默克公司的基金资助。

苏珊·M.多姆切克（Susan M. Domcheck）报告，其所属单位宾夕法尼亚大学（the University of Pennsylvania）受到阿斯利康（Astra Zeneca）和雅培生命（AbbVie）公司的基金资助。

阿黛尔·C.格林（Adèle C. Green）报告，其所属单位昆士兰医学研究所（the Queensland Institute of Medical Research）受到欧莱雅研究（L'Oréal Recherche）基金的资助。格林博士（Dr Green）报告从欧莱雅研究基金得到了交通和住宿方面的支持。

杰姆斯·F.荷兰（James F. Holland）报告其拥有2项专利，知识产权归其所属单位西奈山伊坎医学院（the Icahn School of Medicine at Mount Sinai）所有，内容是关于人乳腺肿瘤

病毒的结构及检测方法。

拉尔夫·H.鲁班（Ralph H. Hruban）报告其拥有 1 项专利，知识产权归麦利亚德基因公司（Myriad Genetics）所有，内容是基于 PALB2 胰腺癌的诊断方法。

费利西亚·玛丽·科诺尔（Felicia Marie Knaul）报告，其所属单位哈佛公共卫生学院（the Harvard School of Public Health）受到赛诺菲和高盛（Goldman Sachs Gives）公司的资助，其所属单位墨西哥卫生基金会（the Mexico Health Foundation）受到赛诺菲、雅芳（墨西哥）和葛兰素史克公司的资助；科诺尔博士（Dr Knaul）报告从约翰霍普金斯大学应用经济学全球卫生与企业研究所（the Institute for Applied Economics，Global Health and the Study of Business Enterprises，Johns Hopkins University）收取了个人咨询费。

奥斯卡·门德斯（Oscar Méndez）报告，其所属单位墨西哥卫生基金会（the Mexican Health Foundation）受到葛兰素史克、赛诺菲和雅芳（墨西哥）公司的基金资助。

法比奥·萨瓦雷塞（Fabio Savarese）报告目前受雇于勃林格殷格翰公司。

马克·希夫曼（Mark Schiffman）报告，其所属单位美国国家癌症研究所（the United States National Cancer Institute）受到凯杰（Qiagen）、罗氏和葛兰素史克公司的非资金支持。

凯文·希尔德（Kevin Shield）报告，其所属单位多伦多成瘾和精神健康中心（the Centre for Addiction and Mental Health, Toronto）受到兰拜公司（Lundbeck A.S.）的基金资助；希尔德博士（Dr Shield）报告从兰拜公司收取了个人咨询费；希尔德博士报告从兰拜公司得到了交通和住宿方面的支持。

弗拉姆·斯比拉（Avrum Spira）报告其本人是阿莱格瑞诊断公司（Allegro Diagnostics Inc）的创始人并拥有股份；斯比拉博士（Dr Spira）报告从阿莱格瑞诊断公司收取了个人咨询费。

马克·R.瑟斯（Mark R. Thursz）报告从吉利德（Gilead）、百时美施贵宝和杨森制药（Janssen Pharmaceuticals）公司收取了个人咨询费；瑟斯博士（Dr Thursz）报告从吉利德、百时美施贵宝和杨森制药公司收取了个人报告费。

闫海（Hai Yan）报告受到吉利德公司的基金资助；闫博士报告从赛诺菲公司收取了个人咨询费；闫博士报告其拥有的知识产权归阿吉欧斯制药（Agios Pharmaceuticals）、礼来公司和赛诺菲·安万特公司所有。

法兰克·J.查卢普卡（Frank J. Chaloupka）、汉斯·克莱福斯（Hans Clevers）、菲黛尔·纳波（Fidele Ngabo）和艾里奥·里博利（Elio Riboli）未提交利益声明。

550

资料来源

框图（Boxes）

2.3.1 All relative risk functions obtained from Corrao G, Bagnardi V, Zambon A, La Vecchia C (2004). A meta-analysis of alcohol consumption and the risk of 15 diseases. Prev Med, 38:613–619. http://dx.doi.org/10.1016/j.ypmed.2003.11.027 PMID:15066364

P7.1 Compiled from Doll R, Peto R, Boreham J, Sutherland I (2004). Mortality in relation to smoking: 50 years' observations on male British doctors. BMJ, 328:1519–1527. http://dx.doi.org/10.1136/bmj.38142.554479.AE PMID:15213107; Pirie K, Peto R, Reeves GK et al.; Million Women Study Collaborators (2013). The 21st century hazards of smoking and benefits of stopping: a prospective study of one million women in the UK. Lancet, 381:133–141. http://dx.doi.org/10.1016/S0140-6736(12)61720-6 PMID:23107252; Jha P, Ramasundarahettige C, Landsman V et al. (2013). 21st-century hazards of smoking and benefits of cessation in the United States. N Engl J Med, 368:341 –350. http://dx.doi.org/10.1056/NEJMsa1211128 PMID:23343063; Thun MJ, Carter BD, Feskanich D et al. (2013). 50-year trends in smoking-related mortality in the United States. N Engl J Med, 368:351 –364. http://dx.doi.org/10.1056/NEJMsa1211127 PMID:23343064; Sakata R, McGale P, Grant EJ et al. (2012). Impact of smoking on mortality and life expectancy in Japanese smokers: a prospective cohort study. BMJ, 345:e7093. http://dx.doi.org/10.1136/bmj.e7093 PMID:23100333

图表（Charts）

5.1.1 GLOBOCAN 2012[a]

5.1.2 & 5.1.3 *Cancer Incidence in Five Continents*, Vol. X[b]

5.2.1 GLOBOCAN 2012[a]

5.2.2 & 5.2.3 *Cancer Incidence in Five Continents*, Vol. X[b]

5.3.1 GLOBOCAN 2012[a]

5.3.2 & 5.3.3 *Cancer Incidence in Five Continents*, Vol. X[b]

5.4.1 GLOBOCAN 2012[a]

5.4.2 & 5.4.3 *Cancer Incidence in Five Continents*, Vol. X[b]

5.5.1 GLOBOCAN 2012[a]

5.5.2 & 5.5.3 *Cancer Incidence in Five Continents*, Vol. X[b]

5.6.1 GLOBOCAN 2012[a]

5.6.2 & 5.6.3 *Cancer Incidence in Five Continents*, Vol. X[b]

5.7.1 GLOBOCAN 2012[a]

5.7.2 & 5.7.3 *Cancer Incidence in Five Continents*, Vol. X[b]

5.8.1 & 5.8.2 GLOBOCAN 2012[a]

5.8.3 & 5.8.4 *Cancer Incidence in Five Continents*, Vol. X[b]

5.9.1 GLOBOCAN 2012[a]

5.9.2 & 5.9.3 *Cancer Incidence in Five Continents*, Vol. X[b]

5.10.1 GLOBOCAN 2012[a]

5.10.2 & 5.10.3 *Cancer Incidence in Five Continents*, Vol. X[b]

5.11.1 GLOBOCAN 2012[a]

5.11.2 & 5.11.3 *Cancer Incidence in Five Continents*, Vol. X[b]

5.11.4 GLOBOCAN 2012[a]

5.11.5 & 5.11.6 *Cancer Incidence in Five Continents*, Vol. X[b]

5.12.1 –5.12.3 GLOBOCAN 2012[a]

5.12.4–5.12.6 *Cancer Incidence in Five Continents*, Vol. X[b]

5.13.1 GLOBOCAN 2012[a]

5.13.2 & 5.13.3 *Cancer Incidence in Five Continents*, Vol. X[b]

5.13.4 GLOBOCAN 2012[a]

5.13.5 & 5.13.6 *Cancer Incidence in Five Continents*, Vol. X[b]

5.14.1 GLOBOCAN 2012[a]

5.14.2 & 5.14.3 *Cancer Incidence in Five Continents*, Vol. X[b]

5.15.1 GLOBOCAN 2012[a]

5.15.2 & 5.15.3 *Cancer Incidence in Five Continents*, Vol. X[b]

5.16.1 & 5.16.2 *Cancer Incidence in Five Continents*, Vol. X[b]

（[a]Ferlay J, Soerjomataram I, Ervik M et al. (2013). GLOBOCAN 2012 v1.0, Cancer Incidence and Mortality Worldwide: IARC Cancer Base No. 11 [Internet]. Lyon: IARC. Available at http://globocan.iarc.fr.）

（[b]Forman D, Bray F, Brewster DH et al., eds (2013). Cancer Incidence in Five Continents, Vol. X [electronic version]. Lyon: IARC. Available at http://ci5.iarc.fr.）

---

[a]Ferlay J, Soerjomataram I, Ervik M et al. (2013). GLOBOCAN 2012 v1.0, Cancer Incidence and Mortality Worldwide: IARC Cancer Base No. 11 [Internet]. Lyon: IARC. Available at http://globocan.iarc.fr.

[b]Forman D, Bray F, Brewster DH et al., eds (2013). Cancer Incidence in Five Continents, Vol. X [electronic version]. Lyon: IARC. Available at http://ci5.iarc.fr.

图片（Figures）

1.1.1 © 2005 Pierre Thiriet, Courtesy of Photoshare.

1.1.2 Courtesy of Rosss via Wikipedia. License: CC BY-SA 2.05.

1.1.3 Courtesy of Carolina Antunes, www.Morguefile.com.

1.1.4 & 1.1.5 GLOBOCAN 2012[a]

1.1.6 Cancer Incidence in Five Continents, Vol. X[b]

1.1.7 GLOBOCAN 2012[a]

1.1.8 Cancer Incidence in Five Continents, Vol. X[b]

1.1.9–1.1.11 GLOBOCAN 2012[a]

1.1.12 Cancer Incidence in Five Continents, Vol. X[b]

1.1.13–1.1.15 GLOBOCAN 2012[a]

1.1.16 Cancer Incidence in Five Continents, Vol. X[b]

1.1.17–1.1.19 GLOBOCAN 2012[a]

1.1.20 Cancer Incidence in Five Continents, Vol. X[b]

1.1.21–1.1.23 GLOBOCAN 2012[a]

1.1.24 Cancer Incidence in Five Continents, Vol. X[b]

1.1.25–1.1.27 GLOBOCAN 2012[a]

1.1.28 Cancer Incidence in Five Continents, Vol. X[b]

1.1.29 –1.1.31 GLOBOCAN 2012[a]

1.1.32 Cancer Incidence in Five Continents, Vol. X[b]

1.1.33–1.1.35 GLOBOCAN 2012[a]

1.1.36 Cancer Incidence in Five Continents, Vol. X[b]

1.1.37 GLOBOCAN 2012[a]

1.1.38–1.1.45 Cancer Incidence in Five Continents, Vol. X[b]

1.2.1 © 2006 Vinoth Vijayaraghavan, Courtesy of Photoshare.

1.2.2 Data compiled from the Global Health Observatory Data Repository.

1.2.3 Data compiled from the United Nations Development Programme.

1.2.4–1.2.7 GLOBOCAN 2012[a]

1.2.8 & 1.2.9 Data compiled from GLOBOCAN 2012[a] and the United Nations Development Programme.

1.2.10 Freddie Bray.

1.3.1 GLOBOCAN 2012[a]

1.3.2 Compiled from Moreno F, Loria D, Abriata G, Terracini B; ROHA network (2013). Childhood cancer: incidence and early deaths in Argentina, 2000–2008. Eur J Cancer, 49:465–473. http://dx.doi.org/10.1016/j.ejca.2012.08.001 PMID:22980725; Moradi A, Semnani S, Roshandel G et al. (2010). Incidence of childhood cancers in Golestan province of Iran. Iran J Pediatr, 20:335–342. PMID:23056726; Howlader N, Noone AM, Krapcho M et al., eds (2013). SEER Cancer Statistics Review, 1975–2010. Bethesda, MD: National Cancer Institute. Available at http://www.seer.cancer.gov/csr/1975_2010/browse_csr.php?section=29&page=sect_29_table.02.html; Lacour B, Guyot-Goubin A, Guissou S et al. (2010). Incidence of childhood cancer in France: National Children Cancer Registries, 2000–2004. Eur J Cancer Prev, 19:173–181. http://dx.doi.org/10.1097/CEJ.0b013e32833876c0 PMID:20361423; Kaatsch P, Spix C (2012). German Childhood Cancer Registry Annual Report 2011 (1980–2010). Mainz: Institute of Medical Biostatistics, Epidemiology and Informatics at the University Medical Center of the Johannes Gutenberg University. Available at http://www.kinderkrebsregister.de/extern/veroeffentlichungen/jahresberichte/aktuellerjahresbericht/index.html?L=1; Wiangnon S, Veerakul G, Nuchprayoon I et al. (2011). Childhood cancer incidence and survival 2003–2005, Thailand: study from the Thai Pediatric Oncology Group. Asian Pac J Cancer Prev, 12:2215–2220. PMID:22296359; Fajardo-Gutiérrez A, Juárez-Ocaña S, González-Miranda G et al. (2007). Incidence of cancer in children residing in ten jurisdictions of the Mexican Republic: importance of the Cancer registry (a population-based study). BMC Cancer, 7:68. PMID:17445267; Swaminathan R, Rama R, Shanta V (2008). Childhood cancers in Chennai, India, 1990–2001: incidence and survival. Int J Cancer, 122:2607–2611. http://dx.doi.org/10.1002/ijc.23428 PMID:18324630; Baade PD, Youlden DR, Valery PC et al. (2010). Trends in incidence of childhood cancer in Australia, 1983–2006. Br J Cancer, 102:620–626. http://dx.doi.org/10.1038/sj.bjc.6605503 PMID:20051948; Parkin DM, Ferlay J, Hamdi-Chérif M et al. (2003). Cancer in Africa: Epidemiology and Prevention. Chapter 5: Childhood cancer. Lyon: IARC (IARC Scientific Publications Series, No. 153), pp. 381 –396; Bao PP, Zheng Y, Wang CF et al. (2009). Time trends and characteristics of childhood cancer among children age 0–14 in Shanghai. Pediatr Blood Cancer, 53:13–16. http://dx.doi.org/10.1002/pbc.21939 PMID:19260104.

1.3.3 & 1.3.4 From Steliarova-Foucher E, O'Callaghan M, Ferlay J et al. (2012). European Cancer Observatory: Cancer

Incidence, Mortality, Prevalence and Survival in Europe, version 1.0. European Network of Cancer Registries, IARC. Available at http://eco.iarc.fr.

1.3.5 Adapted by permission of Oxford University Press. Stiller CA, Kroll ME, Eatock EM (2007). Survival from childhood cancer. In: Stiller CA, ed. Childhood Cancer in Britain: Incidence, Survival, Mortality. Oxford: Oxford University Press, pp. 131 –204.

1.3.6 Compiled from GLOBOCAN 2012[a] and Cancer Incidence in Five Continents, Vol. Xb

1.3.7 WHO Mortality Database. Available at http://www.who.int/health info/mortality_data/en/ and http://www-dep.iarc.fr; and adapted from Pritchard-Jones K, Pieters R, Reaman GH et al. (2013). Sustaining innovation and improvement in the treatment of childhood cancer: lessons from highincome countries. Lancet Oncol, 14:e95–e103. http://dx.doi.org/10.1016/S1470-2045(13)70010-X PMID:23434338, with permission from Elsevier.

1.3.8 Courtesy of Hospital 57357 - Children's Cancer Hospital, Egypt.

2.1.1 © 2001 Germain Passamang Tabati, Courtesy of Photoshare.

2.1.2 Reproduced from Thun M, Peto R, Boreham J, Lopez AD (2012). Stages of the cigarette epidemic on entering its second century. Tob Control, 21:96–101. http://dx.doi.org/10.1136/tobaccocontrol-2011 -050294 PMID:22345230, with permission from BMJ Publishing Group Ltd.

2.1.3 Stephenie Hollyman/WHO.

2.1.4 Courtesy of Wikipedia user Morio. License: CC BY-SA 3.0.

2.1.5 © Massimo Mazzotta. All rights reserved.

2.1.6A Adapted from Jha P (2009). Avoidable global cancer deaths and total deaths from smoking. Nat Rev Cancer, 9:655–664. http://dx.doi.org/10.1038/nrc2703 PMID:19693096, by permission from Macmillan Publishers Ltd. © 2009; and adapted from Guérin S, Hill C (2010). Cancer epidemiology in France in 2010: comparison with the USA [in French]. Bull Cancer, 97:47–54. http://dx.doi.org/10.1684/bdc.2010.1013 PMID:19995688.

2.1.6B Compiled from ERC (2010). World Cigarette Reports 2010. Suffolk, UK: ERC Group; Economist Intelligence Unit (2011). Worldwide Cost of Living Survey. London: The Economist Group; Economist Intelligence Unit (2011). Marlboro cigarette and local cigarette prices, Worldwide Cost of Living Survey. London: The Economist Group; International Monetary Fund (2011). World Economic Outlook Database, April 2011 edition. Available at http://www.imf.org/external/pubs/ft/weo/2011/01/weodata/index.aspx.

2.1 .6C Compiled from Blecher EH (2011). The Economics of Tobacco Control in Low- and MiddleIncome Countries [thesis]. Cape Town, South Africa: School of Economics, University of Cape Town.

2.2.1 Data from Giovino GA, Mirza SA, Samet JM et al.; GATS Collaborative Group (2012). Tobacco use in 3 billion individuals from 16 countries: an analysis of nationally representative cross-sectional household survey. Lancet, 380:668–679. http://dx.doi.org/10.1016/S0140-6736(12)61085-X PMID:22901888

2.2.2 Data from Eriksen M, Mackay J, Ross H (2012). The Tobacco Atlas, 4th ed. Atlanta, GA: American Cancer Society, World Lung Foundation, http://www.tobaccoatlas.org/.

2.2.3 Reprinted from U.S. Department of Health and Human Services (2004). The Health Consequences of Smoking: A Report of the Surgeon General. Atlanta, GA: U.S. Department of Health and Human Services, Centers for Disease Control and Prevention, National Center for Chronic Disease Prevention and Health Promotion, Office on Smoking and Health.

2.2.4 © iStockphoto; U.S. Department of Health and Human Services (2004). The Health Consequences of Smoking: A Report of the Surgeon General. Atlanta, GA: U.S. Department of Health and Human Services, Centers for Disease Control and Prevention, National Center for Chronic Disease Prevention and Health Promotion, Office on Smoking and Health; and IARC (2012). Personal habits and indoor combustions. IARC Monogr Eval Carcinog Risks Hum, 100E:1 –575. PMID:23193840

2.2.5 Courtesy of the Library of Congress Prints and Photographs Division, Washington, DC.

2.3.1 & 2.3.2 Data from Lim SS, Vos T, Flaxman AD et al. (2012). A comparative risk assessment of burden of disease and injury attributable to 67 risk factors and risk factor clusters in 21 regions, 1990– 2010: a systematic analysis for the Global Burden of Disease Study 2010. Lancet, 380:2224–2260. http://dx.doi.org/10.1016/S0140-6736(12)61766-8 PMID:23245609, © 2012 The Lancet.

2.4.1 Reprinted from de Martel C, Ferlay J, Franceschi S et al. (2012). Global burden of cancers attributable to infections in 2008: a review and synthetic analysis. Lancet Oncol, 13:607–615. http://dx.doi.org/10.1016/S1470-2045(12)70137-7 PMID:22575588, © 2012, with permission from Elsevier.

2.4.2 Reprinted from Woodman CB, Collins SI, Young LS (2007). The natural history of cervical HPV infection: unresolved issues. Nat Rev Cancer, 7:11 –22. PMID:17186016, by permission from Macmillan Publishers Ltd. © 2007.

2.4.3 Courtesy of Ed Uthman, MD, American Board of

Pathology, accessed at

commons.wikimedia.org.

2.4.4 © 2002 Amira Roess, Courtesy of Photoshare.

2.5.1 Reprinted from Collaborative Group on Hormonal Factors in Breast Cancer (2012). Menarche, menopause, and breast cancer risk: individual participant meta-analysis, including 118 964 women with breast cancer from 117 epidemiological studies. Lancet Oncol, 13:1141 –1151.

http://dx.doi.org/10.1016/S1470-2045(12)70425-4

PMID:23084519, © 2012, with permission from Elsevier.

2.5.2 Reprinted by permission from the American Association for Cancer Research: James RE, Lukanova A, Dossus L et al. (2011). Postmenopausal serum sex steroids and risk of hormone receptorpositive and -negative breast cancer: a nested case-control study. Cancer Prev Res (Phila), 4:1626–1635. http://dx.doi.org/10.1158/1940-6207.CAPR-11 -0090 PMID:21813404.

2.5.3 Reproduced from Fuhrman BJ, Schairer C, Gail MH et al. (2012). Estrogen metabolism and risk of breast cancer in postmenopausal women. J Natl Cancer Inst, 104:326–339.

http://dx.doi.org/10.1093/jnci/djr531 PMID:22232133

2.5.4 Reproduced from Trabert B, Wentzensen N, Yang HP et al. (2013). Is estrogen plus progestin menopausal hormone therapy safe with respect to endometrial cancer risk? Int J Cancer, 132:417–426.

http://dx.doi.org/10.1002/ijc.27623 PMID:22553145.

2.5.5 Reprinted from Chung SH, Franceschi S, Lambert PF (2010). Estrogen and ERalpha: culprits in cervical cancer? Trends Endocrinol Metab, 21:504–511. http://dx.doi.org/10.1016/j.tem.2010.03.005 PMID:20456973, © 2010, with permission from Elsevier.

2.5.6 Compiled from Brinton LA, Richesson DA, Gierach GL et al. (2008). Prospective evaluation of risk factors for male breast cancer. J Natl Cancer Inst, 100:1477–1481.

http://dx.doi.org/10.1093/jnci/djn329 PMID:18840816.

2.5.7 Reproduced from Roddam AW, Allen NE, Appleby P, Key TJ; Endogenous Hormones and Prostate Cancer Collaborative Group (2008). Endogenous sex hormones and prostate cancer: a collaborative analysis of 18 prospective studies. J Natl Cancer Inst, 100:170–183.

http://dx.doi.org/10.1093/jnci/djm323 PMID:18230794.

2.6.1 © iStockphoto/Fertnig.

2.6.2 Compiled from Berrington de Gonzalez A, Hartge P, Cerhan JR et al. (2010). Body-mass index and mortality among 1.46 million white adults. N Engl J Med, 363:2211 –2219.

http://dx.doi.org/10.1056/NEJMoa1000367 PMID:21121834

2.6.3 Compiled from Reeves GK, Pirie K, Beral V et al. (2007). Cancer incidence and mortality in relation to body mass index

in the Million Women Study: cohort study. BMJ, 335:1134 PMID:17986716; and Renehan AG, Tyson M, Egger M et al. (2008). Body-mass index and incidence of cancer: a systematic review and meta-analysis of prospective observational studies. Lancet, 371:569–578. http://dx.doi.org/10.1016/S0140-6736(08)60269-X PMID:18280327

2.6.4 © 2006 Nengah Kartika, Courtesy of Photoshare.

B2.6.1 Reprinted from Illner AK, Freisling H, Boeing H et al. (2012). Review and evaluation of innovative technologies for measuring diet in nutritional epidemiology. Int J Epidemiol, 41:1187– 1203. http://dx.doi.org/10.1093/ije/dys105 PMID:22933652, by permission of Oxford University Press.

B2.6.2 Reprinted from Gilsing AM, Berndt SI, Ruder EH et al. (2012). Meat-related mutagen exposure, xenobiotic metabolizing gene polymorphisms and the risk of advanced colorectal adenoma and cancer. Carcinogenesis, 33:1332–1339. http://dx.doi.org/10.1093/carcin/bgs158 PMID:22552404, by permission of Oxford University Press.

2.7.1 © 2006 Adam Scotti, Courtesy of Photoshare.

2.7.2 © 2009 sandipan majumdar, Courtesy of Photoshare.

2.7.3 Courtesy of Álvaro Daniel Gonzalez Lamarque, www.Morguefile.com.

2.7.4 © 2012 Farid Ahmed, Courtesy of Photoshare.

2.7.5 IARC photo library.

2.7.6 Courtesy of Oregon Department of Transportation. License: CC BY 2.0.

2.8.1 Reproduced from European Commission, Research Directorate-General, European Communities (2005). Health and Electromagnetic Fields: EU-funded research into the impact of electromagnetic fields and mobile telephones on health.

2.8.2 Reprinted from UN Scientific Committee on the Effects of Atomic Radiation (UNSCEAR) (2010). Annex A: Medical radiation exposures. In: Sources and Effects of Ionizing Radiation, UNSCEAR 2008 Report to the General Assembly with Scientific Annexes, Vol. I. New York: UN. Available at http://www.unscear.org/docs/reports/2008/09-86753_Report_2008_Annex_A.pdf

2.8.3 Courtesy of Clare McLean/University of Washington Medicine.

2.8.4 Reprinted from Schüz J, Exposure to extremely low-frequency magnetic fields and the risk of childhood cancer: update of the epidemiological evidence. Prog Biophys Mol Biol, 107:339–342.

http://dx.doi.org/10.1016/j.pbiomolbio.2011.09.008

PMID:21946043, © 2011, with permission from Elsevier.

2.8.5 Courtesy of Florentina Kindler.

2.9.1 © 2012 Jerome Salem 05, Courtesy of Photoshare.

2.9.2 © Ludolf Dahmen/Greenpeace.

2.9.3 © 2006 Rakesh Yogal Shrestha, Courtesy of Photoshare.

2.9.4 U.S. Military, Department of Defense.

B2.9.1 Courtesy of Flickr user Katerha. License: CC BY 2.0.

B2.9.2 Courtesy of Charles O'Rear, U.S. Department of Agriculture.

2.10.1 © 2004 David Alexander, Courtesy of Photoshare.

2.10.2 Courtesy of Rhoda Baer, U.S. National Cancer Institute, accessed at

http://visualsonline.cancer.gov.

2.10.3 Courtesy of Wikipedia user Sauligno. License: CC-BY-SA-3.0

2.10.4 Courtesy of Wikipedia user Mr Hyde, via Wikimedia Commons.

2.11.1 © 1991 Bill Horn, Courtesy of Photoshare.

3.1.1 Thomas J. Hudson.

3.1.2 & 3.1.3 Thomas J. Hudson.

3.1.4 Reprinted from Stratton MR, Campbell PJ, Futreal PA (2009). The cancer genome. Nature, 458:719–724. http://dx.doi.org/10.1038/nature07943 PMID:19360079, by permission from Macmillan Publishers Ltd. © 2009.

3.1.5 Joint Genome Institute, U.S. Department of Energy Genomic Science Program, accessed at

http://genomicscience.energy.gov/.

B3.1.1 Magali Olivier.

3.2.1 Reprinted from Manolio TA, Collins FS, Cox NJ et al. (2009). Finding the missing heritability of complex diseases. Nature, 461:747–753. http://dx.doi.org/10.1038/nature08494 PMID:19812666, by permission from Macmillan Publishers Ltd. © 2009; and adapted from McCarthy MI, Abecasis GR, Cardon LR et al. (2008). Genome-wide association studies for complex traits: consensus, uncertainty and challenges. Nat Rev Genet, 9:356–369. http://dx.doi.org/10.1038/nrg2344 PMID:18398418, by permission from Macmillan Publishers Ltd. © 2008.

3.2.2 Reprinted from Garcia-Closas M, Chanock S (2008). Genetic susceptibility loci for breast cancer by estrogen receptor status. Clin Cancer Res, 14:8000–8009. http://dx.doi.org/10.1158/1078-0432.CCR-08-0975 PMID:19088016, by permission from the American Association for Cancer Research.

3.2.3 Stephen J. Chanock.

B3.2.1 Adapted from Hoeijmakers JH (2001). Genome maintenance mechanisms for preventing cancer. Nature, 411:366–374. PMID:11357144, by permission from Macmillan Publishers Ltd. © 2001.

3.3.1 Magdalena B. Wozniak and Paul Brennan.

3.3.2 Reprinted from Trollope AF, Gutièrrez-Mecinas M, Mifsud KR et al. (2012). Stress, epigenetic control of gene expression and memory formation. Exp Neurol, 233:3–11.

http://dx.doi.org/10.1016/j.expneurol.201 1.03.022 PMID:21466804, © 2012, with permission from Elsevier.

3.3.3A Reprinted from Bastien RR, Rodríguez-Lescure Á, Ebbert MT et al. (2012). PAM50 breast cancer subtyping by RT-qPCR and concordance with standard clinical molecular markers. BMC Med Genomics, 5:44. http://dx.doi.org/10.1186/1755-8794-5-44 PMID:23035882, © 2012 Bastien et al.; licensee BioMed Central Ltd.

3.3.3B Reprinted from van 't Veer LJ, Dai H, van de Vijver MJ et al. (2002). Gene expression profiling predicts clinical outcome of breast cancer. Nature, 415:530–536. http://dx.doi.org/10.1038/415530a PMID:11823860, by permission from Macmillan Publishers Ltd. © 2002.

3.3.4 Reprinted from Esquela-Kerscher A, Slack FJ (2006). Oncomirs –microRNAs with a role in cancer. Nat Rev Cancer, 6:259–269. http://dx.doi.org/10.1038/nrc1840 PMID:16557279, by permission from Macmillan Publishers Ltd. © 2006.

3.3.5 Magdalena B. Wozniak and Paul Brennan.

3.3.6 Rhoda Baer, courtesy of U.S. National Institutes of Health (NIH).

B3.3.1 Reprinted from Bouwman P, Jonkers J (2012). The effects of deregulated DNA damage signalling on cancer chemotherapy response and resistance. Nat Rev Cancer, 12:587–598.

http://dx.doi.org/10.1038/nrc3342 PMID:22918414, by permission from Macmillan Publishers Ltd. © 2012.

3.4.1 & 3.4.2 Reprinted from Sawan C, Vaissière T, Murr R, Herceg Z (2008). Epigenetic drivers and genetic passengers on the road to cancer. Mutat Res, 642:1 –13.

http://dx.doi.org/10.1016/j.mrfmmm.2008.03.002 PMID:18471836, © 2008, with permission from Elsevier.

3.4.3 & 3.4.4 Toshikazu Ushijima and Zdenko Herceg.

3.5.1–3.5.3 Augustin Scalbert and Isabelle Romieu.

3.6.1 Reprinted from O'Connor TP, Crystal RG (2006). Genetic medicines: treatment strategies for hereditary disorders. Nat Rev Genet, 7:261 –276. http://dx.doi.org/10.1038/nrg1829 PMID:16543931, by permission from Macmillan Publishers Ltd. © 2006.

3.6.2 & 3.6.3 Hector Hernandez Vargas.

3.6.4 Courtesy of Johannes Jungverdorben, Life & Brain Center, Bonn, www.eurostemcell.org.

3.6.5 Reprinted from Reya T, Morrison SJ, Clarke MF et al. (2001). Stem cells, cancer, and cancer stem cells. Nature, 414:105–111. http://dx.doi.org/10.1038/35102167 PMID:11689955, by permission from Macmillan Publishers Ltd. © 2001.

3.7.1 Robert R. Langley.

3.7.2 Figure courtesy of Zhi-Yuan Chen, Sun Yat-sen University

Cancer Center; reprinted from Qin L, Bromberg-White JL, Qian CN (2012). Opportunities and challenges in tumor angiogenesis research: back and forth between bench and bed. Adv Cancer Res, 113:191–239. http://dx.doi.org/10.1016/B978-0-12-394280-7.00006-3 PMID:22429856, © 2012, with permission from Elsevier.

3.7.3 Reprinted from Davis DW, McConkey DJ, Abbruzzese JL et al. (2003). Surrogate markers in antiangiogenesis clinical trials. Br J Cancer, 89:8–14. http://dx.doi.org/10.1038/sj.bjc.6601035 PMID:12838293, by permission from Macmillan Publishers Ltd on behalf of Cancer Research UK. © 2003.

3.7.4 Reprinted from Langley RR, Fidler IJ (2007). Tumor cell-organ microenvironment interactions in the pathogenesis of cancer metastasis. Endocr Rev, 28:297–321. http://dx.doi.org/10.1210/er.2006-0027 PMID:17409287. © 2007, The Endocrine Society.

3.7.5 Robert R. Langley.

3.8.1A & B Image from the RCSB Protein Data Bank, September 2008 Molecule of the Month feature by David Goodsell; http://dx.doi.org/10.2210/rcsb_pdb/mom_2008_9.

3.8.1C Courtesy of Thomas Bauer, Medical University of Vienna.

3.8.2–3.8.4 Courtesy of Thomas Bauer, Medical University of Vienna.

3.9.1 Holger Moch.

3.9.2 Courtesy of Wikipedia user Patho. License: CC-BY-SA-3.0.

3.9.3 Adapted from Pardoll DM (2012). Immunology beats cancer: a blueprint for successful translation. Nat Immunol, 13:1129–1132. http://dx.doi.org/10.1038/ni.2392 PMID:23160205, by permission from Macmillan Publishers Ltd. © 2012.

3.9.4 Reprinted from Mellman I, Coukos G, Dranoff G (2011). Cancer immunotherapy comes of age. Nature, 480:480–489. http://dx.doi.org/10.1038/nature10673 PMID:22193102, by permission from Macmillan Publishers Ltd. © 2011.

4.1.1 Reproduced with permission from the association Droits des Non-Fumeurs (Paris, France), www.dnf.asso.fr.

4.1.2 Reproduced from IARC (2008). IARC Handbooks of Cancer Prevention, Vol. 12: Tobacco Control: Methods for Evaluating Tobacco Control Policies. Lyon: IARC.

4.1.3 Reproduced with permission from the Australian National Preventive Health Agency.

B4.1.1 Simon Chapman.

4.2.1 © 2004 Syed Ziaul Habib Roobon, Courtesy of Photoshare.

4.2.2 & 4.2.3 Rena R. Wing and Kathryn R. Middleton.

4.2.4 Courtesy of jusben, www.Morguefile.com.

4.2.5 U.S. Air Force photo by Mike Kaplan, www.defenseimagery.mil.

B4.2.1 Adapted from Pischon T, Boeing H, Hoffmann K et al. (2008). General and abdominal adiposity and risk of death in Europe. N Engl J Med, 359:2105–2120. http://dx.doi.org/10.1056/NEJMoa0801891 PMID:19005195, with permission from the Massachusetts Medical Society.

4.3.1 Courtesy of Association Lalla Salma de Lutte contre le Cancer (ALSC, Morocco).

4.3.2 Courtesy of Breast Cancer Foundation, Singapore. Designed by DDB.

4.3.3 A campaign of the Centers for Disease Control and Prevention, Division of Adolescent and School Health www.VERBnow.com.

4.4.1 Courtesy of Flickr user Cory Doctorow. Permission is granted to copy, distribute and/or modify this image under the terms of the Attribution-Share Alike 2.0 Generic license (http://creativecommons.org/licenses/by-sa/2.0/deed.en).

4.4.2 Reproduced from "BRASIL – Advertências Sanitárias nos Produtos de Tabaco – 2009", accessed at www.inca.gov.br.

4.4.3 Courtesy of Biswarup Ganguly via Wikimedia Commons. License: CC-BY-SA-3.0.

4.4.4 Reproduced with permission from the Drug and Alcohol Office, Western Australia.

4.5.1 Courtesy of Álvaro Daniel Gonzalez Lamarque, www.Morguefile.com.

4.5.2 © 2007 Frederick Noronha, Courtesy of Photoshare.

4.5.3 © Greenpeace/Karen Robinson, accessed at www.greenpeace.org/toxics.

B4.5.1 Rafael Moreira Claro.

4.6.1 Courtesy of Matthias Trischler via Wikipedia. License: CC-BY-SA-3.0.

4.6.2 IARC photo library.

4.6.3 Reproduced from Tabrizi SN, Brotherton JM, Kaldor JM et al. (2012). Fall in human papillomavirus prevalence following a national vaccination program. J Infect Dis, 206:1645–1651. http://dx.doi.org/10.1093/infdis/jis590 PMID:23087430, by permission of Oxford University Press.

B4.6.1 © 2004 Eileen Dietrich, Courtesy of Photoshare.

4.7.1 Adapted from de Koning HJ (2009). The mysterious mass(es). [Inaugural address, Professor of Screening Evaluation.] Rotterdam, The Netherlands: Erasmus MC.

4.7.2 Adapted from Vaccarella S, Lortet-Tieulent J, Plummer M et al. (2013). Worldwide trends in cervical cancer incidence: Impact of screening against changes in disease risk factors. Eur J Cancer, 49:3262–3273. http://dx.doi.org/10.1016/j.

ejca.2013.04.024 PMID:23751569, with permission from Elsevier.

4.7.3 & 4.7.4 IARC Screening Group.

4.7.5 Peter B. Dean/IARC.

4.7.6 Rengaswamy Sankaranarayanan/IARC.

4.7.7 IARC Screening Group.

4.7.8 Adapted from von Karsa L (1995). Mammography screening –comprehensive, population-based quality assurance is required! [in German] Z Allgemeinmed, 71:1863–1867, with permission of Deutscher Ärzte-Verlag.

4.8.1 Krittika Pitaksaringkarn/IARC.

4.8.2 UNFPA/Omar Gharzeddine.

4.8.3 Courtesy of Mark B. Brown, from the Lutheran World Foundation.

4.8.4 Eric Lucas/IARC.

4.8.5 Courtesy of Osaka Center for Cancer and Cardiovascular Diseases Prevention, Japan.

5.1.1 & 5.1.2 Elisabeth Brambilla and William D. Travis.

5.1.3 Reprinted from Heist RS, Engelman JA (2012). SnapShot: non-small cell lung cancer. Cancer Cell, 21:448. http://dx.doi.org/10.1016/j.ccr.2012.03.007 PMID:22439939, with permission from Elsevier.

5.1.4 Reprinted from Govindan R, Ding L, Griffith M et al. (2012) Genomic landscape of non-small cell lung cancer in smokers and never-smokers. Cell, 150:1121 –1134. http://dx.doi.org/10.1016/j.cell.2012.08.024 PMID:22980976, with permission from Elsevier.

5.1.5 & 5.1.6 Elisabeth Brambilla and William D. Travis.

B5.1.1 Avrum Spira.

B5.1.2 Figure compiled from Loft S, Voboda P, Kasai H (2005). Prospective study of 8-oxo-7,8- dihydro-20-deoxyguanosine excretion and the risk of lung cancer. Carcinogenesis, 27:1245–1250. http://dx.doi.org/10.1093/carcin/bgi313 PMID:16364924

5.2.1A Stuart J. Schnitt.

5.2.1B Puay Hoon Tan, Singapore General Hospital, Singapore.

5.2.1C Sunil R. Lakhani.

5.2.1D Puay Hoon Tan, Singapore General Hospital, Singapore.

5.2.1E Sunil R. Lakhani.

5.2.1F Jorge S. Reis-Filho, The Breakthrough Breast Cancer Research Centre, Institute of Cancer Research, London, United Kingdom.

5.2.1G Gianni Bussolati, University of Turin, Turin, Italy.

5.2.1H Johannes L. Peterse.

5.2.2 From the University of Alabama at Birmingham Department of Pathology PEIR Digital Library © (http://peir.net).

5.2.3 Reprinted from Sørlie T, Wang Y, Xiao C et al. (2006). Distinct molecular mechanisms underlying clinically relevant subtypes of breast cancer: gene expression analyses across three different platforms. BMC Genomics, 7:127. http://dx.doi.org/10.1186/1471 -2164-7-127 PMID:16729877

5.2.4 Reprinted from Stephens PJ, Tarpey PS, Davies H et al.; Oslo Breast Cancer Consortium (OSBREAC) (2012). The landscape of cancer genes and mutational processes in breast cancer. Nature, 486:400–404. http://dx.doi.org/10.1038/nature11017 PMID:22722201, by permission from Macmillan Publishers Ltd. © 2012.

5.2.5 Courtesy of Petr Kratochvil, accessed at www.publicdomainpictures.net.

5.2.6 Courtesy of Bill Branson, accessed at https://visualsonline.cancer.gov/ (National Cancer Institute).

B5.2.1 From Neilson HK, Friedenreich CM, Brockton NT, Millikan RC (2009). Physical activity and postmenopausal breast cancer: proposed biologic mechanisms and areas for future research. Cancer Epidemiol Biomarkers Prev, 18:11 –27. http://dx.doi.org/10.1158/1055-9965.EPI-08-0756 PMID:19124476

5.3.1 Elizabeth A. Montgomery.

5.3.2 Elizabeth A. Montgomery.

5.3.3 Reprinted from Dulak AM, Stojanov P, Peng S et al. (2013). Exome and whole-genome sequencing of esophageal adenocarcinoma identifies recurrent driver events and mutational complexity. Nat Genet, 45:478–486. http://dx.doi.org/10.1038/ng.2591 PMID:23525077, by permission from Macmillan Publishers Ltd. © 2013.

5.3.4 Adapted from Lao-Sirieix P, Fitzgerald RC (2012). Screening for oesophageal cancer. Nat Rev Clin Oncol, 9:278–287. http://dx.doi.org/10.1038/nrclinonc.2012.35 PMID:22430857, by permission of Macmillan Publishers Ltd. © 2012.

5.4.1 Fátima Carneiro.

5.4.2 Courtesy of Wikipedia user Daderot. This file is made available under the Creative Commons CC0 1.0 Universal Public Domain Dedication (http://creativecommons.org/publicdomain/zero/1.0/deed.en).

5.4.3 Fátima Carneiro.

5.4.4 Reproduced from Deng N, Goh LK, Wang H et al. (2012). A comprehensive survey of genomic alterations in gastric cancer reveals systematic patterns of molecular exclusivity and co-occurrence among distinct therapeutic targets. Gut, 61:673–684. http://dx.doi.org/10.1136/gutjnl-2011 -301839 PMID:22315472, with permission from BMJ Publishing Group Ltd.

B5.4.1 Il Ju Choi.

5.5.1 Fred T. Bosman.

5.5.2 Courtesy of Dale C. Snover, Department of Pathology,

Fairview Southdale Hospital, Edina, MN, USA.

5.5.3 Reproduced from Bosman FT (2013). Molecular pathology of colorectal cancer. In: Chung L, Eble J, eds. Molecular Surgical Pathology. Springer, pp. 1 –17, with kind permission from Springer+Business Media B.V.

5.5.4 Courtesy of University of Lausanne Medical Centre, with permission from Fred T. Bosman.

5.6.1 © 2010 Somenath Mukhopadhyay, Courtesy of Photoshare.

5.6.2 Courtesy of Young Nyun Park, Yonsei University College of Medicine, Seoul, Republic of Korea.

5.6.3A Reproduced with permission International Consensus Group for Hepatocellular Neoplasia (2009). Pathologic diagnosis of early hepatocellular carcinoma: a report of the International Consensus Group for Hepatocellular Neoplasia. Hepatology, 49:658–664.
http://dx.doi.org/10.1002/hep.22709 PMID:19177576

5.6.3B Courtesy of Alexander Kagen, Albert Einstein College of Medicine, New York NY, USA.

5.6.4 Reproduced from Kan Z, Zheng H, Liu X et al. (2013). Whole-genome sequencing identifies recurrent mutations in hepatocellular carcinoma. Genome Res, 23:1422–1433.
http://dx.doi.org/10.1101/gr.154492.113 PMID:23788652. This article is licensed under a Creative Commons License.

B5.6.1 © 2009 Nephron, Permission is granted to copy, distribute and/or modify this image under the terms of the Attribution-Share Alike 3.0 Unported licence (https://creativecommons.org/licenses/bysa/3.0/deed.en).

5.7.1 Courtesy of the National Cancer Institute.

5.7.2 Ralph H. Hruban.

5.7.3 Reprinted from Biankin AV, Waddell N, Kassahn KS et al.; Australian Pancreatic Cancer Genome Initiative (2012). Pancreatic cancer genomes reveal aberrations in axon guidance pathway genes. Nature, 491:399–405. http://dx.doi.org/10.1038/nature11547 PMID:23103869, by permission from Macmillan Publishers Ltd, 2012.

5.7.4 Ralph H. Hruban.

5.7.5 Ralph H. Hruban.

5.8.1 iStockphoto: Krakozawr © 2008.

5.8.2 Adapted from Argiris A, Karamouzis MV, Raben D, Ferris RL (2008). Head and neck cancer. Lancet, 371:1695–1709, http://dx.doi.org/10.1016/S0140-6736(08)60728-X PMID:18486742, © 2012, with permission from Elsevier.

5.8.3 Lester D.R. Thompson.

5.8.4 Lester D.R. Thompson.

5.9.1 Courtesy of Tony Alter via Flickr. License: CC BY 2.0.

5.9.2 © 2006 Rezaul Haque, Courtesy of Photoshare.

5.9.3 & 5.9.4 Holger Moch

5.9.5 Reprinted from Varela I, Tarpey P, Raine K et al. (2011). Exome sequencing identifies frequent mutation of the SWI/SNF complex gene PBRM1 in renal carcinoma. Nature, 469:539–542.
http://dx.doi.org/10.1038/nature09639 PMID:21248752, by permission from Macmillan Publishers Ltd. © 2011.

5.10.1 © 2001 Jean Sack, Courtesy of Photoshare.

5.10.2 Courtesy of KGH via Wikipedia. License: CC BY-SA 3.0.

5.10.3 Reproduced from Eble JN, Sauter G, Epstein JI, Sesterhenn IA, eds (2004). Pathology and Genetics of Tumours of the Urinary System and Male Genital Organs. Lyon: IARC, p. 106.

5.10.4 © 2002 Margaret D'Adamo, Courtesy of Photoshare.

5.10.5 Reprinted with permission from Iyer G, Al-Ahmadie H, Schultz N et al. (2013). Prevalence and co-occurrence of actionable genomic alterations in high-grade bladder cancer. J Clin Oncol, 31:3133– 3140. http://dx.doi.org/10.1200/JCO.2012.46.5740 PMID:23897969. © 2013 American Society of Clinical Oncology. All Rights Reserved.

5.11.1 Reprinted with permission from Rubin MA, Maher CA, Chinnaiyan AM (201 1). Common gene rearrangements in prostate cancer. J Clin Oncol, 29:3659–3668.
http://dx.doi.org/10.1200/JCO.2011.35.1916 PMID:21859993. © 2013 American Society of Clinical Oncology. All rights reserved.

5.12.1 © 2012 Akintunde Akinleye/NURHI, Courtesy of Photoshare.

5.12.2 Jaime Prat.

5.12.3 Adapted from Crosbie EJ, Einstein MH, Franceschi S, Kitchener HC (2013). Human papillomavirus and cervical cancer. Lancet, 382:889–899. http://dx.doi.org/10.1016/S0140-6736(13)60022-7 PMID:23618600, © 2013, with permission from Elsevier.

5.12.4 This image was published in Robboy SJ, Mutter GL, Prat J et al., eds (2009). Robboy's Pathology of the Female Reproductive Tract, 2nd ed., p. 191, © Elsevier 2009.

5.12.5 & 5.12.6 Jaime Prat.

5.12.7 Jaime Prat.

5.12.8 Reprinted from Catasus L, Gallardo A, Prat J (2009). Molecular genetics of endometrial carcinoma. Diagn Histopathol, 15: 554–563, http://dx.doi.org/10.1016/j.mpdhp.2009.09.002, © 2009, with permission from Elsevier.

5.12.9 Jaime Prat.

5.13.1 & 5.13.2 Courtesy of Harald Stein, Pathodiagnostik Berlin, Germany.

5.13.3 Reproduced from Steidl C, Gascoyne RD (2011). The molecular pathogenesis of primary mediastinal large B-cell lymphoma. Blood, 118:2659–2669. http://dx.doi.org/10.1182/

blood-2011 -05-326538 PMID:21700770, with permission from the American Society of Hematology.

5.13.4 Courtesy of Peter Hesseling, Faculty of Medicine and Health Sciences, Stellenbosch University, South Africa.

5.13.5 Reproduced from Mullighan CG (2012). Molecular genetics of B-precursor acute lymphoblastic leukemia. J Clin Invest, 122:3407–3415. http://dx.doi.org/10.1172/JCI61203 PMID:23023711, with permission from the American Society for Clinical Investigation (ASCI).

B5.13.1 Adapted from Szczepa ski T, Orfão A, van der Velden VH et al. (2001). Minimal residual disease in leukaemia patients. Lancet Oncol, 2:409–417. http://dx.doi.org/10.1016/S1470-2045(00)00418-6 PMID:11905735. © 2001 with permission from Elsevier.

5.14.1 Courtesy of CDC/Carl Washington, M.D., Emory Univ. School of Medicine; Mona Saraiya, MD, MPH, accessed at phil.cdc.gov/phil.

5.14.2 iStockphoto: aydinmutlu © 2011.

5.14.3 Reprinted from Vultur A, Herlyn M (2013). SnapShot: melanoma. Cancer Cell, 23:706. http://dx.doi.org/10.1016/j.ccr.2013.05.001 PMID:23680152, © 2013, with permission from Elsevier.

5.14.4 iStockphoto: .shock © 2010.

5.15.1 & 5.15.4 Frank Weber.

5.15.2 Courtesy of Gil Tudor, IAEA Division of Public Information.

5.15.3 & 5.15.5 Reproduced from Weber F, Eng C (2005). Gene-expression profiling in differentiated thyroid cancer – a viable strategy for the practice of genomic medicine? Future Oncol, 1:497–510. http://dx.doi.org/10.2217/14796694.1.4.497 PMID:16556026 with permission from Future Medicine Ltd.

5.15.6 Courtesy of Susanne Reger-Tan and Kurt W. Schmid, both of Universitätsklinikum Essen, Germany.

5.16.1 Courtesy of Angela Leuker, IAEA Division of Public Information.

5.16.2–5.16.4 Paul Kleihues.

5.16.5 Reprinted from Kotliarova S, Fine HA (2012). SnapShot: glioblastoma multiforme. Cancer Cell, 21:710, e1. http://dx.doi.org/10.1016/j.ccr.2012.04.031 PMID:22624719, © 2012, with permission from Elsevier.

5.16.6 Hiroko Ohgaki.

6.1.1 WHO.

6.1.2 Courtesy of Instituet National de Recherche et de Sécurité (INRS, France; www.inrs.fr).

6.2.1 © 2009 Joanne Katz, Courtesy of Photoshare.

6.2.2 © 2004 Philippe Blanc, Courtesy of Photoshare.

6.2.3 Roland Dray/IARC.

B6.2.1 Adapted with permission from WHO. WHO/IARC/APHRC (2012). Prevention of cervical cancer through screening using visual inspection with acetic acid (VIA) and treatment with cryotherapy. A demonstration project in six African countries: Malawi, Madagascar, Nigeria, Uganda, the United Republic of Tanzania, and Zambia WHO, Nigeria; Fig. 2, p. 11.

B6.2.2 & B6.2.3 Reprinted from Ezzati M (2004). Indoor air quality in developing nations, In: Encyclopaedia of Energy, Vol. 3, pp. 343–350, © 2004, with permission from Elsevier.

6.3.1 © Petr Pavlicek/International Atomic Energy Agency.

6.3.2 © Angela Leuker/International Atomic Energy Agency.

6.3.3 © David Kinley/International Atomic Energy Agency.

6.3.4 Courtesy of the National Cancer Centre of Mongolia.

6.4.1 © 2012 Wikipedia user Armigo. License: CC-BY-SA-3.0.

6.4.2 NIH/Coriell Institute for Medical Research.

6.4.3 Roland Dray/IARC, with permission from Marie-Pierre Cros.

6.4.4 IARC, Joakim Dillner.

6.4.5 Courtesy of Kurt Zatloukal (kurt.zatloukal@medunigraz.at) and Biobanking and Biomolecular Resources Research Infrastructure (www.BBMRI.eu).

6.5.1 UN Photo/Marco Castro.

6.5.2 © Union for International Cancer Control (UICC).

6.5.3 Courtesy www.MoonshineMovies.com.

6.5.4 Courtesy of Cancer Council Australia, www.cancer.org.au.

6.6.1 Health warning images and plain packaging designs used with the permission of the Australian Government.

6.6.2 Figure created by Martha Maurer, copyright Pain & Policy Studies Group, UWCCC/home of WHO Collaborating Center, 2013. Opioid consumption data from International Narcotics Control Board; population data from the United Nations World Population Prospects 2010 Revision; country income level from World Bank Classification of Countries by Income level, http://data.worldbank.org/about/country-classifications/country-and-lending-groups.

6.6.3 Figure created by Martha Maurer, copyright Pain & Policy Studies Group, UWCCC/home of WHO Collaborating Center, 2012. Opioid consumption data from International Narcotics Control Board (values represent the aggregate morphine equivalence consumption of fentanyl, hydromorphone, morphine, oxycodone and pethidine); cancer deaths from Ferlay J, Shin HR, Bray F et al. (2010). GLOBOCAN 2008 v1.2, Cancer Incidence and Mortality Worldwide: IARC CancerBase No. 10 [Internet]. Lyon: IARC. Available at http://globocan.iarc.fr (cancer death estimates calculated by applying the 2008 crude death rate per 100 000 to the 2010 population to estimate raw number of cancer deaths for 2010); population

data from the United Nations World Population Prospects 2010 Revision.

6.6.4 Courtesy of Barb Gannon, via Flickr. All rights reserved. © 2012.

6.7.1 © 2012 Victoria A Smith, Courtesy of Photoshare.

6.7.2 Courtesy of James Gathany and Judy Schmidt, U.S. Centers for Disease Control and Prevention.

P3.1 Adapted from zur Hausen H, de Villiers EM (2005). Virus target cell conditioning model to explain some epidemiologic characteristics of childhood leukemias and lymphomas. Int J Cancer, 115:1 –5. http://dx.doi.org/10.1002/ijc.20905 PMID:15688417 This material is reproduced with permission of John Wiley & Sons, Inc.

P4.1 Adapted from Potter NE, Ermini L, Papaemmanuil E et al. (2013). Single cell mutational profiling and clonal phylogeny in cancer. Genome Res, [epub ahead of print], http://dx.doi.org/10.1101/gr.159913.113 PMID:24056532, with permission from Cold Spring Harbor Laboratory Press.

P4.2 Reproduced from Greaves M (2000). Cancer: The Evolutionary Legacy. With permission from Oxford University Press.

P4.3A Mel Greaves.

P4.3B Reproduced from Costanzo M, Baryshnikova A, Bellay J et al. (2010). The genetic landscape of a cell. Science, 327:425–431. http://dx.doi.org/10.1126/science.1180823 PMID:20093466; with permission from the American Association for the Advancement of Science. All rights reserved.

P4.4 Mel Greaves.

P7.1 Adapted by permission from BMJ Publishing Group Limited. Doll R, Peto R, Boreham J, Sutherland I (2004). Mortality in relation to smoking: 50 years' observations on male British doctors. BMJ, 328:1519–1527. http://dx.doi.org/10.1136/bmj.38142.554479.AE PMID:15213107, © 2004.

P7.2 & P7.3 Reprinted from Pirie K, Peto R, Reeves GK et al.; Million Women Study Collaborators (2013). The 21st century hazards of smoking and benefits of stopping: a prospective study of one million women in the UK. Lancet, 381:133–141. http://dx.doi.org/10.1016/S0140-6736(12)61720-6 PMID:23107252, © 2013, with permission from Elsevier.

P7.4–P7.9 Compiled from Peto R, Lopez AD, Boreham J et al. (1992). Mortality from tobacco in developed countries: indirect estimation from national vital statistics. Lancet, 339:1268–1278. http://dx.doi.org/10.1016/0140-6736(92)91600-D PMID:1349675; Peto R, Lopez AD, Boreham J et al. (1994). Mortality from Smoking in Developed Countries 1950–2000: Indirect Estimates from National Vital Statistics. Oxford: Oxford University Press; WHO mortality data and UN population estimates.

Preface Courtesy of Russell E. White, Tenwek Mission Hospital, Kenya.

1.3.1 Compiled from Baade PD, Youlden DR, Valery PC et al. (2010). Population-based survival estimates for childhood cancer in Australia during the period 1997–2006. Br J Cancer, 103:1663– 1670. http://dx.doi.org/10.1038/sj.bjc.6605985 PMID:21063404; Bao PP, Zheng Y, Wu CX et al. (2012). Population-based survival for childhood cancer patients diagnosed during 2002–2005 in Shanghai, China. Pediatr Blood Cancer, 59:657–661. http://dx.doi.org/10.1002/pbc.24043 PMID:22302759; Swaminathan R, Rama R, Shanta V (2008). Childhood cancers in Chennai, India, 1990–2001: incidence and survival. Int J Cancer, 122:2607–2611. http://dx.doi.org/10.1002/ijc.23428 PMID:18324630; and Wiangnon S, Veerakul G, Nuchprayoon I et al. (2011). Childhood cancer incidence and survival 2003–2005, Thailand: study from the Thai Pediatric Oncology Group. Asian Pac J Cancer Prev, 12:2215–2220. PMID:22296359.

2.2.1 Adapted from U.S. Department of Health and Human Services (2004). The Health Consequences of Smoking: A Report of the Surgeon General. Atlanta, GA: U.S. Department of Health and Human Services, Centers for Disease Control and Prevention, National Center for Chronic Disease Prevention and Health Promotion, Office on Smoking and Health.

2.3.1 –2.3.3 Jürgen Rehm and Kevin Shield.

2.4.1 From IARC (2012). Biological agents. IARC Monogr Eval Carcinog Risks Hum, 100B:1 –441. PMID:23189750

2.4.2 & 2.4.3 Reprinted from de Martel C, Ferlay J, Franceschi S et al. (2012). Global burden of cancers attributable to infections in 2008: a review and synthetic analysis. Lancet Oncol, 13:607–615.

http://dx.doi.org/10.1016/S1470-2045(12)70137-7 PMID:22575588, © 2012, with permission from Elsevier.

B2.4.1 Reprinted from Schetter AJ, Heegaard NH, Harris CC (2010). Inflammation and cancer: interweaving microRNA, free radical, cytokine and p53 pathways. Carcinogenesis, 31:37–49. http://dx.doi.org/10.1093/carcin/bgp272 PMID:19955394

2.5.1 Adapted with permission from Pearce CL, Templeman C, Rossing MA et al.; Ovarian Cancer Association Consortium (2012). Association between endometriosis and risk of histological subtypes of ovarian cancer: a pooled analysis of case-control studies. Lancet Oncol, 13:385–394.

http://dx.doi.org/10.1016/S1470-2045(11)70404-1 PMID:22361336, © 2012, with permission from Elsevier.

2.5.2 Adapted from Trabert B, Wentzensen N, Yang HP et al. (2012). Ovarian cancer and menopausal hormone therapy in the NIH-AARP Diet and Health Study. Br J Cancer, 107:1181 – 1187.

http://dx.doi.org/10.1038/bjc.2012.397 PMID:22929888, by permission from Macmillan Publishers Ltd on behalf of Cancer Research UK, © 2012.

2.7.1 & 2.7.2 From IARC. Agents Classified by the IARC Monographs:

http://monographs.iarc.fr/ENG/Classification/ClassificationsAlphaOrder.pdf.

B2.7.1 Kurt Straif.

B2.7.2 Lesley Rushton.

2.9.1 Kurt Straif.

2.10.1 & 2.10.2 Adapted from Grosse Y, Baan R, Straif K et al.; WHO IARC Monograph Working Group (2009). A review of human carcinogens – Part A: pharmaceuticals. Lancet Oncol, 10:13–14.

http://dx.doi.org/10.1016/S1470-2045(08)70286-9 PMID:19115512, © 2009, with permission from Elsevier.

表格（Tables）

2.11.1 –2.11.4 Ronald T. Riley.

3.1.1 Thomas J. Hudson.

3.6.1 Zdenko Herceg.

3.8.1 Fabio Savarese, Martin Holcmann, and Maria Sibilia.

3.8.2 Adapted from Brown MP, Burdett N (2013). Targeted therapies, aspects of pharmaceutical and oncological management. Cancer Forum, 37:70–80,

http://www.cancerforum.org.au/Issues/2013/March/Forum/Targeted_therapies.htm, with permission from Cancer Forum.

4.1.1 & 4.1.2 Data compiled from IARC (2008). IARC Handbooks of Cancer Prevention, Vol. 12: Tobacco Control: Methods for Evaluating Tobacco Control Policies. Lyon: IARC.

4.5.1 Adapted from Stockwell T (2006). A Review of Research into the Impacts of Alcohol Warning Labels on Attitudes and Behaviour. Centre for Addictions Research of BC. University of Victoria, British Columbia, Canada, with permission from Tim Stockwell.

4.5.2 Adapted from IARC (2010). Some aromatic amines, organic dyes, and related exposures. IARC Monogr Eval Carcinog Risks Hum, 99:1 –658. PMID:21528837. Data compiled from the GESTIS database (Institut für Arbeitsschutz der Deutschen Gesetzlichen Unfallversicherung, IFA).

4.5.3 Adapted from Michaels D, Monforton C (2013). Beryllium's 'public relations problem'. In: Late lessons from early warnings: science, precaution, innovation. EEA report 1/2013. Copenhagen: European Environment Agency, with permission from the European Environment Agency.

4.6.1 Modified with permission from Schiller JT, Castellsagué X, Garland SM (2012). A review of clinical trials of human papillomavirus prophylactic vaccines. Vaccine, 30 Suppl 5:F123–F138.

http://dx.doi.org/10.1016/j.vaccine.2012.04.108 PMID:23199956, © 2012, with permission from Elsevier.

4.7.1 Lawrence von Karsa.

5.1.1 & 5.1.2 Elisabeth Brambilla and William D. Travis.

5.2.1 Adapted from Elston CW, Ellis IO (1991). Pathological prognostic factors in breast cancer. I. The value of histological grade in breast cancer: experience from a large study with long-term followup. Histopathology, 19:403–410. http://dx.doi.org/10.1111/j.1365-2559.1991.tb00229.x PMID:1757079, by permission from John Wiley and Sons.

5.5.1 Reproduced from Bosman FT, Carneiro F, Hruban RH, Theise ND, eds (2010). WHO Classification of Tumours of the Digestive System, 4th ed. Lyon: IARC, p. 133.

5.5.2 Reproduced from Bosman FT, Carneiro F, Hruban RH, Theise ND, eds (2010). WHO Classification of Tumours of the Digestive System, 4th ed. Lyon: IARC, p. 143.

5.6.1 Neil D. Theise.

5.6.2 Reproduced from Bosman FT, Carneiro F, Hruban RH, Theise ND, eds (2010). WHO Classification of Tumours of the Digestive System, 4th ed. Lyon: IARC, p. 197.

5.7.1 & 5.7.2 Reproduced from Hruban RH, Pitman MB, Klimstra DS (2007). Tumors of the Pancreas (AFIP Atlas of Tumor Pathology Series 4, Fascicle 6). Washington, DC: American Registry of Pathology and Armed Forces Institute of Pathology, with permission from the American Registry of Pathology.

5.7.3 Table adapted from text: Wu J, Matthaei H, Maitra A et al. (2011). Recurrent GNAS mutations define an unexpected pathway for pancreatic cyst development. Sci Transl Med, 3:92ra66.

http://dx.doi.org/10.1126/scitranslmed.3002543 PMID:21 775669; and Jiao Y, Shi C, Edil BH et al. (2011). DAXX/ATRX, MEN1, and mTOR pathway genes are frequently altered in pancreatic neuroendocrine tumors. Science, 331:1199–1203. http://dx.doi.org/10.1126/science.1200609 PMID:21252315.

5.9.1 Reprinted from Moch H (2013). An overview of renal cell cancer: pathology and genetics. Semin Cancer Biol, 23:3–9. http://dx.doi.org/10.1016/j.semcancer.2012.06.006 PMID:22722066, © 2013, with permission from Elsevier.

5.10.1 Ronald Simon.

5.12.1 –5.12.3 Jaime Prat.

5.12.4 Adapted from Prat J (2012). Ovarian carcinomas: five distinct diseases with different origins, genetic alterations, and clinicopathological features. Virchows Arch, 460:237–249. http://dx.doi.org/10.1007/s00428-012-1203-5 PMID:22322322, with kind permission from Springer Science+Business Media.

5.14.1 Christine Guo Lian and Martin C. Mihm Jr.

5.16.1 & 5.16.2 Paul Kleihues and Jill Barnholtz-Sloan.

6.2.1 –6.2.3 Andreas Ullrich and Leanne Riley.

6.7.1 Reproduced from Knaul FM, Gralow JR, Atun R, Bhadelia A, eds (2012). Closing the Cancer Divide: An Equity Imperative.

Based on the work of the Global Task Force on Expanded Access to Cancer Care and Control in Developing Countries. Cambridge, MA: Harvard Global Equity Initiative. Distributed by Harvard University Press. © 2012 by President and Fellows of Harvard College acting through the Harvard Global Equity Initiative. Reprinted by permission of the Harvard Global Equity Initiative.

P4.1 –P4.3 Mel Greaves.

P7.1 Compiled from Thun MJ, Carter BD, Feskanich D et al. (2013). 50-year trends in smokingrelated mortality in the United States. N Engl J Med, 368:351 –364. http://dx.doi.org/10.1056/NEJMsa1211127 PMID:23343064.

P7.2 Compiled from Peto R, Lopez AD (2001). Future worldwide health effects of current smoking patterns. In: Koop CE, Pearson C, Schwarz MR, eds. Critical Issues in Global Health. New York: Jossey-Bass, pp. 154–161.

文本（Text）

Perspective by Cesar G. Victora Text quotation reprinted from Richter LM, Victora CG, Hallal PC et al. (2012). Cohort profile: the consortium of health-orientated research in transitioning societies. Int J Epidemiol, 41:621 –626. http://dx.doi.org/10.1093/ije/dyq251 PMID:21224276, by permission of Oxford University Press.

Perspective by Harald zur Hausen Text quotation reprinted from Greaves M (2005). In utero origins of childhood leukaemia. Early Hum Dev, 81:123–129. PMID:15707724, with permission from Elsevier.

译后记

2014 年 2 月 3 日，世界卫生组织发布了《世界癌症报告 2014》。这份报告是由世卫组织的官方癌症机构国际癌症研究署（IARC）负责，来自 40 多个国家的 250 多位科学家参与编撰，全面描述并分析了全球 180 多个国家 27 个癌症部位的总体情况和流行趋势，这也是 6 年来首篇概述全球癌症情况的报告。

该报告指出，2012 年全球癌症患者和死亡病例都在不断攀升，新增癌症病例有近一半出现在亚洲，其中大部分在中国，中国新增癌症病例高居世界第一位。在肝癌、食管癌、胃癌和肺癌这四种恶性肿瘤中，中国新增病例和死亡人数均居世界首位。

面对中国日益严峻的癌症状况，为了向国内广大科研人员及兴趣爱好者介绍癌症领域的新形势及新进展，积极帮助政府工作部门开展相关工作，我们决定组织翻译这份报告。经过多位翻译校对人员的辛勤努力，这份重要报告的中文翻译版终于面世了。

英文著作翻译中面临的最大问题是对专业术语的翻译和处理，翻译此报告也不例外。为了使读者明确中文专业术语的含义，我们在翻译中对首次出现的重要术语均尽可能在其后用括号标注出英文原文，方便读者阅读。

另外，为了不影响读者对相关文献的检索和查阅，我们在翻译过程中，决定对所有出现的参考文献不予翻译，并且忠实于原著的参考文献排列版式及风格，仅对字体、间距等做了有限的统一。

我们希望通过本报告的翻译，向广大国内读者介绍全球癌症发展状况，特别是中国癌症发展的严峻形势，推进癌症的研究、预防、控制等领域在中国的进步与繁荣。由于我们经验和水平所限，翻译过程中难免存在很多不足之处，在此敬请广大读者批评指正。

张振、许健健、马艳、高莉、徐燕
于合肥工业大学

图书在版编目（CIP）数据

世界癌症报告.2014／（澳）伯纳德.W.斯图尔特
（Bernard W. Stewart），（法）克里斯托弗.P.威尔德
（Christopher P. Wild）主编；张振等译.－－北京：
社会科学文献出版社，2019.1
　　ISBN 978 - 7 - 5201 - 1803 - 3

　　Ⅰ.①世…　　Ⅱ.①伯…　②克…　③张…　　Ⅲ.①癌－研
究报告－世界－2014　　Ⅳ.①R73

　　中国版本图书馆 CIP 数据核字（2017）第 281030 号

世界癌症报告2014

主　　编／伯纳德·W.斯图尔特（Bernard W. Stewart）
　　　　　克里斯托弗·P.威尔德（Christopher P. Wild）
译　　者／张　振　许健健　马　艳　高　莉　徐　燕

出 版 人／谢寿光
项目统筹／许春山
责任编辑／王珊珊
特邀编辑／孙　兢

出　　版／社会科学文献出版社·教育分社（010）59367068
　　　　　地址：北京市北三环中路甲29号院华龙大厦　邮编：100029
　　　　　网址：www.ssap.com.cn
发　　行／市场营销中心（010）59367081　　59367083
印　　装／天津千鹤文化传播有限公司

规　　格／开　本：889mm×1195mm　1/16
　　　　　印　张：36.75　字　数：1282千字
版　　次／2019年1月第1版　2019年1月第1次印刷
书　　号／ISBN 978 - 7 - 5201 - 1803 - 3
定　　价／298.00元